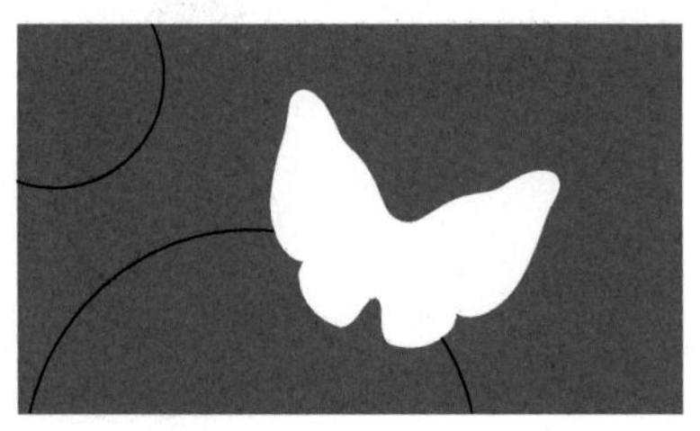

甲状腺肿瘤学

Thyroid Oncology

主　编　**高　明　葛明华**

编　委（以姓氏笔画为序）

王旭东　朱精强　关海霞　孙　辉　张　彬　陆汉魁

林岩松　徐震纲　嵇庆海　程若川　樊友本　Kyung Tae

作　者（以姓氏笔画为序）

刁　畅　昆明医科大学第一附属医院
于　洋　天津医科大学肿瘤医院
于津浦　天津医科大学肿瘤医院
王　欣　天津医科大学肿瘤医院
王旭东　天津医科大学肿瘤医院
王佩国　天津医科大学肿瘤医院
邓先兆　上海市第六人民医院
叶兆祥　天津医科大学肿瘤医院
史业辉　天津医科大学肿瘤医院
朱精强　四川大学华西医院
任　丽　天津医科大学肿瘤医院
刘佩芳　天津医科大学肿瘤医院
关海霞　中国医科大学附属第一医院
孙　辉　吉林大学中日联谊医院
孙　蓓　天津医科大学肿瘤医院
孙保存　天津医科大学肿瘤医院
运新伟　天津医科大学肿瘤医院
苏安平　四川大学华西医院
苏艳军　昆明医科大学第一附属医院
李　芳　吉林大学中日联谊医院
李　倩　天津医科大学肿瘤医院
李大鹏　天津医科大学肿瘤医院
李亦工　天津医科大学肿瘤医院
李家峰　天津医科大学肿瘤医院
杨　洁　天津医科大学肿瘤医院
杨海燕　浙江省肿瘤医院
余建军　宁夏回族自治区人民医院
张　晟　天津医科大学肿瘤医院
张　彬　北京大学肿瘤医院
张　寰　天津医科大学肿瘤医院
张溪微　中国医学科学院肿瘤医院
陆汉魁　上海市第六人民医院
邵　珩　天津医科大学
林来祥　天津医科大学
林岩松　北京协和医院
郑传铭　浙江省肿瘤医院
郑向前　天津医科大学肿瘤医院
赵洪伟　天津医科大学肿瘤医院
赵敬柱　天津医科大学肿瘤医院
胡传祥　天津医科大学肿瘤医院
贾永胜　天津医科大学肿瘤医院
钱碧云　上海交通大学医学院
徐　栋　浙江省肿瘤医院
徐文贵　天津医科大学肿瘤医院
徐海苗　浙江省肿瘤医院
徐震纲　中国医学科学院肿瘤医院
高　力　浙江大学医学院附属邵逸夫医院
高　明　天津医科大学肿瘤医院
梁　玉　天津医科大学
葛明华　浙江省肿瘤医院
董　莉　天津医科大学肿瘤医院
嵇庆海　复旦大学附属肿瘤医院
程若川　昆明医科大学第一附属医院
樊友本　上海第六人民医院
潘　毅　天津医科大学肿瘤医院
潘战宇　天津医科大学肿瘤医院
魏　玺　天津医科大学肿瘤医院
魏松锋　天津医科大学肿瘤医院
Kyung Tae　韩国汉阳大学医学院

人民卫生出版社

图书在版编目（CIP）数据

甲状腺肿瘤学/高明，葛明华主编.—北京：人民卫生出版社，2018

ISBN 978-7-117-26583-6

Ⅰ.①甲… Ⅱ.①高…②葛… Ⅲ.①甲状腺疾病-腺癌-诊疗 Ⅳ.①R736.1

中国版本图书馆 CIP 数据核字(2018)第 084993 号

人卫智网　www.ipmph.com　医学教育、学术、考试、健康，购书智慧智能综合服务平台

人卫官网　www.pmph.com　人卫官方资讯发布平台

版权所有，侵权必究！

甲状腺肿瘤学

主　　编：高　明　葛明华

出版发行：人民卫生出版社（中继线 010-59780011）

地　　址：北京市朝阳区潘家园南里 19 号

邮　　编：100021

E - mail：pmph @ pmph. com

购书热线：010-59787592　010-59787584　010-65264830

印　　刷：北京盛通印刷股份有限公司

经　　销：新华书店

开　　本：889×1194　1/16　**印张：**36

字　　数：1152 千字

版　　次：2018 年 7 月第 1 版　2019 年 1 月第 1 版第 2 次印刷

标准书号：ISBN 978-7-117-26583-6

定　　价：350.00 元

打击盗版举报电话：010-59787491　E-mail：WQ @ pmph. com

（凡属印装质量问题请与本社市场营销中心联系退换）

本书受以下基金项目资助

1 国家肿瘤临床医学研究中心资助项目

负责人：高　明

2 国家自然科学基金：81472580

负责人：高　明

3 天津市科技计划项目：17YFZCSY00690

负责人：高　明

4 天津市131工程创新型团队——甲状腺癌防治创新团队

负责人：高　明

5 天津医科大学肿瘤医院“十三五”综合投资学科建设项目

负责人：高　明

6 浙江省医药卫生平台计划：2015DTA003

负责人：葛明华

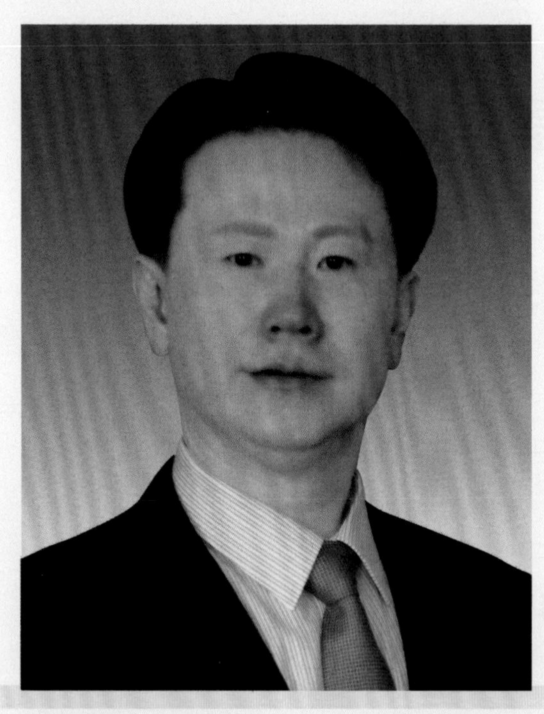

高　明　教授、博士生导师

现任天津医科大学肿瘤医院副院长，国家肿瘤临床医学研究中心副主任，甲状腺颈部肿瘤科学科带头人，中国抗癌协会甲状腺癌专业委员会主任委员，中国抗癌协会头颈肿瘤专业委员会候任主任委员、甲状腺癌学组组长，中国抗癌协会理事，中华医学会肿瘤分会副主任委员，天津市甲状腺癌专业委员会主任委员。

主编简介

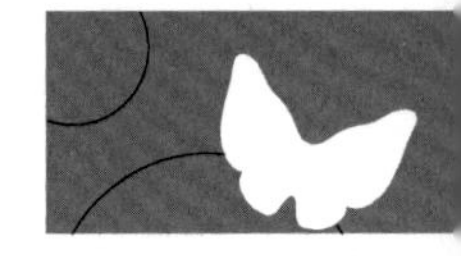

主要从事各型甲状腺癌的临床及基础研究工作，倡导甲状腺癌医教研一体并多学科综合诊治。传承天津医科大学肿瘤医院头颈外科传统特色的同时，不断完善发展甲状腺外科的专业理念与规范。临床上以甲状腺癌功能性外科为重点，同时对于各型甲状腺癌的分子病因、分子遗传易感、分子分型、分子和临床流行病学等基础研究也有较深造诣。牵头国内大多数甲状腺癌药物Ⅰ~Ⅳ期临床试验包括国际/国内多中心相关试验。

首批天津市海河医学学者、天津市“甲状腺癌精准诊疗 131 创新团队”学术带头人、天津市“131 人才工程”第一层次人选，国家科技进步奖、国家自然基金评审专家。主持国家自然科学基金面上项目两项，承担天津市重点攻关项目等各级课题 10 余项。获得中国抗癌协会科技二等奖、天津市科技进步二等奖、科技发明二等奖和科技进步三等奖等 10 余项科技奖项。在各级期刊发表论文 150 余篇，其中 SCI 文章 48 篇，总影响因子 208。主编《头颈肿瘤学》(第 3 版)，参加《头颈肿瘤学》《新编头颈肿瘤学》《肿瘤手术学》《简明肿瘤学》《头颈、颅内及椎管肿瘤》《临床肿瘤学》等近 20 部专业论著及教材的编写编译。担任 *Thyroid*(中文版)副主编及十余种期刊执行编委、编委和编审专家。

2010 年牵头制定了中国首部《分化型甲状腺癌诊治指南》，同时作为首席专家制定了“卫生部甲状腺癌临床诊治路径”；2012 年作为共同主编制定《甲状腺结节和分化型甲状腺癌诊治指南》；2016 年牵头制定了国内外首部《甲状腺微小乳头状癌诊断与治疗中国专家共识》，并推出英文版发行；2017 年牵头制定了《甲状腺癌血清标志物临床应用专家共识》并国内外率先推出；均对我国甲状腺癌整体诊治水平的提高与规范起到重要的推动作用。

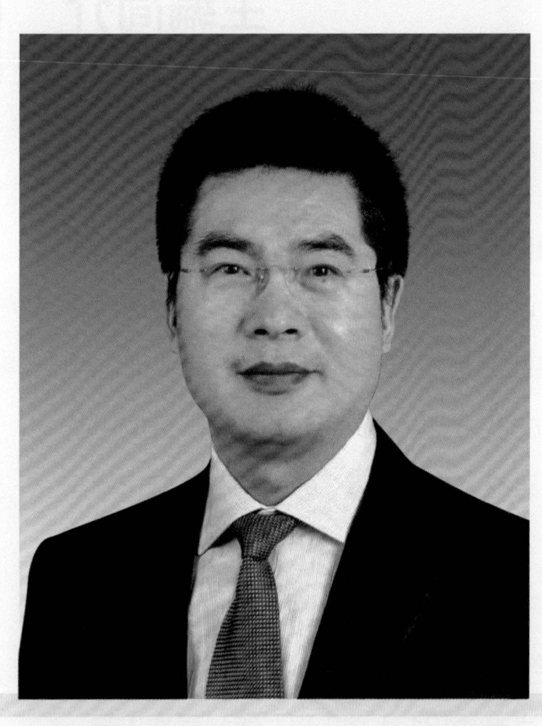

葛明华 教授、主任医师、博士生导师

现任浙江省肿瘤医院副院长，国家卫生计生突出贡献中青年专家，浙江省有突出贡献中青年专家，浙江省卫生高层次创新人才，享受国务院政府特殊津贴，肿瘤学国家临床重点专科学科带头人（之一）。中国抗癌协会甲状腺癌专业委员会候任主任委员、头颈肿瘤专业委员会常委；亚太甲状腺外科学会常委；中国康复医学会修复重建外科专业委员会头颈外科专业学组副组长；浙江省抗癌协会甲状腺肿瘤专业委员会主任委员、头颈肿瘤专业委员会候任主委、口腔颌面肿瘤专业委员会副主委；浙江省医学会肿瘤外科分会副主委、肿瘤学分会副主委；浙江省口腔医学会颌面外科专业委员会副主委等。

主编简介

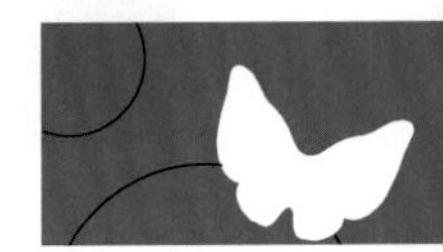

擅长甲状腺、口腔颌面、耳鼻咽喉肿瘤的外科治疗和综合治疗。 特别是对甲状腺癌的外科技术创新、颅底相关头颈肿瘤的手术治疗、头颈部肿瘤术后大面积缺损的整复治疗、颈淋巴清扫技术、晚期甲状腺癌等复杂头颈肿瘤的综合诊治策略等方面有深入的研究。

作为第一作者或通讯作者在国内外医学杂志发表学术论文近 100 篇，其中 SCI 收录 26 篇。 主编《甲状腺癌的临床诊治》《颈淋巴清扫术》《唾液腺癌的临床诊治》，副主编《头颈肿瘤诊断治疗学》《浙江省恶性肿瘤治疗管理与技术规范》。 领衔 16 项国家级、省部级及厅级课题。

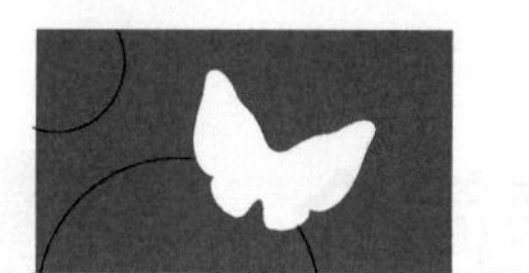

序一

近年来，随着科学技术的进步，甲状腺肿瘤的发病和诊治发生了巨大改变，我国乃至世界甲状腺肿瘤尤其甲状腺癌呈现出三大特点：一是发病率的排名越来越靠前，二是发病率呈快速增长趋势，三是多学科诊疗（MDT）的理念和应用更加深入。

伴随着甲状腺肿瘤发病率的不断攀升，国内外甲状腺肿瘤整体学术水平也得到飞速发展。国外甲状腺癌诊治指南变化显著，专业内容更加细化、出版频次增加、内容更新明显，新版 AJCC/UICC 甲状腺癌 TNM 分期也于 2018 年开始应用于临床。与此同时，我国整体规范化诊治水平及科研能力也有明显提升：中国抗癌协会甲状腺癌专业委员会及头颈肿瘤专业委员会在 2012 年推出《甲状腺结节和分化型甲状腺癌诊治指南》，2016 年推出《甲状腺微小乳头状癌诊断与治疗中国专家共识》中、英文版，2018 年推出《甲状腺癌血清标志物临床应用专家共识》。在我国的指南中，更加强调双因素分析和动态风险评估等理念，在与国际接轨、逐步走向规范化的同时，保持中国甲状腺癌诊断和治疗的特色，值得骄傲的是，我们通过自己的数据和经验，向国外同道证明了我国在甲状腺癌治疗原则上一些理念是国际领先的。

随着临床医学及基础研究的进步，甲状腺肿瘤领域在学术理论与临床实践方面取得了不少进展和成就，但目前尚无一部能够全面介绍甲状腺肿瘤诊治经验并反映近年来国内外新成就的专著，基于此，由天津医科大学肿瘤医院高明教授和浙江省肿瘤医院葛明华教授共同主编的《甲状腺肿瘤学》应运付梓。该著作联合国内及部分国际上甲状腺疾病领域极有造诣和建树的专家、学者共同编撰，从甲状腺肿瘤的病因学、流行病学、诊断、分子病理、治疗、护理、展望、最新指南和共识等方面全方位地展示甲状腺肿瘤的最新诊疗理念和发展方向以及中国特色经验。《甲状腺肿瘤学》将是一部理论性、实用性、可读性强的专业参考书，既有专业性较强的内容，也顾及一般的基础知识，对于甲状腺专业医师具有临床指导意义，有助于提高我国甲状腺肿瘤的整体诊疗水平，更好地为我国甲状腺肿瘤患者服务。

在此，我非常高兴能够为此书作序，并祝愿我国甲状腺肿瘤事业开创新的时代！

中国工程院院士
国家肿瘤临床医学研究中心主任
中国抗癌协会名誉理事长

序二

近年，甲状腺癌发病趋势呈全球化激增，已成为增长率最高的恶性肿瘤，在多个国家和地区其发病率稳居女性恶性肿瘤的前 5 位，正因如此，甲状腺肿瘤在基础研究和临床诊治领域也出现了快速进展，我们迫切需要一本能够融科学性和实用性于一体，客观、全面、系统反映甲状腺肿瘤诊治最新进展的力作。

回顾往昔，我本人牵头先后主编出版了《头颈部肿瘤：诊断、治疗与预后》《头颈肿瘤学》和《新编头颈肿瘤学》等多部专业著作，期间有大部篇幅涉及甲状腺肿瘤，并产生了一定的学术影响力和指导力。 时光荏苒，学术的脚步伴随着历史的车轮不断前行，我等逐渐迟暮，但应推荐更具时代学识和专业素养的后辈承担传播学术知识的重任。 高明教授从事甲状腺肿瘤临床工作三十余年，理论知识丰富扎实，外科专业技术精细娴熟，具有较高的学术水平和影响力，治学严谨且责任心强，多年来致力于学术研究和总结，成绩十分突出。

由高明教授与葛明华教授共同主编的《甲状腺肿瘤学》结合近年来国内外的最新研究进展，对甲状腺肿瘤的发病机制、诊断技术和方法进行了系统全面的阐述，还着重对多学科联合诊断、综合治疗以及新开展的分子靶向治疗等内容进行了详尽的介绍。 并在百花齐放、百家争鸣的原则下，由国内外甲状腺肿瘤界资深专家共同编撰，充分体现科学性与先进性，是一部既反映甲状腺肿瘤现代化防治研究水平和发展方向，又适合实际应用的学术专著。

我欣然为此专著作序并诚挚地推荐给相关学科的各位同道们，并祝愿我国甲状腺肿瘤的防治事业百尺竿头，更进一步。

著名头颈肿瘤专家
中国抗癌协会头颈肿瘤专业委员会首任主任委员 李樹玲

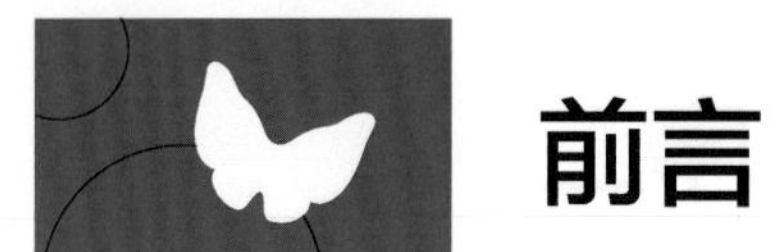

前言

近十余年间，甲状腺肿瘤尤其是甲状腺癌发病快速增长，依历史维度且从现实视角，言之迅猛不为过。 伴随这一趋势，甲状腺肿瘤的医、教、研、防迅速发展并衍生技术迭代，发展势头良好。 临床和基础研究、诊断水平与外科技术、诊治理念及指南推出、预防成就与早诊早治、社会关注与专项投入、学科联合及组织建设等诸多方面呈现欣荣局面。 人类步入全球化，也许稀释着某些世事之情，但却浓聚和加速着专业的交流与进步。

但是，如将甲状腺肿瘤学术领域视为二级学科或亚专业，从学科的积累沉淀、专业研发以及整体发展角度，仍与传统的优势学科存在差距。 突出表现在：虽快速发展但作为独立学科的临床研究仍不充分；虽历经百年但基础科研和内科药物等投入明显不足；虽逐渐解决了存量争论但新兴专业问题再度涌现；虽有相关参考书目但权威论著匮乏。 谈到末者，本专业的很多学者也曾致力于此，希望依学术角度普惠同道尤其是青年医师。 作为本书的主编，临床工作和基础研究积累了寥寥经验，但不仅希望自身学科后花园的角隅鲜艳，而是希冀整体学科的满园春色。 为学科发展奉献绵薄之力是我们的初衷，发挥“学术光合作用”并实现对学科感恩回馈是我们的目标。 因此，在完成《头颈肿瘤学》第 3 版后，将重点聚焦在甲状腺肿瘤专业论著的筹备和资料收集上，因与中国抗癌协会甲状腺癌专业委员会候任主任委员葛明华教授具有相同的想法与志向，故决定共同完成，并联合国内此领域顶级专家共同参与。 希望这本凝聚国内数十位专业领域核心专家心血的论著，能够带给专业同道较好学术支持与体验。

一个学科的进步与发展，真的需要现今提倡的“塞罕坝精神”的核心理念：“几代人牢记使命、不忘初心的接续传承和坚定信念”。 当然更需要匠心引导，加持精益求精、追求至善的专业态度。 近年来在国内同仁的共同努力、参与和付出下，国内甲状腺肿瘤的诊治水平和规范化实现了长足进步，值得总结。 仅以专业指南的推出举例为证：2010 年，中国抗癌协会头颈肿瘤专业委员会甲状腺肿瘤学组牵头制定了中国首部《分化型甲状腺癌诊治指南》[1]，开创了国内此领域的先河，意义非凡；2012 年，中国抗癌协会头颈肿瘤专业委员会又与中华医学会内分泌分会、中华医学会外科分会以及中华医学会核医学分会联合，共同完成了《甲状腺结节及分化型甲状腺癌诊治指南》，因内容更加全面而被业界视为经典，其中不乏具有“中国特色”的学术观点，具有很好的前瞻性和科学性，是中国专科学者通过 MDT 协作并依据多年临床优势所结出的客观学术硕果；2016 年，中国抗癌协会甲状腺癌专业委员会经过反复研讨论证，针对专业领域的时代新问题——甲状腺微小癌的诊治，编写国内外首部《甲状腺

1 中国抗癌协会头颈肿瘤专业委员会.分化型甲状腺癌诊治指南.中国实用外科杂志,2011,10(31):908-914.

微小乳头状癌诊断与治疗中国专家共识》[1]，备受关注；2017 年，在国内外率先推出了《甲状腺癌血清标志物临床应用专家共识》[2]。从这一层面，回顾我国甲状腺肿瘤领域近来的发展，非常值得我们总结和自豪：又在中国学者外科技巧突出的基础上，进一步扩大了临床病例资源和生物信息库的优势；同时创先提出了一些诊治理念和方式（如三定诊断、三“O”问题等），交出了环顾内外少有的成绩单，同样应当记载与沉淀。

专业学者应强调神乎其技并已臻化境，更应凝息化力而勤于记录，互相支持去呼应滋润；时刻牢记专业发展道路永无止境，将发展的责任镌刻进心灵、融化入身躯、绽放于脑际，努力解密学科的基因密码并践行先行者之路。不期成就史诗般专业乐章，但求欣欣向荣后的学科韶华。

本书共分为两篇，从基础至临床，力求全面；强调临床应用介绍和指南推介，注重实用；同时关注最新研究和转化，突出进展。汇集国内外甲状腺肿瘤专业领域的外科、内科、诊断和基础研究等领域的权威专家学者参与编写，基本覆盖了国内具有代表性的医院。本书拥有言志状景的写作初衷，也追求至高的阅读享受，但难称专业文字盛宴，仅仅兑现：实用优、应用强。因受主编水平之限，此书编撰中虽潜心尽力，但书中定有疏漏之处，敬望各位同道多多指正。我等将乐于重温、善于修正。

特别感谢郝希山院士和年近百岁的李树玲教授为本书写序。衷心感谢本书编写组郑向前、魏松锋、贾永胜等医师的辛勤付出。

在此专著即将出版发行之际，忽然感觉此时如学科惊鸿一瞥，亦期望它独具耀眼且能照亮部分同道的前行之路。

谨以此书献给所有关心甲状腺肿瘤事业的同仁们和病友，以及一直默默支持我们的所有家人！

2018 年 2 月

1 中国抗癌协会甲状腺癌专业委员会（CATO）.甲状腺微小乳头状癌诊断与治疗专家共识（2016 版）.中国肿瘤临床，2016,43(10):405-411.

2 中国抗癌协会甲状腺癌专业委员会（CATO）.甲状腺癌血清标志物临床应用专家共识（2017 版）.中国肿瘤临床，2018,45(1):7-13.

目录

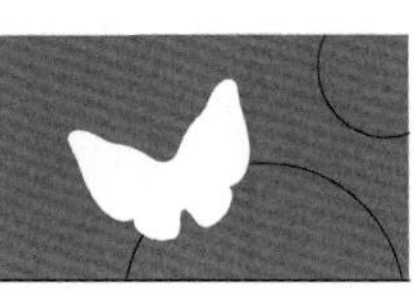

上　篇

下 篇

附 录

网络增值服务

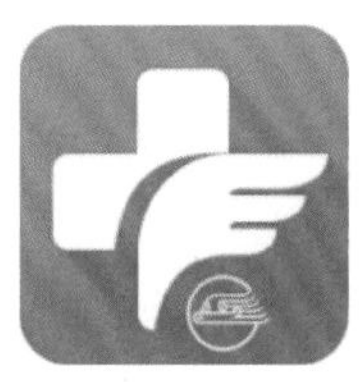

人卫临床助手
中国临床决策辅助系统
Chinese Clinical Decision Assistant System

扫描二维码，
免费下载

Thyroid Oncology

甲状腺肿瘤学

上篇

第一章　甲状腺肿瘤发展简史

第二章　甲状腺组织胚胎学及生理学

第三章　甲状腺外科解剖学

第四章　甲状腺肿瘤病因学

第五章　甲状腺肿瘤流行病学

第六章　甲状腺肿瘤临床诊断

第七章　甲状腺肿瘤影像学诊断

第八章　甲状腺肿瘤分类及病理学诊断

第九章　甲状腺肿瘤细胞学诊断

第十章　甲状腺肿瘤实验室诊断

第十一章　甲状腺肿瘤手术麻醉及围术期护理

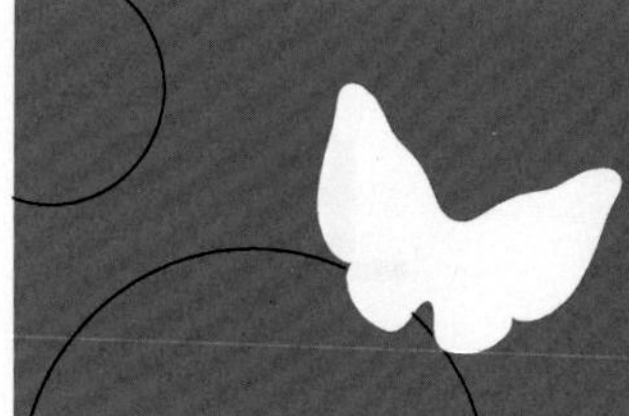

第一章 甲状腺肿瘤发展简史

近年来,国内外甲状腺肿瘤的患病率不断快速攀升,使得甲状腺肿瘤成为业界关注的热点。目前针对甲状腺肿瘤已经形成了以手术治疗为主,非手术治疗为辅,强调个性化诊治的综合治疗理念。

其实甲状腺肿瘤的治疗史最早可追溯至公元前 2700 年,《神农本草经》中就曾有使用海藻来治疗甲状腺结节的记载。虽然甲状腺肿瘤的诊治历史起始很早,但其发展却历经曲折。公元 300 年前后,晋代葛洪的《肘后备急方》首先谈及海藻及昆布治疗瘿(即甲状腺肿)病。在印度的传统医学阿育吠陀的经典文书中亦记载了对甲状腺结节的讨论。而古希腊时期,颈部肿胀被认为是气管疝,被称为 bronchokili。最早有记载的针对甲状腺结节的针吸活检和甲状腺切除术是在公元 961 年,由出生于西班牙的阿拉伯外科医生 Abul Kasim 成功实施。到了文艺复兴时期,达芬·奇绘制了甲状腺,并对其进行了描述,但当时他猜想甲状腺占据了整个颈部(图 1-0-1)。

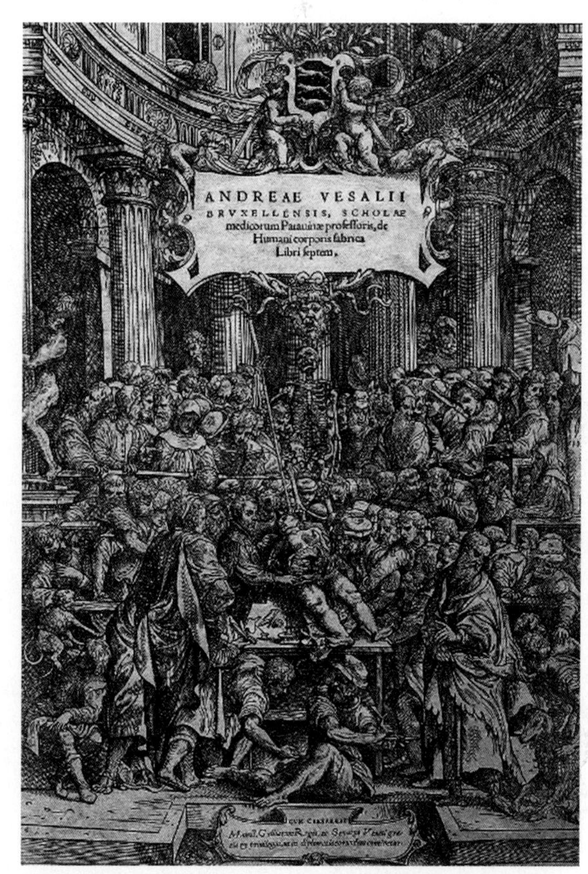

图 1-0-1 公元 1543 年第一次对甲状腺的解剖学描述和图解

进入近代,随着医学突飞猛进的发展,医学界对甲状腺疾病的认识也日新月异。尤其进入 19 世纪后,随着麻醉技术、抗感染及止血手术器械的不断进步,使得甲状腺外科的发展进入了快车道。1808 年,法国的 Guillaume Dupuytren 首次较好地阐述了全甲状腺手术中的解剖,他描述为结扎四个动脉,通过锐性分离摘除甲状腺肿,术中几乎没有失血,但不幸的是,患者死于休克。1811 年,甲状腺癌第一次作为一种甲状腺疾病被正式提出及描述。Hofrichter 在 1820 年指出:“如果甲状腺在某些时候确实含有更多的血液,肉眼就会看到这种效果,在这种情况下,妇女们肯定不会再裸露着脖子在外走动,丈夫们会认识到这个腺体的肿胀是他们的另一半遇到疾病威胁的危险信号。”另一方面,甲状腺肿大与甲状腺功能亢进的临床特征之间的关系于 18 世纪晚期逐渐趋于明晰,Parry 注意到了它们之间的关系并加以研究,但是直到 40 年后的 1825 年后才发表,之前 Graves 和 Von Basedow 已经分别独立地在 1835 年和 1840 年对甲状腺功能亢进进行了细致的描述。1874 年,Gull 指出与甲状腺萎缩相关的临床改变。4 年后,Ord 创造了术语黏液水肿,因为他认为皮下大量黏液形成和沉积导致了特征性的皮下组织增厚。这些临床知识的积累与扩充,也对后来甲状腺外科的发展具有相当重要的影响。

被誉为 19 世纪最伟大外科医生的 Theodore Billroth 进行了很多甲状腺切除手术,他建立了临床外科学会,被认为是那个时代世界上最有经验的甲状腺外科医生(图 1-0-2)。最初在苏黎士,他统计这种手术有 40%的死亡率,他认为这

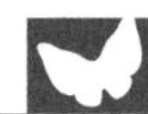

个结果是灾难性的，因此放弃了采用甲状腺手术治疗甲状腺肿瘤整整10年。然而，到了1877年，他搬到维也纳，许多关于败血症的问题被解决，手术器械也得到了较大的改善，因此他重新开始进行甲状腺手术，并将甲状腺手术的死亡率降低到8%左右，取得了辉煌的成就。Billroth采用了保守的甲状腺次全切除术，尽管这种术式因手术范围较小使得甲状腺功能低下和手足抽搐很少，但是仍然有显著的死亡率，并有36%的患者喉返神经损伤。因此在当时，Billroth特别强调手术时一定要弄清和分离好喉返神经，切记不可使其受到损伤。其实早在1820年，德国医师Karl Von Klein就证实了损伤喉返神经会严重影响发声。1882年，Mikulicz推荐了术中保留甲状腺后被膜可以保护喉返神经，并获得了多位学界专家的响应。

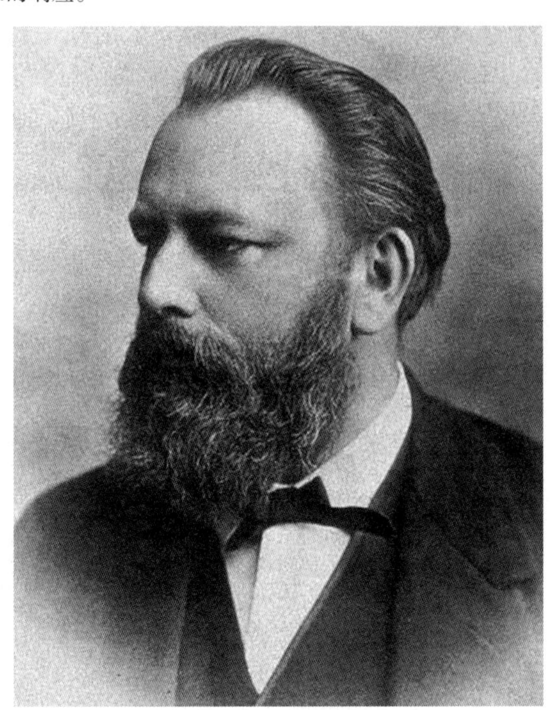

图1-0-2 Theodore Billroth
（1829—1894年）

实验性甲状腺切除术的观察结果其实曲解了甲状腺确切的功能，因为研究者在无意中也切除了甲状旁腺。Gley在1891年用精细的手术和严密的观察把甲状腺和甲状旁腺区分开后，才使甲状腺的生理研究走上了科学的轨道。1882年，一例甲状腺切除术后并发甲状腺功能减退的病例首先由Raverdin所报告。1884年，甲状腺切除术成功地应用于治疗毒性甲状腺肿。1891年，Murray通过注射甲状腺提取物在甲状腺功能减退患者中获得了良好的临床效果。不久之后，Howitz、Mackenzie和Fox独立发现甲状腺提取物在口服时有效。在1895年，Magnus-Levy确定了甲状腺对代谢率的影响，甲状腺功能减退患者的代谢率较低，以及甲状腺提取物能够导致甲状腺功能减低患者和甲状腺功能正常者的氧气消耗增加的事实。梅奥诊所的生理化学教授Edward Kendall于1915年分离出甲状腺素，其结晶形式与甲状腺提取物具有相同的效果。十年之后，Harington在1926年定义了甲状腺素的化学式，并在一年后合成了激素，更好地解决了甲状腺切除术造成的甲状腺功能降低。

1909年，甲状腺外科的先驱Theodor Kocher因其在甲状腺外科领域的成就，荣获诺贝尔奖，成为第一位获此殊荣的外科医生（图1-0-3）。他在职业生涯中共施行了5000余例甲状腺切除术，因其采用了现代化的全身麻醉和无菌技术，改进了现代甲状腺手术器械，并对手术技巧提出了很多开创性的见解，例如保存甲状旁腺和喉返神经的方法。他还推广了抗感染方法和止血术，使得甲状腺切除术的死亡率和并发症大为降低，他所施行的甲状腺手术死亡率由1870年的12.6%降低至1898年的0.2%。Kocher在他的职业生涯中不仅在甲状腺外科领域进行了革命性的工作，同时他的成就还跨越至内分泌科领域。他描述并系统性地阐述了甲状腺切除术后黏液性水肿等并发症，证明了甲状腺的重要生理功能。

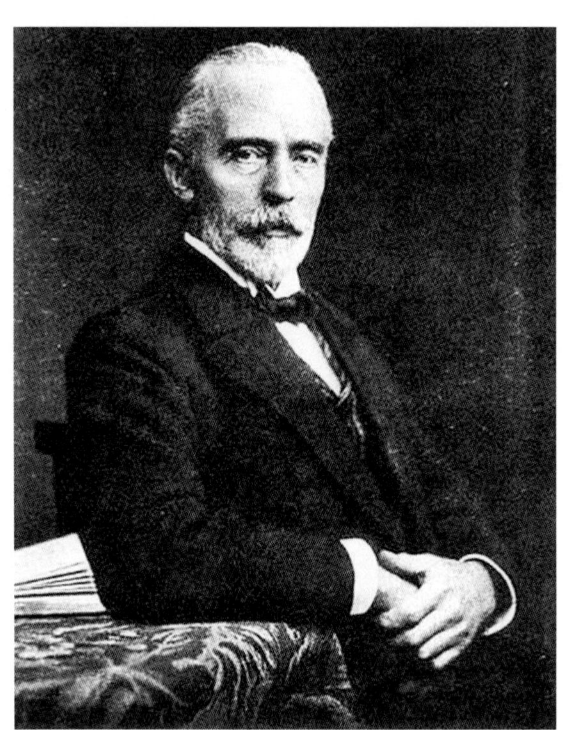

图1-0-3 Theodor Kocher
（1841—1917年）

1881年，美国肿瘤外科专家Halsted从德国和奥地利学习临床医学归国，他深受Billroth和Kocher的影响。他帮助创建了 Johns Hopkins 医院，并在该医院培养了一批知名的甲状腺外科医生。

20 世纪初，由于技术所限，即使对甲状腺癌也仅仅施行范围较小的甲状腺切除术。随着大量优秀的外科专家投身于对甲状腺外科的研究，他们深入钻研甲状腺的解剖学和生理学，不断改进手术技巧，更新手术器械，极大地促进了甲状腺肿瘤的外科治疗水平。到 20 世纪中叶，Hasetd、Norman Thompson、Orlo Clark 和 Thomas Reeve 等学者开始倡导应用全甲状腺切除术治疗甲状腺癌。到 20 世纪 70 年代左右，全甲状腺切除术已开始广泛使用。

关于甲状腺癌的外科治疗中淋巴结的处理，在 1906 年，Crile 系统性地描述了根治性颈淋巴结清除术，1942 年，Martin 进一步推广应用根治性颈淋巴结清除术，使甲状腺癌的 5 年生存率提高了 40%。

细针抽吸细胞学检查（FNAC）被认为是甲状腺肿瘤最重要的诊断手段。1934 年，Martin 和 Ellis 开始用其诊断各种甲状腺结节，16 年后，Soderstrom 和 Franzen 方才将其广泛应用于临床。

甲状腺髓样癌自 1959 年开始被认为是一个独立的瘤种。甲状腺在钙代谢中的确切作用直到在 1961 年发现降钙素才被正式确认。而血清降钙素检测的广泛使用使得甲状腺髓样癌的诊断水平获得了极大的提高。

20 世纪 40 年代，核医学逐渐萌发，直到第二次世界大战以后，1946 年原子反应堆的建立问世，开始提供廉价的 ^{131}I，并明确了放射性 ^{131}I 具有 γ 和 β 射线，其半衰期为 8 天。在 1940—1950 年间，Hertz、Hamilton、Soley 和 Chapman 等，在甲状腺毒症的诊断和治疗中，积累了丰富的使用放射性碘治疗患者的临床经验。在对原发和转移的甲状腺癌的治疗中，Seidlin、Marinelli、RawSon 和 Beierwaltes 等证明其也是有用的。此后，应用放射性碘 ^{123}I 和 ^{99m}Tc 进行的甲状腺摄取和分布检查，逐渐成为评定甲状腺功能亢进和甲状腺结节的标准检查方法（图 1-0-4）。

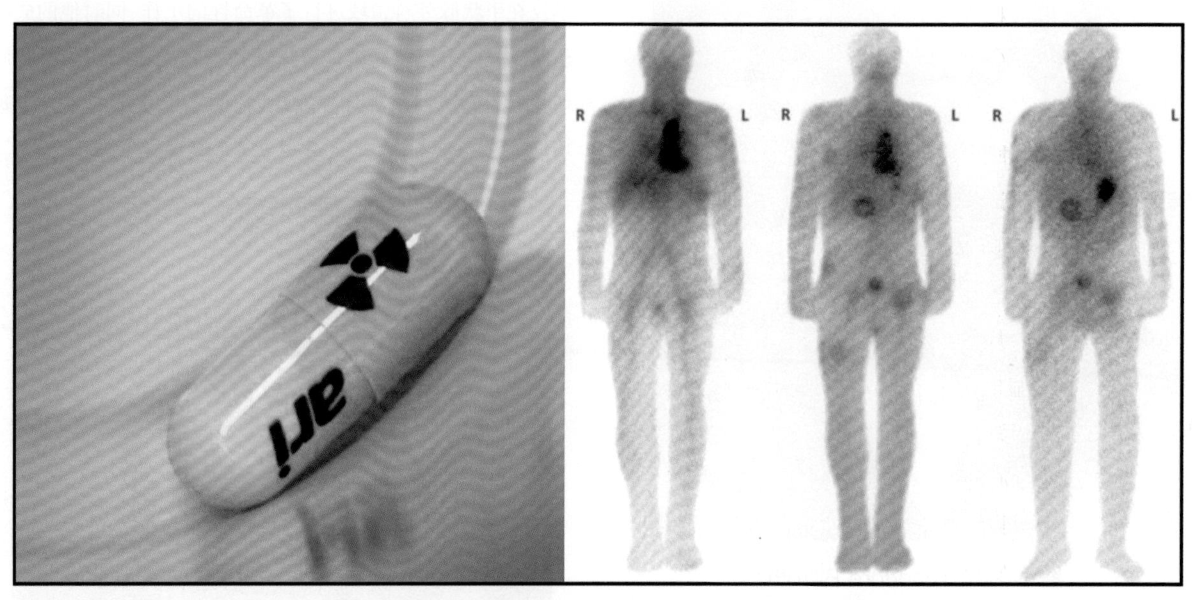

图 1-0-4　放射性碘剂及 ^{131}碘全身显像

随着人们对甲状腺肿瘤的认识越来越深入，学界专家逐渐感觉到单打独斗很容易造成各种资源和信息的浪费，成立一个具有普遍意义的专业组织已刻不容缓。1923 年，美国甲状腺协会（American Thyroid Association，ATA）正式成立。1996 年，ATA 发表了第 1 版甲状腺结节和分化型甲状腺癌的治疗指南，10 年后，2006 年，由内分泌学、外科学和核医学治疗甲状腺结节和甲状腺癌的知名专家组成工作组，制订了第 2 版甲状腺结节和分化型甲状腺癌的治疗指南，2009 年，ATA 还发布了第 1 版甲状腺髓样癌管理指南。之后历经数次修订，目前该系列指南已成为世界上接受度最广的甲状腺肿瘤诊治指南，成为甲状腺医师诊疗工作中的重要工具。国际抗癌联盟（Union for International Cancer Control，UICC）和美国癌症联合会（American Joint Committee on Cancer，AJCC）分别成立于 1933 年和 1959 年，这两大组织成立后逐步开始建立国际性的肿瘤分期标准，1987 年，UICC 与 AJCC 达成共识，共同制定出统一的癌症分期系统，并定期发布《AJCC 癌症分期手册》，其中就包括甲状腺癌的 TNM 分期标准。目前该标准已发布至第 8 版，已成为甲状腺肿瘤学界对于甲状腺

癌进行分期的标准方法。

近年来,新型的甲状腺肿瘤诊治技术蓬勃发展,逐渐向个体化、精细化发展。全腔镜甲状腺手术、腔镜辅助甲状腺手术、机器人手术等技术手段的出现减少了颈部瘢痕,美容效果明显,满足了人们对生活质量的追求。1996 年,Gagner 开始尝试甲状腺和甲状旁腺内镜手术。1998 年,意大利学者 Miccoli 报道了一种在颈部做 2~3cm 切口,使用内镜辅助切除甲状腺的新术式,该术式后来被称为 Miccoli 手术。而随着达芬奇机器人的广泛应用,机器人辅助甲状腺外科逐渐进入人们的视野,顺应了甲状腺肿瘤治疗精细化、个性化的潮流。

随着 *BRAF*、*RAS*、*PAX8-PPARγ* 基因突变、*RET/PTC* 基因重排等甲状腺癌相关基因及其信号通路、机制的逐渐明晰,应用分子诊断技术,检测 FNAC 和手术切除标本的基因突变,已越来越广泛地应用于甲状腺癌的病理诊断、预测甲状腺癌的预后,一些基因抑制剂的应用可能成为临床用于治疗甲状腺癌的手段,相关靶向药物的临床试验已逐步开展。特别是针对髓样癌、低分化甲状腺肿瘤,靶向基因治疗提供了新的治疗方法。

我国的甲状腺肿瘤学科发展较晚,相对于西方医学的发展状态而言,虽有些许滞后,但近年来发展迅速,国际影响力不断加大。1933 年,随着中比镭锭治疗院以及北京协和医院肿瘤科的建立,作为肿瘤学科的重点之一,甲状腺肿瘤学也经历了从无到有,从小到大的发展过程。被誉为"中国肿瘤医学之父"的金显宅教授(图 1-0-5)于 1952 年作为顾问医生着手在天津市人民医院(即今天津医科大学肿瘤医院)建立肿瘤科,并于 1956 年任天津市人民医院肿瘤科主任。1959 年他指出甲状腺的单发结节虽然良性居多,但其中约 20% 发现早期癌变,发现为乳头状癌或滤泡癌,也可为两种的混合癌;癌可为灶性,可浸透包膜、出现血管内瘤栓甚至淋巴结转移,应当引起重视。他在工作中边讲边教,带出一批我国肿瘤事业的巨擘,其中就包括著名头颈肿瘤学术带头人李树玲教授。李树玲教授作为奠基人及首任中国抗癌协会头颈肿瘤专业委员会主任委员,在我国最早成立的头颈肿瘤专业治疗组基础上发展建立了天津市肿瘤医院头颈科。1962 年李树玲教授率先在国内施行甲状腺癌功能性颈淋巴结清除术,特点为保留颈内静脉、胸锁乳突肌和副神经,其优点为能较好地保留颈部及肩部的外观和功能,在相当大的程度上避免了肩综合征的发生。在上海,我国著名的肿瘤外科学家李月云教授为了肿瘤事业于 1946 年回到祖国(图 1-0-6)。1956 年李月云教授开始着手合并上海中山医院肿瘤外科与上海镭锭治疗院的放射科、病理科,建立了上海第一医学院附属肿瘤医院,治疗病种包括头颈部、甲状腺、唾液腺、乳腺、软组织、胃、大肠等处的肿瘤。1961 年,头颈组从外科分出,并于 1985 年正式成立头颈外科,李月云教授为我国的甲状腺肿瘤防治、甲状腺外科的发展做出的巨大贡献。

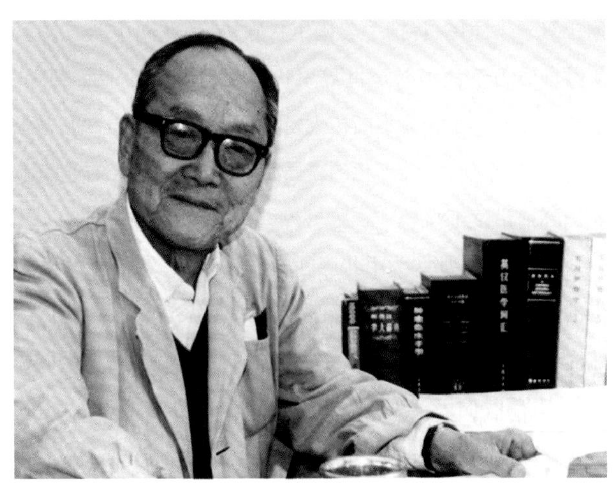

图 1-0-5 "中国肿瘤医学之父"——金显宅教授(1904—1990 年)

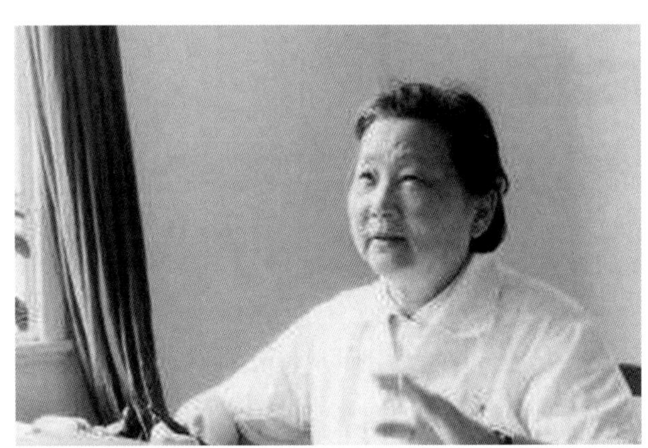

图 1-0-6 中国头颈肿瘤知名专家——李月云教授(1911—2006 年)

近十年来我国甲状腺肿瘤防控工作进入了发展的快车道,凭借着国内专业学者的共同不懈努力,甲状腺领域开始出现"中国声音"及"中国特色"。中国抗癌协会头颈肿瘤专业委员会的众多专家于 2010 年共同合作出台了第 1 版《分化型甲状腺癌诊治指南》(发表于《中国实用外科杂志》2011 年 10 期),使我国甲状腺肿瘤的诊治规范化迈出了重要的一步。经过 1 年多的学科发展,2012 年中国抗癌协会头颈肿瘤专业委员会与中华医学会三个专业分会——中华医学会内分泌学分会、中华医学会外科学分会和中华医学会核医学分会组成工作小组,采用循证医学的研究策略,制定了

"中国甲状腺结节和分化型甲状腺癌诊治指南",为本专业的医生提供参考,进一步规范我国甲状腺肿瘤的诊治流程,并为ATA指南的修订提供了我国的循证学证据。2014年10月10日,汇集肿瘤外科、核医学科、内分泌科、肿瘤内科、病理科和流行病等多学科的专业人员,中国抗癌协会甲状腺癌专业委员会(CATO)在天津成立,这是我国首个甲状腺肿瘤二级学术团体,将携手美国甲状腺协会、欧洲甲状腺协会等共同致力于我国乃至世界甲状腺肿瘤事业的不断发展。随着国际间学术交流不断扩大,我国甲状腺肿瘤学界也迈入了规范化、个体化、精细化的新局面,在多学科融合的道路上与国际前沿逐渐接轨。

回顾历史,那些为甲状腺肿瘤学科做出重大贡献的巨星们的经验、教训和启迪,不断激励着我们为学科的发展奋斗。然而时至今日,即使对甲状腺肿瘤的研究已达到了基因、分子的高度,我们仍没有明白甲状腺的全部功能,对甲状腺肿瘤相关的病生理、病理等问题仍存在大量的未知和争议。随着科学的进步,学科的细化,甲状腺肿瘤诊治的规范化、现代化的重任落在了甲状腺肿瘤医师的肩上。

(高 明 运新伟)

参考文献

1. Gley E.Sur les effets de l'estirpation du corps thyroide.C R Soc Biol(Paris),1891,43:551.
2. Magnus-Levy A.Uber den respiratorischen Gaswechsel unter den Einfluss der Thyroidea sowie unter verschiedenden pathologischen Zustanden.Berl Klin Wochenshr,1895,32:650.
3. Haynes RC Jr.Thyroid and antithyroid drugs.Goodman and Gilman's The Pharmacological Basis of Therapeutics.Gilman AG,Rall TW,Nies AS,et al(eds).Pergamon Press,8th Ed,1990,p 1361.
4. Burns P.Observations on the Surgical Anatomy of the Head and Neck.Edinburgh,Scotland,Bryce,1811,p 207.
5. Harington CR.Chemistry of thyroxine I.Isolation of thyroxine from the thyroid gland.Biochem J,1926,20:293.
6. Gross J,Pitt-Rivers R.The identification of 3:5:3'-1 triiodothyronine in human plasma.Lancet,1952,1:439.
7. Parry CH.Collections from the Unpublished Papers of the Late Caleb Hillier Parry. London, England, Vol 2, 1825, p 111.
8. Gull WW.On a cretinoid state supervening in adult life in women.Tran Clin Soc(Lond),1874,7:180.
9. Ord WM.On myxoedema,a term proposed to be applied to an essential condition in the "cretinoid" affection occasionally observed in middle-aged women. Med Chir Trans (Lond), 1878,61:57.
10. Rehn L.Uber die extirpation des Kropfs bei morbus Basedowii.Berlin Klin Wocheschr,1884,21:163.
11. Guthrie D.A History of Medicine.London,England,Thomas Nelson and Sons,Ltd,1945,p 329.
12. Murray GR.Note on the treatment of myxoedema by hypodermic injection of an extract of the thyroid gland of a sheep.BMJ,1891,2:796.
13. Ginsberg J,Walfish PG.Postpartum transient thyrotoxicosis with painless thyroiditis.Lancet,1977,1:1125-1128.
14. Oppenheimer JH,Koerner D,Schwartz HL,et al.Specific nuclear triiodothyronine binding sites in rat liver and kidney.J Clin Endocrinol Metab,1972,35:330-333.
15. Meier C,Braverman LE,Ebner SA,et al.Diagnostic use of recombinant human thyrotropin in patients with thyroid carcinoma.J Clin Endocrinol Metab,1994,78:188.
16. Hashimoto H.Zur kenntnis der lymphomatoser veranderung der schildruse (struma lymphomatosa). Arch Klin Chir, 1912,97:219.
17. Kendall EC.The isolation in crystalline form of the compound containing iodine which occurs in the thyroid: its chemical nature and physiological activity. Trans Assoc Am Physicians,1915,30:420.
18. Harington CR,Barger G.Thyroxine Ⅲ.Constitution and synthesis of thyroxine.Biochem J,1927,21:169.
19. Roche J, Lissitzky S, Michel R. Sur la triiodothyronine, produit intermediare de la transformation de la diiodothyronine en thyroxine.C R Acad Sci(Paris),1952,234:997.
20. Adams DD,Purves HD.Abnormal responses in the assay of thyrotropin.Proc Univ Otago Med Sch,1956,34:11.
21. Doniah D,Roitt IM.Autoimmunity in Hashimoto's disease and its implications. J Clin Endocrinol Metab, 1957, 17:1293.
22. Hazard JB,Hawk WA,Crile G Jr.Medullary(solid) carcinoma of the thyroid:a clinicopathologic entity.J Clin Endocrinol Metab,1959,19:152.

23. Refetoff S, DeWind LT, DeGroot LJ. Familial syndrome combining deaf-mutism, stuppled epiphyses, goiter, and abnormally high PBI: possible target organ refractoriness to thyroid hormone. J Clin Endocrinol Metab, 1967, 27: 279-294.

24. Braverman LE, Ingbar SH, Sterling K. Conversion of thyroxine (T4) to triiodothyronine (T3) in athyreotic human subjects. J Clin Invest, 1970, 49: 855-864.

25. 李庆忠,王荣光.甲状腺与甲状旁腺手术的历史.国外医学耳鼻咽喉科学分册.2004,28(5):320-314.

26. 孙彦.甲状腺外科的发展历程及其对未来的启迪.国际耳鼻咽喉头颈外科杂志.2015,39(4):246-247.

27. Graves RJ. Clinic lectures. Lond Med Surg J (Part II), 1835, 7:516.

28. Ladenson PW, Braverman LE, Mazzaferri EL, et al. Comparison of administration of recombinant human thyrotropin with withdrawal of thyroid hormone for radioactive iodine scanning in patients with thyroid carcinoma. N Engl J Med, 1997, 337:888.

29. Klee GG, Hay ID: Biochemical testing of thyroid function. Endocrinol Metab Clin North Am, 1997, 26:763.

30. 中华医学会内分泌学分会,中华医学会外科学分会内分泌学组,中国抗癌协会头颈肿瘤专业委员会,中华医学会核医学分会.甲状腺结节和分化型甲状腺癌诊治指南.中华内分泌代谢杂志,2012,28:779-797.

31. 中国抗癌协会甲状腺癌专业委员会(CATO).甲状腺微小乳头状癌诊断与治疗专家共识(2016版).《中国肿瘤临床》,2016,43(10):405-411.

32. 中国抗癌协会头颈专业委员会.分化型甲状腺癌诊治指南.中国实用外科杂志,2011,10(31):908-914.

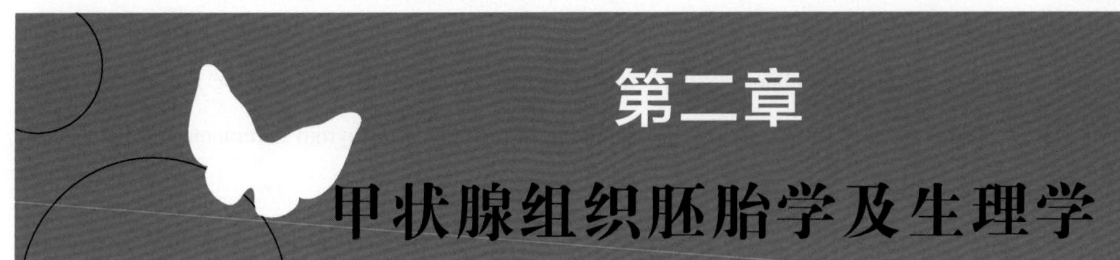

第二章 甲状腺组织胚胎学及生理学

第一节 甲状腺的组织胚胎学

一、甲状腺及甲状旁腺的发生

鳃器(branchial apparatus)在人胚发育早期短暂出现并演化,参与颜面、颈部和某些腺体的形成,其演化异常可以导致人体头颈部很多畸形发生。鳃器包括鳃弓、鳃沟、鳃膜和咽囊(pharyngeal pouch)。

人胚第4周初,依次在额鼻突和心隆起之间、背腹方向、左右对称出现6对鳃弓。鳃弓外面被以体表外胚层,内衬原始咽的内胚层。相邻鳃弓之间的凹沟称鳃沟。与鳃沟相对应的原始咽内胚层向外侧膨出,形成5对咽囊。鳃沟底的外胚层、咽囊顶的内胚层及其之间的少量间充质构成鳃膜,鳃膜将鳃沟和咽囊隔开(图2-1-1)。

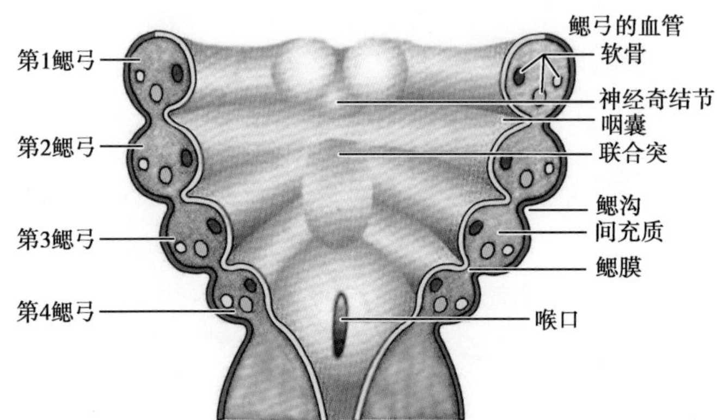

图2-1-1 始咽示意器

（一）咽囊的演变

随着胚胎发育,咽囊内胚层和鳃沟外胚层将演变为一些结构或器官的上皮成分,而这些器官的其他组织成分则来自鳃弓的间充质。

第1对咽囊　外侧部分在第1、2鳃弓之间向外生长延伸形成一管道,管道远端膨大并包绕听小骨,形成中耳鼓室和乳突窦。管道近端与咽相连,形成咽鼓管。第1鳃沟内陷形成外耳道。第1鳃膜形成鼓膜。

第2对咽囊　外侧部分退化,残留的内侧部分咽囊内胚层主要分化为隐窝上皮和腭扁桃体上皮。第1、2鳃弓的间充质共同分化为腭扁桃体。

第3对咽囊　分背腹两部分。腹侧份起初为长囊状,由于上皮细胞增生致囊腔闭锁,形成向尾侧生长的细胞索。第7周时,与咽相连的上端退化消失,其下端继续向尾侧、向内侧延伸,左右细胞索在胸骨背侧合并,形成胸腺。背侧份上皮细胞增生并随胸腺迁移至甲状腺背侧,与胸腺脱离,形成下一对甲状旁腺(parathyroid gland)。

第4对咽囊　也分背腹两部分。腹侧份退化消失,背侧份上皮细胞增生并迁移至甲状腺背侧,形成上一对甲状旁腺。

第5对咽囊　形成一小团细胞,称后鳃体(神经嵴)。在哺乳动物发育过程中,后鳃体产生降钙素的细胞被裹入甲状腺,分化为滤泡旁细胞(parafollicular cell);在鸟类和其他低等脊椎动物,后鳃体以独立的器官形式存在(图2-1-2)。

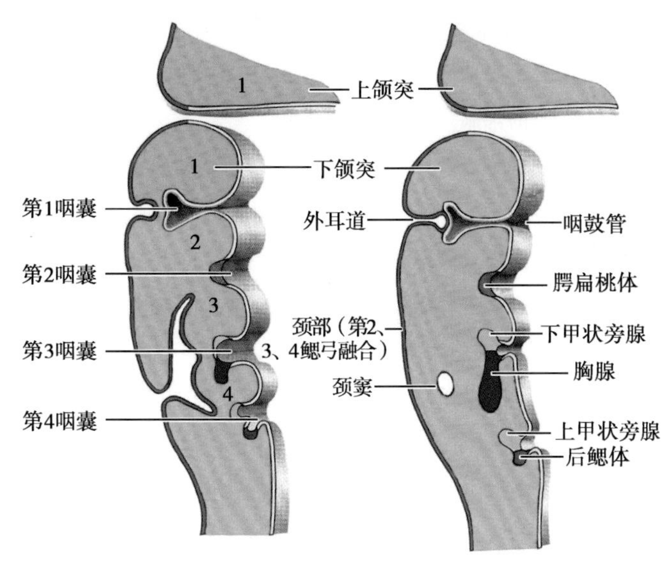

图 2-1-2 咽囊的演变

（二）甲状腺的发生

胚胎第 4 周初，在原始咽的底部正中，相当于第 1 咽囊平面，奇结节与联合突之间，内胚层细胞增生，形成一个实体细胞团，即甲状腺原基（thyroid primordium）。它迅速向咽腹侧深部生长，形成一个盲管，称甲状舌管（thyroglossal duct）。甲状舌管沿颈部正中向尾侧生长、下降，其末端细胞增生形成向两侧膨大的左、右芽突，以后芽突演变为甲状腺的侧叶，芽突连接处形成甲状腺峡部。第 6 周，甲状舌管萎缩退化并最终消失，仅在其起始端舌根部残留一个浅凹，即舌盲孔（foramen cecum of tongue）。第 7 周，甲状腺降至其最终位置（图 2-1-1～图 2-1-4）。

第 10 周后，甲状腺原基的左、右芽突细胞呈盘曲的索状排列，细胞索相继断裂，形成若干细胞团。随后，细胞团内的细胞之间出现小间隙，间隙逐渐融合成一个大的空腔，于是细胞团变成了小滤泡。第 12 周后，滤泡中开始出现胶体物质，同时，来自中胚层的细胞分化为甲状腺的结缔组织和血管。第 13～14 周时，滤泡腔明显增大，腔内充满嗜酸性的胶样物质，滤泡上皮细胞呈立方形，滤泡周围的结缔组织中有丰富的血管。细胞集碘能力在滤泡形成前即已开始，碘化过程则出现在滤泡细胞分化之后。人甲状腺的发育过程经过三个阶段：胶体形成前期（第 8.5～12.5 周）、胶体开始形成期（第 12.5～13.5 周）和滤泡增生期（第 13.5 周后）。约在

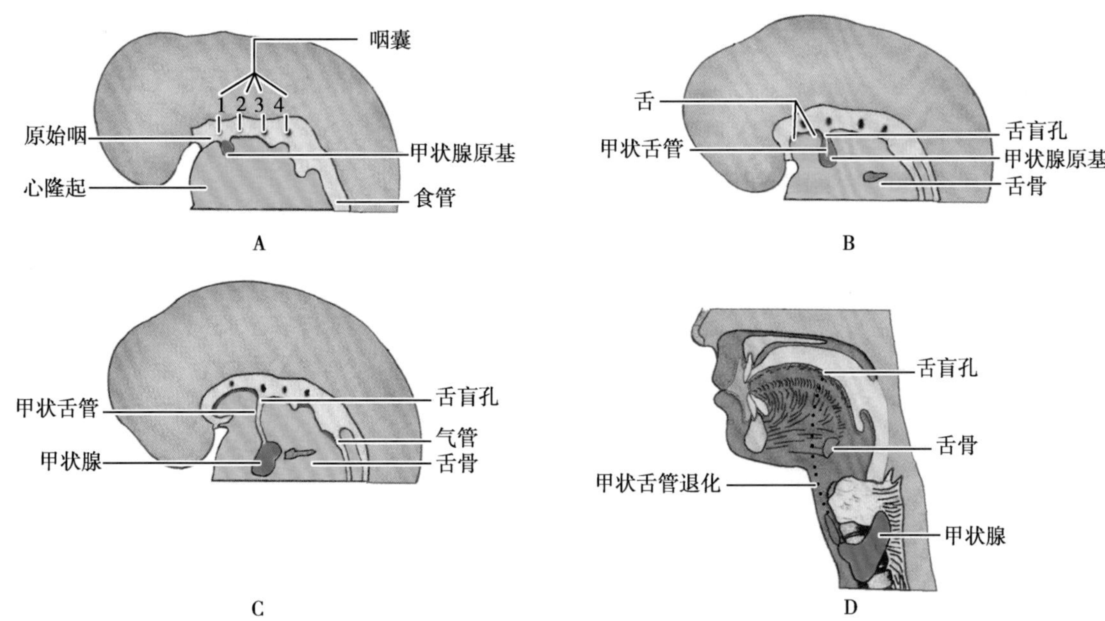

图 2-1-3 甲状腺发生示意图

100天左右,甲状腺滤泡细胞已能合成甲状腺激素,所需要的碘始终由母体供给。后期甲状腺的增大主要是滤泡的增加所致。滤泡旁细胞来自后鳃体(神经嵴)的细胞。胚胎前3个月,甲状旁腺发育缓慢,3个月以后则迅速发育。

(三)甲状腺旁腺发生

上下二对甲状旁腺原基出现于胚胎第5周。值得注意的是,原来这二对原基起始部位的上、下关系,经迁移后发生了颠倒。第3对咽囊的背侧壁细胞增生,形成细胞团,最初与胸腺原基相接,于第7周脱离咽壁随其腹侧胸腺下移而下降至甲状腺下端背面,为下甲状旁腺(inferior parathyroid gland)。与此同时,第4咽囊背侧壁的细胞增生,并随甲状腺下移,附着在甲状腺的上端背面,为上甲状旁腺(superior parathyroid gland),其移动距离较下甲状旁腺短(见图2-1-2)。

甲状旁腺原基细胞在7周时迅速增殖,形成实心的结节状结构,细胞排列成索,其间有大而不规则的血窦和少量结缔组织。此期的甲状旁腺细胞较大,至妊娠中期才分化为各型细胞。在胚胎3~4月期间,腺体明显增大,出现分泌甲状旁腺激素的主细胞。电镜显示,妊娠5~6月的胎儿,其甲状旁腺实质仅由主细胞构成,在成年人所见到的嗜酸性细胞没有观察到。

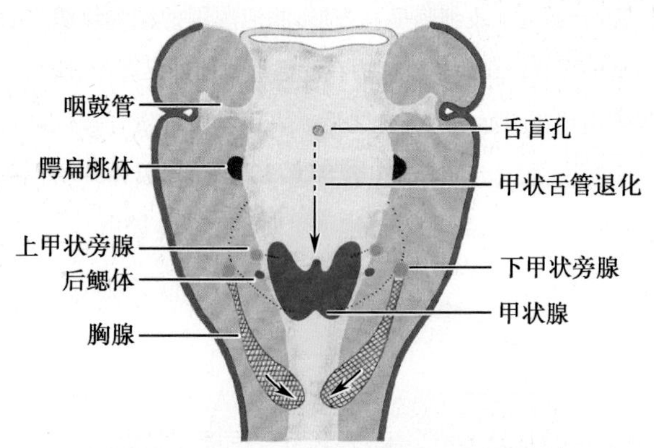

图2-1-4 甲状腺和甲状旁腺发生示意图

(四)相关的畸形

1. 甲状舌管囊肿(thyroglossal duct cyst) 若甲状舌管退化不全则可在盲孔与甲状腺峡部之间遗留一个小囊肿,称甲状舌管囊肿。若该囊肿有开口与体表相通则称为甲状舌管瘘(thyroglossal fistula)。青少年多见,男女发病比例2:1。

2. 异位甲状腺(ectopic thyroid) 甲状腺在下降途中终止于舌基部与正常甲状腺部位之间的任何位置,即可形成各种类型的异位甲状腺。常见于舌盲孔处的黏膜下、舌肌内、舌骨附近和胸部。如果只有部分甲状腺组织在迁移过程中停止于其他部位,就会形成异位甲状腺组织,如临床上可出现在喉、气管、心包等处。解剖上对于正常位置没有甲状腺组织,而在其他位置出现的异位甲状腺组织又称为迷走甲状腺。

3. 甲状腺形态异常(thyroid paramorphia) 甲状腺形态异常可有多种表现,如腺体一侧叶很小或缺如、无峡部、锥体叶很大或很长或连接于侧叶上。

4. 异位甲状旁腺(ectopic parathyroid) 由于甲状旁腺在发生时有一个迁移的过程,一般情况下上甲状旁腺的位置较为恒定,而下甲状旁腺的位置变化甚大,它可定位在下降路途中的任何部位,文献统计约有10%的下甲状旁腺发生异位。下甲状旁腺可附着在胸腺组织表面,甚至包裹在胸腺内,也可埋于甲状腺内,还有的位于胸骨后,或气管食管沟内,或食管后面。

5. 甲状旁腺数目的变异 在甲状旁腺迁移过程中,往往有小块组织游离出来,形成多达8~12个或更多的额外甲状旁腺。

二、甲状腺及甲状旁腺的组织学

(一)甲状腺组织学

甲状腺含有两种类型的内分泌细胞:起源于甲状腺原基内胚层、分泌甲状腺激素的滤泡上皮细胞和来源于第4咽囊后腮体(神经嵴)、产生降钙素的滤泡旁细胞。

甲状腺表面包有薄层结缔组织被膜。结缔组织伸入腺实质,将其分成许多大小不等的小叶,每个小叶含有许多甲状腺滤泡和滤泡旁细胞。

1. 甲状腺滤泡 滤泡由滤泡上皮细胞(follicular epithelial cell)围成,大小不等,直径约为0.02~0.9mm,呈圆形、椭圆形或不规则形。滤泡腔内充满均质嗜酸性的胶质。正常状态下,大多滤泡上皮细胞为单层立方形(图2-1-5)。随着功能状态的不同,滤泡上皮细胞的形态会发生变化。功能活跃时,细胞增高呈低柱状,滤泡腔内胶质减少;反之,细胞变矮呈扁平状,腔内胶质增多。胶质由滤泡上皮细胞产生,是一种糖蛋白,为碘化的甲状腺球蛋白。胶质的边缘常存在滤泡上皮细胞吞饮胶质滴所致的空泡。电镜下,滤泡上皮细胞的游离面有少量微绒毛。粗面内质网发达,多位于细胞质基部。细胞核上部有发达的高尔基复合体。线粒体和溶酶体散在分布。细胞质顶部有中等电子密度、体积较小的分泌颗粒(直径约150~200nm),还有由胞饮形成的低电子密度、体积较大的胶质小泡(直径约1μm)。滤泡上皮细胞基部细胞膜富含腺垂体细胞分泌的促甲状腺激素受体。滤

泡上皮基底面有完整的基膜，基膜外的结缔组织中富含有孔毛细血管和毛细淋巴管。

甲状腺滤泡上皮细胞的功能是合成和分泌甲状腺激素。甲状腺激素的形成要经过合成、碘化、贮存、重吸收、分解和释放等过程。滤泡上皮细胞从血中摄取氨基酸，在粗面内质网合成甲状腺球蛋白，继而在高尔基复合体加糖并浓缩形成分泌颗粒，再以胞吐方式排放到滤泡腔内。滤泡上皮细胞有很强的摄碘能力，从血中摄取 I^-，经过氧化物酶活化后排入滤泡腔。碘化发生在滤泡上皮细胞的微绒毛与滤泡腔交界处，活化碘与甲状腺球蛋白结合成碘化的甲状腺球蛋白，贮存在滤泡腔内。在腺垂体分泌的促甲状腺激素作用下，滤泡上皮细胞以胞吞方式将滤泡腔内的碘化的甲状腺球蛋白吸收入胞质，成为胶质小泡。胶质小泡与溶酶体融合，溶酶体的蛋白水解酶将碘化的甲状腺球蛋白水解为大量的 T4 和少量的 T3。二者经细胞基底部释放入毛细血管（图 2-1-5，图 2-1-6）。

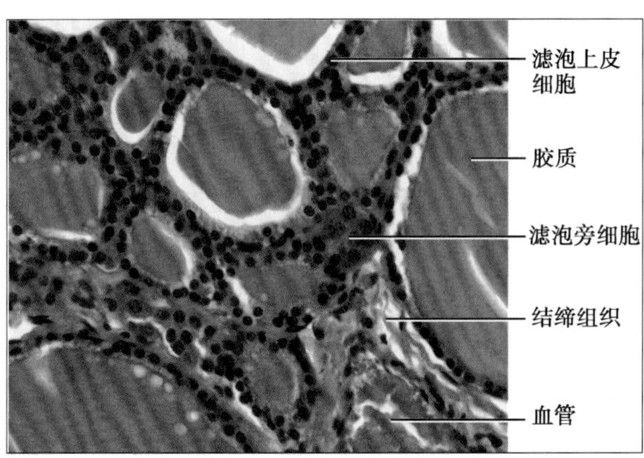

图 2-1-5　甲状腺光镜图 HE 染色

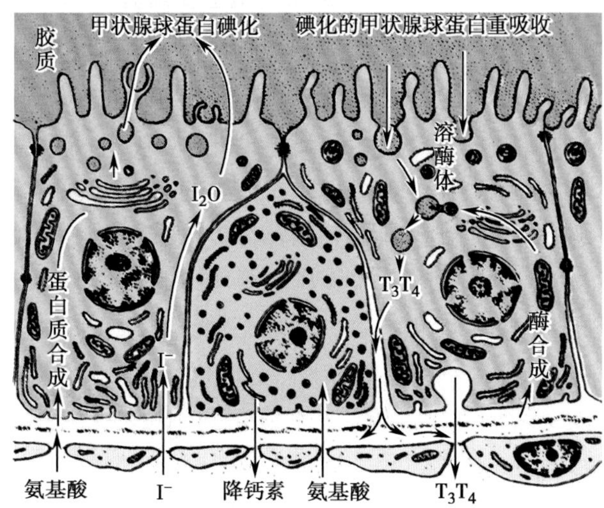

图 2-1-6　甲状腺激素合成与分泌过程示意图

2. 滤泡旁细胞　滤泡旁细胞（parafollicular cell）又称 C 细胞，位于滤泡之间和滤泡上皮细胞之间。在 HE 染色标本上，滤泡旁细胞比滤泡上皮细胞稍大，胞质着色略淡（图 2-1-5），银染法可见胞质内有嗜银颗粒。电镜下，在滤泡上皮细胞之间的滤泡旁细胞位于基膜上，顶部常被邻近的滤泡上皮细胞覆盖，不与滤泡腔胶质接触。细胞基底部细胞质内有许多分泌颗粒，其以胞吐方式释放颗粒内的降钙素（calcitonin，Ct/Ctn）。降钙素是一种多肽。除此之外，滤泡旁细胞也能合成和分泌降钙素基因相关肽（calcitonin gene related peptide，CGRP）。

（二）甲状旁腺组织学

甲状旁腺（parathyroid gland）有上、下两对，分别位于甲状腺背面，在左、右叶的上、下端。甲状旁腺时有包被于甲状腺被膜内。腺体表面包有薄层结缔组织被膜，实质内腺细胞排列成索团状，间质中富含有孔毛细血管及少量结缔组织，散在的脂肪细胞随年龄增长而增多。腺细胞有主细胞和嗜酸性细胞两种。

1. 主细胞　主细胞是腺实质的主要细胞成分，细胞呈圆形或多边形，核圆，位于细胞中央，HE 染色标本中胞质着色浅。电镜下，胞质内含粗面内质网较多，高尔基复合体较发达，并有膜被颗粒，还有一些糖原和脂滴。主细胞合成和分泌甲状旁腺激素（parathyroid hormone）。

2. 嗜酸性细胞　单个或成群分布于主细胞之间。细胞较大，核小深染，胞质嗜酸性。电镜下，这些颗粒是密集的线粒体，细胞内其他细胞器并不发达。人的甲状旁腺嗜酸性细胞在 7～10 岁时出现，随年龄增长而增多，但其功能仍不清楚（图 2-1-7）。

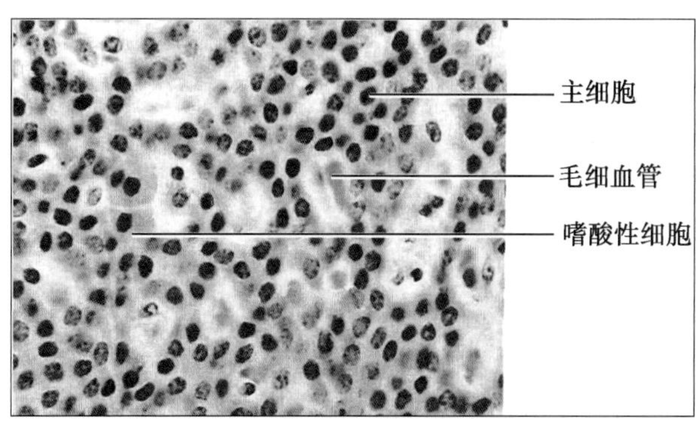

图 2-1-7　甲状旁腺光镜图 HE 染色

（梁　玉）

第二节　甲状腺生理学

甲状腺是人体最大的内分泌腺，正常健康成年人的甲状腺重量约20g左右，女性稍重于男性。甲状腺由约300万个直径50~500μm（平均直径200~300μm）的圆形或椭圆形滤泡所组成，滤泡由单层立方状上皮细胞围成，功能活跃时可转为柱状，反之转为扁平状。在甲状腺滤泡间散在分布有甲状腺滤泡旁细胞（parafollicular cell，或称C细胞，clear cell）。甲状腺滤泡上皮细胞和甲状腺滤泡旁细胞分别分泌甲状腺激素（thyroid hormones，TH）和降钙素，甲状腺正是通过这两个激素来实现其生理功能。滤泡上皮细胞合成的甲状腺激素以胶状质的形式储存于滤泡腔中，胶状质的主要成分为甲状腺球蛋白（thyroglobulin，Tg）。甲状腺激素广泛调节机体的生长、发育、新陈代谢等多种生理功能活动。CT则主要与甲状旁腺激素、维生素D_3等共同调节机体钙-磷平衡和骨代谢。甲状腺血液供应十分丰富，可达400~600ml/（min·100g），当患有弥漫性毒性甲状腺肿时，血流量更是成倍增加，在局部可出现血管杂音及血管震颤。

一、甲状腺激素及其代谢

（一）甲状腺激素

甲状腺激素是由甲状腺分泌的酪氨酸碘化物。释放到循环血液中具有生物活性的甲状腺激素主要有两种，即甲状腺素（thyroxin，又称四碘甲腺原氨酸，3，5，3′，5′-tetraiodothyronine，T4）和三碘甲腺原氨酸（3，5，3′-triiodothyronine，T3），前者约占分泌总量的93%，后者约占7%，其中T3的生物活性高，作用快，生物活性是T4的5倍左右。此外甲状腺还分泌极少量逆-三碘甲腺原氨酸（3，3′，5′-triiodothyronine，r T3），r T3无生物活性。正常人甲状腺储备的甲状腺激素主要形式同样以T4为主，而且激素储备量大，可供机体长时间（50~120天）的代谢需求。

（二）甲状腺激素的合成与分泌

1. 甲状腺激素合成的原料和条件　甲状腺激素由甲状腺球蛋白中酪氨酸残基碘化并缩合而成，表明甲状腺球蛋白和碘元素是合成甲状腺激素的必需原料。

（1）碘：碘是甲状腺激素合成的必需微量元素。人体合成甲状腺激素所需的碘80%~90%来自于食物，10%~20%来自饮水和空气。自然食材中的碘主要是NaI和KI等。加碘食盐中的碘以KIO_3为主，但经过与食物、胃液的混合，碘绝大部分转化为碘离子（iodide，I^-）的形式，并最终通过消化道进入血液循环，进入人体的碘约1/3被甲状腺摄取。人类每天甲状腺激素的正常合成需要60~75μg碘，当每日碘供给量低于50μg时甲状腺激素的正常合成将会受到影响。目前，世界卫生组织推荐的正常成人碘摄入量为150μg/d，妊娠期和哺乳期女性则需增加碘摄入量，应达200μg/d。甲状腺含碘总量为8~10mg，主要以二碘酪氨酸和一碘酪氨酸形式存在。

碘摄入量与甲状腺疾患的关系密切，不论碘缺乏还是碘过量均可致甲状腺疾患。碘缺乏时，由于甲状腺激素合成原料不足，常引起甲状腺肿、甲状腺结节、甲状腺肿瘤以及甲状腺激素合成不足导致的克汀病等。长期缺碘导致的甲状腺增生性变化主要是因为缺碘使甲状腺激素分泌减少，引起促甲状腺激素（thyrotropin，thyroid stimulating hormone，TSH）分泌量增加，促进甲状腺组织代偿性增生所致。碘过量则增加甲亢的发病率，特别是在碘缺乏地区，当补充碘后甲亢发病率出现一过性升高，明显高于非缺碘地区。

（2）甲状腺球蛋白：甲状腺球蛋白是由5496个氨基酸残基构成的同二聚体糖蛋白，分子量约为660kD。Tg在滤泡上皮细胞内合成，合成后包裹在囊泡中，随后以出胞的方式释放到滤泡腔内。每分子Tg含有约140个酪氨酸残基，其中约20%可被碘化。在正常碘化条件下，平均每分子Tg中含有3~4分子T4，而大约平均5个Tg中才含1分子T3。在分泌之前，甲状腺激素和已碘化的酪氨酸残基都是结合在Tg分子上的，因此以Tg为基本成分的胶状质成为甲状腺激素的储存库。

（3）甲状腺过氧化物酶：甲状腺过氧化物酶（thyroid peroxidase，TPO）是合成甲状腺激素的关键酶。TPO由甲状腺滤泡细胞合成，含933个氨基酸残基，分子量约为103kD，是一种含血红蛋白的蛋白质，主体结构位于滤泡腔一侧，仅羧基端有一跨膜片段。TPO在H_2O_2参与下，催化甲状腺激素合成中碘的活化、酪氨酸残基碘化以及碘化酪氨酸的缩合等多个环节。TPO的生成和活性均受TSH的调控。硫脲类抗甲状腺药物可抑制TPO活性，进而抑制甲状腺激素的合成，临床上用于甲状腺功能亢进治疗。

2. 甲状腺激素的合成过程　甲状腺激素合成和分泌是在甲状腺滤泡内完成的，整个过程受TSH的调控。甲状腺激素的合成过程可大致归纳为聚碘、碘的活化与酪氨酸碘化、碘化酪氨酸缩合三个基本环节。

(1)聚碘:正常生理情况下,甲状腺内I^-浓度达血清I^-的25~30倍,滤泡上皮细胞静息膜电位为-50mV,碘进入滤泡上皮细胞的过程是一种逆电-化学梯度的主动转运过程。因此,碘进入细胞需要钠-碘同向转运体(sodium-iodide symporter,NIS),即碘泵的存在。NIS将I^-和Na^+以1∶2的比例同向转运进入滤泡上皮细胞。此过程属于继发性主动转运,由Na^+-K^+-ATP酶活动提供能量,如果用毒毛花苷G抑制Na^+-K^+-ATP酶活动,滤泡细胞聚碘作用受阻。过氯酸盐(ClO_4^-)、硫氰酸盐(SCN^-)等离子也可与I^-竞争NIS,抑制聚碘。碘通过细胞底部NIS逆的电-化学梯度浓集于细胞内,然后经细胞顶端膜进入滤泡腔中。碘进入滤泡腔的过程则需碘转运蛋白(pendrin)的转运作用。TSH能促进甲状腺的聚碘过程。

NIS是甲状腺滤泡上皮细胞基底膜的碘转运蛋白,是甲状腺摄取碘的主要功能蛋白,同时在甲状腺自身调节中起重要作用。碘缺乏时NIS表达明显增加,摄入碘过量时,NIS表达减弱,转运活性降低,超过一定浓度(如10mmol/L)时,NIS转运碘的活动几乎消失,这是因为高碘不仅抑制了NIS表达,还导致NIS定位异常。某些甲状腺疾病中也存在NIS异常,如*NIS*基因突变可引起甲状腺摄碘障碍,导致先天性甲减;Graves病患者甲状腺滤泡上皮细胞膜上NIS数量增加;甲状腺癌细胞的NIS表达发生变化且出现定位异常。TSH可促进NIS表达并调节其在细胞膜上的定位;Tg可下调NIS表达,降低摄碘能力。

Pendrin是Pendred综合征(pendred syndrome,PDS)基因的表达产物,存在于甲状腺滤泡上皮细胞顶端游离缘膜上,是一种碘/氯转运蛋白。Pendrin参与I^-进入滤泡腔的转运。Pendrin的表达量不受TSH调控,但Tg对Pendrin蛋白有调节作用,Tg浓度升高可刺激Pendrin表达。如果*PDS*基因发生突变导致Pendrin蛋白异常时,碘到滤泡腔的转运受阻,碘不能进入滤泡腔,使碘的活化受影响,甲状腺激素合成障碍。

(2)碘的活化与酪氨酸碘化:当I^-转运进入滤泡上皮细胞后,到达滤泡上皮细胞顶端膜的微绒毛与滤泡腔交界处,在H_2O_2参与下,TPO迅速催化I^-氧化为活性碘,可能是I^0的形式。活性碘与释放到滤泡腔内邻近的甲状腺球蛋白发生作用,活性碘取代甲状腺球蛋白酪氨酸残基苯环上的氢,此过程称为碘化(iodination)。此过程同样是在TPO的催化下完成的,活性碘如果取代酪氨酸残基苯环3位上的氢生成一碘酪氨酸(monoiodotyronine,MIT),如果取代酪氨酸残基苯环3和5位上的氢,则生成二碘酪氨酸(diiodotyronine,DIT)。

(3)缩合:在TPO催化下,同一Tg分子内不同位点的MIT和DIT分别双双耦联成T4和(或)T3,即为缩合(condensation)。MIT与DIT缩合生成T3,两个DIT则缩合生成T4。因此,正常甲状腺内碘化后的酪氨酸主要以MIT、DIT、T3、T4等形式存在(比例大致为:MIT 23%,DIT 33%,T3 7%,T4 35%)。除此之外,还存在少量的r T3等成分。T3、T4生成比例还受许多因素的调节,比如当甲状腺激素合成原料碘摄入不足时,酪氨酸碘化形成的MIT增多,DIT减少,甲状腺优先缩合生成活性更高的T3,同样碘摄入不足引起的TSH升高也促进合成T3比例增加。最终绝大部分进入甲状腺的碘通过碘化酪氨酸结合在Tg上,Tg以胶状质存在于滤泡腔,成为碘和甲状腺激素的储存库。

3. 甲状腺激素的分泌　甲状腺激素的分泌受腺垂体分泌的TSH控制。当机体甲状腺激素水平下降或者需求量增加时,在TSH作用下,甲状腺滤泡上皮细胞顶端膜微绒毛以吞饮的方式将胶状质移入滤泡细胞内。形成的胶状质小泡与溶酶体融合,蛋白酶催化水解胶状质中Tg的肽键,释放出游离的T4、T3、MIT和DIT等。MIT和DIT在碘化酪氨酸脱碘酶(iodotyrosine deiodinase)的作用下迅速脱碘,脱下的碘可被重复利用。T4和T3在滤泡上皮细胞基底侧分泌入血。Tg则被蛋白水解酶水解,通常不进入血液。

(三)甲状腺激素的运输和降解

1. 运输　甲状腺激素为亲脂性激素,因此在循环血液中甲状腺激素主要与血浆蛋白结合存在,极少量以游离形式存在,但游离型的甲状腺激素才具有生物活性。因此结合型甲状腺激素没有生物活性,为其储运形式。可与甲状腺激素结合的血浆蛋白主要有三种:①甲状腺素结合球蛋白(thyroxine-binding globulin,TBG),由肝脏合成,与甲状腺激素的亲和力最高,可结合甲状腺激素总量的70%;②甲状腺素转运蛋白(transthyretin,TTR),也是一种特异性的甲状腺素结合蛋白,可结合甲状腺激素总量的15%~20%;③白蛋白,可结合甲状腺激素总量的15%~20%。结合型与游离型甲状腺激素可以互相转化,保持动态平衡。各种血清蛋白与T4的亲和力远远大于T3。甲状腺激素与血浆蛋白结合不仅避免甲状腺激素在肾小球滤过随尿过快流失,而且在循环血液中形成流动的甲状腺激素储存库,使甲状腺激素总量稳定,并通过结合型与游离型之间的转换维持具有生物活性的甲状腺激素浓度。

2

2. 降解　进入血液的T4半衰期达7天左右，T3半衰期为1~1.5天。脱碘既是甲状腺激素的最主要的降解方式，也是甲状腺激素活性调节方式。脱碘过程由脱碘酶催化完成，脱碘酶几乎存在机体各个组织，分为三种类型即Ⅰ、Ⅱ、Ⅲ型，它们有不同的组织分布特征和催化位点。约45% T4在外周组织由脱碘酶催化外环脱碘生成T3；55% T4由脱碘酶催化内环脱碘生成r T3。T4转化为T3生物活性增强，转化为r T3则失活。T4脱碘转化为何种产物常常由机体状态决定，当需要更多甲状腺激素发挥生物效应时，T4更多地脱碘转化为T3；而功能减弱、紊乱、衰竭时，T4更多地转化为r T3。T3或r T3可继续脱碘降解为T_2、T_1和不含碘的甲腺氨酸。大约15%的甲状腺激素与肝内葡糖醛酸或硫酸结合后随胆汁进入消化道，再经细菌分解随粪便排出。其余约5%的甲状腺激素在肝脏和肾脏脱去氨基和羧基随尿液排出。

（四）与甲状腺激素合成相关的几种重要元素

碘是最重要的必需微量元素，是甲状腺激素合成的主要原料，前面已经具体介绍，在此主要介绍其他几种在甲状腺激素合成过程和代谢中起关键作用的元素。

1. 硒　硒是机体内的一种必需微量元素，参与合成硒蛋白、含硒酶，是多种酶活性部位的辅助因子。甲状腺在人体器官中含硒量最高。甲状腺激素合成的多个环节都是在H_2O_2参与下完成的，含硒酶谷胱甘肽过氧化物酶在分解过多的H_2O_2、保护细胞膜方面起到重要作用。甲状腺疾病患者体内TPO抗体的增加可能与硒及含硒抗氧化酶不足导致的甲状腺细胞受损有关。同样，我们上文提到的催化碘的活化与酪氨酸碘化、碘化酪氨酸缩合的TPO、催化T4向T3转化的脱碘酶同样都是含硒酶，硒缺乏会导致甲状腺激素合成与转化障碍。

2. 铁　人体内的多种酶都需要铁作为辅因子，包括参与三羧酸循环和电子传递系统的酶。缺铁时ATP合成减少，相应的需能物质转运过程受影响，甲状腺滤泡上皮细胞摄碘能力降低。甲状腺细胞内的含碘量减少，甲状腺激素合成速度减慢。更重要的是TPO也属于血红素酶类，血红素是含铁辅基，铁原子位于卟啉中心。严重的铁缺乏会降低TPO的活性，影响甲状腺激素合成过程中对碘的反应，进而影响甲状腺激素的合成。铁也是脱碘酶活性中心组成部分，铁缺乏会影响T4向T3的转化。

另外，微量元素氟过量摄入也可以抑制甲状腺的功能，氟摄入过量会直接损伤甲状腺细胞，出现应激反应，也可以抑制甲状腺过氧化物酶活性，抑制甲状腺激素生成。在甲状腺细胞H_2O_2生成代谢中的超氧化物歧化酶（super oxide dismutase，SOD）主要为铜/锌SOD，SOD中铜离子的作用主要是保持酶的活性，去除铜离子，酶活性丧失。锂可在甲状腺细胞浓聚，抑制碘化酪氨酸的缩合，阻断TSH作用通路，从而抑制甲状腺激素的合成，同时还可抑制甲状腺激素的释放。

二、甲状腺激素的作用

甲状腺激素作用广泛，几乎作用于整个机体的所有组织，在不同的阶段对机体的生长发育、新陈代谢、功能活动等方面进行持久调节，是机体调控的基础性激素。

（一）甲状腺激素细胞作用机制

甲状腺激素为亲脂性激素，可穿过细胞膜和细胞核膜与细胞核内的甲状腺激素受体（thyroid hormone receptor，TR）结合介导多数生物效应。T3与TR的亲和力远大于T4，进入细胞的T4大部分也转化为T3，因此细胞内发挥生物学作用的甲状腺激素主要为T3。细胞核内TR有TR_α和TR_β两种，有组织分布和功能特异性。甲状腺激素进入核内与TR结合形成复合体，复合体可与另一个复合体形成同二聚体，也可与视黄酸X受体（retinoid X receptor）形成异二聚体，二聚体与其他核转录因子共同唤醒沉默基因，调节启动特异基因表达，进而产生相应的生物效应。

目前，发现在细胞的亚细胞结构上，如细胞膜、细胞质、线粒体等部位同样存在甲状腺激素的高亲和力结合位点。但甲状腺激素与这些位点的结合发挥何种作用以及机制尚不清楚。

（二）甲状腺激素生物学作用

1. 促进生长发育　早在1874年，Gull就观察并认识到以智力发育迟滞、身材矮小为主要特征的克汀病（cretinism）与先天甲减有关。1912年，Gudernatsch进行了经典"微型蛙"实验，即幼龄蝌蚪喂食少量马甲状腺组织碎片可使蝌蚪提前变态，并发育成"微型蛙"；而切除甲状腺则造成蝌蚪发育障碍，不能发生变态只能长成大蝌蚪。可见甲状腺激素是促进机体正常生长、发育以及分化必不可少的因素，尤其在脑和骨骼的生长发育中更为重要。

在胚胎期，甲状腺激素能促进神经元增殖和分化、突起和突触形成、胶质细胞生长、髓鞘形成，还可以诱导神经生长因子以及某些酶的合成，促进神经元骨架发育等。胎儿期和出生后两年是脑发育的关键阶段，在此期间，甲状腺功能减低会造成脑发育障碍。妊娠前十一周，胎儿甲状腺尚不能摄碘和合成甲状腺激素，胎儿所需甲状腺激素全部来自母体，妊娠中晚期，胎儿和母体共同提供胎儿所需甲状腺激素。因此，母体和胎儿甲状腺功能减低均会影响胎儿脑发育，预防缺碘造成的克汀病应该从孕前补碘开始。

甲状腺激素与生长激素（growth hormone，GH）协同促进幼年期的骨骼，尤其是长骨的生长发育。甲状腺激素刺激骨化中心，使其发育成熟，促进软骨骨化、长骨和牙齿生长。在甲状腺激素缺乏时，GH 不能正常发挥作用，减慢长骨生长和延迟骨骺闭合。由于甲状腺激素对胎儿期骨骼发育并不是必需激素，因此先天性甲状腺发育不全的儿童出生时的身长基本正常，而脑的发育障碍则已经产生，出生后数周至3～4个月后会表现出明显的智力迟钝和长骨生长迟滞。甲状腺激素与 GH 协同作用的产生是因为 T3 能增强 *GH* 基因转录，生成更多 GH，另外甲状腺激素还能提高组织对与 GH 有相似作用的 IGF-1 的反应性。

2 调节新陈代谢

（1）增强能量代谢：基础代谢率（BMR）与机体甲状腺激素水平呈正相关，甲减时 BMR 显著降低，甲亢时 BMR 升高，严重甲亢患者的 BMR 可提高达 60%～80%。除脑、脾、淋巴结和性腺等少数器官组织外，甲状腺激素提高全身绝大多数组织的基础氧消耗量，增加其产热量。由于 TR 分布量以及种类的差别，甲状腺激素可能对不同组织代谢率影响有差异。据估计，1mg T4 可使机体产热量增加 4200kJ（1000kcal），BMR 大约提高 28%。皮下注射 1mg T3，黏液性水肿甲减患者的 BMR 在一天内就可从原来的−20%升至+10%，产热效应明显。甲状腺激素对 BMR 的影响就使得甲亢患者怕热，易出汗，而甲减患者畏寒，少汗。

甲状腺激素的产热效应（calorigenesis）是氧化代谢增强的表现，通过多种途径实现。T3 可促进 Na^+-K^+-ATP 酶的转录，使细胞膜上 Na^+-K^+-ATP 酶数量增加，同时可以增强其活性。Na^+-K^+-ATP 酶活动的增强会导致细胞耗氧量增加，细胞耗能增加，产热增加。应用 Na^+-K^+-ATP 酶阻断剂毒毛花苷 G 则可消除甲状腺激素的产热效应。此外，人体多种细胞的线粒体中存在解耦联蛋白（uncoupling protein，URP），在甲状腺激素增多时，虽然线粒体呼吸过程加强，产能增加，但解耦联蛋白也被激活，可使氧化磷酸化过程释出的化学能无法转化为 ATP 储存，最终以热的形式释放。

（2）调节物质代谢：甲状腺激素广泛影响物质的代谢过程，既包括合成代谢也包括分解代谢，且表现为复杂的双向调节。一般情况下，生理水平的甲状腺激素同时促进糖、脂肪、蛋白质的合成代谢与分解代谢，而甲状腺激素处于分泌过量水平时则主要促进分解代谢。

1）糖代谢：甲状腺激素能促进外周组织利用糖，也可以促进糖原的合成，从而提高糖代谢速率，降低血糖；同时甲状腺激素可促进胃肠道对葡萄糖的吸收、肝糖异生、肝糖原的分解，增强胰高血糖素、糖皮质激素、肾上腺素和生长激素等升糖激素的生糖效应，使血糖水平升高。甲状腺激素水平明显升高时，升血糖效应占优势，出现胰岛素抵抗，血糖升高，因此甲亢患者餐后血糖明显升高，常出现糖尿。 2

2）脂类代谢：甲状腺激素能促进脂代谢的各个环节，加速脂肪代谢速率，包括脂肪的合成与分解，但促进合成的作用大于促进分解的作用。甲状腺激素能诱导脂肪细胞的分化、增殖，增加脂肪积蓄；同时诱导多种脂肪代谢酶合成，提高激素敏感脂酶的活性，增加 β 受体数量，诱导脂解。甲亢患者脂肪代谢速率快，体脂消耗增加，使总体脂量减少；甲减患者脂肪代谢速率快减慢，则体脂量增加。甲状腺激素能促进胆固醇合成，以及胆固醇转化为胆酸，同时也可增加肝脏低密度脂蛋白受体，促进胆固醇排泄。因此甲亢患者血胆固醇含量常低于正常，而甲减患者则出现血胆固醇水平升高。

3）蛋白质代谢：在生理情况下，甲状腺激素能促进各种蛋白质的转录和翻译过程，总体上出现正氮平衡。甲状腺激素既促进结构蛋白质也促进功能蛋白质的合成，在机体的生长发育和功能活动的调节上都有作用。甲状腺激素也能促进蛋白质降解，引起负氮平衡。甲状腺激素的作用结果常取决于甲状腺激素分泌量。甲状腺激素分泌过多时，外周组织蛋白分解加强，尿氮排泄增加，骨骼肌萎缩、收缩乏力；骨基质蛋白质降解，析出的 Ca^{2+} 可使血钙升高，骨组织失钙引起骨质疏松。甲状腺激素分泌过少时，蛋白质合成也减少，黏蛋白沉积于组织间，黏蛋白结合阳离子可使水滞留，引起黏液性水肿。

3. 调节器官系统功能　甲状腺激素受体几乎存在于全身各个器官系统，这就决定了它的调节作用在各器官系统功能调节中起不同程度的作用。甲状腺激素作为维持机体功能活动的基础性激素，其调节作用常继发于甲状腺激素促进代谢活动和耗氧过程。

（1）神经系统：甲状腺激素可提高中枢神经系统兴奋性，同时维持正常精神意识。甲状腺激素可使神经-肌肉接头反应性增强。甲状腺激素可增加细胞对儿茶酚胺类物质的敏感性，具有允许作用，发挥拟交感神经作用。甲亢患者常出现易怒、烦躁、多动、失眠等症状。

（2）心血管系统：甲状腺激素可增加肌纤蛋白和肌球蛋白总量，增加 ATP 酶表达，促进心肌细胞肌质网释放 Ca^{2+}，发挥正性变力效应；严重甲亢患者常出现心肌肥大。甲状腺激素可增加心肌细胞肌质网 Ca^{2+}-ATP 酶的转录过程，增加心肌舒张期张力。甲状腺激素可还增加 β-肾上腺素能受体数量和亲和力。通过正性变时效应，增加心输出量，增加心脏做功量。甲状腺激素可使血管舒张，降低外周阻力，也利于机体散热。

（3）血液系统：甲状腺激素增加肾脏红细胞生成素分泌，促进红细胞生成以及增加红细胞内 2，3-DPG 含量。甲状腺激素促进红细胞内氧合血红蛋白释放氧，有利于向组织供氧。

（4）呼吸系统：甲状腺激素可保持呼吸中枢对低氧和高碳酸刺激的敏感性。甲状腺激素可使呼吸频率和深度增加，也可以增加肺泡表面活性物质生成。

（5）消化系统：甲状腺激素促进胃肠运动；促进肠黏膜对营养物质的吸收功能；增强食欲。甲亢患者，食欲明显增强，进食量增加。

（6）泌尿系统：甲状腺激素可增加肾脏肾小球滤过率，增加尿量，促进机体水排泄。

（7）运动系统：甲状腺激素可促进骨生长，对 IGF-1 的促生长作用有允许作用；维持 GH 分泌量。甲状腺激素可促进骨形成，骨生长和骨转化；增加骨质吸收，升高血钙，促进钙从尿中排出。增加肌细胞内肌球蛋白 ATP 酶活性，提高最大缩短速度。增加糖原分解，增加能量供给；促进肌肉结构蛋白质代谢，增加肌肉舒缩速度。

（8）内分泌和生殖系统：对多种激素有允许作用，增加其他激素分泌以及组织对其需要量，提高多种激素代谢率。维持正常性欲和性功能。

三、甲状腺功能的调节

正常情况下主要由下丘脑-腺垂体-甲状腺轴（hypothalamus-pituitary-thyroid axis）完成对甲状腺生长发育和激素分泌活动的调控，保持甲状腺形态和功能的稳定。另外在不同血碘状态下的自身调节，自主神经的活动以及机体的免疫功能活动也都在甲状腺功能调节中起重要作用。

（一）下丘脑-腺垂体-甲状腺轴

下丘脑-垂体-甲状腺轴形成负反馈调节系统。在此调节系统中，下丘脑可释放促甲状腺激素释放激素（thyrotropin releasing hormone，TRH），TRH 作用于腺垂体 TSH 细胞，促进其分泌 TSH，TSH 释放入血后到达甲状腺，刺激甲状腺增生以及甲状腺激素合成与分泌；当血液中的 T3 和 T4 达到一定水平时，T3 和 T4 又会作用于下丘脑和垂体抑制 TRH 和 TSH 的分泌，产生负反馈效应，TRH-TSH-TH 的负反馈调节系统是维持血中甲状腺激素水平的最重要因素。

1. 下丘脑的调节　下丘脑肽能神经元合成和分泌 TRH，并储存在正中隆起，经垂体门脉系统到达腺垂体，作用于腺垂体 TSH 细胞，调节腺垂体 TSH 细胞日常分泌活动。TRH 为 3 个氨基酸残基构成的神经肽，一分子 TRH 可使腺垂体释放约 1000 分子 TSH。TRH 在腺垂体与 TSH 细胞膜上与 TRH 受体结合，既可以促进储存的 TSH 释放，也可以刺激激活相应的基因转录合成更多的 TSH，保证 TSH 快速和持久释放。

下丘脑不仅是内分泌系统的高级中枢，也是神经系统的高级中枢，将两个系统紧密联系在一起。下丘脑可以接受来自神经系统的信息，如寒冷信息，这些信息除了可以调节体温调节中枢的活动，还可以同时调节下丘脑 TRH 神经元的 TSH 分泌。

体液中存在的多种激素或递质类物质对下丘脑 TRH 神经元都有调节作用。比如，瘦素能激活下丘脑-腺垂体-甲状腺轴，刺激下丘脑分泌 TRH，腺垂体分泌 TSH，甲状腺分泌甲状腺激素增多，机体能量消耗增加；而当人处于饥饿状态下则反之，瘦素水平降低，TRH 分泌减少，机体能量消耗，机体可以通过此途径维持的能量平衡。去甲肾上腺素、白介素可以兴奋 TRH 神经元；生长抑素、多巴胺、皮质醇、阿片肽等则发挥抑制作用。

2. 腺垂体的调节　腺垂体是通过分泌 TSH 来实现对甲状腺的调节功能的。TSH 是调节甲状腺功能活动最直接和最重要的激素。TSH 由腺垂体 TSH 细胞合成分泌，属于糖蛋白激素，是由两个亚单位构成的异二聚体（α 亚单位和 β 亚单位），含 211 个氨基酸残基，其分子量约为 28kD。TSH 活性主要决定于 β 亚单位，但两个亚单位单独存在时，β 亚单位仅表现微弱活性，因此 β 亚单位与 α 亚单位的结合是 TSH 充分发挥生物活性的重要前提。正常情况下，成年人血清中 TSH 的浓度为 0.3～5.0mU/L。TSH 与甲状腺细胞促甲状腺激素受体结合，通过 G_s 和 G_q 介导的途径发挥作用。

（1）维持甲状腺滤泡及细胞形态：TSH 可以增加甲状腺滤泡细胞内物质的合成，促进其增生、增殖，使腺体增大；促进血管生成以及分布改变，增加甲状腺血液供应。TSH 可保护滤泡上皮细胞，使之不易凋亡，维持增殖与凋亡之间的平

衡，维持甲状腺形态。长期碘缺乏时，血中 TSH 升高，可导致甲状腺出现大量新生小滤泡，滤泡细胞变高，腺泡周围血管增生，甲状腺体积和重量增加，造成明显的甲状腺肿，甚至在甲状腺局部形成结节。

(2)促进甲状腺激素的合成与分泌：TSH 主要通过以下环节调节甲状腺激素合成与分泌：①促进碘的摄取：增加 NIS 的基因表达，增加细胞膜上 NIS 数量和活性；②提高甲状腺激素合成速度：增加 TPO、Tg 合成，TPO 合成量的增加促进更多 Tg 的碘化，以及 MIT、DIT 的缩合，最终 T3 和 T4 生成增加；③促进甲状腺激素的释放：可以使滤泡上皮细胞伸出更多伪足，加强胶质的吞饮，同时提高溶酶体内水解酶活性，快速分解 Tg 脱下 T3 和 T4。

受 TRH 影响，TSH 呈脉冲样分泌，但波动较小。TSH 也具有日周期变化，日间较低且平稳，晚间入睡后逐渐升高，午夜达高峰，随后又降低。TSH 的分泌主要由 TRH 和甲状腺激素水平的双重调节。来自下丘脑的 TRH 对 TSH 细胞有刺激作用，增加 TSH 合成与分泌；而来自于甲状腺的 T4、T3 则反馈性抑制 TSH 细胞活动，两者相互影响、相互抗衡，共同调节 TSH 的分泌，维持血中甲状腺激素的稳定。由于 TSH 是甲状腺激素直接调控者，甲状腺激素又是调节机体活动的重要激素，甲状腺激素的反馈抑制效应往往占有优势，甚至在某些病理情况下，过高的甲状腺激素使 TSH 细胞失去对 TRH 的反应。此外，来自下丘脑的生长抑素和多巴胺也可以抑制 TSH 的分泌。

机体中还有一些其他激素也可以影响 TSH 分泌。如雌激素可以增强 TSH 细胞对 TRH 的反应性，糖皮质激素则可以减弱 TSH 细胞对 TRH 的反应性，因此雌激素可以通过此途径实现部分产热效应，糖皮质激素则减弱人的御寒能力。生理状态时，生长激素减少腺体 TSH 的分泌，有助于维持整体能量的平衡和加强合成代谢。另外，在病理状态下产生的与 TSH 结构相似的物质，也可以发挥与 TSH 类似的功能，比如，自身免疫性甲状腺疾病时，患者血中可出现甲状腺刺激免疫球蛋白，与 TSH 化学结构相似，与 TSH 竞争受体，刺激甲状腺滤泡上皮细胞分泌过多甲状腺激素，引起甲亢。

3. 甲状腺的反馈调节　血中的甲状腺激素可起到负反馈调节作用，分别抑制下丘脑、腺垂体合成与分泌 TRH、TSH。当静脉给予 TRH 时，可使血中 TSH 升高 10 倍以上，但重复给予后发现，这种效应明显减弱，这就是由于 TSH 升高后，刺激甲状腺分泌更多的甲状腺激素，引起反馈调节的结果。腺垂体 TSH 细胞内的 TR 对 T3 的亲和力远高于 T4，所以 T3 调节作用更强，TSH 细胞内的 T3 仅 20% 直接源于血清 T3，80%来自 T4 脱碘，因此，血中游离 T4 在 TSH 分泌调节中起重要作用，TSH 细胞内 5′-单脱碘酶活性也显得非常重要。

甲状腺激素对腺垂体 TSH 细胞分泌 TSH 的调节主要是通过改变 TSH 细胞对 TRH 敏感性来实现的。当腺垂体 TSH 细胞内 T3 增加时，下调 TSH 细胞的 TRH 受体，降低对 TRH 的敏感性，抑制 TSH 的生成。甲状腺激素对下丘脑 TRH 细胞分泌 TRH 的调节则是通过抑制 TRH 前体原基因转录，抑制 TRH 合成而实现的。

（二）甲状腺功能的自身调节

自身调节是甲状腺根据血液中碘的浓度对自身功能活动进行的调节，既不依赖于神经系统，也独立于下丘脑-垂体-甲状腺轴。这种调节有利于调节和缓冲因为碘摄入波动造成的甲状腺合成和分泌激素的变化。血碘轻度升高（低于 1mmol/L）可诱导碘的活化和甲状腺激素合成；但当血碘升高超过一定浓度（1mmol/L）时，甲状腺细胞聚碘作用受抑制。血碘浓度达到 10mmol/L 时，甲状腺细胞聚碘作用几乎消失，碘的活化过程受到抑制，使甲状腺激素合成明显减少。上述过量碘抑制甲状腺激素合成的现象称为碘阻滞效应（Wolff-Chaikoff effect），这主要是因为滤泡上皮细胞中过高浓度的碘抑制了 *NIS* 和 *TPO* 基因的表达和 NADPH 氧化酶活性，进而减少 I^- 活化和 H_2O_2 生成，最终甲状腺激素合成减少。如果甲状腺内碘浓度回落，受到抑制的 NIS 和 TPO 得到恢复，甲状腺激素也会回到原来水平。但长时间摄入过量的碘后可发生“脱逸”现象，甲状腺激素的合成又重新增加，这样可以避免碘的过度抑制效应。当血液中碘的浓度降低时，甲状腺碘转运能力增强和碘的利用率增强，甲状腺激素合成增多，T3 合成比例升高。

另外，Tg 作为反映甲状腺功能的重要物质，也参与调节 *NIS* 和 *pendrin* 等基因表达，在甲状腺内部实现自身调节。

（三）甲状腺功能的神经及免疫调节

甲状腺受自主神经调节，由甲状腺交感和副交感神经双重支配。当交感神经兴奋时，甲状腺分泌甲状腺激素增加，可以确保机体在内、外环境骤变时，血中有足够所需的激素。副交感神经则拮抗交感神经的作用，使甲状腺分泌减少。下丘脑-腺垂体-甲状腺轴主要作用在于维持各级激素效应的稳态。自主神经的调节与下丘脑-垂体-甲状腺轴的调节相辅相成。另外，自主神经还可以通过控制甲状腺血管来调节甲状腺血流量，从而影响甲状腺功能活动。

免疫系统的活动也会调节甲状腺功能。这主要是由于免疫系统异常,体内产生大量特殊抗体对甲状腺功能产生影响。如自身免疫性甲状腺疾病时体内常出现产生于 B 淋巴细胞的 TSH 受体抗体(TSH receptor antibody,TSHR-Ab)。TSH 受体也可发生突变而引起 TSH 受体的自发性激活,从而产生甲亢等症。

此外,甲状腺内分泌功能还受多种甲状腺刺激物和抑制物的调控,如降钙素、降钙素基因相关肽、IGF-1 及前列腺素、表皮细胞生长因子等都能不同程度影响甲状腺细胞的形态和功能。

(林来祥)

参考文献

1. 李和,李继承.组织学与胚胎学.第 3 版.北京:人民卫生出版社,2015.
2. 刘厚奇,蔡文琴.医学发育生物学.第 2 版.北京:科学出版社,2012.
3. Robert MB, Matthew NL, Bruce MK, et al.生理学.第 5 版(影印版).北京:北京大学医学出版社,2005.
4. 朱大年,王庭槐.生理学.第 8 版.北京:人民卫生出版社,2013.
5. 刘卫怀,李鹏飞,张远炎,等.高碘、钠碘转运体及甲状腺肿瘤的关系.中华内分泌外科杂志,2014,8(4):293-295.
6. 连一霏,代海兵,徐明鑫.硒在甲状腺生理机能作用中的研究简介.微量元素与健康研究,2016,33(2):81,83.
7. 林来祥,李丽,李红蔚,等.短期铁缺乏对大鼠甲状腺功能的影响.中国地方病学杂志,2011,30(1):27-30.
8. 陈堃,陈国芳,郑仁东,等.碳酸锂对甲状腺功能和形态的影响.国际内分泌代谢杂志,2014,34(4):248-249,256.

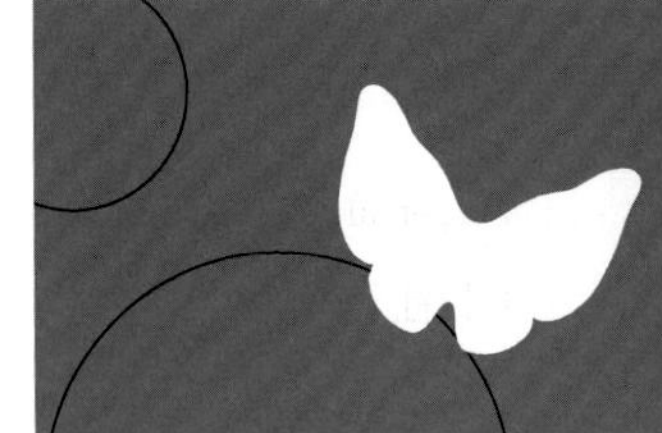

第三章 甲状腺外科解剖学

第一节 甲状腺的位置和形态结构

甲状腺(thyroid gland)位于颈前偏下部,甲状软骨的下方,对应在第5颈椎和第1胸椎之间的区域。甲状腺质地柔软,色棕红,具有丰富的血液供应。

甲状腺外形呈H形,分为左、右两个侧叶,中间以甲状腺峡(isthmus)相连(图3-1-1)。甲状腺侧叶近似上窄下宽的圆锥形,位于喉下部与气管颈部的前外侧,左、右侧叶分为前后缘、上下端和前外侧面、内侧面;侧叶上端偏离甲状软骨板的斜线水平,达甲状软骨中部,下端至第6气管软骨环,后方平对第5~7颈椎高度。有时侧叶的下极可伸至胸骨柄的后方,称为胸骨后甲状腺。正常甲状腺每个侧叶通常长5cm,其最大横径和前后径分别为3cm和2cm。峡部与两侧叶的下部相连,偶见缺如,其横向和纵向长度约为1.25cm,常位于第2~4气管软骨环前方。甲状腺峡的位置和大小变化很大,其位置有时更高或更低。有部分人自甲状腺峡部或其与侧叶(常为左叶)相连的部分向上伸出一锥状叶(pyramidal lobe),长者可达舌骨平面,为胚胎发育的遗迹。一般在青少年时期自甲状腺峡部向上伸出形成,以后随年龄增长而逐渐退化。偶见锥状叶分离或有两个及更多的锥状叶(图3-1-2)。据国人资料统计,甲状腺峡缺如者约占10%,有锥状叶者约占70%,且多连于左侧叶。有时有纤维束或纤维

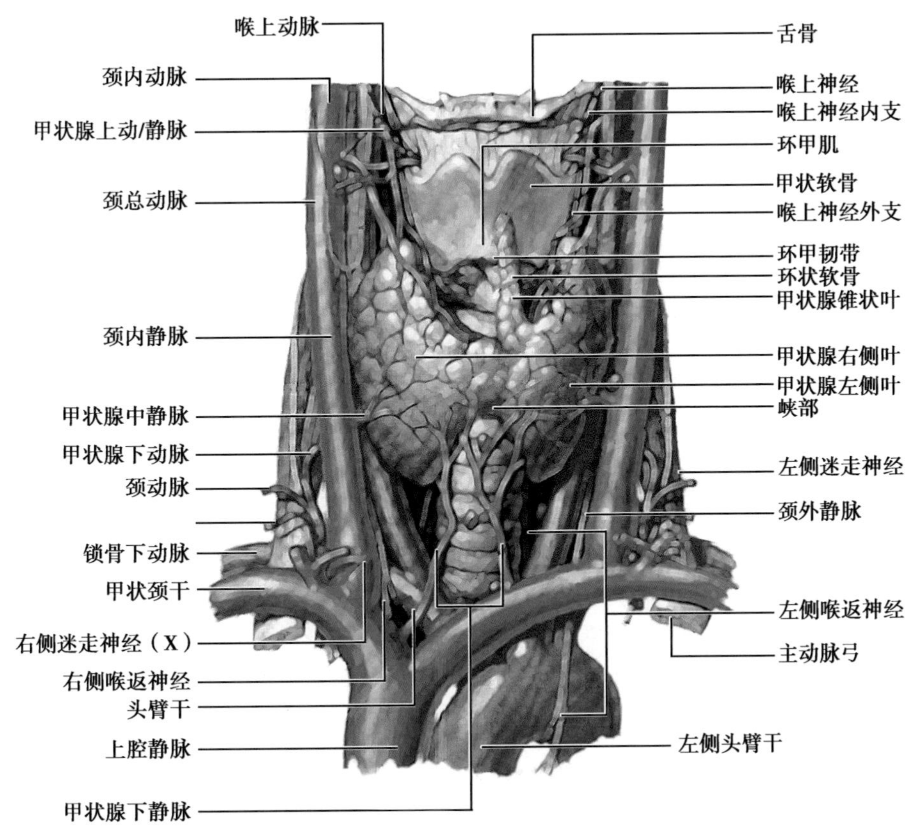

图3-1-1 甲状腺前面观

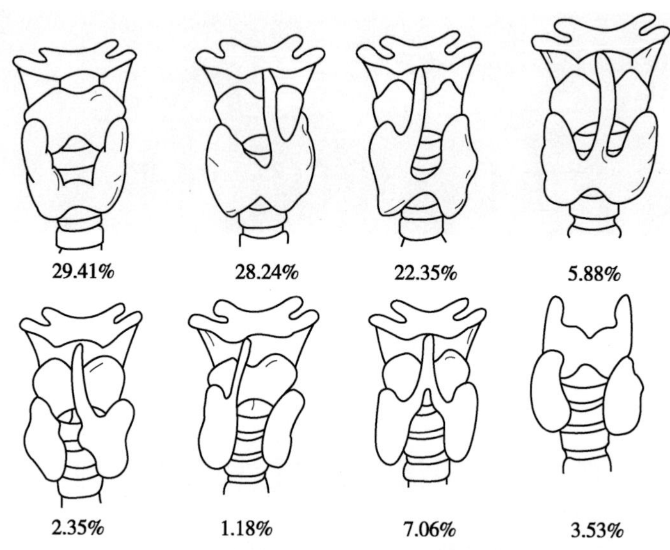

图 3-1-2 国人甲状腺的形态类型

肌束(或称甲状腺提肌)自舌骨体下降连至峡部或锥状叶。

甲状腺的大小变化可随年龄、季节和营养状态而有所不同。一般女性比男性变化大,如女性在月经中期和妊娠过程腺体可能增大。甲状腺平均重量 25g,女性稍重。甲状腺大小的判断对于临床评估和处理甲状腺疾病有重要意义,通过超声诊断可无损伤获得腺体大小的数据。甲状腺的平均体积可随年龄增长而增加。从 8 个月到 15 岁,男性和女性甲状腺的体积大小无显著性差异。

异位甲状腺组织较少见,其发生与甲状腺发育时胚基下降途中终止于不同的位置有关(可参考第二章甲状腺组织胚胎学)。有发现于甲状舌管行程的周围或颈部的外侧,也可发现于远处如舌(舌甲状腺)、纵隔和膈下器官。最常见的异位甲状腺组织是在舌根部,特别是在舌盲孔附近,其常为唯一的甲状腺组织所在处(又称迷走甲状腺)。小的甲状腺组织分离体可发生于侧叶或峡部的上方而成为副甲状腺。甲状舌管遗迹退化不全可在峡部和舌盲孔之间得以保存,有时在舌中线附近甚至在舌内,若因炎性刺激形成囊肿样结构,称为甲状舌管囊肿。

甲状腺的外面有两层被膜包裹,内层是以结缔组织构成的纤维囊(临床称真被膜),包裹甲状腺的表面,与腺体紧密相连,并发出纤维随血管和神经深入腺实质,将腺体分为若干大小不等的小叶;外层为甲状腺鞘或假被膜(临床称外科囊),由颈深筋膜的气管前筋膜包绕而形成。两层被膜之间形成的间隙为囊鞘间隙,较狭窄,内有疏松结缔组织、血管、神经和甲状旁腺,间隙内的蜂窝组织易于分离解剖,手术分离甲状腺时应在此间隙进行。

甲状腺侧叶的后内侧面(近峡部)借甲状腺外侧韧带(Berry 韧带,致密白色结缔组织带)附于环状软骨的中下缘外侧,连接气管后外侧与甲状腺,向前与气管前筋膜相延续,向上与甲状腺悬韧带相延续。甲状腺借假被膜固定于气管和环状软骨上,在甲状腺侧叶上极内面和甲状腺峡后面,由假被膜内层增厚形成的甲状腺悬韧带连于甲状软骨、环状软骨和气管软骨环之间,因此甲状腺被固定在喉和气管壁上,故吞咽动作时,甲状腺可随喉的活动而上、下移动。这是判断是否甲状腺肿大以及鉴别肿块是否与甲状腺有关的依据之一。正常情况下一般不能清楚地看到或触及甲状腺。

第二节 甲状腺的毗邻和功能

1. 甲状腺的表面标志和毗邻关系 甲状腺的前外侧面(浅面)(图 3-2-1)被覆有胸骨甲状肌,其附着于甲状软骨斜线,可阻止腺体的上极伸至甲状舌骨肌。甲状腺的更前方有胸骨舌骨肌和肩胛舌骨肌上腹,下方与胸锁乳突肌的前缘有重叠。甲状腺峡部被覆胸骨甲状肌,并借该肌与气管前筋膜相隔。在更浅面,腺体被覆胸骨舌骨肌、颈前静脉、筋膜和皮肤。

甲状腺侧叶内侧面适应于喉和气管,其上极与咽下缩肌及环甲肌后部相接触,环甲肌后部将腺体与甲状软骨板后部和环状软骨侧面分开。喉上神经外支在行至环甲肌时位于腺体内侧(图 3-2-2)。腺体的内后方有气管,靠后方有喉返神经,内侧有食管(左侧更接近)。甲状腺侧叶的后外侧面靠近颈动脉鞘,与颈总动脉重叠(图 3-2-3)。

腺体的前缘薄，在甲状腺上动脉前支附近（图 3-2-4），甲状腺在内侧向下倾斜；腺体的后缘圆润，下方与甲状腺下动脉相关联。在左侧，腺体后缘的下端位于胸导管附近。甲状旁腺通常与甲状腺后缘相关联（图 3-2-2）。两侧甲状腺上动脉在腺体的上缘相吻合，甲状腺下静脉在腺体的下缘离开甲状腺。

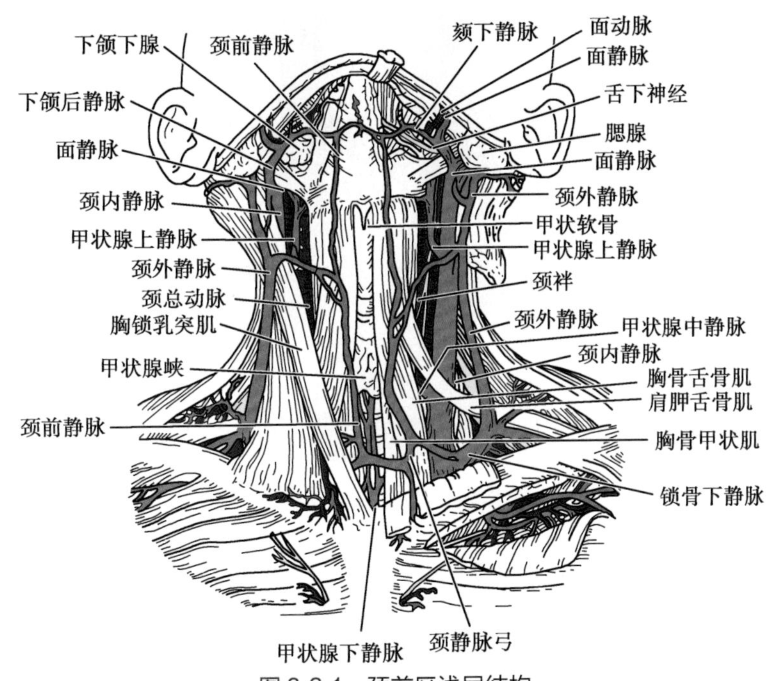

图 3-2-1　颈前区浅层结构

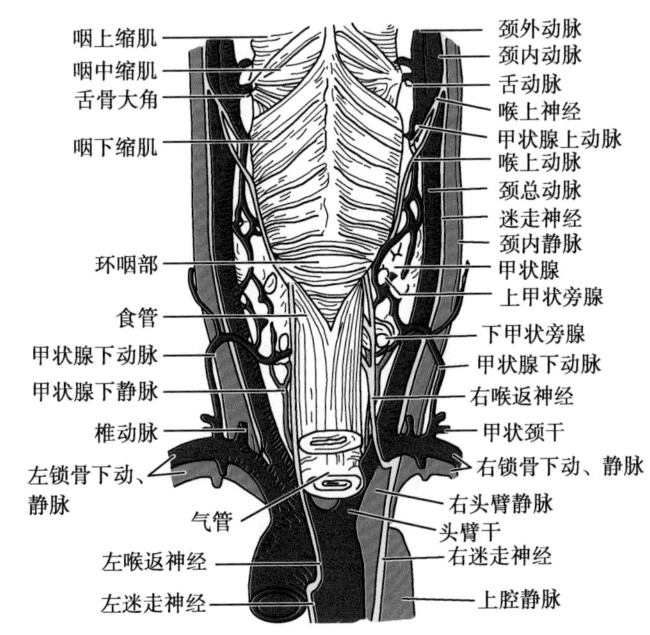

图 3-2-2　甲状腺后面观

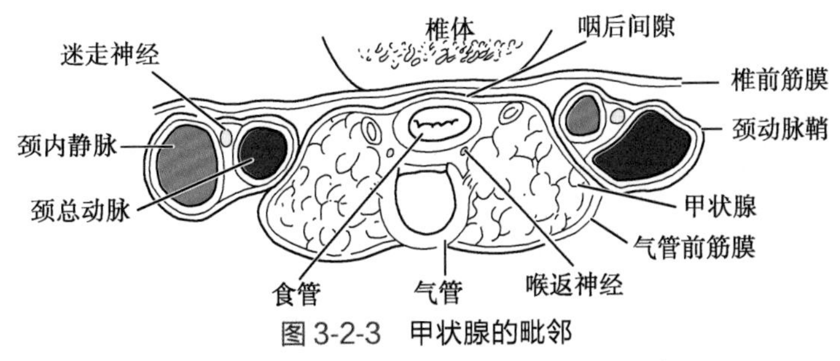

图 3-2-3　甲状腺的毗邻

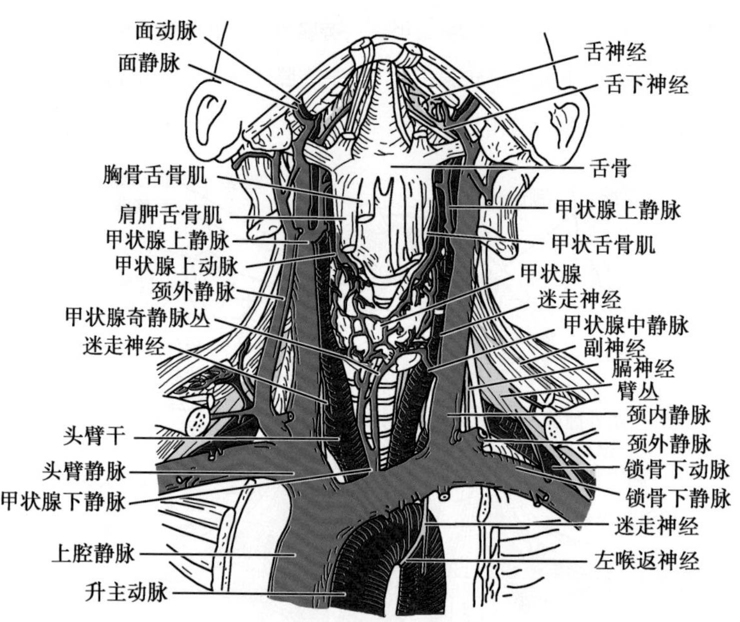

图 3-2-4 颈前区深层结构

甲状腺前面由浅入深依次为皮肤、浅筋膜、封套筋膜(颈深筋膜浅层)、舌骨下肌群和气管前筋膜(颈深筋膜中层),但在甲状腺峡前面正中宽约 0.5~1.0cm 的范围无肌覆盖。侧叶的后内侧与喉和气管、咽和食管以及喉返神经等相邻;侧叶的后外侧与颈动脉鞘及鞘内的颈总动脉、颈内静脉和迷走神经,以及位于椎前筋膜(颈深筋膜深层)深面的颈交感干相邻。当甲状腺肿大时,如向后压迫气管和食管,可引起呼吸和吞咽困难;若压迫喉返神经,可出现声音嘶哑;若向后外方压迫颈交感干,可出现 Horner 综合征,即瞳孔缩小、眼裂变窄(上睑下垂)、患侧额部无汗及眼球内陷等。

2. 甲状腺的功能　甲状腺合成、贮存和分泌的甲状腺素可以提高神经兴奋性,促进机体的新陈代谢、促进生长发育。甲状腺素对婴幼儿的骨骼发育和中枢神经系统影响显著。甲状腺激素分泌不足,在幼年可引起骺软骨板的发育和骨化停滞,影响机体的生长发育,不仅身体矮小,而且脑发育障碍导致呆小症;在成人则出现黏液性水肿。甲状腺激素分泌过多可导致甲状腺功能亢进,如突眼性甲状腺肿或 Graves 病。由于碘对甲状腺分泌有调节作用,在某些地区,因土质或饮用水缺碘而致的甲状腺肿大,称为地方性甲状腺肿。甲状腺还能分泌降钙素以降低血钙,参与机体钙平衡的调节。

第三节　甲状腺的血管和毗邻神经

1. 甲状腺的动脉和毗邻神经　甲状腺的血液供应非常丰富。甲状腺的动脉主要来自于甲状腺上动脉和甲状腺下动脉,有时还有发自头臂干或主动脉弓的甲状腺最下动脉。甲状腺供应动脉较粗,且分支常在腺体表面和内部相吻合,在同侧和对侧都有吻合。此外,供应食管和气管的小动脉均有分支至甲状腺。

1)甲状腺上动脉与喉上神经:甲状腺上动脉(superior thyroid artery)(图 3-1-1,图 3-3-1)多数起自颈外动脉起始部的前壁,少数可起自颈总动脉分叉处或颈总动脉,伴喉上神经外支行向前下方(动脉位于神经浅面),至侧叶上极附近穿入甲状腺筋膜分为前、后两腺支:前腺支沿侧叶前缘下行,分布于侧叶前面,并有分支沿甲状腺峡部的上缘与对侧支吻合;后腺支沿侧叶后缘下行,与甲状腺下动脉的升支吻合,主要供应甲状腺的外侧面和内侧面。甲状腺上动脉沿途的分支有胸锁乳突肌支、喉上动脉和环甲肌支,喉上动脉与喉上神经内支伴行,穿甲状舌骨膜,分布于喉内。

喉上神经(superior laryngeal nerve)(图 3-3-1)是迷走神经在颈部的分支,起自迷走神经下神经节,沿颈内动脉与咽侧壁之间下行,一般在舌骨大角处分为内、外两支;内支伴喉上动脉穿甲状舌骨膜入喉,分布于声门裂以上的喉黏膜包括会厌黏膜;喉上神经外支伴甲状腺上动脉行向前下方,在距甲状腺侧叶上极 1cm 处,与动脉分开,弯向内侧,发支支配环甲肌及咽下缩肌。由于甲状腺上动脉与喉上神经外支的关系密切,甲状腺次全切除术结扎甲状腺上动脉时,应紧贴腺的上极进行,以免伤及喉上神经外支导致环甲肌麻痹,致声带松弛、声调降低、呛咳等。

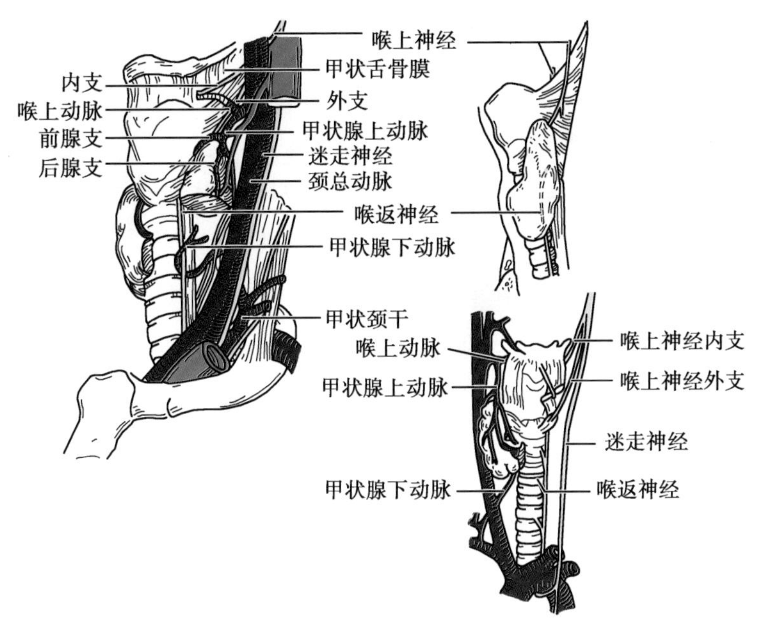

图 3-3-1 甲状腺的动脉与喉的神经

2）甲状腺下动脉与喉返神经：甲状腺下动脉（inferior thyroid artery）（图 3-3-2，图 3-3-3）多数起自锁骨下动脉的甲状颈干，少数可直接起自锁骨下动脉或椎动脉。甲状腺下动脉沿前斜角肌内侧缘上行，至第 6 颈椎平面，在颈动脉鞘与椎血管之间呈弓形横过颈总动脉后方弯向内下，近甲状腺侧叶下极再弯向上内，至侧叶后面分为上（升）、下两支，分布于甲状腺的下面和后面，上支也供应甲状旁腺。

喉返神经（recurrent laryngeal nerve）（图 3-3-2，图 3-3-3）是迷走神经在胸部的分支。左侧喉返神经勾绕主动脉弓，右侧喉返神经勾绕右锁骨下动脉，两者均沿气管食管间沟上行，在甲状腺侧叶后方近甲状软骨下角的后方进入咽喉部，即咽下缩肌下缘、环甲关节后方进入喉内，又称为喉下神经（inferior laryngeal nerve）；其运动支支配除环甲肌以外的所有喉肌，感觉支分布于声门裂以下的喉黏膜。左侧喉返神经行程较长，位置较深，多行于甲状腺下动脉的后方；右侧喉返神经行程较短，位置较浅，多行于甲状腺下动脉前方。二者入喉前都经过环甲关节后方，故甲状软骨下角可作为寻找喉返神经的标志。喉返神经与甲状腺下动脉的后支关系密切，

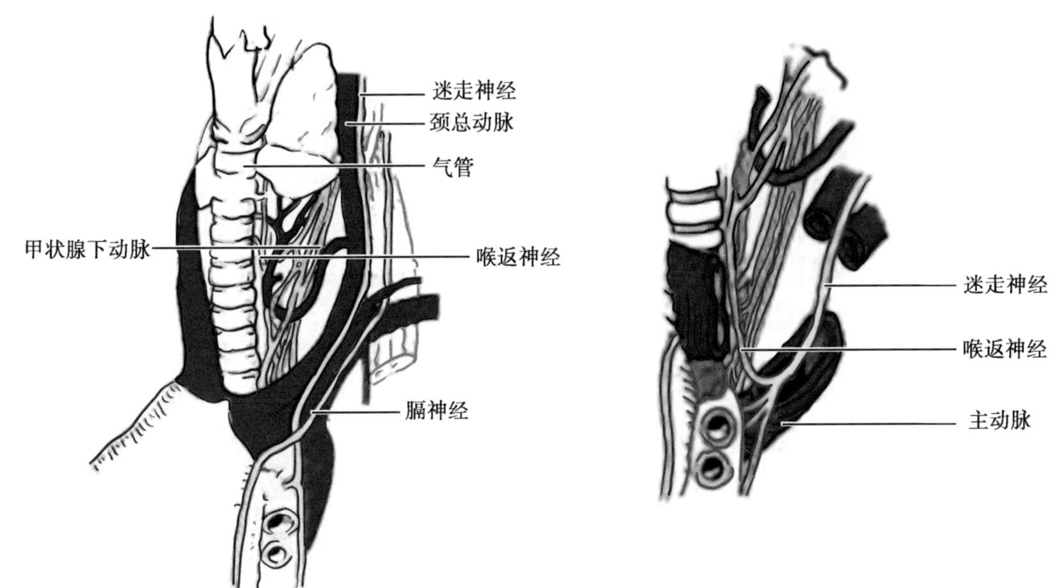

图 3-3-2 甲状腺下动脉与喉返神经（左）

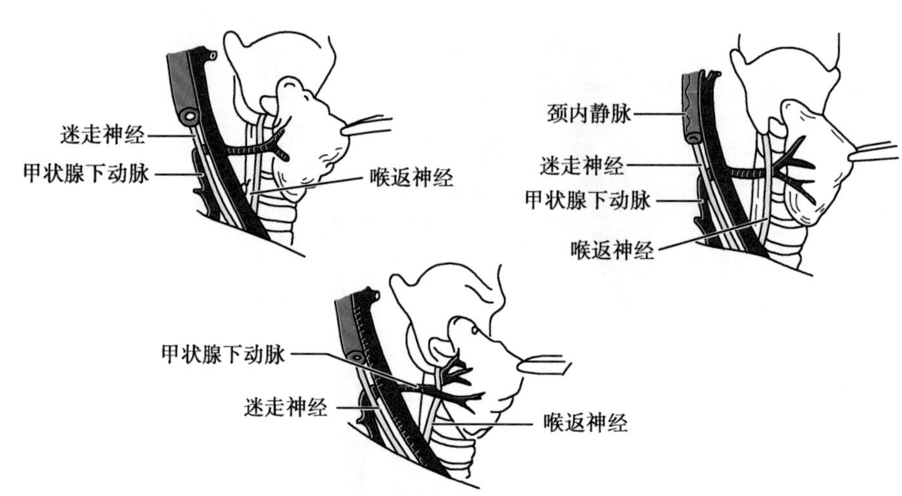

3

图 3-3-3 甲状腺下动脉与喉返神经（右）

该血管分支可被血管网所替代。喉返神经通常行经甲状腺鞘之外，多在甲状腺侧叶下极的后方与甲状腺下动脉有复杂的交叉关系，具有重要的临床意义。以往曾强调施行甲状腺切除术时，应远离甲状腺下极结扎甲状腺下动脉；而现今需注重解剖并直视下显露喉返神经以免损伤喉返神经。单侧喉返神经损伤后出现患侧声带麻痹，可引起声音嘶哑甚至失声，但无呼吸障碍或窒息的危险；若双侧喉返神经损伤，可使双侧声带麻痹，导致严重呼吸困难或窒息，应作气管切开进行急救。喉神经的医源性损伤是甲状腺手术的主要并发症。

3）甲状腺最下动脉：甲状腺最下动脉（arteriae thyreoidea ima）可起自头臂干、主动脉弓、右颈总动脉或胸廓内动脉等。该动脉一般沿气管前方上升，进入甲状腺峡部，参与甲状腺动脉之间在腺内、外的吻合，其出现率约为 10%。当低位气管切开或甲状腺手术时应加以注意该血管的存在。

2. 甲状腺的静脉　甲状腺的静脉变异较大，它们起自甲状腺浅面和气管前面的静脉丛，汇合成甲状腺上、中、下 3 对静脉（图 3-1-1，图 3-2-1）。①甲状腺上静脉（superior thyroid vein）自腺体上部发出，与同名动脉伴行，经过甲状腺上方和侧面越过肩胛舌骨肌和颈总动脉，入颈动脉鞘，汇入颈内静脉；②甲状腺中静脉（middle thyroid vein）收集腺体下部的血液，自甲状腺侧叶外侧缘穿出，位于甲状腺侧面的中下 1/3 交界处，横过颈总动脉前方，汇入颈内静脉，该静脉无伴行动脉。该静脉管径较粗，管壁较薄，多为 1 支，亦可为 2~3 支或缺如。甲状腺手术中分离腺体侧面时应注意避免撕裂此静脉，仔细结扎，以免出血或气栓（空气进入颈内静脉形成）；③甲状腺下静脉（inferior thyroid vein）起自腺体静脉丛，该丛也可与甲状腺中静脉、甲状腺下静脉相联系，左甲状腺下静脉下行，注入左头臂静脉；右甲状腺下静脉向下斜跨头臂干，注入右头臂静脉与上腔静脉交界处。甲状腺下静脉常通过一个总干注入上腔静脉或左头臂静脉，它们引流食管、气管和喉下静脉的血液，在末端有瓣膜。两侧甲状腺下静脉在气管前的许多吻合支，位于甲状腺峡的表面及其下部，形成甲状腺奇静脉丛（unpaired thyroid venous plexus）（图 3-2-4），在甲状腺峡下做低位气管切开术时应注意止血。

第四节　甲状腺的淋巴引流和神经支配

1. 甲状腺的淋巴引流　甲状腺经峡部上缘的淋巴管汇入环甲膜前的喉前淋巴结。经腺体侧叶上极的淋巴管沿甲状腺上动、静脉汇入颈总动脉分叉处沿颈内静脉排列的颈深淋巴结。甲状腺的淋巴管向下与气管丛相联系汇入气管前淋巴结和气管周淋巴结，还可注入沿喉返神经的小淋巴结群、头臂淋巴结（与上纵隔内的胸腺有关）。甲状腺的淋巴管还以可以直接引流至胸导管（无需中间淋巴结）。

2. 甲状腺的神经支配　甲状腺的神经支配来自颈上交感神经节、颈中交感神经节和颈下交感神经节，颈下交感神经节的节后纤维在甲状腺下动脉上形成一个神经丛，伴随着甲状腺的动脉，与喉返神经和喉上神经外支、上心支、颈总动脉丛相联系。

第五节　甲状腺的临床解剖应用

除了在女性月经期和妊娠期间甲状腺体积有所变大，任何的甲状腺增大都是甲状腺肿，可能压迫相邻结构。最常见的症状是压迫气管或喉返神经，也可因静脉回流受阻导致头面部及前胸静脉怒张，因此根据上述症状可初步判断肿物的基本情况。

临床上无论是行甲状腺部分切除、甲状腺叶切除或全甲状腺切除等术式，手术中均应注意保留甲状旁腺和保护喉返神经及喉上神经。喉返神经经常穿过甲状腺悬韧带或在甲状腺悬韧带的后面经过，因而在甲状腺切除术中处理悬韧带时，应注意保护喉返神经（图 3-5-1）。甲状旁腺一般位于甲状腺两侧叶的后面的真假被膜之间，进行甲状腺手术时必须注意这一解剖关系，保留甲状旁腺及其血供。由于甲状腺上、下动脉之间以及咽喉部、气管、食管的动脉分支之间均具有广泛的吻合，故在手术中将甲状腺上、下动脉全部结扎，一般不会发生严重的甲状腺残留部分及甲状旁腺的血供障碍。

3

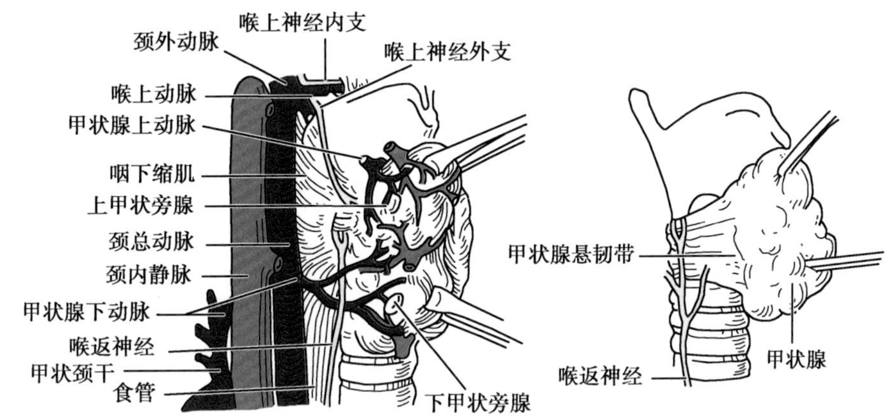

图 3-5-1　甲状腺侧面观

甲状腺良性肿瘤的手术根据肿瘤大小、肿瘤位置一般可分为甲状腺部分切除术和甲状腺大部切除术。前者只要解剖层次清楚，注意止血，损伤其他结构的可能性较小；后者系指切除肿大腺体的 70%～90%，易损伤其他结构。甲状腺大部切除术一般有囊内法和囊外法两种。囊内法系指切开甲状腺假被膜，紧贴腺体表面结扎、切断甲状腺上、下动脉的分支，然后切除甲状腺。该法的优点是可避免损伤喉上神经外支和喉返神经。囊外法系指不切开甲状腺假被膜，在甲状腺侧叶的上极和外侧结扎、切断甲状腺上、下动脉的主干，然后切除甲状腺。该法的优点是结扎血管比较彻底，可避免损伤喉返神经，但在结扎甲状腺上动脉时易损伤喉上神经外支，应引起重视。

第六节　甲 状 旁 腺

甲状旁腺（parathyroid gland）（图 3-2-2，图 3-5-1）是一些小的棕黄色、表面光滑、扁圆形或豆状结构的腺体，每个通常大小约为（5～6）mm×（3～4）mm×（1～2）mm，每个质量约为 50mg。典型的甲状旁腺一般为每侧 2 枚，上下各 1 枚，但也可以有多枚或只有 3 枚，也可以是许多小的甲状旁腺小岛散在于常见位置的结缔组织中，偶尔也会有隐匿性腺体随血管分布于甲状腺表面的沟内。正常情况下，下甲状旁腺一般迁移至甲状腺下极，但也可能随胸腺下降至胸部或被固定于颈动脉叉附近而高于正常位置。正常数目的甲状旁腺（4 枚）包括 1 对上甲状旁腺和 1 对下甲状旁腺，常位于甲状腺侧叶后面的真、假被膜之间，有的位于甲状腺实质内或假被膜之外的气管周围结缔组织中。上甲状旁腺多位于甲状腺侧叶上、中 1/3 交界处的后方，下甲状旁腺多位于侧叶下 1/3 后方。甲状腺上动脉和甲状腺下动脉在甲状腺后缘形成的血管吻合通常与甲状旁腺非常接近，有助于辨识甲状旁腺。上甲状旁腺通常位于喉返神经的背侧，而下甲状旁腺则位于神经的腹侧。上甲状旁腺比下甲状旁腺的位置更固定，尽管可能有时位置要高一些，但通常可以在甲状腺后缘中点附近寻到。下一对甲状旁腺的位置多变（与其胚胎发育有关），可位于甲状腺筋膜鞘内，甲状腺下动脉下方靠近甲状腺下极处；也可能在鞘外紧贴甲状腺下动脉上方；也可以在甲状腺下极附近的腺体实质内。筋膜鞘内的下甲状旁腺肿瘤可以向下沿气管前方到达上纵隔，而鞘外肿瘤则可以沿食管的后面向后下方侵犯至后纵隔。

上、下甲状旁腺通常由甲状腺下动脉供应血液，上甲状旁腺也可以由甲状腺上动脉的后支或甲状腺上、下动脉的吻合支供血，下甲状旁腺血液供应则多来自甲状腺下动脉的最下方分支。甲状旁腺的静脉回流至甲状腺前面的静脉丛。甲状旁腺的淋巴管数量众多，与甲状腺和胸腺的淋巴管联系。甲状腺手术中在保护甲状旁腺的同时应尽量保留其相应的供应血管以最大限度保留其功能。

交感神经支配甲状旁腺，神经纤维可以直接来自颈上神经节或颈中神经节，或来自位于甲状腺后表面筋膜内的神经丛。甲状旁腺分泌活动受血钙水平的调节，血钙升高抑制甲状旁腺分泌，降低则刺激其分泌。神经被认为是调节血管运动而非调节腺体分泌活动。

甲状旁腺是与钙、磷代谢密切相关的内分泌腺。甲状腺手术时应注保留甲状旁腺，若术中误将腺体一并切除，根据功能下降的程度可使患者出现钙、磷代谢失调，严重者血钙降低，引起低钙血症及低钙症状。

（邵　珩）

参考文献

1. 王怀经，张绍祥.局部解剖学.第 2 版.北京：人民卫生出版社，2013.
2. 柏树令，应大君.系统解剖学.第 3 版.北京：人民卫生出版社，2015.
3. Susan Standring 主编，丁自海，刘树伟主译.格氏解剖学（第 41 版）.山东：山东科学技术出版社，2017.
4. Mohebati A, Shaha AR. Anatomy of thyroid and parathyroid glands and neurovascular relations. Clin Anat. 2012, 25(1): 19-31.
5. Chanoine JP, Toppet V, Lagasse R, et al. Determination of thyroid volume by ultrasound from the neonatal period to late adolescence. Eur J Pediatr. 1991, 150(6): 395-399.
6. Noussios G, Anagnostis P, Goulis DG, et al. Ectopic thyroid tissue: anatomical, clinical, and surgical implications of a rare entity. Eur J Endocrinol. 2011, 165(3): 375-382.

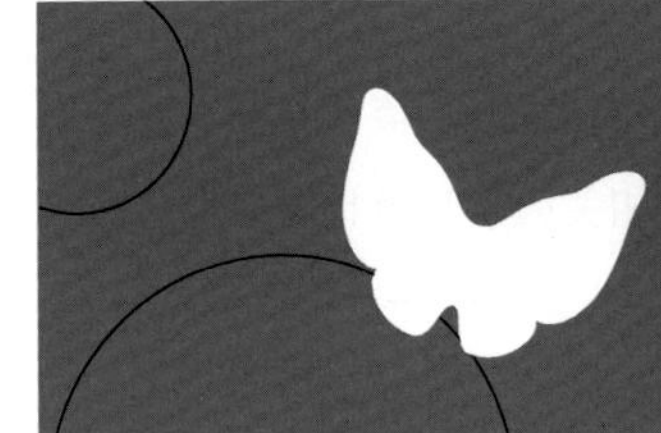

第四章 甲状腺肿瘤病因学

第一节　甲状腺肿瘤常见致病因素

甲状腺癌是最常见的内分泌恶性肿瘤，近十年在全球范围内已成为增长最快的恶性肿瘤。美国一项数据显示，甲状腺癌发病率以每年超过6%的速度逐年递增，目前已成为十大恶性肿瘤之一。在我们的邻国韩国，甲状腺癌增长更加迅猛，目前已位列女性恶性肿瘤的第一位。

在我国，甲状腺癌同样呈现快速增长趋势，2012年全球甲状腺癌新发病例数约为298 000例，我国甲状腺癌新发病例数占全球新发病例数的15.6%。孙嘉伟等总结1988年至2009年全国72个恶性肿瘤登记处的资料发现：甲状腺癌的发病率从1988年的1.78/10万上升至2009年的6.56/10万，发病率每年增长5.92%。陈万青等总结了中国国家癌症登记中心2000年至2011年的肿瘤资料并发表在*CA Cancer J Clin*期刊上，结果显示我国甲状腺癌发病率呈现显著增加的趋势：2000年至2003年间的每年发病率变化是4.9%，而2003年至2011年的每年发病率变化显著上升至20.1%。国家癌症中心也发布了我国居民癌症现患数据，结果显示甲状腺癌患病率位列所有恶性肿瘤第6位，女性的第4位，并成为大城市女性风险最高的癌症之一。由于甲状腺癌的异常高发，其背后的风险因素成为社会关注的焦点，甚至引发了一些争论。

毋庸置疑，甲状腺癌发病率上升主要归结于诊断强度的增加，随着人们对体检的重视以及高分辨超声和细针抽吸细胞学检查的广泛应用，使得更多的微小癌被确诊。典型的证据是2011年韩国国家健康调查项目将19岁以上成人纳入甲状腺癌筛查范围，当年韩国即诊断甲状腺癌40 000例，是1993年发病率的15倍。韩国学者普遍将甲状腺发病率增加的原因归咎于对甲状腺癌的筛查，根据韩国国家癌症登记处和疾病预防控制中心的数据库资料绘制的全国16个行政区域甲状腺癌发病率的散点图来看，筛查人口比例与甲状腺癌发病率之间存在显著的正相关，这引发了对甲状腺微小癌过度诊断的担忧。但同时我们也需要看到，并不是只有甲状腺微小癌在增加，事实上所有大小的甲状腺癌都在增加。来自美国的研究显示，甲状腺癌的增加50%归结于微小癌，30%归结于1.1~2cm的肿瘤，20%归结于大于2cm的肿瘤。如果仅仅归结于检查手段的提高，那么理论上所有类型的甲状腺癌都应该增加，事实上增加绝大多数发生在甲状腺乳头状癌，且女性增加更为明显，分子水平上*BRAF*突变阳性的甲状腺癌比例在增加，这些均提示甲状腺癌的风险因素在发生变化。因此有理由相信甲状腺癌的“真实增加”是客观存在的，可能是由于诊断强度增加、辐射暴露、环境污染、生活方式改变等多种因素综合作用的结果。

一、电离辐射

电离辐射是目前唯一被证实的甲状腺癌外源致病因素。较早的一项汇总分析包含5项队列研究，2项病例对照研究（包括原子弹爆炸幸存者，儿童期因恶性肿瘤、头藓、扁桃体增大、胸腺增大接受放疗者），样本量达120 000例，结果认为童年期（<15岁）辐射暴露是甲状腺癌的风险因素，即使辐射剂量仅有0.1Gy，也增加了甲状腺癌发病风险。2012年另一项汇总分析包含了16 757例因儿童期恶性肿瘤接受放疗的幸存者，结果同样发现儿童期辐射暴露是甲状腺癌的风险因素，且暴露年龄越小，风险越大；同时揭示了辐射剂量与致病风险的关系，在暴露剂量<10Gy时呈线性相关，10~30Gy危险度最高，并进入平台期，随后危险度逐渐下降，但超过50Gy时仍存在风险。1986年发生的切尔诺贝利核事故是电离辐射致甲状腺癌的主要证据，在事故中大量白俄罗斯、俄罗斯以及乌克兰居民暴露于放射性物质（主要为碘131），碘131可浓聚在污染地区居民的甲状腺中。在事故发

生3年后就出现未成年人的甲状腺癌发病率显著上升，如此短的潜伏期可能与辐射暴露时间较长，碘缺乏导致放射碘摄入增加以及严密的临床随访有关。切尔诺贝利核事故后成年人甲状腺癌的发病率却同其他地区的变化一致，并没有受到核事故的影响。

核事故所致甲状腺癌绝大多数为甲状腺乳头状癌，滤泡癌非常少，没有证据证明其他类型甲状腺癌发病率在增加，相关甲状腺癌发生的分子事件主要为染色体重排，如 *RET/PTC*，而 *BRAF* 或其他基因点突变较少发生。2006年，在切尔诺贝利核事故20周年之际，世界卫生组织（WHO）发布了题为"切尔诺贝利核事故对健康影响"的报告，报告认为切尔诺贝利核事故致使污染地区儿童和青少年甲状腺癌的发病率显著增加，同时指出碘缺乏可增加电离辐射致甲状腺癌的风险，而持续稳定的碘补充可降低其风险。

4

通过上述证据可以认为童年期辐射暴露是甲状腺癌可靠的致病因素。多数文献显示成年人辐射暴露所致甲状腺癌的危险较小或不存在。但一些文献认为有关系，比如有研究表明牙科X线检查可能增加了成年人患甲状腺癌的风险。一项针对日本原子弹爆炸幸存者的研究显示，辐射暴露也增加了20岁以上女性甲状腺癌的发病率。

二、女性激素、月经和生殖相关因素

甲状腺癌女性发病率约是男性的3倍，且多发生于女性的生育年龄，甲状腺癌尤其是分化型甲状腺癌肿瘤组织中可以检测到雌激素受体，这都提示着女性相关因素可能与甲状腺癌相关，但相关文献多为病例对照研究，且结果并不一致。1999年，一项包含14项病例对照研究的汇总分析，共2247例女性甲状腺癌，3699例对照组，结果显示较晚月经初潮的优势比（odds ratio，OR）（95%CI）为每年1.04（1.0~1.1）；与绝经前女性相比，自然绝经OR值（95%CI）1.3（1.0~1.8），人工绝经OR值（95%CI）为1.8（1.4~2.4）；口服避孕药OR值（95%CI）为1.2（1.0~1.4）；较晚初次生育年龄OR值（95%CI）每5年1.1（1.0~1.3），而绝经期激素替代治疗、自然流产、人工流产、不孕与甲状腺癌没有相关性。最近一项包括25项研究的荟萃分析显示，口服避孕药、雌孕激素替代疗法并没有增加甲状腺癌的发生风险，绝经期较晚轻度增加了甲状腺癌的风险，相对危险度（risk ratio，RR）（95%CI）为1.24（1.0~1.5），较长哺乳期是甲状腺癌的保护因素，RR值（95%CI）为0.7（0.5~0.9）。国内关海霞等总结了妊娠与甲状腺癌的关系，在回顾了十余年相关研究后认为妊娠并不是甲状腺癌发病增加的危险因素。

总之，基于大多数研究OR值或RR值稍高于1或无意义，外源性激素、月经和生殖相关因素与甲状腺癌发病即使有关，相关性也非常小。

三、甲状腺疾患

先前存在的甲状腺肿、甲状腺结节或腺瘤被认为是甲状腺癌重要的风险因素，因为许多研究结果显示OR值或RR值远远高于1。一项汇总分析包含来自7个国家的12项病例对照研究，其中病例组2519例，对照组4176例，结果显示先前存在的甲状腺肿是甲状腺癌的风险因素，女性OR值（95%CI）为5.9（4.2~8.1），男性OR值（95%CI）为38.35（5.0~291.2）；先前存在的甲状腺良性结节/腺瘤风险更高，女性OR值（95%CI）为29.9（14.5~62.0），男性OR值（95%CI）为无穷大（9.2~∞）。但最近有基因组学研究并不支持先前存在的甲状腺良性结节是甲状腺癌的风险因素，上海交通大学医学院附属瑞金医院宁光院士团队比较分析甲状腺腺瘤样结节样本和甲状腺乳头状癌样本的全基因外显子组和转录组差异，结果显示与甲状腺乳头状癌相比，良性结节样本中存在特异的基因突变特征，主要包括 *ZNF148*、*SPOPP94R* 和 *EZH1Q571R*，且体外实验未发现 *SPOP*、*ZNF148* 和 *EZH1* 基因突变具有明显的促癌作用，研究认为绝大多数良性甲状腺结节不会演化为甲状腺癌。

先前存在的分化型甲状腺癌被认为是未分化癌的风险因素，这是因为大约50%的未分化癌先前存在或合并有分化型甲状腺癌，而目前基因研究已充分证实未分化癌是分化型甲状腺癌经过更多的基因突变而来，尤其是 *TP53* 的失活。目前无证据表明甲状腺功能亢进和亚急性甲状腺炎与甲状腺癌有相关性。桥本甲状腺炎与甲状腺癌的关系目前尚存争论（以下详细描述）。

四、桥本甲状腺炎

桥本甲状腺炎（Hashimoto's thyroiditis，HT）是否增加了甲状腺癌的患病风险存在较大争议。随着肿瘤微环境和免疫学研究的深入，炎性环境在肿瘤发生、演进过程中所发挥的关键作用日益明确。*Cell* 杂志一篇文章把炎性环境及免疫学的改变列为肿瘤的十大特征之一。桥本甲状腺炎作为最主要的自身免疫性甲状腺疾病，其与甲状腺癌之间的关系，也成为关注的热点。

2013年，为纪念HT发现100周年，Caturegli等分析了

Johns Hopkins Hospital 100 余年的 HT 病例临床病理特征，结果显示 HT 最容易合并甲状腺乳头状癌（papillary thyroid cancer，PTC），而且这种关联在近 20 年呈明显增强趋势。实验研究证明桥本甲状腺炎不仅可以通过引起促甲状腺激素（TSH）水平上升，而且通过一些自身免疫机制可以促使甲状腺肿瘤形成。此外，桥本甲状腺炎与甲状腺癌之间具有共同的病因，如切尔诺贝利核泄漏事故发生后，当地儿童甲状腺癌和桥本甲状腺炎的发病危险均增加。因此，HT 被认为是 PTC 潜在的高危因素。然而，在临床样本的研究中却仍存在争议。早在 1955 年，Dailey 的研究首先发现 HT 与 PTC 的临床发病具有显著的正相关性，提出桥本甲状腺炎可能增加甲状腺癌的发病危险，随后一系列的研究探讨了桥本甲状腺炎和甲状腺癌的关系，但研究结果各异。早期的回顾性研究主要基于手术切除标本的研究，多数显示伴有 HT 的患者甲状腺癌的发病率高于无桥本甲状腺炎患者，但回顾性研究必然存在偏倚，选择手术的患者往往有怀疑恶性的征象。而近来一些研究更多基于穿刺标本的分析，这些研究均没有显示 HT 增加了甲状腺癌的患病风险，比如一项单中心前瞻性研究，基于细针穿刺抽吸样本的研究，HT 组甲状腺癌占 1%，而对照组甲状腺癌占 2.7%，两组差异并没有统计学意义（P>0.05）。2013 年一篇文章系统回顾总结了 8 项基于细针穿刺的研究（18 023 例），9 项基于手术切除标本的研究（9431 例），结果发现基于手术切除标本的研究，两者具有相关性，而基于细针穿刺结果的研究，HT 与甲状腺癌无明显关系，尽管基于细针穿刺的相关性研究选择偏倚较小，但无组织学病理确诊，可能遗漏部分甲状腺癌病例。最近一项大型汇总分析，包含来自 13 个国家 36 项研究（64 628 例），结果显示 HT 与 PTC 具有相关性，相对危险度 RR 值（95% CI）为 1.40（1.07~1.85）。

近年，一些学者针对 HT 与 PTC 进行了遗传学或组织学方面的同质性研究。Larson 等发现，肿瘤演进的关键通路 PI3K 通路，尤其是磷酸化的 Akt、Akt1 和 Akt2 等关键分子，在甲状腺癌和桥本甲状腺炎组织中都有表达，但是在正常甲状腺组织中没有表达。发生于 *RET* 酪氨酸激酶域的 *RET/PTC* 基因重排，可导致激活原癌基因 *RET* 的活性，而现有家系研究已经发现了两种 HT 和 PTC 组织共有的特异性 *RET* 重排（*RET/PTC1* 和 *RET/PTC3* 重排）。此外，其他肿瘤相关关键分子在 HT 和 PTC 的特异性相关也陆续报道：较正常甲状腺组织或其他甲状腺炎组织，在 HT 和 PTC 组织 CD98（参与细胞表面氨基酸的转运）均显著低表达、*p63* 特异性表达和 *hOGG1* 基因特异性缺失，可能参与甲状腺癌的致癌过程。上述 HT 与 PTC 的遗传学和组织学的特异相关性研究成果，提示 HT 与 PTC 间在某些遗传学背景和生物学功能特征的一致性，且可能是甲状腺癌发生与演进的关键因素。

综上可以看出，HT 与 PTC 的关系仍存在较大争论，两者之间的关联是共存或是因果关系仍不能明确，需进一步深入研究。

五、饮食因素

饮食因素是人们最关注的因素之一，几乎所有的甲状腺癌或甲状腺结节患者都会咨询如何饮食。海水鱼与贝壳类饮食是人类碘摄入的主要来源，一项汇总分析显示海水鱼与贝壳类（每星期 3 次以上）饮食，没有增加甲状腺癌患病风险，OR 值（95%CI）为 0.99（0.85~1.20），在缺碘地区反而具有保护作用，OR 值（95%CI）为 0.65（0.48~0.88）。十字花科蔬菜含有硫糖苷，其降解产物具有致甲状腺肿作用，在动物研究中可导致甲状腺肿瘤，但在多个人群研究中并没有得到证实。一项汇总分析显示十字花科蔬菜摄入与甲状腺癌无明显关系，中等量摄入 OR 值（95%CI）为 0.87（0.75~1.01），高剂量摄入 OR 值（95%CI）为 0.94（0.80~1.10），而较多非十字花科蔬菜摄入具有一定的保护作用，中等量摄入 OR 值（95%CI）为 1.04（0.88~1.22），而高剂量摄入 OR 值（95%CI）为 0.82（0.69~0.98）。

六、碘摄取

碘是甲状腺激素合成的主要原料之一，也是影响甲状腺健康的重要环境因素之一，碘摄入量与甲状腺疾病呈现了一个 U 形曲线的关系，即碘缺乏和碘过量都可以引起甲状腺疾病。碘缺乏早已证实是甲状腺肿、克汀病的重要致病因素，而碘过量可以诱发和促进甲减和自身免疫甲状腺炎的发生和发展。随着甲状腺癌发病率快速增长，碘与甲状腺癌的关系成为社会关注的焦点。然而，尽管经过长期的研究，碘摄入与甲状腺癌的关系仍存较大争论。

多数动物实验显示低碘饮食可导致 54%~100% 的小鼠发生甲状腺肿瘤，主要为滤泡性腺瘤和滤泡癌，而高碘饮食的小鼠却没有发生肿瘤。而一些动物实验表明碘异常可能只有促癌作用，Kanno 等研究中，单独碘缺乏或碘过量并不能导致小鼠发生甲状腺肿瘤，而加入化学致癌物亚硝胺时，无论碘过量和碘缺乏均可导致小鼠发生甲状腺肿瘤，而在碘缺乏的小鼠中致癌作用明显增强。但是绝大多数动物实验

4

中碘异常的程度远远强于人类饮食，且所导致甲状腺癌的形态学和生物学行为也不同于人类甲状腺癌，因而此结论不能类推于人类。Boltze 等研究中给予的碘干预程度远远低于其他动物实验，这可能更具有说服力，研究中分别予以高碘（约正常 10 倍）、正常碘和低碘（约正常 0.1 倍）饮食喂养小鼠超过 110 周，并给予 4Gy 的外照射或虚拟照射。研究结果显示碘缺乏可导致 TSH 增高，而碘过量对 TSH 并无影响，碘过量和碘缺乏单独可增加甲状腺细胞的增殖速率和导致甲状腺腺瘤，但并不能导致甲状腺癌。联合外照射时，碘缺乏和碘过量组均可导致甲状腺癌的发生，而在碘正常组中并未发生甲状腺癌。这项研究表明长期碘缺乏和碘过量并不足以导致甲状腺癌但均可以促进电离辐射的致癌作用。

目前有更多的证据显示低碘很可能是甲状腺癌的风险因素，碘缺乏可显著增加甲状腺结节发生的风险。理论上，碘缺乏可导致 TSH 增高，高 TSH 的慢性刺激可触发甲状腺结节的形成，动物实验显示低碘较高碘更容易导致甲状腺癌尤其是滤泡癌的发生。低碘被明确认为是甲状腺肿的风险因素，一项来自于杭州的大型横断面研究对 9412 例成人的加碘盐摄入状况、尿碘浓度以及甲状腺结节进行了评估，结果发现使用无碘盐人群的甲状腺结节发生风险增加，OR 值（95%CI）为 1.36（1.01～1.83），而前面提到先前存在的甲状腺肿和甲状腺良性结节是甲状腺癌的重要风险因素。

许多研究表明低碘与滤泡癌相关而高碘与乳头状癌有关联。一项综述总结了碘摄入与甲状腺癌病理类型的关系：高摄碘国家（如美国，冰岛）乳头状癌与滤泡癌的比值是（3.4～6.5）∶1，中度摄碘国家（如英国和德国北部）乳头状癌与滤泡癌的比值是（1.6～3.7）∶1，而低摄碘国家（如阿根廷，哥伦比亚，芬兰，德国南部，澳大利亚和瑞士）乳头状癌与滤泡癌的比值是（0.2～1.7）∶1；同时还总结了碘干预对甲状腺癌病理类型分布的影响，所纳入的 8 项研究均发现加碘盐推广后乳头状癌比例上升，滤泡癌比例下降，有 7 项研究显示未分化癌比例下降。

但是目前尚无充分证据显示碘干预导致了甲状腺癌发病率的上升，主要是因为无论是碘摄入增高、稳定还是降低的国家，甲状腺癌发病率和乳头状癌比例都在上升。在美国过去 20 年甲状腺癌稳定上升，但美国人群碘摄入水平却下降约 50%。在瑞士，碘摄入水平总体保持稳定，甲状腺癌同样呈现稳定上升趋势。我国自 1996 年开始实行全民食盐碘化法规，有数项研究指出碘干预后我国甲状腺癌的发病率在上升，滕卫平教授团队于 1999 年在 3 个不同的碘摄入量地区，盘山（轻度碘缺乏地区）、彰武（碘超足量地区）、黄骅（碘过量地区），启动对 3761 名居民甲状腺疾病的五年前瞻性观察，此项研究发表在新英格兰杂志上，结果发现碘超足量和碘过量可以诱发和促进甲减和自身免疫甲状腺炎的发生和发展，有意思的是黄骅甲状腺癌年平均发病率为 19.37/10 万，全部为甲状腺乳头状癌，盘山和彰武均未发现甲状腺癌病例，研究提出尿碘中位数持续为 600μg/L 的高碘地区的甲状腺癌高发现象值得进一步深入研究。然而这不足以证明碘干预与甲状腺癌发病率上升有关，我国居民尿碘中位数（MUI）从 1995 年的 165μg/L 上升至 1997 年的 330μg/L，1997 年至 2002 年处于下降趋势，随后保持约 250μg/L，但甲状腺癌发病率同其他国家一样处于稳定上升趋势。一项大型横断面研究调查了舟山群岛居民碘营养状况、甲状腺癌患病情况及致甲状腺癌的相关影响因素，结果显示舟山群岛城镇居民、农民、岱山盐民、嵊泗渔民及普陀山僧侣的尿碘中位数（MUI）为分别为 320.7、188.9、122.2、193.6 和 271.7μg/L，甲状腺癌累积患病率分别为 215/10 万（3/1389）、398/10 万（2/502）、407/10 万（3/737）、829/10 万（3/362）和 340/10 万（1/294），未发现碘营养状况与甲状腺癌发病率有关系。因而可以看出，碘干预与甲状腺癌发病率的上升无明显关系。在许多国家，加碘盐的推广与高分辨超声检查和细针穿刺细胞学检查的广泛应用同时发生，后者可能是甲状腺癌发病率上升的主要原因。尸检研究不受检查手段的强度的影响，可以更好地反映由于环境因素或遗传因素的不同导致甲状腺癌发生率的差别。一项系统回顾显示碘缺乏地区，碘足量地区和碘过量地区尸检研究中甲状腺隐匿癌的加权平均患病率分别为 5.3%，6.0%和 3.3%，碘过量地区甲状腺隐匿癌患病率明显低于碘缺乏和碘足量地区，后两者并无显著性差异。

七、肥胖与其他因素

近年来，肥胖日益成为严峻的世界性问题。世界卫生组织数据表明，目前全球 20 岁及以上成人中，超过 14 亿人超重，其中 2 亿多男性和近 3 亿女性达到肥胖程度；全世界每 100 个成人中有 10 人肥胖，且这一数字还在以每 5 年翻一番的速度继续增长；美国以 7800 万肥胖人口位居第一，紧随其后的是中国和印度，肥胖人口分别为 4600 万和 3000 万。肥胖与包括肿瘤在内的多种疾病相关，全球每年因肥胖造成的直接和间接死亡达 340 万人，成为仅次于吸烟的第二个可预防的致死性危险因素。一项包含 3 项病例对照研究的汇总分析也证实肥胖是甲状腺癌的风险因素。超重［身体质

量指数(BMI)25.0~29.9kg/m^2]的OR值(95%CI)为1.72(1.48~2.00),而肥胖(BMI>30kg/m^2)的OR值(95%CI)为4.17(3.41~5.10)。2014年刊登在*Lancet*杂志上的研究指出,英国研究人员针对524万年龄在16岁以上的人,进行了长达7年半的追踪调查,共发现166 955人患癌,较高的BMI与10种常见癌症的发病风险增加有关,其中甲状腺癌的风险约增加9%,这是同类研究中规模最大的一项。

八、遗传因素

绝大多数肿瘤是由环境致癌物引起的,然而同样暴露于特定的致癌物,仅有部分人发生肿瘤,个人的遗传特性在肿瘤的发生和发展过程中发挥了重要作用。目前认为与肿瘤易感性有关的遗传因素主要包括一些"癌变通路"关键基因的种系突变和一些影响个体对环境致癌因素作用的遗传多态性。癌变通路的关键基因的先天性缺陷往往导致受累个体出现某种遗传综合征,而遗传多态性与散发型肿瘤相关。遗传因素同样被认为是甲状腺癌重要的风险因素,且相对于其他常见实体恶性肿瘤,甲状腺癌的遗传易感性更加明显,有数项大型病例对照研究显示甲状腺癌患者一级亲属的患病风险可增加8~10倍,这显著高于乳腺癌、结肠癌和前列腺癌2~4倍。

遗传性甲状腺癌根据肿瘤细胞起源不同分为遗传性甲状腺髓样癌(hereditary medullary thyroid cancer,HMTC)和家族性非髓样甲状腺癌(familial nonmedullary thyroid cancer,FNMTC)。HMTC约占髓样癌的20%~25%,表现为常染色体显性遗传,95%的HMTC是由*RET*原癌基因的胚系突变引起,其余5%非*RET*基因突变,所引发HMTC的致病机制尚未明确。

FNMTC的定义为家族一级亲属中有2例或2例以上甲状腺滤泡上皮细胞起源的甲状腺癌患者,可分为综合征型和非综合征型。FNMTC约占甲状腺癌的3.5%~6.0%,绝大多数为甲状腺乳头状癌,约占85%,其次为甲状腺滤泡癌。一般认为FNMTC是单基因常染色体显性遗传病,伴不完全显性,与相关抑癌基因失活有关,但并不一定都具有遗传性。Charkes认为若家族一级亲属中只有2例非髓样甲状腺癌患者,此家族具有遗传性的几率仅31%~38%;若一级亲属中有3例或3例以上患者,则此家族具有遗传性的几率>94%。少数甲状腺癌是一些家族综合征(如Cowden综合征、家族性肠息肉病、Carney综合征、Werner综合征)的构成部分。

4

九、小结

综上所述,甲状腺恶性肿瘤的发生是多种因素综合作用的结果,童年期电离辐射的暴露是目前唯一被证实的外源致病因素,遗传因素或遗传易感性发挥着重要内源性作用。此外,存在的甲状腺肿、甲状腺良性结节或腺瘤和肥胖是甲状腺癌高度可能的风险因素;月经、生殖相关因素、饮食因素等是甲状腺癌可能的风险因素。表4-1-1总结了目前国内外主要指南提及的甲状腺癌风险因素。

表4-1-1　国内外指南提及的甲状腺癌风险因素

	中国指南(2012)	ATA(2015)	NCCN(2016)	ESMO(2012)	AACE/ACE/AME(2016)
电离辐射	√	√	√	√	√
遗传因素	√	√	√	√	√
碘缺乏	-	-	√	-	√
已存在的DTC*	-	-	√	√	-

*指未分化癌的发病因素

简写:ATA=American Thyroid Association;NCCN=National Comprehensive Cancer Network;ESMO=European Society for Medical Oncology;AACE/ACE/AME=American Association of Clinical Endocrinologists/American College of Endocrinology/Associazione Medici Endocrinologi;DTC=Differentiated Thyroid Cancer.

第二节　甲状腺癌相关分子病因

甲状腺癌分子病因学研究的进展是靶向治疗的基础,目前学术界广泛认可的观点:甲状腺癌是单克隆基因选择性疾病,*RET*、*BRAF*、*RAS*等基因突变可能导致甲状腺癌发生。但不同类型的甲状腺癌存在不同的致瘤性事件或不同的信号转导通路,例如PTC,有研究显示其下游分子通路呈现两极化,分别主导肿瘤的发生与发展(图4-2-1)。

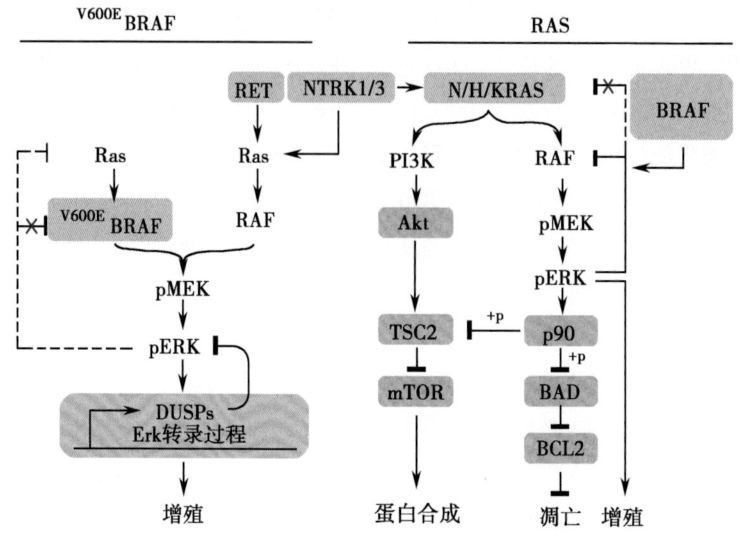

图 4-2-1　甲状腺乳头状癌发生过程中两种信号通路：MAPK 通路及 PI3K 通路

4

一、甲状腺非髓样癌

甲状腺非髓样癌主要包括甲状腺乳头状癌、甲状腺滤泡癌、甲状腺低分化癌和未分化癌。近年来，随着分子生物学研究的不断深入，相关分子病因与甲状腺非髓样癌的发生、发展和转归的关系取得了很大进展，*BRAF*、*RAS*、*TP53* 等基因突变、TERT 启动子突变等分子层面的改变与不同类型的甲状腺非髓样癌具有相关性。这些研究成果对于更好地理解甲状腺癌的生物学特性、病理诊断、预后推断以及临床治疗都有着重要的实用价值。关于分子病因与甲状腺非髓样癌之间关系详见本书相关章节。

二、家族性非髓样甲状腺癌

大多数文献将家族性非髓样甲状腺癌定义为家族一级亲属中有 2 例或 2 例以上甲状腺滤泡上皮细胞起源的甲状腺癌患者，FNMTC 约占甲状腺癌的 3.5%~6.0%，绝大多数为甲状腺乳头状癌，低、未分化癌非常罕见。较多研究认为与散发性非髓样甲状腺癌（sporadic nonmedullary thyroid cancer，SNMTC）相比，FNMTC 多中心病变率高、腺外侵犯及颈部淋巴结转移率高，预后较差。天津医科大学肿瘤医院对 36 例 FNMTC 和 95 例 SNMTC 进行回顾性分析，发现两者在年龄、双侧腺叶发病、多灶病变、伴发甲状腺良性结节及颈部淋巴结转移方面存在统计学差异，FNMTC 和 SNMTC 在≥45 岁患者中的比例分别为 41.7%和 63.2%，双侧腺叶发病的比例分别为 33.3%和 12.6%，多灶病变的比例分别为 55.6%和 22.1%，合并甲状腺良性结节的比例分别为 47.2%和 27.4%，颈部淋巴结转移率分别为 75.0%和 53.7%。浙江省肿瘤医院一项关于家族性甲状腺乳头状癌较大规模的病例匹配对照研究显示，家族性甲状腺乳头状癌患者和散发性甲状腺乳头状癌患者在肿瘤多灶性、双叶累及和伴随结节性甲状腺肿等方面差异具有统计学意义，亲子型较同胞型的家族性甲状腺乳头状癌患者发病年龄更早。此外，亲子型中第二代患者与第一代患者相比，有更早的发病年龄，更容易伴发桥本甲状腺炎，且更容易复发，而第一代患者则更容易伴发结节性甲状腺肿。但也有研究认为 FNMTC 与 SNMTC 相比，生物学行为并没有差异，并没有显示更强的侵袭性。

自 Robinson 和 Orr 首次报道 FNMTC，至今已有 50 余年，却尚未明确其特异性致病基因及发病机制。目前，与 FNMTC 相关的家族遗传性肿瘤综合征已得到较为全面的研究，主要包括 Gardner 综合征、Cowden 综合征、Carney 以及 Werner 综合征等，上述肿瘤相关综合征详见本书相关章节。

对于那些单独发病的 FNMTC 的分子遗传学知之甚少。近年来，越来越多的分子遗传学研究显示，FNMTC 存在遗传倾向，其遗传形式是常染色体显性遗传并伴有不完全显性。目前研究发现了 6 个 FNMTC 潜在性易感基因位点，我们将逐一阐述。

1. *MNG1* 14q32 位点　1997 年 Bignell 等对加拿大大家系的 18 名结节性甲状腺肿（其中有 2 例甲状腺乳头状癌）开展研究，发现位于 14q32 的 *MNG1* 可能是 FNMTC 的一个潜在易感基因位点。为了进一步证实，Bignell 等对 37 个较小的谱系（每个谱系至少包含 2 例 NMTC）进行研究，结果显

示 *MNG1* 与 FNMTC 之间没有明显的关联，另外多项研究也证实这一结论。一项来自 56 个家系的 150 个个体（128 位 NMTC）的研究显示 14q32 位点的 *MNG1* 与 FNMTC 无明显相关性；McKay 等在含 33 位成员的塔斯马尼亚大家族的 FNMTC 研究、Malchoff 等对美国一个三代 PTC 亲属连锁分析研究、Cavaco 等对 7 个家庭包含 20 位 FNMTC 的研究均没有找到 *MNG1* 位点与 FNMTC 的关联性。综合上述相关研究，表明 *MNG1* 位点可能不参与 FNMTC，也许只有少数合并有结节性甲状腺肿的 FNMTC 可归因于 *MNG1*，或者 *MNG1* 只是结节性甲状腺肿单独携带的基因，而非 FNMTC，而明确结论有待进一步研究。

2. *TCO* 19p13.2 位点　Canzian 等报告一个法国家系，这个家系中有多代成员患有合并多发性甲状腺肿的乳头状甲状腺癌，并首次把易感基因定位于 19p13.2，命名为 *TCO*。这种家族性 PTC 又被称为 TCO（thyroid tumor with cell oxyphilia，嗜酸细胞性甲状腺肿瘤），由于这部分细胞的嗜酸性是由于细胞中含有大量的线粒体，所以 Bonora 等研究了 19p13.2 中与线粒体有关的基因，结果发现了 *TIMM44*（一种线粒体内膜的转运蛋白）的 2 个新的种系突变体，但在体外试验中并未发现这些突变体对细胞表型有大的影响。TCO 肿瘤大部分是由嗜酸性细胞组成，所以学者推测 *TCO* 仅仅与 FNMTC 伴发嗜酸性细胞浸润相关。但 Bevan 等学者的研究又推翻了这一猜想。他们对 22 个 FNMTC 家庭展开研究，仅仅发现其中 1 个家庭发病与 *TCO* 相关，而这个家庭的甲状腺癌却不伴发嗜酸性细胞的浸润。Prazeres 等分析了 19p13.2（*TCO*）和 2q21（*NMTC1*）处的杂合子缺失情况（loss of heterozygosity，LOH），结果显示这两个位点存在 LOH，提示杂合子的缺失导致这两处的某些抑癌基因的失活进而导致肿瘤的发生，*TCO* 可能发挥肿瘤抑制基因的作用。McKay 等学者的相关研究也推测 *TCO* 和 *NMTC1* 可能相互作用以增加 FNMTC 的风险。但后续的大样本相关研究提示 *TCO* 与 FNMTC 之间并没有必然联系，*TCO* 位点也许只是存在于少数伴有嗜酸性肿瘤细胞的 FNMTC 中。

3. *fPTC/PRN* 1q21 位点　Malchoff 等学者通过对一个美国家系研究发现，合并有乳头状肾癌的 FNMTC 具有常染色体显性遗传的特点，而且女性发病率多于男性，利用基因连锁分析将易感基因位点定位于 1q21，命名为 *fPTC/PRN*，并排除了 *MET* 基因（家族性乳头状肾癌的易感基因）作为易感基因的可能性。相同结论也见于 Suh 等的报道，此研究涉及 38 个 FNMTC 家系的 110 名亲属，其中包括 49 名受累者和 61 名未受累者，采用 SNP 阵列杂交为基础的混合连锁分析和基因分型，并通过计算 LOD 值，发现特异的基因位点也在染色体 1q21。另两项涉及 29 个不合并乳头状肾癌的 FNMTC 家系研究提示，FNMTC 的发生与 *fPTC/PRN* 无明显相关性。上述研究提示，*fPTC/PRN* 是 FNMTC 合并乳头状肾癌的一个特殊携带的基因位点。

4. *NMTC1* 2q21 位点　McKay 等学者报道了 FNMTC 的另一潜在性易感基因：位于 2q21 位点的 *NMTC1*，*NMTC1* 与 *TCO* 的相互作用增加了 FNMTC 的发生风险。另一项通过全基因组扫描之后进行单体型分析的研究显示，一个谱系中 8 名患有 PTC 的受试者中有 7 人在染色体 2q21 上共享共同的单体型。进一步研究在一项涉及 80 个 FNMTC 的谱系中进行，结果显示 FNMTC 与 2q21 位点存在连锁，对存在滤泡性变的 FNMTC，2q21 位点的连锁性更高，推测 *NMTC1* 是合并滤泡性变的 FNMTC 的潜在基因位点。而一项涉及 7 个 FNMTC 家系的研究却没有发现 *NMTC1* 与 FNMTC 存在连锁。

5. 端粒-端粒酶复合体　在 80%～85% 的癌细胞中，增强端粒酶的活性有助于延长细胞的生存，Capezzone 等学者基于这一点，在 47 位 FNMTC 中探讨了端粒-端粒酶复合物发挥的作用。研究发现，与散发性的 PTC 相比，FNMTC 患者的端粒长度显著缩短，端粒酶反转录酶（*hTERT*）基因扩增更高，*hTERT* mRNA 表达更高。但是该项研究没有进一步报道 *hTERT* 基因突变或端粒酶 *RNA* 的突变情况，学者猜测端粒酶活性的增加可能是由直接上调端粒酶基因表达的基因突变引起的。端粒-端粒酶复合物与 FNMTC 之间确切机制有待进一步明确。

6. *FTEN* 8p23.1-p22 位点　Cavaco 等利用 SNP 阵列平台对一个含 11 例甲状腺良性疾病和 5 例甲状腺癌的家系进行高密度单核苷酸多态性全基因组连锁分析，发现 8p23.1-p22 位点的 *FTEN* 与 FNMTC 连锁相关。但在该基因被确认为 FNMTC 潜在相关基因之前，进一步的研究是必要的。

当然，也有学者提出了不一致的研究，如 Tsilchorozidou 等的研究排除了 *TCO*、*fPTC/PRN* 在 FNMTC 家系中的作用，这可能与 FNMTC 本身是一个遗传异质性的疾病，或者研究者所选择的病例不是单一表型的 FNMTC 有关。Cavaco 等对包含 27 例甲状腺疾病（其中 22 例 PTC，6 例 FTC，1 例结节性甲状腺肿）的 8 个葡萄牙家系进行研究，利用基因连锁分级和杂合子缺失（LOH）分析，发现 *fPTC/PRN*、*NMTC1*、*MNG1* 和 *TCO* 四个候选位点不经常参与 FNMTC 的肿瘤形

4

成，表明在 FNMTC 肿瘤进展中，存在 *RAS/RAF* 通路内原癌基因的体细胞激活，这为 FNMTC 的机制研究提供了一种新的思路。

尽管各项研究结果不尽相同，单发 FNMTC 的易感基因还未最终确定，但是 1q21、19p13.2、2q21、14q32 等染色体位点是较为可能的易感基因可能存在的位点，与 FNMTC 发生密切相关。目前相关研究已经排除了一些可疑基因导致 FNMTC 发病的可能性，如 *MET*、*JUNB*、*NRAS*、*KRAS*、*PTEN*、*TSHR*、*TRKA*、*Ras* 基因突变、*RET/PTC* 基因重排、*BRAF* 基因突变以及 *T1799A BRAF* 基因突变等。目前关于 FNMTC 的研究报告中大部分家系所涉及的患者不多，而且多数仅涉及第 1 代或第 2 代，所以染色体定位的结果只能解释部分病例，因此，大家系多样本的收集是研究 FNMTC 易感基因的基础。

三、甲状腺髓样癌

甲状腺髓样癌（medullary thyroid carcinoma，MTC）是起源于甲状腺滤泡旁 C 细胞，约占甲状腺恶性肿瘤的 5%～10%，MTC 在临床上分为遗传型甲状腺髓样癌（hereditary medullary thyroid carcinoma，HMTC）和散发型甲状腺髓样癌（sporadic medullary thyroid carcinoma，SMTC）两种。遗传型髓样癌又分为 3 种亚型，即多发性内分泌肿瘤 2A 型（multipie elldocrineneoplasia type Ⅱa，MEN 2A）、多发性内分泌肿瘤 2B 型（multiple endocrine neoplasia type Ⅱb，MEN2B）和家族性 MTC（familial medullary thyroid carcinoma，FMTC）。目前为止，发现的与髓样癌明确相关的基因突变仅有 *RET*，在其他类型甲状腺癌中发现的像 *BRAF*、*RAS*、*PIK3CA* 以及 *TP53* 基因突变在髓样癌罕见发生。

95%遗传型 MTC 和 70%散发型 MTC 是由 *RET* 原癌基因的种系突变引起，但突变点存在差异。*RET* 原癌基因位于 10q11.2，包括 21 个外显子，编码一种属于酪氨酸激酶受体超家族的跨膜蛋白，是细胞生长分化转导信号的细胞表面分子，主要在神经内分泌细胞和神经细胞中表达，包括甲状腺滤泡旁 C 细胞、肾上腺髓质细胞、交感、副交感及肠道内神经节细胞、泌尿生殖道细胞、甲状旁腺细胞。该基因突变后增强 RET 的转化能力，激发酪氨酸激酶自动磷酸化，诱导细胞过度增生导致癌变。目前发现与遗传型 MTC 有关的 *RET* 基因突变位点共 20 余个，分布于 5、8、10、11 和 13～16 号外显子。导致遗传型 MTC 的 *RET* 基因突变绝大多数为单个位点突变，个别家系存在双位点突变。约 98%MEN2A 患者的突变位点位于密码子 609、611、618、620 和 634，其中密码子 634 突变最常见，占 MEN2A 基因突变的 80%。与 MEN2A 相关的基因突变还有密码子 321、515、533、630、635、637、649、666、768、776、777、790、791、804、866、891 和 912；超过 95%的 MEN2B 患者突变位点为 M918T，约 2%～3%的 MEN2B 患者突变位点为 A883F。50%FMTC 家系 *RET* 突变位于密码子 609、611、618、620、768 和 804，其余家系突变涉及密码子 321、533、600、603、606、630、631、634、649、666、776、777、778、781、790、791、819、833、844、852、866、891 和 912 等。约 25%的散发型髓样癌患者也发现有体细胞密码子 609、611、618、629、630、634、639、641、918、922（密码子 918 突变最常见）的突变。

RET 杂合突变激活会造成其致瘤性转化，其机制有两种：一是位于 RET 蛋白的细胞外富含半胱氨酸区域（外显子 10 和 11）的突变使 RET 蛋白在未与配体结合的情况下，发生 RET 单体的自身聚合现象，产生畸变的同源二聚体，从而使酪氨酸蛋白激酶被异常活化，RET 蛋白二聚体的激酶活性至少是单体的 10 倍。这种突变机制与 MEN2A 及 FMTC 有关，二是位于细胞内的氨基酸激酶区域（外显子 13 至 16）的突变，通过改变 RET 激酶催化特性及底物磷酸化而使之激活，不适当的底物磷酸化会刺激信号转导途径，使正常 RET 不能参与这一信号转导途径，这种突变机制主要与 MEN2B 有关。

（葛明华）

参考文献

1. Siegel RL，KD Miller，and A Jemal.Cancer Statistics，2017，CA Cancer J Clin，2017，67（1）：7-30.
2. Ahn HS，HJ Kim，and HG Welch.Korea's thyroid-cancer "epidemic"--screening and overdiagnosis.N Engl J Med，2014，371（19）：1765-1767.
3. 董芬，张彪，单广良.中国甲状腺癌的流行现状和影响因素.中国癌症杂志，2016，1：47-52.
4. 孙嘉伟，许晓君，蔡秋茂，等.中国甲状腺癌发病趋势分析.中国肿瘤，2013，22（9）：690-693.
5. Chen W，Zheng R，Baade PD，et al.Cancer statistics in China，2015，CA Cancer J Clin，2016，66（2）：115-132.
6. Zheng R，Zeng H，Zhang S，et al.National estimates of cancer prevalence in China，2011，Cancer Lett，2016，370（1）：33-38.

7. Enewold L, Zhu K, Ron E, et al. Rising thyroid cancer incidence in the United States by demographic and tumor characteristics, 1980-2005. Cancer Epidemiol Biomarkers Prev, 2009, 18(3): 784-791.

8. Ron E, Lubin JH, Shore RE, et al. Thyroid cancer after exposure to external radiation: a pooled analysis of seven studies. Radiat Res, 1995, 141(3): 259-277.

9. Veiga LH, Lubin JH, Anderson H, et al. A pooled analysis of thyroid cancer incidence following radiotherapy for childhood cancer. Radiat Res, 2012, 178(4): 365-376.

10. Foley TP, Z. Limanova, and E Potlukova, Medical consequences of Chernobyl with focus on the endocrine system: Part 1. Cas Lek Cesk, 2015, 154(5): 227-231.

11. Cardis E, Howe G, Ron E, et al. Cancer consequences of the Chernobyl accident: 20 years on. J Radiol Prot, 2006, 26(2): 127-140.

12. Memon A, Godward S, Williams D, et al. Dental x-rays and the risk of thyroid cancer: a case-control study. Acta Oncol, 2016, 49(4): 447-453.

13. Richardson DB. Exposure to ionizing radiation in adulthood and thyroid cancer incidence. Epidemiology, 2009, 20(2): 181-187.

14. Negri E, Dal Maso L, Ron E, et al. A pooled analysis of case-control studies of thyroid cancer. II. Menstrual and reproductive factors. Cancer Causes Control, 1999, 10(2): 143-155.

15. 马洁，关海霞.妊娠与甲状腺癌关联的研究进展.中华内分泌代谢杂志，2014，30(12)：1132-1134.

16. Franceschi S, Preston-Martin S, Dal Maso L, et al. A pooled analysis of case-control studies of thyroid cancer. IV. Benign thyroid diseases. Cancer Causes Control, 1999, 10(6): 583-595.

17. Pita JM, Figueiredo IF, Moura MM, et al. Cell cycle deregulation and TP53 and RAS mutations are major events in poorly differentiated and undifferentiated thyroid carcinomas. J Clin Endocrinol Metab, 2014, 99(3): E497-507.

18. Hanahan D and RA Weinberg. Hallmarks of cancer: the next generation. Cell, 2011, 144(5): 646-674.

19. Fiore E, Rago T, Provenzale MA, et al. Lower levels of TSH are associated with a lower risk of papillary thyroid cancer in patients with thyroid nodular disease: thyroid autonomy may play a protective role. Endocr Relat Cancer, 2009, 16(4): 1251-1260.

20. Hatch, M, Furukawa K, Brenner A, et al. Prevalence of hyperthyroidism after exposure during childhood or adolescence to radioiodines from the chornobyl nuclear accident: dose-response results from the Ukrainian-American Cohort Study. Radiat Res, 2010, 174(6): 763-772.

21. Singh, B, Shaha AR, Trivedi H, et al. Coexistent Hashimoto's thyroiditis with papillary thyroid carcinoma: impact on presentation, management, and outcome. Surgery, 1999, 126(6): 1070-1076; discussion 1076-1077.

22. Kim KW, Park YJ, Kim EH, et al. Elevated risk of papillary thyroid cancer in Korean patients with Hashimoto's thyroiditis. Head Neck, 2011, 33(5): 691-695.

23. Larson SD, Jackson LN, Riall TS, et al. Increased incidence of well-differentiated thyroid cancer associated with Hashimoto thyroiditis and the role of the PI3k/Akt pathway. J Am Coll Surg, 2007, 204(5): 764-773; discussion 773-775.

24. Mechler C, Bounacer A, Suarez H, et al. Papillary thyroid carcinoma: 6 cases from 2 families with associated lymphocytic thyroiditis harbouring RET/PTC rearrangements. Br J Cancer, 2001, 85(12): 1831-1837.

25. Anderson CE, Graham C, Herriot MM, et al. CD98 expression is decreased in papillary carcinoma of the thyroid and Hashimoto's thyroiditis. Histopathology, 2009, 55(6): 683-686.

26. Wirtschafter A, Schmidt R, Rosen D, et al. Expression of the RET/PTC fusion gene as a marker for papillary carcinoma in Hashimoto's thyroiditis. Laryngoscope, 1997, 107(1): 95-100.

27. Royer MC, Zhang H, Fan CY, et al. Genetic alterations in papillary thyroid carcinoma and hashimoto thyroiditis: An analysis of hOGG1 loss of heterozygosity. Arch Otolaryngol Head Neck Surg, 2016, 136(3): 240-242.

28. Bosetti C, Kolonel L, Negri E, et al. A pooled analysis of case-control studies of thyroid cancer. VI. Fish and shellfish consumption. Cancer Causes Control, 2001, 12(4): 375-382.

29. Bosetti C, Negri E, Kolonel L, et al. A pooled analysis of case-control studies of thyroid cancer. Ⅶ. Cruciferous and

4

other vegetables (International). Cancer Causes Control, 2002,13(8):765-775.

30. Zimmermann MB and V Galetti. Iodine intake as a risk factor for thyroid cancer: a comprehensive review of animal and human studies. Thyroid Res, 2015, 8:8.

31. Kanno J, Onodera H, Furuta K, et al. Tumor-promoting effects of both iodine deficiency and iodine excess in the rat thyroid. Toxicol Pathol, 1992, 20(2):226-235.

32. Boltze C, Brabant G, Dralle H, et al. Radiation-induced thyroid carcinogenesis as a function of time and dietary iodine supply: an in vivo model of tumorigenesis in the rat. Endocrinology, 2002, 143(7):2584-2592.

33. Chen Z, Xu W, Huang Y, et al. Associations of noniodized salt and thyroid nodule among the Chinese population: a large cross-sectional study. Am J Clin Nutr, 2013, 98(3): 684-692.

34. Teng W, Shan Z, Teng X, et al. Effect of iodine intake on thyroid diseases in China. N Engl J Med, 2006, 354(26): 2783-2793.

35. 竺王玉,刘晓光,胡晓斐,等.舟山群岛居民碘营养状况及甲状腺癌现患调查.卫生研究,2012,41(1):79-82.

36. Xu L, Port M, Landi S, et al. Obesity and the risk of papillary thyroid cancer: a pooled analysis of three case-control studies. Thyroid, 2014, 24(6):966-974.

37. Bhaskaran K, Douglas I, Forbes H, et al. Body-mass index and risk of 22 specific cancers: a population-based cohort study of 5.24 million UK adults. Lancet, 2014, 384 (9945):755-765.

38. Khan A, Smellie J, Nutting C, et al. Familial nonmedullary thyroid cancer: a review of the genetics. Thyroid, 2016, 20 (7):795-801.

39. American Thyroid Association Guidelines Task. Medullary thyroid cancer: management guidelines of the American Thyroid Association. Thyroid, 2009, 19(6):565-612.

40. Navas-Carrillo D, Ríos A, Rodríguez JM, et al. Familial nonmedullary thyroid cancer: screening, clinical, molecular and genetic findings. Biochim Biophys Acta, 2014, 1846(2): 468-476.

41. Charkes ND. On the prevalence of familial nonmedullary thyroid cancer in multiply affected kindreds. Thyroid, 2006, 16(2):181-186.

42. Tang KT and CH Lee. BRAF mutation in papillary thyroid carcinoma: pathogenic role and clinical implications. J Chin Med Assoc, 2010, 73(3):113-128.

43. Xing M. BRAF mutation in thyroid cancer. Endocr Relat Cancer, 2005, 12(2):245-262.

44. Chiosea S, Nikiforova M, Zuo H, et al. A novel complex BRAF mutation detected in a solid variant of papillary thyroid carcinoma. Endocr Pathol, 2009, 20(2):122-126.

45. Ciampi R, Knauf JA, Kerler R, et al. Oncogenic AKAP9-BRAF fusion is a novel mechanism of MAPK pathway activation in thyroid cancer. J Clin Invest, 2005, 115(1): 94-101.

46. 只璟泰,郑向前,高明.甲状腺癌相关基因研究进展.中华耳鼻咽喉头颈外科杂志,2016,51(12):951-955.

47. Nikiforova MN and YE Nikiforov, Molecular diagnostics and predictors in thyroid cancer. Thyroid, 2009, 19(12): 1351-1361.

48. Motoi N, Sakamoto A, Yamochi T, et al. Role of ras mutation in the progression of thyroid carcinoma of follicular epithelial origin. Pathol Res Pract, 2006, 196(1):1-7.

49. Schulten HJ, Salama S, Al-Ahmadi A, et al. Comprehensive survey of HRAS, KRAS, and NRAS mutations in proliferative thyroid lesions from an ethnically diverse population. Anticancer Res, 2013, 33(11):4779-4784.

50. Esapa CT, Johnson SJ, Kendall-Taylor P, et al. Prevalence of Ras mutations in thyroid neoplasia. Clin Endocrinol (Oxf), 1999, 50(4):529-535.

51. Kroll TG, Sarraf P, Pecciarini L, et al. PAX8-PPARgammal fusion oncogene in human thyroid carcinoma. Science, 2006, 289(5483):1357-1360.

52. Eberhardt NL, Grebe SK, McIver B, et al. The role of the PAX8/PPARgamma fusion oncogene in the pathogenesis of follicular thyroid cancer. Mol Cell Endocrinol, 2016, 321 (1):50-56.

53. Castro P, Rebocho AP, Soares RJ, et al. PAX8-PPARgamma rearrangement is frequently detected in the follicular variant of papillary thyroid carcinoma. J Clin Endocrinol Metab, 2006, 91(1):213-220.

54. Marques AR, Espadinha C, Catarino AL, et al. Expression of

4

PAX8-PPAR gamma 1 rearrangements in both follicular thyroid carcinomas and adenomas.J Clin Endocrinol Metab, 2002,87(8):3947-3952.

55. Armstrong MJ, Yang H, Yip L, et al. PAX8/PPARgamma rearrangement in thyroid nodules predicts follicular-pattern carcinomas, in particular the encapsulated follicular variant of papillary carcinoma.Thyroid, 2014, 24(9):1369-1374.

56. Grieco M, Santoro M, Berlingieri MT, et al. PTC is a novel rearranged form of the ret proto-oncogene and is frequently detected in vivo in human thyroid papillary carcinomas. Cell, 1990, 60(4):557-563.

57. Santoro M, Dathan NA, Berlingieri MT, et al. Molecular characterization of RET/PTC3; a novel rearranged version of the RETproto-oncogene in a human thyroid papillary carcinoma.Oncogene, 1994, 9(2):509-516.

58. Ciampi R, Giordano TJ, Wikenheiser-Brokamp K, et al. HOOK3-RET: a novel type of RET/PTC rearrangement in papillary thyroid carcinoma.Endocr Relat Cancer, 2007, 14(2):445-452.

59. Rabes HM, Demidchik EP, Sidorow JD, et al. Pattern of radiation-induced RET and NTRK1 rearrangements in 191 post-chernobyl papillary thyroid carcinomas: biological, phenotypic, and clinical implications. Clin Cancer Res, 2000, 6(3):1093-1103.

60. Fenton CL, Lukes Y, Nicholson D, et al. The ret/PTC mutations are common in sporadic papillary thyroid carcinoma of children and young adults.J Clin Endocrinol Metab, 2000, 85(3):1170-1175.

61. 杨旭辉，甲状腺癌分子标记物的研究进展.临床与病理杂志，2015(6):1148-1156.

62. Horn S, Figl A, Rachakonda PS, et al. TERT promoter mutations in familial and sporadic melanoma.Science, 2013, 339(6122):959-961.

63. Liu X, Qu S, Liu R, et al. TERT promoter mutations and their association with BRAF V600E mutation and aggressive clinicopathological characteristics of thyroid cancer. J Clin Endocrinol Metab, 2014, 99(6): E1130-1136.

64. Muzza M, Colombo C, Rossi S, et al. Telomerase in differentiated thyroid cancer: promoter mutations, expression and localization.Mol Cell Endocrinol, 2015, 399:288-295.

65. 张磊，李小毅，端粒酶反转录酶启动子突变在甲状腺癌中的研究进展.癌症进展，2015(4):391-395, 456.

66. Putti TC and TA Bhuiya. Mixed columnar cell and tall cell variant of papillary carcinoma of thyroid: a case report and review of the literature.Pathology, 2006, 32(4):286-289.

67. Boufraqech MJ, Klubo-Gwiezdzinska and E Kebebew. MicroRNAs in the thyroid. Best Pract Res Clin Endocrinol Metab, 2016, 30(5):603-619.

68. Saltman B, Singh B, Hedvat CV, et al. Patterns of expression of cell cycle/apoptosis genes along the spectrum of thyroid carcinoma progression. Surgery, 2006, 140(6): 899-905; discussion 905-906.

69. Jazdzewski K, Murray EL, Franssila K, et al. Common SNP in pre-miR-146a decreases mature miR expression and predisposes to papillary thyroid carcinoma.Proc Natl Acad Sci U S A, 2008, 105(20):7269-7274.

70. Dong S, Jin M, Li Y, et al. MiR-137 acts as a tumor suppressor in papillary thyroid carcinoma by targeting CXCL12. Oncol Rep, 2016, 35(4):2151-2158.

71. Minna E, Romeo P, Dugo M, et al. miR-451a is underexpressed and targets AKT/mTOR pathway in papillary thyroid carcinoma.Oncotarget, 2016, 7(11):12731-12747.

72. Hemminki K and X Li. Familial risk of cancer by site and histopathology.Int J Cancer, 2003, 103(1):105-109.

73. 高明，于洋，赵静，遗传性甲状腺癌.外科理论与实践，2012, 17(1):7-10.

74. Cao J, Chen C, Chen C, et al. Clinicopathological features and prognosis of familial papillary thyroid carcinoma--a large-scale, matched, case-control study. Clin Endocrinol (Oxf), 2016, 84(4):598-606.

75. Robenshtok E, Tzvetov G, Grozinsky-Glasberg S, et al. Clinical characteristics and outcome of familial nonmedullary thyroid cancer: a retrospective controlled study. Thyroid, 2011, 21(1):43-48.

76. Cetta F, Montalto G, Gori M, et al. Germline mutations of the APC gene in patients with familial adenomatous polyposis-associated thyroid carcinoma: results from a European cooperative study. J Clin Endocrinol Metab, 2006, 85(1): 286-292.

77. Liaw D, Marsh DJ, Li J, et al. Germline mutations of the PTEN gene in Cowden disease, an inherited breast and thyroid cancer syndrome. Nat Genet, 1997, 16(1):64-67.

78. Stratakis CA, Courcoutsakis NA, Abati A, et al. Thyroid gland abnormalities in patients with the syndrome of spotty skin pigmentation, myxomas, endocrine overactivity, and schwannomas (Carney complex). J Clin Endocrinol Metab, 1997, 82(7):2037-2043.

79. Malchoff CD and DM Malchoff. The genetics of hereditary nonmedullary thyroid carcinoma. J Clin Endocrinol Metab, 2002, 87(6):2455-2459.

80. Malchoff CD and DM Malchoff. Familial nonmedullary thyroid carcinoma. Cancer Control, 2006, 13(2):106-110.

81. Kebebew E. Hereditary non-medullary thyroid cancer. World J Surg, 2008, 32(5):678-682.

82. Bignell GR, Canzian F, Shayeghi M, et al. Familial nontoxic multinodular thyroid goiter locus maps to chromosome 14q but does not account for familial nonmedullary thyroid cancer. Am J Hum Genet, 1997, 61(5):1123-1130.

83. Malchoff CD, Sarfarazi M, Tendler B, et al. Papillary thyroid carcinoma associated with papillary renal neoplasia: genetic linkage analysis of a distinct heritable tumor syndrome. J Clin Endocrinol Metab, 2006, 85(5):1758-1764.

84. Lesueur F, Stark M, Tocco T, et al. Genetic heterogeneity in familial nonmedullary thyroid carcinoma: exclusion of linkage to RET, MNG1, and TCO in 56 families. NMTC Consortium. J Clin Endocrinol Metab, 1999, 84(6): 2157-2162.

85. McKay JD, Williamson J, Lesueur F, et al. At least three genes account for familial papillary thyroid carcinoma: TCO and MNG1 excluded as susceptibility loci from a large Tasmanian family. Eur J Endocrinol, 1999, 141(2):122-125.

86. Suh I, Filetti S, Vriens MR, et al. Distinct loci on chromosome 1q21 and 6q22 predispose to familial nonmedullary thyroid cancer: a SNP array-based linkage analysis of 38 families. Surgery, 2009, 146(6):1073-1080.

87. Cavaco BM, Batista PF, Martins C, et al. Familial non-medullary thyroid carcinoma (FNMTC): analysis of fPTC/PRN, NMTC1, MNG1 and TCO susceptibility loci and identification of somatic BRAF and RAS mutations. Endocr Relat Cancer, 2008, 15(1):207-215.

88. Canzian F, Amati P, Harach HR, et al. A gene predisposing to familial thyroid tumors with cell oxyphilia maps to chromosome 19p13.2. Am J Hum Genet, 1998, 63(6): 1743-1748.

89. Bonora E, Evangelisti C, Bonichon F, et al. Novel germline variants identified in the inner mitochondrial membrane transporter TIMM44 and their role in predisposition to oncocytic thyroid carcinomas. Br J Cancer, 2006, 95(11): 1529-1536.

90. Bevan S, Pal T, Greenberg CR, et al. A comprehensive analysis of MNG1, TCO1, fPTC, PTEN, TSHR, and TRKA in familial nonmedullary thyroid cancer: confirmation of linkage to TCO1. J Clin Endocrinol Metab, 2001, 86(8): 3701-3704.

91. Prazeres HJ, Rodrigues F, Soares P, et al. Loss of heterozygosity at 19p13.2 and 2q21 in tumours from familial clusters of non-medullary thyroid carcinoma. Fam Cancer, 2008, 7(2):141-149.

92. McKay JD, Thompson D, Lesueur F, et al. Evidence for interaction between the TCO and NMTC1 loci in familial non-medullary thyroid cancer. J Med Genet, 2004, 41(6): 407-412.

93. Capezzone M, Cantara S, Marchisotta S, et al. Short telomeres, telomerase reverse transcriptase gene amplification, and increased telomerase activity in the blood of familial papillary thyroid cancer patients. J Clin Endocrinol Metab, 2008, 93(10):3950-3957.

94. Cavaco BM, Batista PF, Sobrinho LG, et al. Mapping a new familial thyroid epithelial neoplasia susceptibility locus to chromosome 8p23.1-p22 by high-density single-nucleotide polymorphism genome-wide linkage analysis. J Clin Endocrinol Metab, 2008, 93(11):4426-4430.

95. Tsilchorozidou T, Vafiadou E, Yovos JG, et al. A Greek family with a follicular variant of familial papillary thyroid carcinoma: TCO, MNG1, fPTC/PRN, and NMTC1 excluded as susceptibility loci. Thyroid, 2005, 15(12):1349-1354.

96. Bauer AJ. Clinical behavior and genetics of nonsyndromic, familial nonmedullary thyroid cancer. Front Horm Res, 2013, 41:141-148.

97. Raue F and K Frank-Raue, Genotype-phenotype relationship in multiple endocrine neoplasia type 2. Implications for clinical management. Hormones (Athens), 2009, 8(1): 23-28.

98. Jasim S, Ying AK, Waguespack SG, et al. Multiple endocrine neoplasia type 2B with a RET proto-oncogene A883F mutation displays a more indolent form of medullary thyroid carcinoma compared with a RET M918T mutation. Thyroid, 2011, 21(2): 189-192.

4

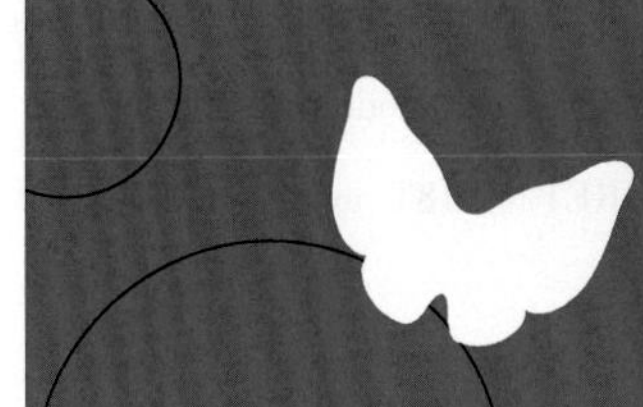

第五章 甲状腺肿瘤流行病学

第一节 甲状腺肿瘤临床流行病学

临床流行病学是在临床医学的领域内,在临床研究的基础上引入了统计学及现代流行病学等有关理论,对临床科研的严格设计、测量和评价进行创新的临床科研方法学,研究范围从患者的个体诊治扩大到相应的患病群体,以对疾病的病因、诊断、治疗和预后的整体性规律进行探讨,力求研究结果的真实性,获得研究的结论有充分的科学依据和防病治病的重要实用价值。

甲状腺肿瘤临床流行病学的研究目的主要是研究人群中甲状腺肿瘤的分布及其影响因素,并研究甲状腺肿瘤的防治策略和措施。

应用流行病学的研究方法可以开展的甲状腺肿瘤相关研究大体涉及以下几个方面:①阐明甲状腺肿瘤发病率或死亡率的地区间差别和时间趋势以及影响因素;②研究不同人群之间甲状腺肿瘤发病率的差异以及与人们生活方式和环境之间的相互关系;③比较患甲状腺肿瘤和非患者之间的可疑危险因素的暴露情况,比较暴露和未暴露于可疑危险因素人群的甲状腺肿瘤发病情况;④对甲状腺肿瘤相关的危险因素实施干预并评价干预效果;⑤对甲状腺肿瘤的发生发展机制和模型进行定性和定量研究,阐明机制;⑥对甲状腺肿瘤病例进行临床诊断、筛检、预后等的比较研究;⑦对甲状腺肿瘤的治疗方式或治疗药物进行比较或评价;⑧基于大数据的甲状腺癌精准医疗研究。

作为流行病学的一个分支,临床流行病学的原理和方法来自于传统流行病学。流行病学本身是一门方法学,以观察法、实验法和数理法为基本,尤以观察法为最重要。那么具体到甲状腺肿瘤研究,则以描述甲状腺肿瘤的流行特征和趋势为首要任务,即首先通过描述流行病学来揭示甲状腺肿瘤在人群中的分布情况,然后采用分析流行病学方法进一步找出原因,最后利用人群实验流行病学来提供防治措施。随着近年来甲状腺肿瘤发病率不断增高,临床诊断和治疗方法不断改善,人群中甲状腺肿瘤的患病人数不断增加,而目前国内外甲状腺肿瘤流行病学资料相对不多,因此开展甲状腺肿瘤相关的流行病学、病因学和三级预防研究十分必要,而唯有运用正确的试验设计和人群研究方法,才能获得真实可靠的结果。本部分按照传统的设计类型分类,首先简介经典的流行病学科研方法、特点和类型,然后针对甲状腺肿瘤研究探索并提出一些具有可行性的研究工作方案以及适用的研究方法、注意事项等,旨在为广大医务和科研工作者能够更广泛地开展甲状腺肿瘤流行病学研究提供些许线索与参考。本节主要讲述甲状腺肿瘤的临床流行病学研究方法及相关进展。

一、描述性研究

描述性研究指根据日常记录资料或通过特殊调查所得到的资料,包括实验室检查结果,按不同地区、不同时间及不同人群特征分组,将一个人群疾病或健康状态分布进行简单描述,常常是开展流行病学调查的第一步,也是分析流行病学的基础。描述性研究的三大特征即地区特征、时间特征和人群特征。描述性研究设计时不需要设立对照,它不能分析暴露与效应之间的联系。

甲状腺癌流行趋势的描述性研究进展 甲状腺癌发病在临床上长期被认为是罕见的恶性肿瘤,其发病只占甲状腺结节的5%,全身恶性肿瘤的1%,但却是内分泌系统最常见的恶性肿瘤。

近年许多资料显示甲状腺癌的发病率有逐年上升趋势,是近年备受关注的肿瘤之一。根据 *World Cancer Report* 2014 的报道,2012 年全球甲状腺癌新发病例数约为 298 000 例,死亡例数 40 000 例,新发病例中有 48.3%来自亚洲,19.5%来自

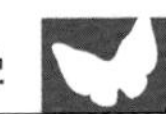

北美洲,17.8%来自欧洲,9.4%来自拉丁美洲和加勒比海地区,4%来自非洲和3%来自大洋洲;死亡病例中有57.9%来自亚洲,15.8%来自欧洲,13.2%来自非洲,7.9%来自拉丁美洲和加勒比海地区和5.3%来自北美洲(图5-1-1)。

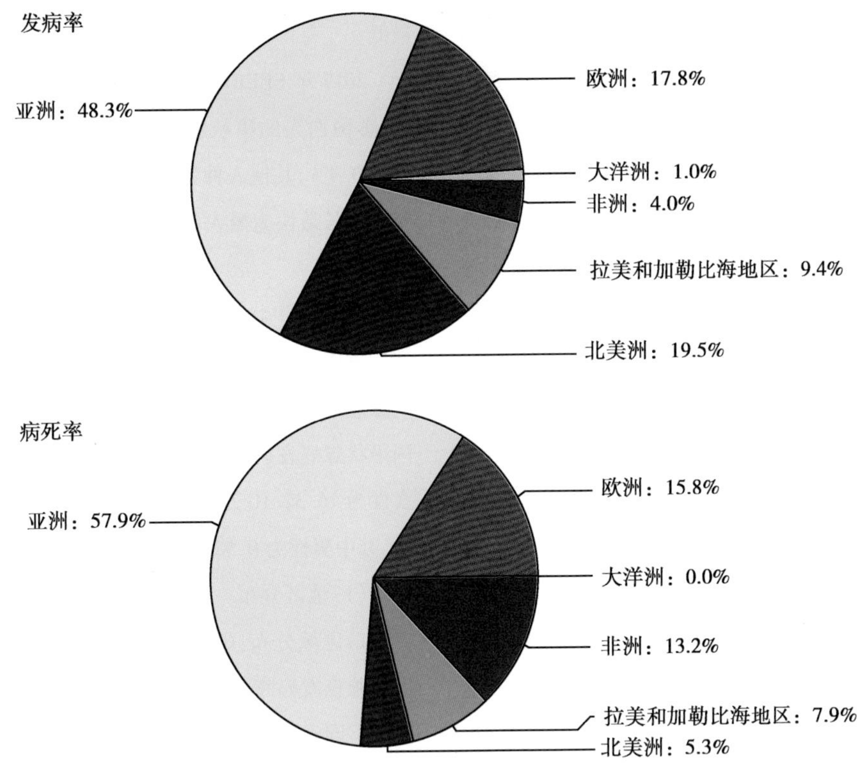

图5-1-1　GLOBOCAN 2012（IARC）全球甲状腺癌的发病率和死亡率（1/1万）

1. 国外甲状腺癌流行情况

(1)地区分布:IARC/IACR公布的2012年全球肿瘤流行病统计数据(GLOBOCAN 2012),提供全球184个国家和地区、28种癌症的发病率、死亡率、患病率等方面相关数据。2012年世界范围内甲状腺癌预期发病率的顺位依次为亚洲、北美洲、欧洲、拉丁美洲及加勒比海地区、非洲和大洋洲。预期死亡率顺位依次为亚洲、欧洲、非洲、拉丁美洲及加勒比海地区和北美洲。亚洲无论发病率还是死亡率都居全球首位;北美洲发病率较高,但死亡率较低;非洲虽然发病率不高,但是死亡率位于几大洲前列。

美国甲状腺癌发病率在女性恶性肿瘤发病顺位中位居第5位,根据美国癌症协会估计,2015年美国甲状腺癌新发病例将达到62 000例。2012年,中南美洲甲状腺癌发病占全部恶性肿瘤发病人数的4%,发病率为全部恶性肿瘤发病顺位的第6位。在亚洲,韩国甲状腺癌发病率最高,韩国甲状腺癌发病率在2009年已经升至全球首位,到2012年韩国甲状腺癌发病率高达87.4/10万。

(2)时间分布:美国流行病学监测计划(surveillance epidemiology and end results program,SEER)数据库显示,美国甲状腺癌总发病率自1975年至2014年间由4.84/10万增至15.04/10万,发病率增长了2.1倍,但是甲状腺癌的死亡率却稳定不变,1975年死亡率为0.55/10万,2014年为0.5/10万(SEER)。甲状腺乳头状癌发病率由1975年的3.4/10万增至2009年的12.5/10万。甲状腺癌发病率排序上升至美国女性恶性肿瘤的第三位。美国NCI SEER项目对1974年至2013年30年期间诊断的甲状腺癌的发病趋势进行分析发现1974—2013年期间,美国甲状腺癌发病的总体年度百分比变化(annual percent change,APC)为3.6%,其中1997—2009年期间APC为6.7%,上升最高,而在2009—2013年期间APC降至1.8%。1974—2013年期间,美国甲状腺癌死亡率的总体APC为1.1%。

甲状腺癌发病的增长主要表现为甲状腺乳头状癌的增长,美国1974—2013年期间,乳头状癌发病的APC为4.4%,滤泡癌发病的APC为0.6%,髓样癌发病的APC为0.7%。同期,美国甲状腺乳头状癌死亡率APC为1.7%,滤泡癌APC为-0.2%,髓样癌APC为-0.7%。

甲状腺癌发病的增长主要表现为直径小于1cm的肿瘤

的增长，美国1974—2013年期间，直径小于1cm的甲状腺癌发病的APC为9.3%，直径在1~2cm之间的甲状腺癌为5.4%，直径在2~4cm的甲状腺癌为4.5%，直径大于4cm的甲状腺癌为6.1%。同期，美国死亡率年度变化，在直径小于2cm的PTC为6.8%，直径2~4cm的PTC为4.3%，直径大于4cm的PTC为2.8%。

2000年IARC肿瘤登记协会报告，全球甲状腺癌发病率男性1.2/10万，女性3.0/10万，并呈逐年上升趋势；包括美国、英国、加拿大、法国和澳大利亚、意大利、中国及立陶宛等世界多个国家和地区均出现甲状腺癌发病逐渐上升的报道。世界大多数地区甲状腺癌发病率呈持续上升趋势，但死亡率变化不明显。

（3）人群分布

1）性别分布：美国SEER-9数据库数据分析了1974—2013年期间男性、女性甲状腺癌发病死亡的变化趋势，具体表现为男性甲状腺癌发病1998—2013年期间的年度变化百分比APC为5.6%；而在女性1996—2009年期间甲状腺癌发病的APC为6.7%，到2009—2013年期间降至1.6%。

1997—2005年男性微小乳头状癌（PTMC）发病的APC为9.9%，1988—2005年女性PTMC发病的APC为8.6%。肿瘤直径>4cm甲状腺癌的发病趋势，男性发病的APC为3.7%，女性为5.7%。

1973—2001年间美国甲状腺癌死亡率仅轻微升高，但应用相对生存率（只归因于甲状腺癌造成的死亡）计算后，显示同期美国女性甲状腺癌死亡率在下降，但男性死亡率在上升。1992年至2000年，美国男性甲状腺癌死亡率的年度平均变化率为2.4%。男性甲状腺癌死亡率高于女性，其原因可能是女性在就诊时处于甲状腺癌局限期的比例高于男性（62%∶50%），男性甲状腺癌患者在发现时多数就已为中晚期所致。2017年SEER-9数据库更新发病死亡数据后，美国男性甲状腺癌死亡率在1974—2013年期间APC为1.0%，而女性为1.2%。

大部分国家和地区的女性发病率明显高于男性，男女比例约为1∶（1.5~3），在意大利的西西里地区其比例甚至可以达到4.3∶1。世界大多数地区男性和女性甲状腺癌发病率均呈持续上升趋势，女性甲状腺癌发病率上升更为显著，男性女性的甲状腺癌死亡率变化不明显。

2）人种分布：在不同人族中，甲状腺癌发病率存在差异。关于甲状腺癌种族差异的研究发现，白人和黑人发病率的年增长速度较亚洲人快；美国国立癌症研究所收集1992—2004年甲状腺癌数据显示，非拉美裔白人甲状腺癌发病率的年均增长率最高，黑人次之，亚裔和美印第安人最低。

2017年SEER-9数据库数据显示，在1974—2013年期间，美国白人的甲状腺癌年度增长最快为3.8%，其次是黑人为3.4%，其他人种为1.5%。同期，美国各个人种死亡率年度增长最快为黑人3.8%，白人次之为0.9%，其他人种为-0.2%。

2. 我国甲状腺癌流行情况：2016年全国255个肿瘤登记处提供的肿瘤发病、死亡数据的分析显示，2013年全国甲状腺癌新发病例数估计为14.39万，死亡病例0.65万。全国甲状腺癌发病率为10.58/10万，其中男性为5.12/10万，女性为16.32/10万。同期全国甲状腺癌死亡率为0.48/10万，其中男性为0.33/10万，女性为0.63/10万。

（1）地区分布

1）区域分布：GLOBCAN2012数据显示，高收入国家的甲状腺癌发病率是中低收入国家发病率的2倍甚至以上。我国不同省份的数据也显示出类似趋势，社会经济发展水平高的地区甲状腺癌发病率高于社会经济发展水平相对低的地区（表5-1-1）。2012年，全国甲状腺癌发病的中标率为7.36/10万，是全国恶性肿瘤发病顺位的第7位；同年，在福建省、湖北省和河北省等地区，甲状腺癌发病在全部恶性肿瘤顺位中均能进入前10位，而在内蒙古自治区、山东省、湖南省、云南省、河南省和甘肃省地区甲状腺癌的发病顺位均位于10位之外。在上述各省市中，甲状腺癌的死亡率在全部恶性肿瘤死亡顺位中均未进入前10位（具体数据未列出）。2013年，浙江省女性甲状腺癌发病率已位居女性恶性肿瘤发病顺位第1位，男性甲状腺癌发病率居男性恶性肿瘤发病顺位第7位；同年，广东省女性甲状腺癌发病顺位为第4位，男性甲状腺癌发病顺位为第10位。

2）城乡分布：全国城市地区甲状腺癌发病率及死亡率均高于农村地区，2013年全国城市地区甲状腺癌新发病例数为10.99万，发病率为15.03/10万，全国农村地区新发病例数为3.41万，发病率为5.41/10万，城市中标发病率为农村的2.57倍；2013年全国城市地区甲状腺癌死亡人数估计为4141例，死亡率为0.57/10万，全国农村地区甲状腺癌死亡人数估计为2377例，死亡率为0.38/10万，全国城市地区的中国调整死亡率（中标死亡率）为农村地区的1.41倍。

表 5-1-1 中国部分省市甲状腺癌中标发病率及发病顺位

Province, Year	Total ASR (1/10万)	发病顺位	Urban ASR (1/10万)	发病顺位	Rural ASR (1/10万)	发病顺位	Male ASR (1/10万)	发病顺位	Female ASR (1/10万)	发病顺位
中国,2013	7.67	7	10.41	6	4.15	9	-	>10	11.7	5
浙江省,2013	28.87	2	35.53	2	16.79	5	14.6	7	43.12	1
广东省,2013	12.54	5	13.84	5	9.79	8	6.48	10	18.75	4
中国,2012	7.36	7	10.12	7	-	>10	-	>10	11.28	7
福建省,2012	7.71	8	/		/		-	>10	11.84	7
湖北省,2012	9.5	8	16.1	6	-	>10	-	>10	15.3	5
河北省,2012	4.93	9	6.18	9	4	9	-	>10	7.31	9
内蒙古自治区,2012	-	>10	-	>10	-	>10	-	>10	5.02	8
山东省,2012	-	>10	2.76	7	-	>10	-	>10	5.78	10
湖南省,2012	-	>10	-	>10	-	>10	-	>10	-	>10
云南省,2012	-	>10	/		/		-	>10	-	>10
河南省,2012	-	>10	-	>10	-	>10	-	>10	-	>10
甘肃省,2012	-	>10	-	>10	-	>10	-	>10	-	>10

ASR:年龄标准发病率(age-standardized incidence rate)(中国人口数据,2000)
/:原始文献数据未提供
-:原始文献中发病顺位在前10位以外

5

(2)时间分布:近20年,我国甲状腺癌发病率一直呈上升趋势。天津市1981年至2001年的资料统计结果显示,天津市女性甲状腺癌发病率在1981年的基线水平较低,仅为1.79/10万,但26年来发病率的变化超过世界平均增长水平,至2006年发病率增加了267%,APC为3.1%。上海市浦东新区登记的甲状腺癌发病率由2002年的6.71/10万上升至2009年的20.08/10万,在恶性肿瘤的发病顺位中跃居第7位。

全国肿瘤登记中心利用2009—2011年全国72个肿瘤登记处的数据预估,到2015年我国甲状腺癌新发病例数约为9万;同时还利用全国22个肿瘤登记处2000—2011年的数据,分析预估我国甲状腺腺癌将以每年20%的速度持续增长。全国肿瘤登记中心目前最新的更新报道显示,2013年我国甲状腺癌新发病例数已经超过之前估计2015年新发病例数,达到的世界调整发病率(世标发病率)为7.67/10万,远远超过2010年世标发病率3.23/10万。仅2010年到2013年的3年时间,我国甲状腺癌发病率增长了137%。

甲状腺癌患者预后一般良好,死亡率保持平稳,未见明显增长。全国肿瘤登记中心数据显示,2010年全国甲状腺癌世标死亡率为0.26/10万,到2013年全国世标死亡率为0.32/10万,3年期间死亡率增长23%,远远低于同期发病率增长(同期发病率增长137%)。2013年与2010年相比,甲状腺癌人群累积死亡风险无变化,甲状腺0~74岁累积死亡率无变化。

(3)人群分布

1)性别分布:我国女性甲状腺癌发病率普遍高于男性,城市男女发病性别比为1∶3.2,农村男女发病性别比为1∶3.85。在人体各部位发生的肿瘤中,甲状腺部位发生肿瘤的比例,男性仅为0.98%,而女性高达3.99%。

2013年全国肿瘤登记中心数据显示,从5~9岁组开始,各个年龄组的女性甲状腺癌发病率均高于男性。城市地区女性甲状腺癌发病率居女性所有恶性肿瘤的第4位,农村地区女性甲状腺癌发病率居女性所有恶性肿瘤第8位。

2012—2014年,北京女性甲状腺癌发病率在女性恶性肿瘤发病顺位由第4位上升至第3位,而北京男性甲状腺癌发病率在男性恶性肿瘤发病顺位由10位以外升至第8位。2014年浙江省女性甲状腺癌发病率居女性恶性肿瘤发病顺位第1位,男性为第6位。

2)年龄分布:对天津市1981年至2006年的年龄别性别发病率进行趋势分析发现,男性自40岁以后随年龄呈逐渐增长趋势，至55~65岁达到顶峰，以后虽稍有回落但仍随年龄呈发病率增加趋势。女性则自25岁开始发病率随年龄呈快速上升趋势，在45~55岁时达到高峰，以后随年龄逐渐下降，70岁组再次升高，从75岁以后发病率下降。

2010年全国肿瘤登记中心数据显示，女性甲状腺癌发病率从15~19岁组开始快速上升，女性的发病率高峰年龄组为45~54岁，而男性从15岁开始呈现缓慢上升趋势，男性发病率高峰见于60~64岁组。各年龄组中，甲状腺癌患者在25岁以前很少发生死亡，而后随年龄增长，死亡率逐渐升高。

2013年中国全人群甲状腺癌发病率高峰年龄组为50~54岁组，发病率为21.1/10万，其次是55~59岁和45~49岁组，发病率分布为18.39/10万和17.47/10万。无论男性、女性，发病率均呈现50~54岁年龄组最高。各年龄组中，甲状腺癌患者在30岁以前很少死亡，至85岁以上年龄组达到死亡率顶峰(5.30/10万)。

二、病例对照研究与队列研究

病例对照研究是流行病学研究方法中最基本、最重要的研究类型之一，是验证病因假说的重要工具，是一种由果及因的回顾性研究方式，主要用于研究病因未明或多因素疾病的病因或危险因素。

队列研究又称定群研究，它是将未患病的特定人群按照暴露与不暴露于某因素分为暴露组与非暴露组，追踪观察一段时间，比较两组某(些)病的发病率或死亡率，从而分析暴露因素与疾病的联系与联系大小的一种流行病学研究方法。队列研究按有无暴露因素分组，有无暴露因素是人群中自然存在的，不是研究者施加的，这种研究是由因到果的研究，需要一个追踪观察的时间，是一种前瞻性研究，可用于计算发病率，可以确定暴露因素与疾病的因果联系。队列研究主要用于验证病因假设、评价预防措施的效果和描述疾病自然史。

常规的病例对照研究和队列研究对于研究慢性非传染性疾病均存在局限性。以恶性肿瘤为例，从产生肿瘤细胞到最终出现临床症状可能需要数年甚至数十年的时间，普通的病例对照研究，在资料收集时研究结果会很大程度上受到回忆偏倚的影响；普通的队列研究，由于复杂疾病的发生受到多种因素的影响，在队列研究的随访时间内无法积累足够量的病例，这种样本量不足的影响突出表现在研究基因与环境的交互作用研究中。

基于上述原因，产生了流行病学超大规模队列研究，这种超大规模队列的样本量均超过10万。中国的慢性病前瞻性队列研究成立于2004年，该项目包括了5个农村地区和5个城市地区，在2004—2008年进行基线调查，纳入研究对象51万人，截止到2015年，已经积累观察400余万人年。这些来自中国和世界范围内的慢性病前瞻性研究队列在识别疾病危险因素的基础上，为进一步研究相关疾病的致病机制提供科学基础，对于关注高危人群指导疾病预防起到重要作用。

无论是病例对照研究还是队列研究的研究方法，主要都用于阐述甲状腺癌的相关危险因素，只是二者对危险因素的暴露和甲状腺癌发病的因果效应的解释的效力不同，队列研究的结果可以明确甲状腺癌的病因，病例对照研究的结果可以对甲状腺癌病因予以提示。

甲状腺癌相关宏观危险因素研究进展　现有研究发现已经确定了的甲状腺癌危险因素有：童年期电离辐射和甲状腺良性疾病史(甲状腺肿、良性甲状腺结节和甲状腺腺瘤)。有报道与甲状腺癌相关但还不明确的危险因素包括：雌激素及女性生育因素、膳食因素、肥胖、职业暴露、诊断性X线暴露等。

1. 电离辐射　辐射暴露是甲状腺癌一个比较明确的危险因素，核电站或核武器产生的放射物及一些医疗检查放疗是辐射暴露的主要来源，如切尔诺贝利核电厂事故产生的核污染物、暴露于头颈部和胸背部上端的X射线或CT检查。辐射与甲状腺癌相关内容详见第四章第一节。

2012年一项汇总分析包含了16 757例因儿童期恶性肿瘤接受放疗的幸存者，结果发现儿童期辐射暴露是甲状腺癌的风险因素，且暴露年龄越小，风险越大，同时揭示了辐射剂量与致病风险的关系。

职业暴露也是电离辐射来源，一项有关医疗放射人员癌症发病率与风险评估的中国研究表明，发生甲状腺癌风险与职业暴露X射线有关；另一项关于瑞典口腔医护人员长期暴露于低剂量X射线的研究显示，女性发生甲状腺乳头状癌风险与X射线暴露存在剂量反应关系。

美国耶鲁大学的研究组采用病例对照研究的研究方法，分析了诊断性医疗辐射暴露与甲状腺癌的风险的关系。结果发现暴露于任何一种诊断性放射线检查都会增加直径小于1cm的分化型甲状腺癌的患病风险，增加风险最大的为核医学检查，随后依次为胸部CT扫描、头颈部CT扫描、上消化道造影、下消化道造影、肾脏造影、乳腺钼靶、胸部X线

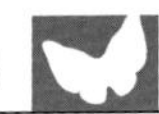

和腹部CT扫描。但这些检查对于直径大于1cm的甲状腺癌并没有增加其发病风险。

2. 甲状腺良性疾病史　现有的研究结果提示甲状腺肿、甲状腺结节或甲状腺腺瘤是甲状腺癌的风险因素，许多研究结果显示相对危险度RR远远高于1，一项汇总研究分析了1998年以前的所有病例对照研究发现结节性甲状腺肿、甲状腺结节和甲状腺腺瘤等良性疾病是增加甲状腺癌的发病风险，相对危险度RR在4.2~9.9之间不等；而甲状腺功能亢进和甲状腺功能减退与甲状腺癌相关性不强；桥本甲状腺炎是否增加了甲状腺癌的患病风险尚存在较大争议。

3. 雌激素等女性生理生育因素　甲状腺癌女性发病率是男性的3倍，且多发生于生育年龄的女性，甲状腺癌尤其是分化型甲状腺癌可以表达雌激素受体，这都提示女性相关因素可能与甲状腺癌相关。相关研究多为病例对照研究，故揭示雌激素等女性相关生理生育因素与甲状腺癌风险之间的关系的能力不如队列研究，所以雌激素等女性生理生育因素可能为甲状腺癌的危险因素。一项包含14项病例对照研究的汇总分析，共2247例女性甲状腺癌患者，3699例对照，结果显示月经初潮年龄晚、自然绝经、人工绝经、口服避孕药史和初次生育年龄晚等女性生理生育因素增加甲状腺癌的患病风险；而绝经期激素替代治疗、自然流产、人工流产、不孕与甲状腺癌发病没有相关性。与甲状腺癌发病相关的大多数变量汇总合并后OR值稍微高于1，虽然具有统计学差异，但是临床意义不明确。

4. 碘摄入　碘是甲状腺合成甲状腺激素的必需原料之一，甲状腺细胞通过钠/碘共转运子克服电化学梯度从血液循环中浓聚碘。碘摄入量的多少与甲状腺疾病的发生呈U形关系，即碘摄入过多或过少都会导致甲状腺疾病的发生。碘摄入与甲状腺癌的关系无疑是社会关注的焦点，一度引起广泛的关注。目前国际上普遍认为碘摄入过量可导致甲状腺癌组织发生变化。人群流行病学研究发现，在夏威夷岛、冰岛和中国，碘过量可能是引起甲状腺癌流行的外在环境因素之一。

碘摄入量与甲状腺癌的发生及其病理类型有关。低碘与滤泡癌有关，高碘与乳头状癌有关，在碘干预后，甲状腺癌的病理类型分布发生变化，乳头状癌上升，滤泡癌下降，但没有证据显示碘干预与甲状腺癌发病率上升有关。研究表明，瑞士富碘地区中乳头状癌发病率较高，而在缺碘地区则滤泡状癌发病较高，对滤泡状癌患者补充碘后可发现患者乳头状癌发病率呈上升趋势。我国关海霞等学者对辽宁和河北两省低碘、适碘和高碘三类地区14周岁及以上人群进行甲状腺癌流行病学调查，发现高碘地区甲状腺癌发病率高，且患者均为乳头状癌，这与过高的碘摄入量有关。王木华等对我国福建省低碘和碘摄入过量地区进行5年的跟踪随访发现，低碘地区甲状腺癌发生率几乎为零，而高碘地区甲状腺癌平均每年发病率为19.37/10万，显著高于低碘地区。腾晓春等做的5年前瞻性流行病学研究显示碘过量地区（MUI为633.5~650.9μg/L）甲状腺癌的发病率高达每年19.37/10万，显著高于轻度碘缺乏地区和碘超过适宜量地区，认为在碘过量地区补碘可能在甲状腺癌发病率增加中起到一定的促进作用。

5. 其他与甲状腺癌发病相关的因素

（1）吸烟饮酒：吸烟是已经证实的多种肿瘤的危险因素。IARC报告证实吸烟至少能引起12种以上的肿瘤。然而，近期有荟萃研究显示曾经吸烟是甲状腺癌发病的保护因素。该研究从病例对照研究中纳入了6260例患者和32 935个正常对照，从队列研究中纳入2715例甲状腺癌患者，得到上述结论。吸烟对甲状腺癌发病的这种作用很可能的机制是，吸烟很可能影响甲状腺的功能，吸烟者的TSH水平显著低于非吸烟者；再有吸烟很可能通过影响性激素的水平进而影响甲状腺癌发病。

最近一项纳入了33个研究的荟萃分析，包括了20个病例对照研究和11个队列研究，一共纳入了7725个甲状腺癌患者和3 113 679健康者，发现饮酒是甲状腺癌发病的保护因素。饮酒与甲状腺癌关系的机制很可能是酒精的摄入会降低甲状腺激素TSH的水平，进而对甲状腺癌的发病起保护作用。另有研究发现，酒精对甲状腺细胞有直接的毒性损伤作用，会减少甲状腺腺体的体积进而发挥作用。

（2）肥胖：肥胖被证实与多种肿瘤发病风险相关，大部分研究者都认为超重或肥胖可增加癌症的患病风险。最近一项包含3项病例对照研究的汇总分析也证实肥胖是甲状腺癌的危险因素。最近发表的一项队列研究显示，较高的BMI与10种常见癌症的发病风险增加有关，其中甲状腺癌的风险约增加9%。这是同类研究中规模最大的一项研究，共纳入了超过500万英国成年人的数据。研究发现性别影响肥胖与甲状腺癌的相关性，有荟萃研究分析显示，在男性人群中，BMI每增加5kg/m^{2}与食管腺癌、甲状腺癌、结肠癌和肾癌的发生关系明确；而在女性人群中，BMI每增加5kg/m^{2}与子宫内膜癌、胆囊癌、食管腺癌及肾癌的发生关系明确，与甲状腺癌仅呈弱相关性；肥胖男性和肥胖女性罹患甲状腺癌

5

的风险较 BMI 正常男性女性分别增加 1.33 倍和 1.14 倍。造成这种肥胖男性和肥胖女性罹患甲状腺癌风险差异的具体原因可能是相关激素差异以及男性患甲状腺癌的比例低导致研究数据不足。

（3）PBDEs：多溴联苯醚（polybrominated diphenyl thers，PBDEs），是一种溴化阻燃剂，可与塑料合成纤维等反应提高产品的阻燃能力，因而被广泛应用于电子仪器和纺织垫料添加剂中。由于 PBDEs 不与基质材料形成化学键，容易从产品中逸出而进入环境。目前已在大气、水、土壤、动植物、室内空气及人体各种环境介质和生物体内广泛检出。

PBDEs 可以干扰人体内分泌系统中的甲状腺及其他腺体。耶鲁大学研究者首次提出这种环境化学物质可能引起甲状腺癌的假说。随后利用巢式病例对照研究方法在美国一个多中心多种肿瘤的筛查人群中进行研究，但并未发现血浆 PBDEs 与甲状腺癌发病的直接关联。十溴联苯醚（decarbromodi-phenyl ether，BDE-209）是全球使用最广泛的，最常见的 PBDEs 污染物，有研究者通过分析 BDE-209 结构推测，其是一种甲状腺激素类似物，可以通过作用于甲状腺激素受体干扰甲状腺激素内稳态。动物实验证实 BDE-209 临界性诱发大鼠甲状腺癌。

5

三、基于大数据的甲状腺癌精准医学研究

生物医学当前已经进入大数据时代，数据集成的概念带来新的分析方法。大数据可以分析疾病模式、预测发病趋势，较传统流行病学调查更进一步。同时大数据可以给出不同横断面的结果，也可以继续分层研究，分析环境、生活习惯等多种因素对甲状腺癌发病的影响。有研究回顾性分析了美国 SEER 数据库中 1988—2007 年间 61 523 例甲状腺癌病例资料发现，病死率为 2.8%，其中乳头状癌占 38%，并且有 12.3% 的死亡患者肿瘤直径<2cm。上述分析结果显示，即便在相对惰性的甲状腺乳头状癌，还是存在一定程度的致死风险，怎样才能区分出侵袭性强的肿瘤是我们迫切需要解决的问题。单纯依靠原有的一般临床特性以及传统的流行病学调查得到的危险因素分析已经不能满足我们的需要，组学的发展为进一步的分析带来了可能。

组学研究的发展提供了个体的大量信息，通过基因组学、转录组学、蛋白质组学、代谢组学及表型组学等数据的综合分析，进行跨组学的研究，从而使疾病的诊断和分型更准确细致，治疗更具针对性。2015 年版的美国甲状腺协会（ATA）指南中已经将 *BRAF* 基因突变列入分化型甲状腺癌危险程度分级指标之一，结合其他一系列临床指标用来判断患者危险程度分级，并建议根据患者的危险级别确定手术切除范围、是否需要核素治疗、内分泌抑制治疗目标及方案。

2015 年，美国总结了“人类基因组计划”所取得的成果，并宣布了新的研究项目——精准医疗计划。我国也将精准医学研究提升到战略高度，建立百万人以上的自然人群健康队列和重大疾病专病队列。这些大型的队列收集的大数据将带给我们更精准的流行病学调查结果，让我们更直观地了解和把握甲状腺癌的发病趋势和模式及甲状腺癌致病的危险因素，进而为制定全局防治策略提供依据。同时，这些大数据组学的研究结果，对甲状腺癌的精准诊断、分子分型细化、治疗手段选择、预后判断都具有提示作用。相信在不久的将来，借助这些大数据资料，甲状腺癌的诊治能够实现精准医学的目标。

第二节　甲状腺肿瘤分子流行病学

分子流行病学（molecular epidemiology）是应用先进的实验技术测量生物学标志物，结合流行病学现场调查的方法，从分子水平阐明疾病的病因及其相关的致病过程，并提出与评价相应防治措施的科学。这一定义包含了几个要点：分子流行病学是流行病学的一个分支，是传统流行病学与新兴生物技术特别是分子生物学技术之间的一门交叉学科；分子流行病学的主要研究对象是各种生物学标志物；与传统流行病学不同，分子流行病还研究暴露因子引起疾病的相关过程，以测定各种易感性标志，并提出针对性预防措施，尤其是阻断暴露因子进入体内后致病进程的初级预防措施。

肿瘤分子流行病学（molecular cancer epidemiology）一词是 Perera 和 Weinstein 于 1982 年首次提出，他们提出的肿瘤分子流行病学是一种方法，应用先进的实验室技术结合分析流行病学，以生化或分子水平研究肿瘤病因。肿瘤分子流行病学采用流行病学研究方法，结合分子生物学等新兴学科的理论和技术平台，通过对有代表性人群从接触危险因素、癌前病变发展到肿瘤形成过程中一系列肿瘤标志物的研究，可以准确地测量“暴露”、生物学效应和遗传易感性，探讨肿瘤发生的机制。

没有肿瘤标志物就无所谓肿瘤分子流行病学。肿瘤标志物是连接实验室检测和人群为基础的流行病学研究的桥

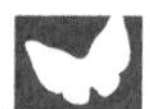

梁,是在癌前病变或癌症中发生生物学或生物化学改变的分子或过程。肿瘤标志物既可由肿瘤细胞或周围的正常组织产生,又可以是机体对肿瘤刺激的反应性产物。对肿瘤标志物的研究有助于揭示从致癌因素暴露到肿瘤发生的"暗箱",从而揭示肿瘤发病的本质,这正是肿瘤分子流行病学同经典的肿瘤流行病学的本质差异(图5-2-1)。肿瘤标志物的应用主要在如下两个方面:通过对研究对象的定性或定量检测,可以评估致癌物暴露和机体遗传易感性的单独或联合作用,有力地促进肿瘤病因学研究;可以作为临床上评价预后和机体治疗反应的标志来替代临床试验的真正终点,达到证实肿瘤存在、解析病程、评价疗效及复发、判断预后、从而达到辅助临床治疗的目的。

肿瘤标志物分类:按照肿瘤标志物在从暴露到疾病连续过程中所处的不同阶段可以分为暴露标志、效应标志和易感性标志;根据功能可将肿瘤标志物分为诊断标志物、预后标志物、预测标志物和监测标志物。

我国约在20世纪90年代中期开展了肿瘤分子流行病学这一领域的研究。随着大量甲状腺癌流行病学研究和分子生物学研究工作的开展,已发现了许多生物标志物、基因多态性与甲状腺癌的发生有关,丰富了对甲状腺癌发生、发展过程的认识,为甲状腺癌的早期诊断和预后评估打下了理论基础。本章从甲状腺癌病因、诊断和疾病进展相关的生物标志物、基因多态性以及相关基因突变等方面,对甲状腺癌分子流行病学的研究进展进行介绍。

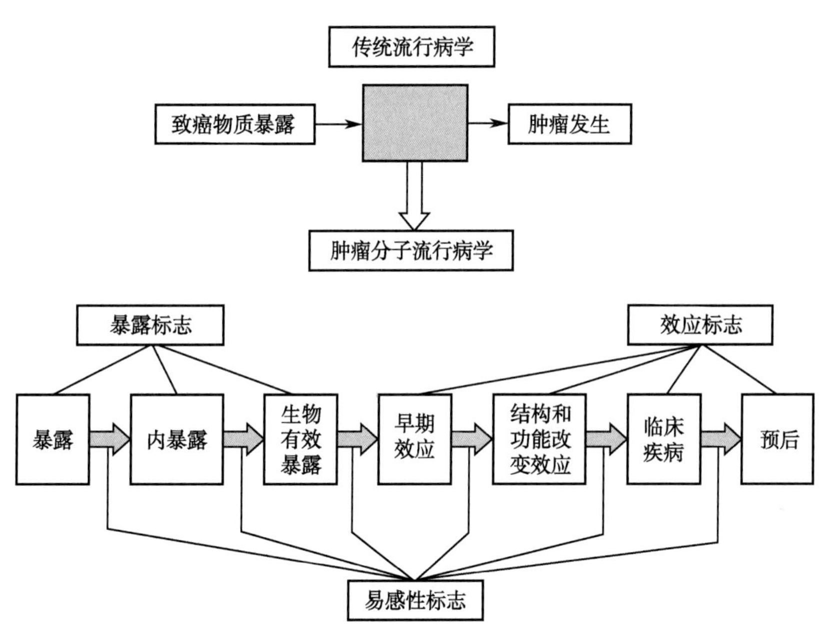

图5-2-1　肿瘤分子流行病学研究的连续过程及肿瘤标志物的分类

一、生物标志物

（一）降钙素

降钙素(calcitionin,Ct)是由32个氨基酸组成的多肽,主要由甲状腺滤泡旁C细胞分泌,是MTC较敏感且特异的肿瘤标志物。

2015年美国甲状腺协会(ATA)《修订版甲状腺髓样癌处理指南》推荐血清Ct及癌胚抗原(CEA)的联合检测,对MTC早期诊断、治疗监测、判断手术效果和观察肿瘤复发等具有重要意义。对甲状腺结节患者进行血清Ct筛查有利于早期诊断MTC。Ct同时可作为术后病灶残留或复发的预测因子,在全部甲状腺切除后,Ct水平持续升高则说明有残余肿瘤组织形成,术后Ct激发试验亦可帮助评估肿瘤切除的彻底性。

（二）甲状腺球蛋白

甲状腺球蛋白(thyroglobulin,Tg)是甲状腺滤泡上皮细胞合成与分泌的有功能的糖蛋白复合物,受促甲状腺激素(thyrotropin,thyroid stimulating hormone,TSH)调节,其主要生物学作用是促进甲状腺激素的碘化合成及合成后的储存。

血清Tg检测是分化型甲状腺癌(differentiated thyroid carcinoma,DTC)关键的血清学指标,其在DTC的术前诊断及术后的监测中均起到非常重要的作用,术前血清Tg水平能够作为超声和FANB诊断甲状腺结节的辅助指标,尤其对术前超声及FNAB无法明确诊断的滤泡性肿瘤,血清Tg水

5

平具有很大的恶性诊断价值。血清 Tg 水平与 DTC 原发灶的直径及是否有远处转移均有密切的联系。对于接受过全甲状腺切除及 ^{131}I 治疗的患者，血清 Tg 检测是评价 DTC 复发和选择后续治疗的重要参考。2015 年，ATA 指南指出，对未进行全甲状腺切除和清甲治疗的患者，需通过监测动态 Tg 水平评估是否复发和转移。血液内抗甲状腺球蛋白抗体（TgAb）会对 Tg 检测准确性产生干扰，因此对患者检查血清 Tg 时应同时检测 TgAb。

（三）半乳糖凝集素 3

半乳糖凝集素 3（galectin-3，Gal-3）是凝集素家族的成员之一，主要存在于细胞质，也可存在于细胞表面及细胞外。Gal-3 参与多种生理和病理过程，包括细胞生长和凋亡、细胞黏附、新血管形成、肿瘤浸润与转移。Gal-3 在 FTC 和 PTC 中高表达，而在 ATC 或 MTC 中不表达或弱表达。Gal-3 是甲状腺恶性病变尤其是乳头状肿瘤和滤泡性肿瘤的强有力指标；Gal-3 可以用作 FNAB 的辅助手段。因而 Gal-3 是 DTC 辅助诊断的一种可靠肿瘤标志物。

（四）间皮瘤抗原-1

间皮瘤抗原-1（HBME-1）是间皮细胞微绒毛表面特异性标志物，是间皮瘤相关抗体，在肿瘤血管的形成、生长及转移等方面发挥重要作用。最初在恶性间皮瘤中被发现，早期学者发现它也在滤泡起源的甲状腺癌中表达，尤其是 PTC。多项研究显示 HBME-1 在 DTC 中呈高表达，而在未分化癌和良性病变中为阴性或部分表达。HBME-1 是鉴别良恶性病变敏感而准确的标志物，HBME-1 和 CK19 的联合测定可提高诊断甲状腺癌的准确性。HBME-1，CK19 和 Gal-3 联合检测能提高 PTC 尤其是滤泡型甲状腺乳头状癌（follicular variant of papillary carcinoma，FVPC）的正确诊断率。HBME-1 与其他肿瘤标志物联合应用，可有助于 PTC 的鉴别诊断。

（五）细胞角蛋白 19

细胞角蛋白 19（cytokerantin-19，CK-19）为低分子量角蛋白，广泛存在于单层上皮细胞，是复层上皮细胞的较小组成部分，如基底细胞层。CK-19 在正常甲状腺滤泡中为局灶性表达，而在 PTC 中呈弥漫性强阳性表达。有研究认为 CK-19 阳性表达并不是恶性肿瘤的特异性染色，但对乳头状增生和乳头状癌有鉴别作用。由于 CK-19 在一些良性甲状腺肿瘤或炎性甲状腺结节中也有表达，所以其单独作为甲状腺癌的肿瘤标志物的特异性不高；但由于其在甲状腺癌细胞中表达的高度敏感性，因此 CK-19 联合其他肿瘤标志物的敏感性及特异性得到提高，对甲状腺癌的诊断有很大意义。

（六）基质金属蛋白酶

基质金属蛋白酶（matrix metdloproteinases，MMPs）是由多种锌离子依赖性酶组成的酶系家族，参与结缔组织的降解和重建、炎症反应、肿瘤扩散转移等。这些酶及其特殊抑制剂通过促进细胞外基质降解在肿瘤的进展及转移过程中起着重要作用。现有报道发现 MMPs 与甲状腺肿瘤转移有一定关系。

（七）其他

除上述生物标志物以外，其他如 VEGF、hTERT、β-catenin、cathepsin 等相关的分子标志物也值得关注。已经发现的与甲状腺癌相关的分子标志物众多，但目前尚未发现针对甲状腺癌完全特异性的标志物。

二、基因多态性

肿瘤的发生和演进是一个典型的多因素、多基因、多阶段的复杂过程，是遗传与环境因素相互作用的结果。其中，遗传因素是由不同基因、不同基因多态性的组合效应构成的，为此需要对众多基因的多态性与肿瘤相关性进行分析。目前，单核苷酸多态性（single nucleotide polymorphism，SNP）作为人类基因组最常见的多态性表现形式，不仅可以作为遗传标记，通过连锁分析可定位疾病基因，而且有些 SNP 本身就可直接导致疾病的发生。鉴定甲状腺癌易感基因，不仅有利于深入了解甲状腺癌的发病机制，也能为甲状腺癌的风险预测、早期预防以及新药的筛选提供理论依据和生物靶标。

（一）DNA 损伤修复相关基因多态性

DNA 损伤修复基因泛指那些编码产物在功能上参与 DNA 损伤识别和修复的基因，这类基因的突变会使损伤 DNA 得不到及时有效的修复，或发生错误修复，积累至一定程度就可导致细胞死亡或癌变。DNA 修复相关基因多态性导致的 DNA 修复效率与保真度的差异与个体肿瘤发病风险之间有密切关系。

近年来，针对 DNA 损伤修复基因的研究逐渐增多，但是涉及与甲状腺癌易感性相关的 DNA 损伤修复基因的不多。DNA 损伤修复基因 SNP 与甲状腺癌易感性关联研究汇总如下所示（表 5-2-1）。

X 线修复交叉互补基因（X-ray repair cross-complementing gene 1，*XRCC1*）参与 DNA 断裂修复及碱基切除修复途径中的核心成分。*XRCC1* 基因编码的蛋白质通过与多聚 ADP 核糖聚合酶（PARP）、DNA 连接酶Ⅲ（LigⅢ）及 DNA 多聚酶 B（Pol B）的相互作用，参与 DNA 碱基修复及 DNA 单链断裂

5

修复，后者是细胞内DNA受内外环境致癌因子包括离子化放射、氧应激等作用最常见的受损形式。该基因3处常见的单碱基突变分别为第6外显子第194密码子C→T转换、第9外显子第280密码子G→A转换、第10外显子第399密码子发生G→A转换，分别致编码的氨基酸发生Arg→Trp、Arg→His、Arg→Gln替换反应，最终使XRCC1编码的蛋白质功能发生变化，使机体对癌症的易感性发生变化。

人类X线交错互补修复基因3(X-ray repair cross-complementing gene 3，*XRCC3*)定位于人类染色体14q32.3，其编码的XRCC3蛋白是重要的双链修复因子，XRCC3蛋白作用于同源性重组，该途径对于防止染色体断裂、易位和缺失有重要作用，染色体的这些变异可导致肿瘤的发生。*XRCC3*基因在第241个密码子存在多态性，导致苏氨酸由蛋氨酸所取代，经基氨基酸转换为硫亚甲基氨基酸，氨基酸的取代可能影响酶的功能及其与参与DNA损伤修复的其他蛋白的相互作用，因而可能与肿瘤的易感性有关。

（二）代谢酶及其基因多态性

亚甲基四氢叶酸还原酶(methylene tetra hydrofolate reductase，MTHFR)，是叶酸代谢的限速酶，在叶酸代谢以及DNA甲基化和DNA合成修复的过程中发挥了重要作用，具有高度多态性，其最常见的SNP位点是C677T(rs1801133)。C677T多态性可降低MTHFR酶活性及血清中叶酸水平，促进DNA甲基化，参与肿瘤的发生发展过程。

针对肿瘤相关的代谢酶及其基因多态性的研究逐渐增多，但是涉及与甲状腺癌易感性与代谢酶及其基因多态性的报道仅见于*MTHFR*基因。*MTHFR*基因SNP与甲状腺癌易感性关联研究汇总如下所示(表5-2-2)。

（三）抑癌基因的多态性

肿瘤抑制基因*TP53*编码一个关键的细胞成分，该成分既可以通过控制细胞周期为DNA修复提供时间，也可以通过诱导细胞凋亡的方式来维持基因组稳定性。TP53(Arg72Pro)是常见的SNP，能下降诱导凋亡的能力，同时和人类很多肿瘤易感性相关。Arg72Pro位于TP53第四号外显子的第72个密码子上，处于编码多聚脯氨酸结构域的片段即末端反式激活结构域和结合区域之间。在人群中，通常有CCC和CGC两种编码序列，分别编码了精氨酸(Arg)和

5

表5-2-1 DNA损伤修复基因SNP与甲状腺癌易感性关联研究汇总

作者	年份	人种	基因突变位点
H. N. Bastos	2009	白种人	RAD51 Ex1-59G>T
H. N. Bastos	2009	白种人	XRCC3 Thr241Met
Sturgis EM	2005	非拉丁裔白种人	XRCC3 Thr241Met
Yuan K	2015	汉族	XRCC3 Thr241Met
B. C. Gomes	2010	白种人	XRCC5 Ex21-238G>A
M. Rahimi	2012	伊朗	XRCC7 IIE3434Thr
Bao Y	2013	白种人	XRCC1 Arg280His
Bao Y	2013	亚洲人	XRCC1 Arg280His
Ryu RA	2011	韩国	XRCC1 Arg194Trp
Chiang. FY	2008	中国台湾	XRCC1 Arg194Trp
Zhu QX	2004	中国	XRCC1 Arg399Gln

表5-2-2 *MTHFR*基因SNP与甲状腺癌易感性关联研究

作者	年份	人种	对照类型	病例	对照	检验方法
Siraj	2008	Caucasian	Population control	49	511	PCR-RFLP
Prasad	2011	Asian	NA	97	241	PCR-RFLP
Fard-Esfahani	2011	Asian	Hospital control	154	198	multiplex PCR
Ozdemir	2012	Caucasian	NA	60	50	Real-time PCR

脯氨酸(Pro)。该位点的等位基因 Arg 被 Pro 替换后,导致与 TP53 的结合能力减弱从而削减对线粒体的定位能力,在细胞水平上降低了引导凋亡的能力,增加了细胞周期停滞在 G1 期的能力。

针对抑癌基因多态性与肿瘤易感性的研究逐渐增多,但是涉及与甲状腺癌易感性相关的抑癌基因多态性的研究不多,*TP53* 基因多态性是报道较多的。*TP53* 基因 SNP 与甲状腺癌易感性关联研究汇总如下所示(表 5-2-3)。

表 5-2-3　TP53 基因 SNP 与甲状腺癌易感性关联研究

作者	年份	人种	TC 类型	病例	对照	检测方法
Barbieri et al	2013	Brazil	MTC	133	278	TaqMan
Barbieri and Bufalo	2012	Brazil	MTC	45	278	TaqMan
Reis et al	2010	Brazil	Thyroid cancer	45	69	PCR-RFLP
Akulevich et al	2009	Caucasian	PTC	251	592	TaqMan
Siraj et al	2008	Saudi	PTC	46	225	PCR-RFLP
Bufalo et al	2006	Brazil	PTC	63	111	PCR-RFLP
Bufalo et al	2006	Brazil	FTC	8	111	PCR-RFLP
Rogounovitch et al	2006	Russian-Ukrainian	PTC	169	313	TaqMan
Granja et al	2004	Brazil	PTC	77	153	PCR-RFLP
Granja et al	2004	Brazil	FTC	21	153	PCR-RFLP
Boltze C 2002	2002	German	PTC	21	36	PCR
Boltze et al	2002	German	FTC	18	36	PCR
Boltze et al	2002	German	UTC	22	36	PCR

5

(四)其他

全基因组关联研究(genome-wide association studie, GWAS)是运用高密度生物芯片,对全基因组范围内上百万个 SNP 进行筛检,比较病例和对照之间的频率差异,再通过大样本量的验证,从而获得全基因组范围内与疾病或性状最显著相关的基因或变异位点的研究方法。GWAS 研究摒弃了以往候选基因方法中的人为预先假设,而是在全基因组范围内全面系统地进行筛查,同时采用大样本量(上千甚至上万个病例和对照)和严格的统计学检验水准,获得阳性结果后还要进行多中心的独立样本验证,因此研究结果比较可靠。

自 2005 年美国《科学》杂志第一篇 GWAS 研究发表以来,各种复杂疾病如糖尿病、冠心病,以及肺癌、乳腺癌等多种肿瘤的 GWAS 成果陆续在国际权威期刊上发表。现阶段,无论是 GWAS 的技术手段还是分析策略都已十分成熟,而这些全基因组关联研究结果中涌现出的大量新的肿瘤易感基因与染色体区域也证明,这一研究策略的实施为人类了解肿瘤遗传致病机制作出了贡献。表 5-2-4 总结了现有的以甲状腺癌为研究对象的 GWAS 研究。

三、基因突变

近年来,随着分子生物学研究的不断深入,相关基因与甲状腺癌发生、发展和转归的关系也逐渐成为研究热点,并取得了很大进展。这些研究成果对于更好地理解甲状腺癌的生物学特性、病理诊断、预后推断以及临床治疗都有着重要的实用价值。

目前已经确定 *B-RAF* 癌基因(*BRAF*)、*ras* 癌基因(*RAS*)、*RET/PTC* 重排基因(*RET/PTC*)和特异性结合域转录因子/过氧化物酶体增殖物激活受体融合基因(*PAX8-PPARγ*)为编码各种受体酪氨酸激酶的癌基因,这 4 个不同基因的改变与甲状腺癌的诊断和治疗关系密切,其他包括 *p53*、*HIF-1α*、*Wnt/β-catenin*、*microRNA*、*NF-κB*、*PI3K* 等相关基因与甲状腺癌的关系正在研究当中(关于基因突变与甲状腺癌之间关系详见本书相关章节)。

相关基因突变以及多基因联合作用是甲状腺癌形成及发展的重要危险因素之一。检测 *BRAF* 基因、*RET* 基因以及 *TERT* 启动子基因等可作为甲状腺癌诊断以及预后判断的生物学标记,而 *TP53* 基因以及 *Pax8-PPARγ* 融合基因等将为抗癌药物的研究提供新的靶点。这些基因将对甲状腺癌的诊断、预后判断以及治疗产生十分深远的影响,因此甲状腺癌相关基因的研究前景广阔。

表 5-2-4 甲状腺癌的 GWAS 研究

作者	年份	国家/地区	例数（研究组/对照组）	病理类型	位点
Figlioli, G.	2014	意大利	2260/2218	DTC	rs10136427 near BATF; rs7267944 near DHX35; rs13184587(ARSB); rs1220597(SPATA13)
Kohler, A.	2013	意大利	690/497	DTC	rs6759952(DIRC3); rs10238549 and rs7800391 (IMMP2L); rs7617304(RARRES1); rs10781500 (SNAPC4/CARD9)
Mancikova, V.	2015	西班牙	398/502	不明确	rs7028661 and rs7037324(near FOXE1); rs2997312, rs10788123 and rs1254167 (10q26.12); rs4075570 (6q14.1)
Gudmundsson, J.	2017	欧洲	3001/287550	non-MTC	1q42.2 (rs12129938 in PCNXL2), 3q26.2 (rs6793295 a missense mutation in LRCC34 near TERC), 5q22.1 rs73227498 between NREP and EPB41L4A), 10q24.33(rs7902587 near OBFC1), 15q22.33 (rs2289261 and rs56062135; both in SMAD3)
Son, H. Y.	2017	韩国	1085/8884	DTC	NRG1 gene(rs6996585); novel susceptibility loci (VAV3, CNXL2, INSR, MRSB3, FHIT, SEPT11 and SLC24A6); confirmed three previously reported loci(FOXE1, NKX2-1 and DIRC3)
Liyanarachchi, S.	2013	俄亥俄州	747/1047	PTC	rs965513, rs944289, rs966423, rs2439302 and rs116909374
Gudmundsson, J.	2009	欧洲	192/37196	PTC/FTC	rs965513 on 9q22.33 (FOXE1 (TTF2)); rs944289 on 14q13.3(NKX2-1(TTF1))

四、其他（表观遗传学）标志物

表观遗传学（epigenetics）是研究基因的核苷酸序列不发生改变的情况下，基因表达了可遗传的变化的一门遗传学分支学科。表观遗传学具有可遗传性、可逆性和 DNA 序列不变的特征。随着后基因组时代到来，表观遗传学已成为阐明基因组功能的研究热点之一。表观遗传学研究的主要内容包括：DNA 甲基化作用、非编码 RNA、组蛋白修饰作用等。近年来关于甲状腺癌的遗传学和表观遗传学研究逐渐增多，基因突变和甲基化改变在甲状腺癌发生、发展过程中发挥重要作用。

（一）DNA 甲基化

DNA 甲基化（DNA methylation）是一种重要的表观遗传学的改变，启动子 CpG 岛的甲基化改变具有调控基因表达、维持染色体完整性和调节 DNA 重组等作用。DNA 甲基化在染色体完整性的维护、基因表达的调控和重组 DNA 某些环节的调节等方面有重要的生物学作用。肿瘤发生的一个重要原因是抑癌基因启动子区甲基化导致的基因失活，在转录水平上抑制基因表达。DNA 甲基化是恶性肿瘤发生中的一种常见改变，反映了环境因素与遗传因素的相互作用。

在甲状腺肿瘤细胞中研究较多的主要有丝裂原活化蛋白激酶（mitogen-activated protein kinase, MAPK）通路、磷脂酰肌醇 3 激酶/丝/苏氨酸蛋白激酶（phosphatidylinositol 3 kinase/serine/threonine protein kinase, PI3K/Akt）通路、促甲状腺激素受体/环磷酸腺苷（thyroid stimulating hormone receptor/cyclic adenosine monophosphate, TSHR/cAMP）通路和 Wnt/β 连环蛋白（Wnt/β-catenin）通路，许多基因的遗传学改变或表观遗传学改变会激活或抑制这些通路，进而促使肿瘤发生。

随着对甲状腺肿瘤 DNA 异常甲基化认识的逐步深入，DNA 甲基化检测可作为甲状腺肿瘤早期诊断、疗效预测、抗肿瘤药物筛选等分子生物标志。加之表观遗传修饰可逆性的特点使其成为潜在的疾病治疗靶点。甲状腺癌相关的

DNA 甲基化的应用主要在以下三个方面:①通过多种甲基化标志物检测进行甲状腺肿瘤的早期诊断,基因的联合检测可以极大地提高肿瘤的阳性检测率。②甲基化抑制剂针对的不是特定的基因而是整个基因组,通过同时恢复多个抑癌基因的表达,降低基因突变的发生率,提高基因组的稳定性,这可能为开发肿瘤药物提供新靶点。③DNA 甲基化能直接影响恶性肿瘤的发生发展,并且对预后产生重要的影响,临床病理参数和基因甲基化联合使用可对肿瘤的诊断、预后作出更准确的判断。

（二）非编码 RNA

非编码 RNA(non-coding RNAs,ncRNA)是指不能翻译为蛋白的功能性 RNA 分子,分为看家非编码 RNA(housekeeping non-coding RNA)和调控非编码 RNA(regulatory non-coding RNA),其中具有调控作用的非编码 RNA 按其大小主要分为两类:短链非编码 RNA(包括 siRNA、miRNA、piRNA)和长链非编码 RNA(Long non-coding RNA,lncRNA)。随着越来越多的研究者投身到 ncRNA 与甲状腺肿瘤研究领域中,发现各类 ncRNA 作用机制的多样和复杂,目前对甲状腺癌相关的 ncRNA 主要集中在 miRNA 和 lncRNA。

1. microRNA　微小 RNA(microRNA)是一类内源性的、进化上高度保守的非编码单链小 RNA,成熟的 microRNA 可以与特定信使 RNA(mRNA)的 3′端非翻译区(3′-UTR)结合,在转录后水平负性调节基因的表达。研究表明 microRNA 在许多重要的生物学调控过程中发挥积极作用,如细胞凋亡、分化、增殖等。文献报道,microRNA 的表达异常不仅促进了人类多种恶性肿瘤的形成,而且与肿瘤细胞的浸润、侵袭和转移密切相关。

miRNA 对于良、恶性甲状腺肿瘤的鉴别诊断具有十分重要的意义,并且其对于甲状腺肿瘤的诊断和预后判断有巨大的潜力(表 5-2-5)。虽然大部分甲状腺癌预后良好,但仍有一部分甲状腺癌表现出高侵袭性特征,而且目前对这部分高侵袭性的甲状腺癌在治疗前(如术前)依然缺乏有效的甄别手段,临床处理仍比较棘手。microRNA 在特定类型的甲状腺癌中具有相对特异的表达谱,如果在临床上可以借助这些特异性的 microRNA 来预测高危甲状腺癌的侵袭性行为,并以此来确定更为合理和积极的治疗方案,避免治疗不足和过度,将具有十分重要的医学意义。

2. LncRNA　长链非编码 RNA(long noncoding RNAs,lncRNA)是由基因组中非编码序列转录生成的、长度大于 200nt、不具有翻译成蛋白质能力的转录本。在很长一段时间,内非编码基因被认为是基因组中的"噪声"和"暗物质"。近年来,大量实验证明由部分基因组中的"暗物质"所转录的长链非编码 RNA 在表观遗传水平、转录水平、翻译水平、蛋白修饰过程中均可发挥重要的调控作用。

表 5-2-5　循环中 miRNAs 对甲状腺乳头状癌诊断的文献证据

样本类型	miRNA	上调/下调	作者
Serum	let-7e,151-5p,222	Up	Yu,S
Plasma	146b,222	Up	Lee,J. C.
Serum	190	Up	Cantara,S.
	95	Down	
Plasma	let7b-5p,10a-5p,93-5p,191	Up	Graham,M. E.
	146a-5p,150-5p,199b-3p,342-3p	Down	
Plasma	let-7i,25-3p,140-3p,451	Up	Li,M.
Plasma	146b,155	Up	Lee,Y. S.
Plasma-derived exosomes	31-5p,126-3p,145-5p,181a	Up	Samsonov,R.
Plasma	9-3p,124-3p	Up	Yu,S.
Serum	222	Up	Yoruker,E. E.
	21	Down	
Serum	24-3p,28-3p,103a-3p,146a-5p,146b-5p,191-5p,221-3p,222-3p	Up	Rosignolo,F.

5

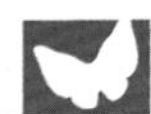

现已发现了数条与甲状腺癌相关的基因lncRNA，包括BANCR、PTCSC3、NAMA、Ak023948（表5-2-6）。虽然lncRNA在甲状腺癌中的调控作用渐渐为人所重视起来，但目前对lncRNA与甲状腺癌的认识仍然处于萌芽阶段。lncRNA在甲状腺癌的发生、发展中起着何种重要作用，lncRNA是否影响甲状腺癌的细胞增殖凋亡、侵袭迁移和肿瘤耐药等功能，其能否作为甲状腺肿瘤早期诊断的分子标志以及能否作为靶向治疗的有效靶标，这些都是摆在研究者面前亟待解决的问题。

表5-2-6　甲状腺癌中常见上调及下调的lncRNAs

lncRNAs	定位	类型	表达	样本	功能
Up-regulated lncRNAs					
ANRIL	9q21	TC	Up	tissue/cell lines	促进甲状腺癌细胞及裸鼠移植瘤侵袭和转移
NEAT1	Chr11	TC	Up	cell lines	加速癌细胞生长、侵袭和迁移
LOC100507661	3q26.2	PTC	Up	Tissue/Cell lines	促进癌细胞增殖、侵袭和转移，与淋巴结转移相关
HOTAIR	Chr12	PTC	Up	Tissue/Cell lines	促进肿瘤细胞增殖和克隆形成；与肿瘤快速增长、淋巴结转移以及高级别的TNM分期正相关
H19	11p15.5	TC	Up	Tissue/Cell lines	具有调控增殖、迁移、侵袭、凋亡以及细胞周期的癌基因的功能
ENST00000537266	Chr19	PTC	Up	Tissue/Cell lines	具有调控增殖、迁移、侵袭、凋亡以及细胞周期的癌基因的功能
ENST00000426615	Chr2	PTC	Up	Tissue/Cell lines	具有调控增殖、迁移、侵袭、凋亡以及细胞周期的癌基因的功能
PVT1	8q24.21	PTC/FTC/ATC	Up	Tissue/Cell lines	促进肿瘤细胞增长
HIT000218960	Chr11	PTC	Up	Tissue/Cell lines	促进肿瘤细胞增殖和克隆形成；与肿瘤快速增长、淋巴结转移、多灶性以及高级别的TNM分期相关
NR_036575.1	Chr19	PTC	Up	Tissue	敲除NR_036575.1表达后明显抑制甲状腺癌细胞增殖与迁移能力
FAL1	1q21.2	PTC	Up	Tissue	与多灶性发生风险正相关
BANCR	Chr9	PTC	Up	Tissue/Cell lines	促进肿瘤细胞增殖，抑制细胞凋亡
Down-regulated lncRNAs					
AK023948/PTCSC1	8q24	PTC	Down	Plasma/Tissue	可能是PTC的一个易感基因
MEG3	14q32	PTC	Down	Tissue/Cell lines	抑制肿瘤细胞的增殖和迁移
NAMA	N/A	PTC	Down	Tissue/Cell lines	可能是MAPK信号通路的治疗靶点
PTCSC2	9q22	PTC	Down	Tissue	可能与甲状腺癌易感基因相关
PTCSC3	14q13.3	PTC	Down	Tissue/Cell lines	抑制甲状腺癌增殖与侵袭
BANCR	Chr9	PTC	Down	Tissue/Cell lines	抑制甲状腺癌增殖、转移与侵袭，能诱导肿瘤细胞凋亡
NONHSAT037832	Chr14	PTC	Down	Tissue	与肿瘤大小及淋巴结转移负相关

5

续表

lncRNAs	定位	类型	表达	样本	功能
LINC00271	6q23.3	PTC	Down	Tissue	肿瘤有无腺外侵犯、淋巴结转移、高级别的TNM分期及复发的独立危险因素
GAS8-AS1	Chr2	PTC	Down	Tissue	抑制甲状腺癌增殖
NONHSAG051968	N/A	PTC	Down	Tissue	与肿瘤大小负相关
NONHSAG018271	N/A	PTC	Down	Tissue	N/A
NONHSAG007951	N/A	PTC	Down	Tissue	N/A

（三）组蛋白修饰

组蛋白修饰(histone modifications) 是指组蛋白的基础氨基末端尾部突出于核小体,常在转录后发生变化,包括甲基化、乙酰化、磷酸化和泛素化等翻译后的修饰,这些修饰构成了丰富的"组蛋白密码"(histone code),能影响染色质的压缩松紧程度,因此在基因表达中起重要的调节作用。

组蛋白修饰除了简单地调控基因表达,更在于它可以招募蛋白复合体,影响下游蛋白,从而参与细胞分裂、细胞凋亡和记忆形成,甚至影响免疫系统和炎症反应等。组蛋白修饰的主要类型包括:组蛋白乙酰化、组蛋白甲基化、组蛋白磷酸化、组蛋白泛素化和组蛋白SUMO化。

5

组蛋白修饰研究较广的是组蛋白的乙酰化和去乙酰化。乙酰化修饰位点在组蛋白分子N端赖氨基酸残基上,是一由组蛋白乙酰化酶(histone acetylase,HAT)和组蛋白去乙酰化酶(histone deacety lase,HDAC)动态调控的可逆过程。正常细胞中HAT与HDAC处于平衡状态,目前已证实组蛋白乙酰化异常与肿瘤的发生、发展有着直接关系,HDACs在多种肿瘤中异常表达。组蛋白去乙酰化酶抑制剂(histone deacetylase inhibitor,HDACIs)是一类有较好抗肿瘤生物活性的化合物,主要是通过组蛋白的乙酰化程度来改变染色质的结构,从而调控基因的表达。它可在体内外诱导甲状腺肿瘤细胞的生长阻滞、分化和凋亡,为甲状腺肿瘤,尤其是失分化甲状腺癌以及甲状腺未分化癌的治疗提供新的思路。由于该类药物具有有效性及有效抑制剂量范围内低毒性的优点,而成为一种具有广泛应用前景的治疗肿瘤的药物。

（钱碧云 张 寰）

参考文献

1. Siegel RL, Miller KD, Jemal A. Cancer Statistics, 2017. CA Cancer J Clin, 2017, 67(1): 7-30.
2. Jung KW, Won YJ, Kong HJ, et al. Cancer statistics in Korea: incidence, mortality, survival, and prevalence in 2012. Cancer Res Treat, 2015, 47(2): 127-141.
3. Lim H, Devesa SS, Sosa JA, et al. Trends in Thyroid Cancer Incidence and Mortality in the United States, 1974-2013. JAMA, 2017, 317(13): 1338-1348.
4. Parkin DM, Bray F, Ferlay J, et al. Global cancer statistics, 2002. CA Cancer J Clin, 2005, 55(2): 74-108.
5. Chen AY, Jemal A, Ward EM. Increasing incidence of differentiated thyroid cancer in the United States, 1988-2005. Cancer, 2009, 115(16): 3801-3807.
6. Cramer JD, Fu P, Harth KC, et al. Analysis of the rising incidence of thyroid cancer using the Surveillance, Epidemiology and End Results national cancer data registry. Surgery, 2010, 148(6): 1147-1152; discussion 1152-1143.
7. Enewold L, Zhu K, Ron E, et al. Rising thyroid cancer incidence in the United States by demographic and tumor characteristics, 1980-2005. Cancer Epidemiol Biomarkers Prev, 2009, 18(3): 784-791.
8. Morris LG, Myssiorek D. Improved detection does not fully explain the rising incidence of well-differentiated thyroid cancer: a population-based analysis. Am J Surg, 2010, 200(4): 454-461.
9. Davies L, Welch HG. Increasing incidence of thyroid cancer in the United States, 1973-2002. JAMA, 2006, 295(18): 2164-2167.
10. Olaleye O, Ekrikpo U, Moorthy R, et al. Increasing incidence of differentiated thyroid cancer in South East England: 1987-2006. Eur Arch Otorhinolaryngol, 2011, 268(6): 899-906.
11. Hall SF, Walker H, Siemens R, et al. Increasing detection and increasing incidence in thyroid cancer. World J Surg,

2009,33(12):2567-2571.

12. Colonna M, Guizard AV, Schvartz C, et al. A time trend analysis of papillary and follicular cancers as a function of tumour size: a study of data from six cancer registries in France(1983-2000). Eur J Cancer, 2007, 43(5):891-900.
13. Uhry Z, Colonna M, Remontet L, et al. Estimating infra-national and national thyroid cancer incidence in France from cancer registries data and national hospital discharge database. Eur J Epidemiol, 2007, 22(9):607-614.
14. Burgess JR. Temporal trends for thyroid carcinoma in Australia: an increasing incidence of papillary thyroid carcinoma(1982-1997). Thyroid, 2002, 12(2):141-149.
15. Capezzone M, Morabito E, Bellitti P, et al. Increasing incidence of thyroid cancer in Basilicata: an Italian study. J Endocrinol Invest, 2007, 30(6):507-512.
16. Smailyte G, Miseikyte-Kaubriene E, Kurtinaitis J. Increasing thyroid cancer incidence in Lithuania in 1978-2003. BMC Cancer, 2006, 6. 284.
17. He Y, Liang D, Li D, et al. Estimated cancer incidence and mortality in Hebei province, 2012. Chin J Cancer Res, 2016, 28(3):286-300.
18. Fu Z, Lu Z, Li Y, et al. Cancer incidence and mortality in Shandong province, 2012. Chin J Cancer Res, 2016, 28(3):263-274.
19. Liu S, Chen Q, Quan P, et al. Cancer incidence and mortality in Henan province, 2012. Chin J Cancer Res, 2016, 28(3):275-285.
20. Liu Y, Zhang X, Chen L, et al. Cancer incidence and mortality in Gansu province, 2012. Chin J Cancer Res, 2016, 28(3):301-310.
21. Chen W, Zheng R, Baade PD, et al. Cancer statistics in China, 2015. CA Cancer J Clin, 2016, 66(2):115-132.
22. Manolio TA, Bailey-Wilson JE, Collins FS. Genes, environment and the value of prospective cohort studies. Nat Rev Genet, 2006, 7(10):812-820.
23. Li L, Lyu J. [Large prospective cohort studies: a review and update]. Zhonghua Liu Xing Bing Xue Za Zhi, 2015, 36(11):1187-1189.
24. Cardis E, Howe G, Ron E, et al. Cancer consequences of the Chernobyl accident: 20 years on. J Radiol Prot, 2006, 26(2):127-140.
25. Williams D. Radiation carcinogenesis: lessons from Chernobyl. Oncogene, 2008, 27 Suppl 2. S9-18.
26. Veiga LH, Lubin JH, Anderson H, et al. A pooled analysis of thyroid cancer incidence following radiotherapy for childhood cancer. Radiat Res, 2012, 178(4):365-376.
27. Wang JX, Zhang LA, Li BX, et al. Cancer incidence and risk estimation among medical x-ray workers in China, 1950-1995. Health Phys, 2002, 82(4):455-466.
28. Wingren G, Hallquist A, Hardell L. Diagnostic X-ray exposure and female papillary thyroid cancer: a pooled analysis of two Swedish studies. Eur J Cancer Prev, 1997, 6(6):550-556.
29. Zhang Y, Chen Y, Huang H, et al. Diagnostic radiography exposure increases the risk for thyroid microcarcinoma: a population-based case-control study. Eur J Cancer Prev, 2015, 24(5):439-446.
30. Dal Maso L, Bosetti C, La Vecchia C, et al. Risk factors for thyroid cancer: an epidemiological review focused on nutritional factors. Cancer Causes Control, 2009, 20(1):75-86.
31. Negri E, Ron E, Franceschi S, et al. A pooled analysis of case-control studies of thyroid cancer. I Methods. Cancer Causes Control, 1999, 10(2):131-142.
32. Bianco AC, Anderson G, Forrest D, et al. American Thyroid Association Guide to investigating thyroid hormone economy and action in rodent and cell models. Thyroid, 2014, 24(1):88-168.
33. Knobel M, Medeiros-Neto G. Relevance of iodine intake as a reputed predisposing factor for thyroid cancer. Arq Bras Endocrinol Metabol, 2007, 51(5):701-712.
34. Sohn SY, Choi JY, Jang HW, et al. Association between excessive urinary iodine excretion and failure of radioactive iodine thyroid ablation in patients with papillary thyroid cancer. Thyroid, 2013, 23(6):741-747.
35. Xu L, Port M, Landi S, et al. Obesity and the risk of papillary thyroid cancer: a pooled analysis of three case-control studies. Thyroid, 2014, 24(6):966-974.
36. Bhaskaran K, Douglas I, Forbes H, et al. Body-mass index and risk of 22 specific cancers: a population-based cohort study of 5. 24 million UK adults. Lancet, 2014, 384(9945):

5

755-765.

37. Renehan AG, Tyson M, Egger M, et al. Body-mass index and incidence of cancer: a systematic review and meta-analysis of prospective observational studies. Lancet, 2008, 371 (9612): 569-578.
38. Pappa T, Alevizaki M. Obesity and thyroid cancer: a clinical update. Thyroid, 2014, 24(2): 190-199.
39. Cho YA, Kim J. Thyroid cancer risk and smoking status: a meta-analysis. Cancer Causes Control, 2014, 25 (9): 1187-1195.
40. Soldin OP, Goughenour BE, Gilbert SZ, et al. Thyroid hormone levels associated with active and passive cigarette smoking. Thyroid, 2009, 19(8): 817-823.
41. Brand JS, Chan MF, Dowsett M, et al. Cigarette smoking and endogenous sex hormones in postmenopausal women. J Clin Endocrinol Metab, 2011, 96(10): 3184-3192.
42. Hong SH, Myung SK, Kim HS, et al. Alcohol Intake and Risk of Thyroid Cancer: A Meta-Analysis of Observational Studies. Cancer Res Treat, 2017, 49(2): 534-547.
43. Boelaert K. The association between serum TSH concentration and thyroid cancer. Endocr Relat Cancer, 2009, 16 (4): 1065-1072.
44. Knudsen N, Bulow I, Laurberg P, et al. Alcohol consumption is associated with reduced prevalence of goitre and solitary thyroid nodules. Clin Endocrinol (Oxf), 2001, 55 (1): 41-46.
45. Costa LG, de Laat R, Tagliaferri S, et al. A mechanistic view of polybrominated diphenyl ether (PBDE) developmental neurotoxicity. Toxicol Lett, 2014, 230(2): 282-294.
46. Zhang Y, Guo GL, Han X, et al. Do Polybrominated Diphenyl Ethers (PBDEs) Increase the Risk of Thyroid Cancer? Biosci Hypotheses, 2008, 1(4): 195-199.
47. Aschebrook-Kilfoy B, DellaValle CT, Purdue M, et al. Polybrominated diphenyl ethers and thyroid cancer risk in the Prostate, Colorectal, Lung, and Ovarian Cancer Screening Trial cohort. Am J Epidemiol, 2015, 181(11): 883-888.
48. Van der Ven LT, van de Kuil T, Leonards PE, et al. A 28-day oral dose toxicity study in Wistar rats enhanced to detect endocrine effects of decabromodiphenyl ether (decaBDE). Toxicol Lett, 2008, 179(1): 6-14.
49. Ernest SR, Wade MG, Lalancette C, et al. Effects of chronic exposure to an environmentally relevant mixture of brominated flame retardants on the reproductive and thyroid system in adult male rats. Toxicol Sci, 2012, 127(2): 496-507.
50. Mooney SJ, Westreich DJ, El-Sayed AM. Commentary: Epidemiology in the era of big data. Epidemiology, 2015, 26 (3): 390-394.
51. Nilubol N, Kebebew E. Should small papillary thyroid cancer be observed? A population-based study. Cancer, 2015, 121 (7): 1017-1024.
52. Haugen BR, Alexander EK, Bible KC, et al. 2015 American Thyroid Association Management Guidelines for Adult Patients with Thyroid Nodules and Differentiated Thyroid Cancer: The American Thyroid Association Guidelines Task Force on Thyroid Nodules and Differentiated Thyroid Cancer. Thyroid, 2016, 26(1): 1-133.
53. Perera FP, Weinstein IB. Molecular epidemiology and carcinogen-DNA adduct detection: new approaches to studies of human cancer causation. J Chronic Dis, 1982. 35 (7): 581-600.
54. Walsh T, King MC. Ten genes for inherited breast cancer. Cancer Cell, 2007, 11(2): 103-105.
55. Bastos HN, Antao MR, Silva SN, et al. Association of polymorphisms in genes of the homologous recombination DNA repair pathway and thyroid cancer risk. Thyroid, 2009, 19 (10): 1067-1075.
56. Sturgis EM, Zhao C, Zheng R, et al. Radiation response genotype and risk of differentiated thyroid cancer: a case-control analysis. Laryngoscope, 2005, 115(6): 938-945.
57. Yuan K, Huo M, Sun Y, et al. Association between x-ray repair cross-complementing group 3 (XRCC3) genetic polymorphisms and papillary thyroid cancer susceptibility in a Chinese Han population. Tumour Biol, 2016, 37 (1): 979-987.
58. Rahimi M, Fayaz S, Fard-Esfahani A, et al. The role of Ile3434Thr XRCC7 gene polymorphism in differentiated thyroid cancer risk in an Iranian population. Iran Biomed J, 2012, 16(4): 218-222.
59. Ryu RA, Tae K, Min HJ, et al. XRCC1 polymorphisms and risk of papillary thyroid carcinoma in a Korean sample. J

Korean Med Sci,2011,26(8):991-995.

60. Chiang FY, Wu CW, Hsiao PJ, et al. Association between polymorphisms in DNA base excision repair genes XRCC1, APE1, and ADPRT and differentiated thyroid carcinoma. Clin Cancer Res,2008,14(18):5919-5924.

61. Zhu QX, Bian JC, Shen Q, et al.[Genetic polymorphisms in X-ray repair cross-complementing gene 1 and susceptibility to papillary thyroid carcinoma]. Zhonghua Liu Xing Bing Xue Za Zhi,2004,25(8):702-705.

62. Sunaga N, Kohno T, Yanagitani N, et al. Contribution of the NQO1 and GSTT1 polymorphisms to lung adenocarcinoma susceptibility. Cancer Epidemiol Biomarkers Prev,2002,11(8):730-738.

63. Tebbs RS, Zhao Y, Tucker JD, et al. Correction of chromosomal instability and sensitivity to diverse mutagens by a cloned cDNA of the XRCC3 DNA repair gene. Proc Natl Acad Sci U S A,1995,92(14):6354-6358.

64. Siraj AK, Ibrahim M, Al-Rasheed M, et al. Polymorphisms of selected xenobiotic genes contribute to the development of papillary thyroid cancer susceptibility in Middle Eastern population. BMC Med Genet,2008,9. 61.

65. Prasad VV, Wilkhoo H. Association of the functional polymorphism C677T in the methylenetetrahydrofolate reductase gene with colorectal, thyroid, breast, ovarian, and cervical cancers. Onkologie,2011,34(8-9):422-426.

66. Fard-Esfahani P, Fard-Esfahani A, Saidi P, et al. An increased risk of differentiated thyroid carcinoma in Iran with the 677C--> T homozygous polymorphism in the MTHFR Gene. Cancer Epidemiol,2011,35(1):56-58.

67. Ozdemir S, Silan F, Hasbek Z, et al. Increased T-allele frequency of 677 C>T polymorphism in the methylenetetrahydrofolate reductase gene in differentiated thyroid carcinoma. Genet Test Mol Biomarkers,2012,16(7):780-784.

68. Barbieri RB, Bufalo NE, Cunha LL, et al. Genes of detoxification are important modulators of hereditary medullary thyroid carcinoma risk. Clin Endocrinol (Oxf),2013,79(2):288-293.

69. Barbieri RB, Bufalo NE, Secolin R, et al. Evidence that polymorphisms in detoxification genes modulate the susceptibility for sporadic medullary thyroid carcinoma. Eur J Endocrinol,2012,166(2):241-245.

70. Reis AA, Silva DM, Curado MP, et al. Involvement of CYP1A1, GST, 72TP53 polymorphisms in the pathogenesis of thyroid nodules. Genet Mol Res,2010,9(4):2222-2229.

71. Akulevich NM, Saenko VA, Rogounovitch TI, et al. Polymorphisms of DNA damage response genes in radiation-related and sporadic papillary thyroid carcinoma. Endocr Relat Cancer,2009,16(2):491-503.

72. Siraj AK, Al-Rasheed M, Ibrahim M, et al. RAD52 polymorphisms contribute to the development of papillary thyroid cancer susceptibility in Middle Eastern population. J Endocrinol Invest,2008,31(10):893-899.

73. Bufalo NE, Leite JL, Guilhen AC, et al. Smoking and susceptibility to thyroid cancer: an inverse association with CYP1A1 allelic variants. Endocr Relat Cancer, 2006, 13(4):1185-1193.

74. Rogounovitch TI, Saenko VA, Ashizawa K, et al. TP53 codon 72 polymorphism in radiation-associated human papillary thyroid cancer. Oncol Rep,2006,15(4):949-956.

75. Granja F, Morari J, Morari EC, et al. Proline homozygosity in codon 72 of p53 is a factor of susceptibility for thyroid cancer. Cancer Lett,2004,210(2):151-157.

76. Boltze C, Roessner A, Landt O, et al. Homozygous proline at codon 72 of p53 as a potential risk factor favoring the development of undifferentiated thyroid carcinoma. Int J Oncol, 2002,21(5):1151-1154.

77. McCarthy MI, Abecasis GR, Cardon LR, et al. Genome-wide association studies for complex traits: consensus, uncertainty and challenges. Nat Rev Genet,2008,9(5):356-369.

78. Figlioli G, Kohler A, Chen B, et al. Novel genome-wide association study-based candidate loci for differentiated thyroid cancer risk. J Clin Endocrinol Metab, 2014, 99(10):E2084-2092.

79. Kohler A, Chen B, Gemignani F, et al. Genome-wide association study on differentiated thyroid cancer. J Clin Endocrinol Metab,2013,98(10):E1674-1681.

80. Mancikova V, Cruz R, Inglada-Perez L, et al. Thyroid cancer GWAS identifies 10q26. 12 and 6q14. 1 as novel susceptibility loci and reveals genetic heterogeneity among populations. Int J Cancer,2015,137(8):1870-1878.

5

81. Gudmundsson J, Thorleifsson G, Sigurdsson JK, et al. A genome-wide association study yields five novel thyroid cancer risk loci. Nat Commun, 2017, 8: 14517.

82. Son HY, Hwangbo Y, Yoo SK, et al. Genome-wide association and expression quantitative trait loci studies identify multiple susceptibility loci for thyroid cancer. Nat Commun, 2017, 8: 15966.

83. Liyanarachchi S, Wojcicka A, Li W, et al. Cumulative risk impact of five genetic variants associated with papillary thyroid carcinoma. Thyroid, 2013, 23(12): 1532-1540.

84. Gudmundsson J, Sulem P, Gudbjartsson DF, et al. Common variants on 9q22.33 and 14q13.3 predispose to thyroid cancer in European populations. Nat Genet, 2009, 41(4): 460-464.

85. Omur O, Baran Y. An update on molecular biology of thyroid cancers. Crit Rev Oncol Hematol, 2014, 90(3): 233-252.

86. Garnett MJ, Marais R. Guilty as charged: B-RAF is a human oncogene. Cancer Cell, 2004, 6(4): 313-319.

87. Smith N, Nucera C. Personalized therapy in patients with anaplastic thyroid cancer: targeting genetic and epigenetic alterations. J Clin Endocrinol Metab, 2015, 100(1): 35-42.

88. Flaherty KT, Robert C, Hersey P, et al. Improved survival with MEK inhibition in BRAF-mutated melanoma. N Engl J Med, 2012, 367(2): 107-114.

89. Kim TH, Park YJ, Lim JA, et al. The association of the BRAF(V600E) mutation with prognostic factors and poor clinical outcome in papillary thyroid cancer: a meta-analysis. Cancer, 2012, 118(7): 1764-1773.

90. Trovisco V, Soares P, Preto A, et al. Type and prevalence of BRAF mutations are closely associated with papillary thyroid carcinoma histotype and patients' age but not with tumour aggressiveness. Virchows Arch, 2005, 446(6): 589-595.

91. Fallahi P, Ferrari SM, Santini F, et al. Sorafenib and thyroid cancer. BioDrugs, 2013, 27(6): 615-628.

92. Alonso-Gordoa T, Diez JJ, Duran M, et al. Advances in thyroid cancer treatment: latest evidence and clinical potential. Ther Adv Med Oncol, 2015, 7(1): 22-38.

93. Hsiao SJ, Nikiforov YE. Molecular approaches to thyroid cancer diagnosis. Endocr Relat Cancer, 2014, 21(5): T301-313.

94. Hamatani K, Eguchi H, Ito R, et al. RET/PTC rearrangements preferentially occurred in papillary thyroid cancer among atomic bomb survivors exposed to high radiation dose. Cancer Res, 2008, 68(17): 7176-7182.

95. Wang YL, Zhang RM, Luo ZW, et al. High frequency of level II-V lymph node involvement in RET/PTC positive papillary thyroid carcinoma. Eur J Surg Oncol, 2008, 34(1): 77-81.

96. Borrello MG, Ardini E, Locati LD, et al. RET inhibition: implications in cancer therapy. Expert Opin Ther Targets, 2013, 17(4): 403-419.

97. Sadow PM, Heinrich MC, Corless CL, et al. Absence of BRAF, NRAS, KRAS, HRAS mutations, and RET/PTC gene rearrangements distinguishes dominant nodules in Hashimoto thyroiditis from papillary thyroid carcinomas. Endocr Pathol, 2010, 21(2): 73-79.

98. Fukahori M, Yoshida A, Hayashi H, et al. The associations between RAS mutations and clinical characteristics in follicular thyroid tumors: new insights from a single center and a large patient cohort. Thyroid, 2012, 22(7): 683-689.

99. Kroll TG, Sarraf P, Pecciarini L, et al. PAX8-PPARgamma1 fusion oncogene in human thyroid carcinoma [corrected]. Science, 2000, 289(5483): 1357-1360.

100. Gregory Powell J, Wang X, Allard BL, et al. The PAX8/PPARgamma fusion oncoprotein transforms immortalized human thyrocytes through a mechanism probably involving wild-type PPARgamma inhibition. Oncogene, 2004, 23(20): 3634-3641.

101. Castro P, Rebocho AP, Soares RJ, et al. PAX8-PPARgamma rearrangement is frequently detected in the follicular variant of papillary thyroid carcinoma. J Clin Endocrinol Metab, 2006, 91(1): 213-220.

102. Adeniran AJ, Zhu Z, Gandhi M, et al. Correlation between genetic alterations and microscopic features, clinical manifestations, and prognostic characteristics of thyroid papillary carcinomas. Am J Surg Pathol, 2006, 30(2): 216-222.

103. Placzkowski KA, Reddi HV, Grebe SK, et al. The Role of the PAX8/PPAR gamma Fusion Oncogene in Thyroid

5

Cancer.PPAR Res,2008,2008:672829.

104. Giordano TJ,Au AY,Kuick R,et al.Delineation,functional validation,and bioinformatic evaluation of gene expression in thyroid follicular carcinomas with the PAX8-PPARG translocation. Clin Cancer Res, 2006, 12 (7 Pt 1): 1983-1993.

105. Melo M,da Rocha AG,Vinagre J,et al.TERT promoter mutations are a major indicator of poor outcome in differentiated thyroid carcinomas. J Clin Endocrinol Metab, 2014,99(5):E754-765.

106. Sun J,Zhang J,Lu J,et al.BRAF V600E and TERT Promoter Mutations in Papillary Thyroid Carcinoma in Chinese Patients.PLoS One,2016,11(4):e0153319.

107. Kim NW,Piatyszek MA,Prowse KR,et al.Specific association of human telomerase activity with immortal cells and cancer.Science,1994,266(5193):2011-2015.

108. Smallridge RC,Marlow LA,Copland JA.Anaplastic thyroid cancer: molecular pathogenesis and emerging therapies. Endocr Relat Cancer,2009,16(1):17-44.

109. Caronia LM,Phay JE,Shah MH.Role of BRAF in thyroid oncogenesis.Clin Cancer Res,2011,17(24):7511-7517.

110. Nikiforov YE,Nikiforova MN.Molecular genetics and diagnosis of thyroid cancer.Nat Rev Endocrinol,2011,7(10): 569-580.

111. Jones PA, Baylin SB. The epigenomics of cancer. Cell, 2007,128(4):683-692.

112. Gomez Saez JM.Diagnostic and prognostic markers in differentiated thyroid cancer. Curr Genomics, 2011, 12(8): 597-608.

113. Jin S,Borkhuu O,Bao W,et al.Signaling Pathways in Thyroid Cancer and Their Therapeutic Implications. J Clin Med Res,2016,8(4):284-296.

114. White MG,Nagar S,Aschebrook-Kilfoy B,et al.Epigenetic Alterations and Canonical Pathway Disruption in Papillary Thyroid Cancer: A Genome-wide Methylation Analysis. Ann Surg Oncol,2016,23(7):2302-2309.

115. Ponting CP,Oliver PL,Reik W.Evolution and functions of long noncoding RNAs.Cell,2009,136(4):629-641.

116. Zaratiegui M,Irvine DV,Martienssen RA.Noncoding RNAs and gene silencing.Cell,2007,128(4):763-776.

117. Fuziwara CS,Kimura ET.MicroRNA Deregulation in Anaplastic Thyroid Cancer Biology. Int J Endocrinol, 2014, 2014:743450.

118. Celano M,Rosignolo F,Maggisano V,et al.MicroRNAs as Biomarkers in Thyroid Carcinoma.Int J Genomics,2017, 2017:6496570.

119. Yu S,Liu Y,Wang J,et al.Circulating microRNA profiles as potential biomarkers for diagnosis of papillary thyroid carcinoma. J Clin Endocrinol Metab, 2012, 97 (6): 2084-2092.

120. Lee JC, Zhao JT, Clifton-Bligh RJ, et al. MicroRNA-222 and microRNA-146b are tissue and circulating biomarkers of recurrent papillary thyroid cancer. Cancer, 2013, 119 (24):4358-4365.

121. Cantara S,Pilli T,Sebastiani G,et al.Circulating miRNA95 and miRNA190 are sensitive markers for the differential diagnosis of thyroid nodules in a Caucasian population.J Clin Endocrinol Metab,2014,99(11):4190-4198.

122. Graham ME,Hart RD,Douglas S,et al.Serum microRNA profiling to distinguish papillary thyroid cancer from benign thyroid masses. J Otolaryngol Head Neck Surg, 2015,44:33.

123. Li M,Song Q,Li H,et al.Circulating miR-25-3p and miR-451a May Be Potential Biomarkers for the Diagnosis of Papillary Thyroid Carcinoma. PLoS One, 2015, 10 (7):e0132403.

124. Lee YS, Lim YS, Lee JC, et al. Differential expression levels of plasma-derived miR-146b and miR-155 in papillary thyroid cancer.Oral Oncol,2015,51(1):77-83.

125. Samsonov R,Burdakov V,Shtam T,et al.Plasma exosomal miR-21 and miR-181a differentiates follicular from papillary thyroid cancer. Tumour Biol, 2016, 37 (9): 12011-12021.

126. Yu S,Liu X,Zhang Y,et al.Circulating microRNA124-3p, microRNA9-3p and microRNA196b-5p may be potential signatures for differential diagnosis of thyroid nodules.Oncotarget,2016,7(51):84165-84177.

127. Yoruker EE,Terzioglu D,Teksoz S,et al.MicroRNA Expression Profiles in Papillary Thyroid Carcinoma, Benign Thyroid Nodules and Healthy Controls.J Cancer,2016,7

(7):803-809.

128. Rosignolo F, Sponziello M, Giacomelli L, et al. Identification of Thyroid-Associated Serum microRNA Profiles and Their Potential Use in Thyroid Cancer Follow-Up. J Endocr Soc, 2017, 1(1):3-13.

129. Zhao JJ, Hao S, Wang LL, et al. Long non-coding RNA ANRIL promotes the invasion and metastasis of thyroid cancer cells through TGF-beta/Smad signaling pathway. Oncotarget, 2016, 7(36):57903-57918.

130. Li JH, Zhang SQ, Qiu XG, et al. Long non-coding RNA NEAT1 promotes malignant progression of thyroid carcinoma by regulating miRNA-214. Int J Oncol, 2017, 50(2):708-716.

131. Kim D, Lee WK, Jeong S, et al. Upregulation of long non-coding RNA LOC100507661 promotes tumor aggressiveness in thyroid cancer. Mol Cell Endocrinol, 2016, 431. 36-45.

132. Li HM, Yang H, Wen DY, et al. Overexpression of LncRNA HOTAIR is Associated with Poor Prognosis in Thyroid Carcinoma: A Study Based on TCGA and GEO Data. Horm Metab Res, 2017, 49(5):388-399.

133. Zhu H, Lv Z, An C, et al. Onco-lncRNA HOTAIR and its functional genetic variants in papillary thyroid carcinoma. Sci Rep, 2016, 6. 31969.

134. Liu L, Yang J, Zhu X, et al. Long noncoding RNA H19 competitively binds miR-17-5p to regulate YES1 expression in thyroid cancer. FEBS J, 2016, 283(12):2326-2339.

135. Xu B, Shao Q, Xie K, et al. The Long Non-Coding RNA ENST00000537266 and ENST00000426615 Influence Papillary Thyroid Cancer Cell Proliferation and Motility. Cell Physiol Biochem, 2016, 38(1):368-378.

136. Zhou Q, Chen J, Feng J, et al. Long noncoding RNA PVT1 modulates thyroid cancer cell proliferation by recruiting EZH2 and regulating thyroid-stimulating hormone receptor (TSHR). Tumour Biol, 2016, 37(3):3105-3113.

137. Li T, Yang XD, Ye CX, et al. Long noncoding RNA HIT000218960 promotes papillary thyroid cancer oncogenesis and tumor progression by upregulating the expression of high mobility group AT-hook 2(HMGA2) gene. Cell Cycle, 2017, 16(2):224-231.

138. Sun W, Lan X, Wang Z, et al. Overexpression of long non-coding RNA NR_036575. 1 contributes to the proliferation and migration of papillary thyroid cancer. Med Oncol, 2016, 33(9):102.

139. Jeong S, Lee J, Kim D, et al. Relationship of Focally Amplified Long Noncoding on Chromosome 1(FAL1) lncRNA with E2F Transcription Factors in Thyroid Cancer. Medicine(Baltimore), 2016, 95(4):e2592.

140. Wang Y, Guo Q, Zhao Y, et al. BRAF-activated long non-coding RNA contributes to cell proliferation and activates autophagy in papillary thyroid carcinoma. Oncol Lett, 2014, 8(5):1947-1952.

141. Zheng H, Wang M, Jiang L, et al. BRAF-Activated Long Noncoding RNA Modulates Papillary Thyroid Carcinoma Cell Proliferation through Regulating Thyroid Stimulating Hormone Receptor. Cancer Res Treat, 2016, 48(2): 698-707.

142. He H, Nagy R, Liyanarachchi S, et al. A susceptibility locus for papillary thyroid carcinoma on chromosome 8q24. Cancer Res, 2009, 69(2):625-631.

143. Wang C, Yan G, Zhang Y, et al. Long non-coding RNA MEG3 suppresses migration and invasion of thyroid carcinoma by targeting of Rac1. Neoplasma, 2015, 62(4): 541-549.

144. Yoon H, He H, Nagy R, et al. Identification of a novel non-coding RNA gene, NAMA, that is downregulated in papillary thyroid carcinoma with BRAF mutation and associated with growth arrest. Int J Cancer, 2007, 121(4): 767-775.

145. Wang Y, He H, Li W, et al. MYH9 binds to lncRNA gene PTCSC2 and regulates FOXE1 in the 9q22 thyroid cancer risk locus. Proc Natl Acad Sci U S A, 2017, 114(3): 474-479.

146. Fan M, Li X, Jiang W, et al. A long non-coding RNA, PTCSC3, as a tumor suppressor and a target of miRNAs in thyroid cancer cells. Exp Ther Med, 2013, 5(4):1143-1146.

147. Jendrzejewski J, Thomas A, Liyanarachchi S, et al. PTCSC3 Is Involved in Papillary Thyroid Carcinoma Development by Modulating S100A4 Gene Expression. J Clin Endocrinol Metab, 2015, 100(10):E1370-1377.

148. Liao T, Qu N, Shi RL, et al. BRAF-activated LncRNA

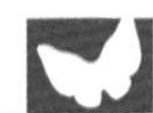

functions as a tumor suppressor in papillary thyroid cancer.Oncotarget,2017,8(1):238-247.

149. Lan X,Sun W,Zhang P,et al.Downregulation of long non-coding RNA NONHSAT037832 in papillary thyroid carcinoma and its clinical significance.Tumour Biol,2016,37(5):6117-6123.

150. Ma B,Liao T,Wen D,et al.Long intergenic non-coding RNA 271 is predictive of a poorer prognosis of papillary thyroid cancer.Sci Rep,2016,6:36973.

151. Pan W,Zhou L,Ge M,et al.Whole exome sequencing identifies lncRNA GAS8-AS1 and LPAR4 as novel papillary thyroid carcinoma driver alternations.Hum Mol Genet,2016,25(9):1875-1884.

152. Wang Q,Yang H,Wu L,et al.Identification of Specific Long Non-Coding RNA Expression:Profile and Analysis of Association with Clinicopathologic Characteristics and BRAF Mutation in Papillary Thyroid Cancer.Thyroid,2016,26(12):1719-1732.

153. Jenuwein T,Allis CD.Translating the histone code.Science,2001,293(5532):1074-1080.

154. Kouzarides T.Chromatin modifications and their function.Cell,2007,128(4):693-705.

5

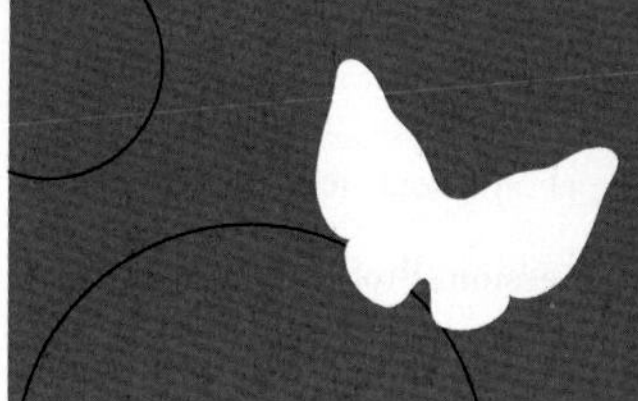

第六章 甲状腺肿瘤临床诊断

第一节 概 述

准确诊断是治疗肿瘤成功的先决条件，而早期诊断则为提高包括甲状腺癌在内的恶性肿瘤治愈率的重要方式。随着高、新、尖科学技术在医学领域的应用，目前甲状腺肿瘤的诊断由依靠传统临床以及组织病理学诊断为主，逐渐过渡到影像学病理诊断，直至分子病理诊断。由于检查和诊断的设备及技术不断创新，细致详尽的病史询问以及临床物理学诊断等基础诊断方法学，正在逐渐被冰冷的检查仪器设备所替代，并有逐渐边缘化的趋势，这不是我们真正希望见到的。重设备和仪器检查、唯技术论的现象在日常医疗行为中日益严重，医疗服务中医患间的距离感、生疏感和不信任感越来越突出。“生物-心理-社会”这一新的医学模式揭示了医学科学领域的人性回归和人文归依，再次要求专业工作者绝不能忽视并应该重视最原始和基本的病史采集和体格检查，掌握临床基本数据和特征是整个“诊断大厦”的基石，并会成为医患零距离接触和情感交流的一个重要方面。

病史采集和体格检查贯穿于整个医疗服务过程，如何利用这一医疗行为进行医患间的交流与沟通，集中地反映了一位医生的社会观、文化观、价值观、道德观和职业观，也体现了医生的医疗服务技能。更确切地讲，病史采集与体格检查是医生在寻找诊治疾病的证据，然而出于对现代科技和设备仪器等检查方法的依赖和追求，临床医生对病史和相关资料的询问和求证却越来越觉得无所谓，“只见疾病不见人”的现象仍然十分严重地在一部分医务工作者中存在。因此在临床诊疗工作中要做到全面、正确的物理检查，不仅能确定对疾病的诊断方向，以便采用必要的辅助检查，这是对于位处身体相对浅表部位的甲状腺肿瘤诊断的必须要求，也是一名肿瘤医师真正水平的体现。

（高 明）

第二节 病史采集

病史采集（history taking）是通过医生与患者进行提问与回答了解疾病发生与发展的过程。只要患者神志清晰，无论在门诊或住院的场合下均可进行。许多疾病经过详细的病史采集，配合系统的体格检查，即可提出初步诊断。

病史采集主要包括患者的一般信息、主诉、现病史、既往史、家族史等内容。病史采集中，与甲状腺肿瘤性疾病相关的要点主要包括：

1. 患者的一般信息　如姓名、性别、年龄、籍贯、出生地、民族、联系方式等。其中与甲状腺肿瘤发病及预后最密切相关的是年龄因素。年龄小于 20 岁或大于 70 岁的甲状腺结节患者，甲状腺癌发病率明显升高，且与性别无关。而 20 岁到 70 岁的患者中，女性甲状腺癌患者多余男性。

2. 主诉　甲状腺肿瘤性疾病多为体检或进行其他检查时偶然发现。此类患者主诉可为“体检发现甲状腺肿物 2 周”等。当甲状腺疾病伴随有其他症状而就医时，也可依据患者表现的主要症状进行描述，如甲状腺癌侵犯喉返神经而引起声音嘶哑者，主诉可记录为“声音嘶哑 3 月”。持续声音嘶哑、吞咽困难、呼吸困难等症状虽也可出现在甲状腺良性肿物的患者中，但甲状腺癌患者出现上述症状的几率明显偏高。而甲状腺肿物迅速增大往往提示甲状腺良性肿物囊内出血，肿物为囊性。此时多伴有疼痛和局部压迫症状，往往需要数天或数周才能缓解。而甲状腺实性肿物无痛性迅速增大，特别是在口服甲状腺激素治疗的情况下增大，则肿瘤恶性可能性大。

3. 现病史　主要记录甲状腺肿瘤性疾病的发生、发展、演变和诊治经过。当甲状腺结节患者出现甲状腺功能亢进

(主要表现多为体重减轻、手颤、心慌、多汗、失眠)症状时，多提示肿物为功能性结节，此时甲状腺肿物恶性可能性小于1%。若甲状腺肿瘤患者出现声音嘶哑或颈部淋巴结增大病史时，应考虑肿物有恶性可能。另外需注意的是若有多年甲状腺肿物病史的患者，近期肿物突然增大并出现呼吸困难或吞咽困难等症状时，应高度怀疑肿物有间变可能。

4. 既往史　包括患者既往的健康状况和曾经患过的疾病、外伤手术、预防接种、过敏食物和药物等。其中，少儿及青少年时期放射线接触史需要特别关注。具有射线接触史的儿童甲状腺癌发病率升高。常见情况包括少儿时期通过外照射的方式收缩胸腺，治疗胎记、皮藓或淋巴结核以及青年时期痤疮的放射治疗。同时，少儿时期通过放射性物质植入的方式治疗扁桃体肥大也可增加甲状腺癌的患病率。

5. 家族史　家族遗传性甲状腺乳头状癌占全部甲状腺癌的5%左右，此类患者一级亲属中多伴有其他甲状腺肿瘤相关性疾病或综合征，如家族性结肠息肉病(多发性结肠息肉，皮肤表皮样囊肿，腹壁硬纤维瘤)，Gardner 综合征(家族性结肠息肉伴有骨肿瘤)，Cowden 病(皮肤错构瘤，乳腺、结肠、脑和子宫内膜肿瘤)和 Carney 综合征(皮肤和黏膜雀斑，心脏黏液瘤，肾上腺、脑垂体和睾丸肿瘤)。散发性甲状腺髓样癌或多发性内分泌腺瘤综合征 2A 型(甲状腺髓样癌，嗜铬细胞瘤，甲状旁腺功能亢进)或 2B 型(甲状腺髓样癌，嗜铬细胞瘤，黏膜神经瘤和马方综合征)等均增加罹患甲状腺癌的风险。其中，伴有以上情况的甲状腺单发孤立结节的年轻患者罹患甲状腺癌的可能性更大。

6. 其他　其他需要采集和记录的信息，如婚育史，全身其他组织器官基本情况等。

(高　明　贾永胜)

第三节　体格检查

一、概述

甲状腺肿瘤的诊断，应包括详尽的病史采集、甲状腺形态或功能改变所致体征的检查及实验室检验结果等进行综合分析，其中甲状腺本身的检查即体格检查对于全面而正确的诊断尤为重要。对于众多被怀疑有甲状腺肿瘤的患者，全身的和甲状腺局部的体格检查都是必要的、不可缺少的。

二、原发灶检查

甲状腺位于气管前方中部的甲状软骨和胸骨切迹之间，正常约 15~25g，表面光滑，柔软不易触及。熟悉其常规解剖位置是做好体格检查的先决条件，但亦应熟知其解剖变异情况。检查甲状腺时，最好让患者坐在光线充足而颈部又能作适度伸展的位置，医生需面对患者，背向患者或面对患者而坐。最好事先准备一杯饮用水，让患者口含一口水后同时作吞咽动作进行体格检查。

首先，医生从患者的前方或两侧观察患者的颈部，注意观察有无陈旧的手术瘢痕，扩张的静脉，皮肤有无发红或深层的组织固定。如果发现有肿块，要注意其部位，另外注意患者在进行吞咽时肿块是否随之活动。因为甲状腺附着且覆盖气管前方的筋膜内，吞咽时随之上下移动是甲状腺的特征，这可与颈部其他肿物进行鉴别。如果甲状腺肿块巨大而占据整个颈部，或甲状腺被癌或 Riedel 甲状腺炎侵袭，甲状腺与邻近组织固定而不能随吞咽上下活动。望诊特别需要注意甲状腺上方皮肤的颜色，有无充血现象；弥漫肿大的甲状腺是否对称，有无突出的结节存在，结节是单一的或是多。原则上每一个甲状腺肿瘤患者均需常规行喉镜检查，因为良性病变绝大多数不会引起声音嘶哑，但少数也可引起喉返神经麻痹，而且可作为手术前后评估声带活动度变化的依据。尤其注意的是在常规查体未发现甲状腺时应考虑异位甲状腺的可能，被检查者在张口时看其舌根部、舌体部有无肿物，其大小、颜色如何，舌体的背部是甲状舌管的起点，有时可见到舌甲状腺。患者颈前的甲状腺随吞咽时的上下活动情况，结合触诊时的结果，常可判定甲状腺的肿大程度或有无甲状腺结节或肿瘤的存在。

当怀疑有胸骨后甲状腺肿时，前臂抬举实验(arm-raising test)有助于诊断。这种操作是基于以下理论：假如胸腔入口的大小由于胸骨后甲状腺肿的存在而变小，抬举双臂可因胸腔入口进一步减小而导致面部静脉充血、呼吸窘迫(Pemberton 征)甚至晕厥。

因此触诊原发灶时应注意以下方面：①甲状腺上方皮肤的温度，局部有无触痛，甲状腺肿物有无波动感，还要注意甲状腺随吞咽时活动的范围；②甲状腺肿物的大小：肿瘤大小一般取其三个径的长度，包括肿物的最长径，与其垂直的径及肿瘤的深度；肿瘤的外形和边界，良性肿瘤一般形状规则、边界清楚，恶性肿瘤因浸润性生长，大多形状不规则，边界不清；③肿物质地：可分为软、中等、硬 3 等，通常以面部组织为参照物，口唇为软，鼻尖为中等，额部为硬。恶性肿瘤一般质

6

地较硬，但根据不同病理类型，软硬度亦可表现不一。有些伴有大钙化斑的甲状腺结节质地坚硬。桥本甲状腺肿可表现为硬而韧的质地；④活动度：一般良性肿瘤或早期肿物多活动度良好，甲状腺癌晚期患者肿物由于侵犯周围组织导致活动差或固定不动。

触诊甲状腺时，患者取坐位，医生可站在其后，用双手的指尖检查患者的颈部。首先确定环状软骨的位置，因为甲状腺峡部的上界正在其下。之后，检查者巡视甲状腺的外形，检查两侧腺体下界的下端，此时嘱患者作吞咽动作或咽下口中所含的水。亦可面对面检查，检查者面向患者站立，用拇指确定甲状腺峡部，然后右侧的拇指轻轻按压左侧的甲状腺，以同样的方法用左侧拇指检查右侧的甲状腺，这种方法有助于了解甲状腺结节情况；这两种方法可联合使用以提高体格检查的完整性（图 6-3-1、图 6-3-2）。甲状腺腺瘤多为质地中等，表面光滑，边界清楚，有包膜感，活动度良好的实质性肿块；如伴有出血囊性变，则可触及波动感，但临床常见的腺瘤囊变病例多较大且囊液紧张，触诊反而感觉质地偏硬，有时需进一步行超声检查以鉴别；部分腺瘤病程较长，可伴有钙化，肿块质地硬，则体检时难与甲状腺癌相鉴别；胸骨后甲状腺腺瘤较大时可表现气管向对侧偏移，有呼吸困难征象，并可有颈前静脉的怒张。

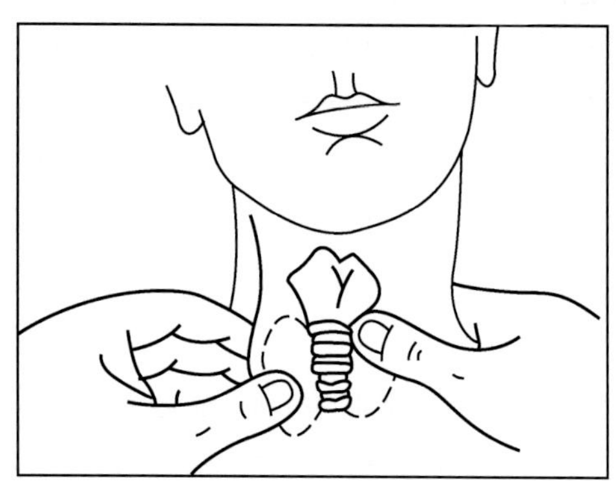

图 6-3-1　从前面检查甲状腺

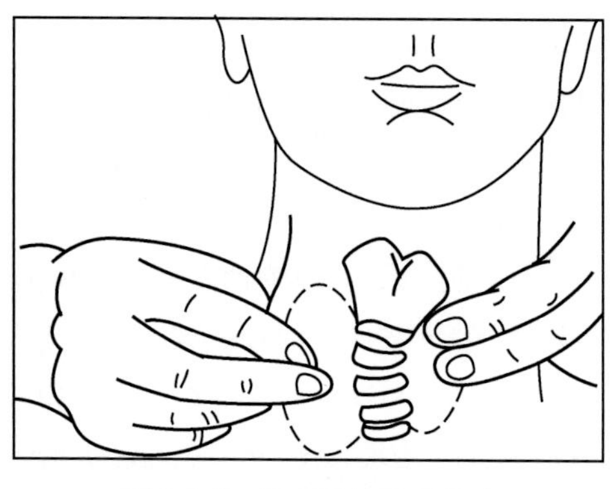

图 6-3-2　从后面检查甲状腺

当触及甲状腺肿大时，用钟型听诊器直接放在肿大的甲状腺上，如听到低调的连续性静脉“嗡鸣”音，对诊断甲状腺功能亢进症很有帮助。另外，在弥漫性甲状腺肿伴功能亢进者还可听到收缩期动脉杂音。

三、淋巴结检查

头颈部淋巴结位置比较表浅，与肿瘤的转移关系密切，易于通过触诊获得诊断线索，有时甲状腺癌患者因首先发现颈部淋巴结肿大而就诊，如少数甲状腺乳头状微小癌也可以淋巴结肿大首诊。甲状腺癌易出现淋巴结转移，其一般转移最常见部位为Ⅵ区淋巴结，其次为同侧Ⅵ+Ⅲ+Ⅳ区淋巴结，Ⅰ+Ⅴ区及跳跃性淋巴结转移较少发生。接诊甲状腺肿瘤患者除检查原发灶以外，还需按照头颈部淋巴结检查的顺序发现有无异常的淋巴结，有无淋巴结压迫或邻近结构移位的表现。

颈部的检查应在平静、自然的状态下进行，被检查者最好取舒适坐位，暴露颈部和肩部。如患者卧位，也应尽量充分暴露。检查时手法应轻柔，当怀疑颈椎有疾患时更应注意。检查者与被检查者面对而坐，一般检查左颈时，检查者将左手放于患者头顶，以便根据需要转动头颈部，右侧同理操作。触诊时应注意淋巴结大小及质地情况。正常淋巴结多为椭圆形或长条形（长短径比一般大于 2∶1），质软，表面光滑，活动度好，无压痛。异常肿大的淋巴结多为圆形或类圆形，长短径比小于 2∶1，边界不清晰，质韧或硬。颈部淋巴结检查以两个手指沿胸锁乳突肌、下颌骨下和锁骨上作深触诊。要注意检查有无肿大或固定的淋巴结。颈部不对称的肿大硬块，固定的淋巴结常提示着恶性肿瘤或转移可能。在检查过程中应按下列顺序检查，可避免遗漏：耳前→耳后、乳突区→枕骨下区（枕骨粗隆下方）→颌下→颏下→颈部（颈上、中、下）→锁骨上窝；同时应注意淋巴结检查过程中应注意下列内容，如淋巴结的部位、长短径、数量、质地、是否压痛、活动度、有无红肿等。

四、全身检查

甲状腺肿瘤可以和机体其他部位有着复杂的内在联系。全身的体格检查对甲状腺肿瘤引发的并发症的诊断是很重要的。检查甲状腺肿物时，必须了解其功能状态及全身表现。曾有一位患者因腹泻 2 年多就诊，腹部查体阴性，长期治疗无效，最后诊断为甲状腺髓样癌；而一部分甲状腺髓样癌可因伴发肾上腺肿瘤而出现血压异常变化，甲状腺髓样癌

可合并嗜铬细胞瘤、多发神经节瘤包括舌背或眼结膜下黏膜神经瘤、厚唇、马方体型和骨骼异常等，因此对于诊断甲状腺肿瘤注重原发灶检查的同时，全身检查亦同样重要。所以对于甲状腺肿瘤患者不能以偏概全，除检查甲状腺及淋巴结外，还应需注意患者有无眼睑下垂、瞳孔缩小、眼球内陷以及面部无汗之霍纳综合征（Horner's syndrome）的表现；有无胸骨后甲状腺肿压迫导致头面部及上肢淤血、水肿，同时出现颈部和胸前表浅静脉的明显扩张的上腔静脉综合征表现；有无多发神经节瘤、厚唇、马方体型表现等；另外甲状腺恶性肿瘤亦可出现全身转移如肺、肝脏或骨骼转移（颅骨转移照片），只有通过对患者的全身细致检查，获取更多信息以提高肿瘤的整体诊断率及病理类型判断正确率。

（高 明 魏松锋）

参考文献

1. Belfiore A, La Rosa GL, La Porta GA, et al. Cancer risk in patients with cold nodules: relevance of iodine intake, sex, age and multinodularity. Am J Med, 1992, 93: 363-369.
2. Loh KC. Familial nonmedullary thyroid carcinoma: a meta-review of case series. Thyroid, 1997, 7: 107-113.
3. DeGroot LJ, Frohman LA, Kaplan EL, et al. Radiationassociated thyroid carcinoma. New York: Gruene & Stratton; 1977.
4. Mihailescu DV, Schneider AB. Size, number, and distribution of thyroid nodules and the risk of malignancy in radiation-exposed patients who underwent surgery. J Clin Endocrinol Metab, 2008, 93: 2188-2193.
5. Pacini F, Vorontsova T, Demidchik E, et al. Post-Chernobyl thyroid carcinoma in Belarus children and adolescents: comparison with naturally occuring thyroid carcinoma in Italy and France. J Clin Endocrinol Metab, 1997, 81: 3563-3569.
6. Curtis RE, Rowlings PA, Deeg HJ, et al. Solid cancers after bone marrow transplantation. N Engl J Med, 1997, 336: 897-904.
7. Hegedüs L. The thyroid nodule. N Engl J Med, 2004, 351: 1764-1771.
8. Gharib H, Papini E, Valcavi R, et al. American Association of Clinical Endocrinologists and Associazione Medici Endocrinologi medical guidelines for clinical practice for the diagnosis and management of thyroid nodules. Endocr Pract, 2006, 12: 63-102.
9. Niedziela M. Pathogenesis, diagnosis and management of thyroid nodules in children. Endocr Relat Cancer, 2006, 13: 427-453.
10. Boelaert K, Horacek J, Holder RL, et al. Serum thyrotropin concentration as a novel predictor of malignancy in thyroid nodules investigated by fine-needle aspiration. J Clin Endocrinol Metab, 2006, 91: 4295-4301.
11. 郝希山.肿瘤手术学[M].北京：人民卫生出版社，2009.
12. 李树玲.新编头颈肿瘤学[M].北京：科学技术文献出版社，2002.
13. 高明.头颈肿瘤学.第3版[M].北京：科学技术文献出版社，2014.
14. 白耀.甲状腺病学[M].北京：科学技术文献出版社，2003.

6

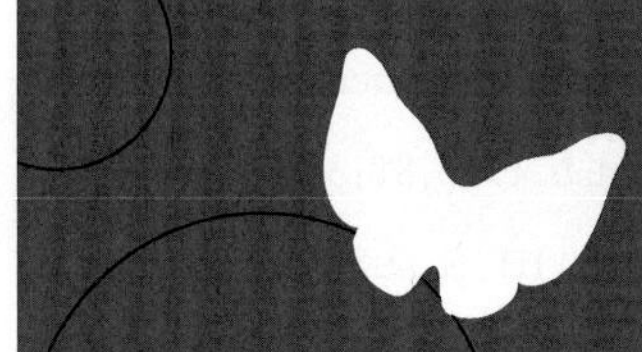

第七章 甲状腺肿瘤影像学诊断

第一节 概 述

甲状腺肿瘤影像学检查技术近年来发展迅速,而甲状腺肿瘤发病率的不断攀升与影像学检查的快速进步相辅相成,互相促进。

甲状腺肿瘤术前影像诊断与评估,是甲状腺肿瘤准确诊断的主体部分,主要包括肿瘤良恶性的定性诊断,肿瘤大小的定量分析以及肿瘤位置的定位判定。通过影像学评估可实现甲状腺肿瘤的早期检出和临床影像分期,进而展开肿瘤切除性分析、治疗计划制订,同时影像学评估在甲状腺肿瘤治疗后随访中亦发挥着重要的作用。除常规体格检查外,影像学检查对于甲状腺肿瘤的术前诊断大有裨益,其目的是为临床医生提供肿瘤部位的解剖学表现以及肿瘤影像学的不同表现。目前临床上常用的成像技术包括超声检查、CT、MRI、X 线以及核素显像等。

伴随着甲状腺肿瘤学近三十年的不断进步尤其是近十多年的快速发展,各种影像学技术在甲状腺肿瘤诊断中的专业地位和价值也发生了悄然的变化。曾经"红极一时"核素影像检查已经逐渐退出了"主系列"。超声影像技术则"异军突起",二维及彩色多普勒超声显像以其无创、实时监测、经济、操作方便等优势成为首选,临床上运用普遍。而 CT/强化 CT 对于复杂甲状腺肿瘤的临床判断仍具有独特优势,地位稳步提升,特别是加以薄层扫描、多维成像和减影分析。但任何一种影像学方法都有其局限性,而且由于各种检查方法的成像机制不同、显示的信息不同,所以其对甲状腺部位的不同病变甚至不同个体的相同病变诊断的敏感性和特异性亦有所不同。因此临床上应根据患者的具体情况选择最佳的影像学检查方法来提高甲状腺癌的诊断率。

(高 明)

第二节 X 线及计算机断层摄影

常规 X 线摄影对甲状腺病变的诊断价值有限,可以显示甲状腺区域较粗大的钙化和气管受压变狭窄、移位等继发改变。

尽管在甲状腺肿瘤的诊断中,超声检查方便且对软组织有较高的分辨率,但对纵隔内及颈深部的病变显示有一定困难,且病变整体及周围侵犯情况较难观察。联合核医学甲状腺^{99m}Tc-MIBI 显像和^{99m}TcO4 显像,可对甲状腺结节的良恶性进行判断和鉴别,但核素显像耗时长,试剂有放射性,部分人群不宜接受检查。而 CT 检查可以补充以上不足,CT 检查能清晰显示甲状腺影像,对多数病例可做出良、恶性的定性诊断;可明确显示甲状腺病变的范围,对邻近结构如气管、食管等有无压迫,以及有无颈部淋巴结转移等;CT 对胸内甲状腺的诊断有独特价值,特别是病变为无功能而^{131}I 核素扫描不能发现者;同时 CT 能确定胸内甲状腺肿瘤的侵犯范围,与邻近结构如大血管的关系,为制订治疗方案提供可靠依据。

由于甲状腺组织富含碘,故 CT 值明显高于邻近肌肉组织,其 CT 值约为 88~149Hu。成年人密度较高且均匀,老年人密度可稍低。在 CT 成像结果上于环状软骨或略低水平的气管两侧可显示甲状腺上极,其左右叶最宽径为 1.85~2.00cm;前后径 2.05~2.25cm;纵径 4~5cm。甲状腺内侧为气管,前方为带状肌(舌骨下肌群),外侧为颈总动脉、颈内静脉及迷走神经,后方则为食管、喉返神经及颈长肌。静脉注入造影剂后,由于甲状腺血运丰富,与平扫比较,可有显著增强(图 7-2-1)。

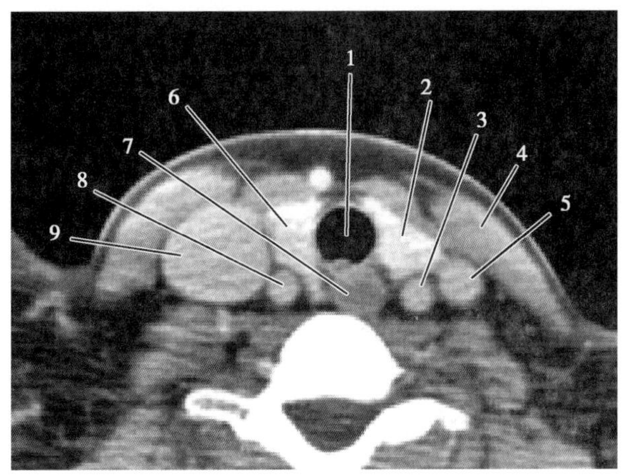

图 7-2-1 正常甲状腺 CT 解剖

1. 气管;2. 左甲状腺;3. 左颈总动脉;4. 胸锁乳突肌;5. 左颈内静脉;6. 右甲状腺;7. 食管;8. 右颈总动脉;9. 右颈内静脉

（叶兆祥）

第三节 磁共振成像

磁共振成像(magnetic resonance imaging, MRI)具有多方位、多参数成像和软组织分辨率高的特点,可以提供甲状腺及甲状旁腺肿物的大小、形态、边界、血供等详细信息,尤其能够对肿物侵犯邻近结构的程度、范围和淋巴结转移等情况进行较为全面的评估,对评价肿瘤术后改变及复发也有一定作用,现已成为甲状腺及甲状旁腺肿瘤检查的手段之一。

正常甲状腺位于气管前外侧,呈对称性的三角形结构,中间以峡部相连。甲状腺组织信号均匀,边缘光滑,边界清晰(图 7-3-1)。甲状腺内侧可见低信号的气管软骨环,后部为高信号的脂肪组织,前方为中等信号的肌组织。甲状腺于 T_1WI 上信号强度等或略高于邻近肌肉,T_2WI 上信号强度常略高于邻近肌肉,而低于周围脂肪组织,但在少数个体也可与周围脂肪信号相同,MRI 增强检查通常呈中等程度强化。

正常甲状旁腺体积较小,常规 MRI 检查很难观察到。在高分辨率 MRI 图像上,甲状腺下极后方与颈长肌之间的脂肪组织内可见细小神经血管束,主要为甲状腺下动脉,其可作为标志间接指明下甲状旁腺的位置。

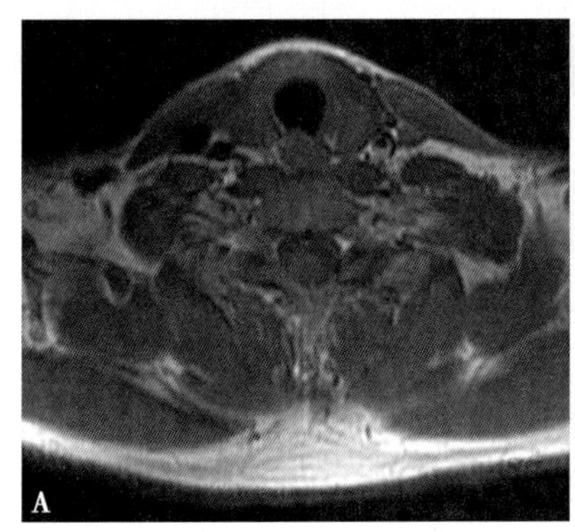

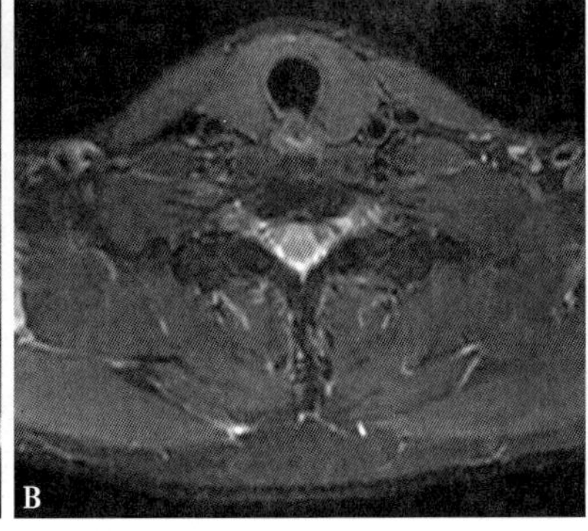

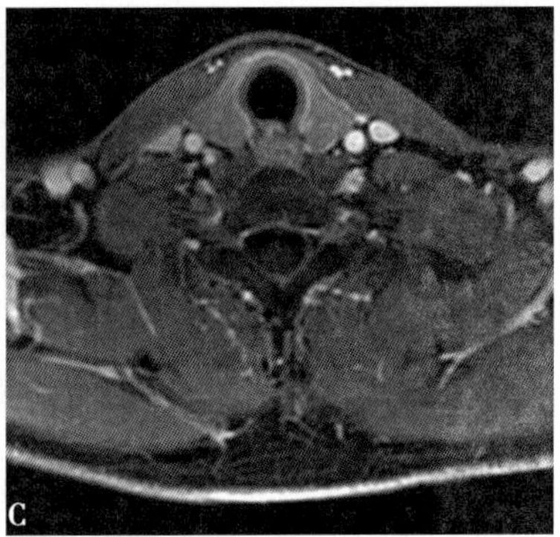

图 7-3-1 正常甲状腺 MRI 表现

正常甲状腺双侧叶于横断面呈三角形,并以峡部相连,边界清晰,T_1WI 呈等信号,抑制 T_2WI 呈稍高信号,增强后呈中等程度强化

A. MRI 平扫横断面 T_1WI;B. 横断面脂肪抑制 T_2WI;C. 增强后横断面脂肪抑制 T_1WI

（刘佩芳 李 倩）

7

第四节　超声影像检查

超声影像检查作为一种影像学检查技术，在 20 世纪 40 年代开始应用于临床工作。而作为一种检查手段应用于甲状腺疾病的诊断，则始于 1962 年。自 20 世纪 80 年代后期，高频超声探头的出现和临床应用正式开创了甲状腺疾病超声检查的新纪元。随着 30 年的发展和超声技术的不断提高，超声影像检查已成为甲状腺疾病诊断和肿瘤鉴别的重要影像学手段之一。二维灰阶超声是最早应用在甲状腺疾病诊断中的检查，同时也是最有价值的超声检查技术之一，主要观察甲状腺组织内有无病灶的存在，病灶的边界、包膜、内部回声以及有无微小钙化灶等。彩色多普勒（color doppler flow imaging，CDFI）主要用于显示甲状腺组织和病灶中血管是否存在、血管的分布情况和间接评估血流量，为二维灰阶超声显像补充血流信息。目前，多模态的超声影像模式应用日趋广泛，包括灰阶超声、彩色多普勒以及超声造影、弹性成像，超微血流显像等多项超声技术，对于甲状腺肿瘤的诊断价值越来越高，为临床医师进一步精准化治疗甲状腺肿瘤提供了超声影像学的诊断依据。

一、甲状腺正常超声声像图

甲状腺实质在超声声像图中呈现均匀分布的中等回声，形态上左右对称，上极尖小而下极较为平整，其被膜呈一高回声带（图 7-4-1）。甲状腺上动脉为颈外动脉第一分支，向内下方走行达到甲状腺上极后分为前、后、内三支。甲状腺下动脉起自锁骨下动脉分支甲状颈干，达到甲状腺下极背侧分为上、下两支。甲状腺超声测量的正常值：正常甲状腺侧叶上下径为 4～6cm，前后径为 1. 5～2. 0cm，左右径为 2. 0～2. 5cm；峡部前后径约为 0. 2cm，左右径为 2. 0cm，上下径约为 2. 0cm。正常人甲状腺大小变异较大，体型不同的人甲状腺侧叶大小变化在 4～8cm 之间，但侧叶前后径变化不明显，因此在超声测量时甲状腺侧叶前后径意义最大。

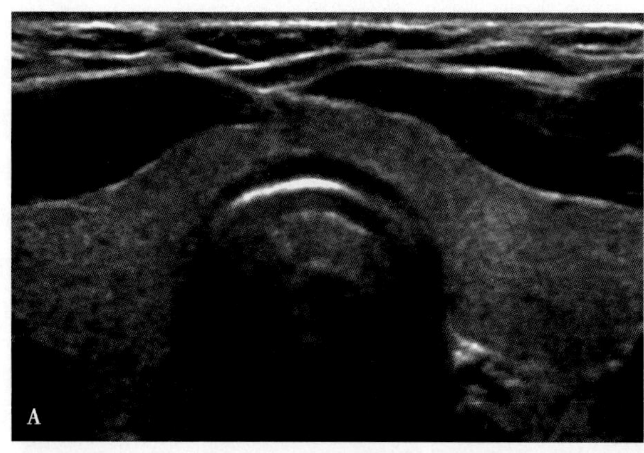

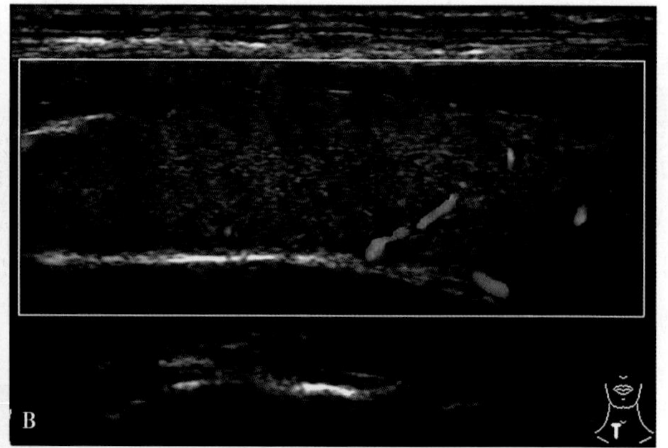

图 7-4-1　正常甲状腺超声声像图

A. 甲状腺横切图；B. 右侧腺叶彩色多普勒图

二、甲状腺肿瘤超声诊断分级系统

2003 年美国放射学会（American College of Radiology）制定的乳腺影像报告和数据系统（Breast Imaging Reporting and Data System，BI-RADS）中增加了超声分类标准，对于规范超声检查报告以及对临床医师诊断和治疗乳腺疾病起到了非常重要的帮助作用。2009 年，Horvath E 参照 BI-RADS 分级诊断原则，首次提出了甲状腺超声影像报告和数据系统（Thyroid Imaging Reporting and Data System，TI-RADS），用甲状腺结节的 10 个超声征象（形态、回声、内部结构、纵横比、边界、边缘、后方回声有无衰减、有无钙化、囊性变及血流），将甲状腺结节分为 1～6 类，用于诊断甲状腺结节的良恶性，指导甲状腺结节的处理（表 7-4-1）。同年，为了预测甲状腺结节的恶性风险，Park 等用甲状腺结节的 12 个超声征象，将甲状腺结节分为 0～5 类（表 7-4-2）。2011 年，Kwak JY 等又进一步优化了 TI-RADS 分级系统（表 7-4-3），总结了 5 种甲状腺恶性结节的主要超声特征，分别为实性结节、低回声或极低回声、形态分叶或不规则、微钙化以及纵横比大于 1，

7

并制定了甲状腺恶性结节的评估标准，将甲状腺结节分为5大类，其中4类分为4a、4b、4c 3种亚型，并将此标准与Horvath、Park的标准进行比较分析，认为改良后的标准更接近于BI-RADS标准的恶性可能性，更加实用，更易被临床采纳。天津医科大学肿瘤医院根据各个学者提出的标准，依据自身经验制定了改良型TI-RADS分级系统（表7-4-4，图7-4-2～图7-4-8）。

2015年末，美国学者Edward G. Grant等在《美国放射学院学报》（*Journal of the American College of Radiology*，*JCR*）发表了ACR的TI-RADS委员会白皮书，其中描述了委员会达成共识的甲状腺超声报告词汇，旨在区别良恶性甲状腺结节，使得怀疑恶性结节得到及时处理，良性结节者减少不必要的随访。

表7-4-1 Horvath的TI-RADS分类标准

1类：正常甲状腺

2类：良性病变（0恶性）

3类：可能良性结节（<5%恶性）

4类：可疑结节（5%～80%恶性）。包括4a（5%～10%恶性），4b（10%～80%恶性）两种亚型

5类：可能恶性结节（>80%恶性）

6类：恶性，已经活检证实

表7-4-2 Park的TI-RADS分类标准

0类：未探及结节，甲状腺正常或弥漫性病变

1类：良性，0～7%恶性可能，常表现为囊性为主或周边声晕

2类：可能良性，8%～23%恶性可能，常表现为边缘光整、实性为主、内部回声不均匀、内呈均质低回声、环形钙化、粗钙化

3类：中间程度，24%～50%恶性可能，常表现为内部回声均匀、高回声、小分叶状、实性、纵横比>1

4类：可能恶性，51%～90%恶性可能，常表现为有1个或2个超声征象提示恶性，如：极低回声、为钙化、不规则微小分叶和淋巴结肿大

5类：高度怀疑恶性，91%～100%恶性可能，常表现为有2个或3个超声征象提示恶性，如：极低回声、微钙化、不规则微小分叶和淋巴结肿大

表7-4-3 Kwak的TI-RADS分类标准

1类：正常甲状腺

2类：良性病变（0恶性）

3类：可能良性结节：无任何一个恶性征象（<5%恶性）

4类：可疑结节（5%～80%恶性）：共3种亚型

包括4a：具有1个恶性征象（5%～10%恶性）

4b：具有2个恶性征象（10%～80%恶性）

4c：具有3或4个恶性征象

5类：可能恶性结节：具有5个恶性征象（>80%恶性）

表 7-4-4 改良型 TI-RADS 分类标准

改良型 TI-RADS 分类标准
0 类:需要进一步检查
1 类:正常甲状腺
2 类:良性结节
3 类:良性结节可能性大
4 类:可疑恶性结节。包括 4a(2~3 项恶性结节特征),4b(4 项恶性结节特征),4c(5 项恶性结节特征)
5 类:恶性结节伴淋巴结转移
6 类:恶性,已经活检证实

而目前的 TI-RADS 分级并未包括对结节大小的定义,因此笔者认为对于>5mm 的可疑甲状腺微小癌(分级>4 级),可以在超声引导下行 FNAC 检查;而对于<5mm 的可疑甲状腺微小癌(分级>4 级)则密切随访;对于多灶性的甲状腺微小癌(分级>4 级),无论结节大小则需要 FNAC 检查,必要时对可疑的颈部淋巴结行 FNAC 检查。另外,对于桥本甲状腺炎背景下的微小癌,其颈部淋巴结转移率要稍低于不伴有桥本甲状腺炎的病例,因此超声引导下的 FNAC 检查对于桥本甲状腺炎背景下甲状腺微小癌的诊断不推荐也不反对。

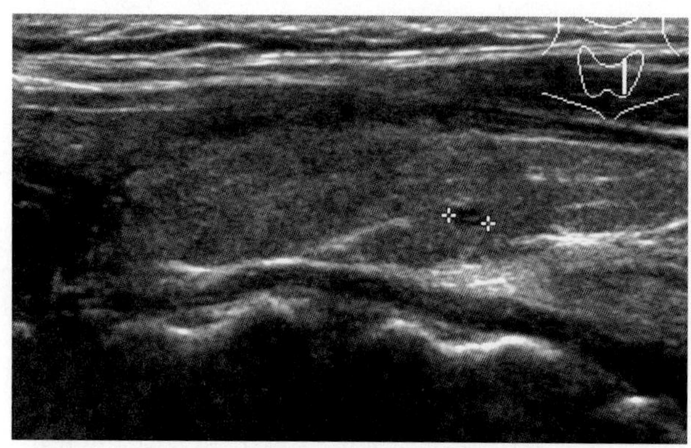

图 7-4-2 甲状腺结节 TI-RADS 1 类

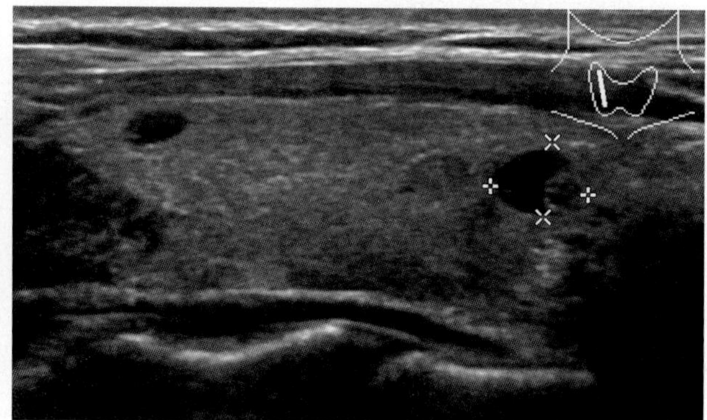

图 7-4-3 甲状腺结节 TI-RADS 2 类

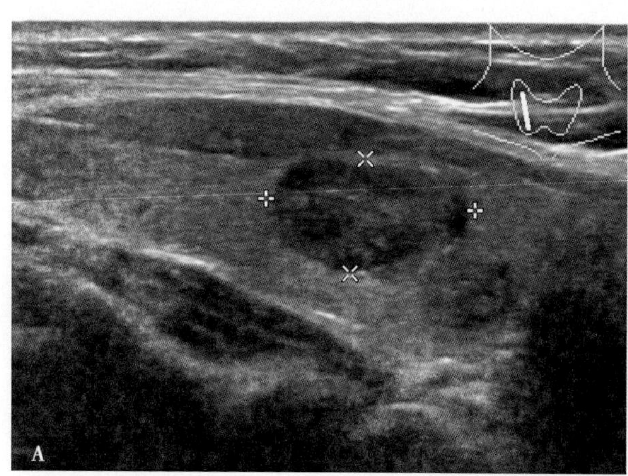

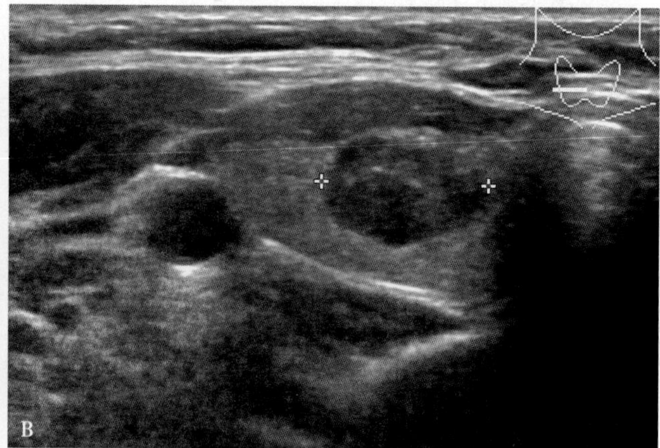

图 7-4-4 甲状腺结节 TI-RADS 3 类

A. 纵切图;B. 横切图

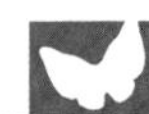

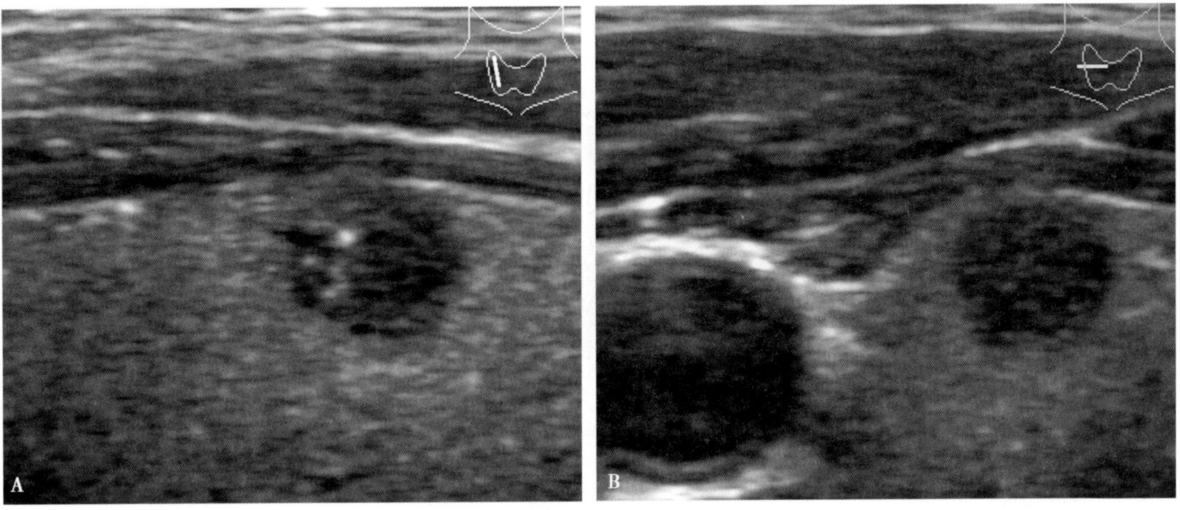

图 7-4-5　甲状腺结节 TI-RADS 4a 类

A. 纵切图；B. 横切图

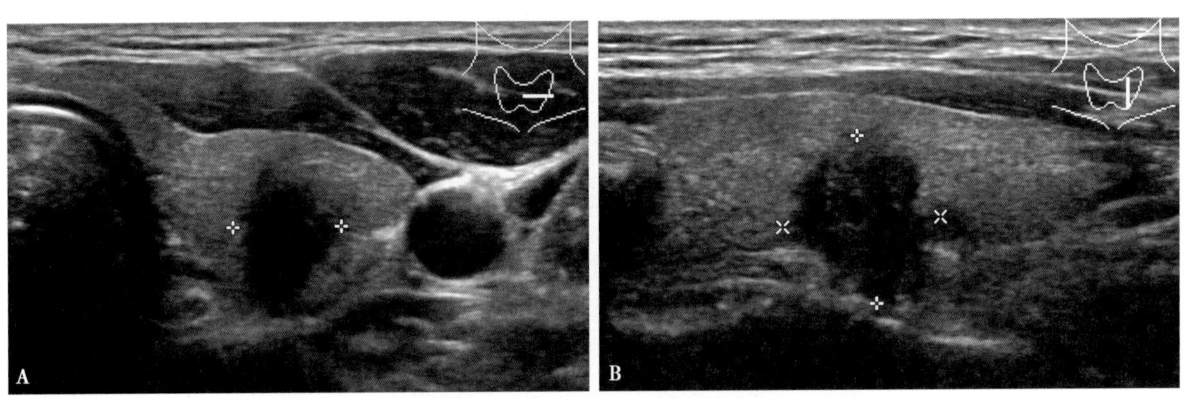

图 7-4-6　甲状腺结节 TI-RADS 4b 类

A. 纵切图；B. 横切图

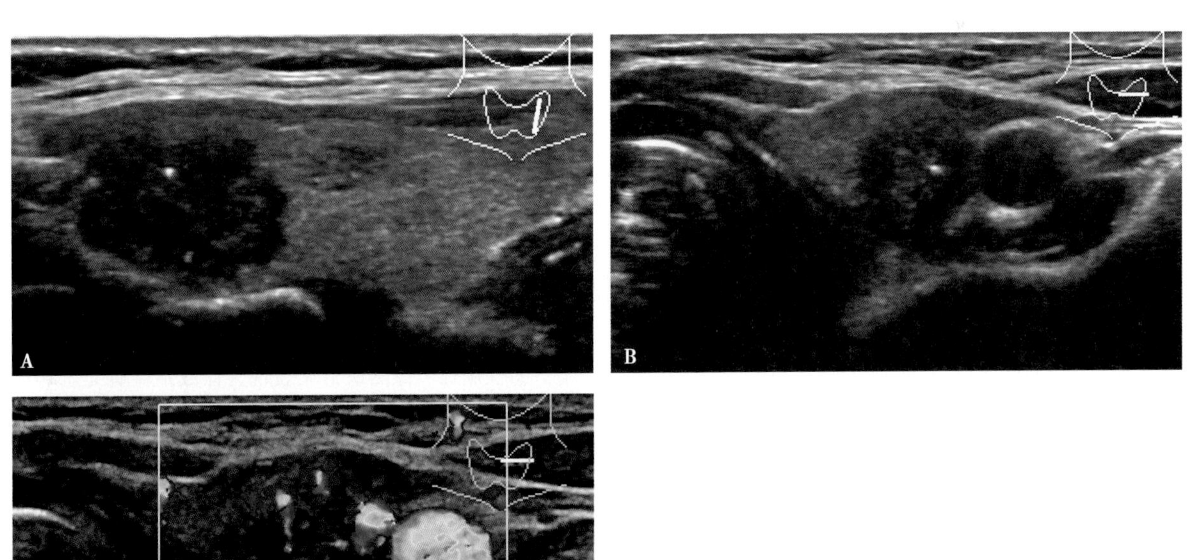

图 7-4-7　甲状腺结节 TI-RADS 4c 类

A. 纵切图；B. 横切图；C. CDFI 显示血流丰富

7

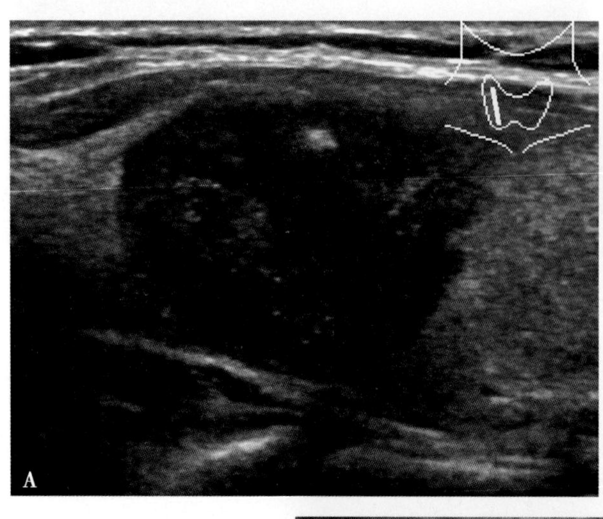

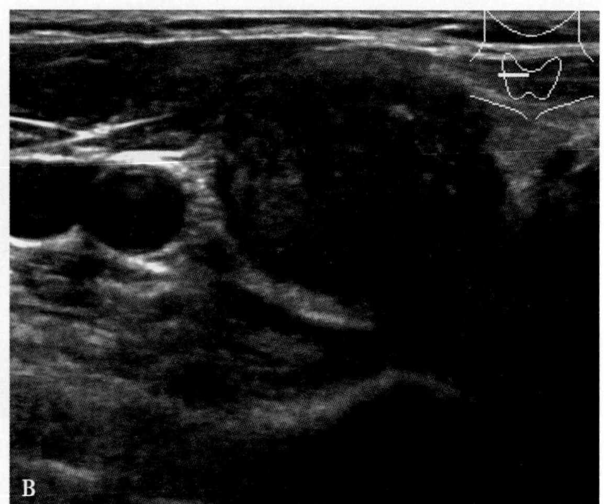

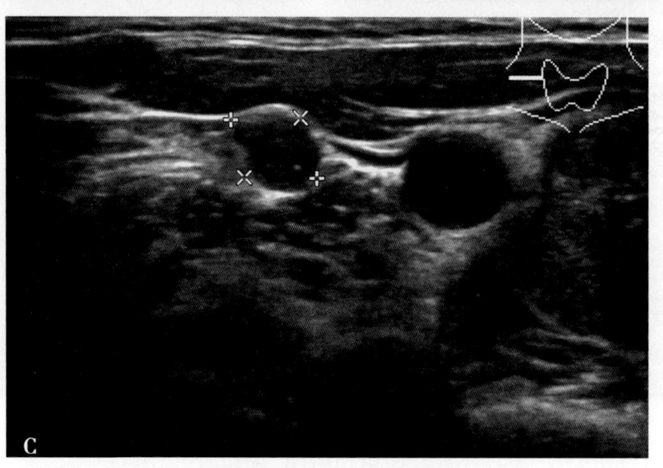

图 7-4-8 甲状腺结节 TI-RADS 5 类

A. 纵切图;B. 横切图;C. 伴颈部异常淋巴结

7

三、超声新技术在甲状腺肿瘤诊断中的应用

1. 超声造影技术 1998 年临床即有甲状腺疾病采用超声造影诊断的研究报道,通过将具有增强背向散射作用的微泡造影剂通过肘静脉团注,对微血流灌注情况进行显像,进而使肿瘤检出率明显提高。现阶段已广泛用于肝、肾等脏器的诊断中,乳腺、甲状腺等器官也在逐渐应用,可通过定性和定量两种方式对结果进行判定,其中定性更为直观,而定量更为准确客观。

(1)超声造影定性指标在甲状腺癌中的诊断价值:甲状腺癌超声造影定性特征有向心性不均匀低增强和慢进早退现象(图 7-4-9),可伴充盈缺损、边界不清晰、边缘不光整和形态不规则等特点(图 7-4-10)。张渊等对 68 例甲状腺癌患者进行统计,发现形态不规则、边界不清晰、无明显增强、不均匀增强和出现局灶性灌注缺损区所占比例均达 70.0% 以上。恶性病灶声像图最常见表现为伴或不伴有充盈缺损的不均匀增强,占 85.7% ~ 92.6%,其诊断甲状腺癌的准确率可达 90.0%。组织病理学上甲状腺肿瘤新生血管分布不均匀、容易坏死、低功效性和易存有癌栓等特点是其根本原因。甲状腺良性病灶超声造影特点有环状高增强和快进慢出的特点(图 7-4-11)。

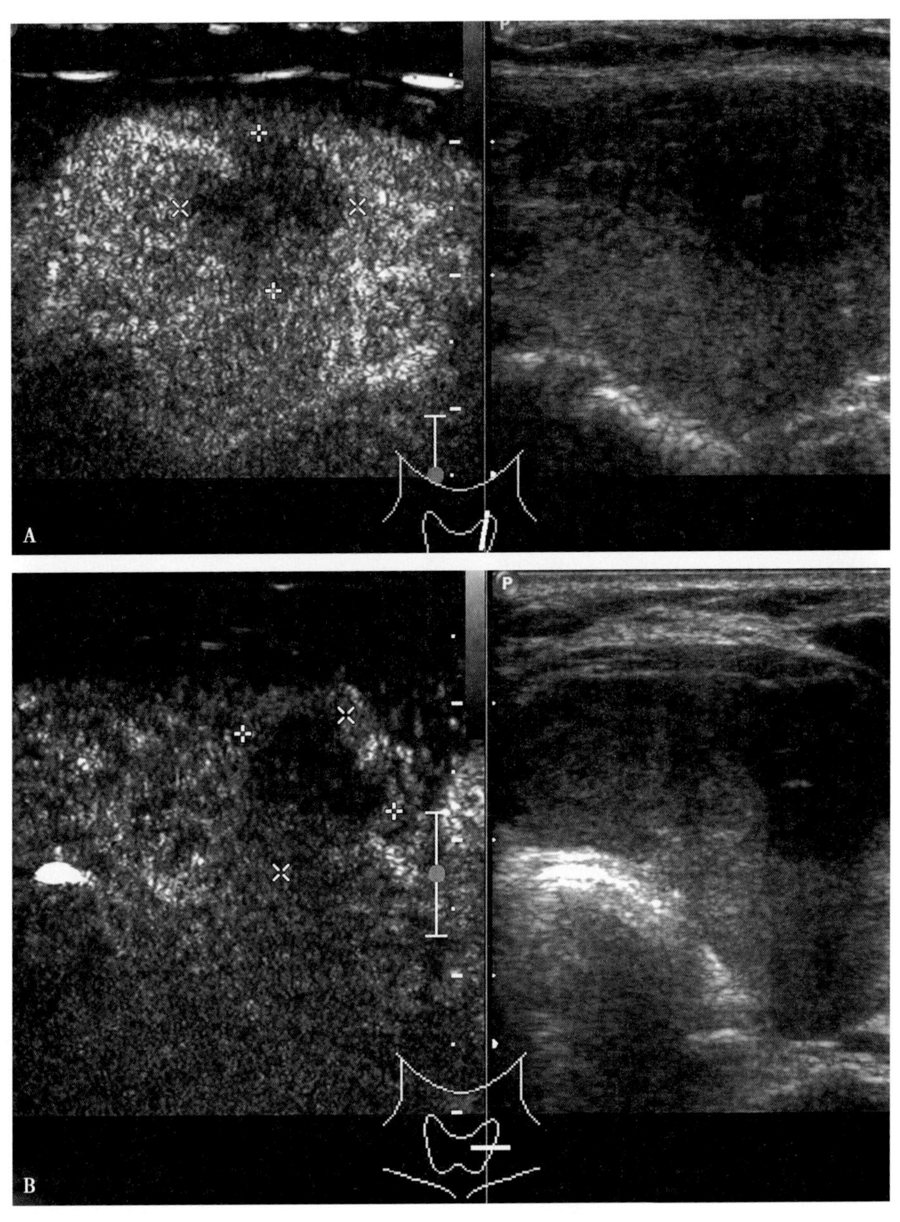

图 7-4-9　甲状腺癌超声造影

A. 纵切图，肿瘤呈不均匀强化，呈慢进早退；B. 横切图

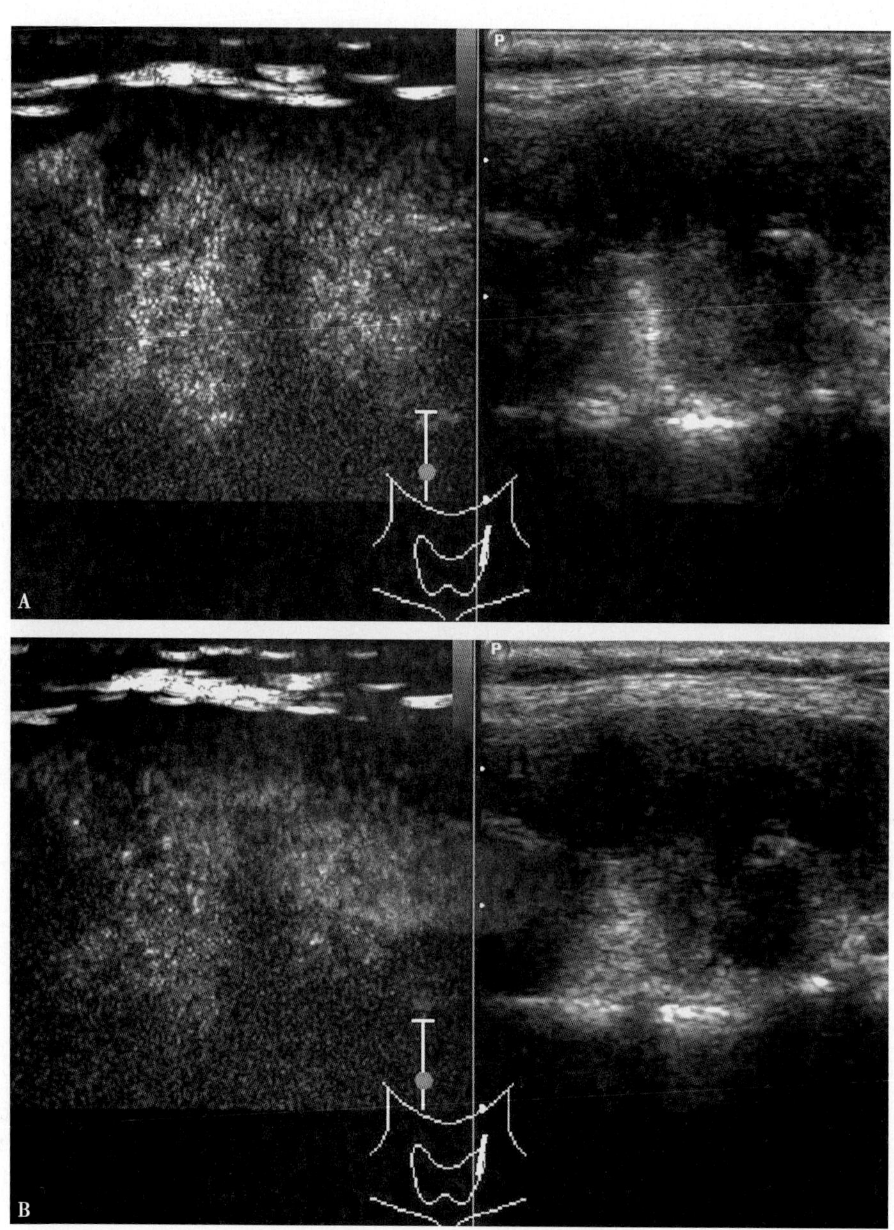

图 7-4-10 甲状腺癌超声造影

A、B. 注射造影剂后可见肿瘤有充盈缺损

7

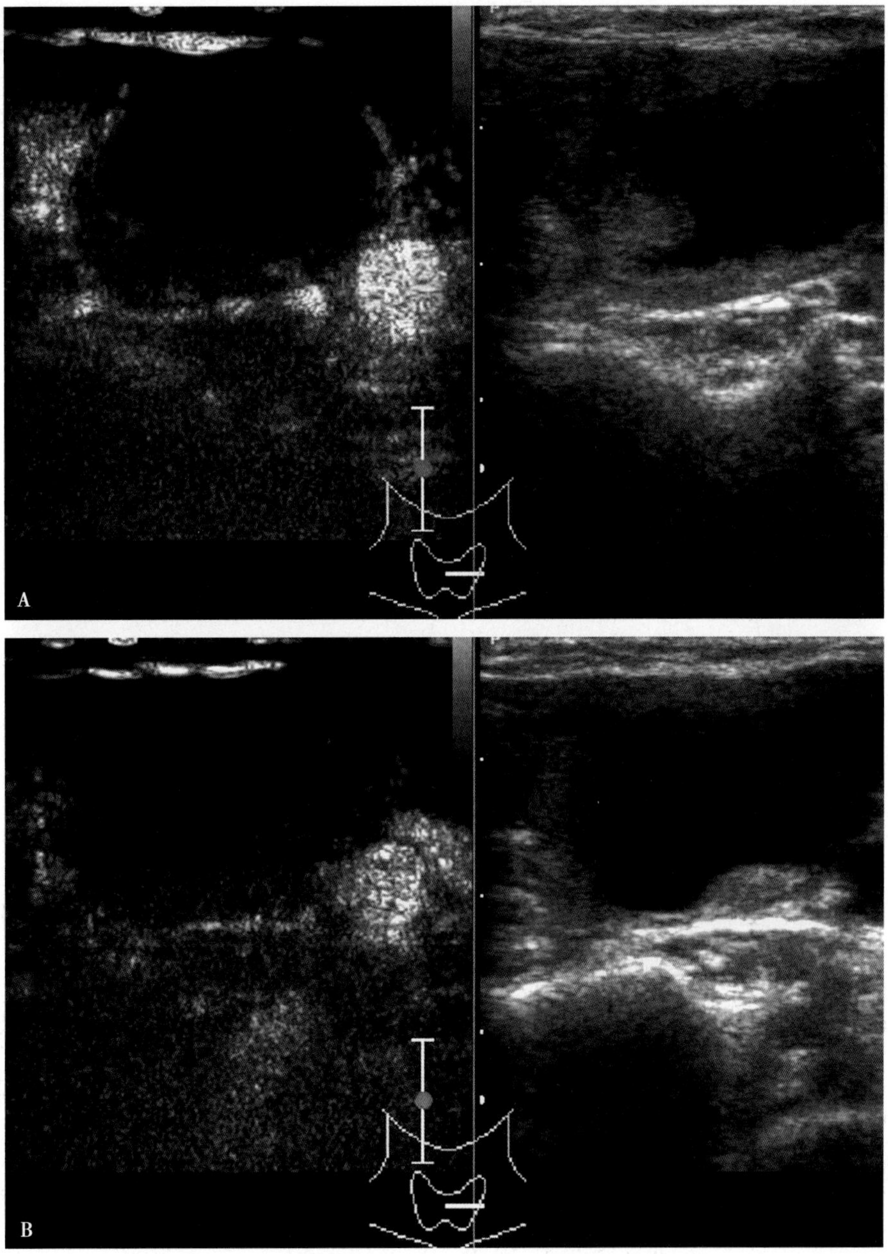

图 7-4-11　**甲状腺良性肿物**

A. 纵切图,注射造影剂后肿瘤呈环状高增强和快进慢出;B. 横切图

有研究统计发现 77.8%~83.0% 的良性病灶表现为环状增强,其诊断特异度高于其他声像图特征,达 95.0%。良性病灶病理学上具有的环状血管网、富血管包膜和受压实质富血供是形成这一造影特征的基础。然而,Ma 等发现由于恶性病灶在生长过程中压迫到了周围组织血管,其超声造影表现上也可发生环状增强,但增强的环不完整。

有研究表明,甲状腺病灶的超声造影特征与其大小有关。曾敏霞等将甲状腺癌以 1cm 为界分为 2 组,发现当良、恶性病灶>1cm 时,在增强快慢、方式、均匀度、程度和是否早消退上差异具有统计学意义。恶性病灶常呈造影剂晚进、向心性增强、不均匀低增强和早消退,而良性病灶多呈弥漫性等或高增强,不伴明显早消退。当病灶≤1cm 时,均呈弥漫性低或等增强,增强均匀,不伴有早消退且造影特征差异无统计学意义。也即超声造影对甲状腺微小癌的诊断价值有限。李逢生和 Bartolotta 等进一步研究了甲状腺癌超声表现与大小的关联，他们以 1cm、2cm 为界将甲状腺癌分为 3 组，发现≤1cm 组中，由于结节内部无血供而表现出的灌注缺损的 79.2%~100.0%；1~2cm 组中 72.4%~100.0%的肿块则因内部低血供而显示为弱点状显影；在>2cm 组中，由于内部血供丰富，超声造影上表现为弥漫性均匀或不均匀增强者占 63.6%~100.0%。这表明随着肿瘤的增大，新生血管逐渐变得丰富而杂乱，超声造影声像图上显示为增强程度呈递增趋势。

(2)甲状腺癌诊断中超声造影定量指标价值：采用超声造影定性指标对疾病性质进行评估，对于时间-强度曲线(time-intensity curve，TIC)中的峰值强度(peak intensity，PI)、始增时间(arrival time，AT)等多项定量指标分析，进而为超声诊断甲状腺病灶更为标化准、规范化提供了保障。甲状腺癌在时间-强度曲线上多表现为同进或稍快进，不均匀低增强，强化时间短等特点，为临床诊断提供了有力参考依据(图 7-4-12)。

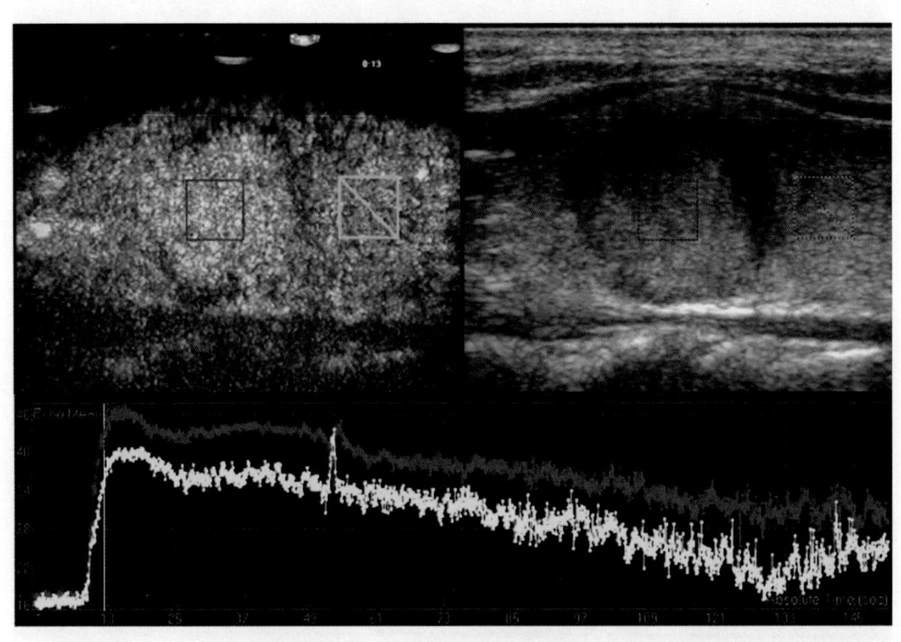

图 7-4-12 甲状腺恶性肿物，超声造影定量分析(时间-强度曲线)：PI，AT 均高于周边正常组织

7

2. 超声弹性成像技术 Ophir 等在 1991 年提出了超声弹性成像技术，依据不同组织在相同压力下变形能力进行成像的一种技术，类似临床触诊评估组织软硬度的方法，通过比较不同组织的软硬度变化和区别，判断组织的性质。其成像原理为在探头作用下对病灶施加外力，经对外力作用下对病灶所具有的形变程度进行检测，从而对组织硬度实现间接反映，目前已在肝脏、乳腺等脏器中广泛使用，2005 年开始应用于甲状腺病灶的检查，其诊断和鉴别诊断价值已得到了一定认可。对于甲状腺癌病理特点进行分析，由于砂粒体和纤维血管束均居较高水平，故其组织呈较硬显示；而甲状腺良性结节主要为较软的成分，如胶质和滤泡等，组织硬度较低；因而超声弹性成像通过对此种特征对比，可有效用于甲状腺良、恶性病灶的鉴别。在诊断甲状腺病灶时，定量方法包括应变率比值法、弹性评分法两种形式，随着超声弹性成像技术研究的发展，发挥了更为重要的价值(图 7-4-13)。

上述超声技术在使用时各具优势，但单独应用仍存在一定局限性，为弥补此种不足，多位学者对三者联用的诊断价值进行研究。超声造影和二维灰阶超声联用时，诊断准确率可达 91.0%。有报道将超声弹性技术与二维灰阶超声联用，对甲状腺病灶进行评分，得出其对良、恶性病灶鉴别的最佳临界点为 5 分，准确率可达 91.3%，因此如联用不同超声诊断技术，可明显提高甲状腺病灶的鉴别诊断水平(图 7-4-14)。

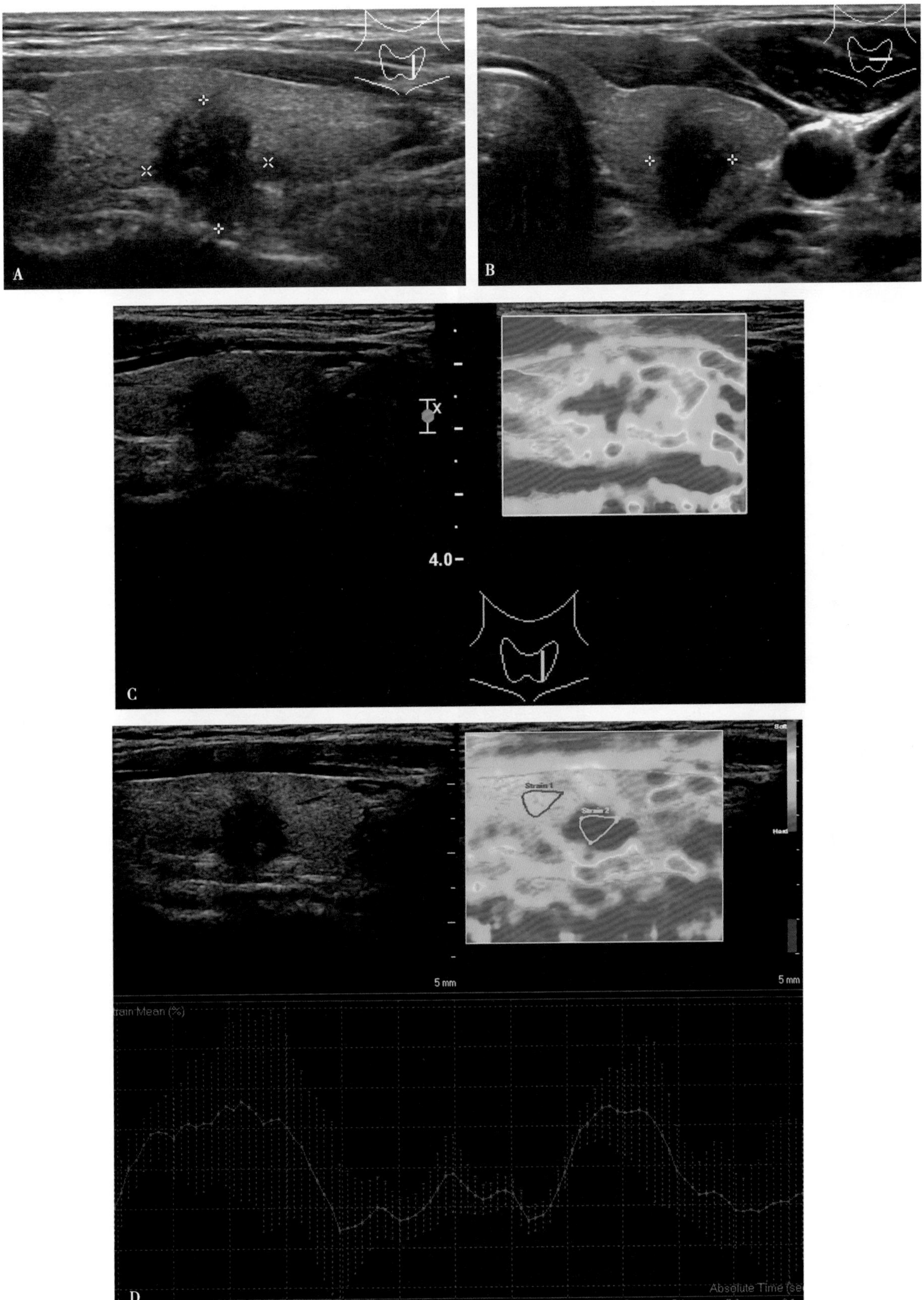

图 7-4-13　甲状腺癌

A. 二维灰阶纵切图；B. 二维灰阶横切图；C. 弹性成像图；D. 应变率比值法分析肿物硬度明显高于正常甲状腺组织

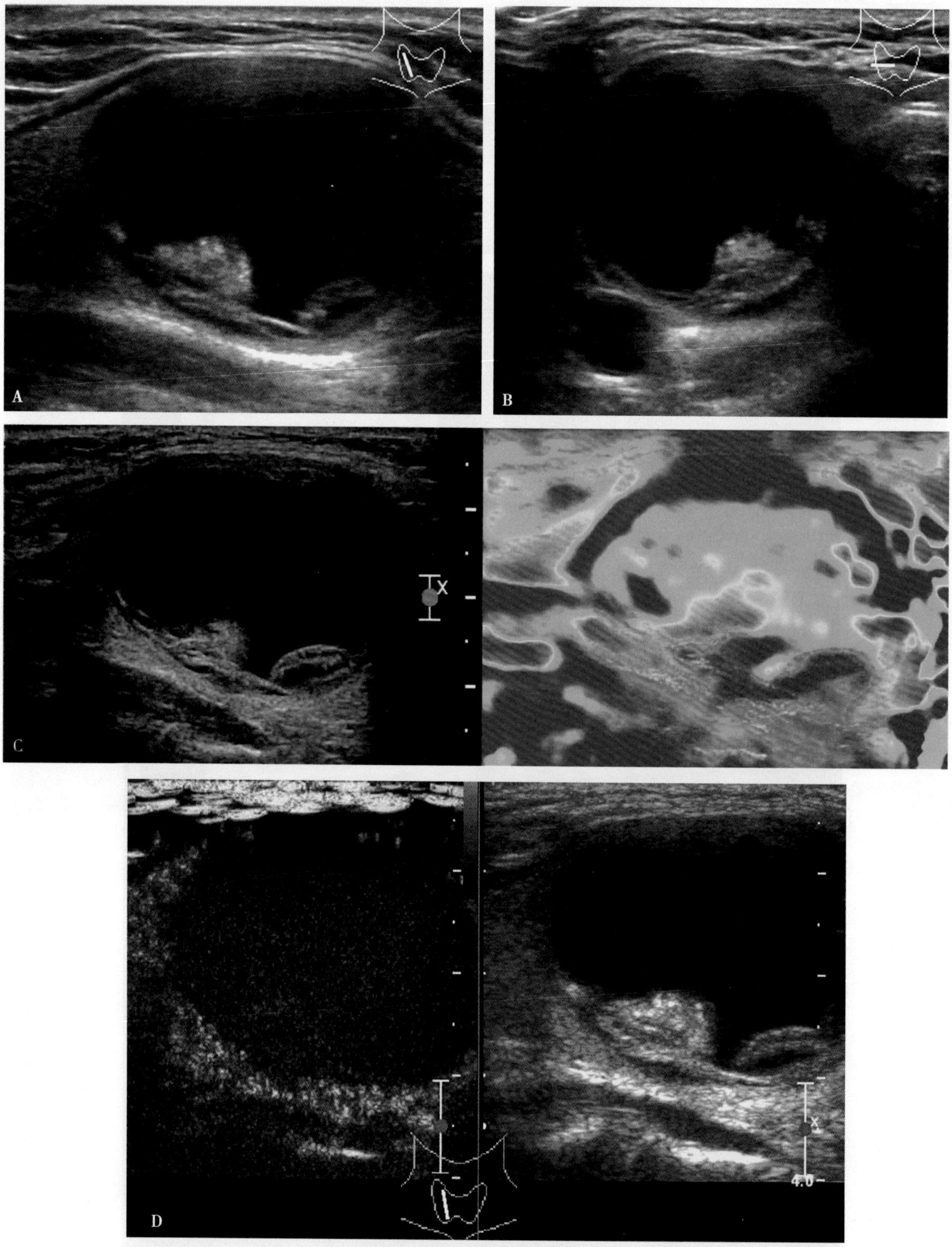

7

图 7-4-14　甲状腺肿物

A. 二维灰阶纵切图；B. 二维灰阶横切图；C. 弹性成像图；D. 超声造影，联合诊断肿物良恶性

（张 晟　魏 玺）

第五节　分子影像检查

分子影像学(molecular imaging)是运用影像学手段显示组织水平、细胞和亚细胞水平的特定分子,反映活体状态下分子水平变化,对其生物学行为在影像方面进行定性和定量研究的科学。因此,分子影像学是将分子生物学技术和现代医学影像学相结合的产物。甲状腺癌是内分泌系统常见的肿瘤之一,不同病理类型的甲状腺癌的生物学行为及预后迥异。近年来,通过利用甲状腺肿瘤自身的细胞特性,如碘摄取、糖代谢、肿瘤细胞表面表达生长抑素受体等,分子影像技术已广泛应用于甲状腺肿瘤原发灶及转移灶的探测、评估预后,影响治疗决策并显示其独到的临床价值。另外,结合新的显像剂及SPECT/CT、PET-CT等显像设备的应用,分子影像检查可实现在细胞和分子水平上定性和定量显示甲状腺肿瘤特定分子的表达及其水平的变化,并可实现靶向治疗。

一、甲状腺显像

(一)成像原理

甲状腺组织具有摄取和浓聚^{131}I或^{99m}Tc的能力,甲状腺自血液循环中摄取放射性碘或锝后,通过显像仪器在体外显示甲状腺内显像剂的分布,用于观察甲状腺的位置、形态、大小及功能状况。目前临床常用的放射性核素为碘和锝:①^{131}I:其半衰期8.1天,长短适度,便于储存,甲状腺摄取量大,费用较低,至今仍普遍使用;②^{99m}Tc:其半衰期6小时、给药1小时即可扫描、辐射量低,但甲状腺摄取率也较低。

(二)扫描方法

静脉注射$^{99m}TcO_4^-$ 74~185MBq(2~5mCi)20分钟后进行采集,采用真空型准直器或通用平行孔准直器。常规采用前位平面采集。

甲状腺癌转移灶显像:口服^{131}I 74~148MBq(2~4mCi)24~48小时后进行前位和后位全身显像,采用高能通用型准直器,采集序列同全身骨显像。

(三)临床价值

1. 对甲状腺结节良恶性及功能的判断　正常甲状腺呈蝴蝶状,放射性分布均匀,边缘光滑整齐。甲状腺双叶可发育不一致,可形成多种形态的变异,少数可见甲状腺锥状叶变异。根据甲状腺内核素分布情况可观察结节的代谢和功能变化,根据放射性核素摄取的浓度不同,可以将结节分为冷、温、热三类(图7-5-1~图7-5-3)。单发热结节主要见于功能自主性甲状腺腺瘤,但也有极少的分化良好的滤泡型甲状腺癌表现为热结节,多发性热结节可见于结节性甲状腺肿结节功能不一而引起的放射性分布不均;温结节主要见于功能正常的甲状腺腺瘤,结节性甲状腺肿和慢性淋巴性甲状腺炎也可表现为温结节,温结节中甲状腺癌的发生率约为4%;大部分甲状腺结节为冷结节,冷结节主要见于甲状腺癌、甲状腺腺瘤、甲状腺囊肿、出血、钙化及局灶性亚急性甲状腺炎,其恶性率为10%~20%。文献报道将冷结节和温结节的病例合并,甲状腺显像诊断甲状腺癌的敏感性达到90%以上,但特异性及阳性预测值均较低,所以单纯甲状腺显像难以判断甲状腺结节性质,应当结合超声检查。

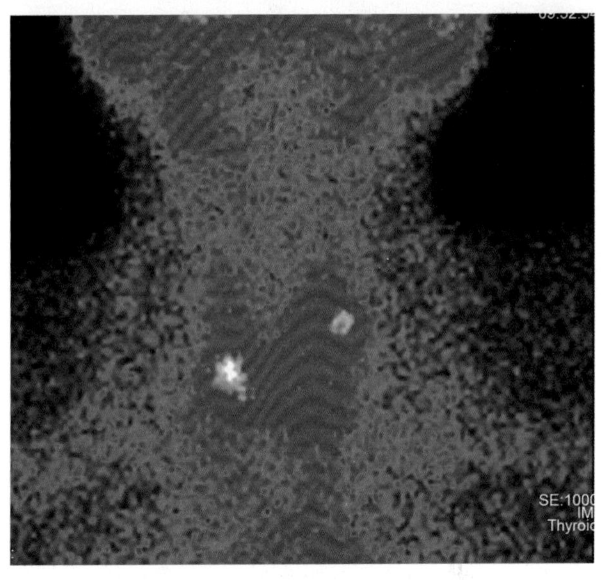

图7-5-1　甲状腺多发热结节

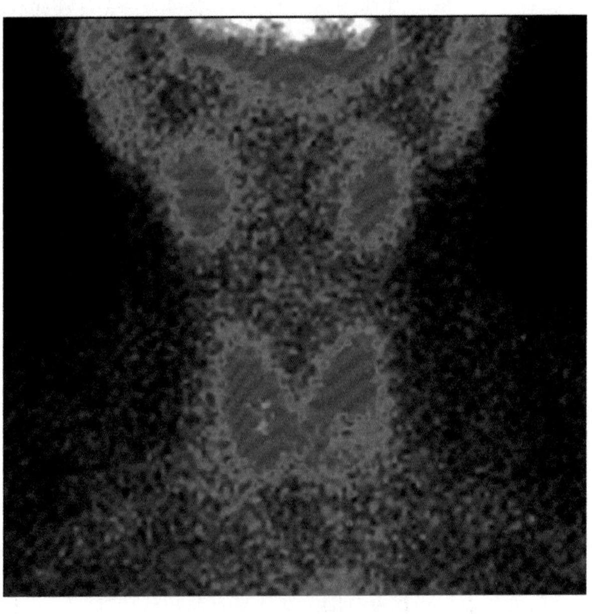

图7-5-2　甲状腺冷结节

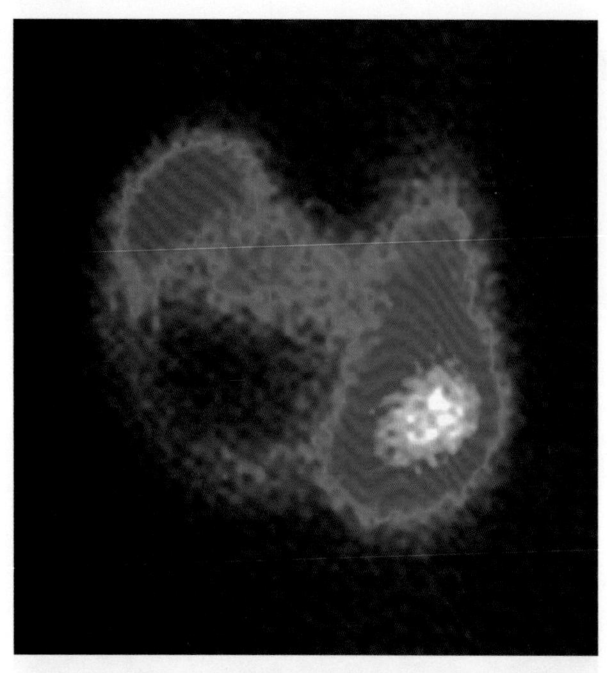

图 7-5-3 甲状腺冷结节及热结节

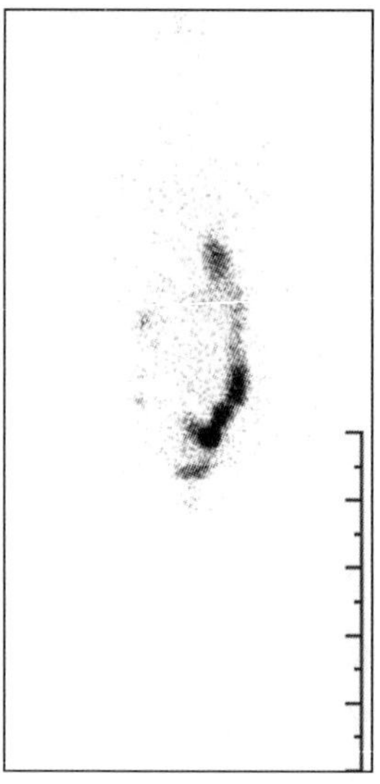

图 7-5-4 可见胃肠道、膀胱及肝脏生理性摄取^{131}I（正面）

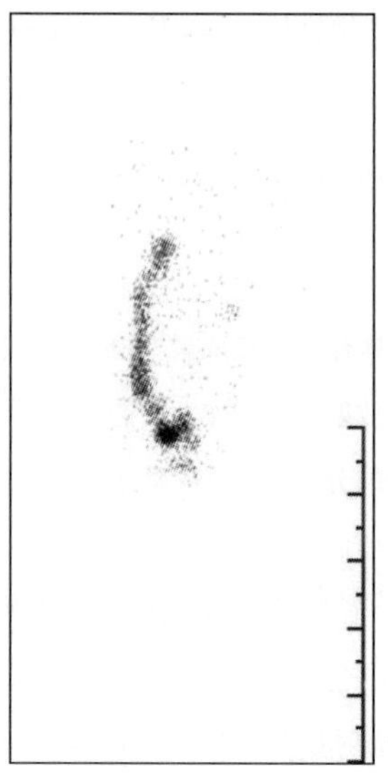

图 7-5-5 可见胃肠道、膀胱及肝脏生理性摄取^{131}I（反面）

2. 甲状腺癌转移灶的寻找 正常甲状腺组织摄取碘的能力较强，甲状腺残留较多的患者行^{131}I 全身显像寻找甲状腺癌转移灶可以导致假阴性的出现，所以在寻找转移灶之前需通过手术或大剂量^{131}I 治疗去除全部正常甲状腺组织。患者行碘扫描前需忌碘饮食 4 周，停服甲状腺素 4～6 周，使促甲状腺素水平达到 30IU/L 以上，对患有严重心脏疾病或精神类疾病而不能停药的患者，可以考虑注射人重组促甲状腺素，以提高转移灶对碘的摄取。有专家认为^{131}I 显像可能使肿瘤细胞产生顿抑作用，这是指在进行显像后甲状腺癌细胞和残留甲状腺组织会出现摄碘能力减低，而且其顿抑程度会随着^{131}I 剂量上升而增加。正常生理条件下，人体鼻咽部、唾液腺、汗腺、胃肠道、生殖泌尿道及肝脏都可生理性摄取^{131}I，导致放射性摄取的升高（图 7-5-4、图 7-5-5）。女性乳房在哺乳期和非哺乳期都可能摄取^{131}I，而习惯用一侧乳房进行哺乳的女性会造成双乳不对称显像。甲状腺滤泡癌、乳头状癌等分化较好的甲状腺癌的原发灶及转移灶通常有较好的摄碘能力，因此当除甲状腺外异常摄取时即可诊断为转移灶（图 7-5-6～图 7-5-9）。排除污染等情况，在部分患者中可出现胸部 CT 阴性而碘扫描肺部浓聚的情况，这可能是由于肺部病灶较小，CT 未能检测到所致，此类肺转移患者进行大剂量碘治疗后通常预后较好。碘扫描通常不推荐应用于甲状腺癌术后低危患者的随访监测，当患者出现 Tg 水平上升，或者 Tg 抗体水平进行性升高，而其他传统影像学检查阴性时，进行碘扫描检查有助于发现复发及转移病灶。

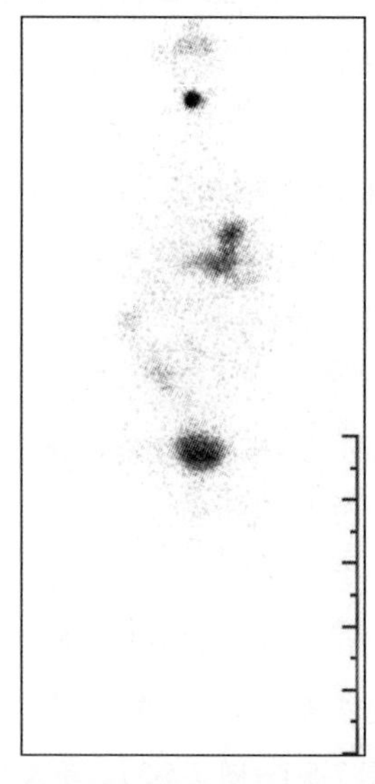

图 7-5-6 可见颈部残留病灶摄取^{131}I（正面）

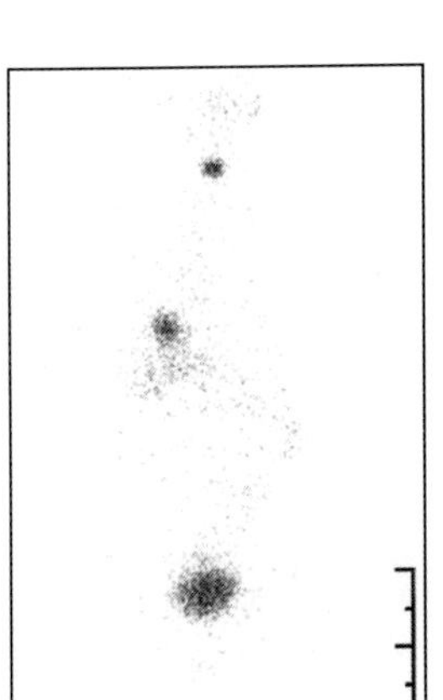

图 7-5-7　可见颈部残留病灶摄取^{131}I（反面）

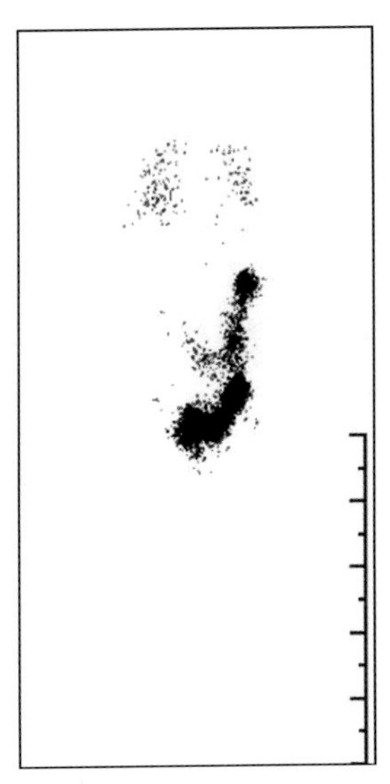

图 7-5-8　可见肺部转移灶摄取^{131}I（正面）

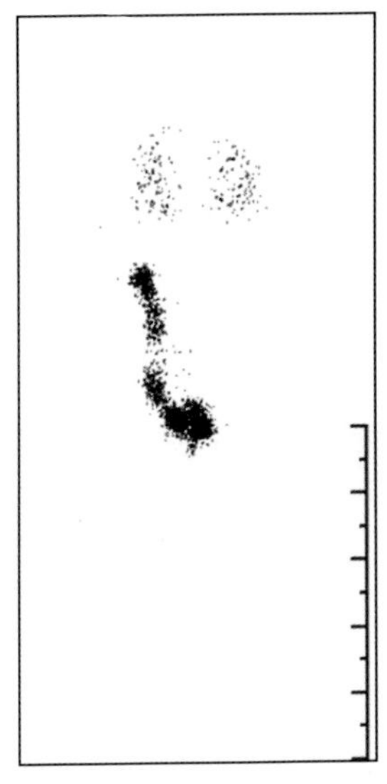

图 7-5-9　可见肺部转移灶摄取^{131}I（反面）

二、正电子发射计算机断层显像

（一）成像原理

正电子发射计算机断层（PET-CT）显像剂常用的核素为^{11}C、^{13}N、^{15}O、^{18}F 等，它们的共同点是进入人体后可以发射正电子，正电子在经过极短的距离后会与细胞内的负电子发生碰撞，产生湮灭辐射，发出两个方向相反的 γ 光子。PET 可以通过许多互呈 180°的探测器探测到这种光子，采集的信息经过计算机处理，和 CT 图像进行融合，显示出靶区域对显像剂的摄取情况。

^{18}F-FDG PET-CT 近年来被越来越广泛地应用于恶性肿瘤的诊断，其主要原理是：^{18}F-FDG 是天然的葡萄糖类似物，二者生物学行为相似，都通过葡萄糖转运体进入细胞。进入细胞后正常葡萄糖会进入三羧酸循环，^{18}F-FDG 由于分子构象改变，其会被己糖激酶转变为 6-磷酸脱氧葡萄糖，6-磷酸脱氧葡萄糖无法被 1,6-二磷酸葡萄糖异构酶催化从而停留在细胞内。除心、脑外，大部分正常组织细胞膜上葡萄糖转运体表达较低。而恶性肿瘤代谢较快并且葡萄糖转运体表达较高，其在 PET 显像上表现为局部的高浓度摄取。

（二）扫描方法

PET-CT 检查前 24 小时内患者禁用咖啡、香烟、酒和抗组胺药物、阿司匹林、安定等，禁止剧烈运动及重体力劳动，检查前禁食 4~6 小时，检查当日禁止滴注含糖液体和药物；患者血糖应低于 11.1mmol/l，在注射^{18}F-FDG 2 小时内使用胰岛素会增加葡萄糖在肌肉或其他软组织的摄取，影响图像质量，因此应用胰岛素或降糖药物最好与注射^{18}F-FDG 间隔 4 小时以上；成年患者按 0.1~0.2mCi/kg 剂量静脉注射^{18}F-FDG，之后嘱患者大量饮水，安静休息 50~60 分钟后行 PET-CT 全身显像，在显像前排空膀胱。

（三）甲状腺癌的正电子发射计算机断层征象

^{18}F-FDG PET-CT 显像上正常甲状腺表现为两叶对称分布均匀的低 FDG 摄取，无局灶性 FDG 升高或减低区（图 7-5-10）。而在 PET-CT 上甲状腺癌原发灶的典型表现为形态不规则、边界不清的不均匀密度减低区，增强见不均匀强化，PET 显像呈团块状或不规则样 FDG 高摄取，其内可散在钙化，如果有低密度坏死区则呈低 FDG 摄取，病变与周围组织分界欠清（图 7-5-11）。转移淋巴结通常为圆形或椭

圆形，多呈环形强化，PET 显像可见 FDG 高摄取，大小可无明显增大(图 7-5-12)。远处转移以肺、骨多见(图 7-5-13、图 7-5-14)。肺转移表现为双肺散在分布的类圆形结节，大者可表现为 FDG 高摄取，微小结节也可无明显 FDG 摄取。骨转移灶可为溶骨性、成骨性及混合性，溶骨性病灶多呈 FDG 高摄取，成骨性病灶可无明显 FDG 摄取。部分分化良好的甲状腺癌 FDG 摄取能力较差，PET-CT 上可未见明显 FDG 摄取(图 7-5-15、图 7-5-16)。

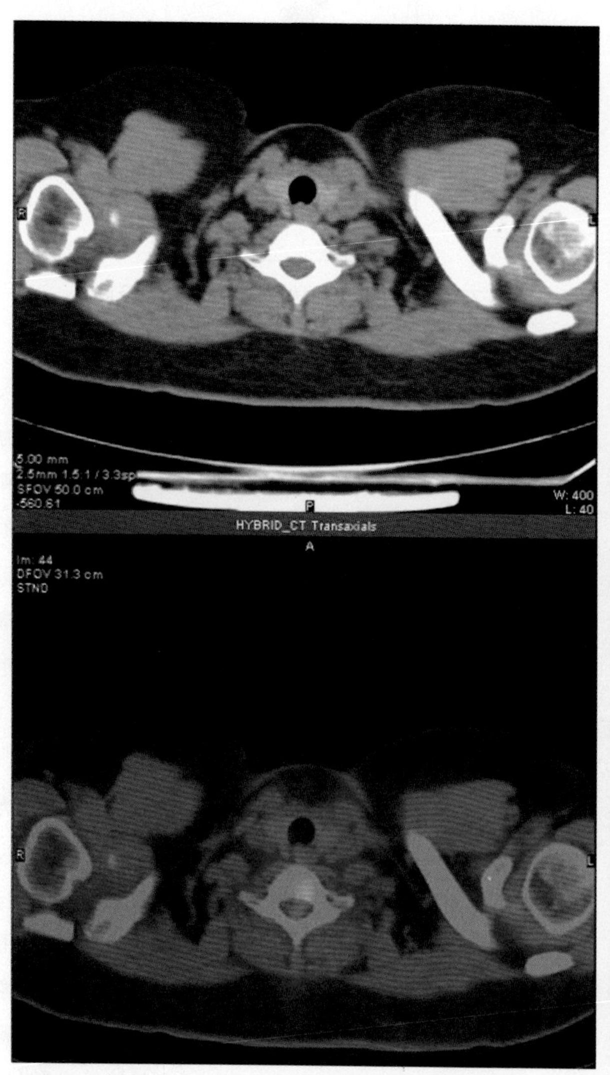

图 7-5-10　正常甲状腺 PET-CT 显像

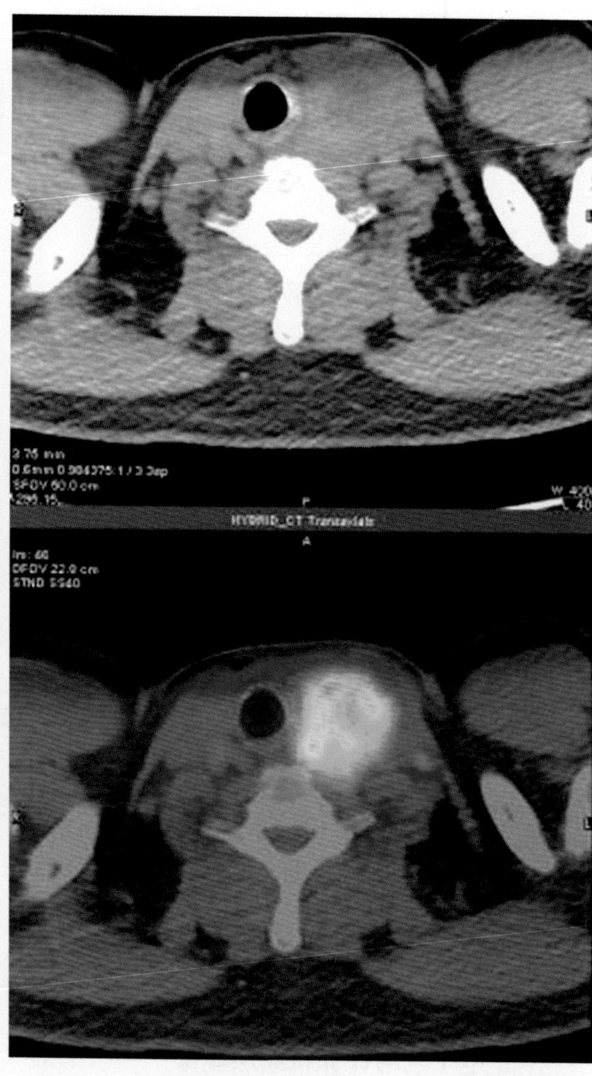

图 7-5-11　左叶甲状腺乳头状癌，可见 FDG 代谢增高

7

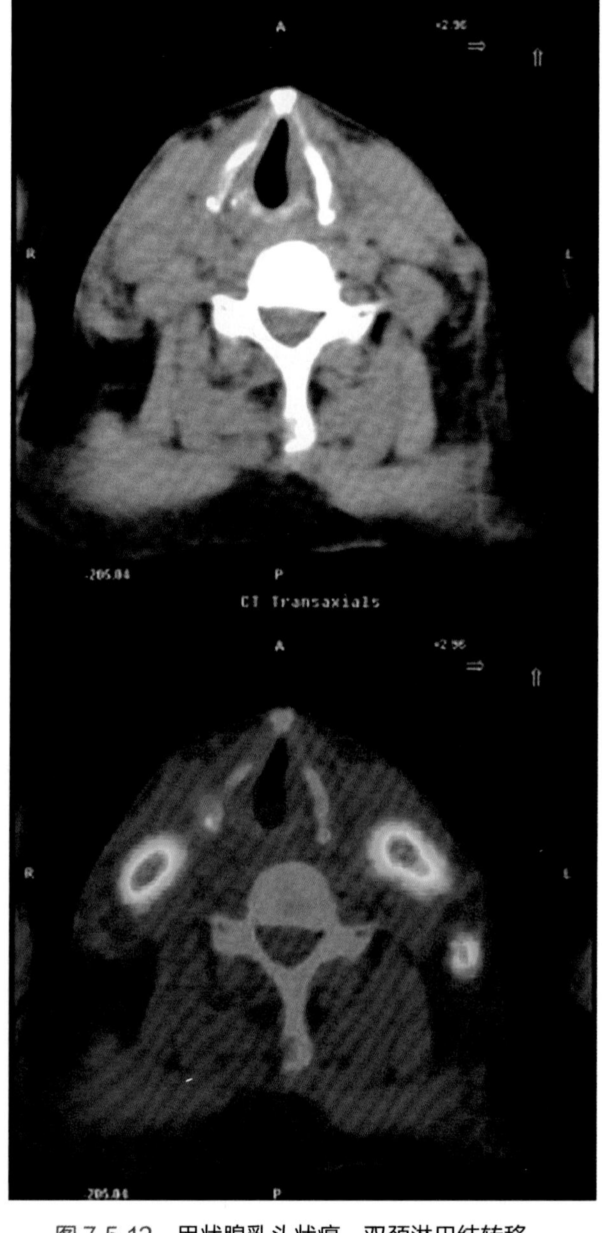

图 7-5-12　甲状腺乳头状癌，双颈淋巴结转移，可见 FDG 代谢增高

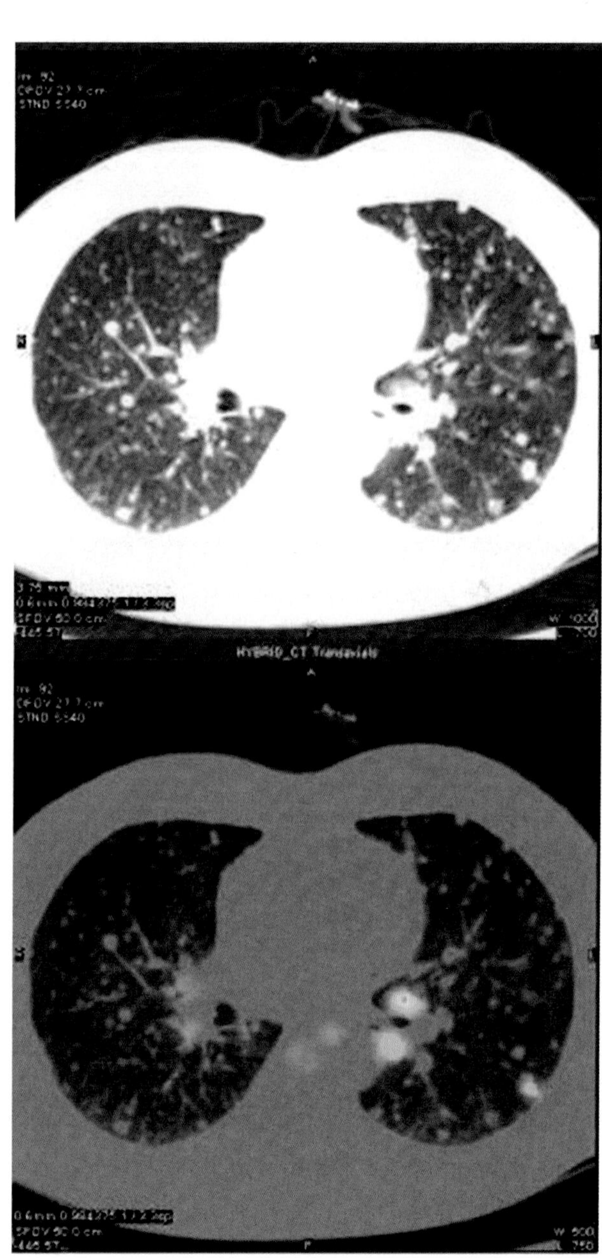

图 7-5-13　甲状腺乳头状癌，双肺转移，部分肺转移灶可见 FDG 代谢增高

7

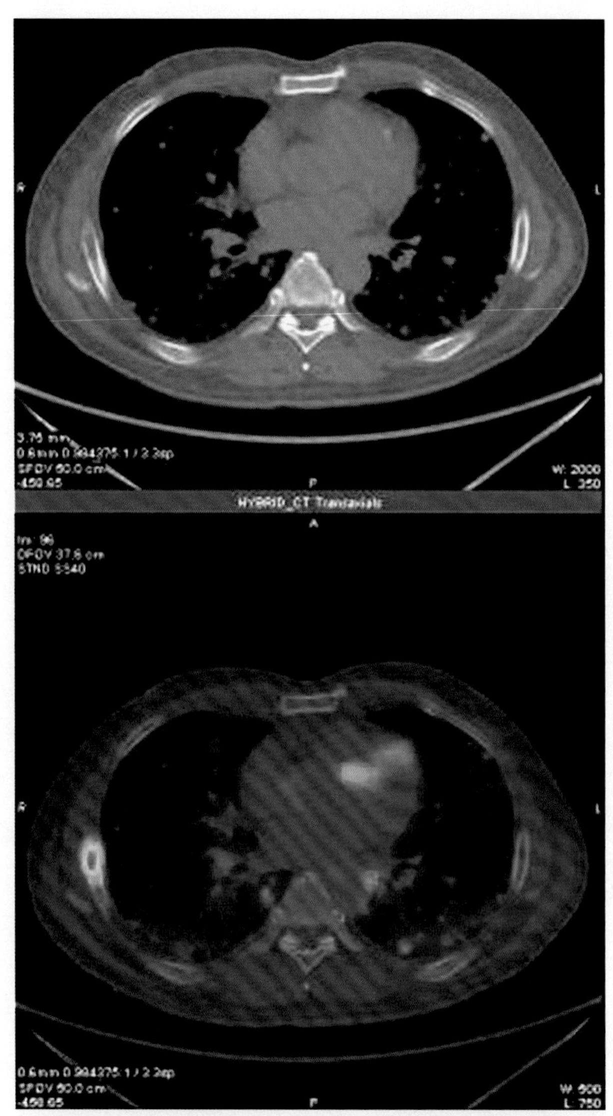

图 7-5-14 甲状腺乳头状癌，双肺转移，骨转移，右侧肋骨及部分肺转移灶可见 FDG 代谢增高

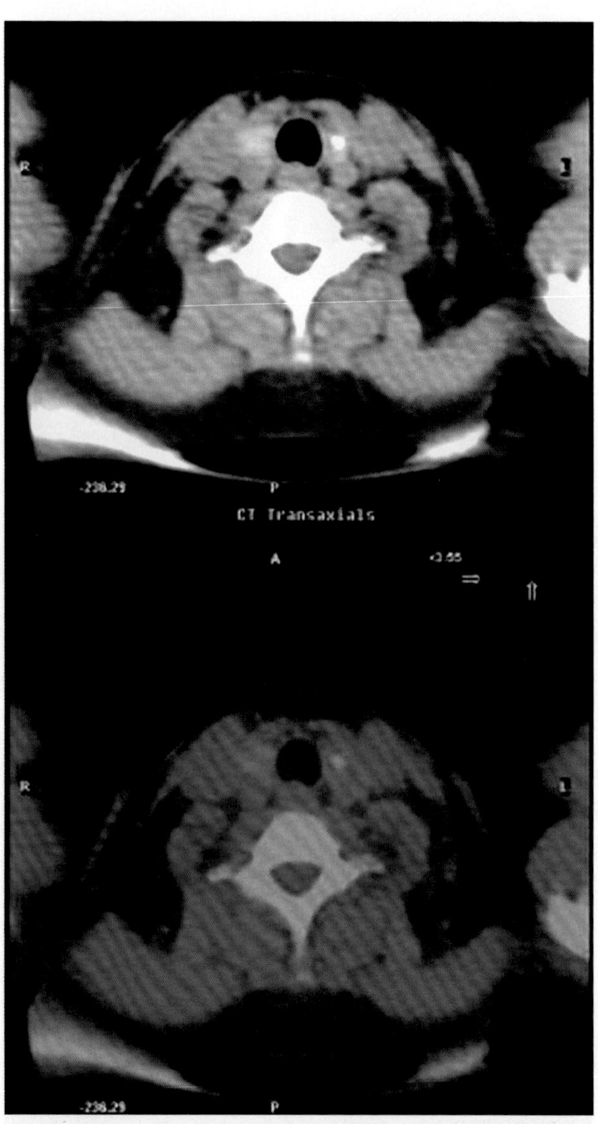

图 7-5-15 左叶甲状腺乳头状癌，左叶内可见钙化灶，PET-CT 未见明显 FDG 摄取

7

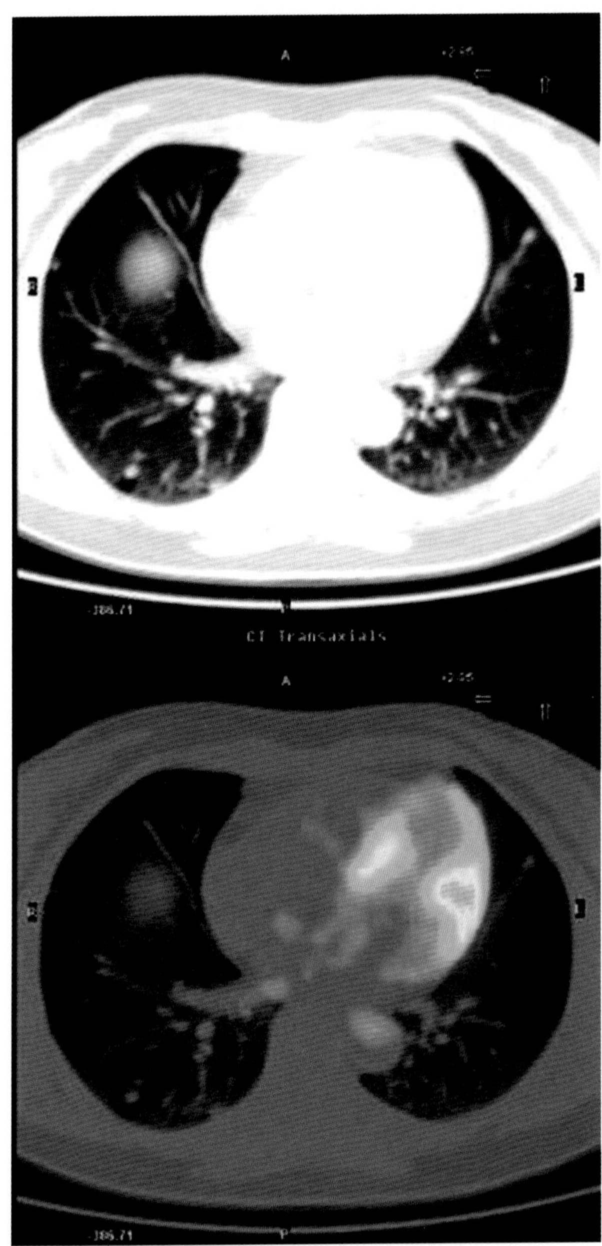

图 7-5-16　甲状腺乳头状癌，双肺转移，PET-CT 未见明显 FDG 摄取

（四）正电子发射计算机断层显像在甲状腺癌上的应用价值

病灶对[18]F-FDG 的摄取与甲状腺癌的病理类型有关。高分化型甲状腺癌细胞膜表面存在钠碘泵，它可将碘摄取进肿瘤细胞内，其细胞代谢及增殖通常较缓慢，FDG 摄取能力较低；而在分化较差的甲状腺癌中，其细胞代谢及增殖加快，碘摄取能力减低而 FDG 摄取能力增高。所以 PET-CT 通常不推荐用于高分化型甲状腺癌的术前评估及随访监测。而低分化甲状腺癌病灶的糖代谢较活跃，PET-CT 检查有利于进行更准确的分期及发现远处转移病灶。

^{18}F-FDG PET-CT 是否应该应用于甲状腺癌原发灶的诊断尚有争议。最近的一项 meta 分析表明 PET-CT 对甲状腺癌原发灶诊断的敏感性为 95%，特异性为 48%，阳性预测值为 39%，阴性预测值为 96%。PET-CT 的假阴性率极低，所以其有助于筛选出能从手术中获益的患者，但由于假阳性率高达 50%，阳性的 PET-CT 结果并不能确诊甲状腺癌。而有些研究显示超声联合 PET-CT 并不能提高对甲状腺结节诊断的准确率。[18]F-FDG PET-CT 对甲状腺癌患者预后的判断也有一定价值。肿瘤细胞通常通过葡萄糖转运体摄取葡萄糖，而表达葡萄糖转运体越多的甲状腺癌细胞，其 FDG 摄取越明显，恶性程度越高，患者预后更差。而且随着甲状腺癌原发病灶 SUV 摄取值的增高，患者发生颈部淋巴结转移的几率也呈上升趋势。[18]F-FDG PET-CT 能为评估病灶的恶性程度提供更多信息，但其是否应该应用于甲状腺癌原发灶的诊断尚需更多研究。

淋巴结转移在甲状腺癌中非常常见，而淋巴结转移的区域直接影响手术方案的制订。文献显示[18]F-FDG PET-CT 对甲状腺癌淋巴结转移的敏感性为 60%～85%，特异性可达到 90%以上。与超声相比，PET-CT 可以提供全身的淋巴结转移信息，比如纵隔淋巴结、咽旁淋巴结等，所以联合超声及 PET-CT 检查有可能为手术方案提供更多的指导。

^{18}F-FDG PET-CT 通常不作为甲状腺癌术后随访检测的手段，但如果怀疑患者出现病情进展或复发而常规影像学检查结果为阴性的时候，PET-CT 检查有可能提供更多的病灶信息。在甲状腺髓样癌中，如果甲状腺切除术后的患者出现血降钙素的升高，传统的影像学手段通常难以确诊，进行 PET-CT 检查可以提高诊断准确性。美国 ATA 指南中推荐将 PET-CT 应用于甲状腺癌术后，[131]I 治疗后碘扫描阴性而甲状腺球蛋白水平渐进性升高的患者。文献报道 PET-CT 应用在此类型患者中，其敏感性为 88.5%，特异性为 84.7%。而且通过停服甲状腺素提高 TSH 水平有助于提高 PET-CT 诊断的准确性。[18]F-FDG PET-CT 的结果也可预测患者的生存期，有研究显示在碘治疗后有远处转移的甲状腺癌患者中，病灶的 SUV 值是其独立预后因素，随着 SUV 值的增高，患者生存期呈缩短趋势。

（徐文贵）

参考文献

1. 叶奕兰，何闯，方宏洋，等.原发性甲状腺淋巴瘤的 CT 表现及其病理相关性.医学影像学杂志，2012，22（5）：740-743.

2. 孔祥泉,杨秀萍,查云飞主编.肿瘤影像与病理诊断[M].北京:人民卫生出版社,2009.

3. 兰宝森主编.中华影像医学:头颈部卷[M].北京:人民卫生出版社,2002.

4. 高明主编.头颈肿瘤学.第 3 版[M].北京:科学技术文献出版社,2014.

5. Noma S,Nishimura K,Togashi K,et al.Thyroid gland: MR imaging.Radiology,1987,164(2):495-499.

6. Kim H,Kim JA,Son EJ,et al.Preoperative prediction of the extrathyroidal extension of papillary thyroid carcinoma with ultrasonography versus MRI:a retrospective cohort study.International Journal of Surgery,2014,12(5):544-548.

7. Abraham T,schöder H.2011 thyroid cancer-indications and opportunities for positron emission tomography/computed tomography imaging.semin Nucl Med,41:121-138.

8. Deandreis D,Al ghuzlan A,Auperin A,et al.Is 18F-fluorodeoxyglucose-PET/CT useful for the presurgical characterization of thyroid nodules with indeterminate fine needle aspiration cytology? Thyroid,2012,22:165-172.

9. Lai XJ,Zhang B,Jiang YX,et al.Diagnostic values of ultrasound and(18)F-fluoro-2-deoxy-D-glucose-positron emission tomography/computerized tomography for patients with suspected thyroid carcinoma and lymph node metastasis. Zhongguo Yi Xue Ke Xue Yuan Xue Bao, 2013, 35(4): 393-397.

10. American thyroid Association(ATA)guidelines taskforce on thyroid Nodules and Differentiated thyroid Cancer, Cooper Ds,Doherty gM,Haugen Br,et al.Revised American thyroid Association management guidelines for patients with thyroid nodules and differentiated thyroid cancer. Thyroid, 2009, 19:1167-1214.

11. Dong MJ,Liu ZF,Zhao K,et al.Value of 18F-FDG PET/PET-Ct in differentiated thyroid carcinoma with radioiodine-negative whole-body scan:a meta-analysis.Nucl Med Commun,2009,30:639-650.

12. Ma C,Xie J,Lou Y,et al.The role of TSH for 18F-FDG-PET in the diagnosis of recurrence and metastases of differentiated thyroid carcinoma with elevated thyroglobulin and negative scan:a meta-analysis.Eur J Endocrinol,2010,163:177-183.

13. 李昭,冯蕾.桥本氏甲状腺炎的超声诊断研究进展.现代仪器与医疗,2013,19(01):25-29.

14. 陈金山,唐永庆.亚急性甲状腺炎超声彩色多普勒的特点.中国医药指南,2012,10(23):165-166.

15. 温智峰.急性化脓性甲状腺炎的超声特征及鉴别诊断.青海医药杂志,2012,42(09):45-46.

16. 高明.甲状腺癌的诊疗进展及策略.中华耳鼻咽喉头颈外科杂志,2010,(11):887-890.

17. 张晟.术前超声分区诊断甲状腺癌颈部淋巴结转移的临床价值.中国肿瘤临床,2010,37(16):917-920.

18. Ahuja AT,Ying M.Evaluation of cervical lymph node vascularity:a comparison of colour Doppler,power Doppler and 3-D power Doppler sonography Ultrasound Med Boil,2004,30(12):1557-1564.

19. Takao M,Fukuda T,Iwanaga S,et al.Gastric cancer evaluation of triphasic spiral CT and radiologic-pathologic correlation.J Comput Assist Tomogr,1998,22(2):288-294.

20. Mani NBS,Suri S,Gupta S,et al.Two phase dynamic contrast enhanced CT with water-filling method for staging of gastric carcinoma.Clin Imaging,2001,25(1):38-43.

21. Dost P,Kaiser S.Ultrasonographic biometry in salivary glands. Ultrasound Med Biol,1997,23:1299-1303.

22. Hilton JM,Phillips JS,Hellquist HB,et al.Multifocal multi-siteWarthin tumour.Eur.Arch.Otorhinolaryngol,2008,265:1573-1575.

23. Hausegger KW,Krasa H,Pelzmann W,et al.Sonography of the salivary glands.Ultraschall Med,1993,14:68-74.

24. Alyas F,Lewis K,Williams M.et al.Diseases of the submandibular gland as demonstrated using high resolution ultrasound.Br.J.Radiol.2005,78:362-369.

25. Schick S,Steiner E,Gahleitner A,et al.Differentiation of benign and malignant tumors of the parotid gland:value of pulsed Doppler and color Doppler sonography.Eur Radiol,1998,8:1462-1467.

26. Lee YY,Wong KT,King AD,et al.Imaging of salivary gland tumors.Eur J Radiol,2008,66:419-436.

27. Capaccio P,Cuccarini V,Ottaviani F.et al.Comparative ultrasonographic,magnetic resonance sialographic,and videoendoscopic assessment of salivary duct disorders.Ann.Otol.Rhinol.Laryngol,2008,117:245-252.

28. Koischwitz D, Gritzmann N. Ultrasound of the neck. Radiol Clin North Am, 2000, 38: 1029-1045.

29. Salaffi F, Carotti M, Argalia G, et al. Usefulness of ultrasonography and color Doppler sonography in the diagnosis of major salivary gland diseases. Reumatismo, 2006, 58: 138-156.

30. Gritzmann N. Ultrasound of the salivary glands. Larygorhinootologie. 2009, 88: 48-56.

31. Dubois J, Patriquin H. Doppler sonography of head and neck masses in children. Neuroimaging Clin N Am, 2000, 10: 215-252.

32. Katz P, Harti DM, Guerre A. Clinical ultrasound of the salivary glands. Otolaryngal Clin North Am, 2009, 42: 973-1000.

33. Thoeny HC. Imaging of salivary gland tumours. Cancer Imaging, 2007, 30: 52-62.

34. Andrew A. Comparison of Thyroid FineNeedle Aspiration and Core Needle Biopsy. Am J Clin Pathol, 2007, 128: 370-374.

35. Nicholas J. Head and Neck Lymphadenopathy: Evaluation with US-guided Cutting-Needle Biopsy Radiology, 2002, 224: 75-81.

36. 刘隽颖，王勇，崔宁宜，等. 甲状腺转移瘤超声表现. 国际医学放射学杂志，2017，40(01)：28-31.

37. Moon WJ, Jung SL, Lee JH, et al. Benign and malignant thyroid nodules: US differentiation- multicenter retrospective study. Radiology, 2008, 247(3): 762-770.

38. Oh EM, Chung YS, Song WJ, et al. The pattern and significance of the calcifications of papillary thyroid microcarcinoma presented in preoperative neck ultrasonography. Ann Surg Treat Res, 2014, 86(3): 115-121.

39. Lee HS, Park HS, Kim SW, et al. Clinical characteristics of papillary thyroid microcarcinoma less than or equal to 5 mm on ultrasonography. Eur Arch Otorhinolaryngol, 2013, 270(11): 2969-2974.

40. Cooper DS, Doherty GM, Haugen BR, et al. Revised American Thyroid Association management guidelines for patients with thyroid nodules and differentiated thyroid cancer. Thyroid, 2009, 19(11): 1167-1214.

41. Bircan HY, Koc B, Akarsu C, et al. Is Hashimoto's thyroiditis a prognostic factor for thyroid papillary microcarcinoma? Eur Rev Med Pharmacol Sci, 2014, 18(13): 1910-1915.

42. Wang H, Zhao L, Xin X, et al. Diagnostic value of elastosonography for thyroid microcarcinoma. Ultrasonics, 2014, 54(7): 1945-1949.

43. Zhang XL, Qian LX. Ultrasonic features of papillary thyroid microcarcinoma and non-microcarcinoma. Exp Ther Med, 2014, 8(4): 1335-1339.

44. Leboulleux S, Tuttle RM, Pacini F, et al. Papillary thyroid microcarcinoma: time to shift from surgery to active surveillance? Lancet Diabetes Endocrinol, 2016, 4(11): 933-942.

45. Gharib H, Papini E, Paschke R, et al. American Association of Clinical Endocrinolo gists, Associazione Medici Endocrinologi, and European Thyroid Association medical guidelines for clinical practice for the diagnosis and management of thyroid nodules. Endocr Pract, 2010, 16: 468-475.

46. Morris LF, Ragavendra N, Yeh M. Evidence- based assessment of the role of ultrasonography in the management of benign thyroid nodules. World J Surg, 2008, 32: 1253-1263.

47. McCoy KL, Jabbour N, Ogilvie JB, et al. The incidence of cancer and rate of false-negative cytology in thyroid nodules greater than or equal to 4 cm in size. Surgery, 2007, 142: 837-844.

48. Lazarus E, Mainiero MB, Schepps B, et al. BI-RADS lexicon for US and mammography: interobserver variability and positive predictive value. Radiology, 2006, 239: 385-391.

49. Horvath E, Majlis S, Rossi R, et al. An ultrasonogram reporting system for thyroid nodules stratifying cancer risk for clinical management. J Clin Endocrinol Metab, 2009, 94: 1748-1751.

50. Park JY, Lee HJ, Jang HW, et al. A proposal for a thyroid imaging reporting and data system for ultrasound features of thyroid carcinoma. Thyroid, 2009, 19: 1257-1264.

51. Kwak JY, Han KH, Yoon JH, et al. Thyroid imaging reporting and data system for US features of nodules: a step in establishing better stratification of cancer risk. Radiology, 2011, 260: 892-899.

52. Ma BY, Parajuly SS, Peng YL, et al. The Value of Sonography

in Thyroid Imaging Reproting and Data System for Thyroid Nodule.Chin J Bases Clin Genearal Surg,2011,18:898-901.

53. Zhou XD,Yang LX,Zhen YH.Diagnosis value of improved TI-RADS with the UE in thyroid nodules.Journal of Yanan University,2011,9:19-21.[Article in Chinese]

54. Zhang XR,Wang XT,Wang R.Evaluation of color Doppler ultrasound combined with TI-RADS in differential diagnosis of benign and malignant thyroid nodules.Journal of Nantong University,2012,32:495-497.[Article in Chinese]

55. Lou J,Zhao LF,Zhang L,et al.The value of TI-RADS in the differential diagnosis of benign and malignant thyroid lesions. Clinical Education of General Practise, 2012, 10: 651-653.[Article in Chinese]

56. Xie YF, Liu N, Dai YJ. TI-RADS classification system in thyroid nodules:a pilot study.Medical Laboratory Sciences, 2013,9:117.[Article in Chinese]

57. Chen XK,Chen SH,Lu GR.The Applicational Value of TI-RADS Ultrasonographic Stratification in Diagnosing Thyroid Nodules.Chinese Journal of Ultrasound in Medicine,2012, 28:1066-1068.[Article in Chinese]

58. Lu XB,Geng ZS,Liu Y.TI-RADS in the diagnosis of thyroid nodules. Journal of Zhengzhou University, 2013, 48: 277-278.[Article in Chinese]

59. Russ G,Royer B,Bigorgne C,et al.Prospective evaluation of thyroid imaging reporting and data system on 4550 nodules with and without elastography.Eur J Endocrinol,2013,168: 649-655.

60. Cheng SP,Lee JJ,Lin JL,et al.Characterization of thyroid nodules using the proposed thyroid imaging reporting and data system(TI-RADS).Head Neck,2013,35:541-547.

61. Wang JM,Wang Y.The value of TI-RADS ultrasonographic stratification in diagnosing single thyroid nodules. Henan Medical Research,2013,22:176-178.[Article in Chinese]

62. Cronan JJ.Thyroid nodules:is it time to turn off the US machines? Radiology,2008,247:602-604.

63. Chen SC,Cheung YC,Su CH,et al.Analysis of sonographic features for the differentiation of benign and malignant breast tumors of different sizes.Ultrasound Obstet Gynecol, 2004,23:188-193.

64. Park CS,Kim SH,Jung SL,et al.Observer variability in the sonographic evaluation of thyroid nodules. J Clin Ultrasound,2010,38:287-293.

65. Zhang YX,Zhang B,Zhang ZH.Fine-needle aspiration cytology of thyroid nodules:a clinical evaluation.Zhonghua Er Bi Yan Hou Tou Jing Wai Ke Za Zhi,2011,46:892-896.[Article in Chinese]

66. Friedrich-Rust M, Meyer G, Dauth N, et al. Interobserver Agreement of Thyroid Imaging Reporting and Data System (TIRADS) and Strain Elastography for the Assessment of Thyroid Nodules.PLoS One,2013,24:e77927.

67. 王冬,高敬.甲状腺超声诊断研究进展.中华医学超声杂志(电子版),2013,10(02):94-96.

68. 张渊,江泉,陈剑,等.甲状腺癌实时超声造影增强特征与肿瘤大小的关系.中国医学影像技术,2012,28(01):82-85.

69. 曾敏霞,王燕,栾艳艳,等.超声造影对甲状腺实质性结节良恶性诊断价值的研究.中国超声医学杂志,2012,28(06):497-500.

70. 李逢生,韩琴芳,徐荣,等.超声造影在甲状腺乳头状癌诊断中的初步研究.中国超声医学杂志,2013,29(01):1-3.

71. Bartolotta T,Midiri M,Galia M,et al.Qualitative and quantitative evaluation of solitary thyroid nodules with contrast-enhanced ultrasound: initial results. Eur Radiol, 2006, 16 (10):2234-2241.

72. Ophir J, Cespedes I, Ponnekanti H, et al. Elastography: a quantitative method for imaging the elasticity of biological tissues.Ultrason Imaging,1991,13(2):131-134.

73. Mallick UK.The Revised American Thyroid Association Management Guidelines 2009 for Patients with Differentiated Thyroid Cancer:an Evidence-Based Risk-Adapted Approach. Clinical Oncology,2010,22:472-474.

74. Moon HJ,Son E,Kim EK,et al.The diagnostic values of ultrasound and ultrasound-guided fine needle aspiration in subcentimeter-sized thyroid nodules.Annals of Surgical Oncology,2012,19:52-59.

75. Moon WJ,Baek JH,Jung SL,et al.Ultrasonography and the Ultrasound-Based Management of Thyroid Nodules: Consensus Statement and Recommendations.Korean Journal of Radiology,2010,12:1-14.

76. Wu M, Choi Y, Zhang Z, et al. Ultrasound guided FNA of thyroid performed by cytopathologists enhances Bethesda diagnostic value. Diagn Cytopathol, 2016, 44: 787-791.

77. Mazzaferri EL, Sipos J, Mazzaferri EL, et al. Should all patients with subcentimeter thyroid nodules undergo fine-needle aspiration biopsy and preoperative neck ultrasonography to define the extent of tumor invasion. Thyroid, 2008, 18: 597-602.

78. Li F, Chen G, Sheng C, et al. BRAFV600E mutation in papillary thyroid microcarcinoma: a meta-analysis. Endocrine-related cancer, 2015, 22: 159-168.

第八章
甲状腺肿瘤分类及病理学诊断

第一节　甲状腺肿瘤概述

一、甲状腺肿瘤的分类

甲状腺肿瘤依据其细胞起源可分为上皮源性和非上皮源性，前者包括滤泡上皮细胞起源的肿瘤和C细胞起源的肿瘤，后者包括淋巴瘤和间叶源性肿瘤等。滤泡上皮细胞起源的肿瘤主要包括甲状腺乳头状癌（papillary thyroid carcinoma，PTC）、甲状腺滤泡癌（follicular thyroid carcinoma，FTC）、低分化癌（poorly differentiated thyroid carcinoma，PDTC）和未分化癌或间变（性）癌（anaplastic thyroid carcinoma，ATC），其中PTC占比呈明显上升趋势，多达90%。C细胞起源的肿瘤主要是甲状腺髓样癌（medullary thyroid carcinoma，MTC）。甲状腺非上皮性肿瘤少见，其中以原发性淋巴瘤相对多见，主要包括黏膜相关淋巴组织结外边缘区淋巴瘤（MALToma）和弥漫性大B细胞淋巴瘤（DLBCL）。根据2017年世界卫生组织（WHO）分类修订的甲状腺肿瘤分类列于表8-1-1。

表8-1-1　甲状腺肿瘤的WHO分类（2017版）

肿瘤	ICD-O编码
滤泡性腺瘤	8330/0
透明变梁状肿瘤	8336/1
其他有包膜的滤泡型甲状腺肿瘤	
恶性潜能未定的滤泡性肿瘤（FT-UMP）	8335/1
恶性潜能未定的高分化肿瘤（WDT-UMP）	8348/1
具有乳头状核特征的非浸润性甲状腺滤泡性肿瘤（NIFTP）	8349/1
甲状腺乳头状癌（PTC）	
乳头状癌	8260/3
乳头状癌滤泡亚型	8340/3
乳头状癌包裹亚型	8343/3
微小乳头状癌	8341/3
乳头状癌柱状细胞亚型	8344/3
乳头状癌嗜酸细胞亚型	8342/3
甲状腺滤泡癌（FTC），NOS	8330/3
微浸润型	8335/3
包裹型血管浸润型	8339/3
广泛浸润型	8330/3

续表

肿瘤	ICD-O 编码
许特莱(嗜酸)细胞肿瘤	
许特莱细胞腺瘤	8290/0
许特莱细胞癌	8290/3
甲状腺低分化癌	8337/3
甲状腺间变性癌/未分化癌	8020/3
鳞状细胞癌	8070/3
甲状腺髓样癌	8345/3
混合性髓样和滤泡细胞性甲状腺癌	8346/3
黏液表皮样癌	8430/3
伴嗜酸性粒细胞增多的硬化性黏液表皮样癌	8430/3
黏液癌	8480/3
异位胸腺瘤	8580/3
伴胸腺样分化的梭形上皮性肿瘤	8588/3
甲状腺内胸腺癌	8589/3
副神经节瘤和间叶来源肿瘤	
副神经节瘤	8693/3
外周神经鞘膜肿瘤	
神经鞘瘤	9560/0
恶性外周神经鞘膜瘤	9540/3
良性血管肿瘤	
血管瘤	9120/0
海绵状血管瘤	9121/0
淋巴管瘤	9170/0
血管肉瘤	9120/3
平滑肌肿瘤	
平滑肌瘤	8890/0
平滑肌肉瘤	8890/3
孤立性纤维性肿瘤	8815/1
淋巴造血系统肿瘤	
朗格汉斯细胞组织细胞增生症	9751/3
Rosai-Dorfman 病	
滤泡性树突状细胞肉瘤	9758/3
原发性甲状腺淋巴瘤	
生殖细胞肿瘤	
良性畸胎瘤(0 或 1 级)	9080/0
未成熟畸胎瘤(2 级)	9080/1
恶性畸胎瘤(3 级)	9080/3
继发性肿瘤	

形态学编码来自于国际肿瘤疾病分类(International Classification of Diseases for Oncology,ICD-O)。生物学行为良性的肿瘤编码为/0,不特异、交界性或生物学行为不确定的肿瘤编码为/1,原位癌或上皮内瘤变 3 级编码为/2,恶性肿瘤编码为/3。

8

二、甲状腺肿瘤的生物学行为分组

分化较好的肿瘤通常发生于比较年轻的患者，而分化较差的肿瘤发生于年龄较大的患者。低，中和高度恶性肿瘤的平均发病年龄分别为40岁、50岁和60岁（表8-1-2）。

表8-1-2 原发性甲状腺肿瘤的行为分组

肿瘤行为分组	病种	侵袭性/预后
低度恶性	乳头状癌	局部疾病
	微浸润型滤泡癌	远处转移
	MALToma	远处转移
中度恶性	广泛浸润型滤泡癌	远处转移
	低分化癌	远处转移
	髓样癌	远处转移
	DLBCL	远处转移
高度恶性	未分化癌	局部疾病和远处转移
	血管肉瘤	局部疾病和远处转移

三、甲状腺肿瘤的病理形态学诊断

对于大多数甲状腺肿瘤或结节，单靠形态学即可做出诊断。但对于形态特殊的甲状腺肿瘤或髓样癌的诊断，免疫组织化学是必不可少的辅助手段。尽管对于甲状腺肿瘤分子遗传学的研究不断深入，到目前为止分子研究仍未用于常规诊断。

甲状腺乳头状癌是根据细胞学特征来准确定义的，最新版美国陆军病理研究所（AFIP）《甲状腺和甲状旁腺肿瘤》和Atlas《头颈部病理学》中PTC的定义为“向滤泡上皮细胞分化的恶性上皮性肿瘤，具有特征性细胞核特点”（papillary thyroid carcinoma type nuclear features, PTC-N）。PTC-N包括：细胞核增大，核膜不规则，毛玻璃核或淡染核，核沟，核内假包涵体。乳头结构和浸润性生长并非诊断PTC的必要条件（表8-1-3）。

当缺乏PTC-N时，才能考虑做出滤泡性肿瘤的诊断。由于滤泡性腺瘤和滤泡癌是密切相关且需要病理医师重点加以鉴别的病变，将放在一起讨论。在日常工作中，绝大多数情况下甲状腺肿瘤是以结节性病变出现的，一般分为有包膜或无包膜两种情况，我们大致遵循如下的思路并结合2017版WHO新分类对甲状腺肿瘤/结节进行分析和诊断（图8-1-1，图8-1-2）：

表8-1-3 甲状腺乳头状癌的组织形态学特征

组织结构特征
生长模式
乳头状，滤泡状，实性，梁状，器官样；同一病变中可存在多种生长模式拉长或者扭曲的甲状腺滤泡，内含少量胶质
其他特征
砂粒体（浓缩层状）
肿瘤内不规则纤维化
浓缩的胶质（与周围甲状腺组织相比胶质深染）
细胞学特征（细胞核改变）
核增大
核大小、形状不规则
分散（非常精细）至外观清晰的核染色质
核染色质边集
细胞核极性消失、不规则排列
细胞核拥挤、重叠
核沟
核内（假）包涵体

8

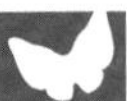

8

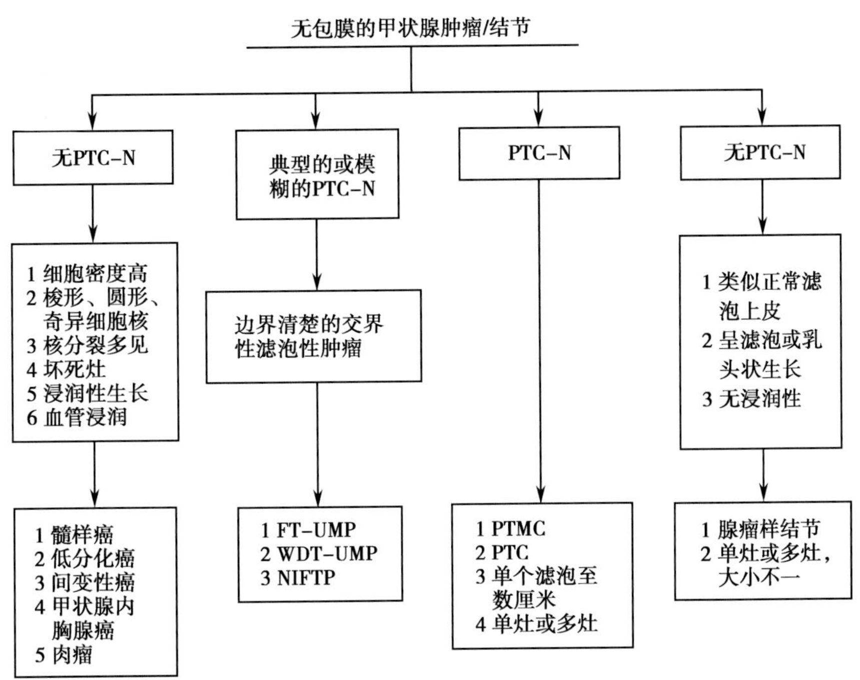

图 8-1-1 无包膜甲状腺肿瘤/结节的病理诊断

PTC，甲状腺乳头状癌；PTC-N，甲状腺乳头状癌核特征；PTMC，甲状腺微小乳头状癌；FT-UMP，恶性潜能未定的滤泡性肿瘤；WDT-UMP，恶性潜能未定的高分化肿瘤；NIFTP，具有乳头状核特征的非浸润性甲状腺滤泡性肿瘤

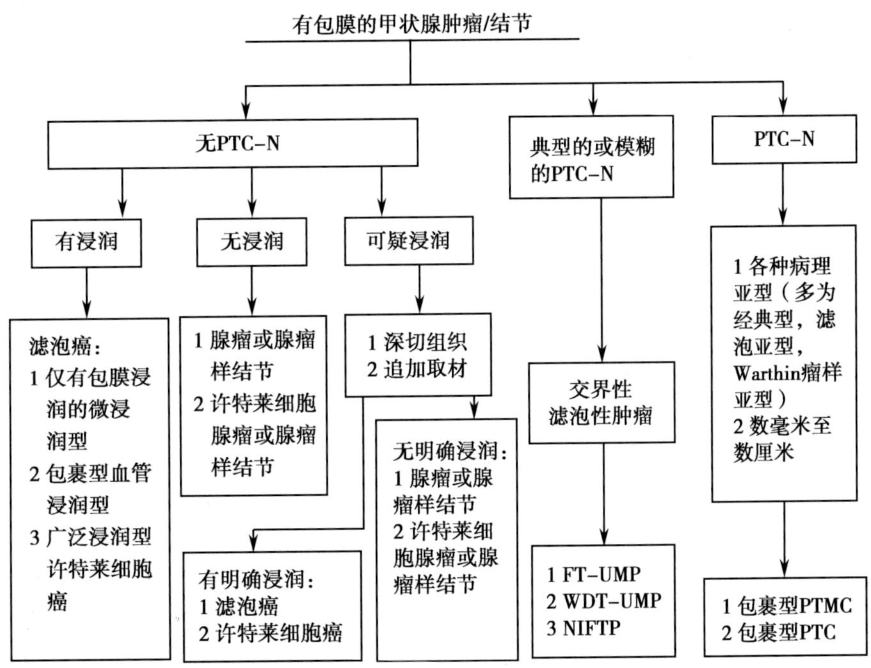

图 8-1-2 有包膜甲状腺肿瘤/结节的病理诊断

PTC，甲状腺乳头状癌；PTC-N，甲状腺乳头状癌核特征；PTMC，甲状腺微小乳头状癌；FT-UMP，恶性潜能未定的滤泡性肿瘤；WDT-UMP，恶性潜能未定的高分化肿瘤；NIFTP，具有乳头状核特征的非浸润性甲状腺滤泡性肿瘤

四、甲状腺肿瘤的辅助诊断方法

对于术前、术中和术后的绝大多数病例通过病理形态学可做出明确诊断，少数疑难病例需结合免疫组织化学染色及分子检测辅助确诊。

（一）免疫组织化学

应用于甲状腺肿瘤诊断、鉴别诊断及预后评估的免疫组织化学常用抗体见表 8-1-4。

表 8-1-4　甲状腺肿瘤诊断及鉴别诊断常用抗体分类

甲状腺肿瘤	抗体
乳头状癌	CK19，HBME-1，galectin-3，CD56，Ki67，BRAF，CyclinD1，TPO
滤泡癌	CD31，CD34，D2-40
低分化癌	CK-pan，Ki67，mdm-2，E-cadherin，β-catenin，CT，CEA、CgA
间变性癌	CK-pan，Vim，EMA，PAX-8，Ki67，syn，CgA，Tg，TTF-1
鳞状细胞癌	PAX-8，P53，P63，P40，CK5/6，CK-pan
甲状腺内胸腺癌	CK-pan，CD5，CD117，Ki67，syn，CgA，Tg，TTF-1，PAX-8
DLBCL	CD20，Ki67，CD10，BCL6，MUM1，BCL2，c-myc，CD21
MALToma	CK-pan，CD20，Ki67，CD10，CD43，kappa，Lambda

CK-pan，广谱细胞角蛋白，CK19，细胞角蛋白 19；Tg，甲状腺球蛋白；TTF-1，甲状腺转录因子-1；HBME-1，间皮相关抗体；galectin-3，半乳糖凝集素-3；TPO，甲状腺过氧化物酶；syn，突触素；CgA，嗜铬粒蛋白；CD56，神经黏附分子；CEA，癌胚抗原；Ki67，细胞增殖指标；CyclinD1，周期素 D1；EMA，上皮膜抗原；E-cadherin，钙黏附蛋白-E；Vim，波形蛋白；calcitonin，降钙素

（二）分子检测

通过应用分子标志物可进行辅助诊断（如 *BRAF*^{V600E}、*RAS*、*TERT* 基因突变、*RET/PTC* 融合基因突变），鉴别高侵袭性或惰性甲状腺癌，评估甲状腺癌预后、复发以及转移风险（具体内容详见分子病理一节）。

（孙保存　潘 毅）

第二节　甲状腺肿瘤病理分类

甲状腺上皮性肿瘤占据了所有甲状腺肿瘤的绝大部分。其中临床上最常见恶性者为滤泡上皮细胞起源的甲状腺乳头状癌、甲状腺微小乳头状癌、甲状腺滤泡癌以及 C 细胞起源的甲状腺髓样癌。良性上皮性肿瘤临床最常见者主要包括各种亚型的滤泡性腺瘤。

8

一、滤泡或化生上皮肿瘤

（一）甲状腺乳头状癌

1. 定义　显示滤泡细胞分化的形态并具有独特细胞核特征的恶性上皮性肿瘤。

2. 大体表现　乳头状癌通常呈浸润性生长，灰白色质硬，边界不清，可由于乳头的出现而呈颗粒状。由于出现砂粒体和纤维化钙化，切面有砂粒感。多灶性病变常见。少数肿瘤界清，有包膜（图 8-2-1）。

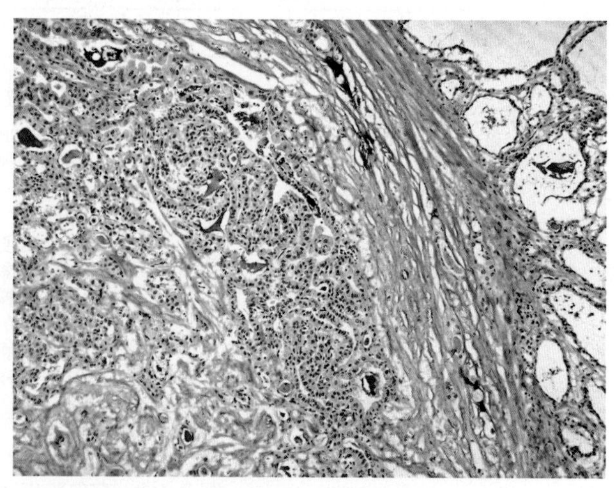

图 8-2-1　有包膜包裹的经典型乳头状癌（冷冻切片，HE×100）

3. 组织学表现

（1）细胞学特征

1）乳头状癌的细胞核通常较大，为卵圆形，毛玻璃样，排列密集，核沟常见，并含有明显的小核仁（图 8-2-2）。

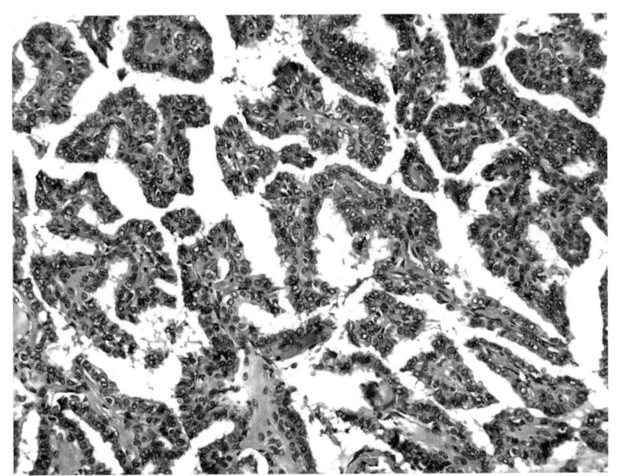

图 8-2-2 细胞排列密集拥挤，核卵圆形，毛玻璃样（HE ×200）

2）细胞拥挤导致细胞核重叠排列，极向消失。

3）毛玻璃改变是指细胞核看上去发空，含有少量边集的尘状染色质（图 8-2-3），被认为是甲醛固定产生的人工假象，因为此改变在细胞学标本或冷冻切片中并不明显。

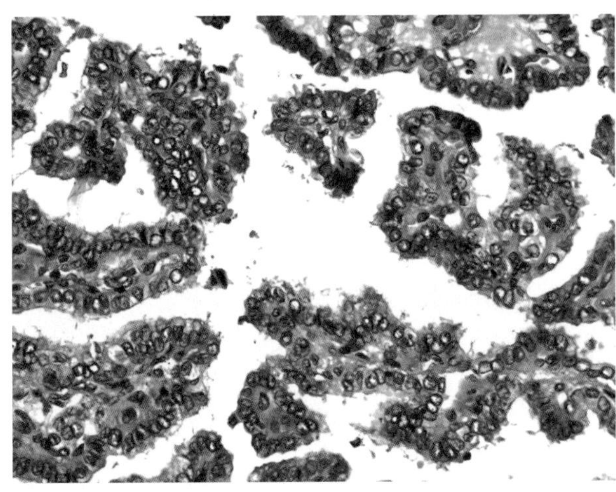

图 8-2-3 毛玻璃改变是指细胞核看上去发空，含有少量边集的尘状染色质（HE ×400）

4）在常规石蜡 HE（hematoxylin and eosin）切片中，毛玻璃改变可见于 80% 以上的乳头状癌中。但是，这一特征并非乳头状癌所特有，良性病变如结节性增生、滤泡性腺瘤及桥本甲状腺炎都可见局灶透明细胞核。

5）乳头状癌的另一特征是核沟，由核膜折叠形成（图 8-2-4）。见于几乎所有乳头状癌，至少局灶可见核沟。然而，核沟也并非特有的诊断特征，因为它还可见于其他病变如甲状腺内实性细胞巢、玻璃样变小梁肿瘤、甲状腺低分化癌、某些滤泡性肿瘤（特别是嗜酸细胞型）和非甲状腺来源的腺癌。

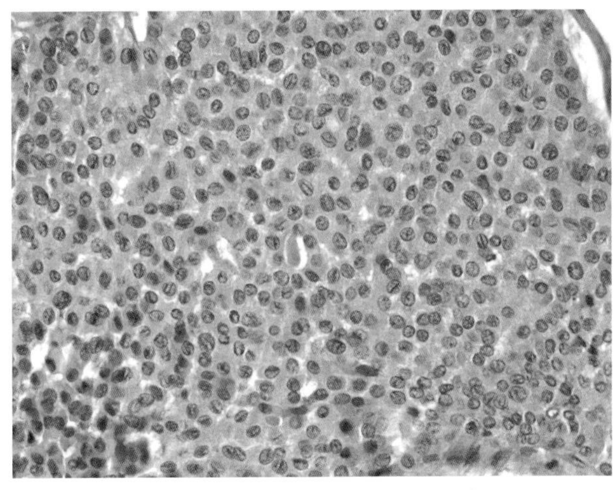

图 8-2-4 核沟由核膜折叠形成，较多细胞核内可见核沟（HE ×400）

6）由胞浆内陷形成的核内假包涵体为乳头状癌另一典型而非专有特征，表现为淡染、有包膜包绕的空泡，通常见于小部分肿瘤细胞（图 8-2-5）。

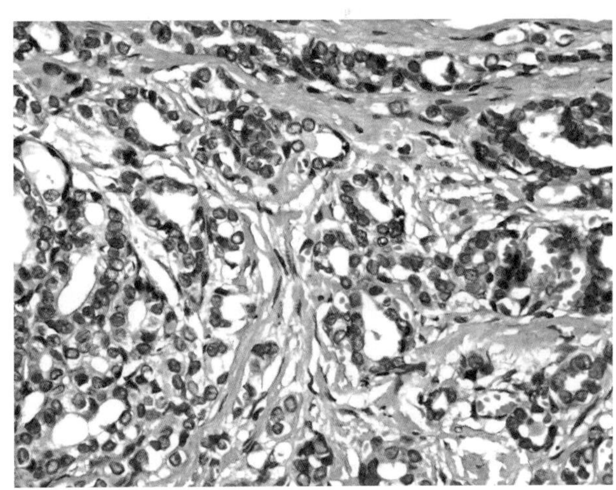

图 8-2-5 视野中央的核内假包涵体为淡染、有包膜包绕的空泡（HE ×400）

8

7）一些乳头状癌的上述核特征不明显或只局灶分布。核毛玻璃样特征不典型，只是浅染或呈均匀分布的细染色质。偶尔，核染色质粗，多形性明显。在这些病例，乳头状癌的确诊更多地依赖于结构特点并寻找更具有诊断性核特征的病灶。

8）核分裂象通常缺乏或罕见。然而，在一些高度浸润性肿瘤或复发病例，核分裂象易见。

9)乳头状癌的肿瘤细胞常呈多角形或立方形,但可变扁,呈圆顶状、鞋钉样或柱状。胞浆轻度嗜酸至双嗜性或透明。有时可见胞浆黏液。约一半病例可伴发鳞状上皮化生(图 8-2-6)。

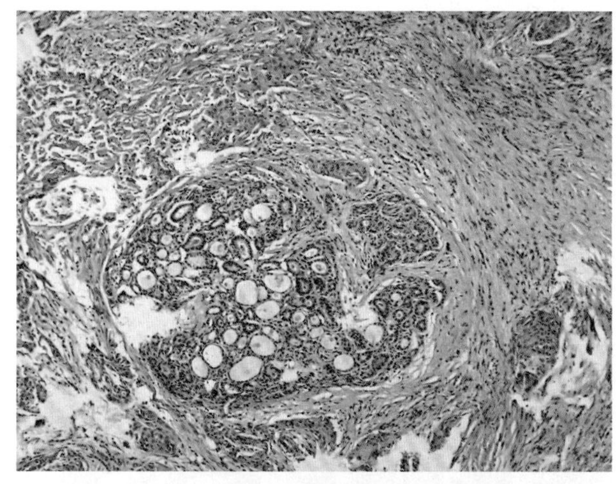

图 8-2-6 视野中央癌巢周围可见多灶鳞状上皮化生(冷冻切片,HE×100)

(2)结构特征

1)乳头状癌通常呈浸润性生长(图 8-2-7),然而有些肿瘤界限清楚,甚至有完整包膜。肿瘤可显示囊性变,但在淋巴结转移灶中囊性变更加常见,肉眼观察可见淋巴结呈棕红或黑色,切开可见血性液体流出。

2)乳头通常具有分支,伴有纤维血管轴心。乳头也可宽大,轴心由纤维细胞、水肿或玻璃样变的组织构成,其内可含泡沫状/多核组织细胞、脂肪细胞或小的肿瘤性滤泡(图 8-2-8,图 8-2-9)。

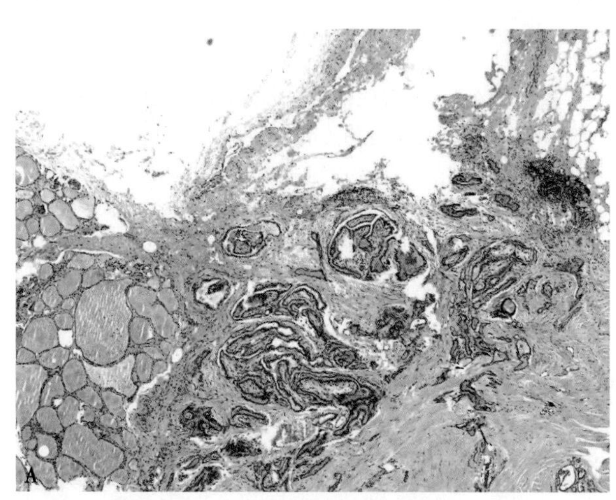

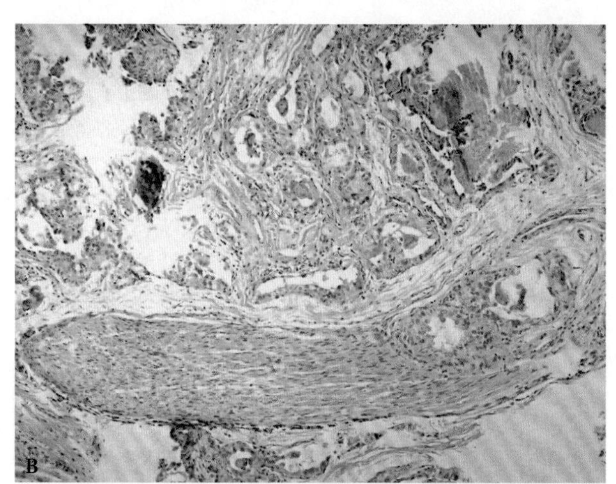

图 8-2-7 乳头状癌浸润

A. 乳头状癌呈浸润性生长(HE×100);B. 乳头状癌侵入神经内(冷冻切片,HE×100)

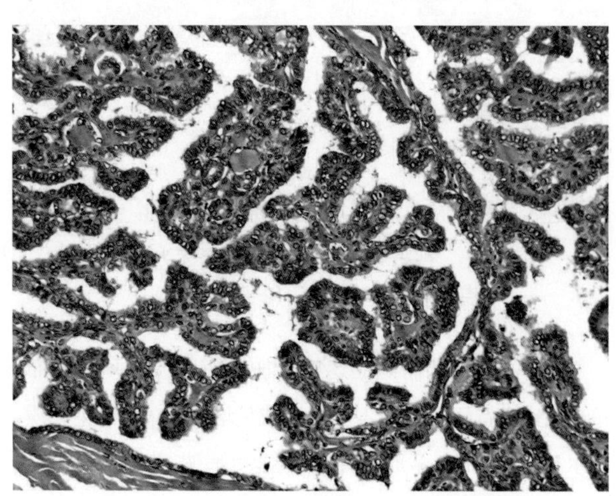

图 8-2-8 乳头通常具有分支,伴有纤维血管轴心(HE×200)

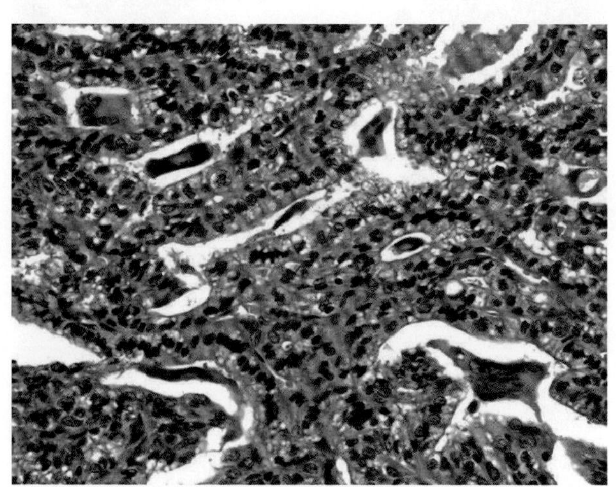

图 8-2-9 可见较多多核组织细胞(HE×50)

8

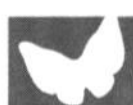

3）在乳头状癌中常常存在滤泡结构。滤泡大小、形状不一，通常拉长或形状不规则，内含深染的类胶质。有些滤泡较大，因含类胶质而明显扩张。滤泡与乳头常相互混合，产生出复杂的管状-乳头状结构（图8-2-10）。较少见的结构包括微腺体、花环样、筛状、管网状、小梁状和实性（图8-2-11）。

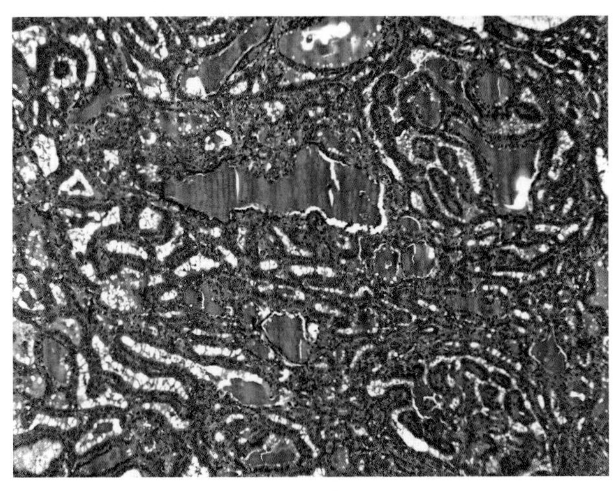

图8-2-10 滤泡与乳头常相互混合，形成管状-乳头状结构（HE×100）

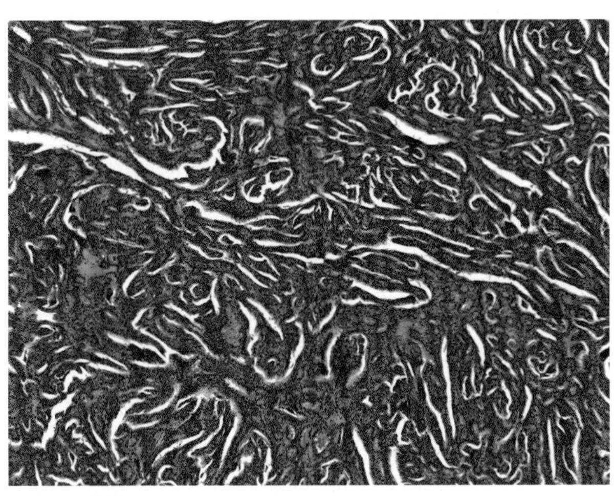

图8-2-11 乳头状癌呈少见的管网状、花环样生长（HE×50）

（3）间质特征

1）乳头状癌常伴有丰富的硬化性间质，并可继发钙化和（或）骨化。致密的玻璃样纤维化是区分乳头状癌与滤泡癌的一个有用特征（图8-2-12）。

2）约46%的PTC病例在滤泡腔和乳头中会出现胞浆深染的多核组织细胞。由于在良性病变和其他类型肿瘤中极其少见，这些细胞在乳头状癌中具有诊断价值（图8-2-13）。

3）砂粒体为层状环状钙化结构，出现在50%的病例中。它们出现在乳头轴心、纤维间质或肿瘤细胞内。在甲状腺，砂粒体的出现实际上就能确定乳头状癌的诊断。一旦在甲状腺内发现砂粒体，就应仔细寻找乳头状癌灶，必要时要对手术切除标本进行重新仔细观察和取材，多数情况下可以发现乳头状癌灶（图8-2-14）。

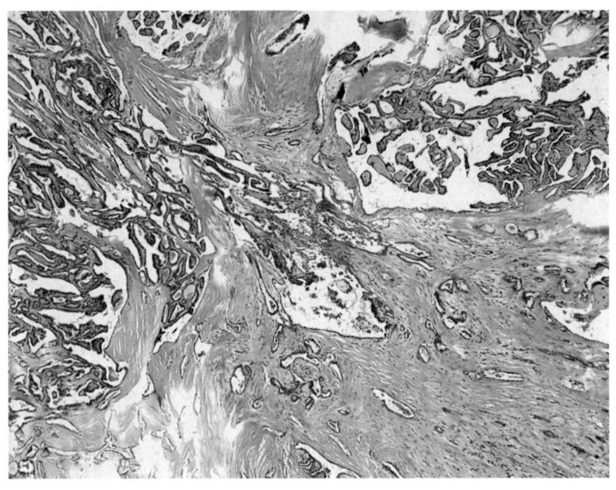

图8-2-12 纤维硬化性间质伴钙化（HE×50）

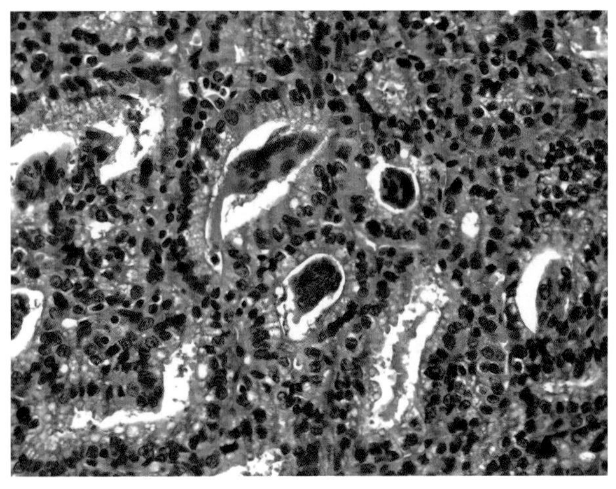

图8-2-13 多核组织细胞（HE×50）

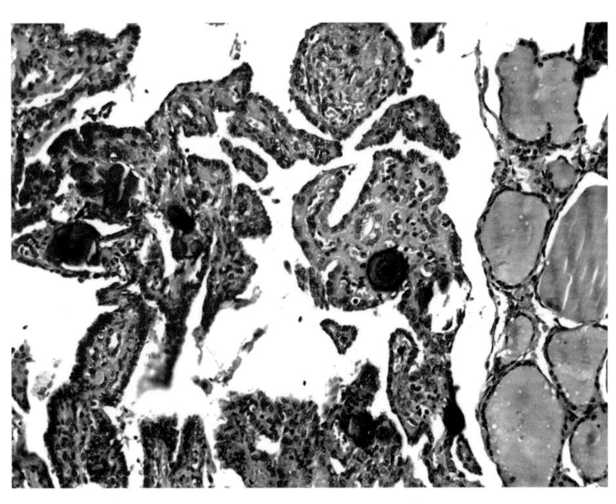

图8-2-14 呈层状环状钙化结构的砂粒体，似靶环样（HE×200）

4）在甲状腺肿瘤手术清扫的淋巴结中发现肯定的砂粒体，就可以诊断为乳头状癌转移，即使没有发现明确的肿瘤细胞（图8-2-15）。

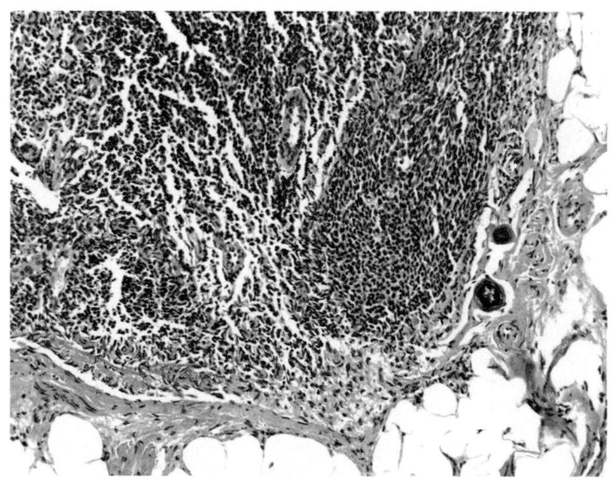

图8-2-15　淋巴结被膜下可见砂粒体，可判定为乳头状癌转移（HE×200）

5）在嗜酸细胞肿瘤和玻璃样变梁状腺瘤中常见的类胶质钙化不同于砂粒体，它们全部位于滤泡腔内。

4. 甲状腺微小乳头状癌（papillary thyroid microcarcinoma，PTMC）　以往的病理分类中把PTMC归为PTC的一种亚型，但随着发病率的增高和对其不断进行的深入研究，我们认为PTMC非常具有单独识别的价值，因此将其列出并进行阐述。

（1）定义：甲状腺微小乳头状癌是指肿瘤最大直径≤10mm的甲状腺乳头状癌。

（2）大体表现：这类肿瘤常定位在靠近甲状腺被膜处，肿瘤常没有包膜，边界不清，纤维钙化严重者往往质地略硬。切面呈灰白灰黄色，直径小者肉眼观察仅为小白点样（直径小于2mm）。多灶性病变常见（图8-2-16）。

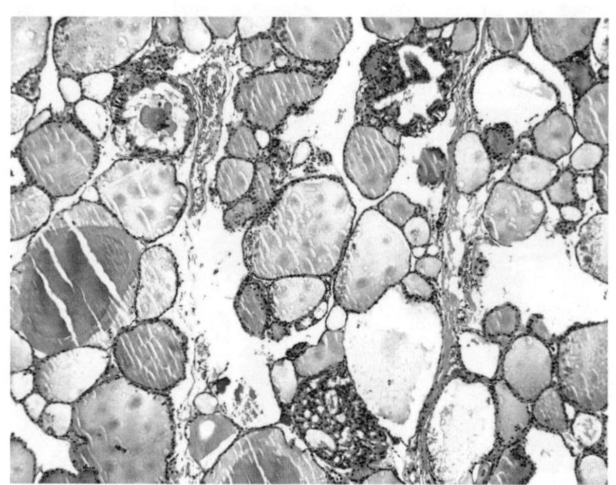

图8-2-16　显示三灶极微小乳头状癌，核特征明显伴乳头及滤泡生长方式（HE×100）

（3）组织学表现

1）细胞学特征：基本与大于10mm的甲状腺乳头状癌的特征相似：出现毛玻璃样核，核拥挤、极向消失，可见核沟、核内假包涵体等。

2）结构特征：①微小乳头状癌典型者通常呈星芒状浸润性生长（图8-2-17）。有些肿瘤界限清楚，有或无完整纤维性包膜，伴有或不伴有包膜外肿瘤侵犯。②伴有纤维血管轴心的乳头通常具有分支，乳头也可宽大，轴心由纤维细胞、水肿或玻璃样变的组织构成，其内可见泡沫状/多核组织细胞。③乳头与滤泡常相互混合，产生出复杂的管状-乳头状结构。

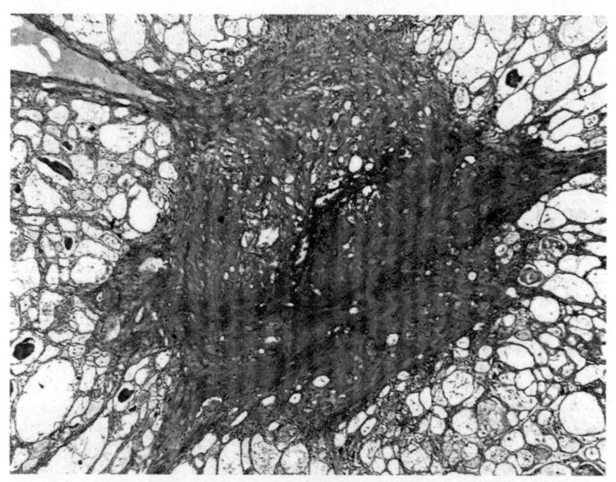

图8-2-17　微小乳头状癌呈星芒状生长（HE×50）

3）间质改变：①微小乳头状癌可伴有丰富的硬化性间质，并可继发钙化和（或）骨化；也可以完全缺乏硬化性间质（图8-2-18）。②在滤泡腔和乳头中可见胞浆深染的多核组织细胞，可辅助诊断。③砂粒体可出现在乳头轴心、纤维间质或肿瘤细胞内，可提示及辅助诊断。④在甲状腺肿瘤手术清扫的淋巴结中发现肯定的砂粒体，就可以诊断为微小乳头状癌转移，即使没有发现明确的肿瘤细胞。

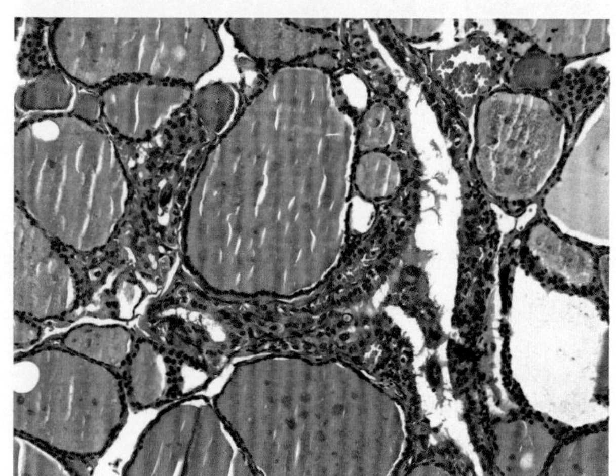

图8-2-18　完全缺乏硬化性间质（HE×200）

（4）微小乳头状癌的病理亚型

1）经典亚型：①较常见，可有较清楚边界或呈浸润性生长。②以乳头状结构为主，间质可有或无纤维化（图 8-2-19）。

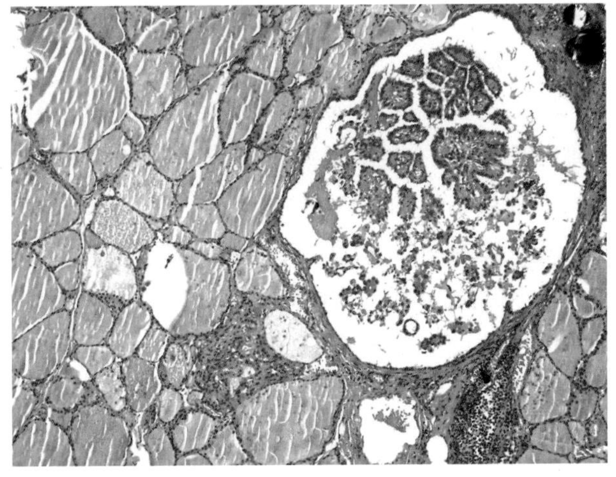

图 8-2-19　微小癌呈乳头状生长（HE ×100）

2）滤泡亚型：①较多见，指全部或几乎完全由滤泡组成的微小乳头状癌。②常见类型是浸润型，常伴有间质硬化，呈星芒状外观。③还可呈局限性生长，聚集的肿瘤性滤泡与周围滤泡和谐共处但形态截然不同，可有轻度硬化或完全无硬化（图 8-2-20）。④肿瘤可完全无纤维包膜；有完整包膜者，依据有无包膜浸润，又分为包膜完整亚型和包膜浸润亚型。⑤滤泡大小、形状较均一，滤泡常呈圆形，形状较规则，可出现砂粒体（图 8-2-21）。⑥诊断主要依靠乳头状癌典型的核特征。

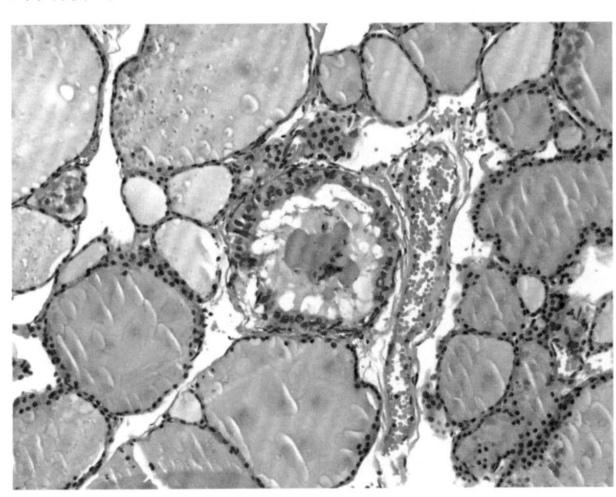

图 8-2-20　中央一个滤泡为乳头状癌，与周围正常滤泡和谐相处，没有浸润性生长（HE ×200）

3）包膜内亚型：①指完全由包膜包裹的微小乳头状癌，包膜往往较大于 10mm 者更厚。②纤维性包膜可能显示或不显示肿瘤浸润，但在无包膜或血管浸润的情况下也可发生淋巴结转移。③包膜内的乳头状癌形态多样，以乳头状和滤

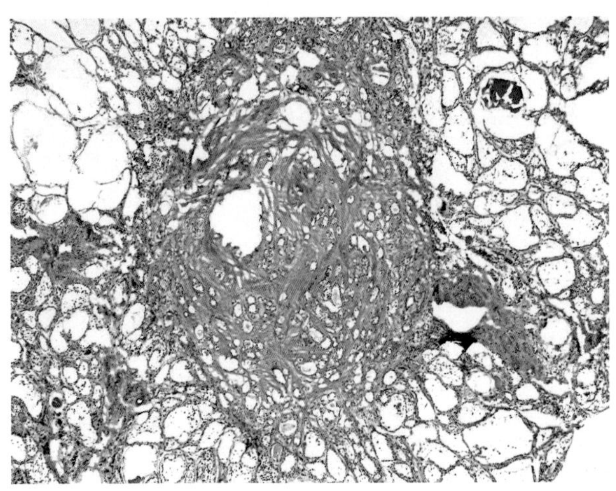

图 8-2-21　滤泡常呈圆形，形状较规则，滤泡大小、形状较均一（冷冻切片，HE ×50）

泡结构为最多见（图 8-2-22）。④完全由滤泡组成的病例需仔细辨认核特征进行准确的评估。⑤淋巴结转移率低，预后极好。

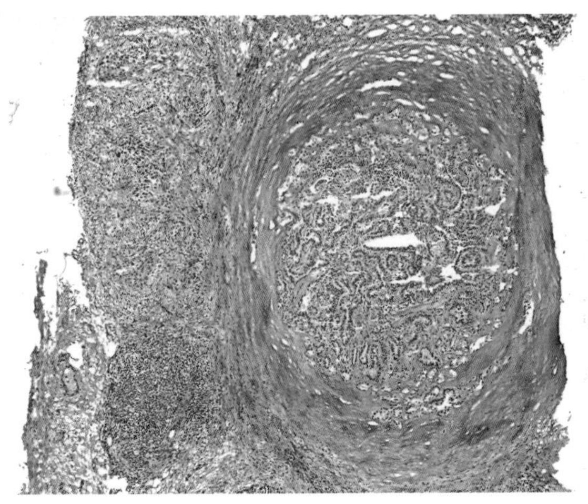

图 8-2-22　包膜内微小乳头状癌常呈乳头状生长（冷冻切片，HE ×50）

4）Warthin 瘤样亚型：①呈乳头状生长，乳头轴心伴有大量淋巴浆细胞浸润，类似于唾液腺的 Warthin 瘤（图 8-2-23）。②乳头被覆细胞常常呈嗜酸性，可为立方或柱状细胞。③该亚型往往伴有桥本甲状腺炎背景。

5）实性亚型：①指具有 50% 以上实性生长方式的微小乳头状癌。②由纤细的纤维血管分隔肿瘤细胞巢，肿瘤细胞圆形或不规则形，具有乳头状癌核的特征（图 8-2-24）。③不出现肿瘤坏死。④与普通的乳头状癌相比，其远处转移的频率稍高，预后稍差。

6）高细胞亚型、弥漫硬化亚型、柱状细胞亚型：此三种亚型在甲状腺微小乳头状癌中较为少见，其组织学特征与大于 10mm 的甲状腺乳头状癌相应亚型类似。

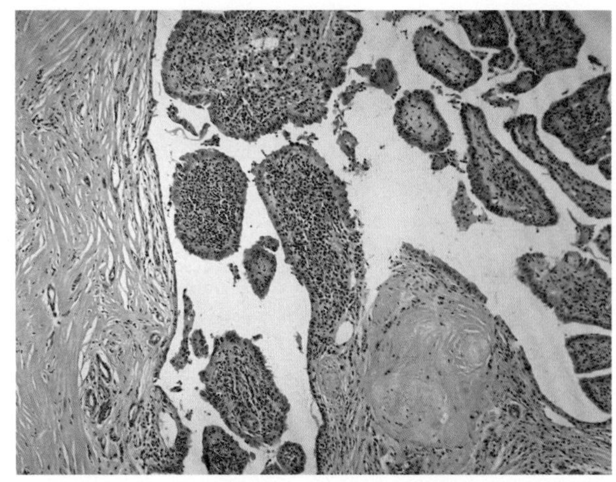

图 8-2-23 由纤维包膜包裹的微小癌组织，乳头表面为嗜酸性肿瘤细胞，间质为淋巴组织（HE ×100）

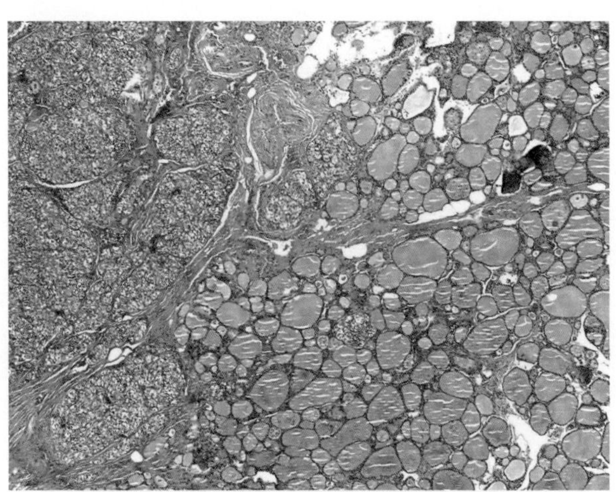

图 8-2-24 肿瘤呈岛屿状、片状分布，由纤细的血管分隔（HE ×50）

（二）滤泡性肿瘤（滤泡性腺瘤和滤泡癌）

1. 定义 滤泡性腺瘤和滤泡癌分别指显示滤泡细胞分化但缺乏乳头状癌诊断特征的甲状腺良性和恶性上皮性肿瘤。

2. 大体表现

(1)滤泡性腺瘤:①通常是单发、圆形或椭圆形、有薄的包膜包裹的结节状病变;②腺瘤切面呈灰白、黄褐色或棕褐色,具有肉质感。多数情况下,灰白色肿瘤呈实体性或梁状生长形态,棕褐色肿瘤以包含腔中含胶质的滤泡结构为特征;③腺瘤直径通常在 1～3cm,也可以很大,可继发出血及囊性变。

(2)滤泡癌:①滤泡癌通常是有包膜、圆形、椭圆形实性肿瘤,一般直径超过 1cm,大体上微浸润滤泡癌与滤泡性腺瘤难以区分,前者包膜往往更厚和不规则。②滤泡癌在切面上突出表面,呈灰黄色到褐色。广泛浸润型滤泡癌可见广泛的包膜侵犯,且于肿瘤主体外可见明显的浸润。但有些广泛浸润型滤泡癌缺乏任何包膜的迹象。③罕见情况下广泛血管侵犯可导致肿瘤侵入甲状腺静脉甚至上腔静脉内形成癌栓。

3. 组织学表现

(1)滤泡性腺瘤:①典型的滤泡性腺瘤是由厚薄不等的纤维包膜包裹,没有包膜和(或)血管侵犯。②腺瘤的组织结构和细胞形态与周围甲状腺组织不同。③滤泡性腺瘤内的组织学结构可完全一致或不同,最常见的是滤泡性或梁状结构。可为大滤泡型、正常滤泡型和微滤泡型(胎儿型)。呈梁状(实性)排列的肿瘤称为梁状或胚胎型(图 8-2-25)。④肿瘤细胞立方形、柱状或多角形,含一致、深染圆形核,偶尔可见增大、不典型核。核分裂象罕见,一般仅见少量富于血管的间质。⑤继发病变包括间质水肿、纤维化、透明变性、出血、钙化骨化、囊性变和梗死形成等。

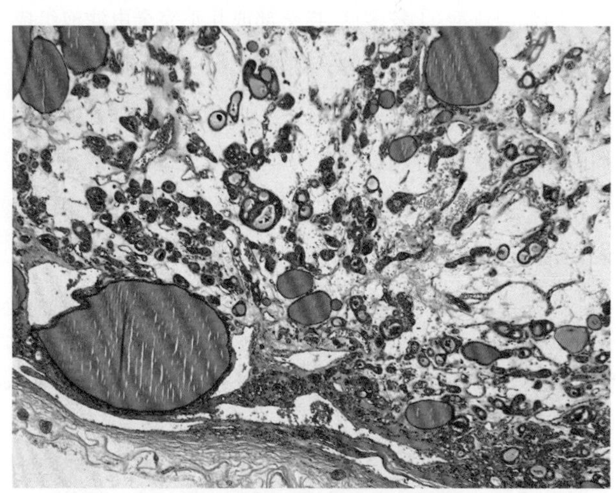

图 8-2-25 由大滤泡、正常滤泡和微滤泡构成，边界清楚（HE ×50）

(2)滤泡癌:①滤泡癌是侵袭性滤泡细胞肿瘤,缺少乳头状癌典型的核特征。②滤泡癌显示不同的形态学变化,从含有胶质的完整滤泡到实性或梁状结构(图 8-2-26)。③不完好的滤泡或不典型结构(如筛状)可以出现并常见与多种结构类型并存。④不管是结构上还是细胞的非典型性特征本身都不能作为诊断恶性的可靠指征,因为这些变化都可见于甲状腺良性病变。

(3)滤泡癌与滤泡性腺瘤的鉴别

1)滤泡性肿瘤缺乏乳头状癌的特征性结构,区分癌与腺瘤的唯一标准是滤泡癌具有血管和(或)包膜侵犯,因此病理医师应在肿瘤与甲状腺交界处仔细检查取材。

2)构成血管浸润的评判标准:①受累血管必须位于纤

8

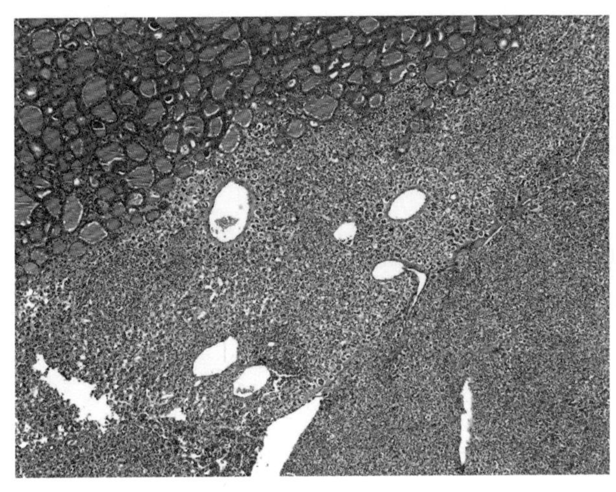

图 8-2-26　滤泡癌中可见正常大小含有胶质的滤泡，发育不良滤泡及实性细胞区域，包膜侵犯在本图中未显示（HE×50）

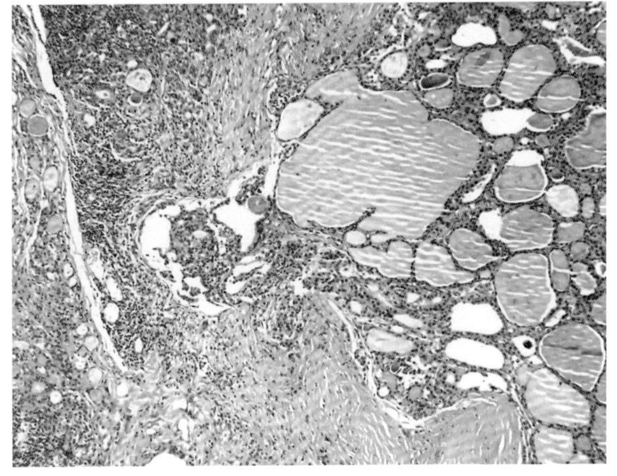

图 8-2-28　瘤巢已侵过包膜的外轮廓，包膜的完全侵犯（HE×100）

维性包膜内或包膜外；②肿瘤栓子位于包膜血管腔内，且被覆血管内皮细胞（图 8-2-27）；③尽管血管内肿瘤细胞团表面不被覆内皮细胞，但肿瘤细胞团黏附于血管壁伴有纤维蛋白血栓形成；④肿瘤侵犯纤维性包膜，并突入包膜血管腔内，其表面被覆血管内皮细胞；⑤肿瘤包膜外血管内出现被覆血管内皮细胞的肿瘤岛。

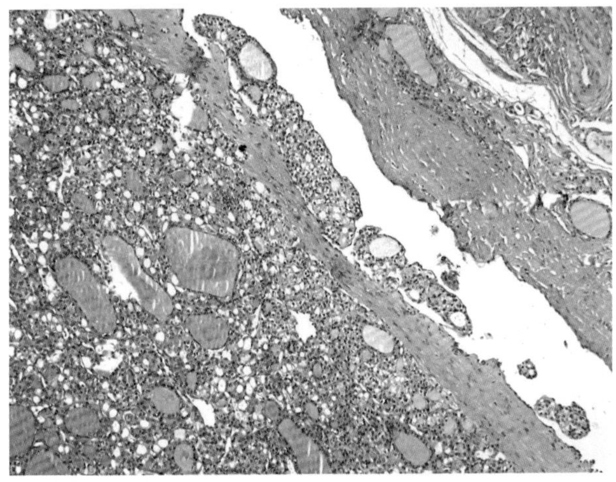

图 8-2-27　肿瘤栓子位于包膜血管内，表面被覆血管内皮细胞（HE×100）

3）构成包膜浸润的评判标准：①瘤巢已侵过包膜的外轮廓（包膜的完全侵犯）（图 8-2-28）；②瘤巢已侵过包膜外轮廓假想线，但仍被薄的纤维包膜包绕；③富于细胞的卫星结节，细胞结构特征与肿瘤主体相似（可能因为未切到包膜浸润点）；④蘑菇形瘤巢已完全浸透纤维包膜。

4. 滤泡癌的分类　滤泡癌明确诊断后，进一步分类很重要。

（1）微小浸润性滤泡癌：①大体上可见包膜，只有组织学上可见局灶包膜和（或）血管浸润（图 8-2-29）；②仅有包膜浸润的肿瘤实际上无转移风险；③血管浸润<4 个血管的肿瘤，转移风险较低（约 5%）；④血管浸润≥4 个血管的肿瘤，转移风险较高（约 18%）；⑤因其预后好，对低风险患者行一叶甲状腺切除±抑制性甲状腺素治疗已足够；⑥甲状腺全切除和放射性碘治疗应用于高风险患者，全甲状腺切除的目的是切除所有可能与残存或转移的滤泡癌竞争性吸收放射性碘的正常甲状腺组织。

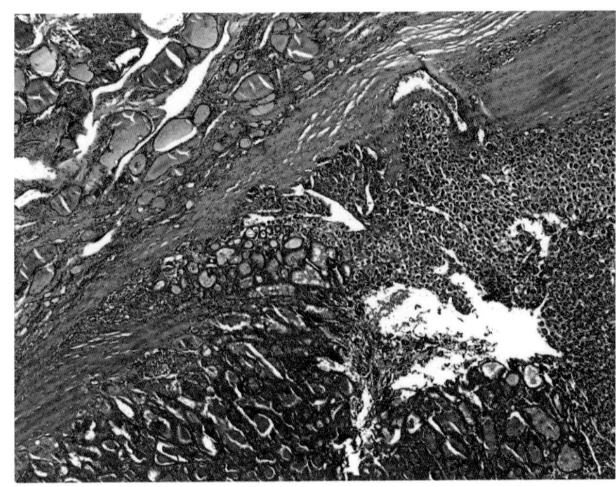

图 8-2-29　微小滤泡癌中的包膜侵犯，呈蘑菇样向两侧包膜伸展（HE×50）

（2）广泛浸润性滤泡癌：①广泛浸润甲状腺实质、邻近甲状腺组织和（或）血管，常无完整包膜（图 8-2-30）；②有相当比例的“广泛浸润性滤泡癌”实际为低分化（岛状）癌；③较多患者发生淋巴结和远处转移，尤其易转移至骨和肺；④是侵袭性肿瘤，需行甲状腺全切、放射性碘和抑制性甲状腺素治疗。

8

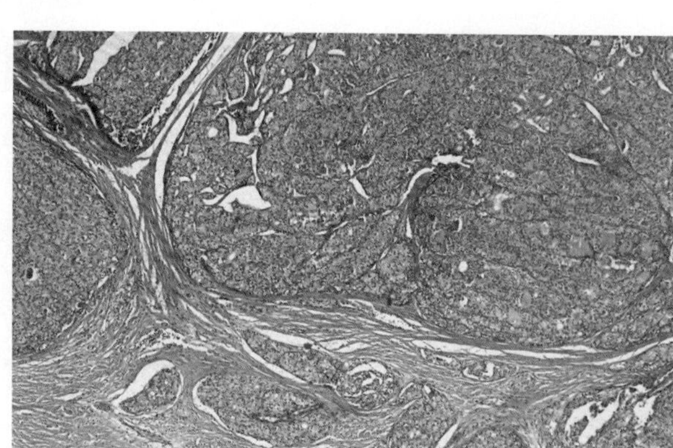
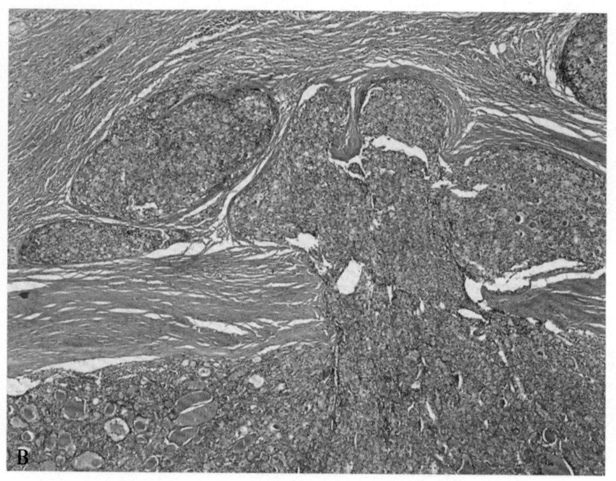

图 8-2-30　广泛浸润性滤泡癌

A. 肿瘤广泛浸润邻近组织和多个血管(HE×50);B. 肿瘤垂直穿透纤维包膜(HE×50)

5. 滤泡性肿瘤的亚型

(1)玻璃样变梁状腺瘤和癌:①玻璃样变梁状腺瘤是滤泡性腺瘤的少见亚型,易被误诊为副神经节瘤、髓样癌或乳头状癌。②与慢性淋巴细胞性甲状腺炎有关。③绝大多数病例呈良性过程,未见复发或转移。④玻璃样变梁状结构并非为滤泡性肿瘤所特有,可局灶见于胶样结节、甲状腺炎和经典乳头状癌。⑤玻璃样变梁状癌罕见,与玻璃样变梁状腺瘤鉴别之处在于有无血管和(或)包膜浸润。⑥镜下呈长波纹卷曲的梁状和束状排列,细胞细长或多角形伴轻度嗜酸性胞浆。细长的肿瘤细胞垂直于小梁排列。常见散在的微囊和较大的囊腔,为发育不良或真正的滤泡(图 8-2-31)。⑦细胞核卵圆形,染色质细腻,可有一定程度的多形性。核沟、假包涵体和核周空晕常见(图 8-2-32)。⑧纤细的纤维血管间质玻璃样变,有时表现为与瘤细胞混合存在的块状嗜酸性沉积物。可见与发育不良型滤泡相关的钙化性类胶质。⑨玻璃样变梁状腺瘤胞浆常显示独特的 Ki67 颗粒状胞浆染色及胞膜染色,甲状腺肿瘤的其他类型无此特征。

8

(2)印戒细胞腺瘤和癌:①病变可见明确的胞浆空泡,将核挤向一侧。胞浆空泡染色常显示为黏液物质,且甲状腺球蛋白阳性。②印戒细胞改变可为局灶或弥漫性,与充满细胞外黏液的微囊间隙混合存在。

(3)黏液亚型:①此型见丰富的细胞外碱性黏液物质沉积,常伴有微囊、网状或多囊性生长方式;②也可出现一些大的黏液池,有些病例肿瘤上皮可见印戒细胞改变。

(4)透明细胞滤泡性肿瘤(包括富于脂质腺瘤):①由滤泡、小梁或实性片块组成;血管/包膜浸润是区分癌和腺瘤的唯一标准。②如果要确定分化方向,甲状腺球蛋白和 TTF-1 免疫染色可明确。

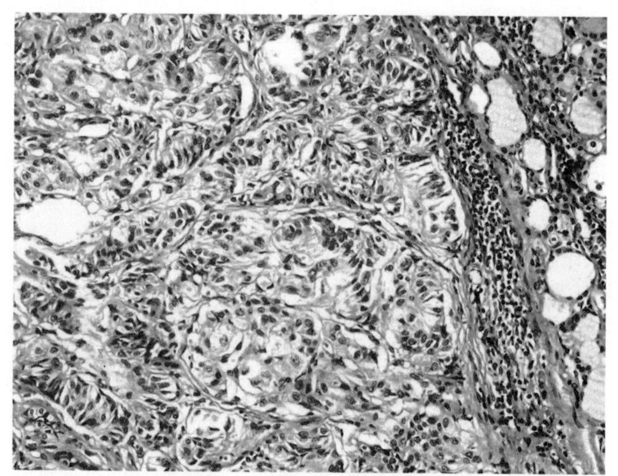

图 8-2-31　细长的肿瘤细胞垂直于小梁排列,胞浆嗜酸性(HE×200)

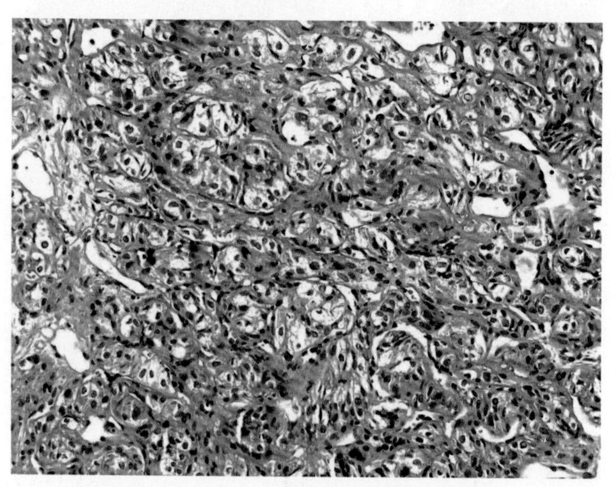

图 8-2-32　细胞核卵圆形,染色质细腻,有一定程度多形性(HE×200)

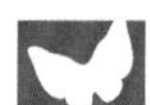

（5）滤泡性腺瘤伴乳头状增生（滤泡性腺瘤的乳头状亚型）：①主要发生于儿童和青少年的良性肿瘤；②有包膜，部分呈囊性，由乳头和滤泡结构构成（图 8-2-33）；③核圆形、深染，规则而有极向地排列于细胞基底部，没有乳头状癌的核特征；④腔内组织细胞和滤泡上皮常见含铁血黄素沉积。

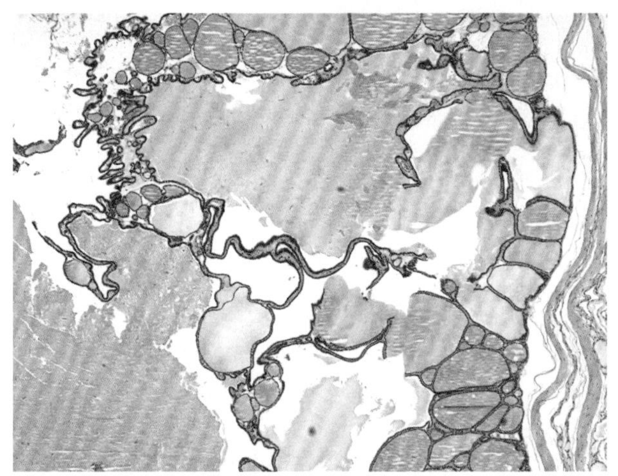

图 8-2-33　有包膜，滤泡上皮乳头状增生伴囊性变（HE ×50）

（6）伴脂肪瘤样间质或软骨化生的滤泡性腺瘤：①伴脂肪瘤样间质的滤泡性腺瘤又称为腺脂肪瘤（甲状腺脂肪瘤），含有散在成熟脂肪细胞，较罕见；更少见的是脂肪细胞可见于滤泡癌中（图 8-2-34）。②滤泡性腺瘤中可出现的间叶成分包括脂肪、纤维组织、平滑肌、软骨和骨，已有报道可显示广泛软骨样化生的滤泡性腺瘤。

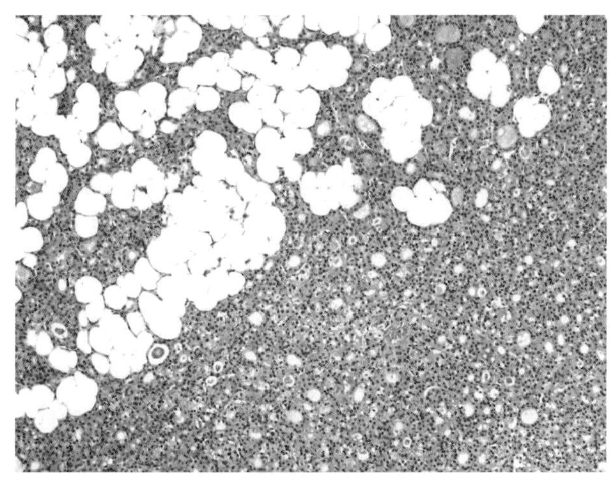

图 8-2-34　腺脂肪瘤，含有散在的成熟脂肪细胞（HE ×100）

（7）细针穿刺后发生梗死的滤泡性腺瘤

（8）伴梭形细胞化生的滤泡性腺瘤：①罕见情况下，滤泡性腺瘤含有数量不等的肿瘤性梭形细胞，形成短束状或围绕血管呈漩涡状。②CK，Tg 及 TTF-1 阳性证实梭形细胞的化生性质。

（9）非典型腺瘤：①显示普遍的核异型性、巨细胞或特殊组织学结构（如梭形细胞束），但经仔细取材仍缺乏血管/包膜浸润的滤泡性腺瘤（图 8-2-35）。②已证明非典型腺瘤具有良性临床经过。

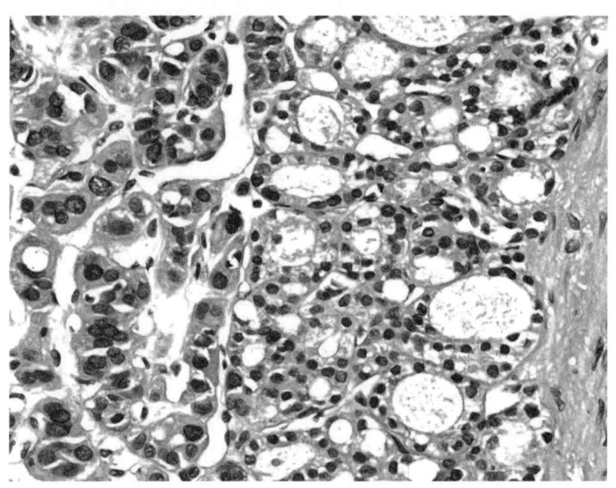

图 8-2-35　显示普遍的核异型性（HE ×400）

6. 嗜酸细胞腺瘤/癌

（1）肿瘤的组成细胞具有丰富的嗜酸性颗粒状胞浆，可以部分或完全透明，大体上呈亮棕色（图 8-2-36）。

（2）肿瘤细胞排列成小滤泡、梁状、实性片状或乳头状。类胶质可钙化，类似于砂粒体。

（3）核圆形，染色质颗粒状或粗糙，核仁明显。偶尔可见核沟。通常可见散在的大细胞核和某种程度的核多形性。

（4）嗜酸细胞肿瘤被认为是滤泡性肿瘤的一个亚型，因其与常见的滤泡性肿瘤有形态上的连续性：一些滤泡性肿瘤仅局灶可见嗜酸细胞，或单个肿瘤细胞呈不完全的嗜酸细胞改变。

（5）大多数嗜酸细胞肿瘤为孤立性，少数病例为多灶或双侧性。嗜酸细胞肿瘤易自发或于细针穿刺后发生梗死。

（6）组织学特征可以预测嗜酸细胞肿瘤的行为：无浸润的肿瘤可行结节切除或腺叶切除；而浸润性恶性病例（包膜/血管侵犯）需行全甲状腺切除和放射治疗。浸润性病例可局部复发，发生区域淋巴结或远处转移（主要转移到肺和骨）（图 8-2-37）。

（7）老年、肿瘤体积大（>4cm）及广泛血管浸润与预后较差相关。

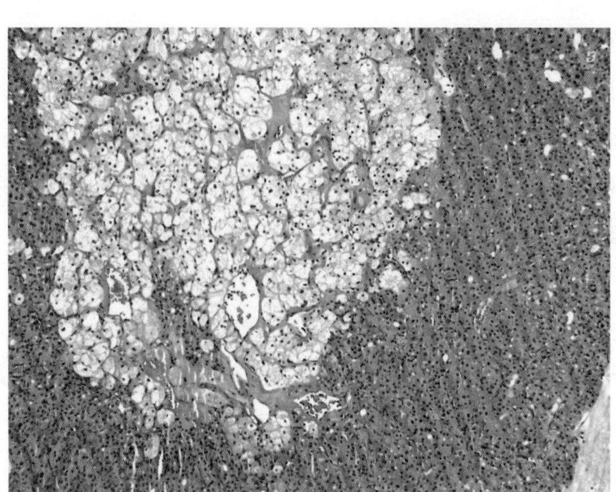

图 8-2-36　肿瘤细胞排列成梁状及实性片状，大部分为嗜酸细胞，少量透明细胞（HE×200）

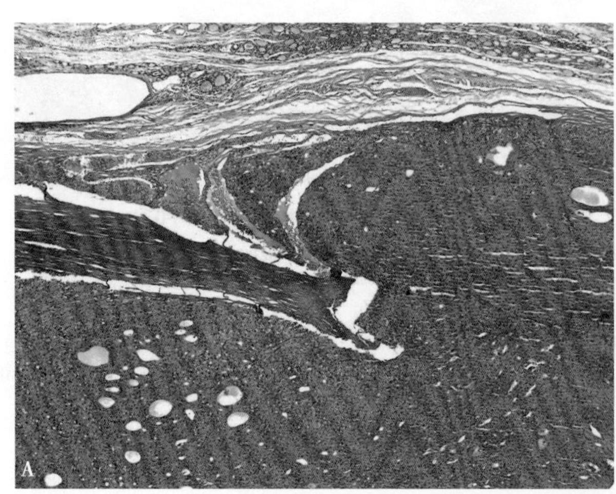

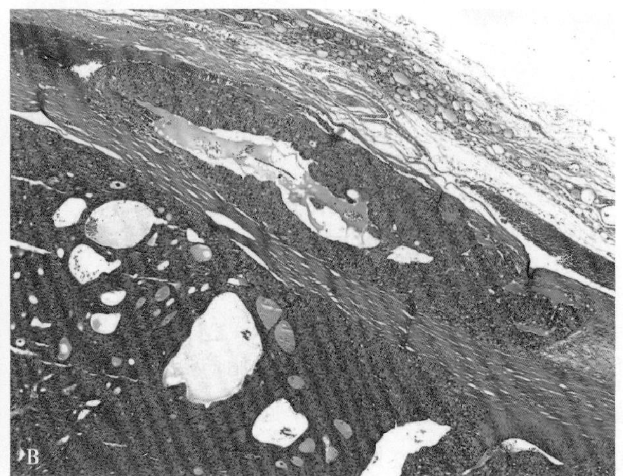

图 8-2-37　嗜酸细胞腺癌

A. 包膜侵犯，肿瘤完全超过包膜外轮廓（HE×50）；B. 血管侵犯（HE×50）

（三）低分化甲状腺癌

1. 定义　这类滤泡细胞肿瘤显示有限的滤泡细胞分化证据，形态学和生物学特征介于分化型（滤泡癌和乳头状癌）与未分化型甲状腺癌之间。

2. 大体表现

（1）大体通常呈浸润性生长，个别病例可有较完整边界或包膜。

（2）多数肿瘤在诊断时直径超过 3cm，实性灰白色，常伴有坏死灶。

（3）在较多病例，侵犯和肿瘤周围生长偶尔导致甲状腺实质中的卫星结节，甲状腺外扩展较未分化癌少见。

3. 组织学表现

（1）细胞学特征：①一般肿瘤细胞是小和一致的，含有圆形深染核或核仁不显著的泡状核。②胞浆少，一些肿瘤中也可见到透明和（或）嗜酸性肿瘤细胞。偶尔，这类肿瘤可含有肌样特征的细胞。核分裂活性不一，但总能发现。

（2）结构特征：①可见到岛状、梁状和实体性等组织学形态。多数肿瘤依据这些形态结构和侵袭性生长方式、坏死和明显的血管侵犯便可做出诊断（图 8-2-38）。②特征性的岛状形态定义为围以薄层纤细血管间隔境界清楚的肿瘤细胞巢，有时这些纤维血管间隔人为地与肿瘤细胞分开形成裂隙（图 8-2-39）。肿瘤细胞呈实性巢状生长，常间隔以数量不等的发育不良的小滤泡。③梁状形态的特征是癌细胞排成索状或缎带状。④实体形态显示大片块肿瘤细胞，偶尔可见到小的流产型滤泡或一些胶质滴。⑤肿瘤性坏死常见，导致血管外皮细胞瘤样表现；核分裂象>3 个/10HPF。⑥低分化癌可含少量乳头状癌和滤泡癌类似的成分。有些病例可显示灶性核多形性，很类似未分化癌。

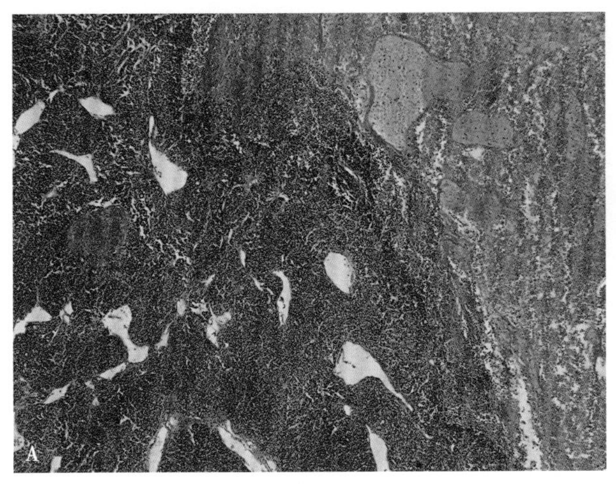

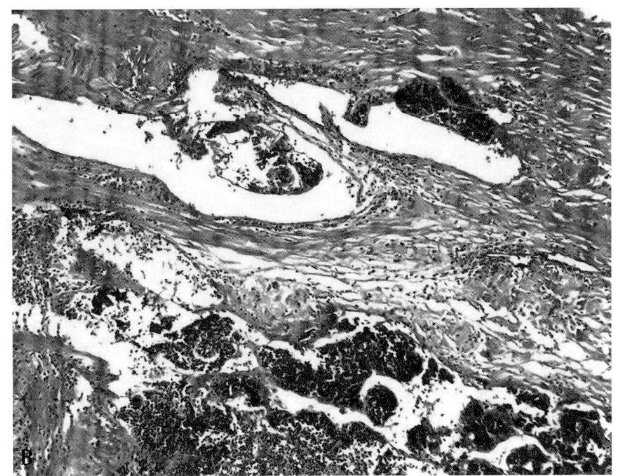

图 8-2-38　低分化甲状腺癌

A. 肿瘤细胞呈梁状和实性生长，右侧伴大片坏死（HE×50）；B. 血管侵犯（HE×100）

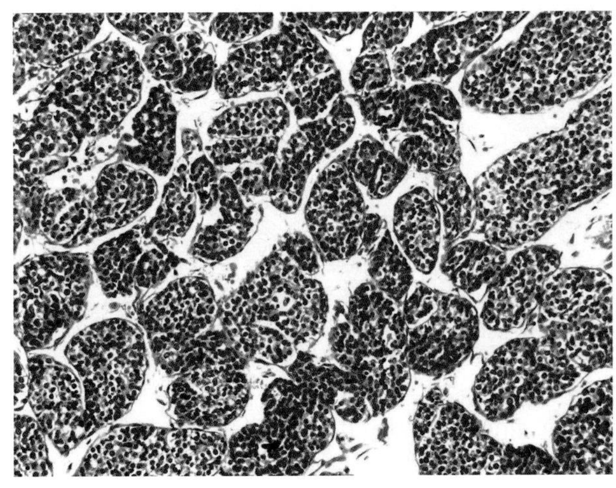

图 8-2-39　围以薄层纤细血管间隔、境界清楚的肿瘤细胞巢（HE ×200）

（3）间质特征：①间质富于纤细的纤维血管成分，在肿瘤细胞巢外围可见血管内皮细胞被覆。②可见类似淀粉样变的硬化性间质。③血管浸润常见。

4. 免疫组织化学及鉴别诊断

（1）发育不良的滤泡和孤立的细胞 Tg 阳性，以核旁小球的形式出现。TTF-1 常阳性，降钙素阴性。

（2）低分化甲状腺癌 bcl-2 的阳性率较未分化癌高，有助于两者的鉴别。

（3）与分化型甲状腺癌相比，Ki67 指数增高，一般热点区>10%阳性（图 8-2-40）。

（4）需要与髓样癌、乳头状癌实性亚型及未分化甲状腺癌进行鉴别：①髓样癌：低分化甲状腺癌的生长方式及淀粉样硬化间质使其看上去像髓样癌。但髓样癌的间质有更明显的大小不一的血管，颗粒状胞浆及点彩状染色质可供鉴别。此外，Tg 和降钙素可明确诊断。②乳头状癌实性亚型虽然生长方式为实性，间质也富于纤细的纤维血管成分，但其细胞核仍具有典型乳头状癌的核特征，为其主要的鉴别要点。③未分化甲状腺癌的核多形性更加明显，可有破骨细胞样多核细胞，此外核分裂象较多，一般对于 Tg 和 TTF-1 免疫染色呈阴性。

5. 临床及预后特征

（1）低分化癌（岛状癌）患者通常为中老年，平均年龄 53～58 岁，女性较男性更常受累。

（2）发现时常呈局部进展性。治疗后，63%的病例仍发生复发或转移。在疾病的整个过程中，淋巴结转移发生在约 60%的病例，远处转移（尤其到肺和骨）发生在约 70%的病例。

（3）年龄大、肿瘤体积大、甲状腺外扩散和淋巴结转移与预后差相关。出现未分化癌预示预后极差。

（4）全甲状腺切除外加放射性碘和抑制性甲状腺素是最基本的治疗，对放射性碘摄取较好。由于预后差，也可进行外部放疗和化学治疗。

（四）间变性（未分化）癌

1. 定义　组织学表现全部或部分地由未分化细胞构成，免疫组织化学和超微结构特征表明本型肿瘤是上皮分化性的，是高度恶性肿瘤。

2. 大体表现

（1）甲状腺的大部分被高度坏死和出血性的实性肿瘤所取代。肿瘤体积大，鱼肉样，灰白至棕褐色。

（2）具有侵袭性，常浸润邻近软组织和器官如淋巴结、喉、咽、气管和食管。

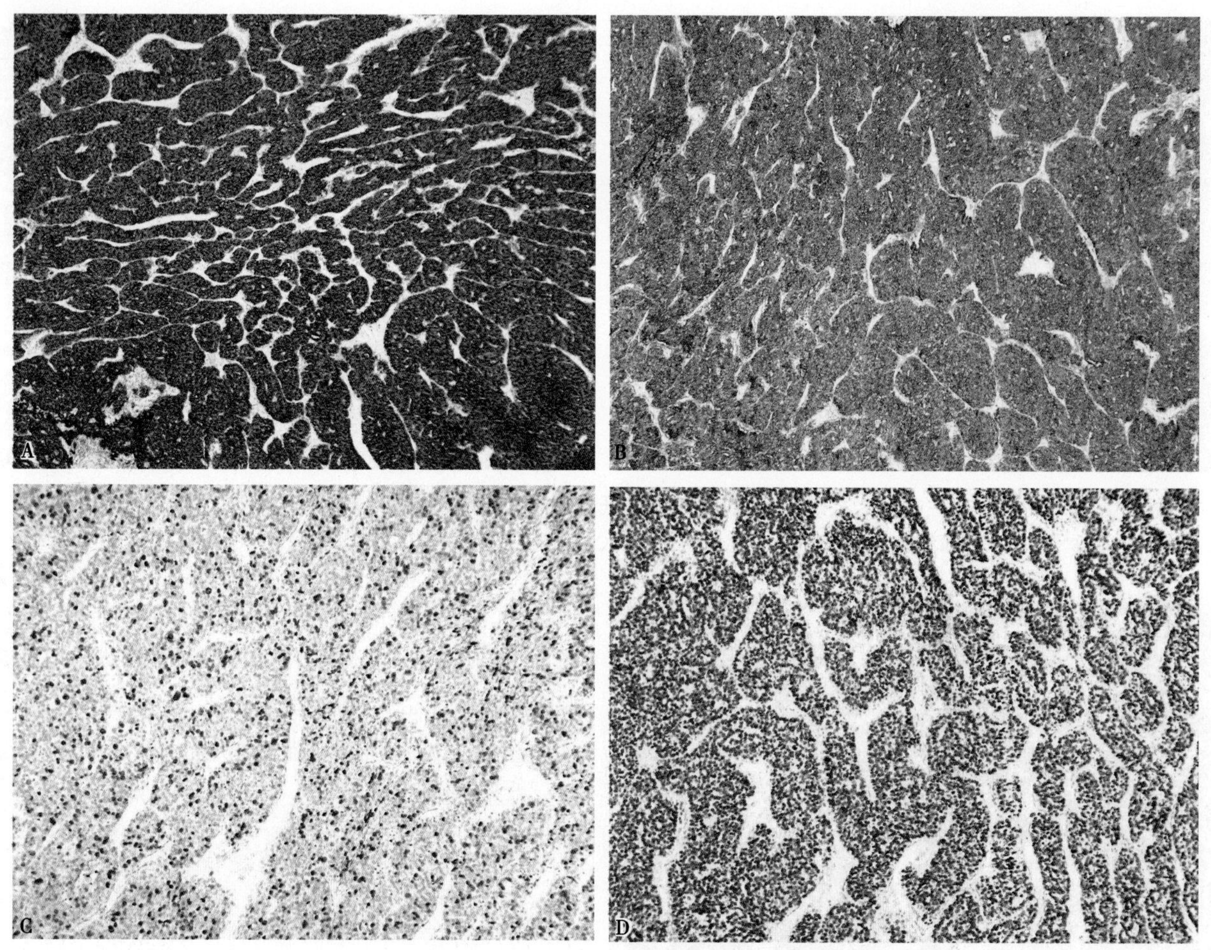

图 8-2-40 低分化甲状腺癌免疫组化检测

A. 广谱角蛋白(CK-pan)弥漫阳性(IHC×50);B. BCL2 弥漫阳性(IHC×50);
C. Ki67 约 10%~20%阳性(IHC×50);D. TTF-1 弥漫阳性(IHC×50)

8

3. 组织学表现

(1)细胞学特征:①由梭形细胞、多形巨细胞、破骨细胞样多核巨细胞、上皮样细胞、多角形细胞或圆形细胞混合组成。这些细胞成分的百分比和分布在每个病例是相当不同的(图 8-2-41)。②梭形细胞可以是细长或肥胖饱满的,巨细胞可以含有单个或多个怪异核。③肿瘤也可由占优势的大的非典型细胞构成,这些癌细胞含有单个或多个、深染、偏心的核和浓密、嗜酸性胞浆。在大多数病例常见核分裂象。④常见显著的炎症反应,中性粒细胞最为突出。一些肿瘤细胞胞浆内甚至可见中性粒细胞聚集。⑤凝固性坏死常较广泛,坏死边缘肿瘤细胞呈栅栏状排列,具有诊断价值。

(2)结构特征:①上皮样细胞、多角形细胞或圆形细胞可呈鳞片状结构,可能混合有明确的角化灶。显示出淋巴上皮瘤样表现,但是它与 EB 病毒并不相关。②梭形细胞占优势或完全由梭形细胞构成的肿瘤有肉瘤样形态。当肿瘤细胞排列成束状时,很像纤维肉瘤或平滑肌肉瘤;而当排列成卷云状时则很像恶性纤维组织细胞瘤(图 8-2-42)。③有些肿瘤有大量血管生成,肿瘤细胞排列成血管外皮瘤样结构。④也可形成不规则吻合的肿瘤细胞衬覆的裂隙,相似于血管肉瘤样结构。⑤较多的破骨细胞样多核巨细胞使得肿瘤的形态类似于骨或软组织巨细胞瘤。⑥一种特殊类型是少细胞的梭形细胞性未分化癌,因为具有高度的纤维化和玻璃样变,所以类似于 Riedel 甲状腺炎。

(3)间质特征:①可见明显的血管形成,以及软骨/骨化生。②淋巴管血管浸润常见。肿瘤细胞易于侵犯静脉壁,取代正常平滑肌,常使管腔消失,是未分化癌一个常见的特征。

4. 未分化癌的病理亚型

(1)血管瘤样亚型:以不规则、相互吻合的衬覆肿瘤细胞的裂隙为特征,裂隙内可含有红细胞,类似血管肉瘤改变。

(2)破骨细胞亚型:大量非肿瘤性破骨巨细胞(组织细胞)散在分布于未分化癌组织中。

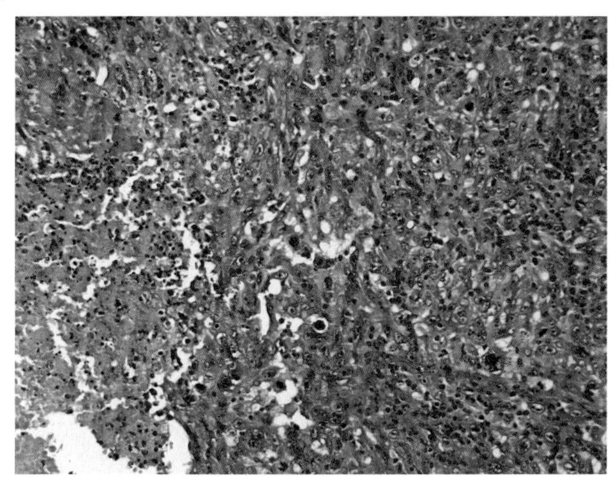

图 8-2-41　左侧为坏死组织，右侧可见上皮样细胞巢（HE×100）

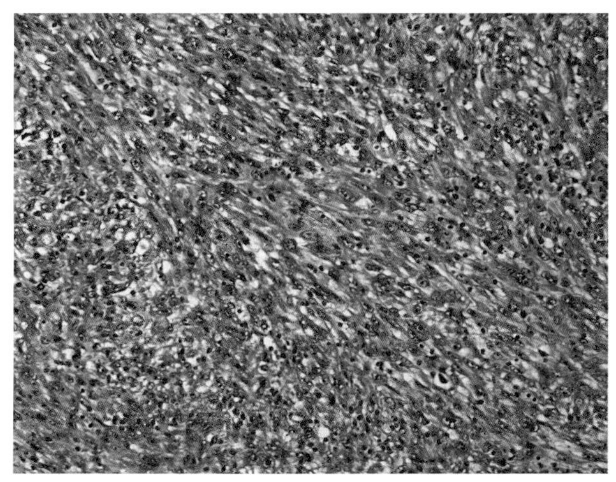

图 8-2-42　完全由梭形细胞构成，呈肉瘤样形态（HE×200）

（3）横纹肌样亚型：特征为大的卵圆形肿瘤细胞伴奇异核，核仁突出，细胞浆丰富、嗜酸性。

（4）淋巴上皮瘤样亚型：片状、巢状肿瘤组织与大量小淋巴细胞和浆细胞混合。与呈胸腺样分化癌（CASTLE）的不同之处在于缺乏叶状生长结构，常见凝固性坏死和 CD5、CD117 阴性。

（5）寡细胞亚型：细胞稀少，伴有致密硬化、梗死，局灶可见轻度核异型的梭形细胞和少量淋巴细胞。梭形细胞侵及血管致管腔消失及细胞角蛋白阳性可支持未分化癌的诊断。

5. 未分化癌的其他形态变异

（1）癌肉瘤：罕见，未分化癌中可见到肿瘤性软骨、骨或骨骼肌组织。

（2）腺鳞癌：是一种伴局灶黏液产生的鳞状细胞癌。

（3）鳞状细胞癌：由于临床特征或行为与未分化癌无法区分以及某些病例中可见分化性癌成分，有学者认为其作为未分化癌的亚型更为合适。

1）是完全由鳞状细胞成分组成的高度致命的肿瘤。

2）一些病例呈 Tg 或 TTF-1 局灶阳性。

3）在确诊原发性甲状腺鳞状细胞癌之前，必须除外以下可能性：①累及甲状腺的转移性鳞状细胞癌。②邻近肿瘤（如喉癌）直接侵犯甲状腺。③形态上类似鳞状细胞癌但发展缓慢的肿瘤：如乳头状癌伴鳞状上皮化生；黏液表皮样癌；伴嗜酸性粒细胞增多的硬化性黏液表皮样癌；CASTLE。

（五）鳞状细胞癌

1. 定义　恶性上皮性肿瘤，完全由鳞状细胞分化的癌细胞构成。

2. 大体表现　典型者是累及甲状腺一侧或两侧叶的大肿瘤。常见卫星肿瘤结节。肿瘤通常质地硬韧，灰白色并伴坏死。

3. 组织学表现

（1）细胞学特征：高分化区域与正常的鳞状上皮类似。中分化区具有独特的核的多形性和核分裂，角化不常见。低分化区以不成熟的细胞为主，角化非常少。

（2）结构特征：多数肿瘤包括分化较高的区域，一般呈较大的巢状、片状生长，往往伴有单细胞角化或角化珠形成；分化低的区域常呈小梁索状，小巢状生长，往往角化不明显（图 8-2-43）。

（3）间质特征：包括带有细胞外基质沉积和肌纤维母细胞增生的纤维结缔组织形成为特征。也常见新生血管的形成。

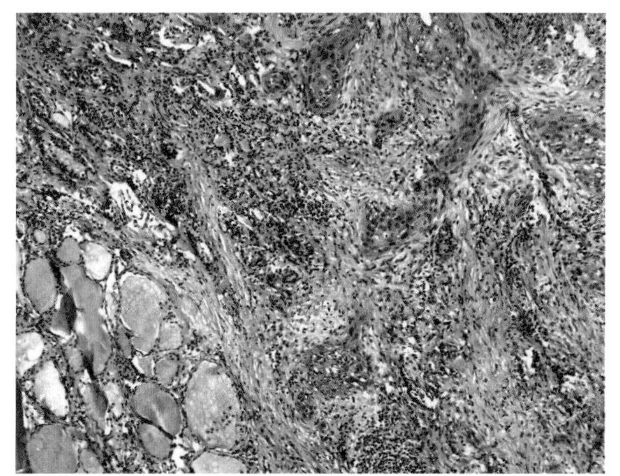

图 8-2-43　异型鳞状细胞巢伴间质纤维组织增生（HE×100）

滤泡或或化生上皮肿瘤还包括较少见的黏液表皮样癌、黏液癌、伴嗜酸细胞增多的硬化型黏液表皮样癌等，在此不一一赘述。

8

二、显示滤泡旁细胞分化的肿瘤

（一）甲状腺髓样癌

1. 定义　显示滤泡旁C细胞分化的甲状腺恶性肿瘤。

2. 大体表现

(1)肿瘤常界限清楚,尽管小肿瘤(<7mm)更常为浸润性。少数情况下有完整包膜。

(2)质地硬,灰白至棕褐色,砂粒感;直径从小于1cm(微小癌)至数厘米。

(3)常位于侧叶中上1/3,是C细胞密度最高的区域;散发性常为单侧,而家族性常为多发或双侧。

(4)较大的肿瘤可见出血和中心坏死。

3. 组织学表现

(1)细胞学特征:①可见多角形或肥胖的梭形细胞,细胞核圆形或卵圆形,典型的含有细的点彩状染色质和明显的核仁。②核多形性常不明显,分裂象少见。胞浆细颗粒状,约有50%的病例有胞浆黏液,少数情况下肿瘤细胞可呈印戒细胞表现。

(2)结构特征:①肿瘤细胞排列成片状、巢状或不规则细胞岛;②偶尔可见漩涡状、梁状、假乳头状、菊形团、管状、微腺样或筛状结构。

(3)间质特征:①在肿瘤细胞岛之间间隔以纤细的纤维血管分隔,脉管较乳头状癌或滤泡癌更明显。②细胞解离和间质水肿很常见。③80%~85%的病例可见淀粉样物,数量不恒定,为粉染的无定形物,形成小球或大块沉积物。④可有钙化或异物巨细胞反应。

4. 甲状腺髓样癌的变异型　髓样癌有许多组织学亚型,大多数不具有预后意义,只是会造成诊断上的问题。但通过仔细观察,常能找到部分典型区域。如果出现淀粉样物,也是诊断的重要线索。

(1)梭形细胞型:梭形细胞在髓样癌较多见,但有些髓样癌几乎全部由肥胖或细长的梭形细胞排列成相互交叉的束状、漩涡状和巢状,类似于间叶性肿瘤(图8-2-44)。

(2)类癌样:有些髓样癌表现出类似肠道类癌的组织学特征,肿瘤细胞岛、小梁或腺体由玻璃样变的纤维间质分隔。可有典型的髓样癌成分。这样的病例可被误诊为滤泡性腺瘤或转移性类癌(图8-2-45)。

(3)副神经节瘤样:肿瘤呈巢状结构,类似副神经节瘤。散在分布着S-100阳性支持细胞样树突状细胞(图8-2-46)。

(4)腺样/滤泡型:可形成空心腺体/小管或含嗜酸性分泌物的滤泡。腺腔缘由于神经内分泌颗粒的积聚而呈深嗜酸性颗粒状。此型可通过点彩状染色质、细的颗粒状胞浆、纤细的纤维血管间隔和降钙素阳性与滤泡性肿瘤鉴别。与低分化(岛状)癌可通过免疫染色鉴别(图8-2-47)。

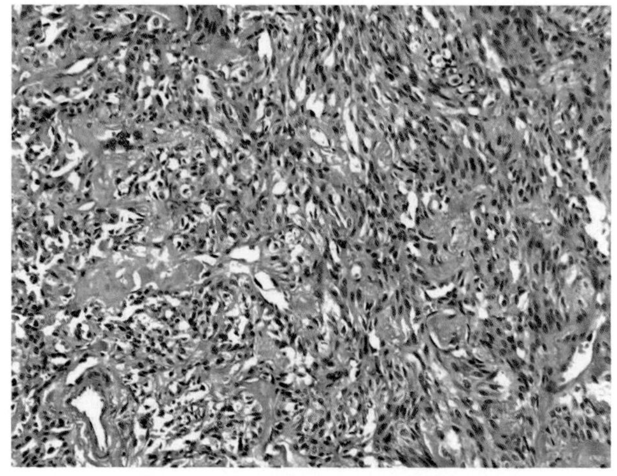

图8-2-44　肿瘤主要由梭形细胞构成伴少许淀粉样间质(HE×200)

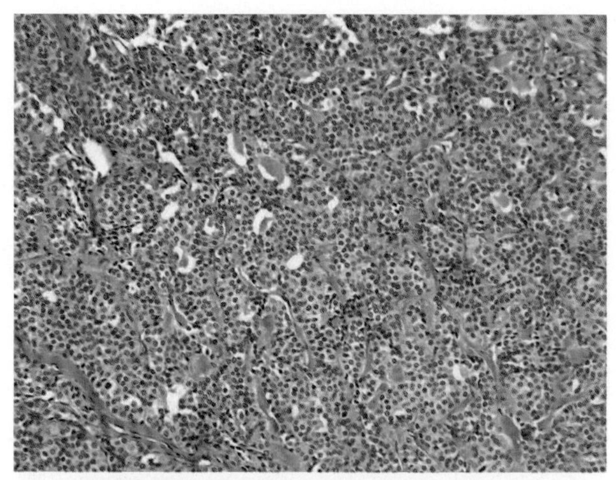

图8-2-45　类似类癌的特征,间质血管丰富(HE×200)

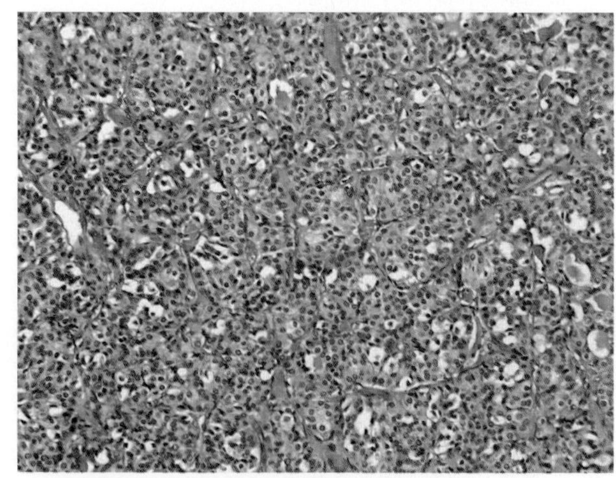

图8-2-46　排列呈副神经节瘤样(HE×200)

8

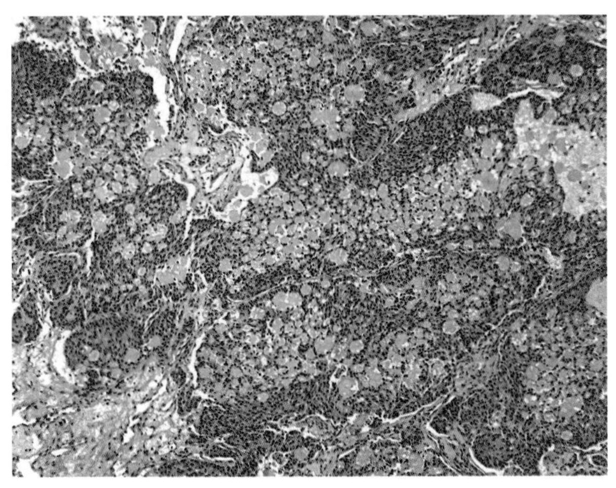

图 8-2-47 形成多量含嗜酸性分泌物的滤泡（HE ×200）

(5)微小髓样癌(潜伏癌):甲状腺切除标本或尸检中偶然可以发现小于 1cm 的散发性髓样癌。不伴有临床症状时,预后极好(图 8-2-48)。

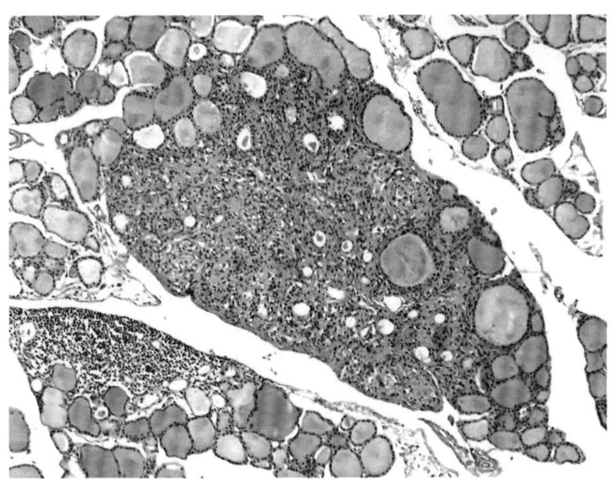

图 8-2-48 直径约 3mm 的髓样癌灶（HE ×100）

(6)嗜酸型:胞浆内线粒体的堆积可导致明显的嗜酸性表现,可呈局灶或弥漫分布。偶尔出现的实性、梁状和滤泡结构可进一步增加与嗜酸细胞腺瘤/癌的相似性。正确诊断的线索是具有明显的纤维血管间隔和出现典型髓样癌灶(图 8-2-49)。

(7)巨细胞(间变)型:在其他方面典型的髓样癌,局灶可见伴有奇异核和核假包涵体的大细胞。核分裂象少见。许多报道这类病例预后很差。

(8)透明细胞型:罕见情况下,髓样癌可全部或部分由透明细胞组成。

(9)乳头状:组织断裂形成的假乳头以及罕见的真乳头可见于髓样癌。可通过核的特征与乳头状癌鉴别(图 8-2-50)。

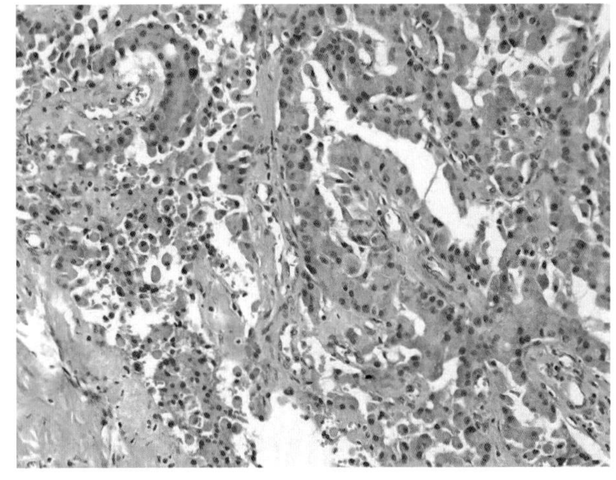

图 8-2-49 肿瘤细胞胞浆嗜酸（HE ×200）

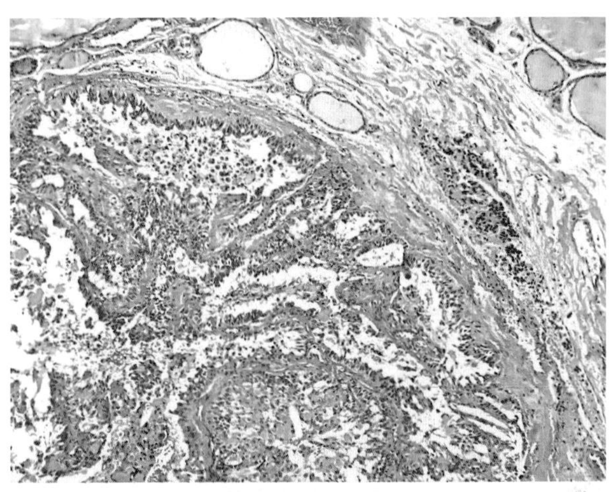

图 8-2-50 肿瘤细胞呈乳头状结构生长（HE ×100）

(10)玻璃样变梁状腺瘤样:少数形态与玻璃样变梁状腺瘤难以区分,缺少淀粉样物。免疫组织化学对于确诊至关重要。

(11)神经母细胞瘤样:有些病例可有纤维间质和菊形团,类似神经母细胞瘤。

(12)小细胞型:罕见的髓样癌由排列成片状和巢状的小细胞组成,形态学与肺小细胞癌相似。在一些病例可见典型的髓样癌灶。这类亚型是倾向于广泛播散的高度侵袭性肿瘤。免疫组织化学对确诊最有帮助。降钙素可能阴性,但 CEA 和神经内分泌标志物常阳性。

(13)假血管肉瘤样:一些病例因明显的细胞解离和病灶内出血而产生裂隙样结构,类似于血管肉瘤。

(14)色素型:罕见病例会伴有黑色素沉积。

(15)鳞状分化:少见情况下髓样癌可显示局灶鳞状分化。

5. 免疫组织化学及鉴别诊断

(1)典型的免疫表型为 CK、神经内分泌标志物(CD56,

syn,CgA)、降钙素、CEA 和 TTF-1 阳性。Ki67 增殖指数较低。Tg 免疫阴性。髓样癌的诊断必须做免疫组织化学加以证实。

(2)大多数病例降钙素阳性。通常呈强阳性,几乎所有细胞均着色。降钙素少的髓样癌比降钙素多者侵袭性更强。

(3)88%~100%的病例 CEA 阳性。即使降钙素和其他神经内分泌标志物阴性,CEA 免疫反应可支持家族性髓样癌或 MEN 中髓样癌(大多数为低分化小细胞型)的诊断。

(4)需与髓样癌鉴别的病变包括:低分化(岛状)甲状腺癌,玻璃样变梁状腺瘤,伴梁状结构的滤泡癌,副神经节瘤,转移性神经内分泌癌,嗜酸细胞肿瘤,未分化癌,甲状旁腺肿瘤等(图 8-2-51)。

(二)家族性甲状腺髓样癌和滤泡旁细胞增生

1. 髓样癌存在散发性和家族性两种类型。散发性髓样癌大约占 80%的病例,累及成年人(平均年龄 45 岁),且几乎总是单发性的。有些病例伴有顽固性腹泻或库欣综合征。临床很少发生隐匿癌。

2. 家族性髓样癌临床上主要见于年轻人(平均年龄 35 岁),常常为多发性和双侧性的,残余腺体总是伴有 C 细胞增生。

3. 肿瘤大小为 1cm 或小于 1cm 时称为微小髓样癌。这样的病例数目在不断增加。

4. 几乎所有发生于儿童的甲状腺髓样癌病例均属于这种类型,呈常染色体显性遗传,具有完全的外显率。

5. 多数病例是多发性内分泌肿瘤 2 型(MEN2)综合征的一个组成部分。参与这个肿瘤发生的基因是 *RET*,位于 10q11.2 染色体,它以各种不同的形式影响种系突变。

6. 关于遗传异常的临床处理,一致的看法是对于 6 岁以上有 *RET* 种系突变的患者,应进行全甲状腺切除,具体请参考本书髓样癌一章。髓样癌的发生与年龄明显相关,这一事实能够指导决定预防性甲状腺切除的时间。

7. C-细胞增生是所有这些家族性综合征的前期病变。典型的部位是在侧叶中心部分。它可以呈弥漫性或为结节状,而且 C 细胞可以见于滤泡间或滤泡内。弥漫性者 C 细胞增加并弥漫性散在于整个甲状腺实质。在结节状者,C 细胞呈簇状并闭锁滤泡间隙。

8. 增生的 C 细胞 CEA 免疫反应比正常 C 细胞强,降钙素的免疫反应比髓样癌细胞强。但目前鉴定家族性和 MEN2 相关的 C 细胞病变最准确的方法是遗传学试验,比形态学方法更为可靠。

9. 这些癌前病变的鉴别诊断包括早期髓样癌(微小癌)和可能见于各种病变的反应性或生理性 C 细胞增生。髓样癌呈巢状膨胀结构,破坏滤泡基底膜,降钙素免疫染色强度减弱。反应性或生理性 C 细胞增生在各种组织类型的甲状腺肿瘤周围均有描述,与淋巴细胞性甲状腺炎有关,并可继发于甲状旁腺功能亢进。

10. 甲状腺 C 细胞增生的患者血清降钙素和 CEA 水平升高;此外,髓样癌的患者还有嗜铬粒蛋白 A 水平的升高。

11. 免疫组织化学染色

(1)降钙素是最敏感的标记,其免疫阳性可以是灶性或局限在几个肿瘤细胞。

(2)一小部分髓样癌(约占 1.5%)对降钙素可以是免疫阴性。

(3)其他对髓样癌诊断有价值的标记物是嗜铬粒蛋白 A(CgA)和癌胚抗原(CEA)。

三、显示滤泡和滤泡旁细胞分化的肿瘤

混合性髓样-滤泡细胞癌

1. 定义　混合性髓样-滤泡细胞癌是显示降钙素免疫阳性髓样癌和甲状腺球蛋白免疫阳性的滤泡细胞源性(或乳头状)癌两种形态特征的肿瘤。

2. 大体表现　是寻常性髓样和滤泡源性肿瘤形态的重叠。大多数肿瘤是实性,切面灰白质硬,通常没有包膜。

3. 组织学表现

(1)MMFCC 是极大异质性的肿瘤,大多数表现为以髓样癌占优势,混以不同比例的滤泡源性结构。

(2)可呈实性、巢状和(或)筛状生长伴混合性滤泡,以及绕以纤细间隔的致密多角形细胞巢或小梁。偶尔,可见淀粉样物。

(3)大多数 MMFCC 中的滤泡源性成分是以单个滤泡与典型髓样癌成分混合。只有所见到的滤泡成分为乳头状癌或是由肿瘤特征的 Tg 免疫阳性滤泡组成时才能考虑 MMFCC 的诊断,而这些结构常在肿瘤的深处。衬覆滤泡的癌细胞是增大的,核深染,并比肿瘤周围的滤泡细胞大(图 8-2-52)。

(4)滤泡癌细胞成分生长的其他形态学特征包括常见的乳头状癌,经典型或滤泡亚型,伴以髓样癌。乳头状癌成分可根据常规染色下明确的核特征作出诊断。淋巴结转移有相同的生长方式。

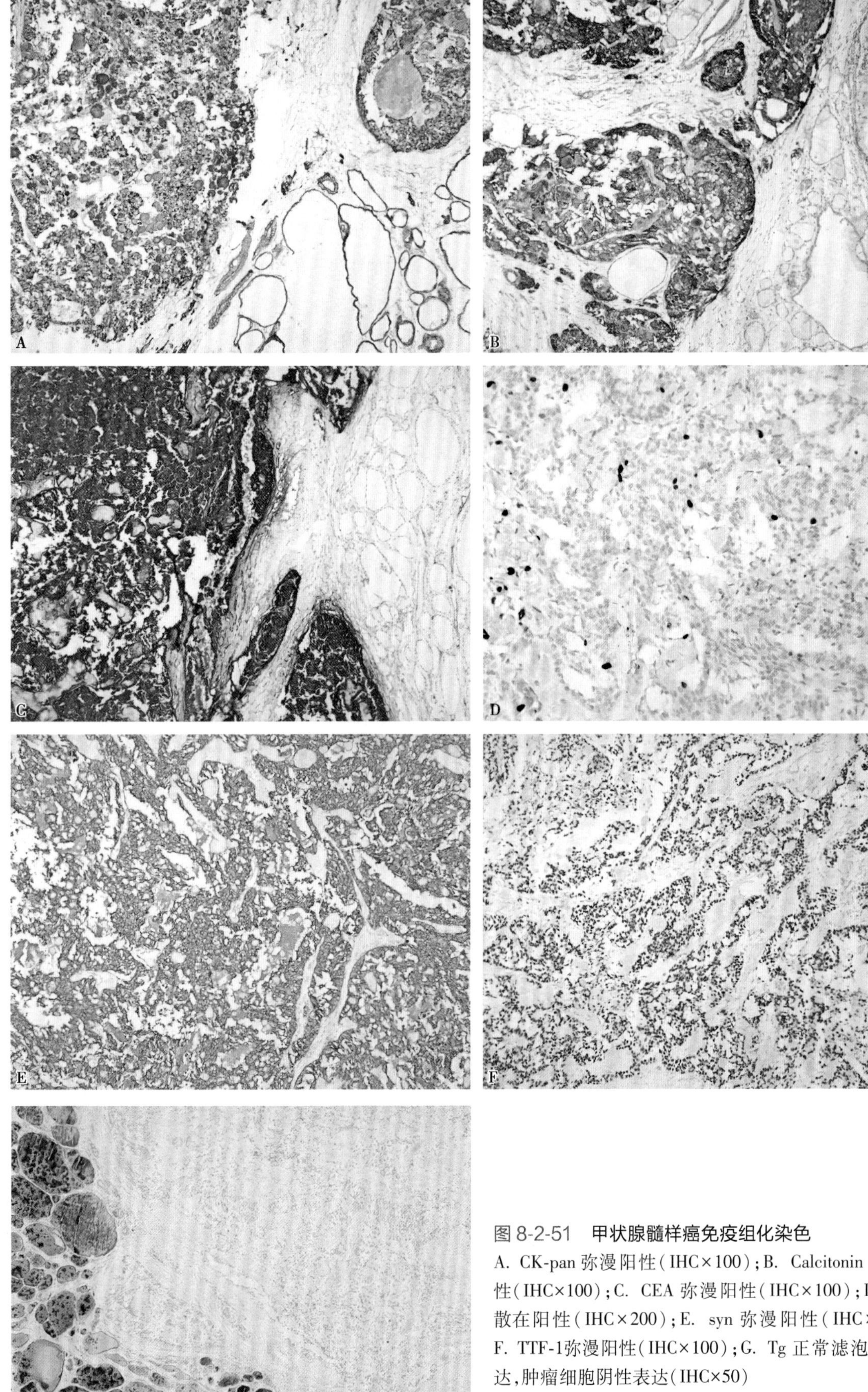

图 8-2-51 甲状腺髓样癌免疫组化染色

A. CK-pan 弥漫阳性(IHC×100);B. Calcitonin 弥漫阳性(IHC×100);C. CEA 弥漫阳性(IHC×100);D. Ki67 散在阳性(IHC×200);E. syn 弥漫阳性(IHC×100);F. TTF-1弥漫阳性(IHC×100);G. Tg 正常滤泡阳性表达,肿瘤细胞阴性表达(IHC×50)

8

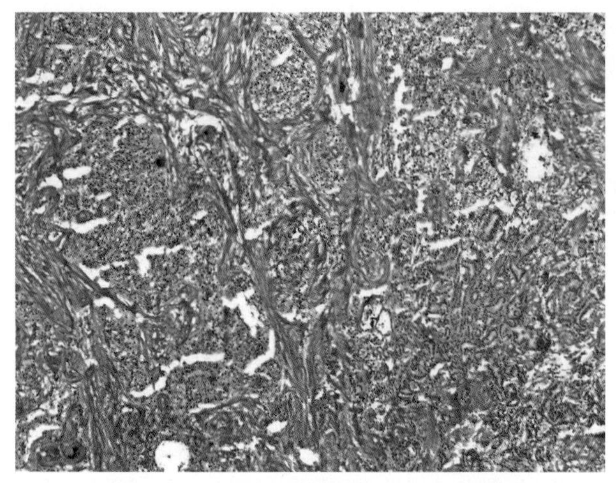

图 8-2-52 左侧为髓样癌组织，右侧为乳头状癌组织（冷冻切片，HE×50）

（5）事实上，在 MMFCC 中可见到所有类型滤泡细胞源性癌，包括嗜酸细胞癌、低分化癌和灶性未分化癌。

4. 免疫组织化学染色 所有病例均表达 Tg（滤泡和筛状区最明显，有时表达于实性区）和降钙素（实性区最明显）。尽管在一些病例可见两种激素共表达的细胞，多数病例中 Tg 阳性细胞和降钙素阳性细胞是分开的。

四、显示胸腺或相关鳃囊分化的肿瘤

（一）异位胸腺瘤

1. 临床和病理学特征 多数患者是中年妇女，表现为孤立的甲状腺结节。绝大多数呈良性生物学行为。肿瘤的组织学类似于纵隔胸腺瘤，有包膜，呈拼图样分叶。由数量不等的浅染肥胖或梭形上皮细胞和小淋巴细胞混合组成。

2. 免疫组织化学及鉴别诊断 上皮性成分广谱 CK 和 CK19 免疫染色阳性。

（二）伴胸腺样分化的梭形细胞肿瘤（SETTLE）

1. 定义 伴胸腺样分化的梭形细胞肿瘤相对罕见，这类甲状腺恶性肿瘤的特征是分叶状结构和双相性细胞组合，以梭形上皮样细胞混入腺样结构为特点。

2. 大体表现 肿瘤有包膜，部分界限清楚，或呈浸润性生长，切面实性。

3. 组织学表现 梭形瘤细胞致密交织或网状微妙地混入管样乳头状腺体中。核分裂象罕见。由纤维间隔将富于细胞的肿瘤分隔成小叶结构。大多数病例呈双相性。

4. 免疫组织化学及鉴别诊断 梭形细胞和腺样细胞表达广谱 CK。肿瘤细胞对 Tg、CT、CEA、S-100 及 CD5 呈免疫阴性反应。

（三）显示胸腺样分化的癌（CASTLE）

1. 定义 是类似于胸腺上皮性肿瘤结构的甲状腺癌。

2. 大体表现 肿瘤与甲状腺的界限平滑，质硬分叶状，切面灰白至棕褐色。

3. 组织学表现 肿瘤细胞以鳞状细胞样或合体样细胞及淡嗜酸性胞浆为特点。核椭圆形，着色淡至空泡状，并含小而明显的核仁。有些病例可见灶性或广泛角化，甚至与鳞状细胞癌难以区分。主要以推挤性方式浸润甲状腺，肿瘤具有宽阔的浸润性前缘。

4. 免疫组织化学及鉴别诊断 CASTLE 显示 CD5 和 CD117 阳性，但 *c-kit* 基因没有发生突变，肿瘤细胞还表达 CK 和 p63，少数病例表达神经内分泌标志物。

五、淋巴造血系统肿瘤

（一）甲状腺原发淋巴瘤

1. 定义 发生在甲状腺的原发性淋巴瘤。

2. 大体表现 肿瘤体积相差很大，小者直径小于 1cm，大者直径可达 20cm。可累及一个或两个腺叶。质地或软或硬，受累区域正常甲状腺结构消失。切面平滑或轻微肿胀，灰白灰褐色或伴红色鱼肉样外观。

3. 组织学亚型 弥漫性大 B 细胞淋巴瘤（超过 70%）和 MALT 型结外边缘区淋巴瘤占绝大多数病例。

（1）弥漫性大 B 细胞淋巴瘤：此型肿瘤可原发或由 MALT 型结外边缘区淋巴瘤转化而来。细胞核圆形，核仁明显，有中等量双嗜性胞浆。单个瘤细胞常浸润甲状腺滤泡。免疫表型与其他部位发生者相同，表达 B 细胞及其他相关抗原。

（2）MALT 型结外边缘区淋巴瘤：这类发展缓慢的肿瘤与发生在胃或唾液腺的同类肿瘤相似，播散前会长时间局限于甲状腺内，预后极好，但发生大细胞转化时预后变坏。对放疗反应敏感。肿瘤细胞多呈单核 B 细胞样，常浸润甲状腺滤泡，使其扩张而形成淋巴上皮病变。肿瘤细胞 CD20、CD79a 阳性，CD43 在约 50% 的病例中表达。肿瘤细胞显示 Ig 轻链限制性。

（二）朗格汉斯细胞组织细胞增生症

1. 定义 组织细胞增生症的一个类型，其特征是树突状朗格汉斯细胞增生伴不等量的成熟嗜酸性粒细胞。

2. 大体表现 大多数病变小，偶尔表现为巨大肿块，在弥漫性病变可完全取代甲状腺组织。

3. 组织学表现　特征性的是含细的淡染或嗜酸性胞浆包围着空泡状核，核呈“咖啡豆”样外观。常侵入甲状腺滤泡上皮并破坏滤泡。常见到坏死区周围聚集着大量嗜酸性粒细胞，有时形成嗜酸性脓肿。

4. 免疫组织化学染色 S-100、CD1a 和 langerin 染色可证实诊断。

（三）Rosai-Dorfman 病

1. 定义　是一种罕见的不明病因的组织细胞综合征，病变特征是甲状腺内组织细胞和淋巴细胞浸润。

2. 组织学表现　特征性组织样细胞排列成结节状并显示淋巴细胞伸入运动。通常可以见到淋巴细胞性甲状腺炎的背景。

3. 免疫组织化学染色及鉴别诊断　组织样细胞特征性表达 S-100 可作为与其他病变鉴别的主要依据。

（四）滤泡树突状细胞肿瘤

1. 定义　由显示滤泡树突状细胞形态和表型特征的细胞构成。

2. 大体表现　肿瘤一般边界清楚，切面呈棕色至灰色。

3. 组织学表现　肿瘤细胞呈梭形至上皮样，上皮样细胞含中等量嗜酸性胞浆，胞膜不清。瘤细胞核为圆形至梭形，空泡状含小而明显的核仁。间质可见到不等量的小淋巴细胞，与炎性假瘤相像。

4. 免疫组织化学染色及鉴别诊断　肿瘤细胞典型地呈 CD21、CD23 和 CD35 免疫阳性。也可以呈 vimentin 和 EMA 免疫阳性。还可呈不同程度的 S-100 和 CD68 免疫阳性。

六、甲状腺内甲状旁腺肿瘤

1. 因为甲状旁腺紧邻或有时完全包埋在甲状腺中，甲状旁腺肿瘤表现为甲状腺内肿瘤并不令人意外。

2. 甲状旁腺癌也可直接侵入甲状腺，临床上相似于原发性甲状腺癌。常误诊为滤泡性腺瘤、滤泡癌或未分化癌，因为根本没有考虑到甲状旁腺来源的可能性，而且偶尔出现的滤泡样结构增加了与原发性甲状腺肿瘤的相似性和鉴别难度。

3. 以下这些组织学线索常提示为甲状旁腺肿瘤：

（1）混合细胞类型（透明细胞、嗜酸细胞和轻度嗜碱细胞）。

（2）具有大量水样透明胞浆和清晰细胞膜的细胞。

（3）细胞膜清楚的嗜酸性细胞（与许特莱细胞膜不清相反）。

（4）大量的纤细血管。

（5）沿纤细纤维血管轴呈栅栏状排列的细胞核。

（6）核分裂象少见的“未分化甲状腺癌”。

4. 联合免疫组织化学如甲状旁腺激素阳性而甲状腺球蛋白阴性可证实诊断。

七、间叶性和其他不常见肿瘤及瘤样病变

（一）间叶性肿瘤

血管肉瘤、孤立性纤维性肿瘤、平滑肌肿瘤、周围神经鞘肿瘤、副神经节瘤以及畸胎瘤等均与常见部位相应肿瘤特征相似。

（二）其他不常见肿瘤及瘤样病变

发生于甲状腺的罕见肿瘤包括多形性腺瘤、软骨瘤性错构瘤、纤维瘤病、颗粒细胞瘤、横纹肌瘤、纤维肉瘤、滑膜肉瘤、脂肪瘤、脂肪肉瘤、软骨肉瘤、骨肉瘤、血管瘤、淋巴管瘤、上皮样血管内皮瘤、小细胞神经内分泌癌等，以及瘤样病变如炎性假瘤和淋巴上皮囊肿等。

八、甲状腺继发性肿瘤

从邻近部位恶性肿瘤直接扩展或远隔部位通过血道/淋巴道扩散至甲状腺的肿瘤。转移灶可见于甲状腺的任何部位。发生在咽、喉、气管、食管、颈淋巴结、软组织和纵隔的肿瘤可直接扩展到甲状腺。易转移至甲状腺的肿瘤为肺癌（通常是腺癌）、乳腺癌、恶性黑色素瘤和肾细胞癌。

（潘　毅）

第三节　甲状腺病理学诊断研究进展

2017 年出版的第 4 版 WHO 内分泌肿瘤分册中甲状腺肿瘤部分包括了明显的修订内容。这些对于 2004 版 WHO 分类的修订是基于对甲状腺病理学，临床行为和遗传学的最新知识及最新认识。表 8-3-1 包含了 2017 版分类中主要的修改内容。

8

表 8-3-1　WHO（2017）版甲状腺肿瘤分类的主要修改内容

组别	肿瘤
透明变梁状肿瘤	8336/1
其他有包膜的滤泡型甲状腺肿瘤	
恶性潜能未定的滤泡性肿瘤（FT-UMP）	8335/1
恶性潜能未定的高分化肿瘤（WDT-UMP）	8348/1
具有乳头状核特征的非浸润性甲状腺滤泡性肿瘤（NIFTP）	8349/1
甲状腺乳头状癌（PTC）	
乳头状癌包裹亚型	8343/3
甲状腺滤泡癌（FTC），NOS	8330/3
微浸润型	8335/3
包裹型血管浸润型	8339/3
广泛浸润型	8330/3
许特莱（嗜酸）细胞肿瘤	
许特莱细胞腺瘤	8290/0
许特莱细胞癌	8290/3
甲状腺内胸腺癌	8589/3

形态学编码来自于国际肿瘤疾病分类（International Classification of Diseases for Oncology，ICD-O）。生物学行为良性的肿瘤编码为/0，不特异、交界性或生物学行为不确定的肿瘤编码为/1，原位癌或上皮内瘤变3级编码为/2，恶性肿瘤编码为/3。

一、有典型或模糊的甲状腺乳头状癌核特征的包膜完整或边界清楚的滤泡性肿瘤

这组滤泡起源的肿瘤包括了具有交界性组织学特征的病变。这些病变在甲状腺肿瘤新分类中是最重要和充满争议的概念。分类的理论依据是对这些疑难病例在临床实践中取得的实用性进展。

这组肿瘤包括3种病变，即恶性潜能未定的滤泡性肿瘤（FT-UMP），恶性潜能未定的高分化肿瘤（WDT-UMP）和具有乳头状核特征的非浸润性甲状腺滤泡性肿瘤（NIFTP）。前两者重要的组织学标准是“可疑的包膜或血管浸润”。如果浸润是肯定的和无疑问的，FT-UMP将被诊断为滤泡癌，而WDT-UMP将被诊断为甲状腺乳头状癌。

（一）恶性潜能未定的滤泡性肿瘤

恶性潜能未定的滤泡性肿瘤是具有完整包膜或边界清楚的肿瘤，由分化良好的滤泡细胞组成，这些细胞没有甲状腺乳头状癌型的核改变并显示可疑的包膜或血管浸润。这是一种介于滤泡性腺瘤和滤泡癌之间的肿瘤。

（二）恶性潜能未定的高分化肿瘤

恶性潜能未定的高分化肿瘤是具有完整包膜或边界清楚的肿瘤，由分化良好的滤泡细胞组成，这些细胞具有充分的或部分的甲状腺乳头状癌型的核改变并显示可疑的包膜或血管浸润。

（三）具有乳头样核特征的非浸润性甲状腺滤泡性肿瘤

1. 定义　2016年4月，全球内分泌病理学家在*JAMA Oncol*中提出了“具有乳头样核特征的非浸润性甲状腺滤泡性肿瘤（non-invasive follicular thyroid neoplasm with papillary-like nuclear features，NIFTP）”，将原“非浸润性包裹性滤泡亚型甲状腺乳头状癌”从“癌”重新界定为极低度恶性潜能，使得包裹性（有包膜的）甲状腺滤泡性肿瘤的诊断日趋完善。

2. 具有乳头样核特征的非浸润性甲状腺滤泡性肿瘤的组织学诊断标准

（1）包裹性（包膜厚或薄，或部分包膜）或界限清楚（与周围甲状腺组织有明显界限）。

（2）滤泡生长模式（包括微滤泡、正常滤泡或富于胶质的大滤泡结构）伴①<1%乳头状结构；②无砂粒体；③<30%实性/梁状/岛状生长模式。

（3）细胞核评分2～3分：①细胞核大小和形状（核增大/重叠/拥挤、拉长）；②核膜不规则度（核型不规则、核沟、核内假包涵体）；③染色质特点（染色质透明伴边集/毛玻璃

8

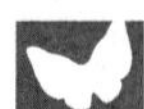

核)。这3点中任何一点只要具备,即评分为“1”,如不具备,则评分为“0”,然后将得分相加,即得出总细胞核评分;如评分在2~3分之间,则满足NIFTP细胞核评分标准。

(4)无血管或包膜浸润(需对肿瘤包膜进行充分的显微镜下观察)。

(5)无肿瘤性坏死。

(6)无高核分裂象活性(高核分裂象活性定义为10个高倍镜视野(400×)至少3个核分裂象)。

3. NIFTP概念提出的意义　NIFTP的提出,将非浸润性包裹性FVPTC重新界定为极低度恶性潜能肿瘤;指出绝大部分肿瘤完整切除后已经可以治愈,不需要追加RAI治疗。这无疑有助于减轻患者心理压力,走出癌症恐惧,极大提高生活幸福指数并有助于避免过度治疗及减轻手术并发症。

同时,NIFTP的提出也将对甲状腺肿瘤发病率、PTC的细胞学诊断产生较大的影响。这对病理医师严格掌握NIFTP的诊断标准提出了更高的要求,要不断学习和总结经验,不断提高诊断水平,避免将其作为“垃圾桶”进行滥用,以期达到对病变合理而科学的诊断。

二、甲状腺乳头状癌

甲状腺乳头状癌是最常见的内分泌系统恶性肿瘤,其包含了不同的病理学亚型,对应着不同的生物学行为。因此,与其他甲状腺肿瘤相比,新分类给予了甲状腺乳头状癌更多的篇幅进行阐述。

表8-3-2列出了新分类中的甲状腺乳头状癌15种病理亚型,前6种相对更常见(经典型,微小乳头状癌,包裹型,滤泡型,弥漫硬化和高细胞型),其预后相关数据较多。

(一)新的病理亚型:鞋钉样亚型

在过去的10年中,仅有1种甲状腺乳头状癌的新亚型,鞋钉样亚型被收录在第4版WHO内分泌肿瘤分册中。该亚型的病理特征是出现微乳头,其缺乏真正的纤维血管轴心。肿瘤细胞有嗜酸性胞浆,顶向排布的细胞核,降低的核/浆比,并且细胞黏附性降低从而出现“鞋钉样”表现。鞋钉样细胞要超过所有肿瘤细胞的30%。而高细胞、柱状细胞、弥漫硬化成分所占的比例要小于所有肿瘤细胞的10%。

Asioli及其同事于2010年首次报道这一病变。他们入组8例患者的研究显示,这一类型以老年、女性患者较多见,肿瘤直径较大(2.5cm),多发结节常累及双叶,7例患者有血管侵犯,6例患者发生淋巴结转移。近年来,尚有少数的系列报道。几乎所有的研究都认为这一亚型非常罕见但具有侵袭性组织学特征如坏死、核分裂象、血管淋巴管浸润及甲状腺外累犯等。肿瘤的复发和局部及远处转移常见,并具有较高的死亡率。

表8-3-2　甲状腺乳头状癌病理亚型

病理亚型	生物学侵袭性/预后*
1 传统型/经典型	-
2 微小乳头状癌	低/更好
3 包裹型	低/更好
4 滤泡型	相同/相似
5 弥漫硬化	高/相似
6 高细胞	高/较差
7 柱状细胞	可变的/可变的
8 筛状-桑葚样	无确切可用信息
9 鞋钉样	高/较差
10 具有纤维瘤病样/结节性筋膜炎样间质	无确切可用信息
11 实性/梁状亚型	高/可变的
12 嗜酸细胞	无确切可用信息
13 梭形细胞	无确切可用信息
14 透明细胞亚型	无确切可用信息
15 Warthin瘤样亚型	相同/相似

*与传统型/经典型甲状腺乳头状癌相比

(二)以前公认亚型的再分类

1. 关于包裹亚型　在新分类中,WHO工作组认识到甲状腺乳头状癌的包裹亚型是一种独特的亚型。该亚型的定义是传统/经典型的乳头状癌成分被纤维包膜完全包绕,包膜是完整的或仅有局灶的癌浸润。在一些乳头状癌中这一特征是众所周知的,但在上一版WHO分类中,包裹亚型没有被分类为一种独特亚型。

研究显示包裹亚型占甲状腺乳头状癌总数的约10%。发生此亚型的甲状腺乳头状癌患者具有极好的预后,存活率约100%。

2. 关于滤泡亚型　甲状腺乳头状癌滤泡亚型的诊断标准是肿瘤全部或几乎全部呈滤泡性生长模式。这型乳头状癌可以是浸润性或具有完整包膜,但包膜内有癌组织浸润。

滤泡亚型还包括罕见的巨滤泡和多结节(弥漫)亚型。然而,具有完整包膜但包膜内没有癌组织浸润的甲状腺乳头状癌滤泡亚型已被取消,并重新分类为NIFTP。

8

三、滤泡癌

滤泡癌的诊断需要显示确切的包膜和(或)血管浸润，并且缺乏甲状腺乳头状癌的核特征。在新分类中，滤泡癌依据浸润范围又进一步分为3组:①微浸润滤泡癌(仅包膜浸润);②完整包膜内有血管浸润的滤泡癌;③广泛浸润性滤泡癌。

广泛浸润性滤泡癌是最具侵袭性的滤泡癌且具有最差的预后。对于侵袭性较弱的前两种亚型，新分类强调血管浸润的重要性。完整包膜内有血管浸润的滤泡癌的生物学行为要比仅有包膜浸润的微浸润滤泡癌更具侵袭性。除此之外，血管浸润的程度对于预后有影响。包膜内少于4个血管浸润的滤泡癌要比广泛血管浸润者有较好的预后。

滤泡癌的透明细胞亚型是在新分类中定义的亚型之一，透明细胞要超过所有肿瘤细胞的50%。此外，其他罕见滤泡癌亚型如印戒细胞型，肾小球样型和梭形细胞型均有提及。值得注意的是嗜酸细胞亚型滤泡癌被取消，单独成为一个独立的病变。

四、许特莱细胞肿瘤

许特莱细胞肿瘤由嗜酸细胞构成，细胞具有颗粒状胞浆和大而居中的细胞核，通常有明显的核仁。“许特莱”比“嗜酸性”更常用，因此，新分类采用之前应用的“许特莱”来命名这组甲状腺肿瘤。

(一)许特莱细胞腺瘤

许特莱细胞腺瘤是没有包膜和(或)血管浸润的许特莱细胞肿瘤，是一类良性肿瘤。

(二)许特莱细胞癌

许特莱细胞癌是具有包膜和(或)血管浸润的许特莱细胞肿瘤。与乳头状癌或滤泡癌相比，其多见于老年男性。肿瘤通常较大并表现出高的病理学分级，患者往往比滤泡癌患者有较低的生存率。除此之外，许特莱细胞癌显示相对的放射性碘抵抗。

8

与滤泡癌不同，许特莱细胞癌可以播散到颈部淋巴结。其预后与血管浸润的程度相关。与其他的滤泡细胞肿瘤相似，许特莱细胞癌可以转化或进展为间变性癌。

五、低分化癌

低分化癌是滤泡细胞肿瘤，其形态学和生物学行为介于分化性癌(滤泡癌和乳头状癌)和间变性癌之间。低分化癌对于放射性碘治疗的反应通常是较差的。对于形态学标准，2017分类采纳了2006都灵分类和标准。

低分化癌的组织学标准包括:①证实是滤泡细胞起源;②呈实性、岛状或梁状生长方式;③缺乏甲状腺乳头状癌的核特征;④至少具有如下3个特征之一:核的多形性(例如乳头状癌“去分化”的核特征)，核分裂象≥3个/10个高倍镜视野及肿瘤性凝固性坏死。

低分化癌有时被称作岛状癌，因其由界限清楚的实性细胞巢或“岛”构成，这些实性细胞巢或“岛”往往呈分离状态，可含有发育不成熟的微滤泡。

目前对于甲状腺低分化癌的诊断标准依据的是都灵分类和标准，主要根据肿瘤的生长方式，如实性、梁状或岛状以及高级别的形态特征包括核的多形性、核分裂象及病理性核分裂象和肿瘤性凝固性坏死。这一标准没有包括具有嗜酸性/许特莱细胞特征的肿瘤。

Bai S等依据都灵标准对284例嗜酸细胞性滤泡癌/许特莱细胞癌进行研究，发现了17例嗜酸细胞亚型的低分化癌。与微浸润和血管浸润的嗜酸细胞性滤泡癌/许特莱细胞癌相比，这些肿瘤患者的年龄较大(平均71岁)，肿瘤体积较大(平均直径4.5cm)，所有病例显示广泛的血管浸润(5~15灶)，可见肿瘤性坏死，瘤细胞呈梁状或实性生长。在17例中有16例可见具有轻度嗜酸胞浆的小细胞聚集，其比例占所有肿瘤细胞的10%~20%。12例具有随访资料，平均随访时间41个月，10例出现远处转移，2例肺转移和1例骨转移。2例死于肿瘤，10例无瘤或带瘤生存。嗜酸细胞亚型的低分化癌是一种独特的病变，可见明显的小细胞成分，容易局部复发和远处转移并导致肿瘤相关死亡。

除形态学特征之外，免疫组织化学染色对于低分化癌的确诊也十分重要。虽然目前还没有针对低分化癌的特异性分子或免疫组织化学指标，但现有的一些指标可协助排除其他类型的甲状腺肿瘤。

低分化癌对CT、CEA、CgA和syn呈阴性反应，但可较明确排除甲状腺髓样癌和神经内分泌肿瘤。同样的，B细胞标记CD20和浆细胞标记CD138阴性可排除淋巴造血来源病变。

低分化癌可在少于50%的病例中弱表达HBME-1、galectin-3和Bcl-2，当然这些指标并不能确切地区分低分化癌和分化性癌，但联合应用E-cadherin和β-catenin可提高两者的鉴别率。有学者观察到在分化性癌中保留了E-cadherin和β-catenin的表达，而在低分化癌中显示了E-cadherin的异质

性丢失而保留了β-catenin的表达。IMP3是具有诊断和提示预后价值的指标,其表达与整体预后较差相关。与分化型甲状腺癌相比,甲状腺低分化癌的Ki67增殖指数较高,一般热点区域超过10%肿瘤细胞阳性,亦可作为辅助诊断的指标之一。

六、间变性癌/未分化癌

甲状腺间变性癌是由未分化的甲状腺滤泡细胞构成,是最具侵袭性的人类肿瘤之一,多数甲状腺间变性癌的患者在确诊后1年内死亡。肿瘤往往呈广泛的局部浸润,同时伴有局部淋巴结和远处部位的转移。可以是新发生或由分化性癌转化而来(尤其是乳头状癌)。

甲状腺间变性癌包括3种形态学亚型:肉瘤样,巨细胞和上皮样。癌细胞细胞角蛋白阳性。TTF-1通常阴性,但PAX-8在约50%的病例中阳性。因此,PAX-8在确定间变癌的甲状腺起源中非常有帮助。

甲状腺间变性癌由于其形态上的多样性和不确定性,诊断的重点在于和其他甲状腺原发或继发肿瘤进行准确的鉴别。未分化癌镜下可表现为肉瘤样、巨细胞和上皮样,肿瘤细胞间可伴有淋巴细胞及大量中性粒细胞,并可呈现鳞状分化。这些形态学表现很容易与其他肿瘤混淆。

七、鳞状细胞癌

鳞状细胞癌在患者的临床表现和预后方面与间变癌相似。按照定义,甲状腺鳞状细胞癌应该由绝大部分或完全呈鳞状分化的肿瘤细胞组成。肿瘤细胞PAX-8和p53阳性。PAX-8阳性对于区分继发性鳞状细胞癌尤其是来源于邻近器官如喉的鳞状细胞癌非常有帮助。

值得注意的是间变癌和乳头状癌可以显示区域鳞状分化。因此,有理由推测在鳞状细胞癌和间变癌之间有发展的相关性。从生物学观点来看鳞状细胞癌可能是间变癌的一种亚型。而且,鳞状细胞癌具有BRAF突变。然而,鳞状细胞癌是十分罕见的,至今报道少于100例。目前尚缺乏研究证实鳞状细胞癌和间变癌之间的遗传学相关性。

八、其他上皮性肿瘤

(一)黏液表皮样癌

黏液表皮样癌是一种具有惰性生物学行为的低级别恶性肿瘤。PAX-8和TTF-1阳性。而且,表皮样细胞和导管基底细胞p63阳性。在唾液腺和支气管腺体发生的黏液表皮样癌中证实的t(11;19)易位形成的*CRTC1/MAML2*融合转录出现于1/3的甲状腺黏液表皮样癌中。

(二)伴嗜酸性粒细胞增多的硬化性黏液表皮样癌

伴嗜酸性粒细胞增多的硬化性黏液表皮样癌是一种恶性上皮性肿瘤,其显示表皮样和腺样分化,并具有伴嗜酸性粒细胞和淋巴细胞浸润的硬化性间质。新近研究强调其潜在的甲状腺外累犯和远处转移的侵袭性行为。

(三)黏液癌

黏液癌非常罕见,其特征是成簇的肿瘤细胞漂浮在细胞外黏液湖中。肿瘤细胞TTF-1和PAX-8阳性。黏液癌的预后非常差。

(四)甲状腺内胸腺癌

甲状腺呈胸腺样分化癌(CASTLE)在新版分类中称为甲状腺内胸腺癌。CASTLE在亚洲人群中更常见。CD5是识别这两种病变的重要标记物。

对这种罕见癌的认识非常重要,因多数CASTLE是相对惰性的癌,治疗性切除后具有较好的预后,其侵袭性和临床行为要明显低于和好于甲状腺鳞状细胞癌和间变性癌。

(五)伴胸腺样分化的梭形上皮性肿瘤

伴胸腺样分化的梭形上皮性肿瘤特征性的呈小叶状结构并具有双向性细胞成分,即梭形上皮细胞融合入腺体结构。肿瘤细胞高分子量CK和CK7阳性表达。TTF-1和CD5阴性表达。此肿瘤生长缓慢并具有很好的预后。

九、非上皮性肿瘤

甲状腺内发生的所有非上皮性肿瘤均较少见,其中淋巴瘤是最常见的非上皮性肿瘤。

(一)甲状腺原发性淋巴瘤

甲状腺原发淋巴瘤最常见者为弥漫性大B细胞淋巴瘤(DLBCL,50%~90%),其次为黏膜相关淋巴组织结外边缘区淋巴瘤(MALToma,10%~30%)。系统性淋巴瘤也可以累及甲状腺。

2016版WHO淋巴造血肿瘤分类将GCB和ABC/non-GCB两个分子亚型作为正式类型列出。由于基因表达谱技术难以常规应用,以Hans分型法(CD10,BCL6,MUM1)为代表的免疫表型分型目前仍广泛应用于日常诊断。

区分黏膜相关淋巴组织(MALT)和MALToma的主要方法有:①应用免疫组织化学/原位杂交/流式检测轻链限制性表达,具有诊断意义;②CD43与CD20阳性细胞共表达提示恶性;③IgH基因重排阳性提示肿瘤。

8

（二）副神经节瘤

甲状腺副神经节瘤可能起源于喉下副神经节，近年研究发现，甲状腺内的副神经节瘤与头颈区副神经节瘤一样具有琥珀酸脱氢酶（succinate dehydrogenase genes，SDHx）的突变。

（三）血管肉瘤

在这组肿瘤中，血管肉瘤是相对常见的。现在的数据证实这类肿瘤可在多山区域和非多山区域发生。甲状腺血管肉瘤患者的预后与甲状腺间变性癌患者的预后同样差。

（四）孤立性纤维性肿瘤

孤立性纤维性肿瘤是甲状腺最常见的梭形细胞间叶源性肿瘤。这类肿瘤是*STAT6*基因易位相关肿瘤，其重要性在于通过STAT6的免疫组织化学染色可辅助确诊这类肿瘤。

十、继发性肿瘤

甲状腺富于血管并且比很多器官更容易成为肿瘤转移灶。继发性肿瘤可通过邻近结构直接累犯或从非甲状腺位点通过血管播散而来。甲状腺内的转移癌与破坏性甲状腺炎有关。喉部鳞状细胞癌的直接累犯是甲状腺最常见的继发性肿瘤。肾脏、肺脏、乳腺或结肠的肿瘤通过血行转移到甲状腺是较常见的。除此之外，黑色素瘤和淋巴瘤亦可累犯甲状腺。近年来，细针穿刺活检联合特异性抗体如Napsin A和PAX-8对于鉴别原发甲状腺或肺来源的肿瘤很有帮助。并且，甲状腺细针穿刺活检提供的继发性肿瘤组织可用于分子检测，以便于对原发肿瘤制定辅助治疗方案。

乳腺癌由于有其特征性的形态学表现，结合病史或临床相关检查及免疫组织化学染色确诊不困难，常用的指标有ER，PR，Her-2，GCDFP-15，CA-153，MG等。

恶性黑色素瘤的形态学表现千变万化，但多表现为上皮样或梭形细胞型。有色素者诊断容易，无色素者诊断相对困难。病史及基础病变亦是非常重要的信息，在此基础上，结合免疫组织化学指标如HMB45，S-100，MiTF及Melan-A基本可以明确诊断。

肾透明细胞癌因其胞浆透亮，易与原发甲状腺肿瘤及甲状旁腺肿瘤混淆。病史信息非常关键，再结合形态学表现及免疫组织化学指标如CA9，Vim，P504s，CD10，TFE-3，CK7和CD117可以明确诊断。

总之，对于甲状腺内形态学特异而不常见者，要想到转移性肿瘤的可能，再结合病史、临床相关检查并辅以相应的免疫组织化学染色，基本都可以得到确切诊断。

第四节　甲状腺肿瘤分子病理及进展

随着对分子病理研究的深入，目前发现与甲状腺肿瘤发生发展相关的突变基因也越来越多，甲状腺肿瘤中突变基因谱由原来的*RAS*、*RET/PTC*等几个基因，逐渐扩展到*BRAF*、*PAX8/PPARG*、*TERT*、*TP53*、*PTEN*、*RET*等数十种突变基因。过去由于受到检测技术的限制，在甲状腺癌中只能检测单个基因突变位点或区域，能够发现的甲状腺癌中基因突变率在20%左右；而目前随着测序技术的革新和进步，使得同时检测多个基因成为可能，甲状腺癌中基因突变率可以达到90%以上（表8-4-1）。

8

甲状腺肿瘤的分子病理诊断对甲状腺肿瘤（尤其是甲状腺癌）的精准诊疗有着非常重要的意义。甲状腺癌精准诊疗依赖精确的疾病分期和风险分层，而准确的分层需要以精确的病理诊断为基础。近年来，新的基因检测技术的出现，为检测甲状腺癌中的基因分子标志提供了更加快捷、经济的方法，有助于全面、高效地了解甲状腺癌中的基因突变情况。甲状腺癌中的基因分子标志与其诊断、侵袭性和预后都有着密切的相关性，有些还是晚期甲状腺癌的治疗靶点。因此，对诊断不明确的FNAC样本行分子标志物检测，可以提高诊断准确率，从而避免不必要的手术或手术并发症；而在准确诊断和分型的同时，也可以协助提供预后和复发风险分层信息，优化患者的治疗、观察和随访方案；还可用于检测晚期患者的治疗靶点并预测疗效及预后，指导进行分子靶向治疗。本章节主要介绍甲状腺肿瘤中的常见分子标志和分子病理检测的常用方法。

一、甲状腺肿瘤的常见分子标志

1. *BRAF*基因　*BRAF*基因属于*RAF*基因家族，位于7号染色体，含21个外显子，该基因编码一种属于丝氨酸/苏氨酸蛋白激酶家族的蛋白质，该蛋白在调节MAP激酶/ERK信号通路发挥作用，从而影响细胞的分裂、分化、增殖。*BRAF*基因突变在甲状腺乳头状癌（PTC）发生发展中的作用机制是研究的热点问题，在大约40%~60%的PTC中会发生*BRAF*基因突变。

目前的研究认为，*BRAF*基因突变与甲状腺癌的高侵袭性、淋巴结转移率及复发率呈正相关。Lee等的荟萃分析研究，包括了12个独立研究，共1168例甲状腺乳头状癌患者，

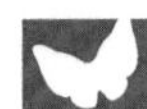

研究结果显示 *BRAF*^{V600E}突变同甲状腺乳头状癌的组织学亚型，甲状腺外侵袭，临床晚期相关，但同种族、年龄、性别和肿瘤大小没有关系。*BRAF* 基因突变也常与肿瘤的去分化相关，并可在 PTC 去分化并间变为未分化癌中检测到。Nikiforova 等在甲状腺的未分化/低分化癌中亦检测到 *BRAF* 基因突变（11.1%），其进一步认为，在高分化甲状腺癌向未分化癌转化的过程中，*BRAF* 基因的激活很可能起着重要的作用。这些都充分说明了 *BRAF*^{V600E}突变是甲状腺乳头状癌预后的重要分子标志物。另有研究发现，具有 *BRAF* 突变的甲状腺癌，肿瘤常常碘摄取率低，放射性碘治疗效果不佳。

因此，术前对 *BRAF* 基因进行检测，有助于甲状腺癌侵袭性评估、最佳手术方案的选择，即使当 PTC 诊断已明确时，该基因突变也可为术后复发临床监测及预后提供可靠的参考。

2. *RET* 基因　*RET* 基因定位于 10 号染色体，含 20 个外显子，编码一种单跨膜酪氨酸激酶受体蛋白，也是目前发现的一种相对特异的甲状腺癌基因。*RET* 基因点突变是甲状腺髓样癌（MTC）发病的分子病因学基础；而目前 *RET* 基因重排的发现只限于 PTC 中。

（1）*RET* 基因点突变：95% 的遗传性甲状腺髓样癌（HMTC）是由 *RET* 原癌基因的胚系突变引起，部分散发性甲状腺髓样癌体细胞中存在 *RET* 基因的突变。*RET* 基因的突变位点和类型与疾病表型密切相关。如 HMTC 的 MEN2A 型中，*RET* 基因突变主要影响细胞外富含半胱氨酸的区域，主要集中在 10 及 11 号外显子，634 密码子突变最常见；MEN2B 中，*RET* 基因突变主要影响细胞内酪氨酸激酶区，16 外显子 918 密码子突变最常见；FMTC 中，突变位点分布较均衡，大约 50%的突变位点位于 10 号外显子的 618 和 620 密码子。但是散发型甲状腺髓样癌的 *RET* 基因突变应仅存在于肿瘤组织中；对于遗传型甲状腺髓样癌家系成员，可以抽取外周血进行家系筛查。对 *RET* 突变基因携带者应进行疾病早期的临床干预，同时家系中非突变基因携带者也可以免除患病的忧虑和重复进行肿瘤相关检测。

（2）*RET* 基因重排：*RET* 基因重排的发现只限于 PTC 中，提示 *RET/PTC* 重组突变与 PTC 的发生有着某种特定的联系。*RET/PTC* 重组突变表现为 *RET* 基因编码酪氨酸激酶受体的 3′端部分与 5′端编码其他不相关基因部分的融合。通常具有两种常见的重排类型，即 *RET/PTC1* 和 *RET/PTC3* 两种。*RET* 基因在正常甲状腺滤泡细胞中没有表达，这与正常滤泡旁细胞不同。而 *RET* 基因重排的结果是缩短的 RET 受体持续表达活化，并激活 MAPK 信号通路，并可在转基因鼠中造成甲状腺乳头状癌。

RET/PTC 基因改变约发生在 20%的成人甲状腺乳头状癌患者，尽管其在不同研究中发生率差别明显，究其原因可能是由于不同国家地区患者 *RET/PTC* 基因改变的差异或不同检测手段灵敏度不同所致。*RET/PTC* 基因改变常见于儿童甲状腺癌、青少年以及具有放射线接触史的甲状腺癌患者。这包括放射性的事故（多为放射性碘）以及治疗性的放射线辐射，在这类乳头状癌的患者中约有 20% ~ 40% 出现 *RET/PTC* 基因的重排。在大多数放射性诱导的和散发型乳头状癌中，最常见的重排类型是 *RET/PTC1* 的重排。但值得注意的是，切尔诺贝利核泄漏后短期内（4 至 10 年）造成的很多甲状腺癌却是个例外，这类患者多发生 *RET/PTC3* 的重排。

发生 *RET/PTC* 基因重排的甲状腺乳头状癌患者多为年轻患者，病史典型，淋巴结转移率很高，但临床分期较早。这些特征尤其发生在 *RET/PTC1* 重排的患者。放射性相关的甲状腺乳头状癌中，*RET/PTC1* 重排常与典型的乳头状癌相关，而 *RET/PTC3* 则与实体亚型相关。*RET/PTC* 重排阳性的乳头状癌患者很少发生向分化不良和为未分化甲状腺癌转化的倾向。

3. *RAS* 基因　哺乳动物的 *RAS* 基因家族有三个成员，即 *H-ras*、*K-ras* 及 *N-ras*，分别定位于 11、12、1 号染色体，分别含有 7、8、7 个外显子，编码位于细胞膜内侧的膜结合型的 GTP/GDP 结合蛋白，在传递细胞生长分化信号方面（MAPK 通路）起重要作用。*RAS* 基因突变稳定了 GTP 构造蛋白质的活性，并对下游的信号通路造成持续的刺激，尤其是 MAPK 和 PI3K/AKT 通路，影响细胞增殖、分化和凋亡过程。

在甲状腺肿瘤中，最常见的 *RAS* 基因突变是 *N-ras*，*H-ras*次之，最后是 *K-ras*。同时，在滤泡性腺瘤、甲状腺滤泡癌、甲状腺乳头状癌、低分化癌和未分化癌中均可发生 *RAS* 基因突变，且甲状腺滤泡癌比乳头状甲状腺癌更易发生 *RAS* 突变。有研究者认为 *RAS* 基因突变可能是甲状腺滤泡癌的早期事件，即该突变介入最初的病因学发生，其理论依据可能源自不仅在甲状腺滤泡癌检出 *RAS* 基因突变，也可在滤泡状腺瘤甚至增生型甲状腺结节病变中检到该基因突变。因此，一方面，*RAS* 突变不可单独用在甲状腺结节的良恶性鉴别上；另一方面，由于 *RAS* 突变可在所有的甲状腺癌的类型中出现，且在分化程度越低的甲状腺癌中出现的频率越高，所以 *RAS* 突变可能可用于评价甲状腺癌的侵袭性或判断一个良性的滤泡肿瘤恶变的危险程度。

4. *PAX8/PPARG* 重排　*PAX8* 属于转录因子中的配对核基因，位于 2 号染色体，有 12 个外显子，是正常甲状腺细胞生长和分化重要的调节因子，对甲状腺球蛋白、甲状腺过氧化物酶和促甲状腺受体基因启动子起调控作用。有证据表明 *PPARG* 可能是一种肿瘤的抑制基因。细胞遗传学研究显示 t(2;3)(q13;p25)易位，导致位于 2q13 的 *PAX8* 基因和位于 3p25 的 *PPARG* 基因的融合，产生癌蛋白 PPFP。但基因重排导致的肿瘤发生机制尚不明确。

PAX8/PPARG 重排主要是发现于甲状腺滤泡癌中，但在少数滤泡性腺瘤和甲状腺乳头状癌中也有出现。对比有无 *PAX8/PPARG* 基因重排，发生基因重排的滤泡癌患者更趋低龄化、肿瘤直径小而且更常出现肿瘤的实体性生长和血管侵犯。甲状腺滤泡癌一旦发生 *PAX8/PPARG* 基因重排，则几乎不再出现 *RAS* 基因的突变，因此估测甲状腺滤泡癌具有两种不同的肿瘤发生的分子机制和路径，即 *PAX8/PPARG* 基因重排发生路径或者 *RAS* 基因突变路径。

在滤泡性腺瘤中可有 2%～10%的 *PAX8/PPARG* 基因重排检出率，尽管以此来分析 *PAX8/PPARG* 基因重排是癌变过程的重要依据尚不充分。更大的可能性是，发生 *PAX8/PPARG* 基因重排的甲状腺滤泡状腺瘤存在局部侵犯前改变、局部癌变、或肿瘤侵犯的被忽略以及肿瘤取材的不正确。肿瘤细胞学证据也支持这种论点，即大多数具有 *PAX8/PPARG* 基因重排的滤泡性腺瘤常呈微小滤泡、实体性或小梁状生长方式，伴有较厚的包膜，而且诸如 galectin-3 和 HBME-1 等免疫组织化学恶性指标多为阳性表达。

PAX8/PPARG 基因重排是 FTC 发生的一种重要分子机制，早期检出 *PAX8/PPARG* 重排有助于提高 FTC 的诊断效率。*PAX8/PPARG* 重排预示着甲状腺滤泡癌倾向于合并脉管侵犯，因此，也可以作为甲状腺滤泡癌侵袭性和预后判断的指标；而合并有 *PAX8/PPARG* 重排的滤泡性腺瘤可能正处于癌前状态。

5. *TERT* 基因　端粒酶反转录酶 *TERT* 基因位于第 5 号染色体，包含 16 个外显子，编码端粒酶反转录酶。该酶在细胞的端粒维护机制中起着重要的作用。*TERT* 启动子突变可使胞内端粒酶活性增加，端粒不缩短，在细胞的永生和肿瘤化中扮演重要角色。*TERT* 启动子突变有两处突变位点，分别位于基因转录起始端上游-124(chr5:1,295,228C>T)以及-146bp(chr5:1,295,250C>T)处。该突变在具有高侵袭性的 FTC 及 PTC 中更为多见，并与高风险临床病理特点密切相关，常提示预后不良。在甲状腺乳头状癌中，该突变可与 *BRAF* 突变、*RAS* 突变等其他原癌基因突变联合出现，且侵袭性较高预后较差。另有研究认为，*TERT* 启动子突变与 *BRAF* 突变均与甲状腺乳头状癌高细胞亚型相关，*BRAF* 突变不能判断预后，而 *TERT* 启动子突变可明确提示预后不良。

6. *P53* 基因　*P53* 是一种控制细胞周期启动和细胞凋亡进程的抑癌基因，定位于 17 号染色体，包含 12 个外显子。P53 蛋白控制着细胞分裂的启动，对细胞周期、DNA 修复以及细胞凋亡起到关键作用。若某个细胞受损，又不能得到修复，则 P53 蛋白将启动凋亡机制，使这个细胞走向凋亡。在所有的人类恶性肿瘤中，高达 50%的可发现 *P53* 基因突变。*P53* 基因突变常发生于该基因的第 5 至 8 外显子，包括点突变、微小缺失和插入所致失活。

在甲状腺肿瘤中，*P53* 基因突变主要出现在低分化或未分化的甲状腺癌中，极少出现在分化良好的甲状腺癌中。有研究显示，如果在肿瘤之中同时包含未分化和高分化甲状腺癌成分，则 *P53* 突变仅在未分化癌成分中可以检测到。对于甲状腺癌多步骤进展最有力的证据是在高分化甲状腺癌成分中为 *RAS* 基因突变阳性/*P53* 基因突变阴性，而在邻近的未分化癌成分中则均为阳性结果。在鼠动物模型中，高分化甲状腺癌瘤组织中抑癌基因 *P53* 的缺失会诱发未分化癌转化。因此在甲状腺细胞中 *P53* 突变是肿瘤去分化的重要因素，可作为鉴别低分化或者未分化甲状腺癌的有效指标，也可以用来评价甲状腺癌的侵袭性。

7. *PTEN* 基因　*PTEN* 基因是首次发现的具有磷酸酶活性的抑癌基因，定位于 10 号染色体，有 10 个外显子。在多种细胞间信号转导中起重要作用，最经典的是对 PI3K-AKT/PKB 信号通路的阻滞，使细胞周期停止在 G1 期，抑制细胞生长。同时该基因与细胞黏附、迁移等行为有关，其突变主要在第 5、7、8 外显子，细胞失去生长抑制，增殖失控，引发肿瘤。大多数实体肿瘤如恶性胶质瘤、乳腺癌以及淋巴瘤等中存在 *PTEN* 基因突变，由于该基因为抑癌基因，在甲状腺癌中，其表达水平降低。在 ATC 中表达水平比分化较好的甲状腺癌中更低。研究表明，甲基化的 *PTEN* 处于静止状态，表达呈现低水平，与良性甲状腺腺瘤向 ATC 转化有着密切的关系。已经被报道 *PTEN* 基因突变率在 ATC 中为 5%～15%，在 FTC 中为 6%～12%。目前，该基因因具有诊断价值而成为研究热点，利用细针穿刺细胞学检查，在术前作为诊断甲状腺癌的辅助标志物。

8

8. *PIK3CA* 基因 *PIK3CA* 基因位于第 3 号染色体，包含 23 个外显子，是细胞内 *v-p3k* 癌基因（反转录病毒）的同系物，编码Ⅰ类 PI3K 的 p110a 催化亚单位（PI3K p110a）。PI3K 是 PTEN/PI3K/AKT 信号通路的重要组成部分，该通路在细胞生存、增殖和迁徙的调节过程中扮演重要角色。*PIK3CA* 基因突变多发生在螺旋区（外显子 9）和激酶区（外显子 20）两个热点，其突变可能引起 PI3K 的催化活性增强，刺激下游的 AKT，导致细胞凋亡的减少，引起肿瘤浸润。在甲状腺癌中，*RAS*、*PTEN* 和 *PI3KCA* 基因的突变均会造成 PTEN/PI3K/AKT 信号通路的异常激活，但是三者突变很少同时发生。在 ATC 中，*PIK3CA* 突变率为 10%～20%，在 FTC 中为 6%～13%。目前 PIK3CA 也被作为靶向药物治疗的研究热点，口服 PIK3CA 抑制剂作为靶向药物已进入临床试验。

9. *CTNNB1* 基因 *CTNNB1* 基因位于第 3 号染色体，包含 17 个外显子，编码一种具有介导细胞黏附及信号转导活性的多功能蛋白 β-连环素（β-Catenin），β-Catenin 在 Wingless（Wnt）信号转导通路中扮演重要角色。*CTNNBl* 基因突变致使 β-Catenin 在胞质内聚集进而转位细胞核导致 Wnt 信号通路异常活化，加快细胞周期、促进细胞增殖，同时也导致异常蛋白质产生，进而导致肿瘤发生。还有研究表明 *CTNNBl* 基因突变与肿瘤恶性程度相关。在甲状腺癌中，*CTNNB1* 基因突变极少发生在分化良好的甲状腺癌，但有研究显示其在低分化甲状腺癌中有 25% 的发生率，而在未分化癌中则有更高的的发生率。但也有研究显示在 17 例甲状腺低分化癌中均无 *CTNNB1* 基因 3 号外显子的点突变。这种研究相悖的原因尚不清楚，或许是由于对于低分化甲状腺癌的不同病例选择标准的差异。

10. *TSHR* 基因 *TSHR* 基因位于第 14 号染色体，包含 12 个外显子，编码一种具有控制甲状腺细胞代谢功能的膜蛋白，即促甲状腺激素（TSH）受体。TSH 受体主要分布于甲状腺滤泡上皮细胞膜上，在生理状态下，腺垂体分泌的促甲状腺激素（TSH）与 TSH 受体结合，通过 cAMP 第二信号系统引起一系列生物学反应，促进甲状腺激素的分泌，提高甲状腺的摄碘能力并促进甲状腺激素的合成、释放，对甲状腺组织的生长、分化等起着非常重要的作用。许多甲状腺疾病与 *TSHR* 基因突变有关，如自主性高功能性甲状腺腺瘤、Graves 病、先天性甲状腺功能亢进症、先天性甲状腺功能减退症。有研究者发现，在大多数甲状腺瘤中可检测到高活性的 TSHR，PTC 中 TSHR 的阳性表达率低于癌旁正常组织，在高分化癌中阳性表达率高于低分化甲状腺癌。在分化差的 PTC 和 FTC 中表达减少，在 ATC 中表达缺失。而当在一个 FTC 细胞系中再导入 *TSHR* 基因并使其获得功能性的表达，这可使 FTC 血管生成数量降低，肿瘤体积减小。目前有研究显示，*TSHR* 基因低表达可能与该基因启动子甲基化有关。

11. *EIF1AX* 基因 *EIF1AX* 基因位于 X 染色体，包含 7 个外显子，编码一种翻译起始因子。研究显示 *EIF1AX* 基因突变多发生于良性甲状腺滤泡腺瘤和 PTC 滤泡亚型中，*EIF1AX* 基因突变也可能导致良性的甲状腺滤泡腺瘤向 PTC 滤泡亚型进展。此外在 PTC 和 ATC 中，有 *EIF1AX* 基因突变合并其他基因（*RAS* 基因）突变的报道。

表 8-4-1 各种类型甲状腺癌中基因突变情况

甲状腺癌类型	基因突变	突变率
甲状腺乳头状癌	*BRAF*	（40%～60%）
	RET/PTC	（20%～40%）
	RAS	（15%）
	TERT	（11%～18%）
	EIF1AX 突变	（2.3%）
	PAX8/PPARG	（少见）
	ALK 融合	（少见）
	TP53 突变	（少见）
	PTEN 突变	（少见）
甲状腺滤泡状癌	*RAS*	（25%～40%）
	PAX8/PPARG	（10%～66%）
	PIK3CA	（6%～13%）
	PTEN	（6%～12%）
甲状腺髓样癌	*SMTC*：	
	RET	（50%）
	RAS	（10%～40%）
	HMTC：	
	RET	（95%）
甲状腺低分化或未分化癌	*TP53*	（60%）
	BRAF	（56%）
	TERT	（33%～42%）
	CTNNB1	（25%）
	PIK3CA	（10%～20%）
	RAS	（19%）
	PTEN	（5%～15%）
	EIF1AX	（少见）
	ALK 融合	（少见）

备注：SMTC：散发性甲状腺髓样癌；HMTC：遗传性甲状腺髓样癌。

8

12. *ALK*基因 *ALK*基因位于第2号染色体,包含29个外显子,编码胰岛素受体超家族的一种受体酪氨酸激酶。ALK蛋白质含有胞外功能域,该区域包括一个与单通道跨膜区相对应的疏水段,另外还含有一个胞内激酶域。该蛋白在大脑的发育过程中扮演着重要的角色,并能对神经系统中的特定神经元产生影响。研究发现,下游信号的差异是由于不同的融合蛋白和亚细胞定位以及结构的差异而产生,它们却都有相同的*ALK*断点。现已发现大量与*ALK*融合的功能性相关的蛋白,其中*EML4-ALK*融合基因最为常见。目前在甲状腺癌中也有*ALK*基因融合的少数报道。

二、甲状腺癌中改变的信号通路

1. MAPK信号通路 在甲状腺癌中,MAPK信号通路的激活主要通过*BRAF*和*RAS*突变,*RET-PTC*易位以及某些情况下ALK突变。MAPK介导的甲状腺肿瘤生成还包括范围更广泛的分子改变如全基因组范围的超甲基化和低甲基化;各种已知癌蛋白的上调表达,如趋化因子,VEGFA,MET,NF-κB,MMPs,TgFβ1,TSP1等。这些蛋白很多是细胞外基质(ECM)微环境的重要成分。*BRAF*^{V600E}介导的MAPK通路的活化促进TSP1释放入ECM,使TSP1与其他蛋白相互作用并调节其他蛋白,这些蛋白包括整合素和非整合素细胞膜受体、基质蛋白、细胞因子、VEGFA和MMPs,它们反过来活化甲状腺癌细胞信号通路并促进肿瘤进展和转移。MAPK信号通路的激活主要发生于PTC中。

2. PI3K-AKT信号通路 该通路在甲状腺肿瘤生成中也起到了基础性作用。在散发性甲状腺癌中发现AKT的活化和表达增加,尤其在滤泡癌中。在AKT的三种异构体中,AKT1和AKT2在甲状腺癌中出现强表达和活化,提示这两种异构体在甲状腺肿瘤生成中具有独特而重要的作用。

3. NF-κB信号通路 新近研究显示NF-κB通路控制了甲状腺癌细胞中增生和抗凋亡信号通路。该通路中几种上调表达的癌蛋白在MAPK通路中也上调表达。而且,在甲状腺癌中MAPK通路中的成员,*RET-PTC*,*RAS*和*BRAF*^{V600E}亦可导致NF-κB通路的活化。一种还未完全明确的机制显示,甲状腺癌细胞中*BRAF*^{V600E}导致IκB的降解(接下来活化NF-κB),其独立于MEK-ERK信号通路。*BRAF*^{V600E}这种对NF-κB和MEK-ERK通路双联结的存在与对存在*BRAF*^{V600E}突变的甲状腺癌细胞中应用NF-κB和MEK抑制剂后同时抑制这两条通路是相一致的。

4. WNT-β-catenin信号通路 在甲状腺癌中,*CTNNB1*(编码β-catenin)的活化突变导致WNT-β-catenin信号通路的活化,尤其在甲状腺低分化癌和未分化癌中。而且,β-catenin蛋白的表达在未分化癌要高于分化性甲状腺癌。因此,WNT-β-catenin通路在甲状腺肿瘤的侵袭性进展过程中具有明确而重要的作用。

在甲状腺癌中,PI3K-AKT信号通路的活化导致了WNT-β-catenin信号通路的异常活化,这通过糖原合酶激酶3β(GSK3β)的直接磷酸化后被AKT失活来实现。GSK3β促进了β-catenin的降解,其失活导致了WNT-β-catenin信号的上调。有趣的是,在甲状腺癌细胞中,*RET-PTC*可以通过活化PI3K-AKT通路进而活化WNT-β-catenin信号通路并直接使β-catenin发生磷酸化。

三、甲状腺肿瘤中基因改变类型

1. 基因突变 基因突变包括点突变、移码突变、插入或缺失突变。*BRAF*^{V600E}是甲状腺癌中最经典的点突变,与甲状腺乳头状癌的发生发展也有着重要相关性。*RET*基因点突变是甲状腺髓样癌(MTC)发病的分子病因学基础。此外,甲状腺肿瘤中常见的突变基因还有*RAS*、*TERT*、*TP53*等,对甲状腺肿瘤发生发展都有着重要影响。

2. 基因扩增和拷贝数获得 致癌基因扩增或拷贝数获得是甲状腺肿瘤发生过程中的重要遗传学机制。拷贝数获得常见于PI3K-AKT通路成员,包括*PIK3CA*,*PIK3CB*,*PDK1*,*AKT1*和*AKT2*。这些基因的拷贝数获得在间变癌中较分化性癌中更常见,显示出这些基因的改变在甲状腺癌的进展和侵袭性行为方面的重要性。

很多具有拷贝数获得的基因为原癌基因,其促进甲状腺肿瘤形成的机制是通过增加蛋白的表达及其后续信号通路的异常活化。在分化性癌中,*PIK3CA*的突变与拷贝数获得是相互排斥的,即任何一种改变均足以通过PI3K-AKT通路促进甲状腺肿瘤的形成。然而,在侵袭性的间变性癌中,*PIK3CA*的突变与扩增常常是在同一肿瘤同时发生的。

3. 基因易位 基因易位导致致癌基因重排,在甲状腺癌中最典型者为*RET/PTC*。共有超过10种类型的*RET/PTC*易位,最常见者为*RET/PTC1*和*RET/PTC3*。*RET/PTC*可发生于良性滤泡性腺瘤和滤泡亚型乳头状癌,但在经典型乳头状癌中更常见。

融合基因*PAX8/PPARG*发生于60%的滤泡癌和滤泡亚型乳头状癌,也发生于滤泡性腺瘤,但几率更低。

4. 异常的基因甲基化 异常的基因甲基化是人类肿瘤

的表观遗传学特征，在甲状腺癌中也较常见，当发生在促进子区域时通常是沉默一个基因。*BRAF*^{V600E}突变与几种肿瘤抑制基因的超甲基化相关，这几种基因包括 *TIMP3*、*SLC5A8*、*DAPK1* 和 *RARB*。*PTEN* 促进子的甲基化在滤泡癌和间变癌中较常见，其与 PTEN 蛋白的失表达相一致。*PTEN* 甲基化与甲状腺肿瘤中 PI3K-AKT 通路中的遗传学改变相关，包括各种 *RAS* 异构体的突变，*PIK3CA* 的突变和扩增以及 *PTEN* 的突变。除了已经证实的甲状腺癌中这些常见的遗传学改变之外，还有约 30%～35%的分化性甲状腺癌中没有发现这些已知的遗传学变异，所以仍有大量工作需要进行来探索这些未知的遗传学背景和可能存在的遗传学变异。

5. 非编码 RNA 的相关研究　新近对于非编码 RNA（ncRNA）的研究是肿瘤研究领域的热点，尤其在长链非编码 RNA（LncRNA）和环状 RNA（circular RNA）方面。随着越来越多的研究者投身到 ncRNA 与甲状腺肿瘤研究领域中，发现各类 ncRNA 作用机制的多样性和复杂性。关于与甲状腺癌相关的 ncRNA 的研究结果详见本书第五章第二节。

四、基因突变与甲状腺癌侵袭性

相对于肺癌、乳腺癌等恶性肿瘤，甲状腺癌的 5 年生存率较高，部分甲状腺癌（主要为 PTC）可以保持长期惰性，但值得注意的是，有一部分甲状腺癌，在发病的早期，肿瘤较小时，即出现明显的淋巴结转移、局部侵犯，甚至是远处转移，而这些高侵袭性的特征直接影响着患者的预后和生存期。目前随着甲状腺癌分子诊断研究的深入，越来越多的报道和研究显示甲状腺癌中的基因突变与甲状腺癌的侵袭性有着密切的相关性。如 *BRAF* 基因突变是促使 PTC 形成与进展的重要分子改变；*BRAF*^{V600E}基因检测联合细针穿刺细胞学检查不仅能有效鉴别甲状腺结节的良、恶性，辅助 PTC 的诊断，而且根据 *BRAF*^{V600E}突变与 PTC 临床病理特征的相关性，如甲状腺外浸润、淋巴结转移和肿瘤分期等，将有助于指导患者治疗方案的选择和对预后的评估。在 PTC 中，*TERT* 基因突变率仅为 11%～18%，但是研究显示 *TERT* 基因突变与 PTC 死亡风险有显著的相关性，是预后不良的重要指标之一。*RET* 基因点突变是 MTC 发病的分子病因学基础，95%的遗传性甲状腺髓样癌是由 *RET* 原癌基因的胚系突变引起，50%散发性甲状腺髓样癌体细胞中存在 *RET* 基因的突变。*RET* 基因的突变位点不仅与疾病表型密切相关，而且还与 MTC 的侵袭性相关。

2015 年关于分化型甲状腺癌的 ATA 指南明确将 *BRAF* 和 *TERT* 基因突变状态也作为复发风险分层的危险因素。研究显示，*TERT*、*TP53* 等基因突变在 PTC 中虽然少见，但是携带相关突变的 PTC 却有着较高的侵袭性，是预后不良的重要指征（表 8-4-2）。而甲状腺髓样癌修订版 ATA 指南也对 *RET* 基因突变与 MTC 的风险分级进行了修改（表 8-4-3）。对于具有高风险突变的甲状腺癌，应该采取更加积极的治疗和密切的随访。因此，了解甲状腺癌的基因突变情况，有助于制订个体化治疗方案，对患者预后的评估和判断也能够提供重要依据。

表 8-4-2　甲状腺乳头状癌中基因突变风险分级

风险分级	基因突变
低危	*RET/PTC*
	RAS
	PTEN
	BRAF K601E
	PAX8/PPARG
中危	*ALK* 融合
	NTRK1 融合
	NTRK3 融合
	BBRAF^{V600E}
高危	多个驱动基因突变
	TP53
	TERT

表 8-4-3　甲状腺髓样癌中 *RET* 基因突变风险分级

RET 基因突变	外显子	MTC 风险
G533C	8	中危
C609F/G/R/S/Y	10	中危
C611F/G/S/Y/W	10	中危
C618F/R/S	10	中危
C620F/R/S	10	中危
C630R/Y	11	中危
D631Y	11	中危
K666E	11	中危
E768D	13	中危
L790F	13	中危
V804L	14	中危
V804M	14	中危

8

续表

RET 基因突变	外显子	MTC 风险
S891A	15	中危
R912P	16	中危
C634F/G/R/S/W/Y	11	高危
A883F	15	高危
M918T	16	极高危

（于津浦　董　莉）

参考文献

1. Ronald A.DeLellis, Ricardo V.Lloyd, Philipp U.Heitz, et al. WHO Classification of Tumours: Pathology and Genetics of Tumours of Endocrine Organs. 3th ed. Lyon, France: IARC;2004
2. 刘志艳.具有乳头样核特征的非浸润性甲状腺滤泡性肿瘤及其诊断标准.中华病理学杂志,2017,46(3):205-208.
3. Fletcher CDM.著,回允中译.肿瘤组织病理学诊断.第3版.北京:北京大学医学出版社,2009.
4. Juan Rosai 著,回允中主译.ROSAI& ACKERMAN 外科病理学.第9版.北京:北京大学医学出版社,2006.
5. Lloyd RV, Osamura RY, Kloppel G, et al.WHO Classification of Tumours: Pathology and Genetics of Tumours of Endocrine Organs.4th ed.Lyon, France: IARC;2017.
6. Asioli S, Erickson LA, Sebo TJ, et al.Papillary thyroid carcinoma with prominent hobnail features: a new aggressive variant of moderately differentiated papillary carcinoma. A clinicopathologic, immunohistochemical, and molecular study of eight cases.Am J Surg Pathol,2010,34(1):44-52.
7. Bai S, Baloch ZW, Samulski TD, et al.Poorly differentiated oncocytic(hürthle cell) follicular carcinoma: an institutional experience.Endocr Pathol,2015,26(2):164-169.
8. Hirokawa M, Sugitani I, Kakudo K, et al.Histopathological analysis of anaplastic thyroid carcinoma cases with long-term survival: A report from the Anaplastic Thyroid Carcinoma Research Consortium of Japan.Endocr J,2016,63(5):441-447.
9. Pan Y, Zhao X, Yang J, et al.Absence of gene mutations in KIT-positive carcinoma showing thymus-like elements of the thyroid.Hum Pathol,2012,43(3):350-355.
10. Thakral B, Zhou J, Medeiros LJ.Extranodal hematopoietic neoplasms and mimics in the head and neck: an update. Hum Pathol,2015,46(8):1079-1100.
11. Abouhashem NS, Talaat SM.Diagnostic utility of CK19 and CD56 in the differentiation of thyroid papillary carcinoma from its mimics.Pathol Res Pract,2017,213(5):509-517.
12. Liu Z, Yu P, Xiong Y, et al.Significance of CK19, TPO, and HBME-1 expression for diagnosis of papillary thyroid carcinoma.Int J Clin Exp Med,2015,8(3):4369-4374.
13. Moghaddam PA, Virk R, Sakhdari A, et al.Five Top Stories in Thyroid Pathology.Arch Pathol Lab Med,2016,140(2): 158-170.
14. Dong L, Yu Y, Yu JP, et al.Next generation sequencing technology for susceptible gene screening in familial nonmedullary thyroid carcinoma.Zhonghua Zhong Liu Za Zhi, 2017,39(1):24-28.
15. Xing M.Molecular pathogenesis and mechanisms of thyroid cancer.Nat Rev Cancer,2013,13(3):184-199.
16. Rosignolo F, Memeo L, Monzani F, et al.MicroRNA-based molecular classification of papillary thyroid carcinoma.Int J Oncol,2017,50(5):1767-1777.
17. Wang Q, Yang H, Wu L, et al.Identification of Specific Long Non-Coding RNA Expression: Profile and Analysis of Association with Clinicopathologic Characteristics and BRAF Mutation in Papillary Thyroid Cancer. Thyroid, 2016,26(12):1719-1732.
18. Peng N, Shi L, Zhang Q, et al. Microarray profiling of circular RNAs in human papillary thyroid carcinoma.PLoS One,2017,12(3):e0170287.
19. Xing M.Molecular pathogenesis and mechanisms of thyroid cancer.Nat Rev Cancer,2013,13(3):184-199.

8

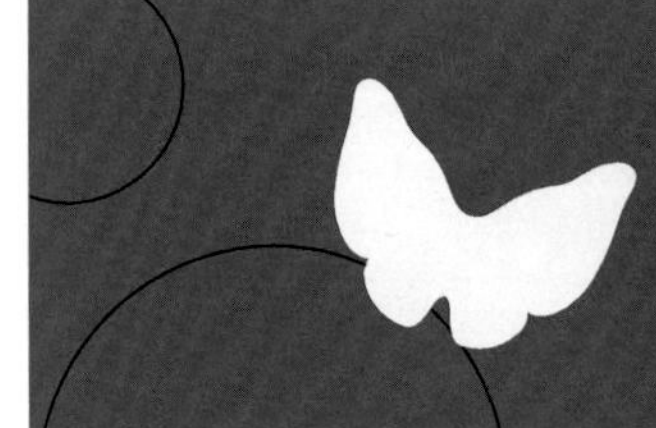

第九章 甲状腺肿瘤细胞学诊断

大量的流行病学数据提示甲状腺结节是门诊、体检人群中最常见的阳性发现之一，并有逐年增高趋势，据报道在国内女性中的发病率是4%左右，其中90%以上属良性结节，从众多的甲状腺结节中筛选出甲状腺癌、尤其是需要外科干预的甲状腺癌是临床的重要课题。WHO出版的《内分泌器官肿瘤病理学和遗传学》中认为，对甲状腺结节的诊断和选择治疗手段方面，甲状腺结节细针吸取细胞病理学检查(fine needle aspiration cytopathology，FNAC)检查是值得选用的方法。随着FNAC的出现，甲状腺癌的外科受益率从15%提高到40%左右，甲状腺FNAC已被ATA和NCCN指南中认为是目前判断甲状腺结节是否需要手术抑或保守治疗的最经济、可靠的检查方法。

第一节 甲状腺细针吸取病理学

一、定义及现状

甲状腺细针吸取细胞病理学是指利用细针穿刺病变部位，吸取其细胞、组织成分制作成涂片、细胞蜡块等，观察病变的残留组织结构、细胞形态、间质变化及免疫、分子病理学等改变，从而推断病变性质的细胞病理学检查方法，因此甲状腺肿块FNAC检查的目的及需要鉴别诊断的问题主要有以下方面：

1. 非肿瘤性疾病与肿瘤；
2. 良性肿瘤与恶性肿瘤；
3. 恶性肿瘤的组织学类型；
4. 原发性癌与转移性恶性肿瘤。

随着检查技术的成熟和经验的积累，尤其是新技术、新方法应用及从业人员素质的提高，甲状腺FNAC的特异性和敏感性也越来越高，但必须看到也有部分病例由于以下原因而导致诊断困难：

1. 穿刺样本细胞数量少，制片不满意；
2. 肿瘤与非肿瘤性疾病之间细胞病理学特点有重叠；
3. 良恶性肿瘤及各类型肿瘤间的细胞病理学特点有重叠；
4. 同时存在肿瘤与非肿瘤或多发性肿瘤；
5. 囊性、坏死性、血管性、有钙化被膜或硬化性病变或肿瘤；
6. 缺乏操作及诊断经验。

WHO在甲状腺肿瘤分类及诊断标准中指出，FNAC对甲状腺癌的诊断敏感性在70%~96%之间，特异性在72%~100%之间，假阴性率是1%~11%不等，假阳性率在0~7%不等。所以甲状腺FNAC检查中与临床医师的协调极为重要，一方面细胞病理学医师必须密切结合相关临床、实验室材料，不能确认或疑似病例尽可能予以描述镜下所见或提示性诊断，并提出建议或解释结果，另一方面临床医师应尽可能提供详细的临床信息，必要时参与病例讨论，在对FNAC确认而临床极不符合的病例及时沟通也非常关键，同时需要临床医师配合做好对FNAC的假阴性、假阳性患者的解释工作。

近十几年有关甲状腺肿块的FNAC检查规范或指南层出不穷，如1996年提出的The Papanicolaou Society of Cytopathology(PSCO)，2006年提出的American Association of Clinical Endocrinologists(AACE)，2007年提出的British Thyroid Association(BTA)等，其内容均包含对甲状腺FNAC标本的满意度评价、分层诊断系统及推荐的FNAC后处理方法，但内容存在差异，甚至矛盾，大多缺少高质量的随机对照试验，为此2007年10月，美国国立癌症中心(NCI)在马里兰州的Bethesda讨论通过了新的甲状腺FNAC检查指南，旨在加强甲状腺FNAC相关的多学科间信息沟通及教育培训，该指南总结了1995年以来的全部相关英文文献，目前已在欧、美等许多国家推广应用，但也尚未成为 NCI 支持的正式指南。

二、适应证、禁忌证及并发症

（一）适应证

一般情况下无论是触诊还是影像学发现的甲状腺结节，需确诊结节的良、恶性质以进一步决定是否外科治疗的都是进行 FNAC 的适应证，主要包括以下：

1. 触诊发现的结节　通常触诊发现的结节一般直径≥1cm，如果为孤立性结节则具临床意义，可成为 FNAC 适应证，如为多发结节，则应在超声评估后决定是否穿刺及穿刺哪个结节。

2. 影像学检查发现的结节　指临床触诊未检出，影像学偶尔发现者，又称意外瘤，主要指超声影像发现的结节。

（1）最大径超过 1.0cm 的实质性结节恶性比例为 10%～15%，需行 FNAC，除非结节为单纯囊性，或为有间隔无实质性区域的囊性肿块；

（2）最大径在 1.0～1.5cm 的交界性结节如超声明显偏向为良性（超声分级在 3 级或者以下）可定期随访；否则也应进行 FNAC。

（3）所有超声疑为恶性的结节（图 9-1-1）：表现为微钙化，低回声实质结节，不规则、分叶状边界，结节内血管生成，淋巴结转移或包膜外播散等，分级在 4 级及以上的则不论大小，包括<1cm 的微小癌均应考虑行 FNAC。

（二）禁忌证

通常直视下或者超声引导下的甲状腺 FNAC 属于微创性检查，不良反应或者并发症少而轻松，但在以下情况下慎用此项检查：

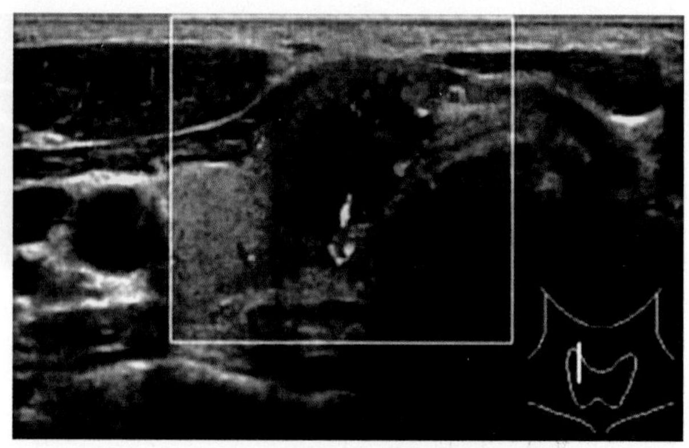

图 9-1-1　疑为恶性结节的超声图像

1. 出、凝血机制严重障碍患者；

2. 中、重度心绞痛、心肌梗死及心力衰竭、重度高血压、脑血管病变；

3. 严重哮喘、呼吸衰竭患者；

4. 精神障碍、极度紧张及重度癫痫患者；

5. 病变性质已经组织病理学确认的患者。

（三）并发症

甲状腺 FNAC 检查为微创性检查，在严格遵守操作规章的情况下并发症通常少而轻，但偶尔可出现：

1. 出血、血肿形成　由于甲状腺部位特殊，局部组织疏松，穿刺后在血肿大时可引起压迫症状；

2. 局部疼痛；

3. 针吸部位感染、脓肿形成；

4. 一过性头痛、头昏、晕厥（晕针）；

5. 诱发癫痫发作，心绞痛等。

以上并发症多为一过性，短暂休息并相应处理后多能恢复，但也要注意尽量避免，尤其在穿刺术前掌握适应证，术后告知其注意事项，特别是对穿刺部位的压迫止血和观察。

第二节　甲状腺细针吸取检查方法

在甲状腺 FNAC 过程中，必须严格执行操作规范和技术要求，把握好检查的方法学与质控规范十分重要，这是确保此项检查的质量及检查顺利进行的前提。

一、术前准备

（一）操作间准备

甲状腺 FNAC 的操作间必须先进行空气消毒，并具备基本的硬件设备如诊断床、穿刺椅；照明、通风、采光条件；穿刺操作用具储藏橱柜；固定、染色等制片设备；专用的医疗垃圾存放设备；医用离心机、初检用显微镜等。

（二）术前病史了解及必要的检查

细胞病理学检查本是一门与临床医学关系非常密切的交叉性学科，在行甲状腺 FNAC 之前非常有必要详细了解患者的临床病史及相关检查资料，通常必须了解的是：患者身份信息；肿块大小、位置等（详细的颈部体检）；周围淋巴结情况；既往甲减病史、桥本甲状腺炎史、抗甲状腺抗体阳性史、毒性甲状腺肿史（其间质细胞易误为异形细胞）；^{131}I 治疗及放射线照射史（可导致细胞核变化）及治疗日期；肿瘤

9

史及甲状腺癌家族史（尤其 MTC 和 PTC）；血清 TSH 水平（低 TSH 水平，患甲状腺恶性肿瘤风险较低）；出凝血时间；详细的术前头颈部超声检查结果及核医学检查结果。

（三）术前告知并签署知情同意书

术前对检查的相关情况必须告知患者，并签署知情同意书，一般来说知情同意书应该包括以下内容：细胞病理学诊断是以细胞形态学为基础的诊断项目，其结果作为临床医师确定病变性质、指导治疗方法的重要依据，有较高的临床意义；同时告知此项检查属微创性检查，具有一定的缺陷和不足；适应证与禁忌证；可能出现的并发症和预防治疗措施；检查前、后的注意事项；检查的特殊性，也就是检查的敏感性、特异性、假阳性和假阴性；进修医生和实习医生可能参与操作情况；患者或委托人的签字及时间；主治医师签字及时间等。

二、针吸操作规范

严格地遵守操作规范及相关规定是保障甲状腺肿块 FNAC 检查质量的重要前提，同时也是减少穿刺并发症的重要条件，对保护医患双方权益、确保医疗安全具有十分重要的意义。

（一）人员资质及准备

甲状腺的 FNAC 检查操作一般由具有执业医师资格的临床医师或细胞病理学医师完成，在进行独立操作前需进行专业培训并获得相应的资质，严重呼吸道感染或有开放性伤口的人员避免进入操作间，针吸操作医师需戴口罩帽子及无菌手套，动作轻柔，语气温和地做好相应的解释工作。

（二）穿刺方式及选择

甲状腺的 FNAC 检查可分为直接徒手操作下进行和超声引导下操作两种（图 9-2-1、图 9-2-2），两者的各自特点以及适应证见表 9-2-1。

（三）针具选择

一般而言，“细针”的标准是指针具内径≤0.9mm 的针（国内标号≤9 号，国外标号≥20Gauge）；甲状腺 FNAC 用针多选择 22～25G，推荐使用口径为 23G 以上的针具，国内多用小于 7 号的干燥一次性无菌注射器，小口径针具可显著减少针吸操作的出血量；此外针具长度多在 3cm 以内；依个人习惯不同可以配合使用各种持针器具，如手柄及助吸装置，也可采用专用的 FNAC 针具，如首都医科大学附属北京友谊医院设计的一次性专用针吸针筒，也可以有选择性地使用槽式切割式针吸器具，但因为其相对成功率较低，而风险及费用较高，虽然可取得组织学样本，但大量文献指出其敏感性与特异性并不比细针穿刺有优势，故应慎重选择；此外，还有些实验室在针吸操作时为了保证负压及吸引方便而使用各种类型的注射器手柄，但由于操作手腕离开肿块的距离加大，使得精细动作变得困难，在不需要大负压的甲状腺 FNAC 中不提倡应用手柄。

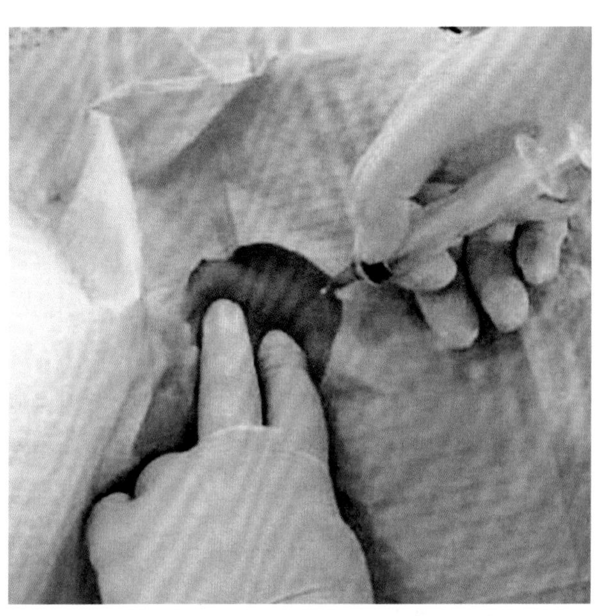

图 9-2-1 触诊下徒手甲状腺结节穿刺

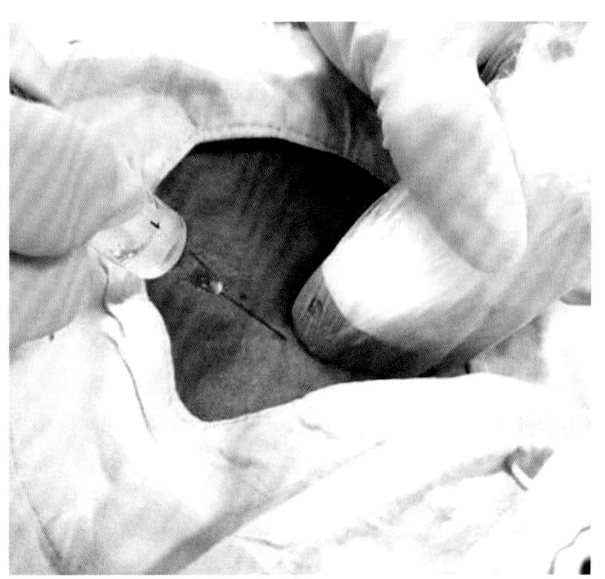

图 9-2-2 超声引导下甲状腺结节穿刺

表 9-2-1 甲状腺不同 FNAC 检查方式比较

直接 FNAC	B-US 引导 FNAC
◇ 经济,省时	◇ 相对直接 FNAC,价高,费时
◇ 仅适用于能触及的肿块	◇ 用于不能触及的肿块(过小,位置过深,位于甲状腺下极)
◇ 难以判断肿块确切大小,影响对进针深度的判断	◇ 可选择更具肿瘤风险的肿块进行 FNAC,例如钙化区
◇ 如为多发结节,难以判断何者更具肿瘤风险	◇ 囊性和囊-实性肿块:有助识别肿块的囊性性质,有助对囊壁和实性区域取材,肿块>25%区域为囊性者更应行 US-FNAC
◇ 囊性或囊实性肿块,可能仅获得细胞稀少的囊液或胶质,未能获取囊壁或实性区域,易产生不满意或假阴性结果	◇ 有助判断肿块真实部位
◇ 难以判断肿块源自甲状腺或甲状腺周围组织	◇ 直接 FNAC 未获满意或明确结果者

(四)操作流程

穿刺操作前的皮肤消毒是必需的,其消毒范围应超过以穿刺点为圆心直径 5cm 的圆圈范围以上。在严格操作标准的情况下,规范的做法是消毒后铺设洞巾再做操作,但国内大部分医院也包括一些国外的病理中心,在消毒后直接进行 FNAC 检查,因为 FNAC 操作被认为与皮肤或肌内注射的要求是一样的,除特殊情况外没有必要铺设洞巾。

甲状腺等体表肿块 FNAC 基本不需要麻醉,现也有医师使用局部麻醉,深部和不可触及的肿块穿刺因耗时长可用麻醉,但粗针穿刺需用麻醉,一般为局部麻醉,1%或 2%的利多卡因配成 0.5ml 溶液皮下注射,必须指出的是局部麻醉后可导致表皮肿胀而使肿块触诊不清。

进针部位的选择应遵循以下原则:选择最近路线垂直进入,注意避开浅表静脉及动脉搏动明显处,扁平形肿块可以采用斜线进针。

在对甲状腺肿块穿刺时常采用两种不同的负压吸取方法:一般情况下只需要少量负压持续吸取即可,通常拉动针管 1~2ml 就足够了,质韧的一些病变仍需较大的负压如纤维性甲状腺炎或软组织肿瘤;另外一种针吸的方法是无负压吸取,即操作时仅用穿刺针而不连接注射器,是由 Zajdela A 等在 1987 年首先提出的,通过穿刺针上下提插的虹吸作用而搜集细胞和组织碎片,此方法的优点是操作简单,动作精细,出血量少,特别适合组织较脆的甲状腺肿块,因此应用逐渐广泛,缺点就是相对细胞量减少,而且不适合于囊性病变的操作。

甲状腺 FNAC 的成功与否很大程度上取决于穿刺操作的成功与否,这是整个检查的前提,所以熟练地掌握操作的技巧,积累操作经验很重要。以下的针吸操作技巧供参考:

1. 针尖进出过程中充分利用尖头处斜口切割作用是极关键的步骤,可显著增加细胞吸出量;

2. 可在切割吸取同时转动针尖,使针尖斜口“刮取”组织;

3. 通常对一个部位针吸时,针尖在不同方向穿刺肿块 2~3 次,穿刺次数建议<3 次;

4. 针吸全过程中固定肿块的左手必须清楚地掌握肿块的具体部位;

5. 尽量避免刺穿肿块而进入肿块背面的组织内;

6. 针尖吸出足量的细胞后退针前务必去除针筒内负压,通常的方法是将针头与针筒分离一下后再接上即可;

7. 退针后分离针头、针筒,快速将针头内吸出成分推到玻片或保存液中。

除了上述操作技巧外,在实际操作中还要注意以下事项:

1. 囊性肿块应尽量吸尽囊液(对单纯性囊肿有治疗价值,且不易复发)后再检查原肿块部位,若仍有实质性占位则需再次吸取,以免遗漏病变。

2. 针吸时密切注意患者反应,询问其感受,明显有不适时暂停操作或立即退针。

3. 退针后应用无菌棉球压迫针眼,范围应达到针刺点周围 3cm 以上,时间应>15 分钟,后贴无菌敷贴。

4. 针吸完毕后建议患者在穿刺室旁休息区休息半小时后离开,以免出现不适反应时及时处理。

5. 穿刺次数因肿块性质而异,有现场评价者可 2 次,无现场评价者者 2~5 次。

(五)制片

在针吸完成后通常直接手工制作涂片,一般做涂片 3~4 张,可以直接针尖推涂或推片法制作,效果良好(图 9-2-3)。

液基薄层制片技术现在已越来越广泛地应用在细胞病理学领域,其多项优点如及时的固定、细胞结构清晰、清除

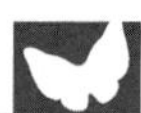

红细胞等有利于 FNAC 的制片和诊断，但其在 FNAC 中的应用也存在一定争议，最大的问题在于液基制作后人为分散了细胞团，使细胞片内的残留组织学图像明显地减少，同时也使一些有诊断提示价值的间质黏液、炎症细胞及特殊结构消失而增加了诊断的难度，故我们主张液基制片技术应作为辅助技术与常规的细胞制片方法联合应用（图 9-2-4）。

细胞蜡块（cell block，CB）制作技术目前已经被认为是最有潜力和应用前景的细胞病理学技术，CB 是指通过 FNAC 检查后将取得的普通制片后剩余样本用生理盐水或 95%酒精冲刷，将冲刷液中的全部细胞离心浓缩后处理成块状，石蜡包埋成细胞蜡块并切片、染色等再进行观察的细胞病理学技术，在某种程度上具有组织切片的特点。其显而易见的优点是最大限度保留了残存的组织结构，细胞及小组织残片相对集中，可增加诊断的依据和决心，同时由于可重复切片为进一步开展特殊染色、免疫组织化学染色及分子等辅助检测（如甲状腺的刚果红特染，免疫细胞化学 Tg、TTF-1 以及 BRAF 等分子病理学检查）提供了平台，此外永久地保存了样本，制片背景清晰，血细胞、炎症细胞数量减少等；存在的问题是对穿刺操作要求高，需要有一定的细胞量基础，制作过程较繁琐、复杂，制作成功率据我们的经验在 60%～80%不等，故一般在满足常规涂片制作的基础上再进行 CB 制作（图 9-2-5）。

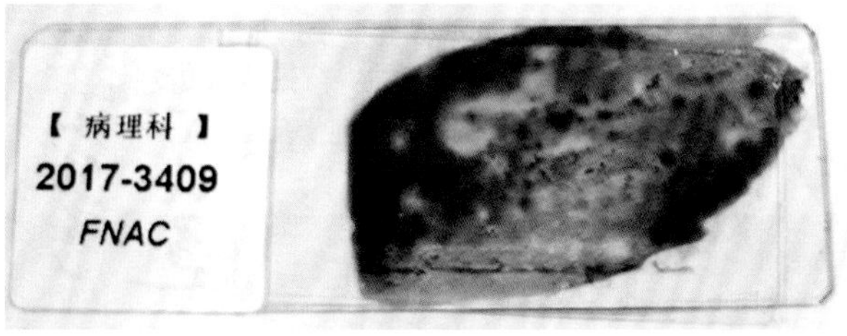

图 9-2-3　手工涂片

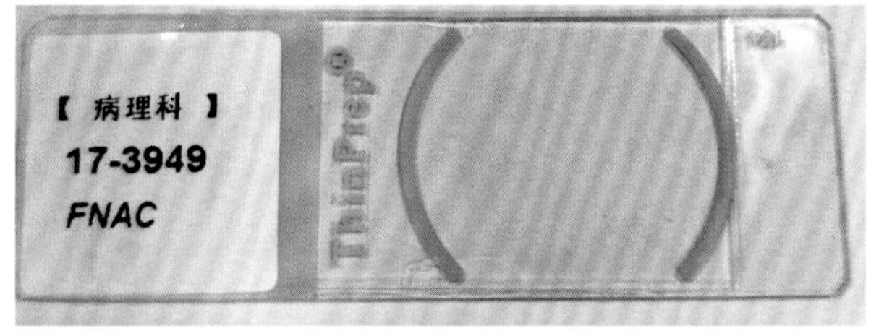

图 9-2-4　液基制片

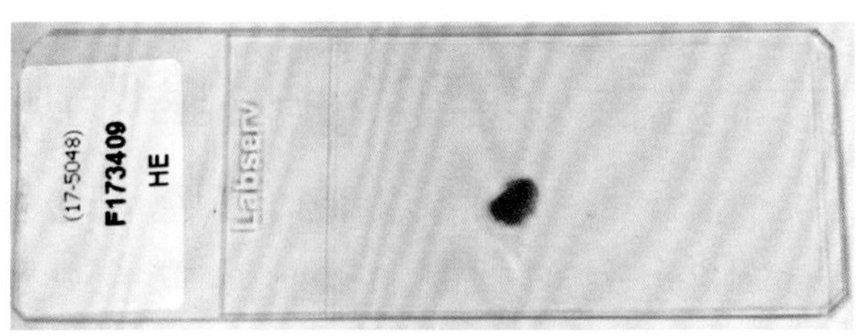

图 9-2-5　细胞蜡块切片

无论采用何种制片方法，取得的样本除了采用 Diff-Quick 染色外必须立即固定，推荐使用 95%酒精或乙醚-乙醇液（无水酒精∶95%酒精 1∶1 混合）；普通涂片，液基薄片的固定时间通常在 15 分钟，而细胞蜡块则需>3 小时以上。

常规的染色方法是巴氏染色，在床边评价时通常做快速的 Diff-Quick 染色，而在国内 HE 染色应用也十分广泛。

（六）标本现场快速评估

对内镜下样本（特别是 TBNA 样本）、超声引导下甲状腺肿瘤等穿刺样本的组织或细胞量较少的样本进行取样后即刻快速现场评估（rapid on site evaluation，ROSE），是近年来发展较为迅速的实用技术，ROSE 对保证取样、制片质量，缩短检查时间具有十分重要的临床意义。

通常 ROSE 技术是指临床或超声医生在支气管镜下的纵隔、肺门等部位淋巴结穿刺和超声引导下的甲状腺结节穿刺后，病理科人员现场快速染色及镜下判定取样质量，从而决定是否需要再次取样，这一过程大大提高了这些检查的敏感性，近期 Gasparini 等研究结果证实：经过专业培训的肺科、超声科医生如果具备细胞病理学的基础知识，可以自己直接床头评估而避免日常诊疗过程中病理学家介入的许多困难，并能减少患者检查时的费用，提高 TBNA 等穿刺的有效率。

（七）甲状腺癌细针穿刺的辅助检查

临床应用最广泛主要为免疫组织化学（IHC）染色以及原位杂交技术（FISH，详见下节），随着 CB 技术的推广，IHC 在 FNAC 中的应用日渐广泛，在甲状腺的恶性肿瘤中主要选用项目：

1. 髓样癌　Calcitonin，Tg，CEA，CHGA

2. 未分化癌　CK，galectin-3

3. 乳头状增生和滤泡型乳头状癌（PTC）　galectin-3，CK19，HBME-1

4. 甲状旁腺肿瘤　PTH，TTF-1

第三节 甲状腺细针吸取检查的报告方式及标准

甲状腺 FNAC 检查尚未有公认统一的报告系统或者报告方式的指南，目前在国内外应用较多的是 2007 年 NCI 推出的 Bethesda 报告系统（Bethesda system for Reporting Thyroid Cytopathology，BSRTC），本节以此为主要依据简单介绍 BSRTC 的主要内容。

一、标本满意度评价

甲状腺癌 FNAC 检查的关键之一就是能否获得合格的细胞样本，合格样本是指取样及制片过程中细胞固定及时，染色对比度清楚，包含的细胞量及细胞成分代表性好而足以诊断的样本。目前对合格样本尚无统一的意见，NCI 在讨论中提出以下指导性意见：

1. 并非简单评价细胞多少，不同类型肿块满意度标准不一

2. 不同类型肿块皆需达到的满意度 细胞保存质量好；制片质量好；有异形细胞者，无论满意度如何，皆属可诊断的标本。

3. 实性肿块满意标本的一般概念 每张涂片至少含 5~6 团滤泡上皮细胞，每团至少有 10 个细胞，最少两张涂片；而在 WHO 的甲状腺肿瘤分类及诊断标准系列丛书中提出的对肿瘤性病变的 FNAC 满意标本标准是至少 6 组滤泡上皮细胞，每组应含有 15~20 个滤泡细胞，呈片状或滤泡样结构。

4. 炎症性病变 比如桥本病，无需评价滤泡上皮细胞数量。

5. 富于胶质的肿块 无需评价滤泡上皮细胞数量。

6. 囊性病变 如无或细胞过少，应报告为"不具诊断意义"或"不满意"，注明仅见囊液，并可建议结合临床及影像学检查结果。

二、分级诊断术语及形态学标准

BSRTC 是一个六级分级诊断的系统，并提出相应的形态学标准，在此介绍如下。

9

（一）良性

分级为良性的病种包括但不限于结节性甲状腺肿、淋巴细胞性甲状腺炎及甲状腺肿中的增生性/腺瘤样结节，其恶性发生风险较低，一般来说<1%，通常临床随访，定期影像学检查，如肿块增大可复查 FNAC。常见病种以及诊断标准如下：

1. 结节性甲状腺肿 诊断标准如下（图 9-3-1、图 9-3-2）

（1）大量水样胶质；

（2）滤泡上皮细胞成单层蜂窝片状排列，可形成巨滤泡，或单个散在出现；

（3）滤泡上皮细胞小而圆，核具有细颗粒状均匀分布的染色质，深染致密，细胞浆少量至中等，脆而易碎；

（4）有囊性变者可见散在吞噬细胞；

（5）罕见微滤泡结构。

值得注意的是，在上述特征不完全出现或者部分缺乏时，常常报告为：良性滤泡性结节（benign follicular nodule，BFN）

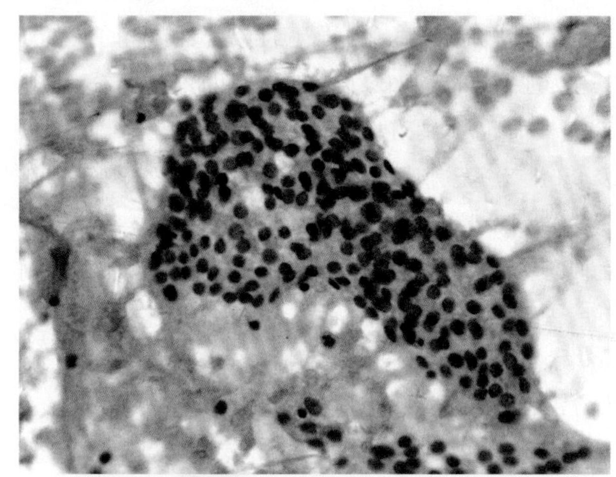

图 9-3-1 结节性甲状腺肿：背景中大量水样胶质及片状平铺的滤泡上皮细胞

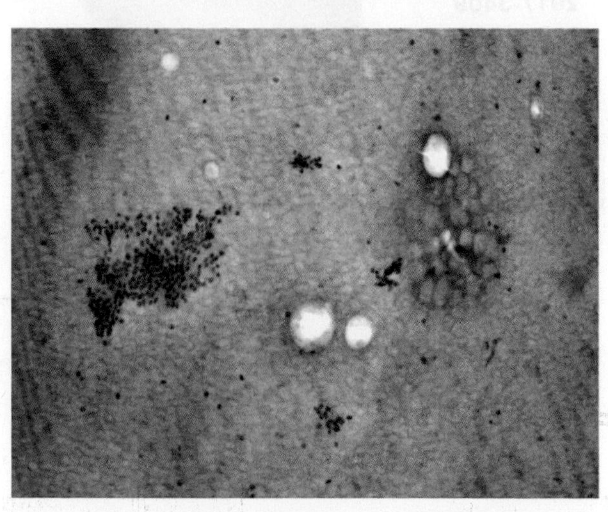

图 9-3-2 结节性甲状腺肿：散在组织细胞及大量水样胶质，并见片状平铺的滤泡上皮细胞

2. 自身免疫性甲状腺炎/慢性淋巴细胞性甲状腺炎/桥本甲状腺炎　（图 9-3-3、图 9-3-4）

（1）见少量胶质；

（2）淋巴细胞数量多少不一，滤泡中心细胞多见，较常见的是小淋巴细胞、浆细胞及中心母细胞；有时病变中甚至可仅见淋巴细胞，缺少上皮成分，此时易误诊为淋巴瘤，但也有发展为淋巴瘤的病例，建议变换角度再行 FNAC 或流式细胞检测。

（3）滤泡上皮细胞没有最低数量要求，胞浆嗜酸，核可大小不一，甚至可能出现类似毛玻璃样改变及出现核沟，应谨慎诊断为 PTC，但桥本甲状腺炎合并 PTC 存在的病例非常多见；

（4）许特莱细胞（Hürthle 细胞）常见：丰富颗粒状胞浆，细胞核大，有明显核仁。

3. 肉芽肿性甲状腺炎（亚急性甲状腺炎）　（图 9-3-5、图 9-3-6）

（1）见大量不同大小的多核巨细胞：其属于异物型巨细胞，核表现为类上皮样细胞，有时可出现朗罕氏巨细胞；

（2）胶质肉芽肿形成；

（3）变性的滤泡上皮细胞：多表现为胞浆嗜酸性改变，并可出现空泡旁颗粒的改变，甚至出现嗜酸性细胞；

（4）不等量的炎症细胞；

（5）非干酪性坏死的细胞碎片；

（6）要注意与桥本甲状腺炎及间变性癌区别。

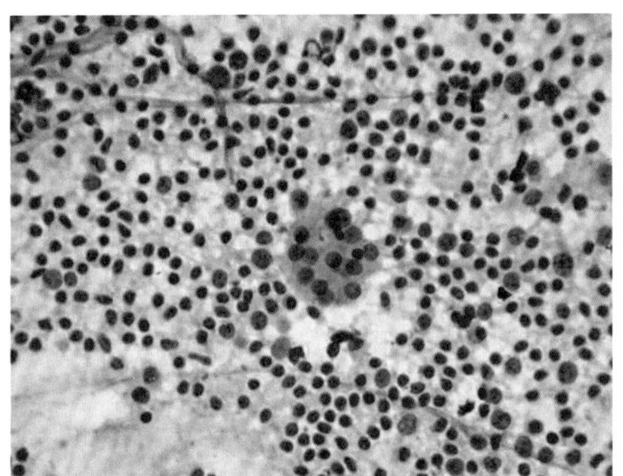

图 9-3-3　桥本甲状腺炎：各个转化阶段的淋巴细胞及小团嗜酸性变滤泡上皮细胞

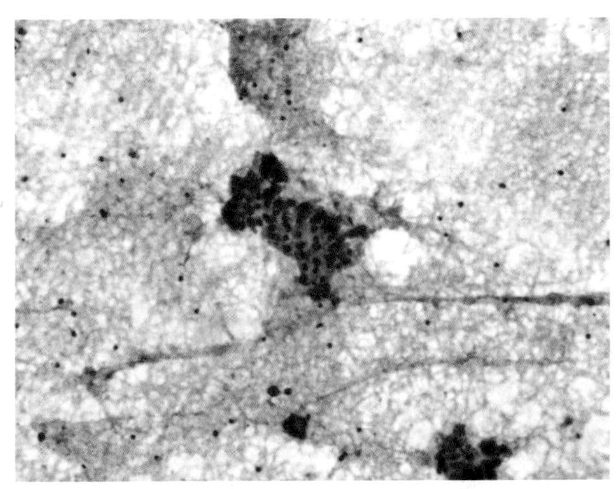

图 9-3-4　桥本甲状腺炎：散在的淋巴细胞及成团嗜酸性变滤泡上皮细胞

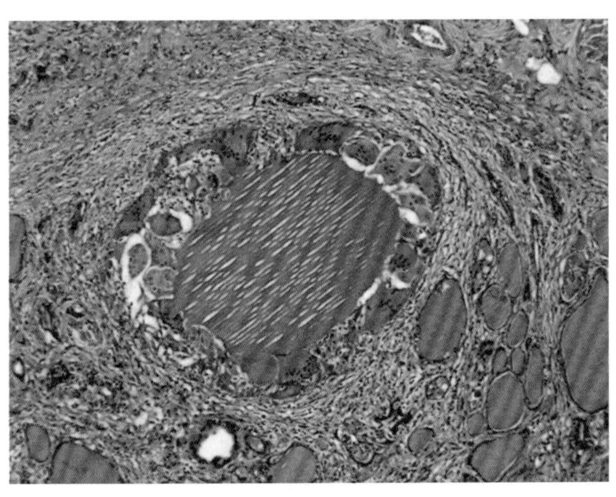

图 9-3-5　亚急性甲状腺炎：吞噬大量胶质的异物巨细胞（组织切片）

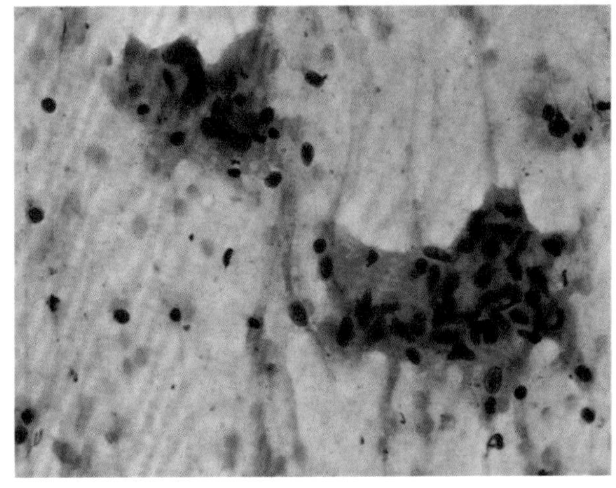

图 9-3-6　亚急性甲状腺炎：吞噬大量胶质的异物巨细胞（细胞涂片）

桥本甲状腺炎和亚急性甲状腺炎的鉴别见表 9-3-1。

表 9-3-1　桥本甲状腺炎和亚急性甲状腺炎的鉴别

特征	桥本甲状腺炎	亚急性甲状腺炎
背景胶体	无或很少	常见
中心母细胞	常见	无
多核巨细胞	少见	常见
上皮样细胞	无	常见

4. 毒性甲状腺肿　(图 9-3-7)

(1)吸出物为胶样颗粒状物;

(2)滤泡上皮细胞“核大浆宽”,细胞间界限欠清,胞浆丰富染色较红,胞浆边缘常见滴状或火焰状突出,即火焰细胞(flame cell),治疗后消失;

(3)细胞核常见一定程度的异型性,核大小差异明显,常深染;

(4)结合较为特异的临床表现。

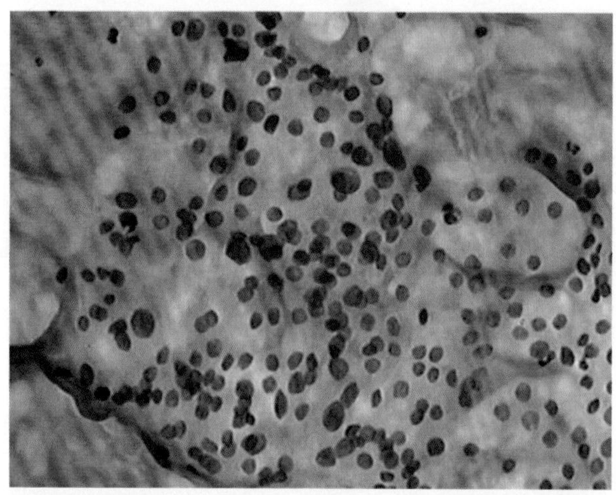

图 9-3-7　毒性甲状腺肿:“核大浆宽”改变的滤泡上皮细胞

(二)意义不明的滤泡性病变

相当于 Atypia of undetermined significance; Atypical follicular lesion; Cellular Follicular Lesion,其主要指细胞学表现不能肯定为“良性”类别,但也不足以诊断滤泡性肿瘤或疑恶性肿瘤的病变。除细胞学形态特征不明确外,部分病例因取材(细胞过少或血液覆盖)或制备(固定不良)欠佳,也可令诊断不明而归入此类;FLUS 的恶性发生风险:5%~10%;临床处理通常建议复查 FNAC,密切结合临床和影像学等检查结果有助明确诊断。需要指出的是本类别为诊断系统可选项,但如采用,在全部甲状腺 FNAC 病例中比例应不超过 7%。

诊断 FLUS 以及滤泡性肿瘤中,涉及非常重要的一个细胞形态定义,即“微滤泡”定义:其中 BSRTC 标准是排列拥挤、平铺的滤泡细胞团,每团细胞少于 15 个,排列成一圈(至少达到 2/3 圈);而 WHO 内分泌肿瘤分册:由滤泡细胞组成,6~12 个核形成小的环状结构,环的完整度大于 80%;两者的定义中都强调微滤泡的特征是滤泡细胞拥挤、重叠、环状排列。

FLUS 镜下诊断特点主要包括:(图 9-3-8、图 9-3-9)

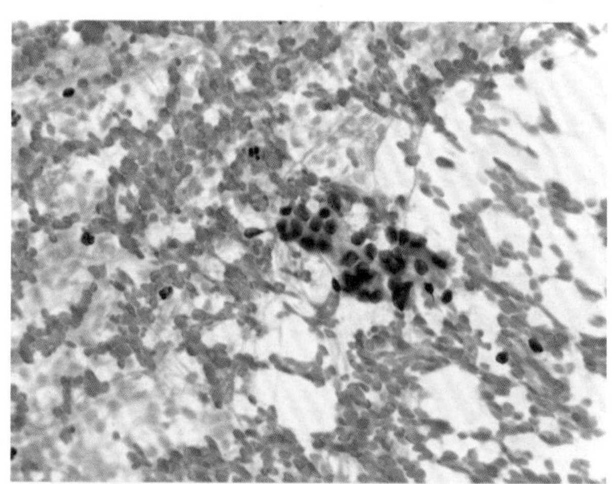

图 9-3-8　意义不明确的滤泡性病变病例 1:伴有轻度核改变及微滤泡样排列的滤泡上皮细胞

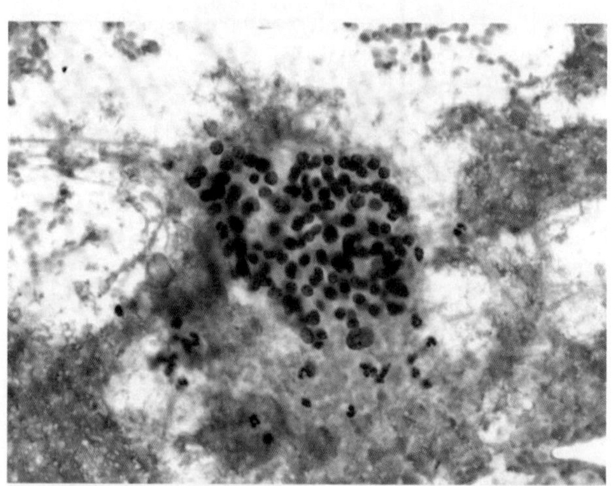

图 9-3-9　意义不明确的滤泡性病变病例 2:伴有轻度核改变及微滤泡样排列的滤泡上皮细胞

(1)见到数量明显的微滤泡团,但不够 FNAC 诊断标准;

(2)细胞和胶质均少,但 Hürthle 细胞较多;

(3)制片不良,影响滤泡细胞非典型性的判断;

(4)风干导致细胞核轻度增大,不规则,核质模糊;

(5)细胞凝块导致细胞拥挤;

(6)背景主要为良性改变(如桥本甲状腺炎、毒性甲状

9

腺肿、良性滤泡病变),局部细胞具有 PTC 的部分特征;

(7)少量滤泡细胞核增大,常伴有明显核仁;

(8)放射碘、卡比马唑或其他药物治疗后;

(9)出血、囊性变等导致的修复性改变;

(10)出现非典型性淋巴细胞,但不足以诊断可疑 NHL。

(三)滤泡性肿瘤/可疑滤泡性肿瘤

BSRTC 中 FN 或者 SFN 术语都被接受,同时和在其他一些分类系统中的提及的微滤泡性增生/病变(microfollicular proliferation/lesion)相同含义。

该级分类主要病种包括非乳头性(乳头状癌)的滤泡状排列的病变/肿瘤(non-papillary follicular pattern lesions/neoplasms)和 Hürthle 细胞病变/肿瘤。近年来的研究较多的具有乳头样核特征的非浸润性甲状腺滤泡性肿瘤(non-invasive follicular thyroid neoplasm with papillary-like nuclear features,NIFTP)也属于此类。

FN/SFN 分级不能明确明辨的良、恶性,恶性发生风险低到中等,平均 20%~30%,Hürthle 细胞病变/肿瘤如最大直径≥3.5cm,则恶性比例更高。此分类需进行甲状腺腺叶切除术(lobectomy)/偏侧甲状腺切除术(hemithyroidectomy),由组织学作出最终的腺瘤样结节/腺瘤/滤泡性癌等的鉴别诊断。

1. FN/SFN 常规类型的诊断标准(图 9-3-10、图 9-3-11)

(1)基本前提:细胞丰富,胶质稀少(细胞性结节)。

(2)滤泡细胞拥挤重叠,立体状,可见三种结构("滤泡"前提):①三维团;②微滤泡团(<15 细胞,花环状排列);③小梁状团:明显的核重叠、拥挤、疏密不均,显示了立体结构。

(3)滤泡细胞类型单一,增生态,部分核有非典型性(单一结构)。

(4)其他有一定意义的诊断线索:①单个散在细胞常见(但有例外状况);②部分病例有毛细血管在细胞丛穿越而过现象;③只有当细胞类型单一、黏附团状排列、核重叠、拥挤明显,背景浓稠胶质取代水样胶质时,才能诊断 FN;④值得注意的是核的不典型性不是诊断癌的标准。

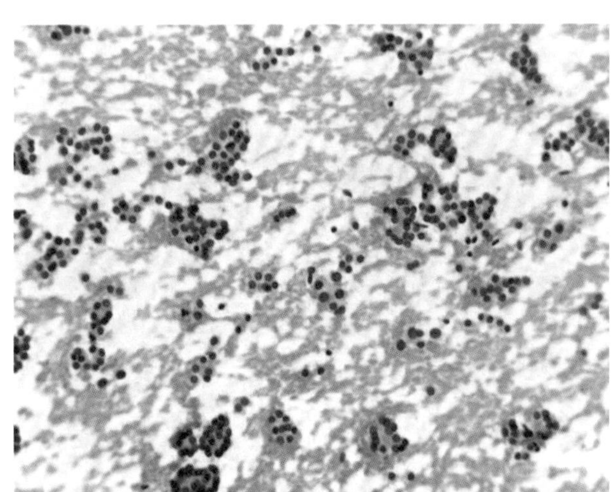

图 9-3-10 滤泡性肿瘤:丰富的微滤泡排列的上皮细胞团,形态单一

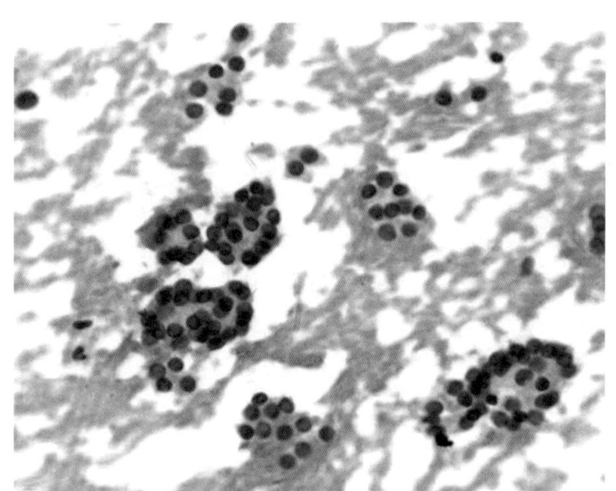

图 9-3-11 滤泡性肿瘤:典型的微滤泡结构

2. NIFTP 诊断标准(图 9-3-12~图 9-3-15,由 Nara Hospital, Kindai University Faculty of Medicine 的 Kennichi Kakudo 惠赠)

最近国内外研究热门的 NIFTP,国内刘志艳等在结合大量文献的基础上提出了相应的组织学和细胞学诊断标准,组织学特点见相关章节,细胞学特点如下:

(1)可见中等数目滤泡样结构的滤泡细胞团,缺乏乳头样结构。细胞排列较松散,中等度核重叠;

(2)背景中无巨噬细胞、炎性病变、砂粒体或坏死;

(3)肿瘤细胞核不规则,中等度增大,染色质细腻,核沟少见或不明显。细胞核拥挤、重叠和变形;

(4)核内假包涵体少见或者不见,偶可见核内空泡,核仁小而模糊、不明显。

3. Hürthle 细胞肿瘤诊断标准(图 9-3-16、图 9-3-17)

(1)细胞丰富,胶质极少;

(2)细胞类型单一,几乎均为 Hürthle 细胞:胞质丰富,细颗粒状(DQ 蓝灰或红色,Pap 绿色,HE 粉红色);核圆,大,居中或偏位,核仁明显,常见非典型性;

(3)两种细胞:小细胞,核/浆比高;大细胞,核大小至少相差 2 倍；

（4）细胞排列：主要单个散在，也可拥挤片状；

（5）背景胶质缺乏或极少；缺乏淋巴浆细胞。

4. 透明变梁状肿瘤（图 9-3-18、图 9-3-19，由北京大学国际医院任玉波主任供图） 极易误认为乳头状癌，这主要基于肿瘤细胞核的特征。偶尔也误诊为甲状腺髓样癌，主要由于长形的肿瘤细胞和透明变物质造成误解。在基质凹凸不平的基底膜物质沉积构成重要的诊断线索。

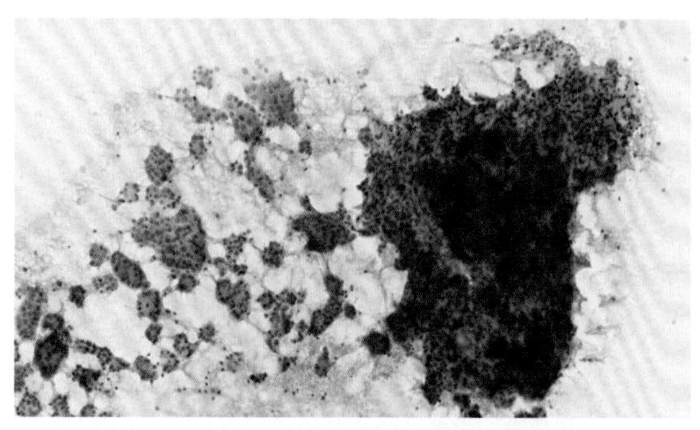

图 9-3-12　NIFTP 病例 1：乳头状癌样细胞核改变，同时可见微滤泡结构

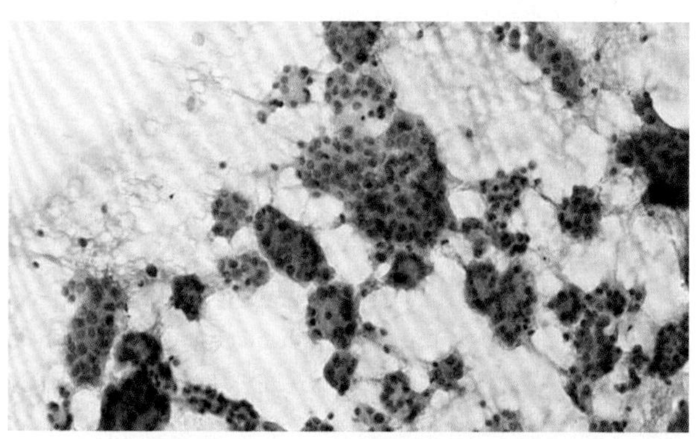

图 9-3-13　NIFTP 病例 2：乳头状癌样细胞核改变，同时可见微滤泡结构

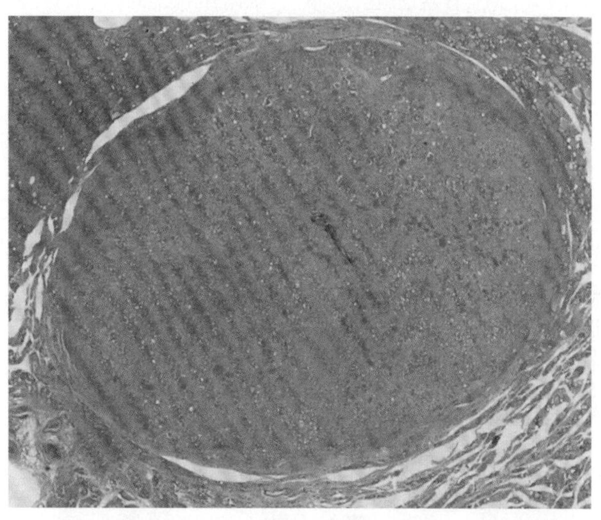

图 9-3-14　NIFTP：组织学镜下典型的包裹性结构

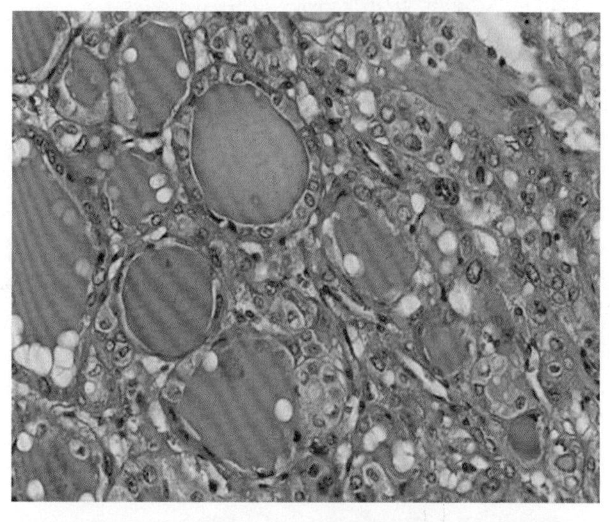

图 9-3-15　NIFTP：组织学镜下典型的乳头状癌样细胞核改变并表现为滤泡样结构

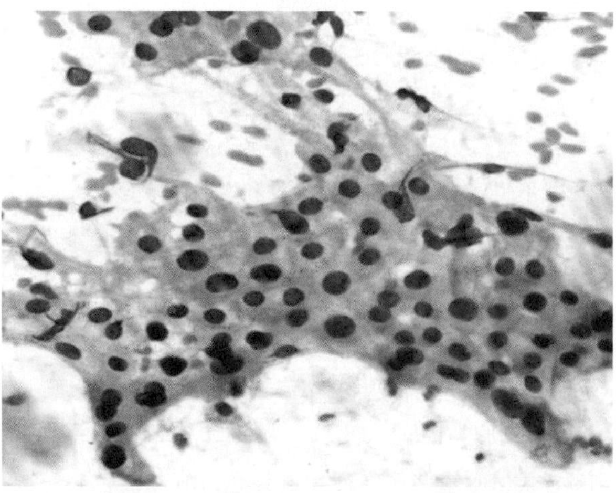

图 9-3-16　嗜酸细胞肿瘤病例 1：丰富的嗜酸性胞浆的滤泡上皮细胞，核伴有轻度不典型

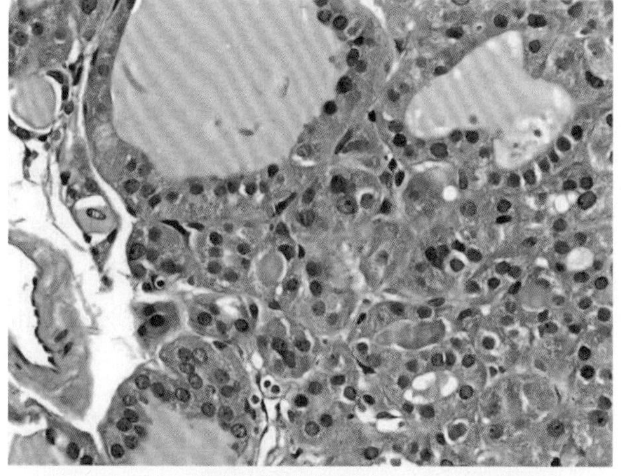

图 9-3-17　嗜酸细胞肿瘤病例 2：丰富的嗜酸性胞浆的滤泡上皮细胞，核伴有轻度不典型

9

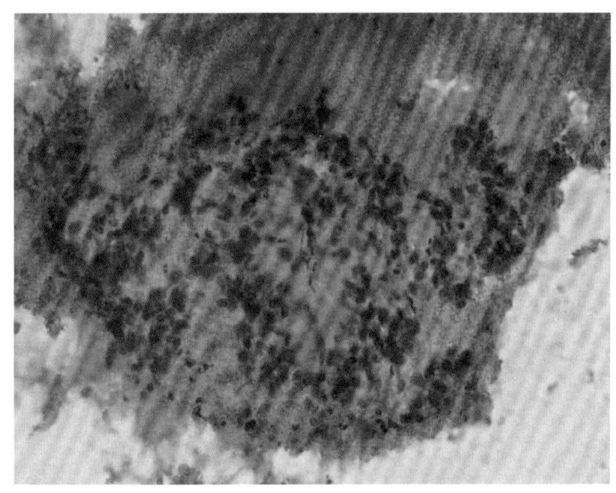

图 9-3-18　透明变梁状肿瘤：梁状、条索状排列的滤泡上皮细胞团，可见透明玻璃样物

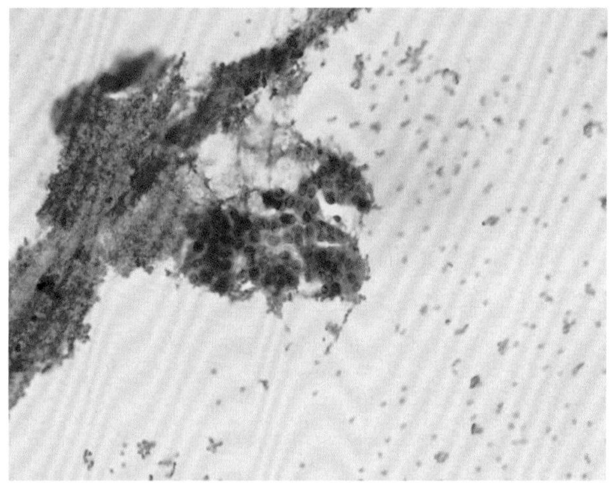

图 9-3-19　透明变梁状肿瘤：可见类似乳头状癌样细胞核改变

（四）可疑恶性肿瘤

1. 可疑乳头状癌（SPTC）（图 9-3-20、图 9-3-21）50%~75%为滤泡型乳头状癌，主要包括以下几种情况

（1）斑片状核改变：细胞较丰富，良性滤泡细胞为主，散在非典型性细胞团（有部分 PTC 核表现）；

（2）核改变不充分：细胞或多或少，但核的改变不够 PTC 诊断标准；

（3）细胞量不足：具有多项 PTC 细胞学特征，但细胞量极少；

（4）囊性变：具有囊变特征，细胞量少，有部分 PTC 核表现。

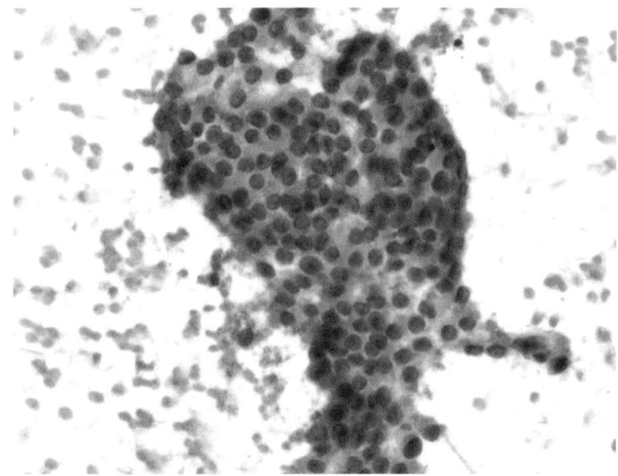

图 9-3-20　可疑乳头状癌：成团密集排列滤泡上皮细胞，染色质细腻似可见核沟

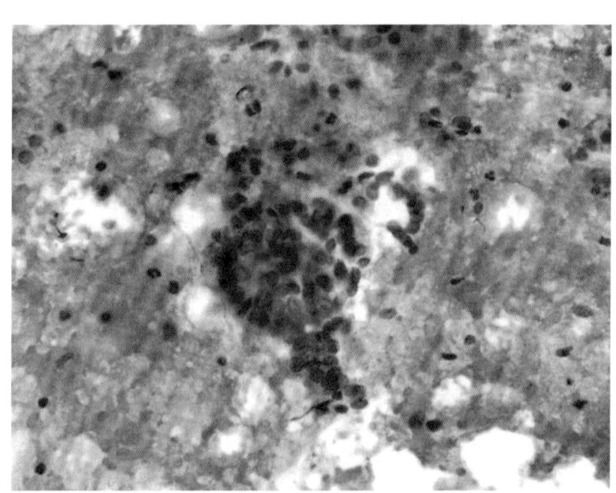

图 9-3-21　可疑乳头状癌：密集乳头断片样细胞团，染色质细腻

2. 可疑髓样癌（MTC）　可用于受标本数量限制而无法用免疫组织化学方法检测降钙素的病例，细胞学报告中应建议查血清降钙素水平以证实细胞学的诊断印象。

（1）具有髓样癌的基本改变；

（2）细胞散在形态单一，小或中等大小，核/质比高（淋巴细胞样或髓样癌样）核偏位，浆细胞样；

（3）可有小片无定形物质（淀粉样物或胶质）；

（4）核质不清（制片不良），或胞质无颗粒，或缺乏典型淀粉样物质。

3. 疑其他原发或继发性恶性肿瘤　主要包括可疑恶性淋巴瘤；仅见“肿瘤性”坏死而疑的肿瘤，例如未分化癌等。

（五）恶性肿瘤

提示肿瘤 97%~99%为恶性可能；其病理包含所有类型的甲状腺恶性肿瘤。

1. 乳头状癌（PTC）及其变异型是甲状腺结节 FNAC 诊断最敏感和特异的组织学类型，由于其占所有甲状腺癌的最

9

大的比例，其诊断标准的掌握十分重要。

（1）基本定义：滤泡上皮来源的恶性肿瘤，诊断基于核的特征，可出现乳头状结构，但并非必须。

（2）主要诊断标准：（图 9-3-22～图 9-3-27）

①主要特征：

细胞核：核普遍增大拥挤重叠；

椭圆形或杆状、柱状；

核不规则、纵向核沟；

核内假包涵体；

染色质细、淡染毛玻璃样；

核膜明显增厚；

多个偏心的微小核仁。

细胞浆：多为轻度嗜酸均质细胞浆。

细胞团：乳头断片状；

合胞拥挤细胞团；

砂粒体核心细胞团等。

②次要特征：

带有纤维血管轴心的乳头状团；

单层合体团（核拥挤、重叠、镶嵌）；

细胞漩涡样结构；

泡泡糖样胶质；

砂粒体；

多核巨细胞；

组织样细胞。

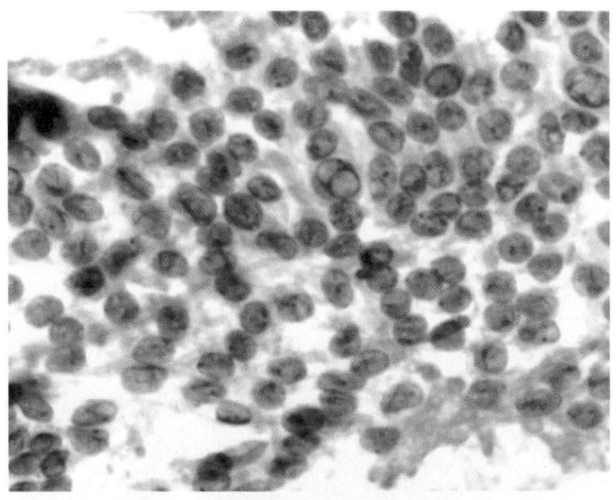
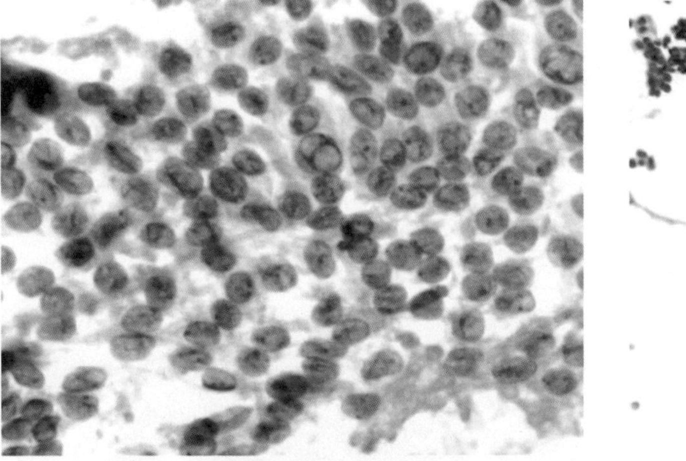

图 9-3-22　乳头状癌：典型的“毛玻璃样”细胞核、核沟、核内包涵体

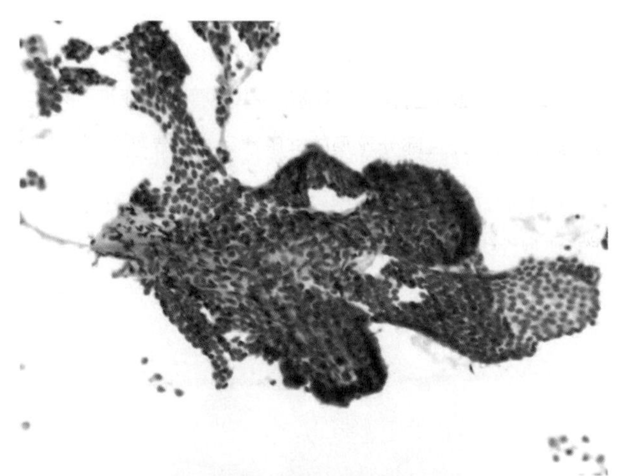

图 9-3-23　乳头状癌：典型的含残留纤维血管轴心的真性乳头

图 9-3-24　乳头状癌：典型的“毛玻璃样”细胞核，并见砂粒体

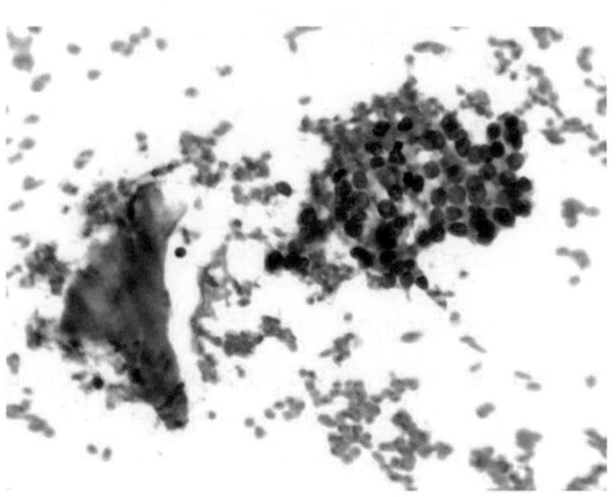

图 9-3-25　乳头状癌：小团典型乳头状癌细胞核特征的滤泡上皮细胞及浓缩胶质

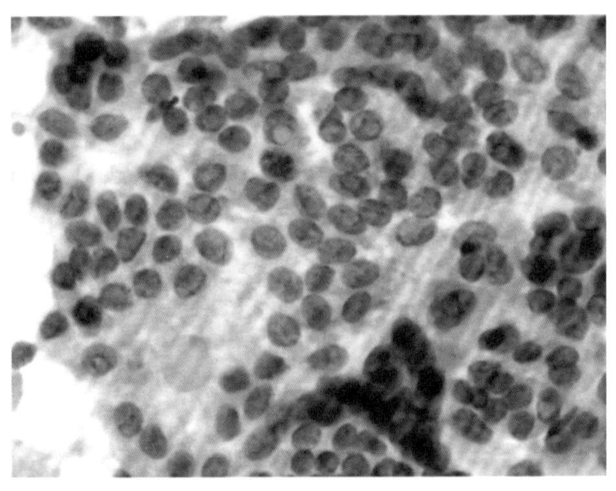

图 9-3-26　乳头状癌：典型的“毛玻璃样”细胞核、核沟、核内包涵体

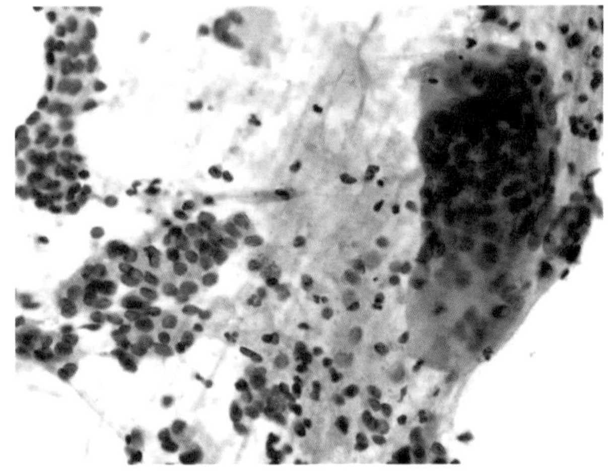

图 9-3-27　乳头状癌：乳头状癌涂片中常见的多核巨细胞

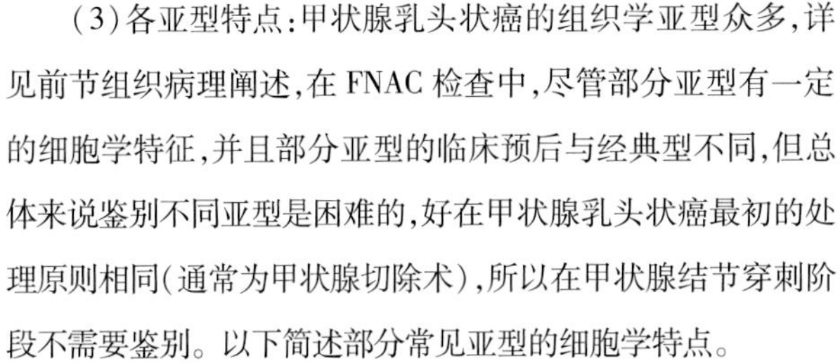

(3)各亚型特点：甲状腺乳头状癌的组织学亚型众多，详见前节组织病理阐述，在 FNAC 检查中，尽管部分亚型有一定的细胞学特征，并且部分亚型的临床预后与经典型不同，但总体来说鉴别不同亚型是困难的，好在甲状腺乳头状癌最初的处理原则相同(通常为甲状腺切除术)，所以在甲状腺结节穿刺阶段不需要鉴别。以下简述部分常见亚型的细胞学特点。

1)滤泡亚型乳头状癌(图 9-3-28、图 9-3-29)：具微滤泡状排列结构的乳头状癌，鉴于其较难和滤泡性腺瘤/腺癌鉴别，尤其是几乎不能和 NIFTP 区别，所以在 TBS 报告中诊断为 FN 也可以被接受，诊断要点：①细胞丰富，微滤泡结构常见，轮廓相对模糊；②PTC 特征核改变：毛玻璃样核、核沟、核内包涵体等常常不显著，几乎不能和 NIFTP 鉴别；③黏稠浓厚的胶质团，优势出现在微滤泡内；④其他的 PTC 特征缺乏，尤其是乳头状片段。

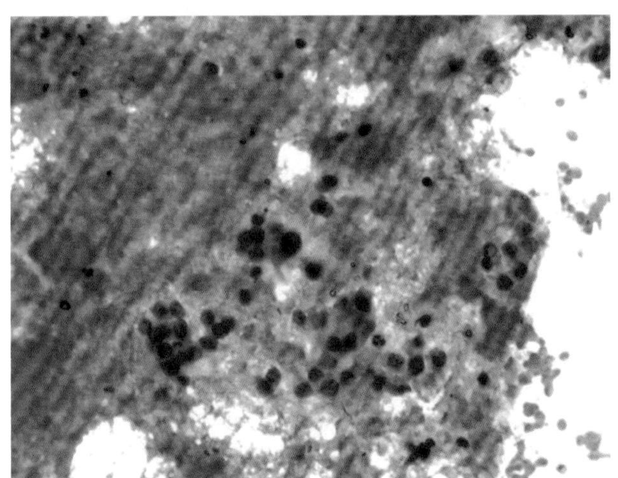

图 9-3-28　滤泡亚型乳头状癌病例 1：伴有典型微滤泡结构及乳头状癌核特点的滤泡上皮细胞（需要和 NIFTP 鉴别）

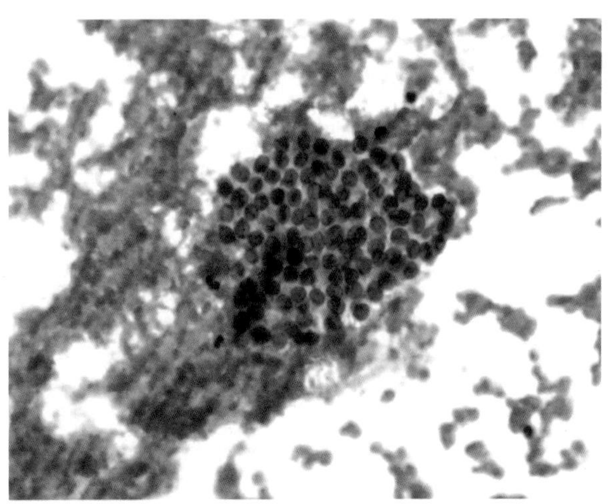

图 9-3-29　滤泡亚型乳头状癌病例 2：伴有典型微滤泡结构及乳头状癌核特点的滤泡上皮细胞（需要和 NIFTP 鉴别）

2)柱状细胞亚型(图 9-3-30、图 9-3-31)：①细胞丰富而缺乏胶质；②乳头状、簇状或者片状排列，可见小管结构；③细胞核拉长且复层；④PTC 细胞核特征：常局灶出现，染色偏深，一般无多核巨细胞。

3)Warthin 亚型：①嗜酸性细胞，乳头状或者散在分布；②确定的 PTC 细胞核特点：桥本病中的嗜酸性细胞核规则圆形，单个较大核仁，应加以鉴别；③可见淋巴细胞背景，浸润于纤维血管轴心。

2. 髓样癌(Medullary thyroid carcinoma，MTC)(图 9-3-32~图 9-3-37，图 9-3-35~图 9-3-37 由首都医科大学附属北京友谊医

院余小蒙主任惠赠）

甲状腺 MTC 来自甲状腺滤泡旁细胞（C 细胞），起源于外胚层神经嵴；分泌降钙素，95% 以上患者血清降钙素水平上升；在甲状腺癌占比小于 5%，死亡率占比 13.5%，显示其较差的临床预后，80%～85% 为散发病例，多位于中到上外二分之一区域，极少累及两极及峡部；此外 MTC10%～20% 为家族性，合并其他类型的神经内分泌异常，属于常染色体显性遗传，伴有 10 号染色体的原癌基因 RET 点突变；MTC 的主要细胞病理学特点如下：

（1）中等到大量的细胞量；

（2）多数散在单个分布，也可疏松堆状分布；

（3）细胞轻度到中度异型性；

（4）同一病例中细胞形态大小多不一致，并夹杂少数瘤巨细胞，双核或多核瘤细胞：浆细胞样、卵圆形或梭形肉瘤样细胞核最常见；

（5）细胞核：常偏位，特征性的“盐和胡椒”表现；

（6）淀粉样物及胞浆内颗粒：常见，尤其在 Diff-quick 和 Romanowsky 染色中易见，但是非诊断必须；

（7）双核、多核及核内假包涵体：部分病例可见；核仁多不明显；

（8）免疫组织化学：Ct\CEA\CgA\Syn 及 TTF-1 阳性表达，而 Tg 通常（-）；

（9）血清降钙素水平检测有助于诊断。

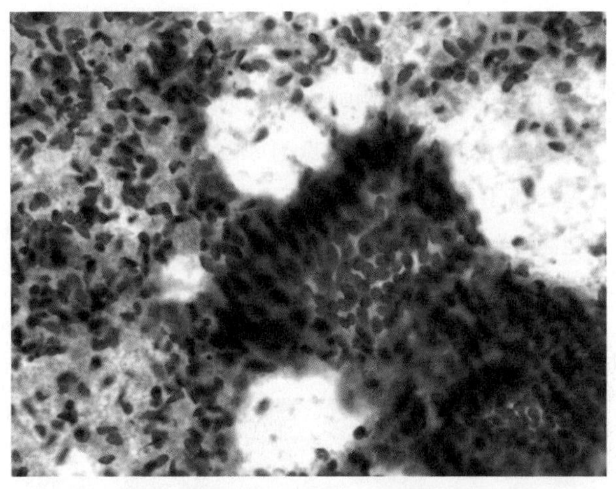

图 9-3-30　柱状细胞亚型乳头状癌病例 1：高柱状排列的具有典型乳头状癌核特征的滤泡上皮细胞

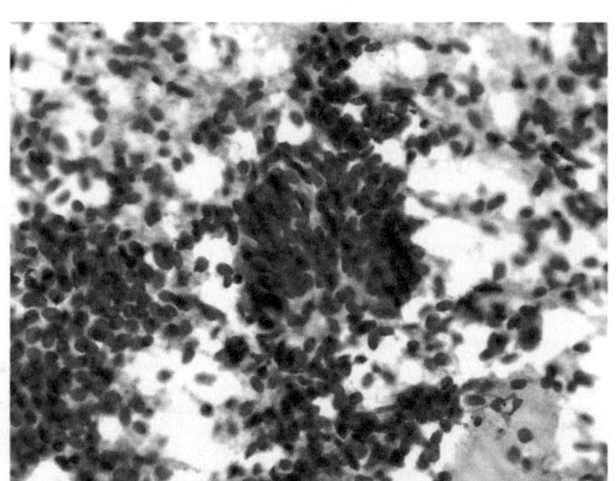

图 9-3-31　柱状细胞亚型乳头状癌病例 2：高柱状排列的具有典型乳头状癌核特征的滤泡上皮细胞

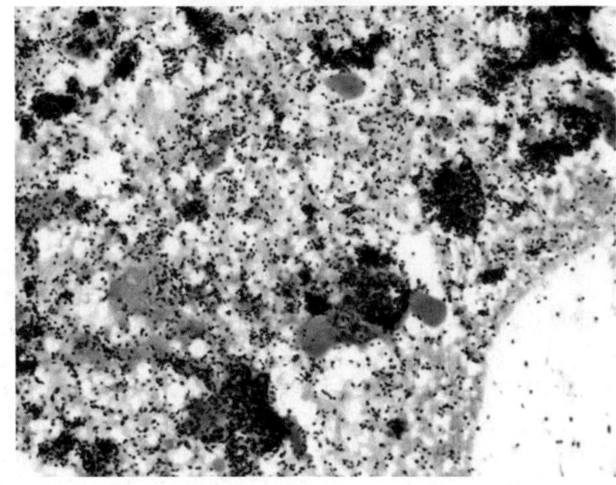

图 9-3-32　髓样癌：丰富团片状及弥散状分布的上皮细胞，并可见片状嗜酸性无结构物

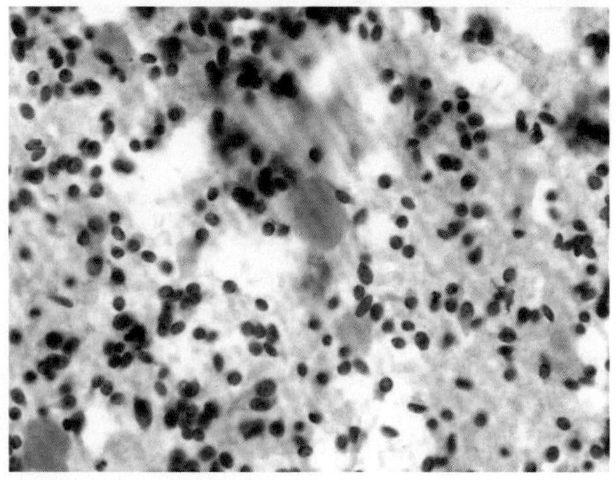

图 9-3-33　髓样癌：大小不等弥散分布的浆细胞样上皮细胞，内见小团淀粉样物质

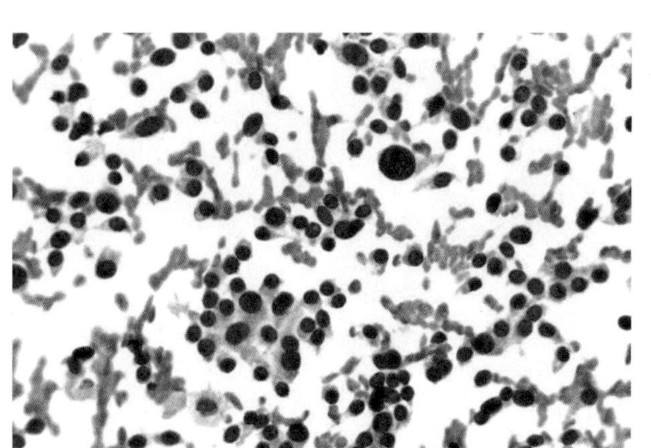

图 9-3-34　髓样癌：浆细胞样上皮细胞间散在分布的异型瘤巨细胞

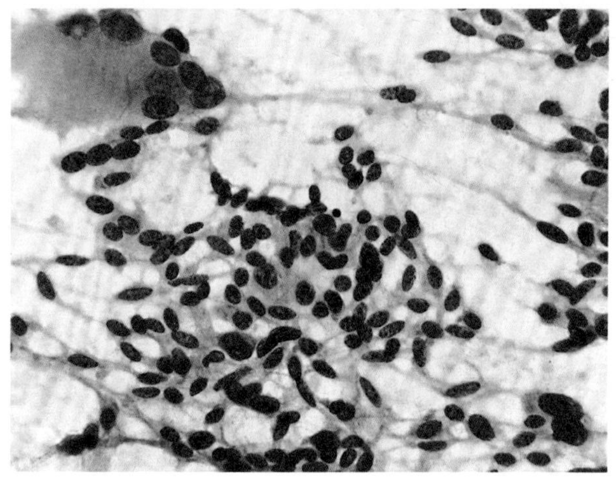

图 9-3-35　髓样癌：梭形纤维样肿瘤细胞，可见典型的“盐加胡椒粉样”染色质

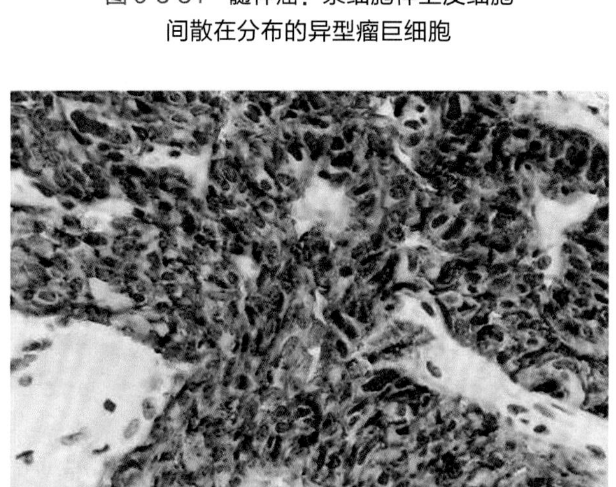

图 9-3-36　髓样癌：免疫细胞化学染色降钙素（CT）阳性

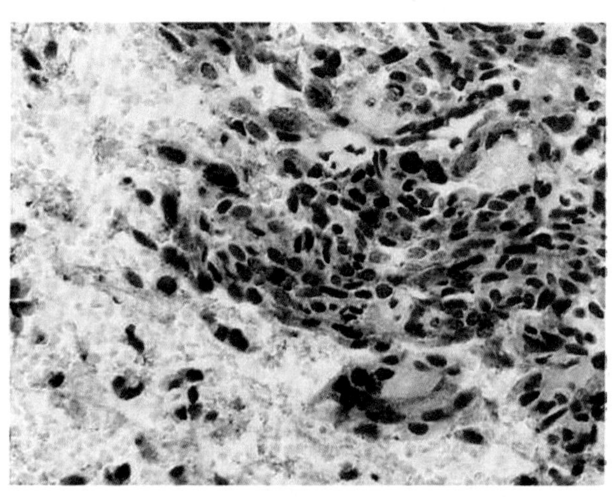

图 9-3-37　髓样癌：免疫细胞化学染色突触素（Syn）阳性

3. 低分化癌（poorly differentiated thyroid carcinoma，PDTC）（图 9-3-38、图 9-3-39）　PDTC 是介于分化性甲状腺癌与未分化癌之间的一类具有较强侵袭性临床表现的一类甲状腺恶性肿瘤，由 Carcangiu 等首先提议作为一个独立类型，组织学结构独特，大多表现排列成大而圆的“岛状”肿瘤细胞（部分可不明显），PDTC 预后较差，5 年平均生存率约为 50%。低分化癌的细胞学特征包括：

（1）细胞丰富，可见岛状、实性、梁状排列；

（2）滤泡细胞样细胞，类型单一，胞质稀少；

（3）核/浆比高，有不同程度的核异型；

（4）可见核裂、核凋亡；

（5）常见坏死，而缺乏胶质。

分型把握性小，不易与转移性癌、滤泡性肿瘤鉴别，WHO 出版的《内分泌器官肿瘤病理学和遗传学》中认为 PDTC 仅仅可在组织学水平作出诊断。

4. 未分化（间变）癌（undifferentiated（anaplastic）thyroid carcinoma，UTC）（图 9-3-40、图 9-3-41）　UTC 是一种高度侵袭性恶性肿瘤，多见于 50 岁以上女性，肿瘤生长迅速，大多 6～12 个月内因侵犯附近重要解剖结构而死亡，此外此类患者常有长期的结节性甲状腺肿病史，也有部分是分化性甲状腺癌去分化而致。

其细胞形态学特点包括：①瘤细胞丰富，单个散在、合体状，松散片状；②细胞异型显著，三种类型：梭形细胞、巨细胞、上皮样细胞。其中巨细胞呈明显多形性和间变性；③可见分化性肿瘤细胞团，需除外原发性鳞癌和转移癌；背景较多坏死物和中性粒细胞，瘤细胞常见中性粒细胞侵入，可见破骨样巨细胞；④一些病例坏死和硬化广泛，可致标本不能诊断；⑤如果老年人甲状腺 FNAC 背景广泛坏死和炎症，偶见多形性瘤细胞，应排除未分化癌；⑥IHC：Tg−、TTF-1−、vimentin+、CK+80%。

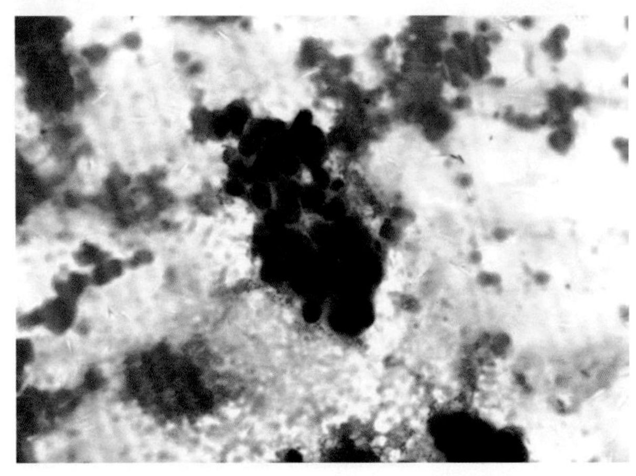

图 9-3-38 低分化癌：小团中至重度异型肿瘤细胞

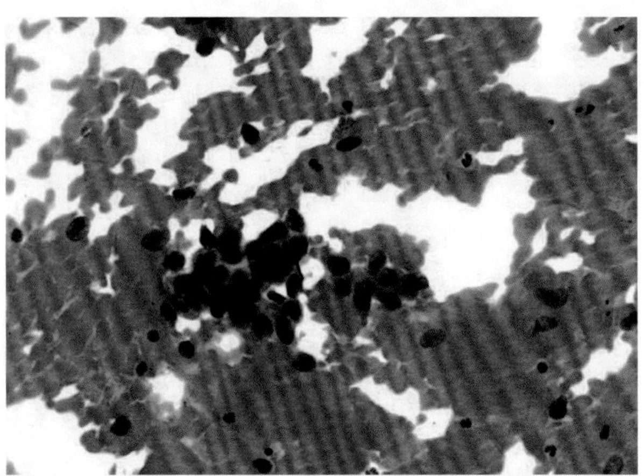

图 9-3-39 低分化癌：成团及散在中至重度异型上皮细胞

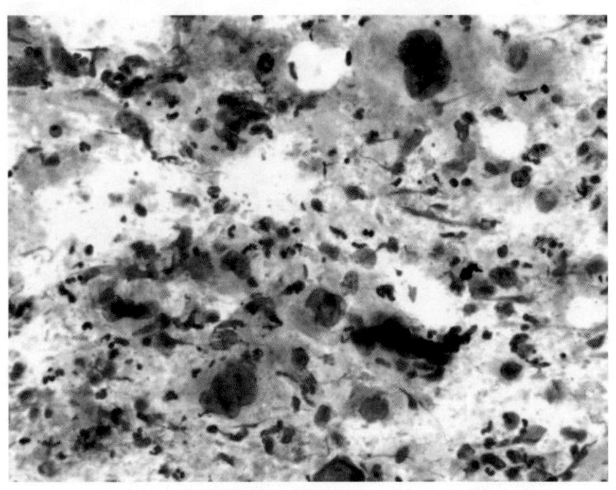

图 9-3-40 未分化癌病例 1：瘤巨细胞及大片坏死

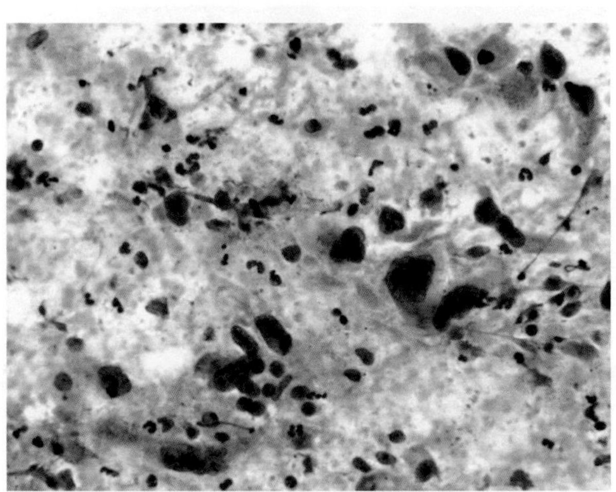

图 9-3-41 未分化癌病例 2：瘤巨细胞及大片坏死

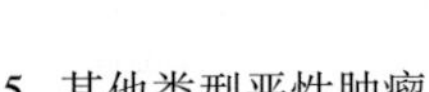

5. 其他类型恶性肿瘤

(1)恶性淋巴瘤：大细胞淋巴瘤的针吸涂片中见到典型的丰富的互不粘合的细胞，这些细胞的特征与其他部位的大细胞淋巴瘤的瘤细胞很相像。典型的边缘带淋巴瘤含有混杂的小的非典型淋巴细胞、中心型细胞、单核细胞样 B 细胞，免疫母细胞和浆细胞。因为这些混杂的细胞类型，边缘带淋巴瘤应与反应性过程相鉴别，这些在细胞学制备的标本中是不可能做到的，通常需要分子学研究以确定诊断。免疫组织化学染色及分子病理学技术如流式细胞技术对诊断有一定的帮助。

(2)转移性恶性肿瘤：以肺、乳腺、食管、喉等部位的癌最为常见，细胞形态学特点与原发病变类似。

(3)甲状旁腺肿瘤：与甲状腺滤泡型病变特征相似，较难区别，通常细胞浆少，细胞界限不明显，细胞相对密集，可见腺样排列，免疫组织化学染色有助于鉴别两者的不同来源，以下特点常常提示甲状旁腺病变可能(图 9-3-42～图 9-3-45，由浙江大学附属第一医院尤启汉主任惠赠)：①上皮细胞吸附在毛细血管网呈分支状、乳头状排列，或者排列呈疏松或致密的簇状，部分可形成滤泡性结构；②散在的裸核细胞；③核呈圆形或卵圆形，偏位，大小相对一致，类似红细胞；④染色质较粗，斑点状，有时细胞核大小不一，可见明显的小核仁；⑤部分胞浆透亮，部分胞浆嗜酸性，偶尔可出现明显核仁及核内包涵体。

6. 不具诊断性/不满意(non-diagnostic /Unsatisfactory)

由于标本中细胞稀少，无滤泡上皮细胞或固定及保存不良等原因所致。建议复查 FNAC，判读标准见上述样本评估节。

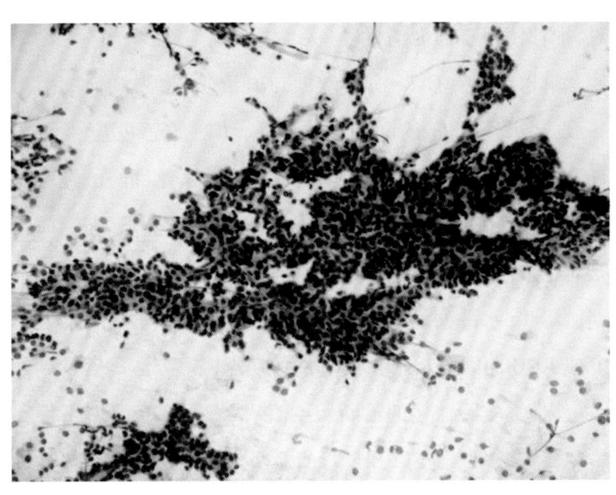

图 9-3-42 甲状旁腺肿瘤病例 1：上皮细胞吸附在毛细血管网呈分支状、乳头状排列

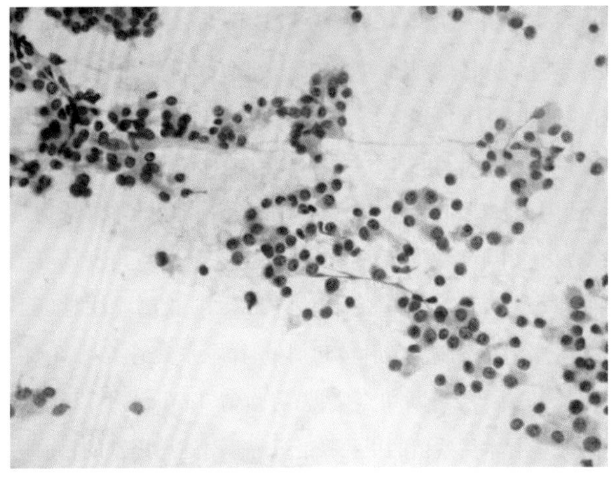

图 9-3-43 甲状旁腺肿瘤病例 2：核呈圆形或卵圆形，偏位，大小相对一致，类似红细胞，染色质较粗，斑点状

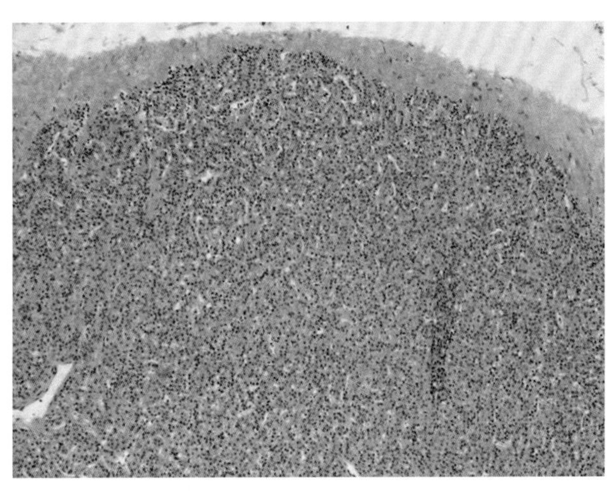

图 9-3-44 甲状旁腺肿瘤病例 3：核呈圆形或卵圆形，偏位，大小相对一致，类似红细胞，染色质较粗，斑点状

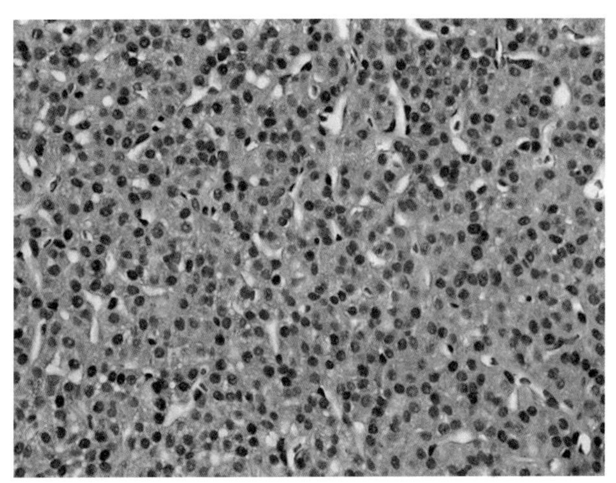

图 9-3-45 甲状旁腺肿瘤病例 4：核呈圆形或卵圆形，偏位，大小相对一致，类似红细胞，染色质较粗，斑点状

第四节 颈部淋巴结洗脱液甲状腺球蛋白水平检测

临床上分化型甲状腺癌的常见转移部位为颈部淋巴结，因此颈部淋巴结的超声下复查随访是分化性甲状腺癌最重要的检查项目之一。淋巴结的转移情况是制订分化性甲状腺癌手术和术后治疗、随访策略的重要考量指标。所以，如何早期发现颈部淋巴结转移是患者个体化诊治的重点和难点之一。颈部超声是目前公认的有效的检测颈部淋巴结病变的方法，但任何可疑的超声发现（圆形、囊性变、高回声或微钙化、不规则血流等）单独说来，诊断淋巴结转移的特异度均不足。淋巴结细针穿刺细胞学检查已被广泛应用在可疑病灶的进一步鉴别诊断上，但其诊断的精确度距理想状态仍有一定距离。为了改进淋巴结 FNAC 的诊断效果，20 世纪 90 年代初，Pacini 等首次使用 FNAC 的穿刺针洗脱液中的甲状腺球蛋白检测来评估淋巴结转移可能，因为甲状腺球蛋白是由甲状腺滤泡细胞产生的特异性分子，其在非甲状腺组织中的表达可作为分化性甲状腺癌转移的佐证，Pacini 等以组织病理学结果为金标准衡量，FNAC 的诊断敏感度为 85.7%，而 FNAC-Tg 的诊断敏感度近 100%。此后的 20 余年中，多项关于淋巴结 FNAC-Tg 测定的研究陆续发表，其中涉及 FNAC-Tg 与 FNAC 诊断效能比较的全部研究均证实 FNAC-Tg 灵敏度均高于 FNAC，特异度稍逊于 FNAC。此外，

9

Frasoldati 等报道，FNAC 联合 FNAC-Tg 后，诊断术后颈部淋巴结转移的灵敏度从 84.8% 提升至 95.6%，优于全身核素显像和血清 Tg 测定。基于这些研究，2006 年以后的欧洲甲状腺癌诊治共识和美国甲状腺学会诊治指南中，均推荐可联合使用 FNAC 和 FNAC-Tg 来评估可疑颈部淋巴结，特别是在分化性甲状腺癌术后随访中。这也是从官方角度认可了此项技术的可行性和临床价值；FNAC-Tg 检测要注意以下事项：穿刺针洗脱液的种类和剂量、样本采集管类型、Tg 检测试剂灵敏性、诊断切点值、患者血清 TgAb 水平、TSH 水平、是否有术后残留的甲状腺组织等。对这些因素的目前认识可做如下总结。

常用的洗脱液是生理盐水或无 Tg 血清，其中生理盐水是最易获取且最经济的选择。Borel 等比较了无 Tg 血清、生理盐水和含有 70g/L 人血清白蛋白的生理盐水等三种溶液的 Tg 免疫反应性，结果表明，上述 3 种溶液均未检测出 Tg，提示三种溶液的基体效应差异不影响 Tg 测定。对于洗脱液的剂量，根据既往研究的经验，1ml 是最常被选用的剂量；当使用普通血清管、血清分离管和肝素锂管进行样本采集时，结果显示在血清分离管和肝素锂管中 FNAC-Tg 水平较普通血清管中有明显的下降，因此在采集 FNAC 穿刺针洗脱液时，推荐使用普通血清管。

淋巴结 FNAC-Tg 检测试剂与血清 Tg 检测试剂的要求一致，要采用可靠的 Tg 检测试剂，功能敏感度应当至少 1μg/L，以保证能够检测到很少量的 Tg；尽管目前已经广泛认可 FNAC-Tg 测定有助于发现 DTC 术后的淋巴结转移，但是对于诊断的切点值仍未达成共识。既往研究中，多采用同期血清 Tg 水平测量均值±2 倍标准差、检测试剂的功能敏感度或 ROC 曲线分析下得到的最佳切点值等方法确定诊断切点值，最终实际使用的诊断切点值从 0.2～50.0μg/L 不等。

研究表明，血清 TSH、TgAb 含量对淋巴结 FNAC-Tg 测定无影响，但一般来说，在甲状腺手术前、非全甲状腺切除或术后未进行 ^{131}I 清甲治疗，若颈部存在或残留有甲状腺组织，在其引流区分布的淋巴结穿刺洗脱液中有可能 FNAC-Tg 升高。据此大多认为，FNAC-Tg 的诊断效能在无甲状腺组织残留的患者中更高。但是 Suh 等提出了不同看法，因为在他们的研究中，无论患者是否经过 ^{131}I 治疗清除残余甲状腺，采用同样的淋巴结 FNAC-Tg 切点值诊断其淋巴结转移的准确性几乎一致。因此，甲状腺组织的存在究竟多大程度上干扰淋巴结 FNAC-Tg 的测定结果，如何减少或避免这种干扰，还需要更多研究。

第五节　分子检测技术在甲状腺细针吸取病理中的应用

随着细胞病理学制片、取样和分子检测技术的持续进步和成熟，分子病理学相关指标的检测已经逐步应用到甲状腺 FNAC 样本的评估中来，并已开始显现出其独特的价值和优势，2015 年的甲状腺癌诊治 NCCN 指南中已经明确指出，对甲状腺 FNAC 样本在细胞学检查的基础上进行 *BRAF*、*RAS*、*RET/PTC* 等癌基因检测有助于提高检测的敏感性和特异性，并在一定程度上对评估肿瘤预后、放化疗敏感等有一定价值。

（徐海苗　葛明华）

参考文献

1. RA Delellis，RV Lloyd，PU Heitz，et al.World Health Organization Classification Classification of Tumours：Pathology and Genetics of Tumours of Endocrine Organs.IARC Press，2004.
2. Ali SZ，Cibas ES.The Bethesda System for Reporting Thyroid Cytopathology.Springer US，2010.
3. Zajdela A，Zillhardt P，Voillemot N.Cytological diagnosis by fine needle sampling without aspiration. Cancer，1987，59（6）：1201-1205.
4. Gasparini S，Ferretti M，Secchi EB，et al.Integration of transbronchial and percutaneous approach in the diagnosis of peripheral pulmonary nodules or masses.Experience with 1，027 consecutive cases.Chest，1995，108（1）：131-137.
5. 刘志艳.具有乳头样核特征的非浸润性甲状腺滤泡性肿瘤及其诊断标准.中华病理学杂志，2017，46（3）：205-208.
6. Carcangiu ML，Zampi G，Rosai J.Poorly differentiated "insular" thyroid carcinoma. A reinterpretation of Langhans' "wuchernde Struma". Am J Surg Pathol，1984，8（9）：655-668.
7. Kim SW1，Lee JI，Kim JW，et al.BRAFV600E mutation analysis in fine-needle aspiration cytology specimens for evaluation of thyroid nodule：a large series in a BRAFV600E-prevalent population.J Clin Endocrinol Metab，2010，95（8）：3693-3700.
8. Xing M，Clark D，Guan H，et al.BRAF mutation testing of

9

thyroid fine-needle aspiration biopsy specimens for preoperative risk stratification in papillary thyroid cancer. J Clin Oncol,2009,27(18):2977-2982.

9. Elisei R,Ugolini C,Viola D,et al.BRAF(V600E) mutation and outcome of patients with papillary thyroid carcinoma:a 15-year median follow-up study. J Clin Endocrinol Metab, 2008,93(10):3943-3949.

10. Adeniran AJ,Theoharis C,Hui P,et al.Reflex BRAF Testing in Thyroid Fine-Needle AspirationBiopsy with Equivocal and Positive,Interpretation:A Prospective Study.Thyroid,2011,7(21):717-723.

11. American Thyroid Association(ATA) Guidelines Taskforce on Thyroid Nodules and Differentiated Thyroid Cancer, Cooper DS, Doherty GM, Haugen BR, et al. Revised American Thyroid Association management guidelines for patients with thyroid nodules and differentiated thyroid cancer[J].Thyroid,2009,19(11):1167-1214.

12. Kessler A,Rappaport Y,Blank A,et al.Cystic appearance of cervical lymph nodes is characteristic of metastatic papillary thyroid carcinoma.J Clin Ultrasound,2003,31(1):21-15.

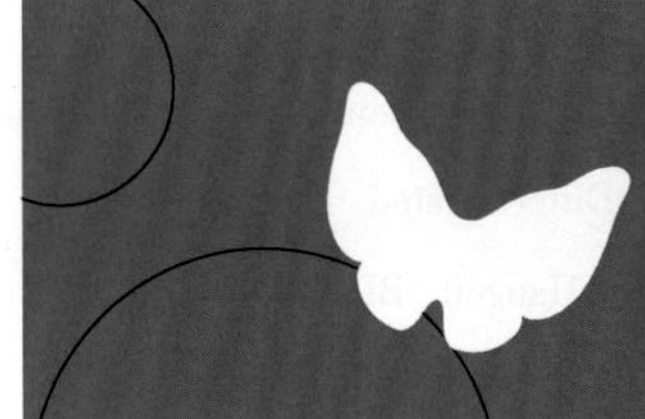

第十章 甲状腺肿瘤实验室诊断

化学诊断、影像学诊断和组织细胞学诊断作为甲状腺肿瘤诊断的三大支柱，其中化学诊断具有灵敏度高、检测速度快等优点。多种检验指标的联合检测甚至能早于其他诊断手段发现肿瘤，为临床治疗赢得宝贵时间。由于甲状腺癌尤其分化型甲状腺癌还没有广泛认可的肿瘤标志物，目前用于甲状腺癌诊断的主要实验室指标是甲状腺球蛋白和血清降钙素，而甲状腺癌患者常伴有甲状腺功能的改变。因此，甲状腺功能的检测对甲状腺癌患者来说也必不可少。

甲状腺的主要生理功能是合成和分泌甲状腺激素，甲状腺激素的合成和分泌又受到腺垂体分泌的促甲状腺激素(thyroid stimulating hormone，TSH)的调节和控制，而TSH的分泌同时受下丘脑分泌的促甲状腺激素释放激素的影响和血液中甲状腺激素浓度的负反馈调节。机体正是通过这种反馈和负反馈作用来维持下丘脑-腺垂体-甲状腺之间的生理平衡，从而发挥甲状腺的生理功能。当甲状腺发生病理改变时，这一生理平衡被打破，机体内甲状腺激素水平发生变化，通过监测激素水平可以在一定程度上反映甲状腺的病理变化。

甲状腺球蛋白(Tg)是由甲状腺滤泡上皮分泌的一种糖蛋白，其浓度测定已被广泛用于分化型甲状腺癌的临床诊断，甲状腺组织的大小是影响血清Tg水平的主要因素，血清Tg含量与分化型甲状腺癌的组织含量和疾病发展程度明显相关。

血清降钙素是由甲状腺滤泡旁细胞合成和分泌的，主要作为甲状腺髓样癌(MTC)的肿瘤标志物在临床应用，其表达程度与MTC分化程度和侵袭生长能力有关。而其浓度测定在监测甲状腺髓样癌的术后复发和远处转移上的作用更大。

本章将对常用于甲状腺癌诊断和甲状腺功能监测的相关指标给予详细介绍。

第一节 甲状腺激素检测

一、甲状腺激素

(一) 生理和生化

甲状腺激素合成、释放以及产生负反馈作用是通过下丘脑-垂体-甲状腺轴调控的。下丘脑产生促甲状腺激素释放激素(TRH)刺激腺垂体分泌及释放甲状腺素刺激激素或促甲状腺素，TSH刺激甲状腺分泌甲状腺素(T4)和三碘甲状腺氨酸(T3)，而T4、T3又负反馈调控TSH的分泌。甲状腺激素的合成和储存需要碘的吸收，碘与甲状腺球蛋白分子所含的酪氨酸残基结合产生单碘酪氨酸(MIT)及二碘酪氨酸(DIT)，通过MIT和DIT的耦联形成左旋立体形式的T4和T3，并储存在包裹甲状腺球蛋白的囊中。甲状腺组织释放T4、T3进入血液循环。在进入血液循环后99.9%的T4和99.7%的T3与载体蛋白结合。载体蛋白中甲状腺结合球蛋白(TBG)、甲状腺素结合前白蛋白(TBPA)与T4、T3有较大的亲和力。结合形式的T4、T3有利于组织贮存甲状腺激素和保持体内激素的稳定。游离形式的T4、T3具有代谢活性。为了维持体内恒温，游离的甲状腺激素调节刺激热量生成，从而调节正常的生长发育。此外，游离的甲状腺激素还调节各种碳水化合物的新陈代谢及一些脂肪和维生素的新陈代谢。

实验室测定人血清里总甲状腺T4(TT4)包括结合形式的和游离形式的T4，游离相的T4被称为游离T4(FT4)。TT4和FT4可以用于甲状腺疾病筛查或与其他甲状腺相关检查相结合。由于载体蛋白容易受到除甲状腺以外的因素影响，大多情况总T4不能反映临床甲状腺状况，而这时FT4水平是不被甲状腺以外的因素干扰，因此FT4更能反映T4的分泌和代谢情况。

（二）参考范围

采用不同检测方法以及不同厂商试剂的 TT4 和 FT4 参考范围均有所不同。

成人 TT4：4.87～11.72μg/dl（CLIA 法），66～181nmol/L（ECLIA 法）

成人 FT4：0.70～1.48ng/dl（CLIA 法），12～22pmol/L（ECLIA 法）

（三）临床意义

在治疗甲状腺疾病时，血清 T4 和 T3 检测可及时反馈对治疗的反应，虽然 TSH 是检测甲状腺功能紊乱的首选项目，但由于分泌的浓度水平可能需要数月时间才能达到平衡，TSH 不能评估治疗早期的效果。T4 测定可用于 TSH 抑制治疗的监测。

T4 比 T3 更直接反映甲状腺合成、分泌甲状腺激素的状况。TT4 测定的临床重要性在于对甲状腺功能紊乱的鉴别诊断。在原发性或继发性甲状腺功能亢进症、慢性甲状腺炎急性恶化期、毒性甲状腺肿和甲状腺结合球蛋白结合力增高症中，TT4 水平会显著升高；在原发性或继发性甲状腺功能减退症（如呆小症和黏液性水肿）和甲状腺结合球蛋白结合力降低症中，TT4 水平显著降低。

FT4 并不受人群和人体内结合蛋白浓度差异的影响，在评估甲状腺功能方面，它比 TT4 更具有临床意义。在甲状腺功能亢进症、弥漫性毒性甲状腺肿、多结节型甲状腺肿、部分甲状腺炎、桥本甲状腺炎初期和某些重症非甲状腺疾病中，FT4 水平显著升高。血中 FT4 水平降低较 FT3 更为明显，主要见于甲状腺功能减退症、桥本甲状腺炎晚期和部分肾病综合征等。

在甲状腺功能减退开始时，TT4 或 FT4 比 TT3 或 FT3 下降得早，当 TT4、FT4 减低，只需结合临床表现和其他相关甲状腺检查（如血清 TSH 浓度不对称升高）就可诊断甲状腺功能减退症。

TSH 浓度与 FT4 浓度呈对数/线性的反比关系，FT4 结果的少许改变即可引起 TSH 分泌的显著改变。血清 FT4 浓度低于参考范围提示患者可能由于继发性甲状腺功能减退，而使 TSH 分泌增加，应该进行垂体-下丘脑轴的相关检查；FT4 浓度增高，当 TSH 浓度降低<0.1mU/L 时提示甲亢。

然而，通过检测血清 FT4 来解释所有临床上的甲状腺功能检测结果需要慎重，即使精确地测定 FT4。例如，对于严重非甲状腺的疾病，可能会检测到 FT4 升高，但没有 TT4 分泌升高的指征，特别是住院患者异常的 FT4 结果需要 TT4 辅助检测进行确认。因此，在解释 FT4 结果时需要结合 TT4 和 TSH 的结果一起分析，以此鉴别原发性甲状腺功能异常（TT4 和 FT4 同一方向的异常或一致的 T4/TSH 异常）和非甲状腺疾病导致的暂时性异常（TT4 和 FT4 非同一方向的异常或不一致的 T4/TSH 异常）。

（四）影响因素

与伴随严重疾病的复杂神经内分泌功能一样，甲状腺功能的评估受到多种药物的影响，如大量服用甲状腺素或抗甲状腺药物、肝素、胺碘酮、苯妥英钠、柳酸制剂、多巴胺能、福罗米特和糖皮质激素。此外，妊娠或患肾病综合征时也能引起体内结合蛋白的水平变化，影响 T4 的测定。

在患者经肝素治疗时体内存在非酯化脂肪酸（NEFA）增加的可能，一些检测 FT4 的方法很容易受到 NEFA 的影响。

外周甲状腺激素抗体、异嗜性抗体，特别是人抗鼠抗体和类风湿因子都是甲状腺激素分析中重要的干扰因子。自身抗体会引起分析特异性干扰，类风湿因子和异嗜性抗体都会引起方法特异性的干扰。

二、三碘甲状腺胺酸

（一）生理和生化

血液循环中 T3 大约 80%来源于甲状腺激素代谢形成，20%是由甲状腺直接分泌而来。T4 激素前体含有四个碘原子，两个在其“外部”的酚醛环，两个在其“内部”的酪氨酰环。甲状腺素通过在外周组织脱碘作用，从外环移去一个单一的碘原子将它转化为更具有生物活性的 T3。血液循环中的 T3 主要是通过这一活化途径而来的，因此 T4 与 T3 的比例对临床有参考价值。虽然 TSH 抑制是原发性甲状腺功能亢进最敏感的单一指标，但血清 T4 和 T3 测量也有助于评估对治疗的反应。在治疗早期尤其如此，因为 TSH 分泌可能需要数月时间才能恢复。血清 T4 和 T3 之间的不一致的变化趋势经常作为治疗甲状腺功能紊乱的参考指标。

机体中具有生物活性的甲状腺激素主要是 T3。许多代偿机制在碘缺乏或早期甲状腺功能减退症的情况下协同工作，以保持 T3 的生物活性和浓度。碘是甲状腺激素的主要组成部分，当饮食中的碘摄入量低于 100μg/d 时，甲状腺激素的合成被破坏。在缺碘状态下，这些代偿机制增加了甲状腺球蛋白的 MIT 与 DIT 的比率，从而导致甲状腺激素 T4 与 T3 的比率的降低，同时也增加了外周组织 T4 向 T3 的部分转化。甲状腺功能减退症中甲状腺激素的碘化作用改变与碘缺乏的情况一样，在外周组织中，T4 到 T3 的部分转化过程被增加，导致血清 T4 与 T3 的比率下降。这就解释了为什么在轻度或早期甲状腺功能减退时血清 T3 浓度是在正常范围内的。碘缺乏或早期甲状腺功能减退症患者的甲状腺激素水平都是发生同样的变化，即 T4 向 T3 转化增加和 T4 的减少，这是为了在早期甲状腺功能不全的情况下维持正常的血清 T3 浓度。因此，血清 T3 的测量对甲状腺功能减退的诊断没有帮助。

T4 和 T3 激素由 TBG、TPBA 和白蛋白来输送，循环总 T3 中大约 0.2%~0.4%在未结合或游离状态下是平衡的，这些激素的游离部分在大多数个体中是与功能性甲状腺的状态相关的。

正常水平的甲状腺结合蛋白和游离 T3 是与总 T3 水平相联系的，当总 T3 的水平由于甲状腺激素结合蛋白的变化，尤其是 TBG 的改变或者低的白蛋白浓度而发生改变时，游离 T3 的测量是非常有意义的，游离 T3 水平的升高（T3 中毒）仅仅发生于大约 5%的甲状腺功能亢进中。

（二）参考范围

采用不同检测方法以及不同厂商试剂的 TT3 和 FT3 参考范围均有所不同。

成人 TT3：0.58~1.59μg/L（CLIA 法），1.3~3.1nmol/L（ECLIA 法）

成人 FT3：1.71~3.71ng/L（CLIA 法），3.1~6.8pmol/L（ECLIA 法）

（三）临床意义

由于 T3 不如 T4 与蛋白的结合能力强，FT3 的测定值比 TT3 的测定具有较小的临床应用价值，而且 FT3 与 TT3 之间不具有明显的相关性，在评估甲状腺代谢状态时需要同时测定 TT3 和 FT3。

甲状腺功能亢进开始时，T3 水平一般升高很快，约为正常范围的四倍，且早于 T4。Graves 病治疗前的高血清 T3 是甲亢治疗停药后高复发率的敏感指标。在 Graves 病治疗过程中血清 T3 可用于监测疗效。在甲状腺肿使用左甲状腺素治疗或甲状腺手术后治疗过程中，TT3 或 FT3 结合 TSH 检测可用于监测患者是否用药过量。

TT3 和 FT3 用于甲亢的诊断、鉴别、病情评估和疗效监测的临床意义较大，而用于甲减的诊断意义较小。主要原因是在甲状腺功能减退开始时，T4 浓度下降早于 T3，且 T4 向 T3 转化增加，通过代偿机制机体维持正常的血清 T3 浓度。

血清 TT3 的测定对临床诊断的重要性在于对甲状腺功能紊乱的鉴别诊断。Graves 病和毒性结节性甲状腺肿引起甲状腺功能亢进时，T3 水平显著升高，且早于 T4。此外，血中 T3 水平较 T4 显著升高还见于 T3 型甲亢（如功能亢进性甲状腺腺瘤、缺碘所致的地方性甲状腺肿和 T3 毒血症）。亚急性甲状腺炎、甲状腺结合球蛋白结合力增高症和过量使用甲状腺制剂治疗等患者，血中 T3 水平也明显升高。慢性甲状腺炎、甲状腺结合球蛋白结合力下降、黏液性水肿、呆小症和低 T3 综合征等患者血中 T3 水平显著降低。

甲状腺功能亢进、Graves 病和桥本甲状腺炎等患者血中 FT3 水平显著升高。缺碘时一些代偿机制会引起血中 FT3 水平升高。甲状腺功能减退、低 T3 综合征、黏液性水肿和晚期桥本甲状腺炎等患者血中 FT3 水平明显降低。

（四）影响因素

妊娠时可引起血中 T3 水平升高。重症非甲状腺疾病引起低 T3 综合征时，由于 T4 向 T3 的转化减少而导致血中 T3 水平下降。一些药物（如丙醇、糖皮质激素、胺碘酮）引起血中 TT3 水平下降。糖皮质激素、苯妥英钠、多巴胺等药物治疗时患者血中可出现 FT3 水平下降。通过肝素治疗的患者血中 FT3 水平升高。许多患有血管瘤的儿童和患有血管或纤维性肿瘤的成年人由于肿瘤体积负荷大导致消耗性甲状腺功能亢进症，患者血中 T3 水平升高，但肿瘤切除后 T3 水平恢复至正常范围。转移性甲状腺滤泡癌患者存在血清 T4 与 T3 的比率降低的现象，这种异常的检测结果会随着肿瘤切除而恢复正常，由此区分病理相似的疾病。

外周甲状腺激素抗体、异嗜性抗体，特别是人抗鼠抗体和类风湿因子都是甲状腺激素分析中重要的干扰因子。自身抗体会引起分析特异性干扰，类风湿因子和异嗜性抗体都会引起方法特异性的干扰。

三、促甲状腺激素

（一）生理和生化

促甲状腺激素（TSH）是来源于腺垂体促甲状腺素细胞的一种糖蛋白，人促甲状腺激素分子量 28~30kD，并含有约占分子重量 15%的共价结合寡糖侧链。TSH 由两个非共价键结合的亚基组成，即 α 亚基、β 亚基。含有 92 个氨基酸的 α 亚基与促卵泡素（FSH）、黄体生成素（LH）和人绒毛膜促性腺激素（hCG）三种糖蛋白激素相似。包含 112 个氨基酸 β 亚基为 TSH 所特有，是其功能亚基。甲状腺激素细胞专职合成和分泌 α 亚基和 β 亚基，它的功能受一些垂体转录因子影响，促甲状腺激素基因表达也受垂体转录因子的调

控。促甲状腺激素细胞胚胎因子调控β亚基基因的表达。促甲状腺激素的分泌半衰期是30分钟。TSH主要通过两条途径促进甲状腺细胞的生长,一是TSH通过与甲状腺滤泡细胞表面促甲状腺激素受体(TSH-R)亲和力不同选择性结合,激活腺苷酸环化酶,从而使蛋白激酶A增加,继而导致环磷酸腺苷(cAMP)增加,促进了T4和T3的合成和释放;二是TSH可能通过激活磷脂酶促进甲状腺细胞的生长。TSH也促进甲状腺的功能和许多代谢过程。TSH抵抗即TSH-R的失活突变可能引起甲状腺功能减退,高功能腺瘤甲状腺功能亢进并抑制血清TSH也可能是TSH-R的突变导致的。血浆中的TSH不与血浆蛋白结合,它的分泌主要受甲状腺激素(T3和T4)的反馈调节(能够将T4转换成T3参与负反馈调节)以及下丘脑分泌的促甲状腺激素释放激素的调节,血清TSH水平还受自身合成的影响,是综合影响的结果。TSH受TRH调节所达到的峰值与TSH的基线水平是成比例的。TSH的分泌具有昼夜节律性,午夜后2~4小时达高峰,之后逐渐降低,早上8时达最低点(有时下午可能更低),睡眠、酒精摄入会使峰值降低,随着年龄增长昼夜节律减弱。TSH以2~3小时为周期呈脉冲式分泌,振幅很小。

(二)参考范围

TSH的分布呈非正态分布,使用的方法不同以及不同厂商的试剂参考范围不同。

成人:0.34~5.60mIU/L(CLIA),0.27~4.20mIU/L(ECLIA)。

不同年龄阶段参考范围不同,在婴儿和儿童阶段表现得更明显。与年轻人相比,随着年龄的增长,有更多的老年人TSH水平处在正常范围内的高水平。

(三)临床意义

1. 血清TSH与甲状腺功能的评估　门诊筛查无症状的甲状腺疾病,轻度/亚临床功能障碍,单纯TSH水平不足以诊断中枢性甲状腺功能减退症。

TSH是甲状腺功能的初筛试验,也是检测甲状腺功能紊乱的首选项目,干扰其检测的因素比甲状腺激素少,可敏感地反映组织中甲状腺激素的状态,但同时也受到下丘脑和腺垂体功能的影响。在甲状腺功能紊乱的早期阶段,血清TSH异常先于甲状腺激素水平异常。TSH与FT4水平呈负相关,变化程度可达指数级,可反映FT4的微小变化,尤其适用于甲状腺功能的早期检测。TSH在参考范围内时,还需要结合临床决定是否还需进一步检查。TSH联合TRH可以用于区分垂体病变和下丘脑病变引起的甲状腺功能减退。

(1)原发性甲状腺功能减退:甲状腺激素分泌减少,TSH分泌增多。地方性甲状腺肿流行或某些严重缺碘的地区,由于甲状腺素分泌减少,TSH也可能上升。大多数原发性甲状腺功能减退的患者TSH的昼夜节律消失。TSH水平高于30IU/L被认为是轻度甲状腺功能减退。

(2)原发性甲状腺功能亢进:由于T3、T4水平升高,TSH水平下降甚至检测不出,在TRH调节后TSH也不增加。甲状腺功能亢进患者接受^{131}I治疗后也可能出现TSH升高。

(3)继发性甲状腺功能紊乱的患者根据其原发病变部位的不同,TSH水平变化不同,此时应与FT4联合检测。当垂体功能严重受损,TSH水平不升高,当下丘脑病变导致中枢性甲状腺功能减退时,理论上血清TSH对促甲状腺激素释放激素TRH有反应,但实际上经常不能有明确的反应。

(4)联合甲状腺激素(T3、T4、FT3、FT4)评估甲状腺激素耐受,这些激素浓度均上升可能提示甲状腺激素耐受。

2. 左甲状腺素制剂替代治疗的监测　TSH作为刺激甲状腺滤泡上皮细胞生长的滋养因子,是刺激甲状腺球蛋白释放的最重要因素,可利用术后左甲状腺素(LT4)降低TSH水平从而减少Tg的释放,这是治疗乳头状癌、滤泡状癌等的最理想方法。TSH抑制治疗时血清TSH的最佳水平尚不确定。不同水平TSH对于甲状腺癌复发和死亡的风险抑制程度不同,因此需要根据每个患者情况规定LT4的使用剂量,以使TSH的水平达到恰当的个体治疗水平,而通过TSH的检测来调节LT4的使用剂量使TSH维持在合适的范围内。对于已知有残留癌组织或高复发风险患者,NCCN指南建议TSH水平维持在低于0.1mU/L的范围内;对于低风险患者和处于缓解期对初始治疗有极好反应的患者,推荐TSH水平为略低于或略高于参考范围下限;对于有生化证据,但没有疾病的结构性证据的低风险患者(例如,Tg阳性,但显像阴性),维持TSH水平在0.1~0.5mU/L;无病生存若干年的患者可将TSH水平维持在参考范围内。

3. 血清TSH与甲状腺术前评估　对于所有甲状腺结节患者,NCCN和ATA指南都建议首先测量血清TSH水平和做甲状腺和颈部的超声。TSH的检测可以帮助排除甲状腺功能紊乱,如果血清TSH低,需要进行确证试验并考虑进行放射性核素显影检查以判断是甲状腺功能亢进还是甲状腺功能紊乱。若TSH正常或升高,确诊为甲状腺肿,则不需要连续监测TSH水平。虽然TSH和甲状腺球蛋白对于甲状腺癌的筛选无用,但是数据表明高TSH水平与甲状腺结节患者患分化型甲状腺癌的风险增加是相关的。ATA指南还指出甲状腺结节直径大于 1cm 或^{18}F 氟标记脱氧葡萄糖正电子发射断层扫描发现弥漫性或局灶性显像剂摄取，应检测血清 TSH 水平。若血清 TSH 低下，放射性核素甲状腺扫描可以用来评估结节功能。TSH 降低的冷结节或温结节以及较高的血清 TSH 水平（即使仅在参考范围的上限），与甲状腺结节恶性肿瘤的风险增加以及晚期甲状腺癌有关，应对结节进行进一步评估。由于高功能结节通常不是恶性肿瘤，没有必要进行细胞学评估。如果出现临床或亚临床甲亢，需要进行额外的评估。

由于滤泡性腺瘤（即良性）与滤泡性病变在诊断上存在重叠现象，因此对滤泡性病变患者检测血清 TSH 水平和甲状腺^{131}I 或^{99}Tc^{m} 核素显像可以帮助诊断自主摄碘能力或热结节的患者，从而使滤泡性腺瘤的患者免于手术。具有功能（冷或热）结节以及可疑的临床和超声特征应继续手术治疗，TSH 升高或正常并且细胞学可疑滤泡或 Hürthle 细胞肿瘤的患者除非分子诊断测试预测恶性危险低，否则应根据患者意愿进行腺叶切除或全甲状腺切除术。

4. 血清 TSH 与甲状腺的术后随访　当甲状腺肿瘤患者通过停用甲状腺素或使用重组的人 TSH（rhTSH）提高 TSH 水平时若检测 Tg 水平会比服用甲状腺素时检测更敏感。通常，在随访期间补充甲状腺激素后再停药以增加血清内源 TSH 的浓度，充分刺激甲状腺组织使血清 Tg 升高可以检测有助于发现残余甲状腺组织或癌。然而，这样会导致症状性甲状腺功能减退。若患者继续进行甲状腺激素抑制治疗时可肌内注射 rhTSH 以提高血清 TSH 水平，从而刺激甲状腺摄^{131}I 和 Tg 释放以避免有症状的甲状腺功能减退。TSH 是甲状腺嗜酸性细胞瘤、甲状腺乳头状癌、甲状腺滤泡状癌的术后检测和随访监测指标之一，其结合超声检查结果可判断是否需要进行其他影像学检查。

5. 血清 TSH 与甲状腺^{131}I 治疗　TSH 可以刺激正常甲状腺滤泡上皮细胞和 DTC 细胞摄取^{131}I，因此清甲治疗前要提高血清 TSH 水平，当 TSH>30mU/l 时，DTC 细胞对^{131}I 的摄取明显升高。

（四）影响因素

1. 标本的保存与 TSH 的检测　储存 TSH 检测标本要在适当的温度条件下，以保证结果的稳定性，不同检测方法在不同温度条件下稳定的时间不同，需要根据试剂厂商要求储存标本，同时要避免标本反复冻融。

2. 异嗜性抗体与 TSH 的检测　目前免疫检测使用小鼠单克隆抗体可能导致患者体内产生特异的抗小鼠丙种球蛋白抗体以及广泛反应抗体，这些异嗜性抗体可能会影响检测结果。异嗜性抗体对结果的干扰是不确定的，使用不同的检测方法时可导致结果偏高或偏低。此外少数病例中极高浓度的链霉亲和素或钌抗体和待测物特异性抗体、自身抗体的存在也会干扰检测结果，其中自身抗体可能导致 TSH 意外升高。

3. 甲状腺治疗中 TSH 的变化　在甲状腺治疗中，TSH 的水平会受影响，因此要在正确的时间段采血以减少治疗干扰，如左甲状腺素维持 TSH 在低位时血样采集应在末次服药 24 小时后，而接受高剂量生物素治疗的患者的血样采集要在末次治疗 8 小时后。对于患有不同甲状腺疾病的患者，治疗后 TSH 的变化受到不同的调控。对于有黏液性水肿患者，存在垂体损伤，当给予小剂量的 T4 治疗时，可能由于负反馈调节受到影响，TSH 水平开始时没有下降反而在几周后逐渐上升，但随着 T4 剂量的增加，血清 TSH 水平降低。对于甲状腺功能减退严重导致垂体增生的患者，使用大剂量 T3 后血清 TSH 迅速降低。对于正常甲状腺功能和甲状腺功能减退患者，撤回 T4 治疗通过负反馈调节使血清 TSH 逐渐升高。而有显著临床甲亢的患者，接受抗甲状腺药物治疗后血清 TSH 并不升高，即使治疗造成甲状腺功能减退，TSH 仍保持不变，这是由于疾病本身对血清 TSH 有很强的抑制作用。在使用左甲状腺素治疗时，若治疗不当，如剂量不合适，TSH 甚至会升高。严重的甲状腺疾病和手术等因素能通过多种机制下调血清 TSH。

4. 影响 TSH 分泌的因子和药物　药物和一些其他的因子会促进或抑制 TSH 的分泌，在对 TSH 结果分析时应考虑到这些影响（表 10-1-1）。

表 10-1-1　影响 TSH 分泌的因子和药物

使 TSH 升高的因子	TRH、冷暴露、肾上腺素、瘦素、甲基苯丙胺、神经肽精氨酸加压素、胰高血糖素样肽-1，甘丙肽
使 TSH 降低的因子	T3、T4、多巴胺、禁食、皮质醇、生长抑素、胆囊收缩素、促胃液素释放肽和神经肽 Y、维 A 酸、促炎细胞因子（肿瘤坏死因子、白介素-1、白介素-6）、类视黄醇 X 受体激动剂、手术应激反应
使 TSH 升高的药物	锂、胺碘酮、酪氨酸激酶抑制剂舒尼替尼、镇静剂沙利度胺、硫酸亚铁和碳酸钙、胆汁酸螯合剂胆苯烯铵
使 TSH 降低的药物	高剂量多巴酚丁胺、奥曲肽、二甲双胍、糖皮质激素与贝沙罗汀

5. 特殊人群TSH的变化　新生儿的TSH水平较高，需使用特定的参考范围。妊娠期，甲状腺和垂体功能较差，由于人绒毛膜促性腺激素（hCG）和TSH结构上的同源，因此高浓度hCG可能导致妊娠妇女的TSH显著减低或无法检测，因此无法有效地评价甲状腺的治疗效果，应使用可靠的妊娠期的TSH参考区间。

中枢性甲减的患者血清TSH水平可能正常。

妊娠妇女、口服避孕药的妇女、老年人、亚临床甲减以及对甲状腺激素耐受神经内分泌系统异常的神经疾病患者和需加强治疗的重症监护患者等可存在TSH水平与甲状腺激素水平不一致的情况。

DTC在女性中的发病率高于男性中的发病率，这与女性体内雌激素水平有关，但其中的作用机制尚不完全清楚。研究已证实，雌激素可能通过间接途径作用于甲状腺，促进甲状腺肿瘤发生：女性雌激素的变化比男性显著，这种变化可作用于垂体，促使垂体释放TSH，雌激素的水平升高可促使TSH水平增高，但目前尚不明确雌激素是否直接作用于甲状腺。

此外，DTC细胞甲状腺球蛋白的基因表达也受雌激素正向影响，甲状腺癌患者体内性激素水平的相关研究可能对评价甲状腺癌的预后，以及疾病的预防、治疗以及随访有重要的作用。

6. TSH的昼夜节律与TSH的检测　TSH在白天的变化幅度较小，且TSH变化的峰值在一天内的最大值约为最小值的2倍，因此对于临床样本的检测可以忽略昼夜节律的影响。

第二节　甲状腺肿瘤标志物检测

一、甲状腺球蛋白和甲状腺球蛋白抗体

（一）生理和生化

甲状腺球蛋白（thyroglobulin，Tg）是一种由甲状腺滤泡上皮细胞合成的糖蛋白。成熟蛋白为二聚体，由两个330kD的单体组成，是甲状腺激素合成的基质。Tg基因位于8号染色体长臂（8q24），包含48个内含子。甲状腺球蛋白分子中含有132个酪氨酸残基，但只有少数是用于T4和T3的合成，在甲状腺过氧化物酶和碘的作用下，在滤泡腔的顶端膜区域经碘化作用形成单碘酪氨酸和双碘酪氨酸，在此基础上与甲状腺激素结合后释放入滤泡腔，并以胶质的形式贮存T3和T4。机体利用甲状腺激素时，Tg以囊泡的形式通过胞饮作用从胶体进入甲状腺细胞，经溶酶体水解、释放甲状腺激素后可重新用于结合甲状腺激素，释放出T3、T4等分子后，Tg被蛋白水解酶水解，未被水解的Tg通过甲状腺淋巴系统进入血液，至肝脏被清除。通过脱碘作用使碘被循环利用。在正常生理条件下，绝大部分存在于甲状腺滤泡胶质中，循环血中只存在少量的Tg。当甲状腺体受到刺激，部分Tg释放入血液中，使其浓度较正常明显升高。最重要的Tg生理性释放的刺激因子是TSH，除此之外，甲状腺体内碘缺乏及甲状腺刺激性免疫球蛋白等也可刺激Tg的产生。甲状腺乳头状癌的Tg分子与正常甲状腺Tg相比，在理化性质及免疫学特性中都有很大差别，这些差异导致起源于肿瘤的Tg分子在转录后加工过程存在缺陷，从而导致这些Tg分子形成异常的三级结构，由于Tg分子抗原决定簇是立体异构的，分子中的三级结构发生任何改变，都会破坏Tg的免疫学特性，从而影响免疫方法对它的检测。Tg的半衰期取决于其末端唾液酸含量，一般约为3天。有时一些肿瘤负担严重的患者的血清Tg水平可能非常低，甚至难以被检测到，这可能与Tg在不同肿瘤中的代谢率不同有关。所有刺激或抑制甲状腺腺体活动和激素分泌的因素都可以影响Tg的合成和分泌。生理情况下促甲状腺激素（TSH）是Tg产生和释放的最重要调节因子。

甲状腺球蛋白抗体（thyroglobulin autoantibodies，TgAb）由甲状腺B淋巴细胞分泌，是甲状腺球蛋白的自身抗体，能结合补体，主要存在于免疫性疾病患者体内。TgAb大部分属于IgG类免疫球蛋白，可通过抗体依赖细胞介导的细胞毒作用破坏甲状腺细胞，还可以影响Tg的摄取和加工，影响甲状腺球蛋白T细胞抗原决定簇的产生和递呈，从而引发和影响自身免疫反应（AITD），可催化Tg水解，降低机体对Tg的自身免疫反应，甚至当Tg含量过多时还可以造成全身蛋白分解和组织损害。TgAb阳性者女性多于男性，也可在健康人中检测到TgAb。

（二）参考范围

成人Tg：CLIA法：1.15～130.77μg/L；ECLIA法：1.4～78.0μg/L。Tg检测参考值范围通常从甲状腺功能正常的TgAb阴性人群中建立，此范围仅与甲状腺完整患者有关，并不适用于术后分化型甲状腺癌（DTC）管理。对于甲状腺手术的患者应根据TSH影响和甲状腺手术情况等做出调整。此外采用不同检测方法的Tg参考范围有所不同。

TgAb：CLIA 法：成人<4IU/ml 或 ECLIA 法：<115IU/ml（青春期者、妊娠妇女、儿童不适用）。使用的方法不同以及不同厂商的试剂参考范围不同。

（三）临床意义

1. 血清 Tg 与甲状腺良性疾病　Tg 的水平与甲状腺组织的发展有关，Tg 的合成障碍导致先天性甲状腺功能减退症。此外甲状腺功能低下伴血清 Tg 水平低或缺失可能提示甲状腺的完全缺失或不足，如存在甲状腺发育不全、甲状腺萎缩等。在急、慢性甲状腺炎症损伤引起 Tg 被释放到血液循环中而升高。产后甲状腺炎与放射性甲状腺炎患者血清 Tg 浓度升高。亚急性甲状腺炎出现与假性甲状腺毒症相似的表现，但后者的患者因 TSH 抑制造成 Tg 水平减低，而前者的患者 Tg 水平升高。对于甲状腺功能正常的甲状腺肿大患者，不同个体的 Tg 水平可能会有不同的变化。甲状腺功能亢进和 Grave 病以及甲状腺炎 Tg 可能会有不同程度的增高。

2. 血清 Tg 作为分化型甲状腺癌的肿瘤标志物　DTC 可引起血清 Tg 水平升高，除此之外结节性甲状腺肿、甲状腺组织炎症或损伤、甲状腺功能亢进症等甲状腺良性疾病及 TSH 刺激也可引起血清 Tg 水平升高，因此血清 Tg 并不是甲状腺癌的特异标志物，不能用其筛查分化型甲状腺癌。对于 Tg 水平高的甲状腺结节患者还须区分甲状腺结节的良恶性，并排除其他影响因素，因此 Tg 并不是甲状腺结节的常规检查项目。Tg 水平主要受甲状腺组织大小、TSH 受体数量等因素影响。若存在 DTC 远处转移灶可能造成甲状腺结节大小等临床特征与 Tg 的高水平不符。当切除甲状腺的 DTC 患者发生淋巴结转移，血清 Tg 浓度与淋巴结的质量和数量相关。

3. 血清 Tg 和 TgAb 与分化型甲状腺癌的初次术前评估　甲状腺术前的血清 Tg 水平可作为术前术后比较的基础，在相关指南中推荐术前检测 Tg 水平。部分 DTC 患者的循环血检测出 TgAb，且在一些患者中可持续高滴度存在，正常人群的血液中也可检测出 TgAb。DTC 患者血液中 TgAb 的临床意义尚不完全清楚，循环血中 TgAb 随着 Tg 的变化而变化，因此 TgAb 可以作为替代的肿瘤标志物。目前国内外指南推荐将血清 TgAb 作为 DTC 术后病情生化评估指标，甲状腺术前的血清 TgAb 水平可协同 Tg 水平作为术后评估治疗变化的基础。我国的专家共识中也建议术前选择同一厂商的试剂同时检测 Tg 和 TgAb 作为基线。

4. 血清 Tg 和 TgAb 与 DTC 的术后评估　全甲状腺切除术后，由于不存在甲状腺良性结节分泌的 Tg 的干扰，Tg 成为有较高的临床敏感度和特异性的、预示肿瘤残留和复发的重要的肿瘤标志物。Tg 水平特别低或无法检测出提示无残余肿瘤存在，高水平 Tg 水平则提示肿瘤的持续存在。甲状腺全部或近全切除术联合 ^{131}I 治疗的患者，在没有抗体存在的前提下，TSH 抑制或刺激疗法中检测不到 Tg 的存在属于无病生存状态。

当 DTC 患者进行过甲状腺全切除手术和（或）^{131}I 清除术后残留甲状腺组织后，部分患者血清 TgAb 转为阴性时，血清 Tg 可升高或仍保持低水平。甲状腺手术前若 TgAb 可被检测到，术后多数患者血清 TgAb 逐渐下降，无病生存的患者血清 TgAb 水平逐渐下降至不可检出。我国的专家共识指出在全甲状腺切除术后或经碘 131 清甲治疗后 3~4 周首次检测 Tg 和 TgAb，之后监测其变化趋势，进行动态风险分层，以调整治疗和随访方案。

5. 血清 Tg 和 TgAb 监测 DTC 复发和转移　DTC 术后随访和监测过程中，部分患者血清 Tg 升高变化与复发和转移相关，而其变化幅度往往高于初发的患者。甲状腺癌复发的 Tg 临界水平尚不清楚，此时一般 Tg 持续处于高水平或逐渐升高，Tg 水平对监测术后有无残留或复发有较高的敏感性和特异性，尤其是甲状腺全切后或残余物消融的患者。但是也有部分患者 Tg 水平受血清 TgAb 阳性干扰，而在不存在抗体干扰的情况下 Tg 具有更高的敏感性和特异性。NCCN 指南中指出若 TgAb 持久存在，或未刺激的血清 Tg 高于 5~10μg/L 的患者有较大的复发和转移风险，推荐术后 RAI 治疗。停用甲状腺激素或接受 rhTSH 刺激患者的 Tg 检测的敏感性和特异性升高。但个别接受抑制性甲状腺激素治疗的转移性甲状腺癌患者在 TSH 刺激下血液 Tg 仍难以被检测到，因此监测 Tg 需要非常高灵敏度和精密度的方法。NCCN 指南中提出使用当前的 Tg 分析，TSH 抑制时可检测到血清 Tg 水平的患者和 TSH 刺激时 Tg 水平高于 2μg/L 的患者有残留或复发性疾病可能性较大。如果是持续性和复发转移性的疾病，TgAb 水平升高。相关指南指出，甲状腺切除和 RAI 消融治疗后 TgAb 持续升高 1 年以上表明甲状腺癌组织的残留和复发风险可能增加。随访时应使用同一份血清评估 Tg、TgAb 变化的趋势。持续检测不到血清 Tg 和 TgAb 的患者与可检测到的患者相比，无病生存期更长。TSH、Tg、A-Tg 作为随访指标，结合超声检查结果判断是否继续随访或进行其他影像学检查。我国的专家共识认为，监测术前 TgAb 阳性的患者的 TgAb 水平是非常重要的，其水平持续下

降提示疾病缓解，其水平持续上升怀疑疾病复发，其水平持续不变则无法确定疾病状态。

6. 血清Tg监测与DTC治疗效果的评估 Tg水平下降程度是代表DTC的手术治疗、放疗或化疗治疗效果的重要标志。对行全甲状腺切除并清甲治疗后的患者，检测血清Tg结合颈部超声和全身^{131}I影像学可发现是否有复发或残留的疾病，且应该定期测量血清Tg。NCCN指南建议^{131}I消融治疗后，若超声结果阴性，刺激Tg<2μg/L(TgAb阴性)，并RAI全身扫描阴性考虑每年进行非刺激性Tg的检查和定期进行颈部超声检查。若疾病复发，则考虑TSH刺激实验或其他影像学检查。Tg结合^{131}I扫描可以帮助识别干扰因素造成的假阳性或假阴性。TSH能够刺激甲状腺细胞分泌甲状腺球蛋白，其变化同Tg变化相关，在甲状腺素治疗期期间和停药期间，以及rhTSH时应采用不同的Tg临界值。大多数使用甲状腺素替代疗法的患者检测Tg可免除常规进行的全身扫描检查。

7. TgAb在非肿瘤疾病的应用 甲状腺功能紊乱者常常TgAb浓度升高，慢性淋巴细胞浸润性甲状腺炎患者、Graves病患者、桥本甲状腺炎、原发性黏液性水肿患者TgAb的阳性率不同。在非甲状腺疾病如1型糖尿病、艾迪生病患者中TgAb也有一定的阳性率。TgAb的一个重要意义是辅助诊断自身免疫性甲状腺炎，在自身免疫性甲状腺炎时升高。可与甲状腺超声检查结果结合用于判断血清TgAb明显升高的患者是否合并慢性甲状腺炎，动态监测其病变。健康人中也有部分人被检测到TgAb浓度升高。

8. TgAb与甲状腺球蛋白浓度的检测 Tg的检测方法主要采用基于抗原抗体结合的免疫检测方法，使用的配体为异种免疫体产生的TgAb，因此有些患者血清中存在的TgAb对Tg检测结果形成不同程度的干扰，从而使结果呈假阴性或假阳性，即使低水平TgAb也可能会干扰RIA。在当前的免疫分析技术条件下，Tg的结果主要受高浓度的TgAb影响。因此对于含有高浓度TgAb的样本应识别TgAb的干扰。

9. 细针穿刺洗脱液中Tg检测与转移性淋巴结的判定 DTC常发生颈部淋巴结转移，有无淋巴结转移不仅是DTC不同分期的主要依据，而且与DTC的治疗密切相关。对于超声、CT等影像学检查难以明确诊断的可疑淋巴结转移，临床上可采用超声引导下细针穿刺(FNAC)进行病理学诊断。目前，使用FNAC进行淋巴结洗脱液Tg水平检测是一种重要的辅助诊断方法，其临床价值主要体现在当淋巴结细胞学证据不足，难以分析阳性淋巴结的来源或影像学结果同细胞学诊断出现分歧等情况时，Tg的含量升高能提示其特异性分泌来源甲状腺滤泡上皮细胞的存在，FNAC联合洗脱液Tg水平的检测提高了诊断的敏感性。ATA指南认为可以考虑测定FNAC洗脱液中Tg水平评估可疑转移性淋巴结。我国的专家共识中推荐将FNAC洗脱液中Tg的测定作为术前可疑转移性淋巴结的辅助判定手段。

(四)影响因素

1. 免疫检测方法与Tg的检测 通过免疫测定法检测Tg时，不同厂商试剂盒使用的抗体特异性的差异造成检测结果间可能存在一定差异，应使用同一厂商的试剂盒进行检测和对患者病情监测，检测时还应避免高剂量Hook效应的发生。

对于甲状腺球蛋白水平升高的患者，TgAb的存在会干扰甲状腺球蛋白的分析，因此NCCN指南中指出检测甲状腺球蛋白时必须识别TgAb。同时检测TgAb是准确检测Tg的重要条件。在使用不同的检测方法时，TgAb对Tg的检测结果造成的影响可能不同，干扰的方向是不一定的。自动化免疫分析法(IMA)检测Tg方便快捷，但是IMA主要检测血清中游离Tg，而放射免疫分析法(RIA)主要检测总Tg，包括游离Tg和Tg-TgAb复合体中的Tg，因此首先要用特异性高的免疫学方法检测血清中是否存在TgAb从而选择免疫检测方法。IMA的方法可能会引起Tg结果假阴性或偏低，容易造成疾病的漏诊，因此现在的指南指出TgAb存在的情况下，不推荐使用IMA方法检测Tg。如果不存在TgAb，则使用IMA主要检测血清中Tg，如果血清中存在TgAb，对RIA的干扰较小，选RIA检测Tg则更加准确。Tg/TgAb的复合物的清除率增强可能是造成在Tg存在的情况下TSH兴奋试验中Tg阴性反应或反应迟钝的原因。

外源Tg回收实验常被用来筛选TgAb，然而其方法存在一些限制因素影响结果可靠性，因此新的指南已不建议采用此方法。

2. 标本的保存与Tg的稳定性 标本在不同温度条件下稳定的时间不同，20℃可稳定48小时，2~8℃稳定3天，-20℃稳定1个月。

3. 妊娠与Tg的水平 人绒毛膜促性腺激素(hCG)和TSH在结构上有一定的同源性，妊娠早期hCG浓度高刺激甲状腺组织使Tg分泌增加，是Tg的刺激因子之一。血清Tg变化幅度与刺激因子的类型有关。TSH兴奋试验可使血清Tg浓度大幅增加，而TSH受甲状腺素抑制导致血清Tg

减少。非 DTC 患者妊娠相关 Tg 升高最小,低血清 Tg 的妊娠 DTC 患者 Tg 小幅增加,通常产后 Tg 下降到基线。

4. TSH 水平与 Tg 的水平　TSH 是刺激 Tg 释放的重要因素,残余物的消融也需要 TSH 刺激。血浆 Tg 浓度可通过给予甲状腺激素而抑制。通常血清 Tg 受 TSH 刺激升高到基线以上 5~20 倍。因此血清 Tg 经常在甲状腺激素撤退或使用 rhTSH 的情况下进行测量来分析其敏感性和特异性。通常情况下,慢性内源性 TSH 刺激对血清 Tg 增加的刺激程度高于 rhTSH 刺激。由于个体中存在手术残留物的大小和肿瘤对 TSH 敏感性的差异,Tg 水平的阈值难以确定。目前的指南认为 TSH 刺激的 Tg 测试不如超声检测小淋巴结转移敏感,在肿瘤病灶很小或一些远处转移的病例,TSH 刺激 Tg 可能不能升高到 1.0μg/L 以上。肿瘤的去分化,HAMA 或 TgAb 干扰会造成 TSH 刺激受损,不能作为反映 TSH 刺激的合适指标。

5. 甲状腺的损伤与 Tg 的检测　任何来源的甲状腺损伤包括甲状腺手术、RAI 治疗或甲状腺炎都可升高血清 Tg 浓度。损伤的类型决定了 Tg 随时间变化的曲线,甲状腺切除术和细针穿刺细胞学检查(FNAC 后 Tg 水平在几小时内升高后快速下降;RAI 治疗后 Tg 在几天到几周时间内相对缓慢升高;当患有与甲状腺炎相关的炎症时,血清 Tg 上升最慢。

6. 样本类型及稳定性与 TgAb 的检测　若用血浆样本检测时,推荐使用肝素-Na、EDTA 作为抗凝剂,避免使用肝素锂或枸橼酸抗凝剂。反复冻融会影响样本稳定性,不同温度下样本稳定时间不同,2~8℃储存稳定可保存 3 天,-20℃存放可稳定 1 个月。

7. 免疫检测中的干扰　少数病例中极高浓度的链霉亲和素或钌抗体等会干扰检测结果,此外接受高剂量生物素治疗会干扰免疫反应,因此患者的血样采集要在末次治疗 8 小时后。

2000ng/ml 以上 Tg 浓度可导致抗 TgAb 浓度假性升高。由于 TgAb 的异质性会产生非线性稀释,因此不可稀释高浓度样本。

二、降钙素

(一)生理和生化

降钙素(calcitonin,Ct/Ctn)是一种多肽类激素,其合成和分泌的主要部位是甲状腺滤泡旁细胞(C 细胞),C 细胞所有成熟转录物中约 95% 是 Ct。成熟的降钙素由 32 个氨基酸组成,由氨基酸前体蛋白的前降钙素原经过翻译修饰而成,其中由一个二硫桥连接其第一位和第七位,在羧基末端连接一个脯氨酸,这一结构对其生物学功能有非常重要的意义。降钙素基因位于第 11 号染色体短臂上,由六个外显子组成,降钙素是通过剪切和组合转录的 mRNA 的前 4 个外显子产生的,同时还经选择性剪切 1-3 号外显子和 5-6 号外显子将其拼接起来产生了一个降钙素基因相关肽(CGRP),CGRP 是组织特异性表达的第二基因产物,在 C 细胞中优先表达 Ct。甲状腺髓样癌(MTC)细胞源于 C 细胞也可合成和分泌 Ct,此外胸腺等组织也能合成少量的 Ct,Ct 的半衰期为 10 分钟。

Ct 在体内的分泌受钙浓度影响,同时参与人体内钙的调节。血浆中升高的钙可以激发 Ct,反之,钙浓度降低会使 Ct 受到抑制。这其中可能的调节机制为 C 细胞胞内的钙浓度和 C 细胞内的钙敏感受体之间的作用,糖皮质激素、促胃液素等也能够刺激 Ct 的合成和分泌。Ct 的主要生理作用是调节钙离子浓度,和骨化三醇(1,25-OH-维生素 D3)、甲状旁腺激素等共同维持体内钙离子的平衡。骨细胞上特异的 Ct 受体可作用导致 Ca 浓度的降低。C 细胞还能够分泌生长抑素抑制降钙素的分泌。Ct 和钙的相互作用仅维持一个短暂的周期。

大部分 MTC 患者血清中降钙素水平高于未患 MTC 人群,表现在基础的和五肽促胃液素或钙激发的 Ct 浓度增加。在循环血中可以检测到成熟 Ct 单体,几个其他亚型、前体和代谢产物,而在 MTC 患者中可检测到聚合型和单体型降钙素。Ct 单体的检测使得 Ct 免疫反应性的异质性路径能够被所使用的测定系统清楚地分离出来,从而为诊断提供可靠的信息。

五肽促胃液素激发试验:五肽促胃液素可明显提高甲状腺髓样癌或 C 细胞增生患者的 Ct 水平,钙、奥美拉唑也可以用于激发 Ct,作为不能应用五肽促胃液素激发试验患者的补充方法。五肽促胃液素或钙激发的血清 Ct 浓度高于截断值可能会改善 MTC 的诊断,这些激发方法都存在一定不足,例如某些情况下五肽促胃液素激发不可用,而钙激发的相关截断值的不确定,奥美拉唑激发实验存在低灵敏度等不足。

(二)分析方法

免疫分析法:IRMA(单克隆抗体)和 ILMA,CLIA 法。

(三)样本

血清或血浆(肝素或 EDTA 抗凝)

(四)参考范围

成人:10.1~120.0ng/L(CLIA 法)。需建立自己实验室

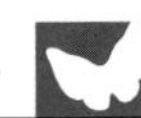

的参考区间或验证参考试剂盒内说明或文献中的参考区间后使用。

（五）临床意义

Ct是诊断和监测MTC既敏感又特异的标志物。MTC患者的Ct浓度显著增加，且表达程度与MTC分化程度有关。Ct可用于甲状腺髓样癌的诊断、手术计划、术后管理与预后评估。

血清Ct与MTC的筛查与鉴别诊断：

（1）血清Ct与MTC的鉴别诊断：甲状腺结节患者中MTC的发病率低，但是MTC恶性程度较高，生存率较低。降钙素能从甲状腺结节患者中筛查出早期的MTC患者，灵敏度优于影像学或其他筛查手段，大多数MTC患者血清降钙素明显升高。采用血清Ct检测手段能够鉴别诊断甲状腺结节中MTC，但血清Ct诊断MTC临界值尚不确定。通常认为Ct浓度10pg/ml以下的人群未患甲状腺疾病，对于怀疑是MTC患者，若基础Ct水平正常或升高则使用五肽促胃液素或钙激发，提高了Ct检测的敏感性，五肽促胃液素激发下Ct浓度高于500pg/ml或基础Ct水平高于100pg/ml则提示可能患有MTC。五肽促胃液素刺激试验和基础状态下的Ct值对MTC的诊断效能接近，高敏感性的基础状态下的Ct检测可以代替五肽促胃液素刺激试验。非分泌型甲状腺癌患者较罕见，不能用Ct和癌胚抗原（CEA）进行筛查。甲状腺髓样癌的定位：通过静脉导管获得颈部、纵隔等部位血样本，测定降钙素，有助于甲状腺髓样癌的定位。

（2）血清Ct与MEN2/遗传性甲状腺髓样癌家族的筛查：NCCN指南中指出美国并不推荐用Ct进行甲状腺疾病的筛查，但同时又强调血清Ct对家族性甲状腺髓样癌重要的筛查作用：MEN2患者，即遗传性多发性内分泌腺瘤综合征2型，又可分为MEN2A和MEN2B家族性甲状腺髓样癌。其中家族遗传性MTC来源于MEN2A。NCCN指南中指出可以对来自遗传性MTC家族的患者进行*RET*原癌基因突变检测以早期识别MTC。结合基础Ct水平和*RET*基因突变等患者检查结果可以帮助判断预防性甲状腺手术的时机。对于*RET*基因突变的MTC患者应每年进行一次嗜铬细胞瘤（MEN 2A和2B）和甲状旁腺功能亢进（MEN 2A）的筛查。若怀疑为MEN2A/家族性甲状腺髓样癌需要通过检测Ct和PTH评估甲状旁腺功能，对于甲状旁腺功能亢进和非亢进的个体采取不同的治疗方案，其中Ct水平小于40ng/ml的个体不太可能发生淋巴结转移，因此不需要进行预防性颈部清扫术。

（3）血清Ct检测与MTC术前诊断和评估：临床上确诊的MTC患者手术前Ct可较正常增高10~10 000倍，血清基础Ct水平与MTC癌灶大小以及肿瘤病灶侵犯颈部淋巴和发生远处转移的风险呈正相关。综合评价血清Ct水平，穿刺结果和影像学检查，有助于正确评价患者病情。我国的专家共识指出对确诊为MTC的患者，Ct可以反映MTC瘤的负荷水平，应参考其影像学及血清Ct值初步判断颈部淋巴结转移和清扫范围。通常无法通过传统的影像学检查检测到Ct水平在1000pg/ml以下的患者的肿瘤组织，对于这样的患者宜用选择性静脉导管插入进行血Ct检测。若经FNAC诊断为甲状腺髓样癌，应检测血清Ct水平，NCCN指南中指出MTC患者基础血清降钙素值大于1000pg/ml，而颈部和上纵隔没有明显的肿瘤迹象，则可能发生远处转移，转移的部位很可能是肝脏；若Ct水平小于400pg/ml，则基本不需要肝脏影像学检查。术前血清Ct对合理制订手术计划（选择手术方式及确定手术范围）以及改善MTC患者的预后有一定的指导意义，同时还可提示患者预后。对于血清Ct值低于30pg/ml的女性患者，以及低于60pg/ml的男性患者，建议通过超声和Ct基础水平对其进行随访。MTC术前Ct水平低于50pg/ml是预测最终治愈的一个指征。而血清基础Ct在临界值到60pg/ml之间时，提示有甲状腺C细胞增生或MTC可能，基础Ct水平高于60pg/ml高度提示患有MTC。轻微增加的Ct值的阳性预测值低，因此欧洲甲状腺协会建议“结节性甲状腺肿进行甲状腺外科手术前应考虑未受刺激的Ct浓度”，而美国甲状腺协会指南既没有建议也没有不建议该程序。NCCN指南对于仅CEA或Ct水平升高的情况，不推荐全身治疗。

（4）血清Ct与MTC术后病情评估：手术后Ct可能在数小时内下降，Ct水平低于术前或进行性下降提示病情好转。MTC患者血液中Ct半衰期平均3~5天，血液中Ct可能在术后两三个月才会达到最低点，因此应在术后两三个月检测Ct水平。全甲状腺切除术患者的Ct浓度不能恢复正常表明肿瘤摘除不彻底，血清Ct已经检测不到时，患者体内几乎没有MTC病灶存在，复发危险性也小。如果手术后基础Ct值在参考范围内表示患者的病情可能已缓解，若五肽促胃液素激发试验阴性，则提示生化治愈。持续高于正常的Ct或CEA水平提示持续性或复发性疾病，需要对疾病的程度进行评估。MTC术后血清Ct水平下降提示病情好转。NCCN指南中指出术后高降钙素血症患者的预后主要取决于初次手术时疾病的程度。术后降钙素水平高提示预后较差，而

NCCN 指南中指出当 Ct 稳定时，快速升高的 CEA 水平可能提示预后较差。

（5）血清 Ct 与 MTC 长期随访：血清降钙素的水平是 MTC 患者术后监测的重要指标，结果可能表明残余疾病的存在和残余组织体积大小，对 MTC 术后患者随访时主要关注患者血清 Ct 的动态变化。如果降钙素水平正常应在半年到一年内复检。NCCN 指南中指出若检测不到 Ct 且 CEA 正常，则每年检测。NCCN 指南中强调如果术后可以检测到血清 Ct 水平，则需进行影像学检查，升高显著时进行骨扫描等检查。若 Ct 水平高于 1000pg/ml 提示发生远处转移，在非全甲状腺切除术后，Ct 水平高于正常，尤其是持续升高者高度怀疑复发或转移。Ct 水平进行性增加或超声可疑或穿刺活检结果阳性时考虑手术。持续高于正常的降钙素或 CEA 水平提示持续性或复发性疾病，需要对疾病的程度进行评估。

降钙素倍增时间（DT）对甲状腺髓样癌患者具有预后价值，因为它与生存期肿瘤复发率相关。对于那些显著升高的降钙素或 CEA，可以进行额外的研究或更频繁的测试。尽管如此，敏感试验中检测不到基础降钙素水平，严重残留病灶的可能性很低。

ATA 指南中指出 Ct 和 CEA 水平可能保持稳定的高水平几年或可能表现出快速和进行性增加，可以通过一系列降钙素和 CEA 的检测，计算其 DT 更准确地评估标志物水平。降钙素 DT 对甲状腺髓样癌患者具有预后价值，因为它与生存期肿瘤复发率相关，需要至少在 6 个月的间隔检测 4 次以计算降钙素 DT。Ct 倍增时间是比 CEA 倍增时间更好的患者生存期的预测指标和独立预后因子。

（六）影响因素

尽管五肽促胃液素兴奋实验对怀疑 MTC、Ct 浓度正常或升高的患者有较高的价值，然而也不能保证 MTC 的存在。血清 Ct 水平受生理、药物等多方面因素影响，结果不能反映患者的真实情况，从而造成不适当的治疗如甲状腺切除或 MTC 漏诊，因此在进行 Ct 检测的同时要考虑到这些影响因素的干扰。

1. 生理性因素与 Ct 的检测　影响 Ct 浓度的生理性因素有年龄、性别、食物摄入和生活习惯，例如吸烟或饮酒。此外，一些研究发现血清 Ct 浓度的升高还可能与饮食、高胰岛素血症、高正常血清皮质醇、生理性节律、吸烟及酒精摄入有关。

性别、年龄、种族、饮食和生活习惯等生理因素影响血清 Ct 水平。女性低于男性，受五肽促胃液素激发后表现出的差别更明显，女性比男性增加的少，因此男性和女性参考范围不同。不同年龄阶段 Ct 的水平在不断地变化，6 个月以前水平较高，从 6 个月开始随年龄而逐渐下降，三岁接近正常水平。西班牙裔和白人妇女中发病率最高。此外不健康饮食引起的高胰岛素血症等以及饮酒和吸烟等不良生活习惯也能影响血清 Ct 水平。

2. 温度对免疫反应的干扰　实验室检测血清 Ct 应注意样本的保存温度。血样本在 20～25℃ 的室温下，Ct 浓度仅能稳定一两个小时，在 4～8℃ 储存时间可达 6 个小时。如果样本当天不能测定，应在-2～0℃ 冷冻保存，或者在冰冻状态下长期储存。可反复冻融 4 个周期。用免疫法测定时，不适当的血清样本储存条件可能会导致假阴性结果。

3. 其他疾病对 Ct 的影响　患有 MTC 或 CCH 时，循环血中 Ct 浓度升高，除此之外，慢性肾脏疾病（CKD）、慢性自身免疫性甲状腺炎、神经内分泌肿瘤、高促胃液素血症、高钙血症和肾功能不全等疾病也可能会使 Ct 浓度增加。乳腺癌、前列腺癌、肺癌等引起的异位内分泌综合征，白血病以及慢性炎症等疾病中也可见到 Ct 水平升高，胸腺等组织也可合成少量的降钙素。

不同疾病造成血清 Ct 浓度升高的机制不同。CKD 患者循环血中可能会由于肾对 Ct 的清除率降低造成 Ct 浓度升高。而促胃液素是一种合成和刺激 Ct 的强刺激物，高促胃液素血症的患者可能会抑制血清 Ct 的浓度。几种类型肺部或胃肠道神经内分泌肿瘤会升高 Ct 浓度。在慢性高钙血症状态 Ct 储量降低且 Ct 对钙激发试验的反应性变差，因此可能无法检测到 Ct 升高。

4. 药物对 Ct 浓度的影响　Ct 激发试验中所用的五肽促胃液素就是一种合成的促胃液素类似物，组胺 2 受体/PPI 药物在高促胃液素血症、恶性贫血、选择性胃迷走神经切除术和胃部手术时会抑制胃酸分泌，使内源性促胃液素水平升高，可刺激 Ct 水平升高，用组胺 2 受体、质子泵抑制剂（PPI）、糖皮质激素、β-阻滞剂、胰高血糖素、肠高血糖素和促胰酶素能导致血清 Ct 水平升高。在慢性使用糖皮质激素后，Ct 分泌较少，从而诱导骨质疏松。

5. 免疫分析中的干扰因素　嗜异性抗体是干扰免疫反应的重要因素，尤其嗜异性抗体也可能提高降钙素免疫测定免疫反应性，从而增加分析物浓度。加入正常小鼠 γ-球蛋白或者嗜异性阻断因子可以用于消除嗜异性抗体的干扰作用。

临床上常用免疫法测定降钙素,用免疫法测定时,尤其IRA这种旧的检测方法,若血清Ct浓度较高,抗体结合抗原的能力达到饱和时会产生钩状效应导致假性低结果,干扰临床判断,此时应对样本进行连续稀释检测直到获得稳定的定量结果。

此外降钙素分子的前体降钙素原与其本身的分子的结构相似,因此会与复合物产生交叉反应导致假性高结果。感染患者降钙素原会增加,在败血症患者中降钙素原对Ct有着明显的干扰作用。

三、癌胚抗原

(一)生化和生理

癌胚抗原(carcinoembryonic antigen,CEA)是一种可溶性的酸性糖蛋白,分子量为180×10^3kD,仅一条641个氨基酸的多肽链,其中碳水化合物含量为45%~55%,N末端有赖氨酸残基。编码CEA的基因位于19号染色体,CEA基因家族包含17个基因。CEA的天然功能尚不确定,可能与细胞的识别和黏附功能有关,在生理条件下,CEA在胎儿早期发育阶段表达于胃肠道上皮、肝脏和胰腺细胞,且能在3~6个月的胎儿血清中检测到,6个月后CEA的合成逐渐减少,而在出生之后水平与成年人一致。因此,健康的成年人血液中的CEA含量极低。最早CEA是从胎儿肠组织和结肠癌组织中分离的,但不仅存在于结肠直肠黏膜,同时也存在于各类正常上皮细胞之中,如阴道上皮,而一些起源于上皮细胞的肿瘤,尤其是内胚层来源的恶性肿瘤如结肠、直肠、食管、胃、肝和胰腺等,CEA的生成又可增加。非消化系统的一些肿瘤例如肺癌、甲状腺髓样癌、乳腺癌、卵巢癌等患者血清CEA水平也会有明显升高,一些良性疾病例如肝炎、胰腺炎CEA水平也可能上升。原发性结肠直肠癌及其肝转移灶中CEA的浓度最高。

(二)分析方法

免疫分析方法,包括ELISA、CLIA、ECLIA等,以ELISA最为常用。

(三)样本

血清或血浆

(四)参考范围

CEA≤5.0ng/ml(ELISA法、CLIA法),CEA≤3.4ng/ml(ECLIA法),使用不同检测方法,参考范围可能不同,建立自己实验室的参考区间或验证参考试剂盒内说明或文献中的参考区间后使用。

(五)临床意义

1. 血清CEA水平与肿瘤的辅助诊断 因某些肿瘤大量分泌CEA,使血清CEA水平升高,例如结肠癌患者CEA的阳性率为70%~90%,其他恶性肿瘤如胰腺癌、肝癌等都有一定的阳性率。然而某些良性肿瘤、炎症和退行性疾病(例如慢性肝炎、胰腺炎、结肠息肉、酒精性肝硬化)的患者和吸烟者CEA含量也会上升,但在非恶性疾病时,CEA的浓度通常不会超过正常参考范围上限的4倍。

除了在肿瘤患者中CEA有一定的阳性率,CEA的平均浓度随年龄增长可轻微升高,吸烟者的平均水平比不吸烟者高70%(约有30%吸烟者的CEA大于5ng/ml)。肝炎、酒精性肝硬化等良性疾病患者CEA通常不超过10ng/ml。

部分甲状腺髓样癌患者血清CEA浓度升高。然而CEA属于非器官特异性肿瘤标志物,在其他恶性肿瘤和非恶性肿瘤中也有较高的阳性率,因此CEA用于鉴别诊断的价值有限,鉴别甲状腺髓样癌更为敏感和特异的方法是受五肽促胃液素激发的降钙素的检测。

2. 血清CEA水平与甲状腺髓样癌患者的病情评估 CEA水平在大多数临床表现明显的肿瘤中升高,随着恶性肿瘤的生长而不断上升,并且上升速度加快。应连续测定对检测结果进行比较,判断疾病的进展及治疗效果。癌症分期包括评估肿瘤的大小以及扩散的程度。在所有恶性肿瘤中,CEA诊断敏感度最高的是结肠直肠癌和甲状腺髓样癌,通常其上升水平同肿瘤的分期有关,在最初的检测中,早期肿瘤患者的CEA水平可能是正常或者略高的,而肿瘤增大、肿瘤晚期或者肿瘤在体内扩散时,通常会测到更高的CEA值,但仍可能出现肿瘤已经发生远处转移,而血清CEA和降钙素结果为阴性的情况。CEA和Ct水平同步升高表明疾病进展,有一些疾病进展期的患者血清CEA水平升高,而Ct水平稳步下降。血清CEA水平可用于对MTC患者的危险分层。CEA水平高于30ng/ml提示淋巴结转移在同侧中央和侧颈,患者治愈率低。CEA水平高于100ng/ml同对侧相关淋巴结转移与远处转移相关。对体液样本的CEA检测也能帮助确认癌症是否扩散到了体腔(例如胸腔或腹腔)。如果CEA在体液中也出现,那么该患者的癌症很可能转移到了该部分。例如,如果CEA在脑脊液中测到,那么这表明癌症已经扩散到了中枢神经系统。对于进行甲状腺预防切除术的患者,如果Ct或CEA水平升高或发现淋巴结异常,建议进行同侧或双侧中央区淋巴结清除术治疗和以抗CEA单克隆抗体为载体的放射免疫靶向治疗。我国的专家共识认为在 Ct 升高或考虑 MTC 时,也应检测 CEA。

3. 血清 CEA 水平同 MTC 的术后　甲状腺球蛋白不能作为 MTC 残留或复发的肿瘤标志物是因为 MTC 细胞不分泌 Tg,MTC 细胞分泌的 CEA、Ct 则可以成为 MTC 主要的肿瘤标志物。上述两种标志物更适合作为甲状腺切除术后用于检测复发的标志物,而不是作为早期诊断的标志物。CEA 可以帮助判断术后是否有癌组织残留,一般 CEA 较高的患者预后较差。也可能存在 CEA 和 Ct 水平较低,但广泛转移的情况,因此需术后早做影像学检查。这两个指标可能在术后两三个月才会达到低点,因此应在术后两三个月检测。NCCN 指南中是这样规定的:①若检测不到基础 Ct 且 CEA 水平在参考范围内,则存在残余肿瘤的可能性非常低,应定期检测 Ct 和 CEA 水平(至少每年一次),根据 Ct 和 CEA 水平调整检查频率,并决定是否额外增加检查项目。②若检测到基础 Ct 水平和高 CEA 水平,则提示体内可能仍存在 MTC 病灶或者肿瘤复发,应至少进行颈部超声检查以进一步诊断,若 Ct 水平高于 150pg/ml,则需采取 CT 等影像学手段检查确定是否存在远处转移,极高的 Ct 水平提示有必要进行骨扫描和中轴 MRI,根据影像学检查结果进行进一步治疗。

CEA 的水平与 Ct 水平并不相关,应同时检测其基础值。当 CEA 和 Ct 的水平明显升高时,需要密切随访,并提高 CEA 监测频率。Ct 或 CEA 水平持续升高提示持续性或复发性疾病,需要对疾病的程度进行评估。

4. 血清 CEA 水平同 MTC 的监测　监控甲状腺髓样癌患者的治疗效果。治疗前的 CEA 水平被定为“基线”值。如果对于阳性结果的患者,需要推荐进行颈部影像学检查,对影像学检查结果阴性、无症状的患者需要随访;结果阴性的患者可以一年进行一次复查。可以用于监控患者对于治疗的反应以及确定癌症的发展或复发。如果 CEA 水平在治疗前较高而在治疗后下降到正常水平,这表明治疗反应良好,而稳定的 CEA 水平升高则通常是肿瘤复发的信号。

5. 血清 CEA 水平的变化时间与治疗效果　术后血清 Ct 水平低并不一定表示手术效果好,而更关键的是多长时间下降到最低水平,一般需要三个月后检测 Ct 的最低水平,而 CEA 的半衰期更长,可能需要间隔更长的时间。

一般术后随访时连续检测 Ct 和 CEA 水平计算倍增时间可以衡量 MTC 的进展水平。Ct 和 CEA 水平可能保持稳定的高水平几年或可能表现出快速和进行性增加。可以通过一系列降钙素和 CEA 的检测,计算其倍增时间(DT)更准确地评估标志物水平。ATA 提供了一个计算器去应用连续的血清 Ct 和 CEA 检测结果计算倍增时间,对于甲状腺切除后血清 Ct 和 CEA 仍达到可检测水平的患者应至少每 6 个月测量这些标志物的水平以确定它们倍增时间。倍增时间 6 个月以下应考虑全身治疗。对于无症状无转移的患者尤其是 Ct 和 CEA 倍增时间超过 2 年预后较好,尽管血清 Ct 升高,但不需要手术治疗。若患者血清 Ct 和 CEA 水平上升,但是没有转移则不需要进行全身治疗,通过影像学和血清倍增时间判断为低转移的疾病患者,通常血清倍增时间超过 2 年,也不需要进行全身治疗。

6. 血清 CEA 水平同 MTC 的预后　由于甲状腺肿瘤 C 细胞分泌 CEA,因此 CEA 可作为甲状腺髓样癌患者预后随访的指标,其结果可能表明残余癌组织的存在和体积大小。当 Ct 水平稳定时,CEA 浓度快速升高,提示患者预后较差。CEA 是早期上皮分化的标志物,当肿瘤扩散和转移时,CEA 的水平和 Ct 水平反向变化。有时甲状腺髓样癌患者的 Ct 和 CEA 水平不升高或是 MTC 的进一步去分化,提示患者预后差。通常 CEA 在 MTC 去分化时表达比 Ct 高。

(六)影响因素

1. 样本的选择与 CEA 的检测　使用某些检测方法时,CEA 的浓度会受样本的类型(血清或血浆)影响,因此应根据试剂盒说明选择适当的样本种类。

2. CEA 参考范围的相关因素　由于血清或血浆 CEA 浓度受年龄和吸烟习惯影响,随着年龄的增长,CEA 的平均水平也在增长,同时吸烟的人群的平均浓度要高于不吸烟的人群。因此通常参考范围测定在规定人群中进行,即年龄小于 40 岁健康非吸烟的人群中进行,且应按非正态分布的分析方法确定 CEA 的参考范围。同时还要考虑到不同方法、不同仪器和试剂存在的差异,最好的方法是使用自己实验室建立的参考区间或对文献或说明书的参考区间加以验证。

3. 检测方法学与 CEA 的检测　可能会与 CEA 单克隆抗体产生交叉反应的抗原主要包括 CEA 基因家族编码的在结构上同源的抗原,胆小管、中性粒细胞中的交叉反应抗原。防止血清或血浆中交叉反应抗原的干扰对 CEA 检测结果的准确性是非常重要的。由于同一样本应用不同的 CEA 分析方法和仪器,结果可能不同,在进行连续监测时考虑到检验结果的可比性应尽量选择同一实验室进行检测。

4. 标本和试剂的稳定性与 CEA 的检测　标本的存放时应注意存放的温度,以保证标本的稳定性,4~8℃储存可至少稳定 24 小时。不同厂商的试剂检测方法不同,对样本中蛋白的稳定性要求不同,应按照厂商的要求保存样本,防

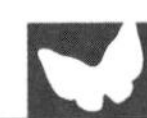

止样本稳定性对检测结果的干扰。

5. 异嗜性抗体与 CEA 的检测　CEA 通过免疫反应来进行检测，和所有的免疫检测一样，体内存在的异嗜性抗体也会对结果构成潜在的干扰。在被注射鼠免疫球蛋白进行免疫治疗或显像的患者，血清中可能存在抗鼠 Ig 抗体，可干扰以鼠单克隆抗体为基础的检测，使免疫反应结果呈现假阳性。

第三节　甲状腺其他相关检测

一、甲状腺过氧化物酶抗体

（一）生理与生化

甲状腺自身免疫性紊乱是由自身免疫机制参与并产生自身抗体所引起的。甲状腺过氧化物酶（TPO）是一种存在于甲状腺细胞的微粒体中的膜结合血-糖蛋白，分子量约100kD。此酶参与甲状腺球蛋白内酪氨酸残基的碘化和氧化偶联反应以合成甲状腺激素。在组织学甲状腺炎中常常产生甲状腺过氧化物酶抗体（TPOAb）。此抗体作为自身免疫性甲状腺疾病或甲状腺功能紊乱的危险因子可辅助诊断相应疾病。

（二）参考范围

由于检测方法和试剂厂商不同，每个实验室可选用自己的参考值。

TPOAb<9IU/ml（CLIA 法），TPOAb<34IU/ml（ECLIA法，妊娠期妇女、青春期者和儿童不适用）

（三）临床意义

TPOAb 水平测定是诊断慢性自身免疫性甲状腺疾病最敏感的试验，但值得注意的是 TPOAb 阴性结果并不能排除自身免疫性疾病的可能性。与其他甲状腺抗体同时检测可进一步提高敏感性。大约 90%~95%的桥本甲状腺炎或先天性黏液腺瘤患者体内 TPOAb 水平升高。在桥本甲状腺炎继发性甲状腺功能减退的过程中，TPOAb 是首先出现异常的指标。大约 60%~85%的 Graves 病患者、19%的分化型甲状腺癌患者和 11%的其他混合型非自身免疫性甲状腺疾病患者体内经常检测到这种自身抗体水平的升高。TPOAb 检测有助于鉴别甲状腺自身免疫紊乱与非自身免疫性甲状腺肿或甲状腺功能减退症。

TPOAb 阳性结果是发生妊娠期间甲状腺功能紊乱和产后甲状腺炎的危险因素且影响新生儿的智商，建议检测妊娠前 3 个月的妊娠妇女体内 TPOAb 和 TSH 水平。此外，体内检测到 TPOAb 高水平的女性属于流产和体外受精受孕失败的高风险人群。唐氏综合征患者体内 TPOAb 和 TSH 水平升高增加了患甲状腺功能减退的风险，建议每年筛查 TPOAb 和 TSH。

部分健康人特别是老年人体内会检测到 TPOAb 水平升高，并且老年女性人群的阳性率高于老年男性人群。

（四）影响因素

外周甲状腺激素抗体、异嗜性抗体，特别是人抗鼠抗体和类风湿因子都是甲状腺激素分析中重要的干扰因子。自身抗体会引起分析特异性干扰，类风湿因子和异嗜性抗体都会引起方法特异性的干扰。

二、甲状旁腺激素

（一）生理与生化

甲状旁腺激素（PTH）是由甲状旁腺的主要细胞合成并储存在神经内分泌型颗粒中的。完整型 PTH 是一个含有大约 9.43kD 分子量的多肽。PTH 被分泌出之后，经过快速的蛋白质水解而生成多种循环的 C-末端片段，只有整分子的 PTH 和 N 端片段具有生物活性。其中一部分重新进入血流，PTH 清除过程的一个重要途径，即肾小球滤过作用。完整型及具生物活性的肽在循环中的半衰期小于 5 分钟。

PTH 对于保持内环境中钙的水平稳定具有关键性的作用，其检测对于钙的代谢调节紊乱具有重要的临床辅助诊断作用。PTH 的合成和分泌受血液钙离子的直接调节，其他激素如降钙素、皮质醇、泌乳素、生长激素等也能影响其合成和分泌。对于一个健康的个体，PTH 浓度的变化反映血液钙离子浓度每秒的微小变化。不正常的低离子钙浓度也引起 PTH 分泌，胞内外钙通过一个负反馈机制而减少 PTH 分泌。

PTH 主要功能是通过提高血液中钙离子水平提高尿液中磷的水平，并且降低了血液中磷的水平；增加破骨细胞及其活性，促进骨的重建；通过增强维生素 D 的合成促进肠道对钙的吸收；加快肾脏中 1,25-羟基维生素 D 的生成，增加小肠对钙和磷的吸收。

（二）参考范围

成人 PTH：12~88ng/L（1.3~9.3pmol/L）（CLIA 法），需建立自己实验室的参考区间或验证参考试剂盒内说明或文献中的参考区间后使用。

10

（三）临床意义

检测患者体内甲状旁腺激素的含量，用于辅助临床诊治。PTH 可通过以下三个主要器官的协同作用来调节钙的水平：骨、肠黏膜、肾。肠内钙中的 PTH 是间接调节的，并由肾生成的肠内活化维生素 D 的代谢物，1,25-羟基维生素 D 产生。在肾脏中，PTH 刺激肾小管钙的重吸收以及抑制磷酸盐的再吸收。最终，PTH 引起破骨细胞再吸收，使钙及磷酸盐从骨中释放。对钙代谢紊乱的患者进行血液循环 PTH 的定量测定可有助于高钙血症和低钙血症的鉴别诊断。PTH 测定可用于甲状旁腺功能亢进的诊断和鉴别诊断。在由原发性甲状旁腺功能亢进或异位 PTH 分泌（假性甲状旁腺功能亢进）产生的高钙血症中，大多数患者的 PTH 水平升高。相比之下，由恶性病或其他原因产生的高钙血症中，血液循环中 PTH 的浓度通常较低，低于或者趋向健康人参考范围的最低值。

继发性甲状旁腺功能亢进是由低钙血症或抗 PTH 的周边阻力所产生的一种补充性甲状旁腺功能亢进。它通常由肾衰竭引起并导致 PTH 水平升高。肾衰竭引起的长期 PTH 的过度产生可导致许多种骨疾病，这也被称为肾性骨病。美国肾脏基金会（NKF）建议对所有患有慢性肾脏疾病的患者进行周期性的检测血清钙、磷和 PTH 的水平由于疾病发生的条件是复杂而多变的，PTH 结果的解释应根据临床医师所掌握的所有信息而得出。

甲状旁腺功能减退是一种较为少见的先天性或后天性疾病，一般表现为 PTH 分泌不足或者缺失。检测患者血清 PTH 水平有助于鉴别诊断原发性和继发性甲状旁腺功能减退。原发性甲状旁腺功能减退一般表现为血清 PTH 和钙离子水平均下降，而继发性甲状旁腺功能减退一般表现为血清 PTH 水平较低，而血清钙离子水平上升。大多情况下，甲状旁腺功能减退是由于甲状旁腺切除或甲状腺切除引起的。美国国家临床生化学会建议甲状旁腺切除术患者进行外科手术过程中需要检测血清 PTH 水平。

（四）影响因素

外周甲状腺激素抗体、异嗜性抗体，特别是人抗鼠抗体和类风湿因子都是甲状腺激素分析中重要的干扰因子。自身抗体会引起分析特异性干扰，类风湿因子和异嗜性抗体都会引起方法特异性的干扰。

三、尿碘

（一）生理与生化

为维持正常的甲状腺功能状态，保证甲状腺腺体激素的产生，人体必须摄入适量的碘。当碘摄入量低时，容易引起甲状腺肿，尤其是毒性结节性甲状腺肿；而当碘摄入过多时，又与毒性弥漫性甲状腺肿（Graves 病）的发生有关。因此，测量人体碘的摄入量对预防甲状腺肿具有一定的指导意义。碘进入人体后绝大部分以无机碘化物（I^-）的形式吸收，正常人体含碘 20～50mg，其中甲状腺含碘约 10mg（8～15mg）。碘主要通过肾脏和消化道排泄，其排泄量和摄入量大致相等，经肾脏排碘约占碘排出总量的 90%，在个体代谢稳定的情况下，尿碘水平基本反映了碘的摄入量，中位尿碘浓度（median urinary iodine，MUI）是衡量人群碘营养状况的理想指标。尿碘指尿液中碘的含量，根据尿液收集方式的不同分为：晨起尿碘、日间随机一次尿碘、尿碘/肌酐比值和 24 小时尿碘。这些指标都可用来评估人体碘营养水平。目前多采用日间随意一次尿碘作为碘水平的评估指标。

（二）参考范围

尿碘：100～300μg /L（晨起尿碘）

（三）临床意义

甲状腺乳头状癌患者尿碘一般高于 300μg /L，而良性甲状腺结节患者 MUI 多在正常范围。因此，高碘可能与甲状腺乳头状癌有关，但癌的发生是多因素作用的结果，碘与甲状腺癌的关系还需进一步研究。

（四）影响因素

尿碘可受饮食、饮水、注射含碘造影剂、服用含碘药物、肾功能状态等的影响，实际尿碘测定过程中以上影响因素异常均作为尿碘测定的重要排除指标，比如短期内摄入大量富碘食物后尿碘水平会升高，此时测定的尿碘水平不能作为研究对象真正碘营养水平的评估。

四、分子诊断

甲状腺癌的发生是一系列遗传和表观改变的结果，其中包括：体细胞突变的激活及失活、基因表达模式的改变、微小 RNA 调节异常和基因甲基化异常。甲状腺癌最常见的基因主要有以下几类：*BRAF* 基因，*BRAF* 突变有 99% 为 $BRAF^{V600E}$突变；*RET/PTC* 基因重排被认为在髓样癌中与种系或者体细胞突变最为密切相关，*RET/PTC1* 在典型的甲状腺乳头状癌中常见，而 *RET/PTC3* 在罕见的实性亚型中常见；*PAX8/PPARc* 基因重排是 FTC 中常见的遗传学改变，大概占 FTC 的 30%～40%。

临床实验室有多种方法可以对血液、新鲜组织、FNAC 活检组织等多类样本进行分子变异的检测。目前，临床实验室中常用的分析技术主要包括DNA测序、免疫细胞化学（ICC）、荧光原位杂交、PCR等。

相信随着检测技术和医学研究的不断完善，结合分子诊断的成果，将会有敏感度更高、特异性更好的甲状腺癌诊断指标出现，从而为肿瘤筛查和诊断、个体化治疗提供新的途径和策略。

（任　丽）

参考文献

1. Di Jeso B, Ulianich L, Pacifico F, et al. Folding of thyroglobulin in the calnexin/calreticulinpathway and its alteration by loss of Ca^{2+} from the endoplasmic reticulum. Biochem J, 2003, 370: 449-458.
2. Morell AG, Gregoriadis G, Scheinberg IH, et al. The role of sialic acid indetermining the survival of glycoproteins in the circulation. J Biol Chem, 1971, 246: 1461-1467.
3. 葛明华.甲状腺癌的临床诊治.北京：军事医学科学出版社，2010.
4. Bastiani P, Papandreou MJ, Blanck O, et al. On the relationshipbetween completion of N-acetyllactosamine oligosaccharide units and iodine content of thyroglobulin: a reinvestigation. Endocrinology, 1995, 136: 4204-4209.
5. Samuels MH, Luther M, Henry P, et al. Effects of hydrocortisone on pulsatile pituitaryglycoprotein secretion. J Clin Endocrinol Metab, 1994, 78: 211-215.
6. Wilber JF, Utiger RD. The effect of glucocorticoids on thyrotropin secretion. J Clin Invest, 1969, 48: 2096-2103.
7. LoPresti JS, Eigen A, Kaptein E, et al. Alterations in 3,3′5′-triiodothyronine metabolism in response to propylthiouracil, dexamethasone, and thyroxine administration in man. J Clin Invest, 1989, 84: 1650-1656.
8. Degroot LJ, Hoye K. Dexamethasone suppression of serum T3 and T4. J Clin Endocrinol Metab, 1976, 42: 976-978.
9. Gamstedt A, Jarnerot G, Kagedal B. Dose related effects of betamethasone on iodothyroninesand thyroid hormone-binding proteins in serum. Acta Endocrinol Suppl (Copenhagen), 1981, 96: 484-490.
10. Spencer CA, Bergoglio LM, Kazarosyan M, et al. Clinical impact of thyroglobulin (Tg) and Tg autoantibody method differences on the management of patients withdifferentiated thyroid carcinomas. J Clin Endocrinol Metab, 2005, 90: 5566-5575.
11. Weightman DR, Mallick UK, Fenwick JD, et al. Discordant serum thyroglobulin results generatedby two classes of assay in patients with thyroid carcinoma: correlation with clinical-outcome after 3 years of follow-up. Cancer, 2003, 98: 41-47.
12. Lin JD. Thyroglobulin and human thyroid cancer. Clin Chim Acta, 2008, 338: 15-21.
13. Shimizu K, Nakamura K, Kobatake S, et al. The clinical utility of Lens culinaris agglutininreactivethyroglobulin ratio in serum for distinguishing benign from malignant conditions of the thyroid. Clin Chim Acta, 2007, 379: 101-104.
14. Thomas L，朱汉民，沈霞.临床试验诊断学：实验结果的应用和评估.上海：上海科学技术出版社，2004.
15. 中华人民共和国卫生部医政司.全国临床检验操作规程（第4版）.北京：人民卫生出版社，2015.
16. Colombo C. Comparison of calcium and pentagastrin tests for the diagnosis and follow-up of medullary thyroid cancer. J Clin Endocrinol Metab, 2012, 97(3): 905-913.
17. Cheung K, Roman SA, Wang TS, et al. Calcitonin measurement in the evaluation of thyroid nodules in the United States: a costeffectiveness and decision analysis. J Clin Endocrinol Metab, 2008, 93: 2173-2180.
18. Doyle P, Duren C, Nerlich K, et al. Potency and tolerance of calcitonin stimulation with high-dose calcium versus pentagastrin in normal adults. J Clin Endocrinol Metab, 2009, 94: 2970-2974.
19. Papi G, Corsello SM, Cioni K, et al. Value of routine measurement of serum calcitonin concentrations in patients with nodular thyroid disease: A multicenter study. J Endocrinol Invest, 2006, 29: 427-437.
20. Bockhorn M, Frilling A, Rewerk S, et al. Lack of elevated serum carcinoembryonic antigen and calcitonin in medullary thyroid carcinoma. Thyroid, 2004, 14(6): 468-470.
21. Machens A, Ukkat J, Hauptmann S, et al. Abnormal carcinoembryonic antigen levels and medullary thyroid cancer progression: a multivariate analysis. Archives of surgery, 2007, 142(3): 289-293.
22. Mian C, Perrino M, Colombo C, et al. Refining calcium test

for the diagnosis of medullary thyroid cancer: cutoffs, procedures, and safety. J Clin Endocrinol Metab, 2014, 99(5): 1656-1664.

23. Ozgen AG, Hamulu F, Bayraktar F, et al. Evaluation of routine basal serum calcitonin measurement for early diagnosis of medullary thyroid carcinoma in seven hundred seventy-three patients with nodular goiter. Thyroid, 1999, (6): 579-582.
24. Wells SAJ, Asa SL, Dralle H, et al. Revised American Thyroid Association Guidelines for the Management of Medullary Thyroid Carcinoma Thyroid, 2015, 25(6): 567-610.
25. Pacini F. Screening of thyroid nodules by serum calcitonin measurements: why not?. Thyroid, 2012, 22(1): 103.
26. Bae YJ, Schaab M, Kratzsch J. Calcitonin as Biomarker for the Medullary Thyroid Carcinoma. Recent Results Cancer Res, 2015, 204: 117-137.
27. Mendelsohn G, Wells SA, Jr., Baylin SB. Relationship of tissue carcinoembryonic antigen and calcitonin to tumor virulence in medullary thyroid carcinoma. An immunohistochemical study in early, localized, and virulent disseminated stages of disease. Cancer, 1984, 54: 657-662.
28. Chatal JF, Campion L, Kraeber-Bodere F, et al. Survival improvement in patients with medullary thyroid carcinoma who undergo pretargeted anti-carcinoembryonic-antigen radioimmunotherapy: a collaborative study with the French Endocrine Tumor Group. J Clin Oncol, 2006, 24: 1705-1711.
29. Salaun PY, Campion L, Bournaud C, et al. Phase II trial of anticarcinoembryonic antigen pretargeted radioimmunotherapy in progressive metastatic medullary thyroid carcinoma: biomarker response and survival improvement. J Nucl Med, 2012, 53: 1185-1192.
30. Laure Giraudet A, Al Ghulzan A, Auperin A, et al. Progression of medullary thyroid carcinoma: assessment with calcitonin and carcinoembryonic antigen doubling times. Eur J Endocrinol Eur Fed Endocr Soc, 2008, 158(2): 239-246.
31. Meijer JA, le Cessie S, van den Hout WB, et al. Calcitonin and carcinoembryonic antigen doubling times as prognostic factors in medullary thyroid carcinoma: a structured meta-analysis. Clin Endocrinol, 2010, 72(4): 534-542.
32. Haugen BR, Alexander EK, Bible KC. et al. 2015 American Thyroid Association Management Guidelines for Aduh Patients with Thyroid Nodules and Differentiated Thyroid Cancer: The American Thyroid Association Guidelines Task Force on Thyroid Nodules and Differentiated Thyroid Cancer. Thyroid, 2016, 26(1): 1-133.
33. Dai Y, Carayanniotis KA, Eliades P, et al. Enhancing or suppressive effects of antibodies on processing of a pathogenic T cell epitope in thyroglobulin. J Immunol, 1999, 162: 6987-6992.

第十一章 甲状腺肿瘤手术麻醉及围术期护理

第一节 概　述

甲状腺肿瘤是头颈部肿瘤中最常见的类型，常见的术式有甲状腺肿物切除术、甲状腺腺叶切除术或全甲状腺切除术，较大的术式为甲状腺癌联合根治术，即切除甲状腺癌原发灶的同时清扫同侧的颈部淋巴结。对于甲状腺手术的麻醉而言，甲状腺病变可能会带来的插管困难、手术过程当中气道管理的困难以及术后拔管复苏过程当中窒息的可能，都是对麻醉医生的挑战。全面的术前评估、精细的术中管理和平稳的术后复苏是做好甲状腺手术麻醉关键性的三步曲。

颈部解剖结构复杂，富含神经和血管，如颈总动脉、颈内静脉、迷走神经等，它们共同包裹在颈动脉鞘内；在颈总动脉分叉处还有颈动脉窦和颈动脉体；在颈部还有交感神经和神经节。当手术操作挤压、牵拉这些部位时，常常造成术中血流动力学的波动，给麻醉管理带来问题。

甲状腺肿瘤可能累及气管、食管等部位，造成气道压迫，通气困难。此外，甲状腺手术过程中外科医生可能会牵拉气管、刺激到迷走神经、颈动脉窦等重要的解剖结构，造成呼吸循环系统的变化，这也给呼吸道管理和麻醉处理带来一定困难。因此，麻醉医生应熟知颈部解剖结构、生理及病理变化，与手术医生密切配合，选择恰当的插管方法和麻醉方法，确保手术顺利进行和患者的安全。

甲状腺肿瘤患者应进行细致的术前麻醉评估。要全面了解患者的既往病史和重要脏器的功能，完善各项术前检查项目，包括心血管系统、呼吸系统、肝肾功能、凝血功能及其他一些常规项目等，对异常情况应分析原因和进一步复查，以确保围术期患者的安全。术前麻醉医生要充分了解肿瘤的性质、大小、位置、有无侵及附近器官等，特别是是否存在气管压迫及呼吸道梗阻现象。麻醉医生可根据X线片和CT片来判断气管受压的程度和方向，对于气管受压程度严重并存在呼吸困难的患者，应与手术医生充分沟通，并做好详尽的气管插管和麻醉诱导方案。对术前有声音嘶哑、饮水呛咳的患者，应进行纤维喉镜检查，以了解声带活动程度，有无声带麻痹现象。

第二节 甲状腺肿瘤各种麻醉方法的适应证及特点

甲状腺手术的麻醉应该依据患者的情况和手术的范围综合考虑，决定采用何种麻醉方法。麻醉医生和手术医生的合作与沟通非常重要，面对异常的解剖结构和头颈部共同操作的干扰，如何建立、维持和保护气道是对麻醉医生的考验。如果病变较局限，或者为良性肿瘤，手术范围小，可以选择局部浸润麻醉、针刺复合或神经阻滞麻醉；如果需行根治性手术，或手术范围大，时间较长，术前病变可能导致气管插管困难或气管受压的患者，宜采用气管插管全身麻醉。一般甲状腺肿瘤手术对于肌肉松弛没有原则性的要求，但如术中行喉返神经或喉上神经监测的患者则不同。麻醉过程中均应保持麻醉平稳，深度适宜，在重要手术步骤时，防止患者呛咳动作和过于激烈的肌肉跳动，以避免不慎损伤头颈部重要血管或神经。

一、全身麻醉

随着麻醉技术和药物的进步，全身麻醉越来越方便安全，更易于被外科医生和患者接受，全身麻醉在甲状腺手术中的应用越来越广泛。此外，对于甲状腺恶性肿瘤手术，术中气道管理受到外科操作的影响较大，为了保证患者的安全，气管内插管全身麻醉应是较为理想的麻醉选择。

1. 麻醉前访视和评估　手术前，麻醉医师应详细了解患者的病史和进行必要的体格检查。应着重了解患者是否合并心、肺、肝、肾和神经系统严重疾病，以及内科治疗情况，有无烟酒嗜好等。另外，还要了解患者的呼吸道通畅程度，是否存在可能导致困难气管插管的因素，如检查患者张口度、头颈和下颌活动情况，以及肿瘤压迫、阻塞程度。术前应与手术医生充分交流，了解手术目的、方式、范围、肿瘤的压迫程度，可能出血程度，手术时间长短等情况，并做好相应的手术前评估和准备。

2. 气管插管的选择

（1）插管入路的选择：绝大部分的甲状腺手术可以选择经口气管插管；如果存在张口困难等特殊情况可考虑经鼻气管插管；近期由于腔镜甲状腺手术的普及，尤其经口入路的甲状腺手术也应该选择经鼻腔气管插管。部分晚期患者可能有气管切开，可由外科医生台上经气管切开插管，此时麻醉医生应与外科医生密切配合，既要保证患者不缺氧，又要兼顾患者的舒适度及避免患者在插管过程中的过度呛咳。

（2）气管内导管种类的选择：甲状腺手术过程中，外科医生和麻醉医生共用气道管理区域，以及手术过程中的垂头仰卧位的影响，普通型的气管插管在使用过程中容易出现打折的情况，造成气道压力的升高，甚至影响患者的通气。因此，现在多采用钢丝加强型气管内导管，该型气管插管能够更好地保证患者在手术中的通气，但应注意气管插管的固定，避免术中滑脱（图 11-2-1，图 11-2-2）。在行术中神经监测时，需要使用 NM 标准加强型气管内导管。

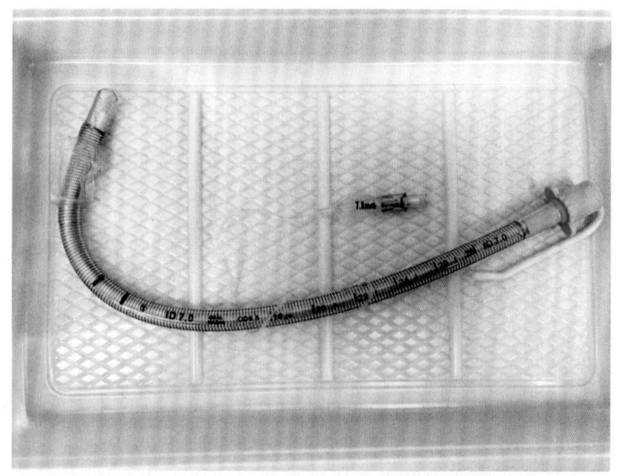

图 11-2-1 钢丝加强型气管插管

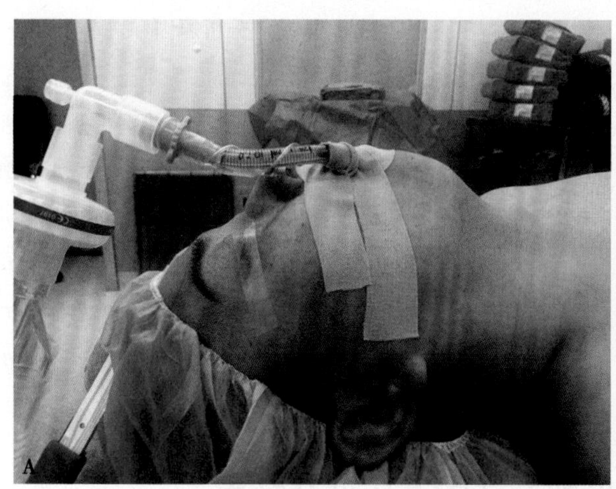

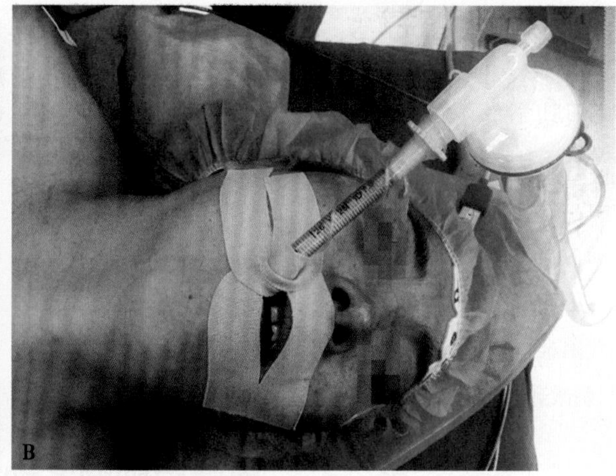

图 11-2-2 钢丝加强型气管插管及改良的“8 字固定法”

A. 侧视图；B. 俯视图

3. 麻醉诱导方式的选择 应根据患者全身情况、是否存在插管困难以及现有的麻醉设备、药物、技术来选择合适的诱导方法。如果患者全身情况尚可、估计面罩通气和气管插管无困难，可采用静脉快速诱导。如果怀疑存在气道困难，应避免快速诱导，原则上均应考虑采用清醒插管。在甲状腺肿瘤手术中，尤其是巨大肿瘤压迫气管造成困难气道的情况下，清醒插管具有特殊的应用价值。清醒插管时，可保留患者自主呼吸、不抑制气道反射，可保持气道肌肉的紧张性、防止其松弛塌陷而造成气道阻塞，在危重患者中还可避免因使用较大剂量麻醉诱导药物引起的不良反应。然而，对于不合作、有高血压、冠心病、哮喘等并发症，同时又有潜在气道困难的患者，则必须全面权衡插管困难与清醒插管的风险。清醒插管可采用多种插管技术，如直接喉镜、可视喉镜、可视管芯、直接或间接纤维喉镜插管等。此外，完善、充分的咽喉、气管内黏膜表面麻醉也是清醒插管取得成功的关键步骤之一。所谓清醒并非指不用任何麻醉药物，可在操作前给予适量的镇静、镇痛药物，如咪达唑仑、芬太尼和右美托咪定等，使患者处于一定的镇静状态，保留自主呼吸并呼之能应。但对于预计气管插管极度困难的患者，应用镇静镇痛药物时需非常谨慎。慢诱导法是指不使用肌松药进行静脉或吸入诱导，在保留自主呼吸的条件下施行气管插管，适用于一些不合作或不能耐受清醒插管的患者。

此外，对于所有怀疑气管插管困难的病例，都必须做好紧急气管切开的人员及器械准备。

4. 常用全身麻醉方法　甲状腺肿瘤手术常采用全凭静脉麻醉或静吸复合麻醉维持。静脉麻醉药异丙酚起效快，作用时间短，苏醒快且完善，结合靶控输注技术使静脉麻醉调节更方便、准确，以异丙酚为基础的全凭静脉麻醉是目前应用最广泛的全身麻醉方法之一。吸入麻醉药七氟烷具有对呼吸道无刺激，麻醉效力强，起效和苏醒迅速等特点，适宜用于麻醉诱导和维持，目前通常作为静吸复合麻醉的重要组成部分。静脉或吸入麻醉中均需要辅助麻醉性镇痛药（芬太尼、瑞芬太尼、舒芬太尼等）和非去极化肌松药（阿曲库铵、罗库溴铵等）。甲状腺手术通常不需要深度的肌肉松弛，应用肌松药主要是为了便于实施气管插管及机械通气以加强呼吸管理，并减少麻醉药的用量，避免深麻醉对呼吸和循环的抑制。在行颈部淋巴结清除术中，术者往往要求不用或少用肌松药，这样他们可以在术中通过直接的神经刺激来确定神经功能，以免造成神经损伤。

二、针刺复合麻醉

大量的临床实践证明，甲状腺手术时针刺镇痛效果优于其他部位的手术。针刺复合麻醉是在传统的针刺穴位基础上，加用局部麻醉药及全身辅助用药，以达到既发挥针刺镇痛功效，又能克服针刺镇痛不全的缺陷，使患者能更加舒适地接受手术。针刺复合麻醉具有操作简便易于掌握，对生理功能干扰小，便于术中术者与患者的言语交流，无严重麻醉并发症及患者术后恢复较快等特点，适用于甲状腺和颈部表浅肿瘤手术切除。对于肿瘤较大以及术中可能严重牵拉气管的手术不推荐使用针刺复合麻醉。天津医科大学肿瘤医院自20世纪70年代初至21世纪初，施行针刺复合麻醉万余例。由于针刺复合麻醉术中的舒适度较差，尤其男性患者耐受较差，随着患者对手术舒适度要求的提高以及全麻药物和技术的进步，该方法目前已经较少采用。

三、局部浸润麻醉

对于甲状腺肿物较小且为良性肿瘤，无气管压迫症状，并且合作较好的患者，可行局部浸润麻醉。选择恰当浓度的局麻药，充分的皮内、皮下浸润注射，几乎可以完全消除手术所致的疼痛刺激。但由于手术患者的情绪紧张、甲状腺手术体位和手术中牵拉甲状腺组织易引起患者的不适反应，术中往往需要复合使用镇静、镇痛药物，故现在已经较少采用局部浸润麻醉于甲状腺肿瘤患者的手术。

四、颈丛神经阻滞或连续颈部硬膜外阻滞

颈丛神经阻滞的麻醉效果较局部浸润麻醉的效果优良，但仍存在局部麻醉的缺点，如：手术牵拉甲状腺时的不适感，以及患者清醒状态下的紧张情绪。此外如果手术时间较长，其麻醉作用逐渐消退，需要加用局部浸润麻醉或重新神经阻滞等。

颈部硬膜外阻滞能够提供非常完善的镇痛效果，同时由于交感神经阻滞而减少了心率过快现象的发生。手术过程当中也可辅助使用镇痛药或镇静药物提高麻醉质量，优化患者的感受，减轻术中牵拉甲状腺造成的不适。但是可能会出现硬膜外阻滞平面过广等原因造成呼吸抑制，故手术当中必须密切观察患者，避免呼吸道梗阻及窒息的发生。当前，因其穿刺技术要求高，潜在风险大等原因已较少采用。

第三节　甲状腺肿瘤术中监护及治疗

当采用传统的针刺复合麻醉或者颈丛阻滞麻醉等方法时，患者常保持清醒状态，因此做好患者心理准备很重要。由于术中患者清醒，常因紧张出现心率增快、血压升高等，可给予β受体阻滞剂艾司洛尔（0.5mg/kg）和（或）乌拉地尔（0.5~1.0mg/kg），有利于保持患者生命体征的平稳。当患者情绪过于紧张时，给予恰当的麻醉辅助用药，如芬太尼、丙泊酚或者右美托咪定等，但给药时以低剂量、缓慢给药为原则，避免抑制患者的呼吸。给药后，须密切监测，及时发现和处理呼吸抑制，可给予鼻导管吸氧，必要时进行气管插管。

目前，在甲状腺肿瘤的手术中，最多采用的还是气管内插管下的全身麻醉方法，其术中监护和治疗主要包括下面的内容。

1. 心电图监护（electrocardiograph，ECG）　ECG监测可了解患者术中的心率、心律的变化。当行甲状腺癌联合根治或行颈部淋巴结清除时，常会挤压或牵拉颈动脉窦区域，或者当分离颈动脉鞘时刺激到迷走神经，此时患者常会出现心率下降，甚至房性或室性期前收缩。此时，麻醉医生应

密切观察ECG的变化，一旦出现改变，首先要与外科医生沟通，去除手术操作的影响，大多数患者心率、心律会恢复正常。当ECG变化持续不能消除时，可给予阿托品、利多卡因等药物。严重病例有出现室颤的危险，要准备好除颤治疗。

2. 血压监测　绝大部分的甲状腺肿瘤手术，术中操作精细出血很少，血流动力学平稳，因此，多采用无创血压监测，了解患者血压变化，保证手术安全进行。对于可能有较多出血的手术，如巨大甲状腺肿物肿物切除或者甲状腺肿物伴有严重的桥本甲状腺炎的患者，以及患者肥胖无创血压监测的准确性受到挤压等干扰的情况下，要行动脉穿刺置管，进行有创动脉血压监测，它可以连续、即时反映血压变化，对估计出血和补液输血有重要的指导意义。

3. 脉搏血氧饱和度监测（SpO_2）　SpO_2能及时有效地反映血液中氧合血红蛋白的含量，了解机体的氧合功能，为早期发现低氧血症提供有价值的信息，提高了全麻的安全性。对于成人，当SpO_2在90%~94%之间时，为氧失饱和状态；当SpO_2<90%时，为低氧血症。

4. 呼吸末二氧化碳（$ETCO_2$）和气道压力监测　甲状腺肿瘤手术时，外科铺盖敷料巾会把整个气管插管及呼吸回路盖住，麻醉医生远离患者头部进行监护，因此牢固地固定好气管插管及呼吸回路非常重要。术中由于手术操作、头位改变等原因，会导致气管导管扭曲移位、气管导管与呼吸回路脱开，甚至导管脱出等情况。因此术中严密监测$ETCO_2$和气道压力的变化就显得更为重要。当导管与回路脱开或半脱开后，除麻醉机报警外，还会出现$ETCO_2$、气道压力波形消失，而此时SpO_2可能尚未出现下降；当导管被分泌物阻塞，或导管不同程度打折后，气道压力会显著升高。另外，因手术需要行鼻腔插管时，因导管较细，机械通气时气道压力增高，并且CO_2可出现不同程度蓄积的情况，此时$ETCO_2$及气道压力波形均会增高。此外，在腔镜甲状腺手术中$ETCO_2$监测的意义更为明显。因为其手术部位及方式的特殊性，需要在颈部灌注CO_2以维持手术空间，而这一腔隙与胸、腹腔不同，没有相对完整的浆膜来封闭，系利用皮下组织间的潜在腔隙形成，皮下组织较腹膜更易吸收CO_2，故更易造成CO_2潴留，引起高碳酸血症。$ETCO_2$监测能够方便无创地监测患者血液中二氧化碳分压的变化，便于术中呼吸管理及掌握手术拔管的指征。由此可见，$ETCO_2$、气道压力监测在甲状腺肿瘤手术中意义重大，呼吸道通气及管理异常时，它们常先于SpO_2出现异常，为确保呼吸道通畅和氧供提供了保证。

5. 其他监测和治疗　甲状腺肿瘤根据手术的不同类型，还有些特殊的监测和治疗需要关注。对于病史较长、颈部巨大肿物的患者，术中还要与外科医生及时沟通，了解是否有气管软化的情况，以及进行了何种处理等，以保证术后气管拔管时的安全性。此外，甲状腺手术或颈部淋巴结清除术时，因手术操作有刺激喉返神经的可能，为避免拔管及术后声门水肿，术中一般多给予糖皮质激素。麻醉医生在手术过程中要随时了解手术进程，当手术进行到某些特殊或重要的解剖位置时，如静脉角（锁骨下静脉和颈内静脉汇合处），因其紧邻胸膜顶，要充分给予肌松，术野绝对制动；另外当在气管部位操作时，因其敏感性高，也要肌松充分，绝对制动，避免伤及神经和血管。

甲状腺肿瘤全麻后要仔细评估麻醉恢复程度，适当延长观察时间。要待患者完全清醒，呛咳、吞咽反射活跃，肌力恢复满意，通气量满意，血流动力学平稳后拔出气管导管。甲状腺肿瘤手术后，可能存在敷料包扎过紧、咽喉及气管内分泌物积聚、出血、气管软化等情况，容易发生喉痉挛及急性呼吸道梗阻。一旦发生此类情况，要仔细分析原因，适当松开包扎敷料、给予激素、充分吸痰、面罩加压通气（高压气流可缓解及消除喉痉挛）等，必要时重新插管或气管切开。现在由于负压引流瓶的广泛使用，伤口过度加压包扎的情况已不多见，因此由此带来的气道受压的情况逐渐减少。

第四节　困难气道及危重患者的麻醉处理

麻醉医师和头颈肿瘤外科医师的共同点就是有着相同的关注和操作区域，不同点在于目的不同，还有就是肿瘤切除困难时，插管不一定困难；而插管困难时，肿瘤或可以轻松切除；或者两者同时遇到困难。巨大甲状腺肿瘤、胸骨后甲状腺肿瘤是麻醉中最为常见的发生困难气道的情况。同时患者自身的其他一些因素及手术因素往往成为困难气道的潜在原因，如强直性脊柱炎、张口受限、机器人甲状腺手术或者腔镜甲状腺手术挤压气管插管等。困难气道在甲状腺手术麻醉中较为常见，可发生于麻醉诱导期、维持期和恢复期。

麻醉医师在气道管理上的主要职责是确保患者充分的通气。气道是维持通气功能最主要的部分，如果不能充分保证呼吸道的通畅，任何麻醉都是不安全的。约有30%的麻醉死亡事件与气道管理失误有关，尤其是未预料困难气道。统计资料表明，每50例气管插管约有1例插管困难，每2000例有1例无法插管；同时，每20人就有1人面罩通气困难，每1500人有1人无法面罩通气。对于气道管理的研究一直是国内外麻醉界追踪的热点课题。

一、麻醉操作的无瘤观念

无瘤操作技术是在完成肿瘤外科手术时，为防止肿瘤细胞播散和种植所采取的措施及操作规则。1954年cole等提出了无瘤技术的概念，其目的一是防止癌细胞沿血道、淋巴道扩散；二是防止癌细胞种植。恶性肿瘤手术特点不同于一般手术，恶性肿瘤可以有局部播散、种植和转移。任何操作和检查不当，都可以造成肿瘤的播散。如检查触摸和操作时挤压肿瘤，手术探查不当和手术时创面保护不好等，都可能造成肿瘤的种植及播散。无瘤技术是肿瘤外科医护人员在手术中必须遵循的基本原则。对于恶性肿瘤手术，无瘤观念与无菌观念同等重要。为了减少发生医源性扩散和种植，提高恶性肿瘤的治疗效果，要求参加手术的每位成员既要重视无菌观念，又不能忽视无瘤技术，从各个环节重点把关，强化无瘤观念，确保无瘤技术得以实施。

大部分甲状腺肿瘤手术麻醉过程中不涉及无瘤操作的问题，但一些晚期的甲状腺肿瘤可能会累及气管的黏膜层，同时该类患者也面临困难气道处理的问题。在困难气道插管过程中应以无瘤观念为操作原则，以减少因接触及损伤造成的肿瘤种植、播散。主要体现在麻醉方法的选择，困难气道处理方式的选择，插管辅助设备的选择，以及通气工具的选择等。对于这类患者，可以选择局麻或者神经阻滞下气管切开后插管全身麻醉；如果气管内导管需要跨过肿瘤，则要选择最佳插管辅助设备，以做到最大限度地不接触肿瘤，并轻柔操作，最好在可视下完成插管。

二、困难气道的管理

困难气道（difficult airway）的处理与麻醉安全和质量密切相关。有文献报道，50%以上严重麻醉相关并发症是由气道管理不当引起的。中华医学会麻醉学分会困难气道专家组，在参考美国、德国、英国、加拿大等国家近年困难气道管理指南的基础上，结合我国国情和国内的临床经验起草和制定了《困难气道管理指南》，目的是为我国临床麻醉中的困难气道处理提出指导性意见，使困难气道的处理更规范、便捷、准确，有利于降低脑损伤、呼吸心搏骤停、不必要的气管切开、气道损伤以及牙齿损伤等不良后果的发生率。

（一）困难气道的定义

困难气道是指具有五年以上临床麻醉经验的麻醉科医师在面罩通气时遇到了困难（上呼吸道梗阻），或气管插管时遇到了困难，或两者兼有的一种临床情况。可分为困难面罩通气（difficult mask ventilation，DMV）和困难气管内插管（difficult intubation）。前者是指麻醉科医师在无他人帮助的情况下，不能维持患者正常的氧合和（或）合适的通气，使用面罩纯氧正压通气的患者无法维持SpO_2在90%以上。其发生率为0.000 1%~0.02%。后者又分为困难喉镜显露（发生率1%~18%）、困难气管插管（发生率1%~4%）和插管失败（发生率为0.05%~0.35%）。

另外，困难气道还可以分为非急症气道和急症气道。前者是指仅有气管插管困难而无面罩通气困难的情况下，患者能够维持满意的通气和氧合，能够允许有充分的时间考虑其他建立气道的方法，因此，单纯的插管困难定义为非急症气道。后者是指面罩通气困难，兼有气管插管困难时，患者已处于紧迫的缺氧状态，必须紧急建立气道，因此，将不能正压通气同时合并气管插管困难时的气道定义为急症气道。是否为急症气道是决定临床处理方法和后果的关键，应当高度重视面罩正压通气的方法和密切观察通气的体征和效果。

（二）困难气道的评估

在甲状腺肿瘤手术患者中，困难气道较为常见，对困难气道的认识和处理也就尤其重要。对于已知的困难气道有准备、按照一定规则有步骤地处理将显著增加患者安全性。因此，所有患者都必须在开始实施麻醉之前对是否存在困难气道做出评估。大约90%以上的气管插管困难患者可以通过术前评估被发现。术前气道评估可以通过询问病史、体格检查和进一步检查进行。

1. 病史　了解病史、尤其是详细询问气道方面的病史是气道管理的首要工作。对有麻醉不顺利、面罩通气困难或者气管插管困难病史的患者，要特别重视气道问题。如果麻醉医师遇到困难气道的患者，应该告知患者本人，以便让下一次为其麻醉的医师获得此信息。表11-4-1和表11-4-2列举了一些可能导致困难插管的先天性综合征和病理状态。

表 11-4-1 可能导致困难插管的先天性综合征

综合征	特征
Down	巨舌、小嘴使喉镜置入困难,可能合并声门下狭窄,喉痉挛常见
Goldenhar(眼-耳-脊椎异常)	下颌发育不全,颈椎棘突异常使喉镜置入困难
Klippel-Feil	颈椎融合导致颈项强直
Pierre Robin	小嘴、巨舌、下颌畸形,新生儿必须清醒插管
Treacher Collins	下颌面部骨发育不全,导致喉镜置入困难
Turner	困难插管可能性大

表 11-4-2 常见的可能影响气道管理的病理状态

疾病	特征
感染性会厌炎	置入喉镜会加重梗阻
脓肿(下颌下、咽后壁、Ludwig 角)	气道扭曲,导致面罩通气及气管插管困难
急性喉炎、支气管炎、肺炎(既往或现患)	气道敏感性增高,易咳嗽、喉痉挛、支气管痉挛
乳头状瘤	气道梗阻
上、下颌骨骨折	气道梗阻,面罩通气及气管插管困难,必要时气管切开
喉部骨折	操作时可能加重气道梗阻,气管插管可能加重损伤或误入他处
喉水肿	喉入口狭窄,气道敏感性增高
软组织、颈部损伤(水肿、出血、气肿)	气道解剖性扭转,气道阻塞
上呼吸道肿瘤(鼻腔、口腔、舌、咽、喉)	自主呼吸时吸入性呼吸困难
下呼吸道肿瘤(气管、纵隔)	气管插管后仍不能解除气道阻塞,下呼吸道扭曲
放疗	纤维化扭曲气道或者操作困难
炎性类风湿关节炎	下颌骨发育不全、颞下颌关节炎、颈椎强直、喉转动、环杓关节炎,使插管困难和危险
强直性脊柱炎	颈椎融合使喉镜直视困难
颞下颌关节综合征	严重张口受限
硬皮病	皮肤紧张、颞下颌关节受累致张口受限
肉样瘤病	气道梗阻(淋巴组织)
血管神经性水肿	水肿致梗阻使通气、插管困难
内分泌或代谢性肢端肥大	巨舌,骨生长过度
糖尿病	可能减少寰枕关节活动度
甲状腺功能低下	巨舌、软组织黏液性水肿使通气和插管困难
甲状腺肿大	气管受压、扭曲
肥胖	面罩通气困难,意识消失时上呼吸道梗阻

2. 体格检查 术前气道评估的方法很多。作为术前气道评估,应首先确定患者显著的体征,如超重或是其他任何呼吸困难的体征如喘鸣音。突出的上切牙会使喉镜置入困难且易受到损伤,孤立的松动牙齿更易受损。除非去除齿桥和义齿会影响面罩吻合度,否则应将其移除。在置入喉镜前应将松动的牙齿移除以避免坠入气道。术前应向患者讲明可能存在的牙齿损害并做好记录。张口度即颞下颌关节活动度的大小,对喉镜置入及声门显示至关重要。

改良的 Mallampati 分级(图 11-4-1)是口腔检查的一个重要方法,已经成为当今临床广为采用的气道评估方法之一。Mallampati 分级是一项综合指标,其结果受到患者的张口度、舌的大小和活动度以及上腭等其他口内结构和颅颈关

节运动的影响。具体评估方法：嘱患者坐在麻醉科医师的面前，用力张口伸舌至最大限度（不发声），根据所能看到的咽部结构，进行分级。Ⅰ级可见软腭、咽腭弓及腭垂；Ⅱ级可见软腭、咽腭弓及部分腭垂；Ⅲ级仅见软腭；Ⅳ级看不见软腭。Ⅲ级及以上属困难气道。

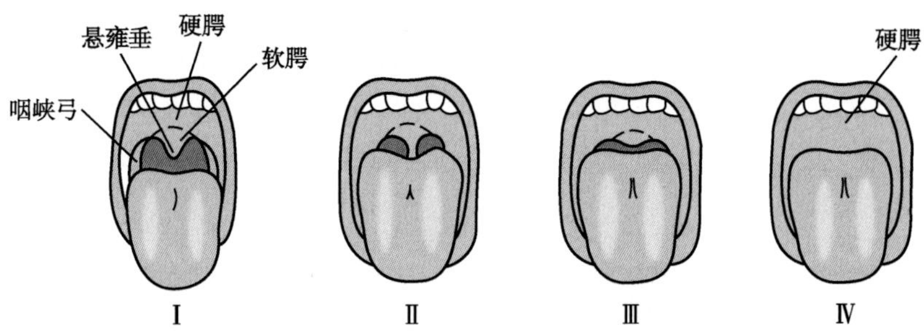

图 11-4-1　Mallampati 分级示意图

颈部检查应注意有无包块、气管的位置，特别是检查颈部伸展能力。颈部短粗、肌肉发达并且牙齿完整的患者，喉镜暴露及面罩通气会有困难。声音嘶哑或者之前有过较长插管时间及气管造口术者，麻醉医师应警惕气道可能存在某一水平上的狭窄。甲颏距离（thyromental distance）是另一项常用的检查指标。是指头在伸展位时，测量自甲状软骨切迹至下颚尖端的距离，该距离受许多解剖因素，包括喉位置的影响。正常值在 6.5cm 以上，如果小于 6cm，气管插管可能会遇到困难。下颚前伸的幅度是下颚骨活动性的指标。如果患者的下门齿前伸能超出上门齿，通常气管内插管是容易的。如果患者前伸下颚时不能使上下门齿对齐，插管可能是困难的。下颚前伸的幅度越大，喉部的显露就越容易，下颚前伸的幅度小，易发生前位喉（喉头高）而致气管内插管困难。寰椎关节的伸展度反映头颈运动的幅度，伸展幅度越大就越能使口轴接近咽轴和喉轴，在颈部屈曲和寰椎关节伸展的体位下最易实施喉镜检查。检查时让患者头部向前向下使颈部弯曲并保持此体位不动，然后请患者试着向上扬起脸来以测试寰椎关节的伸展运动。伸展度减少与困难插管有关。

Cormack 和 Lehane 把喉镜检查的难易程度分为四级（图 11-4-2）。Ⅰ级可见全声门；Ⅱ级可见后半部分声门；Ⅲ级可见会厌（不见声门）；Ⅳ级声门及会厌均不可见；Ⅳ级属困难插管。后经 Samsoon 和 Young 的修改补充，成为当今临床广为采用的气道评估方法。Cormack 和 Lehane 分级为直接喉镜显露下的声门分级，与 Mallampati 分级有一定相关性。可作为判断是否插管困难的参考指标。

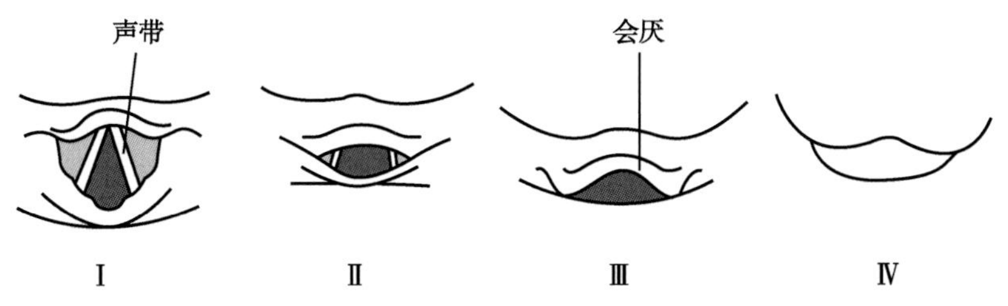

图 11-4-2　Cormack-Lehane 分级示意图

手术前气道评估的另一个问题是只能粗略地判断气道困难的可能性，但尚无可靠的方法预测所有可能遇到的困难气道。通过麻醉前评估发现有困难气道的患者属于已预料的困难气道，麻醉前评估未发现气道问题的患者，在麻醉诱导时仍有发生困难气道的可能，这类患者属于未预料的困难气道，全麻诱导后易发生急症气道。因此，对每一个患者无论评估结果如何都应谨慎对待。因为当气管插管困难或不可能时，自主呼吸的丧失将威胁生命。

3. 其他检查　在以上两方面评估的基础上，如果怀疑有未被发现的疾病，如呼吸道的肿瘤或者感染，可能会对呼吸道有一定的影响，应借助间接或纤维喉镜或其他辅助检查，这可能是发现隐蔽但却威胁生命的因素，如舌扁桃体异常增生的唯一方案。如果高度怀疑上呼吸道异常，麻醉诱导时应保证头颈外科医师在场，以便必要时气管切开。

胸片检查能发现病史及体格检查中未发现的问题。若怀疑椎骨增生或关节硬化可致插管困难或侵犯气道，应该拍

11

颈椎正侧位片。CT扫描可以用来评估纵隔肿瘤累及气管、支气管、心血管结构的程度。其他如MRI也有呼吸道评估应用的报道。运用流量-容积环也可以评估胸内、外病变对气道生理的影响。

（三）困难气道的处理

对于已经进入手术室准备进行麻醉手术的甲状腺肿瘤患者，应尽可能地预先给氧（包括儿童），以提高患者耐受插管时间延长或者困难插管过程中的缺氧能力。

1. 困难气道辅助工具　处理困难气道的辅助工具比较多，主要分为处理非急症气道（表11-4-3）和急症气道（表11-4-4）的辅助工具。处理非急症气道的目标是微创，而处理急症气道的目标是救命。因此，急症气道要求迅速建立起气道，即使是临时性气道，以尽快解决通气问题，保证患者的生命安全，为进一步建立稳定的气道和后续治疗创造条件。

表11-4-3　处理非急症气道辅助工具

类型	名称	特点
直接喉镜及其镜片	Macintosh（弯型）喉镜片 Miller（直型）喉镜片	成人最常用的是弯型镜片，选择合适的尺寸号码最重要； 直型喉镜片能在会厌下垂遮挡声门时直接挑起会厌显露声门。
可视喉镜	Truview Glidescope	间接喉镜，镜片可视角度比常规喉镜大，能很好地显露声门，但插管时一定要借助管芯，以防止显露良好却插管失败。
管芯类	硬质管芯 可调节弯曲度的管芯 插管探条（Bougie）	方法简便，提高插管成功率，减少损伤。
光棒（Light Wand）		快速简便，可用于张口度小和头颈不能运动的患者
可视光棒类	Shikani Levitan Bonfils	结合了光棒和纤维气管镜的优势，快捷可视。
喉罩（LMA）	LMA-Classical LMA-ProSeal LMA-Fastrach	声门上气道工具，喉罩操作简便，可以不需喉镜辅助，对患者的刺激小，对患者体位要求低，置入的成功率高，在困难气道处理中的地位逐步提高。
纤维气管镜		能适合多种困难气道的情况，尤其是表面麻醉下的清醒插管，并可吸引气道内的分泌物；但一般不适合急症气道，操作需经一定的训练。

表11-4-4　处理急症气道辅助工具及方法

名称	特点
面罩+通气道	置入口咽或鼻咽通气道后面罩加压通气，需要双人通气，一人扣紧面罩托起下颌，另一人加压通气。
喉罩	既可用于非急症气道，也可用于急症气道。训练有素的医师可以在几秒内置入喉罩建立气道。紧急情况下，应选择操作者最容易置入的喉罩，如经典型喉罩。
食管-气管联合导管	不需要辅助工具，可迅速将联合导管送入咽喉下方，无论进入食管或气管，经简单测试后都可进行通气。缺点是尺码不全，易导致损伤。
环甲膜穿刺	用于声门上途径无法建立气道的紧急情况。

困难气道设备车内容包括上述急症和非急症气道管理工具，另外还包括各种型号和分类的气管导管、喉罩、面罩、牙垫、通气道和简易呼吸器；另外还有各种型号注射器、无菌敷料包、消毒剂、胶布等。

2. 困难气道处理流程　麻醉前准备好气道管理工具，检查麻醉机、呼吸回路、面罩、通气道、喉镜、气管导管、插管探条、喉罩等，确保其随手可得。

（1）已预料的困难气道：通过麻醉前评估，判断患者存在困难气道时，分析困难气道的性质，选择适当的技术，防止通气困难的发生。①告知患者这一特殊风险，使患者及其家属充分理解和配合，并在知情同意书上签字；②确保至少有一个对困难气道有经验的高年资麻醉医师主持气道管理，并有一名助手参与；③麻醉前应确定气管插管的首选方案和至少一个备选方案，当首选方案失败时迅速采用备选方案。尽量采用麻醉医师本人熟悉的技术和插管辅助工具，首选微创方法；④在气道处理开始前进行充分面罩吸氧；⑤尽量选择清醒气管插管，保留自主呼吸，防止可预料的困难气道变成急症气道；⑥在轻度的镇静、镇痛和充分的表面麻醉下（包括环甲膜穿刺气管内表面麻醉），面罩给氧，并尝试喉镜显露；⑦能看到声门的，可以直接插管，或快诱导插管；⑧显露不佳者，可采用常规喉镜（合适的镜片）结合插管探条（喉镜至少能看到会厌）；或光棒技术；或纤维气管镜辅助（经口或经鼻）；或传统的经鼻盲探插管等；也可采用视频喉镜改善显露，或试用插管喉罩；⑨在困难气道处理的整个过程中，要确保通气和氧合，密切监测患者的脉搏血氧饱和度变化，当其降至90%时要及时面罩辅助给氧通气，以保证患者生命安全为首要目标；⑩反复三次以上未能插管成功时，为确保患者安全，推迟或放弃麻醉和手术也是必要的处理方法，待总结经验并充分准备后再次处理。

（2）未预料的困难气道（非急症或急症气道）：①主张快速诱导时分两步给药，首先是试验量的全麻药使患者意识消失；其次给予全麻诱导药物和肌松药之前，应常规行通气试验，测试是否能够实施控制性通气。不能控制通气者，不要盲目给肌松药和后续的全麻药物，防止发生急症气道困难。②能通气但显露和插管困难的患者，选择上述非急症气道的工具。要充分通气和达到最佳氧合时才能插管，插管时间原则上不大于一分钟，或 SpO_2 不低于92%，不成功时要再次通气达到最佳氧合，分析原因，调整方法或人员后再次插管。③对于全麻诱导后遇到的通气困难，应立即寻求帮助，呼叫上级或下级医师来协助；同时努力在最短的时间内解决通气问题，如面罩正压通气（使用口咽或鼻咽通气道），置入喉罩并通气，通气改善，考虑唤醒患者。④采用上述的急症气道辅助工具和方法。⑤考虑唤醒患者和取消手术，以保证患者生命安全。

应采用呼气末二氧化碳监测、直视、纤维气管镜下或视频喉镜下看见气管导管进入声门来确定插管成功与否。麻醉医师应当熟悉多种困难气道辅助工具及其适应证、超禁忌证。在处理困难气道时，要选择自己最熟悉和经验丰富的技术。插管失败后，应避免同一名医师采用同一种方法反复操作，并及时分析，更换思路和方法，或者更换人员和手法，反复数次失败后要学会放弃。

3. 困难插管患者的拔管　甲状腺肿瘤患者的困难气道如果是肿瘤本身原因造成的，比如阻塞呼吸通路或者压迫呼吸通路造成不同程度的呼吸道狭窄，手术成功实施后困难气道基本可以得到消除，因此预计拔管后气道处理不再困难，可按常规拔管处理。最简单的方法就是在拔管前用直接喉镜检查口咽结构，如果可以清楚窥见气管导管进入声门的位置，则说明再插管无困难。

如果手术后引起困难气道的原因仍然存在或者加重，拔管后患者有再次呼吸困难的危险，再次通气和插管将更加困难甚至无法进行。这种情况下，应该逐步、渐进和可控地进行拔管。如果没有明确的手术过程中造成的困难气道，如会厌及声门水肿、喉返神经损伤或者气管环软化等，或者手术结束时困难气道仍没有解决等问题，可以考虑充分吸痰及胃管后待患者呼吸恢复良好并完全清醒后拔管；如果手术后仍然怀疑困难气道的存在，又没有确定行气管切开的指征，可以考虑在拔管前先通过气管导管在气管内放置引导导管、纤维支气管镜或者喷射导芯，拔除气管导管后保留引导导管等在气管内，根据患者呼吸道情况决定拔除或是重新插管，必要时还可以紧急供氧；如果手术后存在明确的或者高度怀疑的困难气道，则应该考虑实施预防性气管切开后再拔管。

三、危重患者麻醉处理

危重患者的心肺功能和内环境往往处于失代偿状态，对缺氧的耐受性明显降低，在围麻醉手术期易发生误吸及心搏骤停等严重并发症。完善对危重患者围麻醉手术期的管理，掌握熟练的气道开放技术，可以提高危重患者抢救成功率，降低并发症发生率和死亡率。

对于危重患者麻醉诱导药物的选择，需要充分考虑药物对于患者循环以及其他脏器功能和内环境的影响。异丙酚以其迅速的起效时间和良好的可控性广泛应用于气管插管的诱导。但对于心功能不全和血容量不足的危重患者，可引起明显的低血压和心动过缓，故应慎用或禁用。依托咪酯药代动力学特点与异丙酚基本相似，为紧急插管提供了良好的条件，即使在气道开放前就已经出现低血压的患者也很少出现血流动力学紊乱，并且对心肌收缩没有明显的影响。这些特性使其成为危重患者气道开放的首选诱导药物，但由于其无论单次剂量还是持续应用均可能产生较长时间的肾上腺皮质功能抑制，因此目前不主张用于脓毒症和脓毒症休克的危重患者，但可在皮质醇替代治疗的情况下应用于其他危重患者。右美托咪定是一种作用于中枢的、选择性 α_2 受体激动剂，在美国已经被批准用于危重患者的短期镇静。它同时具有镇痛、抗焦虑和镇静的作用，而呼吸抑制不明显，因此可用于清醒状态下的纤光镜气道操作以及气管插管。氯胺酮是唯一具有镇痛、镇静和遗忘作用的麻醉药物，与异丙酚或依托咪酯相比，氯胺酮静注后起效慢，作用时间长，对心血管系统有一定的刺激作用，但可降低气道阻力。有研究表明，氯胺酮可以为择期手术患者获得极佳的气管插管条件。在肌松药的选择上，应首先考虑超短效的肌松剂。琥珀胆碱是目前起效最快并能提供良好插管条件的肌松药，是快速开放气道的首选药物。但其可以引起易感人群恶性高热，还可以导致细胞外钾离子浓度急剧升高等不良反应，所以对于危重患者选择余地很小。目前，罗库溴铵是非去极化肌松剂中起效最快，并唯一可能替代琥珀胆碱的药物。随着罗库溴铵拮抗剂(布瑞亭)在临床的运用，其将可以更安全地运用于危重患者的气管插管。

对于存在困难插管的危重患者，通气选择原则是尽可能保持患者的自主呼吸，同时在不加重其他脏器损伤的前提下建立快速而有效的通气。这要求在插管前配备充足的抢救设备和完善的处理流程，操作者应具有丰富的工作经验应对患者在危急状态下可能存在的面罩通气困难和气管插管困难。在对危重患者进行气管插管前需要进行积极的准备以使插管条件尽可能接近理想的状态。此种情况需要足够的人员、充足的照明、合适的体位、充分的氧合以及必需的插管辅助工具(见上文)。对于普通甲状腺肿瘤患者来说，麻醉医师通常在插管前通过带呼吸囊和活瓣的面罩实施供氧，这可能对心肺疾病所致的呼吸衰竭患者疗效欠佳。针对这种情况，我们可以采用无创正压通气(NIPPV)进行3分钟的预先供氧，这样就可以在气管插管过程中和气管插管之后的5分钟内，提供更好的 SpO_2 和动脉血氧分压。

在危重患者的困难气道处理过程中，良好的配合和充分的表面麻醉对于清醒插管是非常必要的，这样能够使患者维持足够的肌张力，保持上呼吸道的组织结构相互独立，保证自然气道通畅，是临床使用最安全可靠的方法。但该方法准备和操作时间较长，而患者往往病情较重，很难长时间配合并耐受插管的操作，从而限制了该方法在危重患者中的临床应用。慢诱导气管插管是在插管前适量使用镇静和镇痛药物，既能保留患者自主呼吸，维持呼吸道通畅，又能减少和消除患者对伤害性刺激的记忆，降低咽喉部的保护性反射强度，同时实施表面麻醉，可以缩短困难气管插管的时间，提高插管的成功率。对于诱导过程中是否使用肌松药抑制患者自主呼吸以获得更好插管条件，需要根据患者的具体情况以及操作者的经验及抢救设备配置情况而定。具体困难气道处理可以参照前述。

综上，对于危重患者气道管理的效果直接影响到危重患者的抢救成功率，作为临床医师，必须具有扎实的理论基础以及丰富的处理经验，在对患者进行准确评价的基础上综合使用各项措施以提高困难气道患者的抢救成功率。

四、甲亢患者的麻醉

1. 甲亢患者的术前准备　控制甲状腺素于正常水平。可应用丙硫氧嘧啶等药物抑制甲状腺素的合成，药物起效需6~8周。还可应用 Lugol 液抑制甲状腺球蛋白的生成和碘化，减少甲状腺的血管床，使腺体变小、变硬。宜于手术前10~14天使用，应用时间过长会适得其反。

少数患者经上述治疗病情改善不明显，可应用β-受体阻滞剂或钙通道阻滞剂治疗，以控制心率和降低血压。由于甲状腺素的半衰期为7天，故上述药物的治疗应持续到手术后一周左右为宜。当患者的基础代谢率不高于正常值的20%，心率不超过90次/分，且全身症状改善后可考虑行手术治疗。

2. 甲亢患者的麻醉　气管插管全身麻醉用于甲亢患者较为安全。术前镇静药的用量应适当加大，抗胆碱药宜选择东莨菪碱。术中应当保持一定的麻醉深度，尽可能地消除不良应激反应。甲亢患者术中可能出现心率快、血压低、心律失常等问题，须对症处理。

3. 甲状腺危象　甲状腺危象一般发生在手术后。开始时表现为精神激动、手颤、血压升高、心率加速、体温升高，继续发展则出现谵妄、昏迷、大小便失禁。甲状腺危象如发生于手术中，则主要表现为难以解释的血压升高、心率加快、体温显著升高，其他的症状容易被掩盖。甲状腺危象的处理宜选用相应的药物，进行对症处理。

五、甲状旁腺功能亢进手术的麻醉

1. 术前准备　甲状旁腺功能亢进患者的术前准备的重点是使血容量恢复正常并使血钙降低。高钙血症常导致多尿而致血容量减少，但如果血容量未减少，患者可出现高血压、心电图可见 QT 间期缩短。因此，该类患者的术前准备可先输液扩容，然后再利尿排钙，保钾利尿剂是较好的选择。此外，患者常伴有骨质疏松，故围术期的任何操作都应注意避免发生骨折。

2. 甲状旁腺亢进患者的麻醉　全身麻醉或者神经阻滞

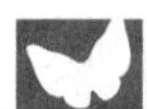

麻醉都可采用，但氯胺酮不可使用。手术中应保持输液的充足。高钙血症导致患者对去极化肌松剂出现高敏反应，而对非去极化肌松剂表现为抵抗，所以术中需要个体化给予肌松药的使用。同时，高钙血症患者易发生洋地黄中毒亦需要给予足够的重视。

3. 甲状旁腺患者的术后管理　该类患者手术以后可能出现低钙性抽搐，严重者可发生全身低钙性惊厥、喉痉挛等。术后应常规检测血钙及时予以补充。

第五节　甲状腺肿瘤手术麻醉进展

一、甲状腺术中喉返神经监测技术的应用与进展

喉返神经损伤是甲状腺手术的严重并发症之一，一侧喉返神经损伤可引起声音嘶哑，两侧同时损伤会引起呼吸困难，甚至窒息。为了避免甲状腺手术喉返神经损伤，可采用术中神经监测技术。喉返神经监测（intraoperative neuro monitoring，IONM）是一种近年来采用的全程无创监控喉返神经的方法，可在术中不暴露神经的情况下，监测神经功能，避免了过度解剖造成的神经损伤，但对麻醉提出了较高的要求。

手术时采用常规的气管内插管、静吸复合全身麻醉。麻醉诱导给予中效非去极化肌松剂如罗库溴铵 0.3mg/kg，术中不再追加肌松剂。术中需要与术者密切配合，在行喉返神经监测前使 TOF 恢复至 2 个肌颤搐以上，以保证喉返神经监测的正常进行。气管插管采用 NM 标准加强型气管内导管（女式导管内径 6.0mm，男式导管内径 7.0mm），选择双肩皮下留置回路电极及接地电极，避免刺伤肺脏，同时距离神经及声带较近，减少信号传递干扰。在监测仪电极界面常规检查电极阻抗，单电极阻抗<2.0k，阻抗差值<1.0k，回到监测界面。肌电信号基线波动在 10μv 左右，监测仪准备就绪。气管插管最好选择可视设备下进行，使气管导管表面的电极与声带密切接触。术中要充分地镇静与镇痛，确保在没有使用肌松机的情况下不出现体动的情况而影响手术的进行。

二、甲状腺肿瘤 ERAS 手术的麻醉管理

术后快速康复（enhanced recovery after surgery，ERAS），是指采用有循证医学证据的围术期处理的一系列优化措施以减少手术患者的心理及生理的创伤应激，达到术后快速康复。ERAS 的实施是多学科有效协作的结果，其中麻醉医生扮演着重要的角色，同时也促进了麻醉医生向围术期医生的转变。

（一）术前准备

ERAS 理念下的术前准备有了很大的变化，比较突出的是患者术前 2～3 小时依然可进饮不超过 400ml 的含糖液体，禁食固体食物的时间仍推荐为术前 6 小时。同时麻醉医生术前应充分访视患者，并与患者做有效的沟通以减轻患者术前的精神紧张情绪。

（二）麻醉方法的改变

1. 麻醉方法的改变主要体现在局部浸润麻醉、区域神经阻滞麻醉和全麻的联合应用。该方法可以减少术中阿片类药物的用量，并且显著地改善术后镇痛的效果，不同程度地降低术后恶心呕吐的发生率，加速患者术后的快速康复。

2. 术中液体管理是麻醉管理的重要组成部分，直接关系到患者的术中安全及术后康复。可以根据术中监测指标如每搏量变异度（SVV）、动脉压变异度（PPV）等进行目标导向容量治疗，尽量避免术中、术后过多的液体输入。

3. 麻醉监测　在常规监测心电图、血压、心率、脉搏血氧饱和度和呼吸末二氧化碳分压的基础上，还应该进行体温监测和麻醉深度的监测。术中全身麻醉深度的监测，可以最大限度地减少术中知晓的发生，避免麻醉过深，促进麻醉恢复。在监测体温的同时进行必要的体温保护也有利于患者术后的康复及术后感染的发生。

4. 术后镇痛　手术以后给予患者适度的镇痛药物，缓解患者的疼痛，促进患者的康复。ERAS 患者术后应尽量地减少阿片类药物的用量，可以应用 NSAIDs 类药物，及联合应用手术切口浸润麻醉，镇痛效果更佳。

总之，ERAS 管理模式的引入，使麻醉医生发挥作用的时间区间由仅在手术中改变为贯穿于整个围术期。

三、腔镜甲状腺肿瘤切除术的麻醉

近年来随着腔镜技术的进步以及患者对美容要求的提高，腔镜技术在甲状腺肿瘤手术中的应用日渐增多。气管内插管、全身麻醉仍然是主要的麻醉方法。腔镜甲状腺肿瘤手术术中气道管理是给麻醉医生带来的新挑战。一方面腔镜手术部位及方式的特殊性，需要在颈部灌注 CO_2 以维持手术空间，而这一腔隙与胸、腹腔不同，没有相对完整的浆膜来封闭，系利用皮下组织间的潜在腔隙形成，皮下组织较腹膜

更易吸收 CO_2，故更易造成 CO_2 潴留，引起高碳酸血症。另一方面通过口腔进行的此类手术，和麻醉气道相互影响，可能对气管导管形成压迫，从而影响通气，并由此可能对患者造成生命威胁。另外，手术中的持续牵拉，可使气管导管对口腔及声门造成一定的损伤。因此，腔镜下甲状腺肿瘤手术要求麻醉医生熟悉手术过程和步骤，同时加强对术中气道管理的监测。

（赵洪伟　李家峰）

第六节　围术期护理

甲状腺癌是内分泌系统最常见的恶性肿瘤。甲状腺癌可发生在各个年龄阶段，根据国内外流行病学调研，甲状腺癌已成为近年来发病率增高最快的实体癌。2012 年中国卫生部统计报告显示，甲状腺癌上升至女性恶性肿瘤第 3 位。2017 年 2 月，国家癌症中心发布了中国最新癌症数据，结果显示甲状腺癌发病率以每年 4%递增，其中大城市女性患病风险是小城市的 4 倍，与过去相比女性甲状腺癌上升趋势明显。随着甲状腺癌发病率的逐年上升及甲状腺癌的高生存率，患者在满足规范化治疗的同时，愈发注重自身的生存质量。俗话说“三分治疗、七分护理”，因此，甲状腺癌围术期的护理显得至关重要，既要做好术前护理，术后护理更为重要。

一、术前护理

（一）心理护理

由于患者及家属对疾病缺乏正确认识，一般会对手术产生不同程度的恐惧心理。研究显示，术前焦虑、抑郁在甲状腺手术患者中较常见，而这种负面情绪也对术后恢复、术后并发症的产生造成了不良影响。护理人员应根据患者情况介绍手术治疗的远期效果、手术医师的工作经验及手术技巧，消除其顾虑和恐惧。可采取不同的方式对患者进行健康宣教，比如制作宣教手册、播放宣教视频等。护理人员应积极告知患者缓解不良心理的方法，如睡前洗热水澡、练习深呼吸、开窗通风、看书刊杂志、听音乐等。可让疗效好的患者进行现身说法，使其获得实例治疗效果的信息，调整好心态进行有效治疗。告知家属家庭支持对患者治疗的重要性，促进家属对患者治疗的关心、理解以及支持。由于本病女性患者较多，担心术后留下瘢痕影响美观，可向患者解释手术设计的皮肤切口不影响外貌，并教会患者利用服饰遮挡颈部瘢痕的方法，以满足患者爱美之心。对精神高度紧张或失眠者，术前夜遵医嘱给予镇静药物，使患者处于耐受手术的最佳状态。

（二）协助完善术前检查

帮助患者做好术前的常规检查操作（各种化验标本的采集、颈部、胸部 X 光摄影、心电图、超声波、喉镜、CT 等），告知其各项检查的检查方法及配合要求，给予有效性指导，消除患者对各项检查项目的陌生、恐惧心理，取得患者的积极配合，确保各检查指标的准确性。准确及时测量及记录患者的体温、脉搏、呼吸、血压等，以提供诊断材料。

（三）术前饮食指导

术前要全面了解患者体质，特别是全身营养状况和进食情况，用以评估患者对手术的耐受力。甲状腺患者因甲状腺激素分泌多、代谢旺盛、消耗大，容易营养失调，应指导患者进食高热量、高蛋白、高维生素的食物，每天摄入热量约 3000～3500cal，采用少量多餐的均衡饮食来满足其高代谢的需要。术前 1 天嘱患者可进食，以半流、全流饮食为主，如米粥、面汤、藕粉等。手术前禁食 6～8 小时，禁饮 2 小时，术前 2 小时进水或碳水化合物有利于患者的康复，缩短禁饮时间可以增加患者的舒适度，减少低血糖等不良反应的发生，减轻术后呕吐。

（四）体位准备

由于甲状腺的解剖特点，患者在手术中要采取充分暴露术野的颈过伸仰卧手术体位。患者术后易出现肩颈不适、头晕头痛和恶心呕吐等不适症状，为了减轻患者术后体位造成的不适症状，术前 2 天指导患者进行头颈过伸位的训练（图 11-6-1A）。一般餐后 2 小时练习，以防呕吐发生。充分暴露颈部，采取仰卧、伸颈、垫高肩背部（双肩垫 20～30cm 高软枕）、头后仰，尽量使其下颌、气管、胸骨处于同一水平线，以利于充分暴露手术区域（图 11-6-1B，图 11-6-1C）。避免术中因颈过伸位而压迫颈部神经及血管，使颈椎周围组织疲劳，引起患者烦躁不安，误伤周围组织、神经及血管，引起严重并发症。在训练过程中告知患者通过深呼吸来达到自我放松，以保证体位训练的有效性，开始以每次坚持 10 分钟为宜，循序渐进增加训练时间，以患者最大耐受度为限，使患者能够慢慢地适应体位，并随时观察患者反应，如出现头痛、头晕、心慌、恶心、呕吐等症状，应立即停止体位练习。对于特殊疾病的患者如颈椎疾病或者骨损伤的患者，禁止体位训练，防止继发性骨折的发生。指导患者深呼吸，学会有效咳嗽的方法，练习床上排尿、排便。

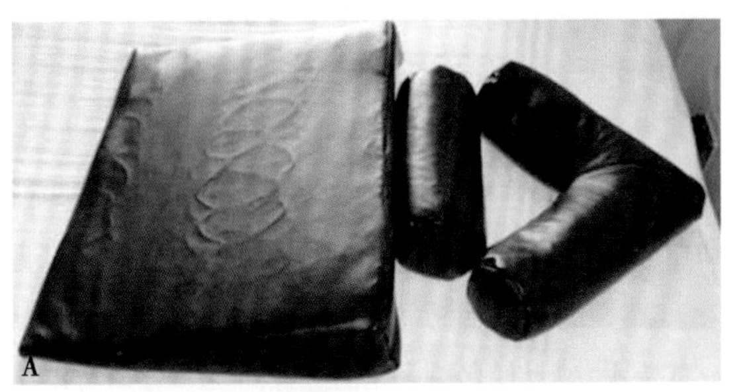

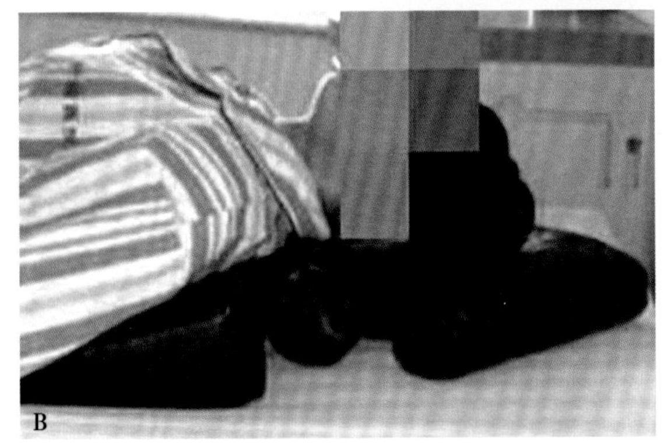

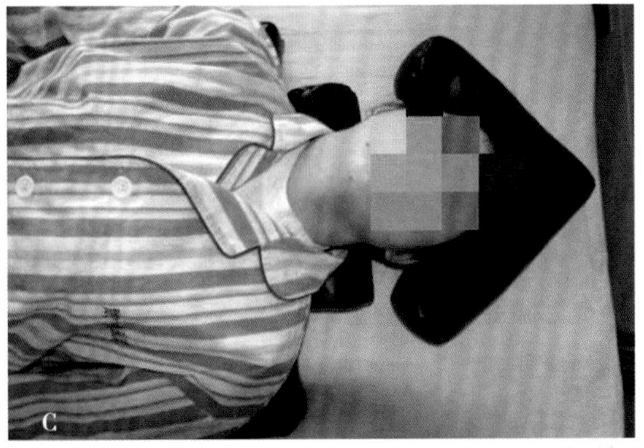

图 11-6-1　体位训练

A. 体位训练垫；B. 颈过伸位侧面观；C. 颈过伸位上面观

（五）皮肤准备

对拟实行外科手术患者进行手术区域的皮肤准备，包括皮肤清洁，即洗浴或擦浴；必要时对手术部位使用电动发剪剪除 1cm 以上毛发或使用脱毛剂去除毛发。手术部位清洁备皮的指征是手术部位皮肤表面无明显肉眼可见毛发，如颈部皮肤无明显毛发可采取清洁皮肤的方法。手术部位皮肤毛发粗大、浓密影响手术操作或切口愈合的可以给予剪毛或脱毛，脱毛操作时动作要平稳、轻柔，脱毛剂不得与眼睛接触；小儿手术患者慎用脱毛剂。

备皮范围原则要大于手术范围，上至下唇、下至两乳头连线，两侧至腋前线，后至斜方肌前缘，如需行颈淋巴结清除术者同时去除患侧耳上一寸半至颈后中线的头发。

二、术后护理

（一）全麻术后护理

密切观察患者的面色、体温、脉搏、呼吸、血压和血氧饱和度，及时发现病情变化。全麻未清醒前应平卧、头偏向一侧，保持呼吸道通畅。患者麻醉清醒后如生命体征平稳可取半卧位，以利于呼吸和伤口渗液引流，可预防颈部血肿压迫气管引起窒息等严重并发症。24 小时内减少颈部剧烈活动，同时保持颈部水平，防止后仰或前屈过度，头部勿用力转动，勿用力咳嗽，减少出血，变更体位时用手扶持头部，减轻疼痛。

（二）呼吸道护理

护理人员要确保患者呼吸道通畅，呕吐时及时清除口腔内的呕吐物，防止误吸造成窒息。对于呼吸道分泌物多的患者则需要鼓励并且协助患者进行咳嗽、咳痰，必要时遵医嘱给予雾化吸入治疗，稀释痰液，以充分湿化气道，从而利于痰液咳出。

（三）伤口及引流护理

观察颈部伤口加压包扎压力是否适宜，敷料是否清洁干燥，如有少量渗血属正常现象，如伤口渗出鲜血较多，渗血面积不断扩大，说明有活动性出血，立即通知医生。如患者出现进行性呼吸困难、烦躁、发绀时，须在床旁进行抢救，必要时进行气管切开。

术后伤口引流接高负压引流瓶，以清除颈内积液和积气，负压维持在 90~95kPa，对组织有内固定作用，使创面间及切口间贴合更加紧密，减少移动，减少创面积液几率，利于创面与切口愈合。应保持引流管通畅，避免引流管扭曲、受压、阻塞及脱落。密切观察引流液的颜色、性质及量，计算 24 小时引流量，并详细记录。一般正常情况下术后 1 小时内引流液约为 10~20ml，但均以术后 6 小时内引流量最多，在 20~40ml 之间，但个别手术范围大，创面出血多，也可达到 60~80ml，若术后 8 小时后引流量继续增多超过 80ml，可疑为出血倾向。若 6 小时引流少于 10ml 提示引流不畅，检查引流管是否扭曲、堵塞。术后 24 小时内的引流液量约为

30~120ml，以后引流液的颜色逐渐变浅，引流量逐渐减少至10ml以下时，即可拔除引流管。

（四）术后导尿管的护理

1. 留置导尿管期间的护理

（1）保持导尿管通畅，避免打折、扭曲、受压、脱落。

（2）疑似导尿管阻塞应更换导尿管，不得冲洗。

（3）保持尿道口清洁，每日擦拭消毒2次，被大便污染者须及时清洁后，再行消毒。

（4）悬垂集尿袋，不可高于膀胱水平，且要按无菌技术原则及时排空尿袋。

（5）每日评估留置导尿管的必要性，尽早拔除导尿管。护士根据患者自身情况和手术情况决定拔导尿管时间，拔导尿管前，训练患者膀胱功能。

2. 拔导尿管后护理

（1）拔导尿管时嘱患者放松，动作宜轻柔，严格无菌操作。

（2）拔导尿管后，嘱患者适量饮水并尽早排尿。若患者排尿困难，应给予恰当的鼓励，进行条件反射诱导排尿，如听流水声等，或腹部热敷（50℃左右），顺时针按摩下腹部膀胱区，另外用温开水冲洗会阴部可引起排尿反射。

（3）患者拔除导尿管后若出现尿路刺激征，对其采用患者口诉言词分级法进行尿路刺激程度的评定。评定标准根据WHO疼痛分级标准将患者尿道刺激程度分为4级。0级：拔管时无任何不适，排尿时尿道无疼痛；1级：轻微不适，排尿时尿道轻微疼痛；2级：中度不适，有尿急、尿道疼痛、下腹憋胀感；3级：严重不适，有明显尿急、尿道疼痛、尿道口水肿，严重者有血尿。倾听患者主诉，鼓励患者多饮水，严重者遵医嘱给予药物处理。

（五）术后疼痛管理

术后疼痛会引起患者精神紧张、烦躁不安，增加术后并发症的发生，充分的镇痛可以减少患者的应激反应，降低患者的术后焦虑情绪。术后疼痛一般可耐受，24小时后逐渐缓解，不影响睡眠和进食。应向患者解释术后疼痛属正常现象，这是机体受到刺激后的正常保护性应激反应，与患者交谈分散患者注意力，妥善固定颈部引流管，以防牵拉引起疼痛。正确评估患者疼痛程度，根据疼痛程度采取有效止痛措施。注意在使用止痛剂前一定要分清是切口创伤引起的疼痛，还是因血管结扎滑脱出血肿胀引起疼痛，不可盲目注射，延误诊断。尽量避免吗啡等阿片类止痛药的应用，以减少阿片类药物引起肠麻痹的并发症，给予口服非甾体类等非阿片类止痛药。在止痛过程中，注意结合多种方式联合方案，如转移注意力、中医止痛等，以减轻药物带来不良反应。

（六）术后饮食

甲状腺手术未涉及胃肠道，对手术后循环稳定的患者，应尽早经口进食水，通过食物的刺激使迷走神经兴奋，促进胃肠道功能的恢复。全麻甲状腺术后清醒且生命体征平稳的患者，术后6小时可以饮水20~30ml，观察患者有无呛咳，30分钟后若患者无恶心呕吐等症状，可以进食清淡、易消化的温凉流质，少量慢咽，尽量减少颈部血管扩张及呛咳发生。术后第一天进温凉半流质，后逐渐过渡到正常饮食，向患者说明饮食、营养对切口愈合机体恢复的重要性，克服吞咽时疼痛不适的困难，进食时应轻柔，主动吞咽以减少被动吞咽时呛咳的发生。可有效促进胃肠功能恢复，减轻患者术后不适感。

饮食搭配中要注意高热量、高蛋白、高维生素，以满足术后身体对营养的需要。多吃水果和蔬菜。由于左侧颈部淋巴结清除术易损伤胸导管，故术后饮食宜进食清淡食物，避免进食牛奶、鸡蛋、肉类、脂类食物，可进食谷物类食物如发糕等。

（七）术后早期活动

全麻清醒后给予半卧位，利于伤口处引流，同时也可以促进全身血液循环，增强心肺功能，预防下肢深静脉血栓形成，卧床期间指导患者伸缩四肢，协助翻身变换体位以增加舒适度，鼓励患者早期下床活动。术后12小时可以坐起，术后24小时可以绕床行走，采用下床活动"三步曲"即：①床上坐起5分钟；②坐在床沿双腿下垂5分钟；③床旁站立5分钟；无不适症状方可下床活动。可有效防止患者因长期卧床导致的并发症及跌倒等危险事件发生，促进患者快速康复。活动时要量力而行、循序渐进，若有不适，应就地休息，以活动后不感到疲劳为宜。

（八）术后恶心呕吐的护理

术后24小时内恶心呕吐的发生率较高。由于甲状腺手术的特殊体位，在术中颈部过度后仰，造成脑部血流供应失调，产生中枢性恶心呕吐。麻醉方式的选择与麻醉药物的副作用都和恶心呕吐有很大关系。由于恶心呕吐会增加伤口的张力，引起伤口出血，因此，分析患者发生恶心呕吐的原因，对症处理非常重要。

患者发生呕吐时，协助患者用手掌呈V字形手势压迫按压伤口，以减少伤口张力，同时头偏向一侧，并及时清除呕吐物。可在患者颈部垫一小块治疗巾，发生呕吐时及时更换，避免污染颈部伤口。如伤口敷料有污染，及时更换。根据患者情况，可协助漱口或给予口腔护理，保持口腔清洁。遵医嘱应用止吐药物；对于呕吐严重的患者，可以暂时禁食，采取静脉营养补充；指压患者的合谷、足三里、内关等穴位，以减轻患者的恶心呕吐感。

（九）皮下气肿的护理

皮下气肿是由于空气进入皮下所引起的。表现为颈胸部皮肤饱满，触诊时有捻发音和握雪感，听诊可有爆裂的水疱声及肺部呼吸音减弱或消失，患者颈部有压迫或窒息感，可有胸痛，躁动现象或过度换气现象，甚至出现呼吸困难。应严密观察患者呼吸情况及血氧饱和度的变化，在气肿边缘做好标记和记录，以利观察气肿进展情况。及时控制肺部感染是预防皮下气肿继续发展，防止严重并发症的关键。如果患者只有轻度的不适感，不影响呼吸、循环功能，可严密观察，一般不予处理可自行吸收。重者，影响呼吸、循环功能时，应立即消除病因，对症支持治疗，如粗针头排气或皮下切开引流等。

（十）皮肤损伤的护理

由于患者皮肤手术后长期被压力绷带黏附，化学物质长时间与皮肤接触，导致皮肤弹性下降，屏障作用降低，极易发生皮肤损伤。皮肤损伤包括局部皮肤损伤，例如皮肤出现红斑、皮疹、水疱、渗出等症状，以及机械性皮肤撕脱伤。若患者出现皮肤损伤可给予皮肤黏膜消毒剂擦拭消毒，去除水疱，充分暴露皮肤损伤面，避免反复摩擦刺激皮肤损伤部位；有条件者可在粘贴压力绷带前使用液体敷料涂抹于皮肤上以起到保护皮肤的作用。

（十一）并发症的观察与护理

1. 出血　术后出血的常见原因包括咳嗽、呕吐、颈部的活动、吞咽、说话动作过度、过频等造成结扎线脱落，或由于止血不彻底，或因皮瓣广泛的渗血而造成皮下血肿，一般发生在术后 12 ~ 48 小时之内。术后出血主要包括颈阔肌出血、皮下出血及甲状腺床出血等。颈阔肌出血主要是由于颈阔肌自身出血或静脉出血导致的。皮下出血主要是由于术中未实施皮下止血导致的，一般患者不会出现憋气、呼吸困难现象，术中对其皮下止血点进行认真止血即可防止该并发症发生。甲状腺窝出血在临床上最为常见，可引起患者出现烦闷不安、憋气、发绀等临床症状，甚至可导致患者出现心搏骤停事件；且出血可对气管形成压迫，对其呼吸造成影响，严重威胁患者生命安全。术后出血的危险性并不在于血容量的丧失，而在于可能引发患者窒息的危险。由于颈部解剖结构上的特殊性，出血是在颈深筋膜的封闭间隙内进行的，虽然出血量仅为 300 ~ 500ml，但足以引起喉头水肿和器官受压迫，从而导致患者死亡。

如果引流管内引流量较少或无、颈部肿胀、呼吸困难进行性加重，患者出现脉搏加快、血压正常或偏低等情况要及时通知医生，打开伤口清理淤血，重新止血，如发生严重呼吸困难可做气管切开。如果引流液鲜红、引流管温热、血液不凝固，引流液每小时超过 50ml，提示有活动性出血，需要重新加压包扎或打开伤口进行止血。指导患者减少颈部活动，咳嗽时用手掌呈 V 字型手势保护颈部以防止渗血。术后切口敷料外敷冰袋 6 ~ 8 小时可使血管收缩，减少渗血。冰袋不可过重，以免压迫颈部引起呼吸困难及引流管不畅。压迫的时间及重量应根据手术创腔大小及患者的凝血机制情况而定。同时注意保持足够的液体量，维持静脉输液，并遵医嘱给予止血药或输血。

2. 呼吸困难和窒息　多发生在术后 48 小时以内，是术后最危急的并发症，主要原因为切口内出血形成血肿压迫气管、手术创伤或气管插管引起喉头水肿、痰液阻塞气道、气管塌陷及双侧喉返神经损伤。表现为呼吸困难并有喉鸣音，处理不及时可产生致命性后果。全麻未清醒前注意观察患者瞳孔、肢体活动、咳嗽及吞咽反射情况，经常呼唤患者以掌握其清醒时间；密切观察病情，特别注意肿胀后局部皮肤的颜色、判断是否出血；观察压迫口唇、甲床后颜色恢复情况以判断有无缺氧现象。应保持呼吸道通畅，清醒后病情许可取半卧位，遵医嘱给予雾化吸入、静脉给予激素类药物等治疗，由气管塌陷所致的呼吸困难则应立即行气管切开。对于颈部短粗、既往有睡眠呼吸暂停综合征、打鼾的患者在临床工作中应重点观察患者呼吸的节律、频率及血氧饱和度，如有异常即通知医生给予处理。

3. 喉返神经损伤　术前以喉镜检查声带麻痹或运动障碍情况，对于术前存在一侧声带麻痹患者术后应更加注意观察呼吸频率、节律，有无呼吸困难和胸闷情况。术后一侧喉返神经损伤可出现声音嘶哑；双侧喉返神经损伤可出现失声或严重的呼吸困难。指导失声患者如何发声，在晨间护理后及起床后进行发声练习，主要为低音调、短时间的讲话训练，指导患者张口发“a”音，并向两侧运动发“yi”音，然后再发“wu”音。同时鼓励患者做吹蜡烛、吹口哨动作发“ya”音，每次不超过 5 分钟，3 ~ 5 次/天，根据患者的恢复情况，可适当延长训练时间。发声练习期间，纠正患者的不良发声，不发超过自己音域的高音，不尖声喊叫，大声讲话持续时间不能过长。为促进声带充分外展，鼓励患者在非睡眠状态时多做深呼吸动作，同时给予雾化吸入。发生喉返神经损伤后，可应用针灸、理疗、促神经恢复药物等，嘱患者避免过多言语，多饮水保持喉咙湿润，避免过多地清嗓子损伤声带，并帮助患者做发声练习。一般6个月内发声可好转，而永久性损伤可由健侧代偿但仍不能恢复原有音色。

4. 喉上神经损伤　喉上神经外支损伤时，可出现声调降低；内支损伤时，可出现饮水呛咳。发生后，指导患者抬头进餐低头吞咽的姿势或食用米粉、藕粉、蔬菜泥、香蕉、发糕等黏稠或半固体食物即可缓解呛咳现象，并口服营养神经的药物，少说话多休息，过一段时间即可恢复。

5. 迟发性神经损伤　甲状腺再次手术时由于组织粘连，解剖结构变化，易造成新的损伤及增加并发症发生率。出现迟发性神经损伤，表现为近期发声正常，出院后一段时间逐渐出现声音嘶哑或饮水呛咳等症状。治疗上要耐心细致地做好患者的思想工作，加强随访工作，解除顾虑，分析原因，采取理疗、神经营养性药物、糖皮质激素等综合措施，通常能恢复正常。

6. 甲状旁腺功能低下　因术中误伤甲状旁腺或结扎供应甲状旁腺血管，致使甲状旁腺素的生成不足、钙盐沉积、血钙下降，而引起甲状旁腺功能低下，出现低钙血症，使神经肌肉的应激性增高。多在术后1~3天出现，一般数周可恢复，轻者面部、口唇针刺感，随后出现手足麻木和僵硬感；重者出现手足抽搐、面部肌肉和手足持续性痉挛，甚至喉与膈肌痉挛，可引起窒息死亡。术后密切观察患者病情变化，注意面部、唇周和手足部有无针刺和麻木感或强直感，有无手足抽搐。

（1）抽搐发作时，立即缓慢静脉推注10%葡萄糖酸钙10~20ml，由于氯化钙对静脉的刺激作用较为明显，加之外渗后局部组织会产生剧痛且易造成坏死等副作用，临床上氯化钙逐渐被葡萄糖酸钙代替。使用时应注意勿将药液漏入皮下；给予患者双侧床挡保护，加强监护，防止坠床不良事件发生；保持呼吸道通畅，严重者给予牙垫置于牙齿之间预防舌咬伤。症状轻者口服钙剂，在所有的钙制剂中，碳酸钙的元素钙含量最高，吸收率可高达39%，服药最方便、价格适宜同时能提高骨密度，因此碳酸钙是目前剂型最多、应用最普遍的钙制剂。必要时加服维生素 D_3 促进钙的吸收。口服补钙以临睡前服用效果最佳，可有效增加血钙浓度，减少骨破坏。

（2）定期监测血清钙水平，使之维持在>1.75mmol/L，避免发生高钙血症。若患者3周内曾用过洋地黄制剂，静脉注射钙制剂更宜小心，应将钙维持在正常水平的低限，因为高钙血症可使心脏对洋地黄更敏感，易发生心律失常，甚至猝死。

（3）适当控制饮食，限制蛋类、乳类、肉类等含磷较高的食物，减少钙的流失，给予患者高钙低磷食物，如豆腐和海产品；增加纤维素含量高的食物，并注意顺时针按摩腹部，适当增加运动量，防止便秘发生。

（4）患者情绪紧张，安慰患者，消除其紧张情绪。

7. 甲状腺危象　甲状腺危象多与术前甲状腺功能亢进未得到控制、术前准备不充分和手术应激反应有关。多发生在术后12~36小时，表现为高热（体温>39℃）、寒战、脉搏快而弱（脉率>120次/分钟）、烦躁不安、谵妄甚至昏迷，常伴有呕吐和腹泻，及时救治，病情多于36~72小时后逐渐好转，否则可发生死亡。护理：

（1）甲状腺功能亢进的患者应做好充分的术前准备，常规口服卢戈液使基础代谢率控制在20%左右；心率快者给予普萘洛尔，使患者心率稳定在90次/分钟以下；精神紧张者给予地西泮，保证患者充分睡眠。

（2）有效的心理支持是预防甲状腺危象的关键，术前多与患者交谈，消除患者易怒、急躁、焦虑和恐惧心理，必要时适当应用镇静剂；同时减少活动、避免外来刺激，保持情绪稳定。

（3）术后48小时内加强巡视，密切观察病情及生命体征，体温控制在38℃以下，以物理降温为主。一旦出现甲状腺危象的症状，应及时给予积极处理，包括：吸氧、物理降温，建立静脉通路输入葡萄糖溶液、选用广谱抗生素抗感染治疗、静脉注射肾上腺皮质激素以降低应激，并口服复方碘化钾以抑制甲状腺激素的分泌。

（4）伴有严重呕吐腹泻的患者，应注意观察呕吐物及腹泻物的性质，并做好记录。呕吐防止吸入性肺炎；严重腹泻应注意肛周护理，预防肛周感染。

（5）对有精神症状，如躁动、谵妄或昏迷的患者，要注意安全，如床档保护，防止意外事故的发生；昏迷者加强皮肤、口腔护理，定时翻身，预防压疮、肺炎的发生。

8. 甲状腺功能减退　甲状腺功能减退由于术中切除甲状腺过多引起，可出现表情淡漠、疲劳、嗜睡、怕冷、食欲减退、体重增加等症状，宜服用甲状腺素片替代治疗。

9. 乳糜漏　乳糜漏大多数发生在左侧颈淋巴结清除术后，极少发生于右颈淋巴结清除术。一般于术后48~72小时出现。发生原因为术中损伤胸导管或结扎不全，出现乳糜液外溢，呈淡黄色或淡红色清亮液体，进食后转为乳白色混浊液体；嘱患者禁食，若引流液变清，可帮助诊断。实验室检查正常颈淋巴结清除术后引流液中的甘油三酯含量约为0.4mmol/L，如果引流液中甘油三酯的含量超过1.13mmol/L或乳糜微粒的含量超过4%诊断为乳糜漏。

乳糜液漏出量24小时少于500ml者可行保守治疗，给予颈部切口加压包扎，注意避免过分压迫气管引起呼吸困难，注意观察局部皮肤血运，倾听患者主诉肢体有无麻木感。由于高负压引流会导致胸导管或淋巴导管及其分支的持续开放而不利于漏口闭合，应在局部加压、清淡饮食配合下改用平压引流，并保持引流通畅，减少淋巴液的漏出，进而促进淋巴管封闭，加速创面愈合。在必要的抗感染治疗、局部加压包扎、平压引流等治疗的基础上，注入50%葡萄糖注射液，因为高渗溶液导致组织脱水，减少组织液的渗出；作为硬化剂直接堵塞淋巴管；形成无菌炎性反应，促进组织粘连；吸收入淋巴管损伤其内皮细胞，使淋巴管硬化、狭窄。经保守治疗3天以上，漏出量无减少或漏出量24小时大于500ml并且有逐渐增加趋势者，应尽早手术，可结扎或缝扎乳糜管。引流液量较少者可进清淡饮食，较多者禁食，由静脉补充营养。乳糜漏患者应尽量卧床安静休息，避免情绪激动，从而减少淋巴液形成。

（十二）颈部淋巴结清除术后功能锻炼

传统的颈清扫术切除副神经后，可引起抬肩困难，而切除胸锁乳突肌及软组织可引起颈部外形塌陷。进行性的纤维化可引起肩部固定、疼痛，谓之“肩部综合征”。尽管颈改良性及择区性清扫的应用显著减少了这些并发症，但有些患者即使保留了副神经和胸锁乳突肌，仍出现相应症状。抬肩困难和疼痛的治疗主要在于预防，因此，在颈淋巴结清除术后可采用语言讲解、个体演示和视频宣教等方法指导患者进行适度循序渐进的颈肩部功能锻炼（图11-6-2），以增大肩部活动范围、减少疼痛，局部功能锻炼能促进血液循环，减少颈部瘢痕组织形成及瘢痕组织挛缩，以促进颈肩部功能的恢复。

三、碘治疗的护理

（一）治疗前准备

接受^{131}I治疗的患者给药前至少2周停用甲状腺素制剂和含碘食物、药物，含碘食物主要包括：碘盐、海带、紫菜、海参、海藻、海里的鱼虾等，并防止从其他途径进入人体的碘剂，如皮肤碘酊消毒、碘油造影等。

（二）治疗过程的护理

^{131}I口服2小时前禁食水，应一次性喝完，保证剂量准确，服药2小时后方可进食，以免影响药物吸收。24～48小时后恢复口服甲状腺素片，剂量与治疗前相同。^{131}I的放射性强，可对周围人群和环境造成放射性损害，因此患者服药后应住^{131}I治疗专用隔离病房或住单间，大小便使用专用厕所、便后多冲水，衣服、被褥进行放置衰变处理7～14天且单独清洗；指导患者勿随地吐痰，及时处理呕吐物。护理人员在接触患者时要穿防辐射服，尽可能地缩短与患者的接触时间，减少辐射的危害。

（三）不良反应的观察与护理

1. 喉头水肿　表现为颈前区肿胀、疼痛。嘱患者勿挤压、按摩甲状腺部位。严密观察患者甲状腺部位的肿胀情况，轻度肿胀者可用冷水或20%硫酸镁湿敷肿胀部位，遵医嘱服用泼尼松片；严重肿胀者准备好急救物品，遵医嘱静脉注射地塞米松，以缓解水肿。

2. 唾液腺功能受损　患者可咀嚼口香糖或含话梅，促进唾液分泌，预防或减轻放射性唾液腺炎的发生。饭前饭后使用漱口液漱口，加强口腔卫生，预防放射性口腔黏膜炎。

3. 放射性膀胱炎　一般治疗后2～3天出现尿频、尿急，指导患者多饮水、及时排空小便，加速放射性药物的排泄，以减少膀胱和全身的放射性损伤。每天至少排大便一次，以减少肠道的照射。

4. 放射性胃肠炎　观察患者有无恶心、呕吐等消化道症状，避免进食刺激性食物，少食多餐。指导患者在病房内多活动，轻揉腹部，餐前遵医嘱服用促进胃肠道蠕动药物，加速胃肠道放射性排泄，严重者遵医嘱给予止吐药物。按放射性废物管理正确处理患者呕吐后污染的用物。

5. 骨髓抑制　大多数患者骨髓抑制都是暂时的，可恢复的。治疗后每周检验血红蛋白、白细胞和血小板，根据结果给予药物对症治疗。同时做好相关的健康教育工作，应保持病房清洁，注意保暖、穿宽松衣裤、加强营养、相对卧床休息。

四、居家护理

1. 患者出院后要保持良好的情绪，注意规律生活，养成良好的生活习惯，保证充足的休息和睡眠。出院后1～2周患者可自行观察伤口情况，若伤口无红肿、热、痛等不适可以洗澡，注意清洗伤口时勿用力搓揉。颈部伤口一期愈合时间

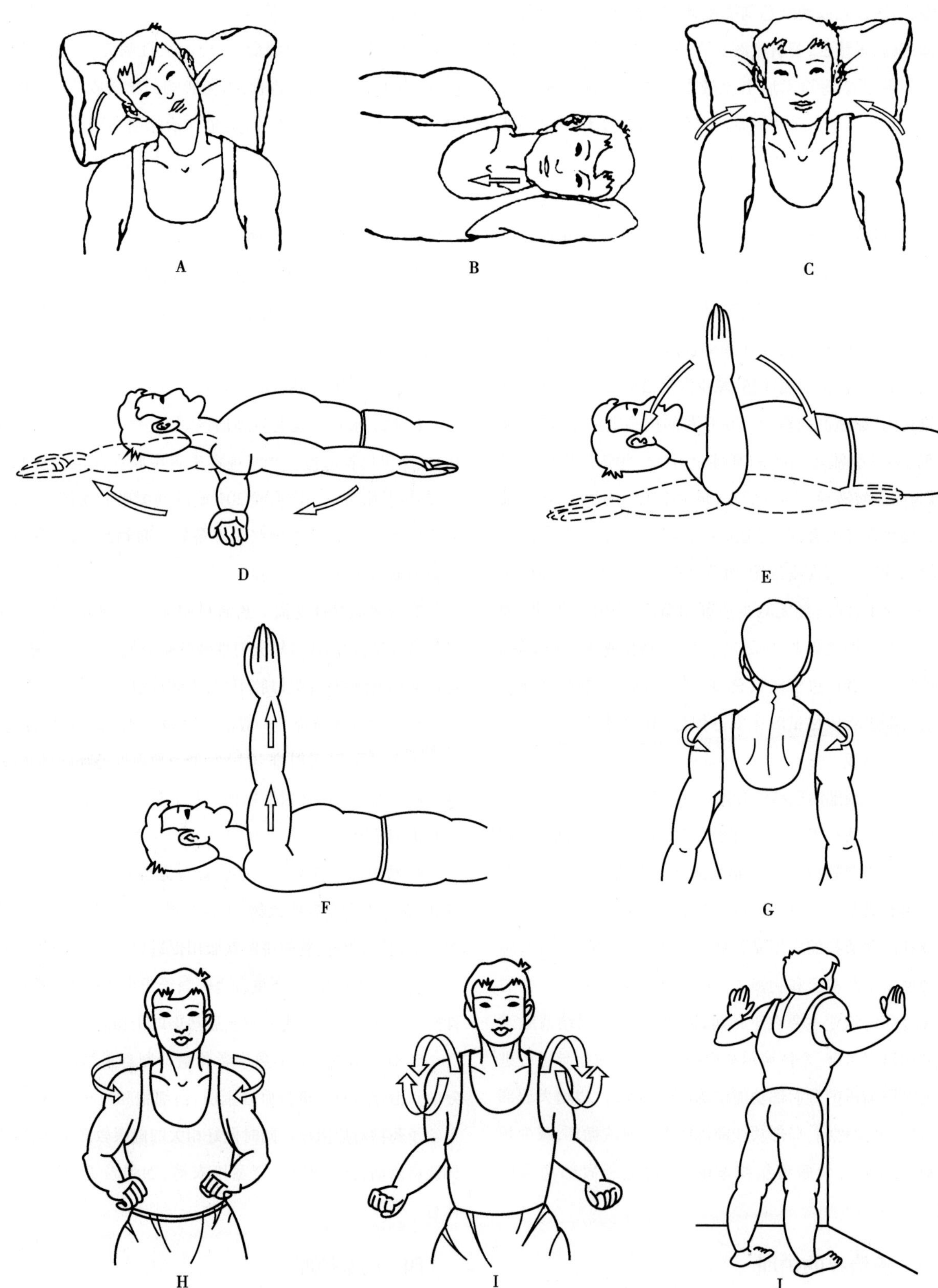

图 11-6-2 颈肩部功能锻炼

A. 颈部左右侧弯；B. 颈部前屈；C. 耸肩；D. 仰卧直臂前后摆；E. 体侧直臂画弧；F. 曲肘上下摆；G. 手臂垂直上举；H. 肩部外展；I. 肩部内收；J. 双臂爬墙锻炼

约2~3周，建议出院1个月内避免乘坐飞机，3个月内避免重体力劳动。此外，行颈部淋巴结清除术的患者应指导其出院后继续进行颈肩部功能锻炼，至少持续至出院后3个月，以促进颈肩部功能的恢复。

2. 指导患者使用衣领或围巾遮挡颈部瘢痕，减少瘢痕对患者日常活动带来的影响。

3. 甲状腺肿瘤切除术后患者甲状腺功能降低，甲状腺素水平低于正常甚至缺乏，患者可出现表情淡漠、疲劳、嗜睡、怕冷等甲状腺功能减退症状；同时还可刺激残余腺体增生、诱发病变。因此部分甲状腺良性肿瘤患者术后需长期服用甲状腺素替代治疗，维持甲状腺激素和促甲状腺激素(TSH)的正常水平。分化型甲状腺癌患者术后根据患者肿瘤复发风险和抑制治疗不良反应风险评估结果，制订TSH抑制治疗目标，预防甲状腺癌的复发。分化型甲状腺癌患者TSH抑制治疗需持续5~10年。分化型甲状腺癌复发风险高中危患者TSH应长期控制在0.1mU/L以下，如TSH抑制治疗副作用风险为高中危则可将TSH值放宽到0.5mU/L以下。低危患者的TSH应长期控制在0.5~2.0mU/L，如TSH抑制治疗副作用风险高，TSH抑制水平适当放宽1.0~2.0mU/L。指导患者遵医嘱定时服药，早餐前30分钟空腹服用甲状腺素片，勿擅自停药或改变剂量。指导患者定期复查甲状腺功能，服药过程中注意观察用药后反应，如出现心慌、失眠、多汗等不适，提示可能为用药过量；如出现食欲减退、情绪低落、反应迟缓、记忆力下降等不适，提示可能用药剂量不足，若出现上述不适情况应及时到医院就诊调节服药剂量。甲状腺素片是一种胰岛素拮抗剂，可减少胰岛素和口服降糖药的效果。因此，对于糖尿病患者服用甲状腺素时，应指导患者定期监测血糖，调整降糖药的剂量。同时服用甲状腺素片期间应与维生素或补品间隔1小时；与含铁含钙药物或食物间隔2小时，例如铁剂、钙片等；与豆类奶类间隔4小时，例如豆腐、豆浆、牛奶、酸奶、奶酪等；与考来烯胺间隔12小时；以免影响药效。甲状腺素片的半衰期大约1周左右，若患者忘记服药也不会影响体内的药物浓度，不需要补服，次日继续按照往常剂量空腹服用即可。

4. 疾病恢复期应选择含丰富维生素、蛋白质的饮食，以增强体质；减少食用海鲜、海带及紫菜等含碘高的食物。禁烟酒、辛辣刺激性食物，养成良好的饮食习惯。甲状旁腺功能低下的患者指导其坚持遵医嘱服用钙剂，定时监测血钙情况，同时应限制蛋类、乳类、肉类食物的摄入，以免影响钙的吸收。避孕药、糖皮质激素、地西泮、苯妥英钠、苯巴比妥(苯巴比妥钠)等制剂可加重低钙血症，因此应指导患者不宜长期服用。

5. 指导患者定期到医院复查，一般于出院后1个月、3个月、6个月、1年复查一次。若无明显异常情况可以后每年复查一次，5年后患者病情稳定后可每2~3年复查一次。同时还要教会患者颈部自行体检的方法，若发现颈部结节、肿块或异常情况时要及时到医院就诊。加强患者随访，随访内容包括伤口情况、并发症情况、服药情况、复诊时间等，及早发现问题予以解决，提高患者依从性及自我护理能力。

6. 行^{131}I治疗的患者在人体内^{131}I剂量<1.11GBq时可出院，但不能到公共场所活动，且避免与妊娠妇女及婴幼儿接触；当体内剂量<0.31GBq时，可以在公共场所或医院内自由活动。^{131}I治疗2个月内禁用碘剂、溴剂，以免影响^{131}I的重吸收而降低疗效。女性患者1年内、男性患者半年内需避孕。每日晨按时服用左甲状腺素，严禁擅自停药或增减剂量。治疗后3~6个月进行随访，以评价治疗效果。

7. 如果甲状腺癌患者妊娠前经过治疗并处于无病生存状态，妊娠不会引起病情进展。甲状腺癌的TSH抑制治疗在妊娠期间仍可以进行。分化型甲状腺癌患者妊娠后要维持既定的TSH抑制目标。定期监测血清TSH，每4周1次，直至妊娠20周。甲状腺癌女性妊娠期间TSH抑制目标为0.1~1.5mU/L，较非妊娠期间有所差异。妊娠期间禁忌甲状腺核素扫描和治疗。

（王欣　杨洁）

参考文献

1. Miller RD 主编，邓晓明，曾因明，黄宇光主译.米勒麻醉学：第8版.北京大学医学出版社，2016.
2. 朱也森主编.头颈颌面部手术麻醉.人民卫生出版社，2009.
3. 邓琴南主编.口腔颌面-头颈部手术麻醉.人民卫生出版社，2009.
4. 田鸣，邓晓明，朱也森，等.困难气道管理专家共识.临床麻醉学杂志，2009，25(3)：200-203.
5. 邓小明，姚尚龙，于布为，等.现代麻醉学：第4版.人民卫生出版社.2014.
6. 何征宇，王祥瑞.危重患者困难气道管理策略.中国呼吸与危重监护杂志，2010，9(2)：220-222.
7. 姜虹，黄燕，朱也森.围术期困难气道的危险因素及预测模型研究.中国临床医学，2008，15(4)：540-542.

11

8. 邓晓倩,朱涛,魏新川.困难气道及其预测.国际麻醉学与复苏杂志,2006,27(6):351-353.

9. 郭宗文.困难气管插管的评估及对策.河北医药,2009,31(7):852-853.

10. 胡胜红,李元海,徐四七.困难气道的评估与临床相关性研究进展.安徽医药,2009,13(3):239-241.

11. G Frova,M Sorbello.Algorithms for difficult airway management:a review.Minerva Anestesiol,2009,75:201-209.

12. Benjamin D Liess, Troy D Scheidt, Jerry W Templer. The Difficult Airway.Otolaryngol Clin N Am,2008,41:567-580.

13. Helm M,Gries A,Mutzbauer T.Surgical approach in difficult airway management. Best Pract Clin Anaesthesiol, 2005; 19(4):623-640.

14. Heidegger T, Gerig HJ, Henderson JJ. Strategies and algorithms for management of difficult airway. Best Pract Clin Anaesthesiol,2005,19(4):661-674.

15. Lavery GG,McCloskey BV.The difficult airway in adult critical care.Crit Care Med,2008,36(7):2163-2173.

16. Smally AJ. The esophageal-tracheal double-lumen airway: Rescue for the difficult airway. AANA Journal, 2007, 75(2):129-134.

17. Rincon DA. Predicting difficult intubation. Anesthesiology. 2006,104(3):618-619.

18. 王天龙,刘进,熊利泽主译.摩根临床麻醉学.第 5 版.北京大学医学出版社,2015.

19. 古博,闵苏.甲状腺癌患者围手术期气道处理.重庆医学,2004,33(2):260-261.

20. 张秀英,张广华,高鲁渤,等.GlideScope 视频影像喉镜在头颈肿瘤手术困难气管插管中的应用.中华耳鼻咽喉头颈外科杂志,2006,41(12):950-951.

21. 刘晓莉,孙辉,郑泽霖.甲状腺术中喉返神经监测技术的应用与进展,中国普通外科杂志,2009,18(11):1187-1190.

22. N Sritharan,M Chase,D Kamani,etc.The vagus nerve,recurrent laryngeal nerve,and external branch of the superior laryngeal nerve have unique latencies allowing for intraoperative documentation of intact neural function during thyroid surgery.The Laryngoscope,2015,125(2):84-89.

23. 中国医师协会外科医师分会甲状腺外科医师委员会.甲状腺及甲状旁腺手术中神经电生理监测临床指南.中国实用外科杂志,2013,6(33):470-477.

24. Scott MJ, Miller TE. Pathophysiology of major surgery and the role of enhanced rccovery and the role of enhanced recovery pathways and the anesthesiologist to improve outcomes.Anesthesil Clin,2015,33(1):79-91.

25. 中国医师协会麻醉学医师分会.促进术后康复的麻醉管理专家共识.中华麻醉学杂志,2015,2(35):141-148.

26. 雷博文,王玉龙.达芬奇机器人手术系统在头颈部肿瘤中的应用.中国癌症杂志,2017,6(27):437-441.

27. 梁坤辉,郑辉利,张进,等.经口入路腔镜甲状腺切除手术的麻醉管理.海南医学,2015,10(26):2924-2925.

28. 强万敏,姜永亲等.肿瘤护理学[M].天津:天津科技翻译出版有限公司,2016.

29. Otvos B, Kshettry VR, Benzel EC. The history of urea as a hyperosmolar agent to decrease brain swelling. Neurosurg Focus,2014,36(4):1-7.

30. 冯小玲,江艳,袁媛,等.对甲状腺肿瘤患者进行围手术期个体化护理的效果探讨.当代医药论丛,2017,15(07):153-154.

31. 张艳.1 例甲状腺腺癌患者在加速康复外科中的围手术期护理.中外医学研究,2013,11(30):108-109.

32. 许彬,郭涛,张林,吕建敏,李晓冰.甲状腺结节围手术期的护理.中国肿瘤外科杂志,2013,5(04):267-268.

33. 孙晓铮,马静.甲状腺手术体位的研究及护理进展.护士进修杂志,2015,30(17):1574-1576.

34. 杨雪蕾,李莉,康俊凤.术前体位训练对甲状腺术后体位综合征影响的观察分析.农垦医学,2013,35(05):453-455.

35. 王清燕.甲状腺手术围手术期的综合护理体会.医学信息,2012,25(8):301.

36. 单荣梅.甲状腺切除术 30 例围手术期护理.中外健康文摘,2013,(17):421-421.

37. 秦艳.甲状腺肿瘤患者围手术期的护理.求医问药(学术版),2011,09(11):517-518.

38. 马茜.真空高负压引流瓶在头颈肿瘤外科术后的应用.天津护理,2013,21(05):405-406.

39. 闫英媚,张连波,张丽东.甲状腺癌根治术后观察引流的意义.吉林医学,2010,31(05):702-703.

40. 李绪梅,陆波,温米琴.尿道表面麻醉减轻术后留置尿管致刺激症状的观察.实用护理杂志,2003,07:45.

41. 李素敏，张淑彩.甲状腺术后恶心呕吐的原因分析及护理干预.护士进修杂志，2014，29(13)：1248-1249.

42. 刘水秀.甲状腺术后恶心呕吐的原因分析及护理干预.当代临床医刊，2016，29(01)：1841-1842.

43. 汪仕千.循证护理在甲状腺术后恶心呕吐、排痰困难中的应用.现代中西医结合杂志，2011，20(02)：236-237.

44. 李素芳.甲状腺术后恶心呕吐的原因分析及护理干预体会.中国实用医刊，2015，42(10)：106-107.

45. 王增香，刘巧红.经皮微创气管切开拔除套管后发生皮下气肿的原因分析及护理对策.护士进修杂志，2008，22：2099-2100.

46. 刘付良燕，叶明媚.79 例甲状腺术后出血的护理体会及预防对策.中国医药指南，2011，9(20)：349-350.

47. 于润.甲状腺患者术后出血的预防及护理.中外女性健康研究，2016，01：143-144.

48. 黄智慧.康复护理在甲状腺乳头状癌术后声音嘶哑患者中的应用.中国实用护理杂志，2012，28(11)：32-33.

49. 王茜.全甲状腺切除术后低钙血症患者的临床观察及护理.中西医结合护理(中英文)，2015，1(03)：85-86，92.

50. Kruse JA，Clark VL，Carlson RW，et al.Concentrated potassium chloride infusions in critically ill patients with hypocalemia.J Clin Pharmacol，1994，34(11)：1077-1082.

51. 温岩.甲状腺术后甲状旁腺功能低下的观察及护理.天津护理，2014，22(04)：297-298.

52. 柴士花，李俊华，李俊杰.浅谈甲状腺危象的护理及预防.中国民间疗法，2012，20(08)：69-70.

53. 张辉，姬海霞.甲状腺危象 32 例分析与护理.中国误诊学杂志，2008，(14)：3426-3427.

54. 姜燕.甲状腺危象临床治疗观察与护理.中国实用医药，2015，10(26)：258-259.

55. 郝伟静，于洋，郑向前，等.甲状腺癌中央区淋巴结清除术后乳糜漏的防治.中国肿瘤临床，2016，43(02)：72-75.

56. 陈萍，李健君.早期颈肩功能锻炼对预防甲状腺癌功能性颈淋巴清扫术后颈肩综合征的影响.现代实用医学，2015，27(10)：1388-1389.

57. 郑隽，周卓琳，赵春香.^{131}I 治疗甲状腺癌的注意事项和护理体会.实用医学杂志，2007，(11)：1762-1763.

58. 潘磊.甲状腺癌术后应用碘 131 的护理体会.中国老年保健医学，2010，8(06)：65.

59. 蒋婷，汪君如，张玮，等.分化型甲状腺癌患者术后碘 131 治疗的不良反应护理.华西医学，2016，31(04)：747-749.

60. 甲状腺结节和分化型甲状腺癌诊治指南.中国肿瘤临床，2012，39(17)：1249-1272.

61. 甲状腺微小乳头状癌诊断与治疗中国专家共识(2016 版).中国肿瘤临床，2016，43(10)：405-411.

62. 马洁，关海霞.妊娠与甲状腺癌关联的研究进展.中华内分泌代谢杂志，2014，30(12)：1132-1134.

63. 华医学会内分泌学分会，中华医学会围产医学分会.妊娠和产后甲状腺疾病诊治指南.中华内分泌代谢杂志，2012，28：354-367.

Thyroid Oncology

甲状腺肿瘤学

下篇

第十二章 甲状腺良性肿瘤及类瘤病变

甲状腺肿瘤是头颈部常见的肿瘤，女性多见。按病理类型甲状腺肿瘤可分为良性及恶性两大类。甲状腺良性肿瘤多为甲状腺腺瘤，如滤泡性腺瘤、许特莱细胞腺瘤等。而临床上诸如结节性甲状腺肿、甲状舌管囊肿等甲状腺类瘤病变亦较为常见。甲状腺类瘤病变是指可引起甲状腺肿大或形成肿块的病变和疾病，常见的主要有先天性畸形、增生、肥大以及炎症等，这些病变虽非真性肿瘤，但需与甲状腺真性肿瘤鉴别，尤其要除外是否合并甲状腺恶性肿瘤或发生恶变，这对其临床治疗方案的确定意义重大。

第一节 甲状腺腺瘤

甲状腺腺瘤（thyroid adenoma，TA）是由单一前体细胞发生基因突变或异常引起局灶性甲状腺滤泡细胞增生、增殖的结果，是最常见的甲状腺良性肿瘤，占所有甲状腺疾病的16%~25%。TA 可以发生在各个年龄段，以 15~40 岁中青年妇女多见，呈散发性。肿瘤多为单发，表现为甲状腺实质内单个边界清楚的肿物，有完整的包膜，大小从直径数毫米到 3~5cm 不等，个别患者甚至可达 10cm 以上（图 12-1-1、图 12-1-2）。肿瘤内部有时可见囊性变、纤维化或钙化。临床病理分为滤泡性腺瘤和乳头状腺瘤两种，前者多见。

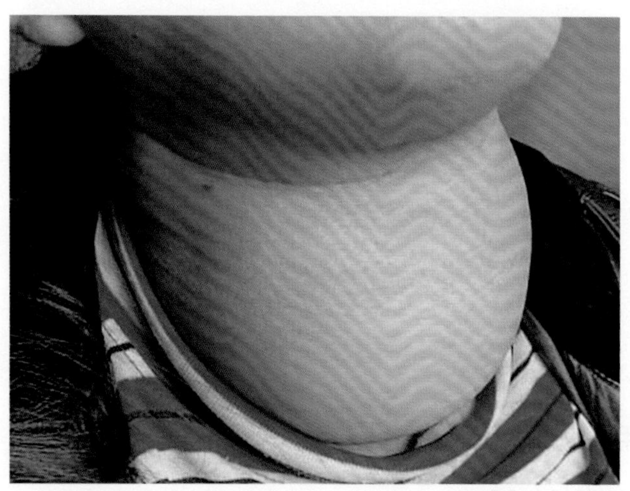

图 12-1-1 巨大甲状腺腺瘤（女性，32 岁）

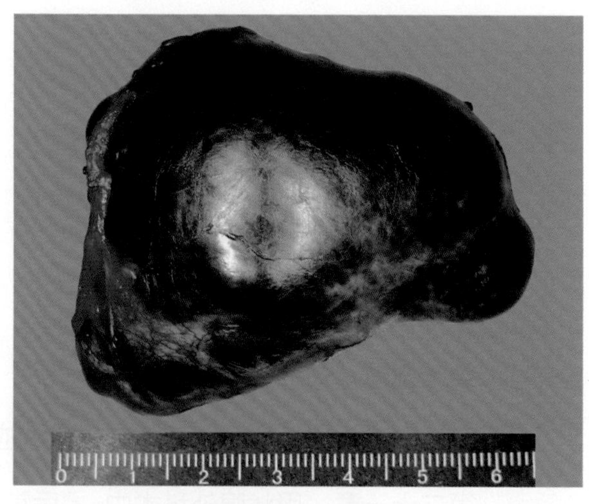

图 12-1-2 巨大甲状腺腺瘤手术标本（女性，32 岁）

一、病因学

TA 的病因未明，可能与性别、遗传因素、射线照射、TSH 过度刺激、地方性甲状腺肿等疾病有关。

1. 性别 TA 在女性的发病率为男性的 5~6 倍，提示性别因素或女性激素可能与该病的发生有关。

2. 癌基因 有学者报道 TA 肿瘤组织中可发现癌基因 *c-myc* 的表达、*Ras* 的位点突变（*K-Ras*、*H-Ras* 和 *N-RAS* 等）及过度表达。

3. 家族性肿瘤综合征 据文献报道，TA 可见于一些家族性肿瘤综合征中，包括 Cowden 病和 Catney 联合体病等，提示该病可能与遗传有关。

4. 外部射线照射　据报道，幼年时期头、颈、胸部曾经进行过 X 线照射治疗的人群，其 TA 的发病率会增高。

5. TSH 过度刺激　功能自主性甲状腺腺瘤的患者可发现 TSH-G 蛋白腺嘌呤环化酶信号转导通路所涉及蛋白的突变，包括 TSH 受体跨膜功能区的胞外和跨膜段的突变和刺激型 GTP 结合蛋白的突变。TSH 受体属于 G 蛋白受体家族，具有 7 个跨膜功能区。当 TSH 与受体胞外段的氨基酸末端结合时，胞内羧基端就与鸟苷酸刺激性 a 亚单位（Gs）相互作用，活化腺苷酸环化酶，促使三磷腺苷（ATP）转变为环磷酸酰胺（cAMP）。这条通路的活化，将促使滤泡细胞增生，甲状腺激素分泌增加。当 TSH 浓度升高至 5~10 倍，与 TSH 受体 Gq 相互耦联作用后，将激活磷脂酶 C，导致细胞内钙、甘油二酯和磷酸肌醇水平升高，最终调节碘化和甲状腺激素的产生（图 12-1-3）。

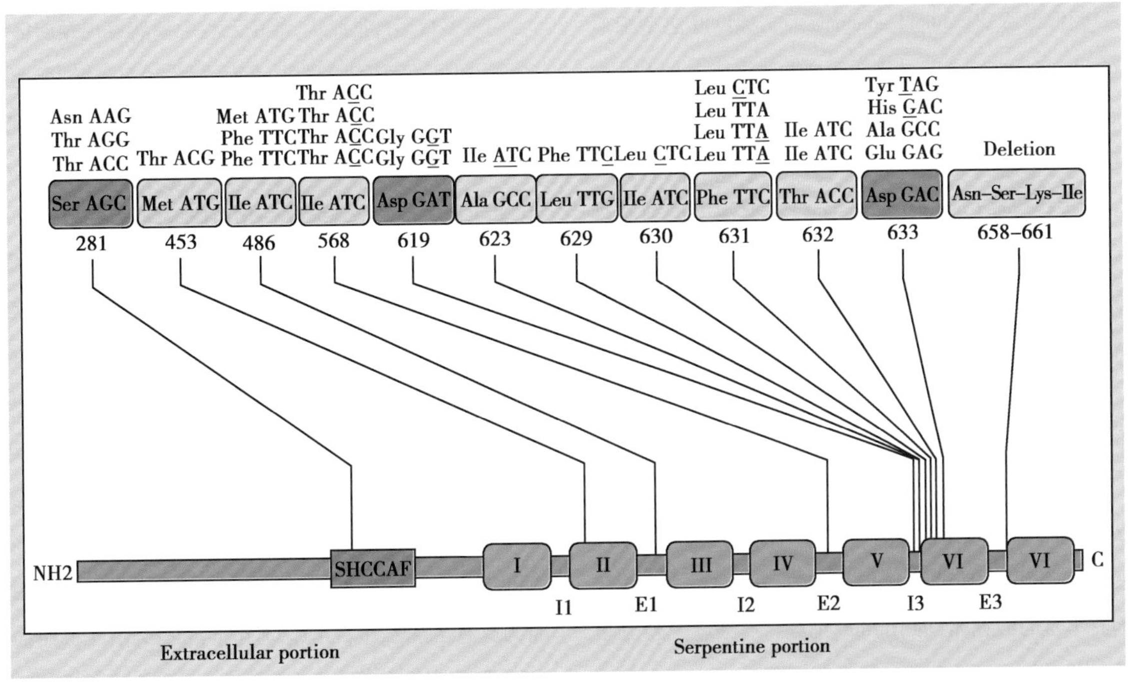

图 12-1-3　功能自主性甲状腺腺瘤相关的 29 个活化基因的定位

二、病理

临床上 TA 一般生长缓慢，体检时随吞咽而上下移动。肉眼观：多为单发，圆或类圆形，切面多为实性，色暗红或棕黄，可并发出血、囊性变、钙化和纤维化（图 12-1-4）。

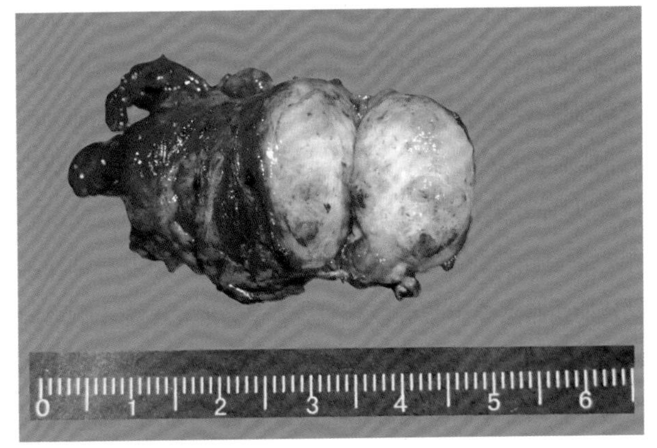

图 12-1-4　TA 大体标本剖面
（单发，类圆形，切面实性，色黄）

12

其共同的组织学特点或病理诊断要点为：①有完整纤维包膜的单个结节；②肿瘤的组织结构与周围甲状腺组织不同；③瘤体内部结构具有相对一致性（变性所致改变除外）；④对周围组织有挤压现象。根据肿瘤细胞形态学特点，一般将 TA 分为以下几种病理类型：

1. 滤泡性腺瘤（follicular adenoma）　是最常见的病理类型，占所有良性甲状腺肿瘤的 85%，根据滤泡分化程度，又可分为以下几种亚型：

（1）胚胎型腺瘤（embryonal adenoma），又称梁状和实性腺瘤（trabecular and solid adenoma），瘤细胞小，大小较一致，分化好，呈条索状、小梁状或网片状排列，有少量不完整的滤泡状腺腔散在，无胶质，水肿的疏松纤维间质类似胚胎期甲状腺；

(2)胎儿型腺瘤(fetal adenoma),又称小滤泡型腺瘤(microfollicular adenoma),主要由小而一致、仅含少量胶质或没有胶质的小滤泡构成,上皮细胞为立方形,与胎儿期甲状腺组织相似;

(3)单纯型腺瘤(simple adenoma),又称正常大小滤泡型腺瘤(normofollicular adenoma),肿瘤包膜完整,肿瘤组织由大小较一致、排列拥挤、内含胶质的滤泡组成,与成年人正常甲状腺相似的滤泡构成;

(4)胶样型腺瘤(colloid adenoma),又称巨滤泡型腺瘤(macrofollicular adenoma),肿瘤组织由大滤泡或大小不一的滤泡组成,滤泡内充满胶质,并可互相融合成囊,肿瘤间质少。

2. 乳头状腺瘤(papillary adenoma) 滤泡上皮细胞排列成单层,呈乳头状向腺腔内突出,滤泡常形成大囊腔,故亦称囊性乳头状瘤。间质少,肿瘤常并发出血、坏死及纤维化。具有乳头状结构者有较大的恶性倾向,故良性乳头状腺瘤少见。

3. 变异类型,包括:

(1)嗜酸细胞型腺瘤(acidophilic cell type adenoma),又称Hürthle(许特莱)细胞腺瘤,较少见。瘤细胞大而多角形,核小,胞浆丰富嗜酸性,内含嗜酸性颗粒。电镜下见嗜酸性细胞内有丰富的线粒体,即Hürthle细胞。瘤细胞排列成索网状或巢状,很少形成滤泡;

(2)不典型腺瘤(atypical adenoma),少见,瘤体包膜完整,质地坚实。其瘤细胞丰富,生长较活跃,有轻度不典型增生,可见核分裂象。瘤细胞排列成索或巢片状,很少形成完整滤泡,间质少,但无包膜和血管侵犯。此类型肿瘤术后应追踪观察,可做降钙素(Calcitonin)、上皮膜抗原(epithelial membrane antigen,EMA)和角蛋白(Keratin)等免疫组织化学检查,从而与甲状腺髓样癌和转移癌相鉴别。

12

(3)透明细胞腺瘤(clear-cell adenoma),发生于甲状腺的透明细胞型滤泡型腺瘤罕见,应与原发甲状腺透明细胞癌、异位的甲状旁腺腺瘤或转移性肾透明细胞癌鉴别。大体观瘤体包膜完整,切面淡红色,质软及韧。镜下见细胞体积较大呈多边形或圆形,胞质透明或细颗粒状,核异型不明显,包膜完整未见肿瘤细胞浸润。由于本病非常罕见,故容易误诊。因此当甲状腺肿瘤细胞胞质透明或嗜酸性时,应当充分取材、询问病史、行免疫组织化学检测及特殊染色以明确组织来源而排除转移性肾透明细胞癌、甲状旁腺腺瘤及甲状腺透明细胞癌,以免误诊而影响治疗。

(4)功能自主性腺瘤(autonomously functioning adenoma,AFA),又称毒性甲状腺腺瘤或高功能腺瘤,由于该腺瘤发生功能增强,产生大量甲状腺激素,外周血T3、T4水平增高,以T3增高较为明显,从而引起甲亢的表现。查体时往往可以发现甲状腺有结节,SPECT扫描多为热结节,而周围甲状腺组织的放射性核素分布往往缺乏或减低。

三、临床表现

TA多数无自觉症状,常在无意中偶然发现颈前区肿块;多数为单发,圆形或卵圆形,表面光滑,边界清楚,质地韧实,与周围组织无粘连,无压痛,可随吞咽上下移动。肿瘤直径一般在数厘米至十余厘米不等,生长速度较缓,病程可长达数十年,此类患者常可出现瘤体钙化而使瘤体触质坚硬。但如果一旦发生瘤体内出血,体积可迅速增大,且伴有疼痛和周围器官压迫症状,如呼吸困难和吞咽不适。部分肿块出血吸收后(一般是2~3个月)会缩小,部分瘤体生长速度过快,实质部分因血供不足而发生坏死、液化发生囊性变。少数增大的肿瘤逐渐压迫周围组织,引起气管受压、移位,患者会感到呼吸不畅或呼吸困难,特别是平卧时为重。胸骨后的TA压迫气管和大血管后可能引起呼吸困难和上腔静脉压迫症。多数典型的TA不影响甲状腺功能。需注意的是,中老年女性的TA常为滤泡性腺瘤,生长迅速,血运丰富,常伴有压迫症状,部分往胸骨后生长,术中肿瘤质脆而容易破裂,出血多而导致解剖不清,手术难度较大,容易引起喉返神经损伤致术后声音嘶哑。少数TA可发展为功能自主性腺瘤(20%)而引起甲状腺功能亢进,出现心慌、手抖、多汗、消瘦和易饥等症状。

少数TA可发生癌变,癌变率为10%左右,如有下列情况者,应当考虑癌变的可能性:①肿瘤近期迅速增大;②瘤体活动受限或固定;③出现声音嘶哑、呼吸困难等压迫症状;④肿瘤硬实、表面粗糙不平;⑤出现颈淋巴结肿大。但甲状腺腺瘤癌变这一结果受到质疑,2017年*Nature Communication*杂志发表了一篇来自于上海交通大学医学院附属瑞金医院内分泌科的研究文献,该团队以确诊的腺瘤样结节患者为试验对象,对合并有/无甲状腺乳头状癌(PTC)的结节进行全基因组和(或)转录组测序,结果发现:近80%的PTC存在*BRAF*基因突变;而腺瘤样结节有24%存在*SPOP*、*ZNF148*或*EZH1*等基因突变,未发现*BRAF*突变。提示良性结节和PTC具有不同的、独立的分子信号机制,两者在遗传进化上不相关,PTC可能直接来源于甲状腺滤泡细胞,而非良性结节的癌变。

四、诊断

对于颈前单发圆形或椭圆形结节，表面光滑、质韧，随吞咽活动，无自觉症状的患者均应考虑甲状腺腺瘤的诊断。同时需结合以下检查：

1. 甲状腺功能检查　血清 T3、T4 及 TSH 等指标多在正常范围。

2. 超声影像检查　这是目前诊断本病最有效的检查方法，国内及国外的规范或指南均建议所有患者均需进行该项检查。实体性甲状腺腺瘤瘤体多呈圆形、椭圆形或扁圆形，边界清楚、形状规则、包膜完整、薄厚不一，薄壁一般不易显示，类似无包膜回声（图 12-1-5）。厚壁包膜多为纤维或钙化形成的强回声反射，周围可见晕环样低回声带（图 12-1-6），与正常腺体组织分界清楚。腺瘤内以低回声反射多见，少数为等回声反射，其病理基础为肿瘤内由大小不等的滤泡细胞组成，胶质少。

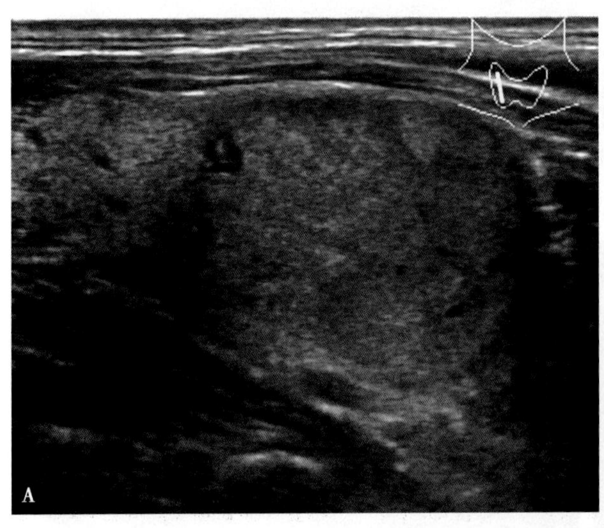

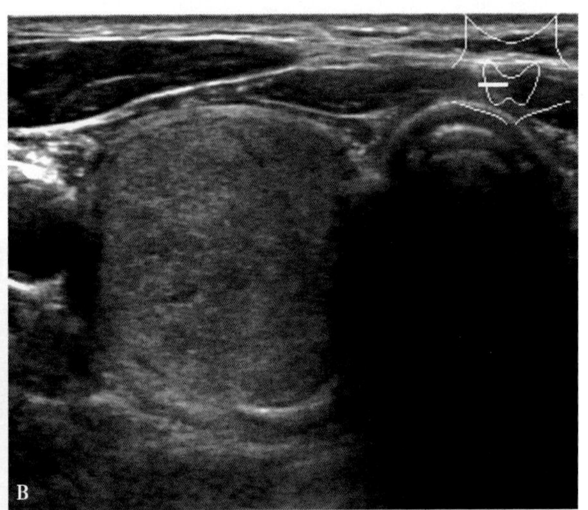

图 12-1-5　甲状腺腺瘤超声声像图改变
A. 纵切图，呈等回声，薄壁类似无包膜回声；B. 横切图

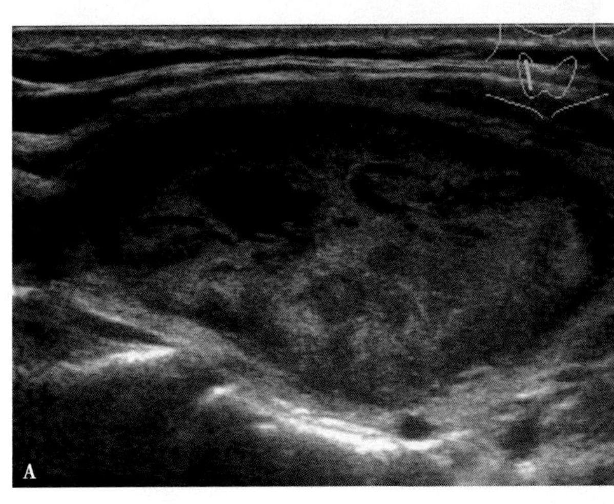

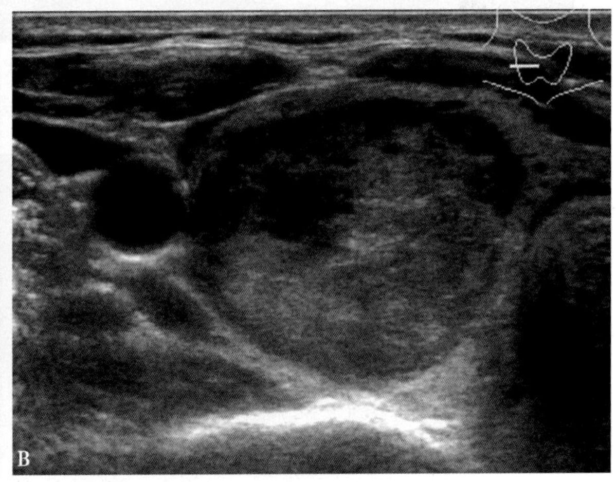

图 12-1-6　甲状腺腺瘤超声声像图改变
A. 纵切图，呈低回声，周边可见厚壁晕环样低回声带；B. 横切图

部分甲状腺腺瘤出现囊性变，多呈球状或椭圆形，与周围腺体分界清楚，常伴有低回声晕环。瘤体内光点分布均匀，若滤泡增大、增多互相融合可呈大囊腔内充满胶质，呈无回声反射，伴有稀疏纤细的弱回声光点，残留的腺瘤组织呈分隔状回声或呈光团及光带，伴有后方回声增强（图 12-1-7）。

部分甲状腺腺瘤可合并瘤内出血情况，此种情况一般病程短，瘤体迅速增大。包膜完整清晰，内以无回声为主，若坏死、纤维化及钙化在囊性变区同时存在时，可表现为混合性回声反射。乳头状腺瘤多呈囊性样表现，附壁可见强回声乳头状突起，少部分可见强回声光带漂浮（图 12-1-7）。如要鉴别附壁乳头的真假，超声造影是最好的检查方法（图 12-1-8，图 12-1-9）。

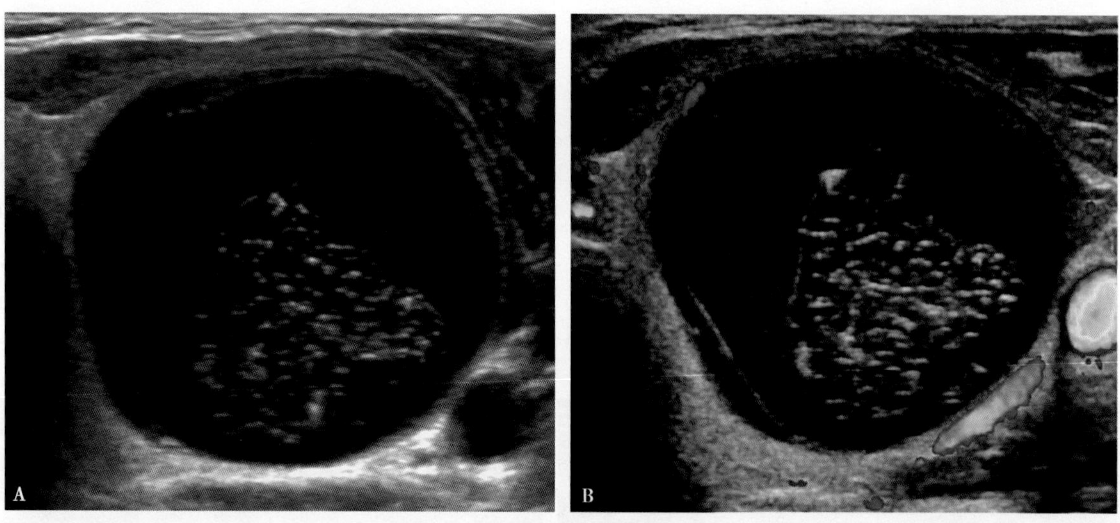

图 12-1-7 甲状腺腺瘤囊性变

A. 内可见强弱不等光点；B. 内部无明显血流信号

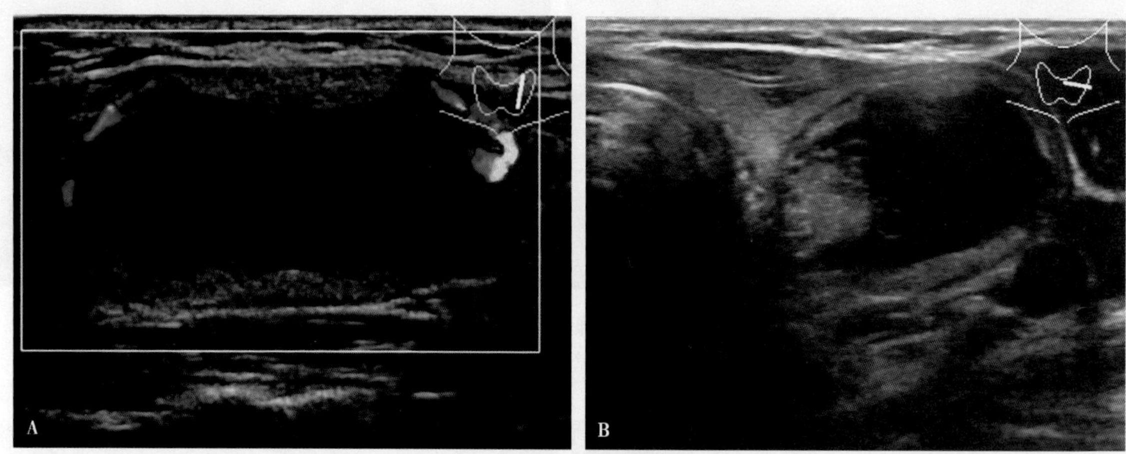

图 12-1-8 甲状腺腺瘤瘤内出血

A. 纵切图，附壁乳头状回声；B. 横切图

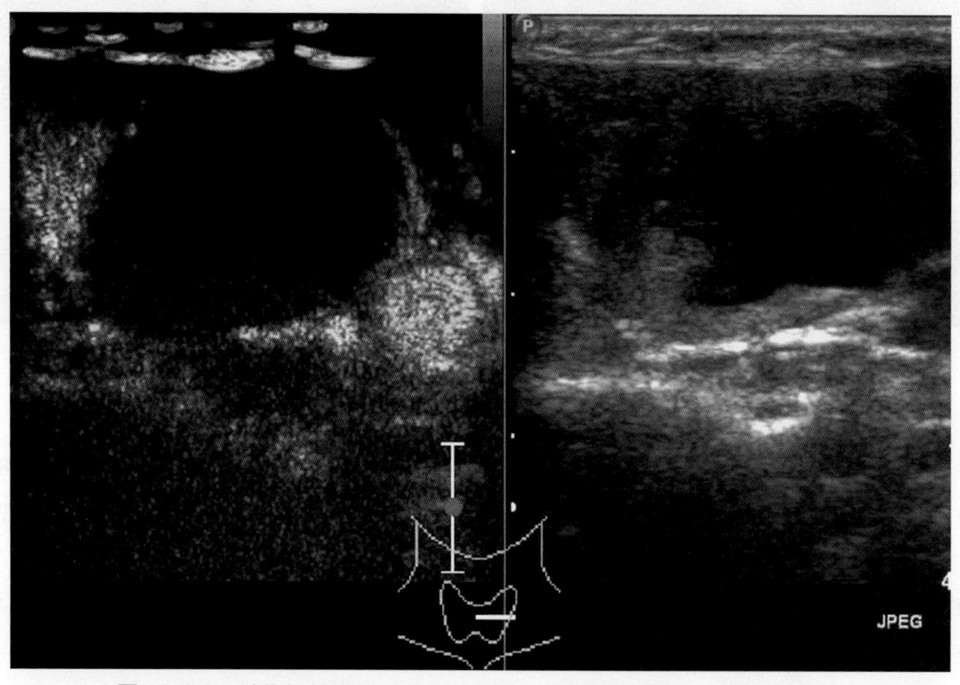

图 12-1-9 肿物经超声造影显示附壁乳头无造影剂填充，证明为假乳头

12

3. 细针穿刺抽吸活检(FNAB)　对于肿瘤怀疑恶性或为明确肿物性质时，应考虑行FNAB明确诊断。穿刺获取的细胞薄层涂片如果是以巨滤泡细胞成分为主，这类病变统称为腺瘤样结节(adenomatous nodule)，包括良性滤泡结节、增生性结节、腺瘤、结节性甲状腺肿等。诊断腺瘤样结节的细胞病理学标准为：①大量含有胶质成分的滤泡细胞，薄层涂片上可见滤泡细胞破裂后形成的碎屑和胶质外溢(图12-1-10)；②滤泡细胞排列呈蜂巢样结构，滤泡细胞之间的间隙均匀(图12-1-11)；③滤泡细胞形态大小一致，小而圆的细胞核内可见粗颗粒状的染色质(图12-1-12)，核仁不明显，少到中等量的细胞质呈苍白色；④缺乏乳头状癌细胞特征。但上述细胞病理学改变无法进一步鉴别是哪一类疾病，比如腺瘤、结节性甲状腺肿还是滤泡性甲状腺癌。

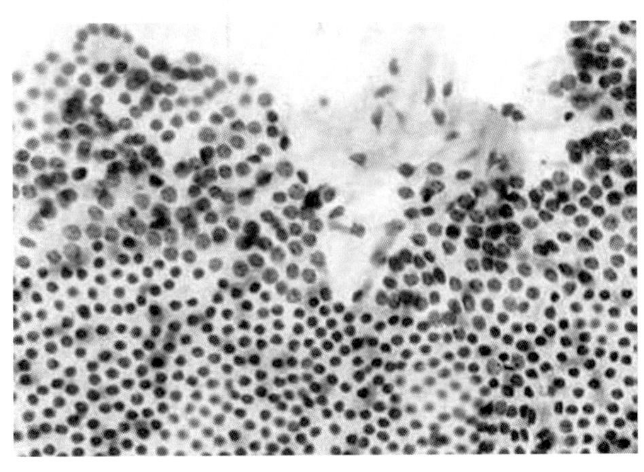

图12-1-10　良性滤泡性腺瘤FNAB

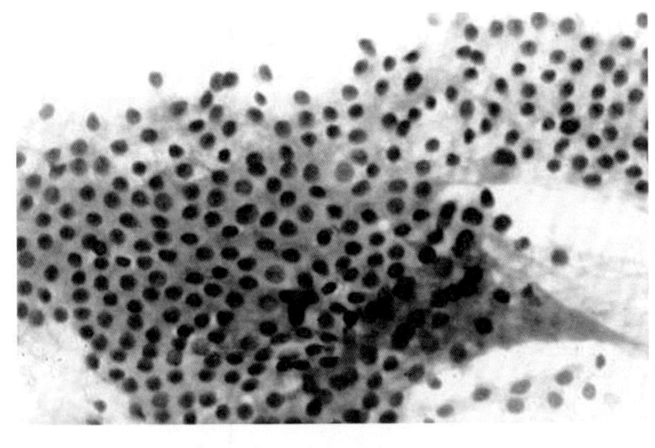

图12-1-11　腺瘤性结节的细胞病理学特征：滤泡细胞排列呈蜂巢样结构

4. 核素扫描(SPECT)　不是常规检查，大约95%以上的患者不需要进行该项检查。只有当患者合并有甲亢表现时，需要进行该项检查来判断结节是否是AFA。一般选用^{99m}TC或^{131}I进行核素扫描，如SPECT显示病变部位为热结节，而周围相对正常的甲状腺组织核素摄取少甚至缺乏，则表明该结节是高功能腺瘤。

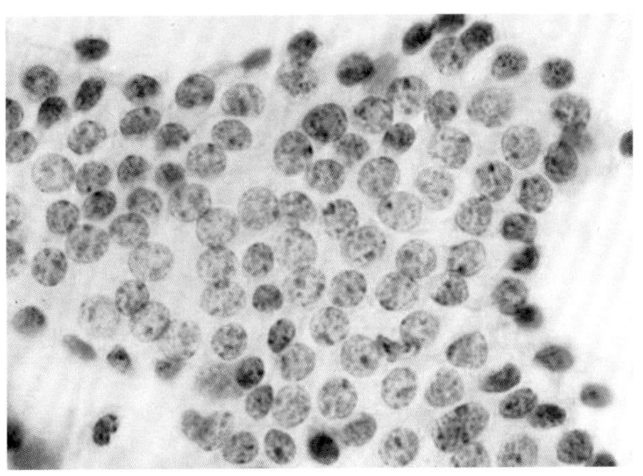

图12-1-12　腺瘤性结节的细胞病理学特征：滤泡细胞形态大小一致，细胞核小而圆

5. X线　对甲状腺腺瘤的诊断价值有限，若瘤体较大，比如超过6cm，可以考虑进行该项检查来了解气管受压的情况，否则不作常规检查。正侧位片可见气管受压或移位，部分瘤体可见钙化影像。

6. CT　甲状腺内单发或多发圆形或类圆形密度均匀的局限性低密度实质性肿块，肿块有完整包膜，病灶与正常甲状腺组织分界清楚，且与周围组织器官无浸润，病灶内可伴有砂粒状或不定形钙化，此为甲状腺腺瘤较具特征性表现。不典型甲状腺腺瘤表现为甲状腺内界限模糊、密度不均匀的低密度区，或伴有囊变和出血，易与甲状腺癌混淆。甲状腺腺瘤包膜完整，边缘光滑，密度均匀，经增强扫描后可见相关病灶有所强化，或出现环形强化，一些病灶内出现强化结节。甲状腺腺瘤可呈液性低密度影、稍高密度或等密度影，当病灶具备良性病变的特征且呈稍高密度或等密度影时，应考虑甲状腺腺瘤的诊断(图12-1-13、图12-1-14)。

7. MRI　甲状腺腺瘤多表现为形态规则的圆形或卵圆形结节，边界清晰，T_1WI呈稍低或中等信号，T_2WI呈稍高信号，增强检查病变呈较均匀明显强化。当肿瘤内部出现囊变(T_1WI低信号，T_2WI高信号)、出血(信号多样，与出血时期有关)、钙化时，信号可发生相应变化，导致肿瘤内部信号不均匀。与甲状腺癌相比，出血在甲状腺腺瘤更常见，甚至在小的腺瘤中也可发生；甲状腺腺瘤出现假包膜的几率也更高，而且假包膜完整，通常无甲状腺外侵犯(图12-1-15)。

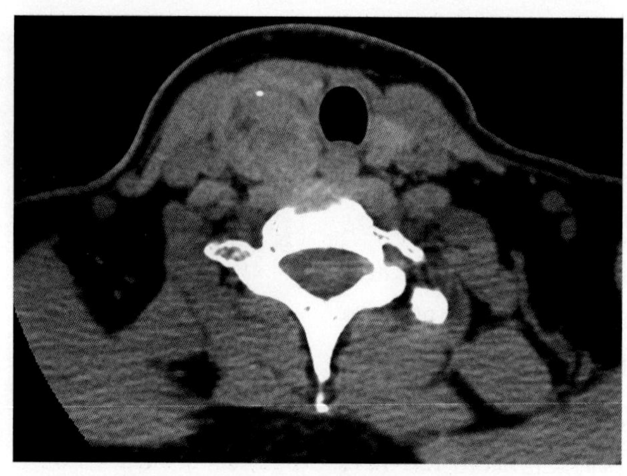

图 12-1-13　甲状腺腺瘤 CT 平扫表现

甲状腺右叶增大伴不规则肿物影，密度不均，其内可见点状钙化灶，平扫 CT 值约 65Hu，边界较清楚，气管受压轻度左移

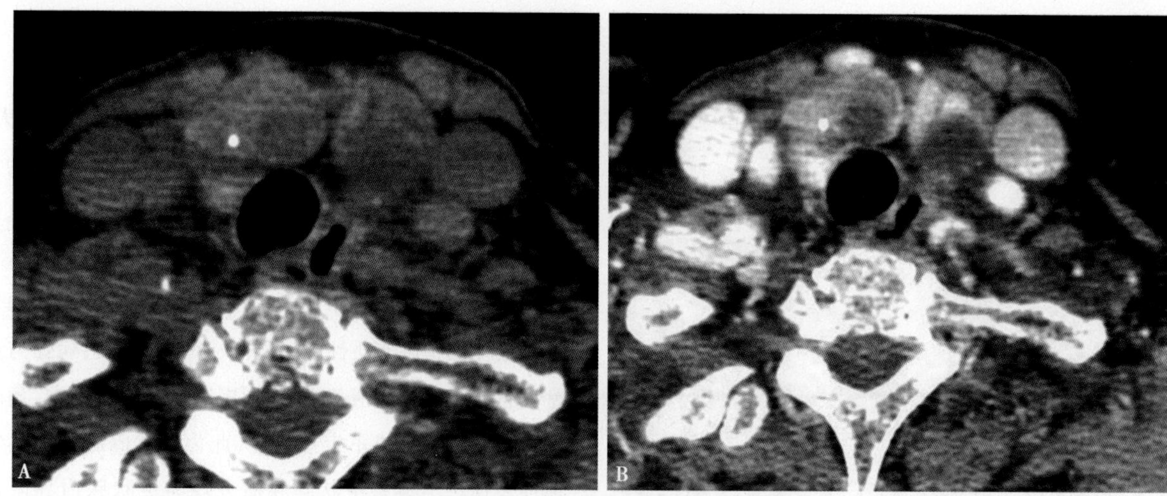

图 12-1-14　甲状腺腺瘤（右侧叶）CT 表现

甲状腺双侧叶体积增大，甲状腺右侧叶见类圆形结节伴点状钙化，增强后病灶边界较清；左侧叶病灶边界模糊，呈不均匀强化，气管轻度受压，病理证实为甲状腺癌

A. CT 平扫；B. CT 增强

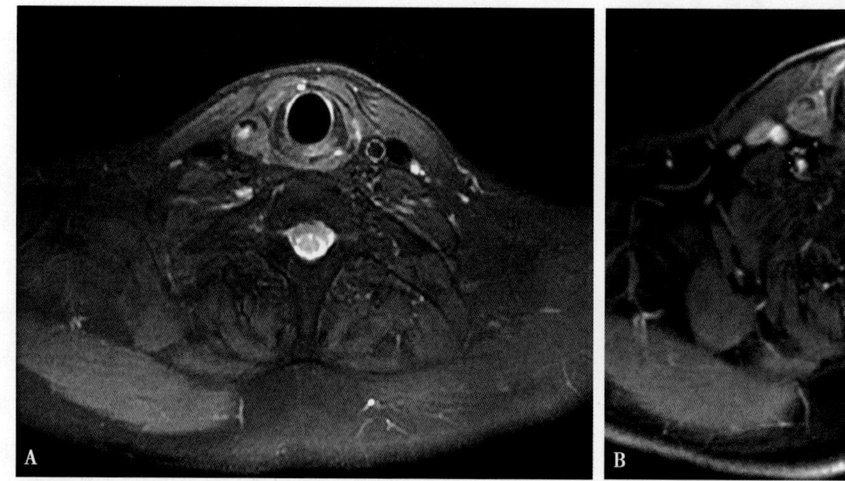

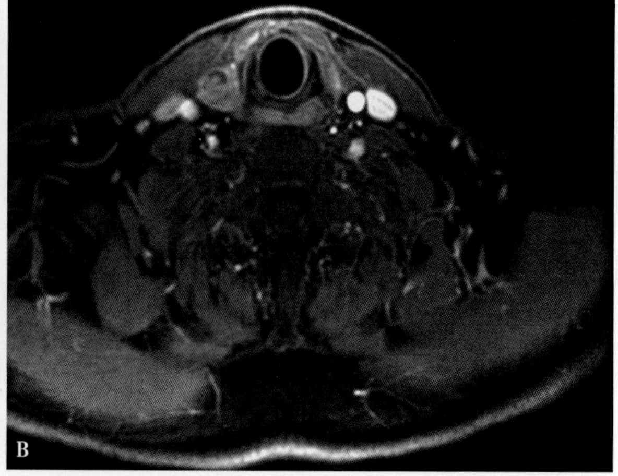

图 12-1-15　甲状腺右叶甲状腺腺瘤 MRI 表现

A. 平扫可见等 T_1 稍高 T_2 信号结节影；B. 强化后呈略强化结节影

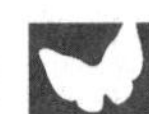

但临床上 CT/MRI 均不作为常规检查。当肿物较大或位置深在需了解肿物与周围解剖关系时可行上述检查。

五、鉴别诊断

结合查体和超声，典型的 TA 不难诊断。但腺瘤一旦表现为多个，或内部发生液化、坏死、囊性变或钙化后，仍需与以下疾病进行鉴别。

1. 结节性甲状腺肿和 TA 的鉴别要点　①前者常为多发结节，即使单发也无完整包膜，界限也不规整，内部回声不均匀，且经一段时间观察后（半年或一年）多数会发展为多发结节。后者一般单发，且保持长时间单发，有完整包膜，界限清楚，内部回声均匀，结节周边常常可见晕圈。②前者滤泡大小不一致，一般比正常的大；后者则相反。③前者周围甲状腺组织无压迫现象，邻近的甲状腺内与结节内有相似病变；后者周围甲状腺有压迫现象，周围和邻近处甲状腺组织均正常。

2. PTC 和 TA 的鉴别要点　①前者在体积较大时（>2cm），常可触及甲状腺质硬结节，表面凹凸不平，边界不清，并可伴随颈淋巴结肿大、声嘶等表现；后者即使在较大体积时，仍保持表面光滑，边界清晰，活动度良好，无周围组织浸润等特征。②超声影像学，前者常表现为实性低回声结节（87%），边界模糊、形状不规则（77%），无包膜，纵横比>1，部分伴有簇状分布的微钙化或砂粒体（29%）；而后者边界规则而清晰，有完整包膜，实质回声多呈稍低或等回声表现，且内部回声相对均匀，较甲状腺癌更易发生囊性变（腺瘤 62% VS 甲状腺癌 38%），较少伴有钙化（腺瘤 11% VS 甲状腺癌 17%）。但仅仅靠低回声、微钙化及纵横比>1 等超声特点来鉴别良恶性，可能还是存在一定偏差，其依赖于超声医生的经验、手法和主观判断，尤其对那些伴有部分囊性变的恶性结节较易误诊为良性腺瘤，其超声特点与实性恶性肿瘤又有所不同，包括带锐角的偏心性外形，结节内实性成分的微钙化、分叶状的不规则边缘以及结节周边浸润等。2009 年 Horvath 等学者提出用甲状腺影像报告和数据系统（TI-RADS）对良恶性结节进行规范化描述和报告。最近，韩国学者 Young Hun Lee 等在此基础之上，又建议用实时超声检查和 5 类分级系统（恶性、恶性可能、交界、良性可能和良性，图 12-1-16）对实性结节进行评估，其敏感度、特异性，阳性和阴性预测值和超声诊断准确性分别为 86%，95%，91%，92%和 92%。

3. 甲状腺滤泡癌（FTC）和滤泡性腺瘤（FTA）的鉴别要点　甲状腺癌的四种病理类型中，只有 FTC 具有相对应的良性病变——FTA。两者在生物学上具有连续性，起源于滤泡细胞的 FTA 一旦穿透包膜，浸润肿瘤内血管，可最终进展为 FTC，因此有无包膜和血管浸润，是鉴别 FTA 和 FTC 的金标准。但对于不伴有淋巴结转移的 FTC，由于 FTA 和 FTC 在细胞形态学是完全一样的，欲在术前通过影像学、查体以及 FNAB 与 FTA 进行鉴别，其困难程度较高。即使术中冷冻组织切片和标本大体肉眼观也不容易将 FTC 和 FTA 进行准确诊断，这需要富有经验的病理学专家对组织标本仔细的检视、薄层切片等技术来完成。近年来，通过基因筛查来鉴别 FTA 和 FTC 的实验研究取得了可喜的成绩，有望成为今后有价值的检测技术。通过全基因组学和转录序列的研究，揭示了 FTA 转变为 FTC 的分子基因机制，除了已知的 *RAS* 点突变、*PIK3CA* 和配对 *PAX8-PPARγ* 的基因融合外，还发现了 11 个滤泡性肿瘤相关基因的突变（*EZH1*，*SPOP*，*NF1*，*TCF12*，*IGF2BP3*，*KMT2C*，*CNOT1*，*BRIP1*，*KDM5C*，*STAG2 and MAP4K3*）可能参与了 FTA 向 FTC 的转变过程。还有学者将术后石蜡切片标本中的 5 个分子基因（*ELMO1*，*EMCN*，*ITIH5*，*KCNAB1*，*SLCO2A1*）进行定量实时 PCR（qPCR）检测和扩增，结果提示联合基因检测对 FTC 和 FTA 鉴别的敏感性和特异性可达到 71% 和 72%。这为我们术前通过组织活检获取突变基因图谱诊断和治疗滤泡性肿瘤提供了一条思路。

4. 桥本甲状腺炎性结节和 TA 的鉴别要点　桥本结节常在超声下表现为低回声区域或团块，有时较难与 TA 区别。鉴别点：①前者有桥本甲状腺炎的基础，甲状腺功能检查可见抗过氧化物酶抗体（TPOAb）和（或）甲状腺球蛋白抗体（TgAb）水平升高，伴或不伴 TSH 的变化；后者甲状腺功能各指标基本正常；②前者形成的炎性结节均无包膜，一般不是圆形，超声下呈现为片状或整叶的低回声区域，内部呈网格状或蜂窝状改变；后者除病变部位为低回声外，周围甲状腺组织回声正常，与 TA 有明确分界。

六、治疗

以往传统观念认为，TA 有癌变的可能，并可引起甲状腺功能亢进症，而应早期手术切除，手术是最有效的治疗方法。但笔者认为：首先，该病不易与结节性甲状腺肿相鉴别，导致较多体积较小、没有任何症状的结节性甲状腺肿被当做腺瘤而过度治疗；其次，腺瘤癌变率较低，即使癌变后再手术对预后也没有显著影响，故 TA 手术指征应严格把握：①腺瘤生长

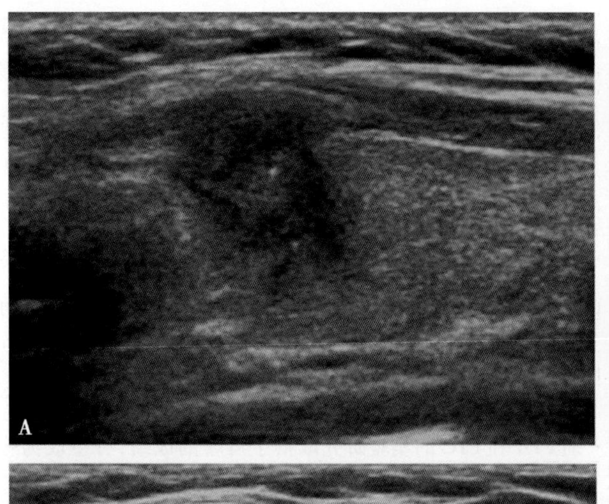

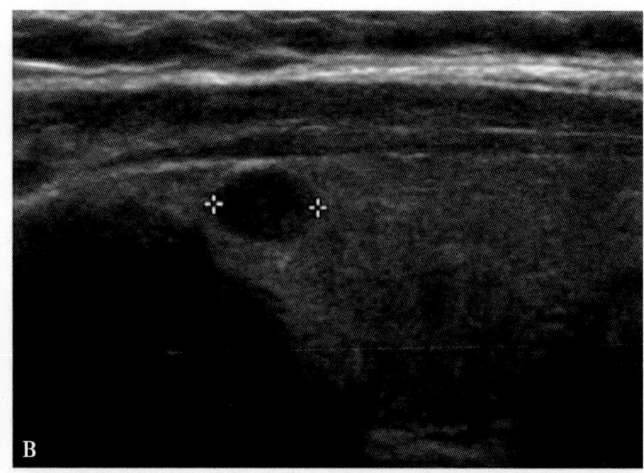

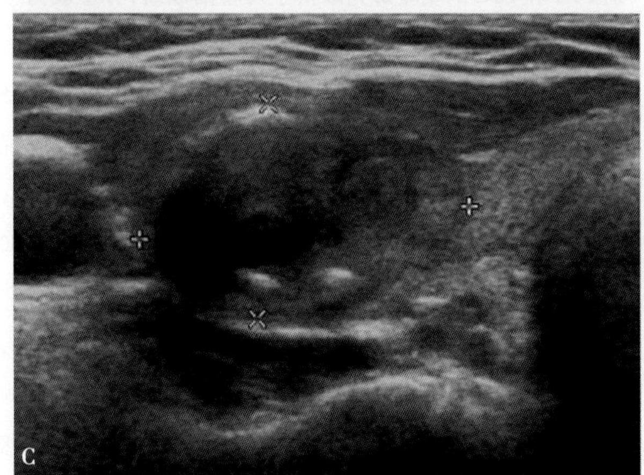

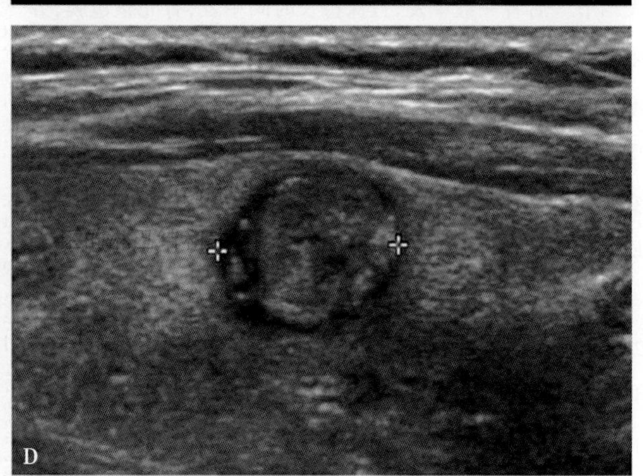

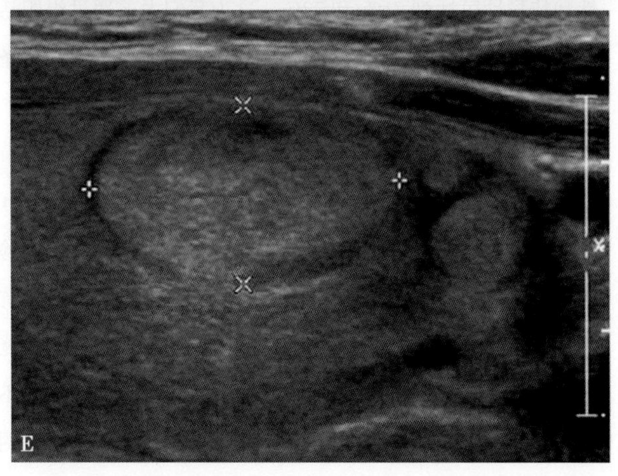

图 12-1-16　实性甲状腺结节超声诊断的 5 类分级系统（A~E）

A. 恶性：纵轴图像示低回声、边缘毛刺、微钙化和纵横比>1 的结节；
B. 可疑恶性：纵轴图像示显著低回声，边缘光滑的类圆形结节；
C. 交界性：冠状图像示一边缘钙化的增生性结节
D. 良性可能：纵轴图像示边缘光滑，等回声结节
E. 良性：纵轴图像示一椭圆形结节，等回声，边缘光滑

速度突然增快，经超声及 FNAB 证实为癌变；②腺瘤体积大，或囊内出血，出现颈部外观变化，有明显压迫症状或疼痛感；③胸骨后生长；④高功能腺瘤。对于其他无症状，体积较小（<3cm）且长期保持体积不变者，应根据患者手术意愿进行合理选择。

治疗方式：

（1）传统开放性手术：手术切除范围仍有争议。有学者认为 TA 有癌变可能，且术中难以鉴别 FTC，故主张行患侧叶切除。但随着术前 FNAB 的广泛开展以及临床经验逐渐丰富，对于术前明确为良性腺瘤的患者，笔者更倾向于按良性结节的手术原则进行处理——对已经明确为良性肿瘤，尤其是单发结节，应尽量保留正常甲状腺组织以保留全甲状腺功能。不论 TA 性质，一律采取患侧叶全切，有治疗过度之嫌。故应根据 TA 所在位置、大小适宜选择甲状腺部分切除（至少保证距离包膜 1cm 以上）、大部切除、次全或全切。对于术前未明确为良性肿瘤的患者，切除标本应立即行冷冻切片检查以判定有无恶变。如果大体标本观察以及冷冻切片报告腺瘤“生长活跃”或“可疑甲状腺癌”，但又不能

确诊为甲状腺癌，可在取得患者家属知情同意下行患侧腺叶全切。

（2）腔镜甲状腺手术：即通过颈部小切口或邻近切口，利用现代腔镜技术来进行直径较小的 TA 切除术，这样颈部没有切口或者小切口，比较美观，适合于一些对颈部美观要求比较高的患者。手术范围同开放性手术，术中需注意尽量完整切除，避免种植、复发。

（3）放射性碘 131 治疗：主要适用于 AFA，但碘 131 治疗剂量不易把握，用量过大可能会导致甲状腺功能受损，出现永久性甲减。

（4）TSH 治疗：对于甲状腺功能正常的 TA 患者，不推荐行 TSH 抑制治疗，仅作为术后替代治疗方案。

七、转归及预后

TA 如果不进行治疗，可能会出现不同转归：①多年保持不变，很少会自行缩小或消失；②缓慢生长，逐渐出现颈部肿块、压迫症状，部分转为 AFA；③迅速生长，发生囊内出血或囊性变，后期逐渐吸收，体积缩小，伴发纤维化、钙化；④少部分发生癌变。TA 积极治疗后即可治愈，不需要特殊治疗，预后良好，偶有复发者，可再行手术治疗。

（刁　畅）

第二节　结节性甲状腺肿

近年来，甲状腺疾病的发生率在不断上升，其中以结节性甲状腺肿的发生率最高。部分结节性甲状腺肿又称腺瘤样甲状腺肿，实际上是指地方性甲状腺肿和散发性甲状腺肿晚期所形成的多发结节。流行病学的研究表明在碘充足的地方，男女患结节性甲状腺肿的比例大约为 1∶5。

一、单纯性甲状腺肿

单纯性甲状腺肿（simple goiter）又称非毒性甲状腺肿，系指任何非肿瘤或炎症所造成的甲状腺肿大，患者既无甲状腺功能亢进又无甲状腺功能减退。可分为地方性与散发性，前者多见，多因缺碘所致，又称地方性甲状腺肿。女性多于男性，甲状腺肿属胶性肿大，腺体增大，有时体积甚大，边缘不明显，外形可呈弥漫性组织增生或结节状，临床上可分为弥漫型、结节型和混合型。

1. 病因和病理

（1）传统的观点认为，单纯性甲状腺肿的发生是由于某些因素造成甲状腺合成、分泌甲状腺激素减少，继而 TSH 分泌增多，高水平的 TSH 刺激甲状腺生长和甲状腺激素合成，最终甲状腺激素分泌速率恢复正常，患者代谢达到水平正常，但最终结果是甲状腺组织增生至肿大。

因此，单纯性甲状腺肿与具有甲状腺肿的甲状腺功能减退仅是程度上的不同，但致病因素可能相似。例如碘缺乏或给予锂，一些患者可发生甲状腺肿，其甲状腺功能正常或减退；当补充碘或撤锂后，甲状腺肿缩小。然而大多数单纯性甲状腺肿患者不存在外源性致甲状腺肿因素，其病因为内源性的，其中一部分患者的病因是先天性的。例如甲状腺激素合成方面的异常，这些异常与造成甲状腺肿性甲状腺功能减退的异常十分相似。在一些病例可通过高氯酸盐释放试验等检测证实，但多数患者的异常无法识别。可能为异常轻微或目前的检测手段不灵敏所致。

与上述观点相左的是，临床发现大多数单纯性甲状腺肿患者的血清 TSH 水平并不增高。然而，给予抑制剂量的甲状腺激素后，甲状腺肿缩小这一事实说明 TSH 对甲状腺肿的发生和维持确有作用。对这种矛盾现象的解释有三：

1）一种可能的机制是，如果存在某些因素使甲状腺对碘的利用发生障碍，即使 TSH 水平正常，甲状腺肿仍可在其刺激下逐渐发生。对此观点最有力支持的动物实验是，切除大鼠垂体，观察其甲状腺重量对标准剂量的外源 TSH 的反应。结果显示，凡实验前存在有碘耗竭的甲状腺，给予 TSH 后其甲状腺组织增生显著；

2）血清 TSH 浓度仅有轻微增加，目前所使用的放免测定方法难以检测；

3）第三种推测为检测患者血清 TSH 时，甲状腺肿已经形成，当初造成甲状腺肿的刺激——高浓度的 TSH 已不存在，此时已降至正常的 TSH，即可维持甲状腺肿。

（2）对单纯性甲状腺肿中甲状腺增大的机制，有学者提出可能存在一种“甲状腺生长免疫球蛋白”（TGI），它具有 TSH 样的能刺激甲状腺生长的作用，但又不具有 TSH 促进甲状腺功能的作用，因此患者无甲状腺功能亢进。

这种自身免疫机制所致的单纯性甲状腺肿患者及其家属易患其他自身免疫性疾患。而患者行甲状腺次全切除术后，甲状腺肿易复发。但能够支持此种观点的资料不多，尚需进一步研究证实。

单纯性甲状腺肿早期为弥漫性甲状腺肿，以后可发展为多结节性甲状腺肿。多结节性甲状腺肿具有解剖结构和功能上的不均一性，且倾向于发生功能自主性区域。目前对多结节性甲状腺肿发生机制的认识主要有两种意见：

一种观点认为长期的TSH刺激或高度刺激与复旧的反复循环，造成了多结节性甲状腺肿的发生，同时也导致了某些增生区域的功能自主性。局部的出血、坏死、纤维化及钙化，更加重了结构和功能上的不均一性。另一种观点主要依据对多结节性甲状腺肿的放射自显影和临床研究的结果，认为在疾病开始时甲状腺内就已经存在解剖和功能上不均一性的基础，后来由于受到长期刺激而变得更趋明显。

由于多结节性甲状腺肿存在有自主性的高功能区域，因此当患者接受碘负荷时，易发生甲状腺毒症。为此，对单纯性多结节性患者，应禁用含碘药物；在必要使用含碘造影剂的放射学检查后，应密切观察，甚至学者提倡给予抗甲状腺药物（尤其在缺碘地区），以防甲状腺功能亢进发生。

单纯性甲状腺肿多见于女性，女性与男性之比约（7～9）：1，且本病常发生于青春期和妊娠期内，这些因素在病因学上的意义尚不十分明确。有患者主诉其甲状腺肿见于情感应激时或月经期，但这尚待证实。有学者对一组青春期甲状腺肿的患者进行了长期随访，发现在这些患者中毒性弥漫性甲状腺肿的发生率较高，认为某些单纯性弥漫性甲状腺肿可能系Graves病的前期。统计学研究及对某些特殊家族的调查证实，遗传在单纯性甲状腺肿的发生中起一定作用。单纯性甲状腺肿从其开始时的弥漫性肿阶段到后来的多结节性肿阶段，组织病理学表现均与地方性甲状腺肿者相似。

2. 临床表现　单纯性甲状腺肿的临床表现主要为甲状腺肿大所致。最常见的是颈部压迫感和影响美容。当甲状腺肿发展成较大时，可造成食管和（或）气管的受压、移位，出现吞咽困难、颈前压迫感和憋气、呼吸不畅。甲状腺肿大致胸廓入口处狭窄时可影响头颈部和上肢的静脉回流，造成静脉充血，当患者上臂举起时这种阻塞表现加重（Pemberton征）。患者出现头晕，甚至发生晕厥。甲状腺内的出血可造成伴有疼痛的急性甲状腺肿大，常可引起或加重阻塞、压迫症状。若患者出现喉返神经受压所致的声音嘶哑，应注意甲状腺癌的可能。

3. 实验室检查　单纯性甲状腺肿患者血清T3和T4水平正常，但T3/T4的比值常正常，这可能是患者甲状腺球蛋白的碘化作用有缺陷所致。病程较长的单纯性多结节性甲状腺肿患者，其功能自主性的倾向可表现为基础TSH水平降低，或TRH兴奋试验时TSH反应减弱。大多数单纯性甲状腺肿患者的血清甲状腺球蛋白浓度增加。放射性碘摄取率一般正常，但部分患者由于轻度碘缺乏或甲状腺激素生物合成缺陷，甲状腺摄碘增加。

4. 影像学检查

（1）超声影像检查：超声检查显示甲状腺不同程度增大，表面不平整，实质回声增粗、分布欠均匀，其内有单个或多个结节，部分结节边界欠清晰，回声多为中等偏强或低回声，内可见液性暗区，部分伴有弧形或颗粒状钙化（图12-2-1）。彩色多普勒显示腺体内血流信号增多，可见分支状血管在结节间穿行或绕行在较大的结节周围血流呈花环状包绕，并有细小分支伸入结节内。小结节或有液性暗区的结节内无血流信号。频谱多普勒可测得高速湍流频谱，也可测到小静脉频谱。

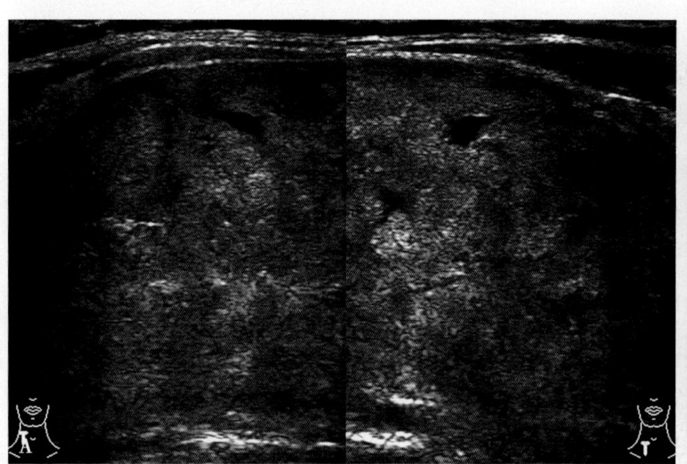

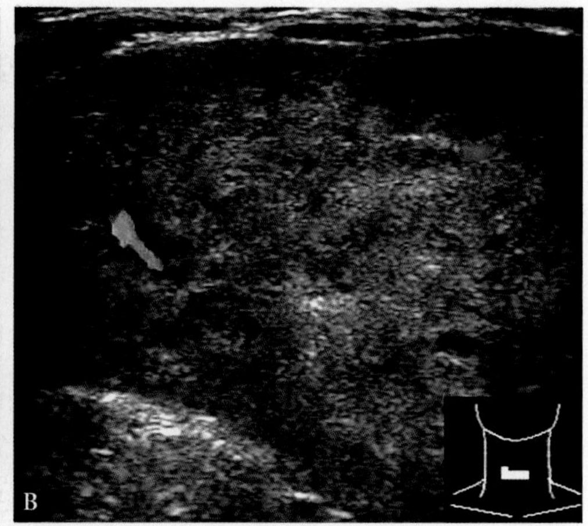

图12-2-1　单纯性甲状腺肿超声声像图改变

A. 甲状腺左右叶肿大，内部回声不均，可见小液性区；B. 腺体内血流信号欠丰富

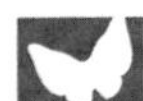

(2)核素扫描:核素扫描常用放射性碘(^{131}I、^{123}I)和^{99m}锝。核素显像可以发现明显的恶性病变。

(3)X线及CT检查:

X线:对甲状腺病变的诊断价值有限,当甲状腺肿物或钙化灶较大时可显示气管受压移位与甲状腺内的钙化(图12-2-2)。

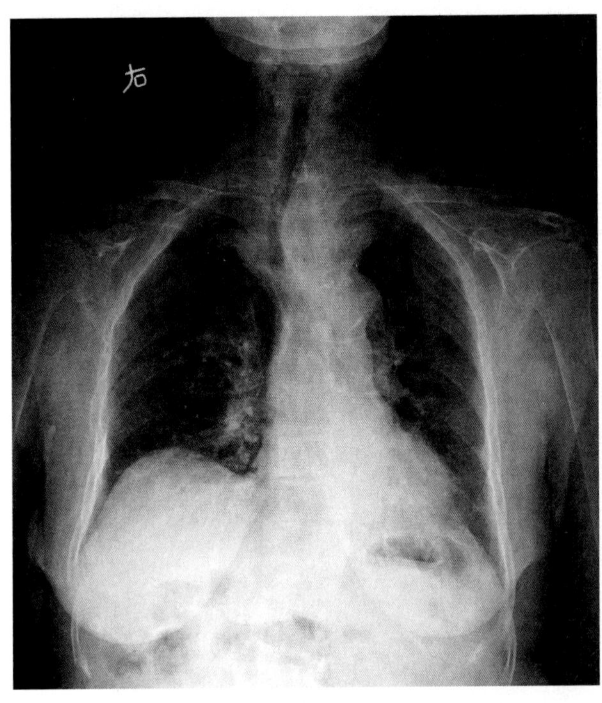

图12-2-2 结节性甲状腺肿X线表现
上纵隔增宽,气管受压右移

CT:尽管在甲状腺肿瘤的诊断中,超声检查方便且对软组织有较高的分辨率,但对纵隔内及颈深部的病变显示有一定困难,且病变整体及周围侵犯情况较难观察。联合核医学甲状腺^{99m}Tc-MIBI显像和^{99m}TcO4显像,可对甲状腺结节的良恶性进行判断和鉴别,但核素显像耗时长,试剂有放射性,部分人群不宜接受检查。而CT检查可以补充以上不足,并可发现甲状腺病变以及能够明确显示肿块压迫气管、食管和颈前肌等情况。但部分患者仅依靠CT进行定性诊断仍较困难,确诊需依靠病理组织学检查。

结节性甲状腺肿一般表现为双侧甲状腺肿大,腺体内有多发结节。病灶边界比较模糊,呈规则或不规则形,可伴有囊变,附近甲状腺密度下降。当病灶表现为液性低密度影时,若病灶为单个首先考虑腺瘤的诊断,若病变为2个以上,呈"葡萄串"状则首先考虑结节性甲状腺肿可能。即使是单个的结节性甲状腺肿,其内部往往也可发现不完整的间隔。在CT图像上,结节性甲状腺肿表现为甲状腺一侧或两侧体积弥漫性增大,若为胸骨后甲状腺肿可见肿物部分或大部分进入胸腔;甲状腺实质内多发结节状密度减低或增高影,增强可见均匀环形强化,偶见单发病灶者则与甲状腺癌鉴别有一定难度。很多结节性甲状腺肿也可以发生微钙化,但都量少并且分散,仅1~2个小钙化灶,可能是由于钙化早期所致(图12-2-3)。

(4)MRI:结节性甲状腺肿多表现为多发结节,单发结节较少见,呈不对称分布,大小不等,信号混杂,部分可见包膜,常伴有甲状腺体积增大。病灶可为实性,也可伴有胶样囊肿、出血、纤维化或钙化等,信号多样化是结节性甲状腺肿的重要特点(图12-2-4)。

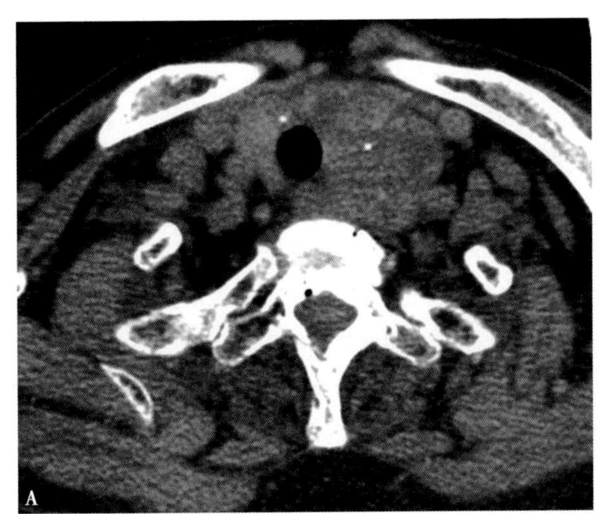

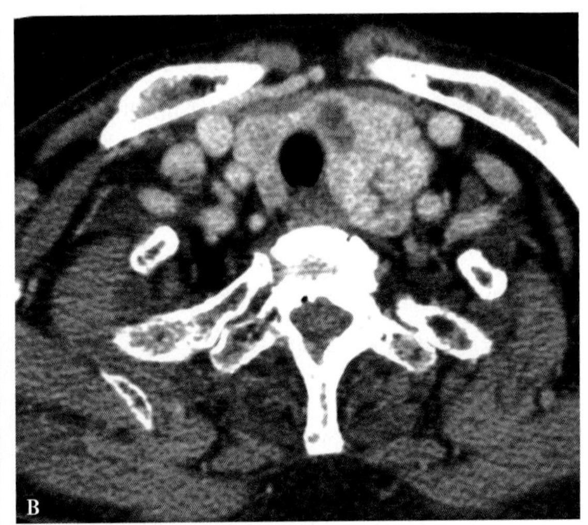

图12-2-3 结节性甲状腺肿CT表现
甲状腺双侧叶密度不均并见多发结节及肿物,部分伴钙化,增强检查不均匀强化
A. CT平扫;B. CT增强

12

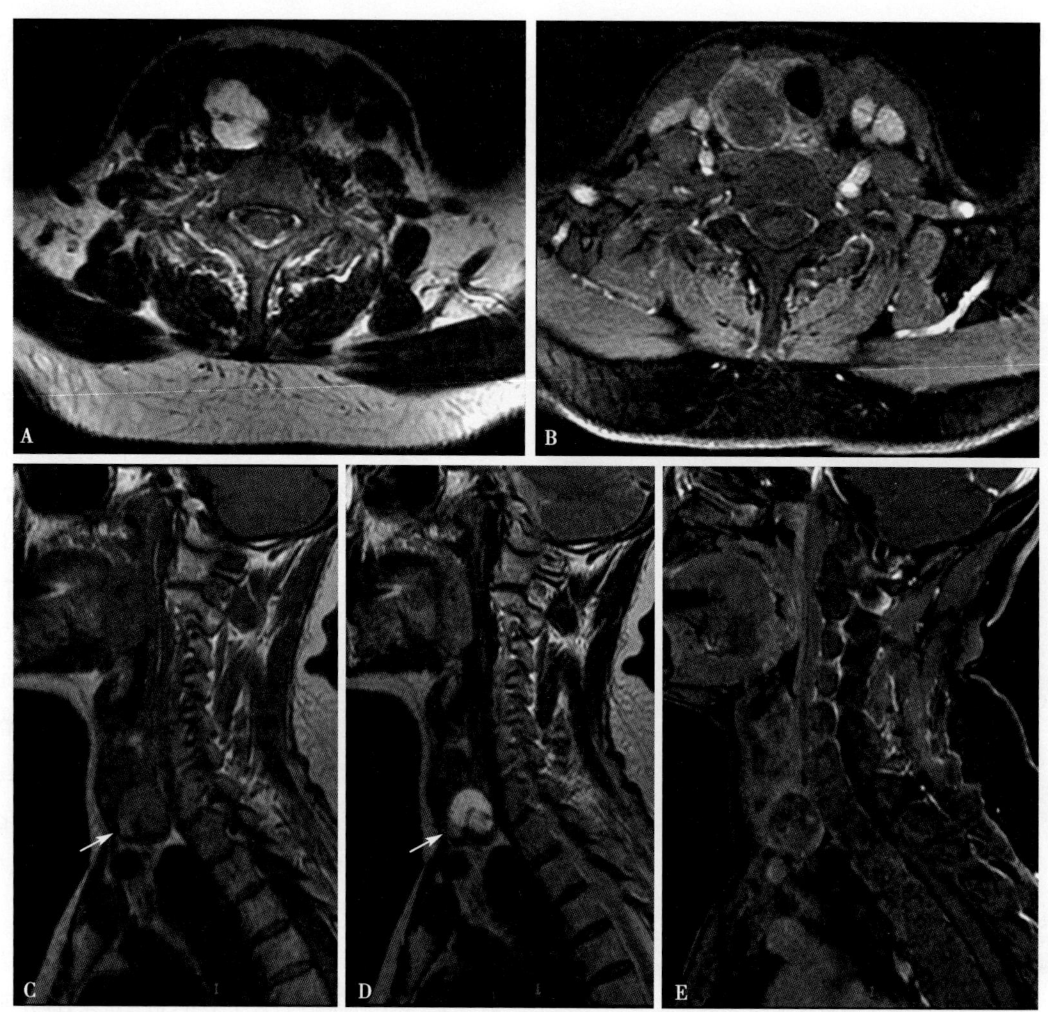

图 12-2-4 结节性甲状腺肿 MRI 表现

A. 横断面 T_2WI；B. 横断面增强后脂肪抑制 T_1WI；C. MRI 平扫矢状面 T_1WI；D. 矢状面 T_2WI；E. 矢状面增强后脂肪抑制 T_1WI。甲状腺右侧叶肿物，T_1WI 呈稍低、稍高信号，T_2WI 呈混杂高及低信号，其内并可见小结节样 T_1WI 高信号，T_2WI 稍高信号（白箭头），提示病灶内出血；增强后病灶内囊变部分未见明显强化，病灶边缘实性部分呈较明显强化，气管管腔受压略变窄

5. 鉴别诊断　对单纯性甲状腺肿的鉴别诊断应从功能和解剖两方面来考虑。就功能角度而言，能导致甲状腺肿性甲状腺功能减退的一些因素较轻时，可造成单纯性甲状腺肿。因此，一些单纯性甲状腺肿患者最终出现轻度甲状腺功能减退。另一方面，单纯性甲状腺肿进展至多结节性肿阶段时，自主性功能的病灶可出现，部分患者可从临床甲状腺功能正常逐渐发展为甲状腺功能亢进。

从解剖学的角度来看，单纯性甲状腺肿的弥漫性肿大阶段类似于 Graves 病或桥本病的甲状腺特点。如果 Graves 病未处于活动的甲状腺毒症阶段和缺乏特征性眼病表现，只能借助于血清 TRAb 的检测才能将其与单纯性甲状腺肿区别。有时单纯性甲状腺肿也难以与桥本甲状腺肿相区别，后者甲状腺常更坚硬和更不规则，且血清在存在较高滴度的抗甲状腺抗体。

当本病处于多结节性甲状腺肿阶段时，应注意与甲状腺癌区别。

超声影像检查是鉴别诊断的利器，如实性、低回声结节、砂粒体、钙化、结节内血管和肿瘤边界不清楚的特征，多见于恶性结节。近年来，甲状腺超声影像结合超声造影并辅以弹性成像对结节性甲状腺肿的鉴别诊断具有一定价值。而超声引导下细针吸细胞学检查和粗针穿刺组织活检的病理组织学检查加分子病理学检查日益成为甲状腺结节疾病鉴别诊断的金标准，有报道其可减少约 50% 不必要的传统甲状腺手术。

6. 治疗　单纯性甲状腺肿治疗方案的选择取决于该病的病因和发展阶段。对有明确病因者，应针对病因治疗。如

对缺碘或使用锂等致甲状腺肿物质者，应补充碘或停用锂等致甲状腺肿物质。对单纯性甲状腺肿患者补充碘应慎重，对无明显证据为碘缺乏者，补充碘剂不但无效，而且还有可能引起甲状腺毒症。

大多数单纯性甲状腺肿患者无明确病因，多不需治疗，目前甲状腺激素是有效的药物治疗方法。治疗前必须检测基础 TSH 水平，只有血清 TSH>0.5mU/L 时，甲状腺激素治疗才有效。较年轻的单纯性弥漫性甲状腺肿患者的血清 TSH 水平多正常或稍增高，是使用甲状腺激素治疗的指征。单纯性多结节性甲状腺肿多见于 50 岁以上女性，血清 TSH 浓度常<0.5mU/L，对这些患者使用甲状腺激素进一步抑制 TSH 是无效的，且由于内源性和外源性甲状腺激素的共同作用，还可能导致甲状腺毒症。因此对无血清 TSH 浓度减低的单纯性甲状腺肿患者可使用甲状腺激素替代治疗，所给予的剂量应以无甲状腺毒症或 TSH 浓度接近甲状腺毒症者为宜。对老年患者，每日 50μg 的甲状腺素足以使 TSH 抑制到适宜的程度（0.2~0.5mU/L）。

对于血清 TSH 浓度减低（<0.5mU/L）的单纯性甲状腺肿必要时可选择给予放射性碘治疗。治疗前除测定甲状腺的 ^{131}I 摄取率外，还应作甲状腺扫描，判断甲状腺内结节的功能情况。由于多结节性甲状腺肿的甲状腺摄碘不均匀，故所需放射性碘的剂量一般不需快速治疗，因此可采用分次剂量给予放射性碘。由于患者多为老年人，故应警惕放射所引起的甲状腺激素急剧释放这一少见但可能发生的并发症。如患者有冠心病等不能耐受一时性甲状腺功能亢进的疾病，可于放射性碘治疗前给予抗甲状腺药物。

近年来，甲状腺良性结节、甲状腺微小癌的发病率呈逐年上升趋势。外科手术治疗依然是目前治疗上述疾病的最明确有效的治疗方法，但应严格掌握手术适应证。手术治疗后结节性甲状腺肿复发率有 0.3%~80.0%，主要与手术的发生、当地碘含量及术后随访长短有关。服用甲状腺激素，可降低 TSH 的水平，负反馈抑制，减少结节性甲状腺肿的复发。最近，借助影像技术引导的热消融（射频、微波、激光）治疗具有损伤小、恢复较快、重复性较好且多数不影响美观等特点，近年来部分甲状腺良性结节，在严格遵循医学伦理和诊治原则前提下开展探讨性研究，积累了部分循证医学证据。

甲状腺良性结节热消融技术在治疗上仍存在较多争议，对于有特殊需求的患者，其治疗的适应证：需同时满足 1~3 项并满足第 4 项之一者。

（1）超声提示良性，FNAC 证实为良性结节；

（2）经评估患者自身条件不能耐受外科手术治疗或患者主观意愿拒绝外科手术治疗的；

（3）肿物直径不大，并远离重要结构者；

（4）同时需满足以下条件之一：①自主功能性结节引起甲亢症状的；②患者思想顾虑过重影响正常生活且拒绝临床观察（患者要求微创介入治疗）；③患者存在与结节明显相关的自觉症状（如：异物感、颈部不适或疼痛等）或影响美观要求治疗的。

甲状腺结节热消融手术禁忌证：符合下列任意一条即排除。①巨大胸骨后甲状腺肿或大部分甲状腺结节位于胸骨后方（相对禁忌，分次消融可考虑）；②甲状腺结节内存在粗大钙化灶；③病灶对侧声带功能不正常；④严重凝血机制障碍；⑤严重心肺疾病。

总之，对单纯性甲状腺肿多不需要外科手术治疗，因为甲状腺的部分切除将进一步限制甲状腺对激素需求增多的适应能力。但若出现了压迫阻塞症状，且给予甲状腺激素治疗无效时，需行手术治疗。为抑制甲状腺肿的复发，术后应给予甲状腺激素替代治疗。从 21 世纪初，国内外学者对甲状腺结节热消融手术进行了一定的基础研究与临床实践，有可能成为少数甲状腺良性结节治疗手段之一。

二、地方性甲状腺肿或单纯性弥漫性甲状腺肿

1. 病因

（1）碘缺乏：碘是合成甲状腺激素的主要原料，碘缺乏是引起单纯性甲状腺肿的主要因素，当体内缺碘，而甲状腺功能仍需维持身体正常需要时，腺垂体促甲状腺激素的分泌就增强，促使甲状腺尽可能在低碘状态下从血液中摄取足够的碘，以在单位时间内分泌正常量的甲状腺激素，这种代偿作用主要是通过甲状腺组织增生来完成，进而促使甲状腺肿大。甲状腺肿大实际上是甲状腺功能不足的代偿性表现。

碘元素虽然普遍存在于自然界中，但分布不均。碘在海水中的含量为每升约 50μg，而高原、山区土壤中的碘盐被冲洗流失，以致饮水和食物中含碘量不足。碘的补充主要靠含碘海水的蒸发、空气中含碘的微粒等随雨水沉降于陆地土壤中，因此，近海地区降雨量较多，含碘量较高，而远离海洋的丘陵地区降雨量少，雨中含碘量也少，所以这些地区的人和动物都会不同程度上缺碘。由于山区居民食用海产品机会较少，因而更容易造成地方性甲状腺肿的流行。在正常情况下，每日摄取碘量成人为 70~100μg，青年 160~200μg，儿童

为50μg,婴儿为20μg,而妊娠和哺乳期的妇女所需摄入的碘量更多。

缺碘可以引起甲状腺肿大,但是流行区的居民并非都患此病,即便在发病率达90%以上的高发区,也仍有10%的人群不患病。有学者研究了流行区居民的尿碘含量和甲状腺吸碘率发现:在同样缺碘饮食下,非患者的尿碘含量并不低于患者,而吸碘率却明显升高,说明非患者之所以不发生甲状腺肿大并不是因为其肾脏对碘的清除率降低,而是其甲状腺摄碘的能力更强,不需要甲状腺增生即可获得需要的碘量。这说明甲状腺摄碘有较大的个体差异。

(2)富碘:首例富碘致甲状腺肿是在1938年报道的,最早发现于日本的北海道地区,发病占人群的6%~12%。以后在我国沿海地区(渤海湾)也陆续有报道。报道总结154例,其中功能正常的甲状腺肿占39%,无甲状腺肿的甲状腺功能减退17%,其余为甲状腺功能减退合并甲状腺肿。

地方性富碘甲状腺肿根据摄碘途径分为食物性和水源性;根据发病地区可分为海滨性和内陆性两类。1964年Suzuki首次报道日本北海道沿海居民食用大量海藻,每天摄碘10~50mg,学龄儿童甲状腺肿患病率高达6.6%~7.0%,而北海道内地只有1.3%。马泰在我国首次报道河北黄骅市滨海居民因饮用富碘水而造成富碘甲状腺肿的流行,甲状腺肿高达28.4%,甲状腺肿患病率为7.3%。后山东、广西也有类似报道,均在滨海地区属水源性或食物性。后又在新疆、山西、内蒙古发现内陆性富碘甲状腺肿的报道,这些地区多为盆地或山脉延伸的高地,系古代洪水冲刷,含碘丰富的水沉积所致。富碘可以导致甲状腺肿,这已为大量的流行病学资料和动物实验所证实。

1987年于志恒等编制出了著名的U形曲线,表明碘摄入量与人群甲状腺肿大率之间存在明显的剂量反应关系,碘摄入量在一定的适宜范围内,甲状腺肿处于散发水平,在人群中尿碘<45μg/L时,甲状腺肿大与尿碘成反比;尿碘>1000μg/L时,甲状腺肿大与尿碘呈正相关,呈U形曲线。从流行病学看,水中碘含量大于800μg/L就会发生富碘甲状腺肿流行。动物实验也证明饮水碘浓度在250~300μg/L时,甲状腺肿大率和形态与碘浓度存在明显的剂量-反应关系。国内文献报道100~600μg/L的碘摄入量范围内,随着碘摄入量增加,弥漫性甲状腺肿患病率逐渐降低,结节性甲状腺肿患病率无明显变化。缺碘地区甲状腺单发结节高发,富碘地区多发结节高发。缺碘和碘充足地区甲状腺肿有自主功能。非毒性甲状腺肿、特别是富碘甲状腺肿存在自身免疫异常。流行病学调查研究表明:碘与甲状腺肿流行呈U形关系是一个客观存在的规律。

目前该病的发病机制不清,可能与碘阻断效应(Wolff-Chaikoff效应)有关。经典的解释是:当摄入富碘时,碘抑制了过氧化物酶的活性,使T3、T4合成减少,反馈性TSH分泌增高,促进了甲状腺肿的发生。研究表明:富碘摄入后主要是抑制了钠-碘转运体(sodium-iodine sympoter,NIS),使碘向甲状腺细胞内转运减少,造成细胞内碘水平下降,T3、T4合成减少,反馈性TSH分泌增高,促进细胞增殖和甲状腺肿发生。然而,碘阻断效应是暂时的,多数人机体很快适应,称为碘阻断的逃逸现象(escape),故大多数人并不发生富碘甲状腺肿,碘致甲状腺肿可能因为后期不能发生逸脱作用。另一方面,富碘抑制谷胱甘肽酶,使甲状腺球蛋白释放甲状腺素减少,尽管机体的适应可使激素代谢维持正常,但由于胶质合成过多而潴留,蛋白脱碘被抑制,最终导致滤泡腔扩大而形成甲状腺肿。其肿大原因主要不是甲状腺细胞的增殖,而是甲状腺滤泡的胀大和腔内胶质物的积聚所致。另外患者血清中常常可以测出甲状腺自身抗体,提示存在潜在的甲状腺自身免疫现象可能参与甲状腺肿形成。

(3)高氟:近年来,除了氟对软组织的损伤作用,越来越多证据引起学者对高氟致甲状腺肿的关注。甲状腺是动物机体重要的内分泌器官,具有较强的摄氟能力。有资料报道:氟化物可明显地影响甲状腺的形态结构,在适碘条件下长期摄入过量氟的大鼠甲状腺质量及相对质量增加明显,发生甲状腺肿大;病理组织切片结果同样显示长期摄入高氟可导致甲状腺发生胶质潴留性肿大的病理改变,并可见到相互融合的大滤泡。也有研究表明,氟化物能破坏甲状腺的功能,严重地干扰甲状腺正常功能的发挥。观察氟对大鼠甲状腺形态、甲状腺过氧化物酶(TPO)活性剂血清甲状腺激素的影响,高氟组有部分滤泡明显增大,滤泡腔内充满浓染胶质。低氟组、中氟组、高氟组各组随着氟剂量增加,甲状腺过氧化物酶活性与对照组相比明显下降($P<0.05$)。高氟组FT4水平与对照组相比显著降低($P<0.05$),有统计学意义。因此长期摄入过量氟可造成甲状腺组织学改变,抑制甲状腺过氧化物酶活性,从而造成甲状腺激素合成降低,由此可见,氟化物可引起甲状腺肿大,并导致甲状腺代谢功能异常。

(4)甲状腺激素需要量的激增:青春期、妊娠期、哺乳期和绝经期的妇女,机体代谢旺盛,甲状腺激素的需要量激增,导致长期的促甲状腺激素过度分泌,亦可促使甲状腺增生肿大,这是一种生理现象。由于在此种情况下甲状腺激素需要

量的增高是一时性的，所以甲状腺的肿大程度不如因缺碘引起的肿大显著。而且这种甲状腺肿大常在成年或妊娠以后自行恢复。

（5）甲状腺激素合成和分泌障碍：在非流行区，部分单纯性甲状腺肿的发生是由于甲状腺激素生物合成和分泌过程中某一环节的障碍引起的，如过氯酸盐、硫氰酸盐、硝酸盐等可妨碍甲状腺摄取无机碘化物；而卷心菜、萝卜、油菜籽等含有一种含硫的葡萄糖配糖体，即 L-5-2-烯二硫氧氮环。此种物质经过水解后，可产生硫氰酸盐。硫氰化合物能抑制碘的有机化，使甲状腺激素的合成受阻，因而引起甲状腺肿。食物引起的甲状腺肿的流行往往具有季节性，只有大量食用这些食物时，才会造成流行。

另外，长期服用磺胺类药物、硫脲类药物能阻止甲状腺激素的生物合成，由此而引起血液中甲状腺激素的减少，也就是增强了腺垂体促甲状腺激素的分泌，促使甲状腺肿大。隐性遗传的先天性缺陷如过氧化物酶等的缺乏，也能造成甲状腺激素生物合成或分泌的障碍，而引起甲状腺肿大。

2. 病理　地方性甲状腺肿从形态上分为弥漫性甲状腺肿和结节性甲状腺肿。弥漫性甲状腺肿多见于青春期，最显著的病变为滤泡的高度扩张，扩张的滤泡平均地散在于腺体的各部，细胞内充满大量胶体，在腺细胞肥大和增生的同时，血管亦显著增加，甲状腺重量亦随之增加。而滤泡壁细胞变为扁平，这显示了甲状腺功能不足的现象，虽然镜下可看到局部的增生状态，表现为由柱状细胞所组成的、突入滤泡的乳头状体，但此种增生状态仅为代偿性的，因此不会引起甲状腺功能亢进现象。如缺碘状况持续，甲状腺滤泡细胞的代谢也会发生变化。不但酪氨酸碘化不足，而且会出现异常的碘化酪氨酸，所形成的甲状腺球蛋白也因结构异常而不易被水解，因而在滤泡腔中胶质大量蓄积，上皮细胞变为扁平，成为弥漫性胶性甲状腺肿。

碘致甲状腺肿多数是弥漫性甲状腺肿，在有甲状腺自身抗体的患者可出现结节，甲状腺呈中度至重度肿大，质地较坚硬。可表现为细胞增殖和胶质潴留同时存在。患者的甲状腺滤泡明显肿大，胶质明显增多，而上皮细胞扁平；但有的上皮细胞呈现柱状或增生改变，有的滤泡融合，泡腔变小或呈现突性滤泡，甲状腺间质纤维增生及早期结节改变。富碘小鼠动物实验显示，富碘所致甲状腺肿属滤泡胶质潴留性甲状腺肿，甲状腺滤泡高度扩张，上皮细胞扁平，泡腔明显扩大，腔内充满胶质。

3. 临床表现　弥漫性甲状腺肿大多表现为甲状腺肿大而无全身症状，常在健康查体或青春期、妊娠期及哺乳期才被发现。在严重流行地区，男女间的患病率大致相等，在较轻的流行地区，男女发病率之比约为 1：（2~3）。患者早期无明显不适，甲状腺肿大程度轻，质地均匀而柔软，一般不产生压迫症状，患者基础代谢率正常。随着肿瘤增大，可出现下列症状：

（1）呼吸困难：患者有明显的活动性气促症状，是由于弥漫性肿大的甲状腺压迫气管所致。肿大的腺体自一侧压迫气管向对侧移位或变弯曲；自两侧压迫，气管变扁平变窄。轻者呼吸困难，在颈过伸或仰卧时，呼吸困难加重，如气管壁长时期受压可出现软化，引起窒息。

（2）吞咽困难：胸骨后甲状腺肿大更容易导致压迫，可能压迫食管，引起吞咽时不适感，但不会引起明显梗阻症状。

（3）颈静脉、上腔静脉受压：此种情况多见于位于胸廓入口的大的甲状腺肿，尤其是胸骨后甲状腺肿。患者可以出现头面部及上肢淤血、水肿，同时出现颈部和胸前表浅静脉的明显扩张。

（4）神经受压：多为一侧压迫喉返神经，引起声带麻痹，致声音嘶哑，如压迫颈部交感神经链，可引起霍纳综合征（Horner syndrome）。

碘致甲状腺肿的发生时间不等，从摄碘后几个月至几年。表现为：①甲状腺肿大。多呈弥漫型，与低碘甲状腺肿相比质地较韧，触诊时比较容易触及，边界光滑，界限清楚。新生儿富碘甲状腺肿可压迫气管，甚至窒息。②多数报道血清 T3、T4、TSH 正常，也有报道 T4 低、TSH 高，出现甲状腺功能减退或亚临床甲状腺功能减退，但在富碘地区的绝大多数的人群，包括甲状腺肿患者在内，其甲状腺功能多数正常。③富碘甲状腺肿患者 24 小时甲状腺吸碘率下降，一般低于 10%。过硫酸钾排泄试验阳性。尿碘排泄浓度增高，常常>80μg/g. Cr。④在水源性富碘甲状腺肿病区报道，在未采取任何干预措施的情况下，儿童期的富碘甲状腺肿进入成年期后多自行消退，显示了对富碘的摄入有较强的耐受性。⑤当停止摄碘 1~2 周后，尿碘、血清碘和甲状腺摄碘率都可恢复正常，少数患者甲状腺肿明显消退。

富碘致甲状腺肿容易发生在甲状腺本身已有异常的患者，如甲状腺功能亢进、慢性淋巴细胞性甲状腺炎、甲状腺功能亢进用 ^{131}I 或手术治疗后的患者。

4. 诊断和鉴别诊断　根据地方性流行和吞咽时随喉和气管上下移动这个特征，诊断该病并不困难。患者早期可以没有症状，后期出现邻近器官组织受压现象，如有炎症及恶变存在，甲状腺肿与周围组织发生严重粘连，则肿大腺体不随吞咽上下活动，这点有助于与单纯性甲状腺肿相区别。

甲状腺功能检查在早期多属正常，可有 T4 降低，但 T3 值正常或较高，TSH 升高，失代偿时，T3、T4 和 TSH 值都降低。核素扫描示甲状腺增大或变形，放射性图像分布不均匀。甲状腺吸碘率较高，峰值多在 24~48 小时出现，即所谓的"饥饿曲线"，但可被 T3、T4 所抑制。尿碘排出量低于 50μg/L。以上辅助检查对诊断有参考价值。

超声检查：两侧腺叶不规则增大，常不对称，腺体内的实质回声增强，分布不均匀，实质内可见多个大小不等的结节样回声，单发较少；结节的大小一般不超过 5~6cm，也可多结节融合，其边界多不清晰；结节周围是正常腺体组织，结节间有强回声纤维光带分隔；结节内多为中等偏强回声，少数为低回声，部分结节可出现纤维组织增生、钙化、出血、坏死及囊性变等（图 12-2-5），超声声像图显示结节内回声强弱不均，可伴有大小不等的强回声钙化斑和液性暗区。CDFI 显示结节内部血流信号较少，整个腺体内可见点状分布的血流信号，偶见较粗迂曲状血管在结节之间环绕。另有部分结节性甲状腺肿呈现囊性变，声像图显示呈无回声反射，透声好，后方回声增强，边界清晰，内可见点状强回声结晶伴彗星尾征。

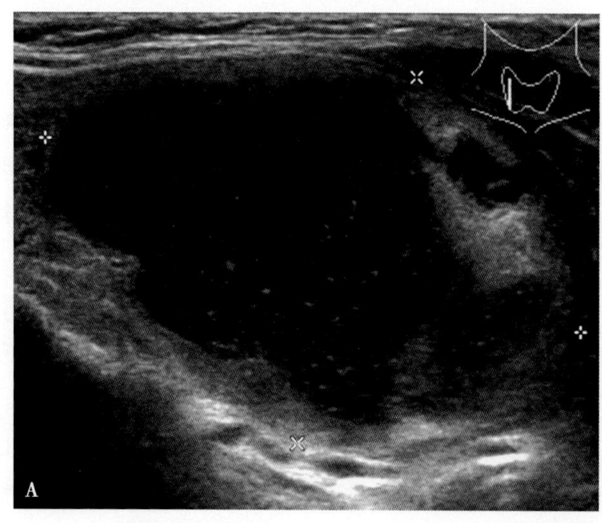

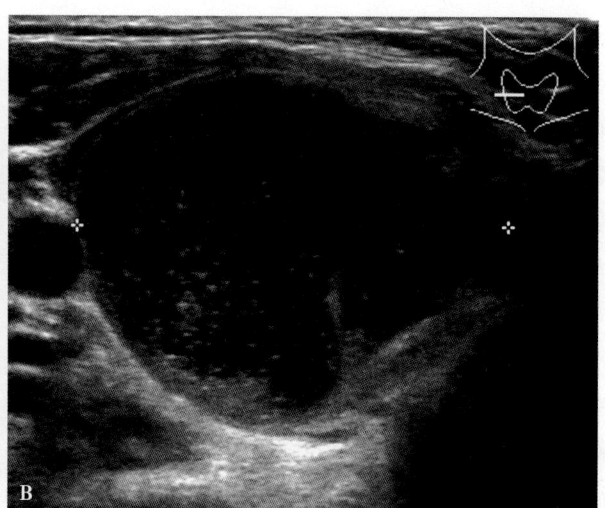

图 12-2-5　结节性甲状腺肿伴囊性变
A. 纵切图；B. 横切图

颈部 X 线、CT、MRI 检查有助于了解有无气管狭窄和软化。

5. 治疗　一般情况下，25 岁以前年轻人的弥漫性甲状腺肿，常是青春期甲状腺激素需要量激增的结果。多能在青春期过后自行缩小，不需手术治疗。手术治疗不但妨碍了此时期甲状腺的功能，且复发率高，可高达 40%。少数需治疗患者的治疗方法是：对于早期轻度甲状腺肿患者，每天服用碘化钾 10~30mg，或复方碘溶液 3~5 滴，一般在 3~6 个月内可以消肿，中度以上的甲状腺肿最好加服甲状腺激素，每天 60~120mg，经过 6~12 个月半数患者可治愈，妊娠、哺乳期适当增加甲状腺片剂量，每天不超过 160mg。亦可服用相当剂量左甲状腺素。

富碘致甲状腺肿应针对病因治疗，停止摄碘 1~2 周后，尿碘、血清碘和甲状腺摄碘率都可恢复正常，少数患者甲状腺肿明显消退。另外，人对富碘的摄入有较强的耐受性，儿童期的富碘甲状腺肿进入成年期后多自行消退。

弥漫性甲状腺肿有压迫症状时，应适时行手术治疗。有些患者虽无呼吸困难，但 CT 检查气管已有变形、移位甚至狭窄；或虽发声无明显改变，但喉镜检查已确定一侧声带麻痹，均可适当采取手术治疗。巨大的单纯性甲状腺肿，虽未引起压迫症状，但影响生活和工作，也应予以手术治疗。

（余建军）

12

第三节　甲状腺炎

甲状腺炎在临床上并不少见，包括一组炎症性及非炎症性的甲状腺疾病。既有最常见的慢性淋巴细胞性甲状腺炎，也有非常罕见的侵袭性纤维性甲状腺炎。由于病因不同，甲状腺炎的临床表现也多种多样，可表现为无症状的甲状腺肿大，也可表现为剧烈疼痛的甲状腺肿大；可表现为甲状腺功能亢进，也可表现为甲状腺功能减退；可以急性起病，也可慢性或隐匿起病。由于甲状腺炎是甲状腺的一类疾病的总称，它们彼此间的内在联系并不多，各自有其不同的病因、发病机制、病理改变、临床表现及治疗方法。

一、慢性淋巴细胞性甲状腺炎

慢性淋巴细胞性甲状腺炎（chronic lymphocytic thyroiditis），又称为自身免疫性甲状腺炎（autoimmune thyroiditis），或桥本甲状腺炎（Hashimoto's thyroiditis，HT），是常见的自身免疫性甲状腺疾病。1912 年首先由日本学者 Hakaru Hashimoto 描述本病。经典的观点认为，桥本甲状腺炎多发生于年轻或中年女性，表现为无痛性、弥漫性甲状腺肿大，常在体检时发现，又被称为甲状腺肿型甲状腺炎。也有的桥本甲状腺炎表现为甲状腺功能减退，血清甲状腺自身抗体阳性，而甲状腺大小正常或缩小，称为萎缩型甲状腺炎。尽管桥本甲状腺炎多见于成年人，50 岁是发病高峰年龄，但桥本甲状腺炎是儿童及青少年患者最常见的甲状腺炎类型。随着桥本甲状腺炎的发病率逐年增高，全世界其每年的患病率是 2%，发病率约为 0.2%~0.3%，女性患者是男性的 5~10 倍。

（一）病因学

现已确认桥本甲状腺炎为自身免疫性疾病。自身免疫性甲状腺炎具有家族聚集倾向，即有易感基因的存在。一项针对英国高加索人的队列研究发现，人类白血病抗原（HLA）-DR3、-DR4 和 DR5 与桥本甲状腺炎发病有关。对 HLA-DR 肽结合区的研究发现，一些特定的氨基酸序列可能增加患桥本甲状腺炎的易感性，包括 Tyr-26、Tyr-30、Gln-70、Lys-71 和 Arg-74，而 Lys-71 具有最强的个体易感相关性。有的个体具有患桥本甲状腺炎的易感基因包括 *CTLA-4* 和 *Tg* 等。CTLA-4 基因 *CT49A/G* 和 *CT60* 多肽性和 TG 基因外显子 E33 SNP 的多态性与自身免疫性甲状腺疾病有关。尽管如此，*HLA* 基因在桥本甲状腺炎的发展过程中起着重要作用，但两者之间的关联性较弱，可能还有其他基因参与了桥本甲状腺炎的发生与发展。

免疫调节缺陷是目前争议的问题，并推测可能是由于免疫调节缺陷和下调免疫系统的环境因素（碘过量、缺硒或维生素 D）的共同作用，干扰了免疫调节，导致了自身免疫性甲状腺疾病的发生。碘是引起甲状腺疾病的重要的环境因素，国内外的临床研究发现，实施加碘盐政策后自身免疫性甲状腺疾病的发病有增加趋势，特别是近年来补碘至超足量或碘过量，桥本甲状腺炎的发病率显著上升。研究发现易感 HLA 等位基因和碘摄入增多对桥本甲状腺炎的发生有协同作用。近年来研究发现硒缺乏和维生素 D 缺乏可能与桥本甲状腺炎的发生有关。

免疫介导的甲状腺内淋巴细胞浸润和滤泡破坏是桥本甲状腺炎的主要病理改变。环境因素与启动基因的作用下导致辅助 T 淋巴细胞活化，活化的辅助 T 淋巴细胞通过分泌 IFN-γ 等细胞因子募集并活化巨噬细胞和 NK 细胞。活化的 T 细胞同样可刺激 B 细胞分泌针对甲状腺滤泡细胞成分的多种抗体。$CD8^+$细胞毒 T 细胞通过滤泡细胞抗原识别和穿孔蛋白或细胞因子破坏滤泡上皮细胞。

自身免疫性甲状腺炎患者血清中可检出多种抗体，包括 TPOAb 和 TgAb。桥本甲状腺炎患者中，TPOAb 的检出率约为 90%，而 TgAb 的检出率约为 20%~30%。TPO 和 Tg 隐藏于甲状腺滤泡细胞中，正常情况下并不与免疫系统接触，但甲状腺滤泡细胞破坏的过程中有 TPO 和 Tg 的释放，从而活化 T 细胞和 B 细胞导致抗体的产生。目前仍然不清楚 TPOAb 和 TgAb 是原发性升高还是继发性升高。TPOAb 曾被认为是甲状腺微粒体抗体，可与细胞结合后通过抗体依赖的细胞介导的细胞毒作用（NK 细胞、巨噬细胞或中性粒细胞）溶解细胞。促甲状腺激素受体抗体阻碍 TSH 的结合，降低甲状腺细胞功能从而引起甲状腺功能减退（甲减），或使甲减加重。此外，血清还可检出针对胶质抗原和其他甲状腺自身抗原的抗体。此外，碘过量可抑制甲状腺细胞的自噬而增加活性氧簇的表达，从而增加桥本甲状腺炎甲状腺细胞的凋亡，导致甲状腺细胞损伤。

（二）病理

桥本甲状腺炎的甲状腺往往呈弥漫性对称性肿大，约为正常甲状腺的 2~4 倍，峡部及锥体叶也增大。切面呈弥漫性灰白色或灰白色结节与红褐色组织相间。组织学表现是 T 淋巴细胞和 B 淋巴细胞浸润及浆细胞浸润，形成淋巴生发中心也是病理特征之一。滤泡细胞转化为大且含有较多线粒体的嗜酸细胞，称为 Askanazy 细胞。甲状腺内不同程度的区域性或弥漫性纤维化，残留数量不等的甲状腺滤泡。偶可见鳞状上皮化生。

（三）临床表现

慢性淋巴细胞性甲状腺炎可见于任何年龄，50 岁是发病高峰年龄。桥本甲状腺炎多起病隐匿，进展缓慢，多数患者没有症状，体检时发现甲状腺肿大是最常见的临床表现。也可表现为颈部进行性增粗或伴有颈部肿胀或咽部不适感。

当甲状腺迅速增大时,也可出现呼吸困难、吞咽困难、声音嘶哑等压迫症状。桥本甲状腺炎很少引起疼痛,出现疼痛时需与亚急性甲状腺炎进行鉴别。

桥本甲状腺炎的甲状腺肿大往往是逐渐发生的,体检时可见甲状腺对称性肿大,触诊轮廓清楚,质地硬,无压痛,表面可光滑或有结节感,可触及肿大的锥体叶及增厚的峡部。也有的患者甲状腺肿大不明显,但触诊甲状腺质地硬,双侧对称,未能触及包块。桥本甲状腺炎时很少触及颈部淋巴结肿大。小部分患者可有甲亢的眼病表现。

尽管慢性淋巴细胞性甲状腺炎是成人甲状腺功能减退的主要原因。多数桥本甲状腺炎患者诊断时甲状腺功能是正常的,也有的患者表现为甲状腺功能亢进,称为“桥本甲亢”(hashitoxicosis),但随着甲状腺滤泡上皮细胞的破坏,或TSH阻断抗体的影响,甲状腺功能逐渐恢复正常,多数患者经过数年或更长的时间逐渐发展为进行性加重的甲状腺功能减退。因此,桥本甲状腺炎患者合并甲亢或甲减时可有甲亢或甲减的临床表现。

(四)辅助检查

血清甲状腺抗体TPOAb和TgAb升高是桥本甲状腺炎的特征性改变,检出TPOAb和TgAb就可诊断桥本甲状腺炎,但是,血清抗体阴性并不能排除此病的诊断。尽管桥本甲状腺炎是造成甲状腺功能减退的最主要的原因,但血清T3、T4和TSH的变化取决于甲状腺组织的破坏情况及剩余甲状腺组织的功能,可表现为临床或亚临床甲亢或甲减,也可正常。

超声检查是首选的影像学检查方法,表现为甲状腺弥漫性对称性肿大,实质回声增粗不均,内部呈低回声,内部血供丰富(图12-3-1~图12-3-3)。具有诊断价值的超声特征是甲状腺呈0.1~0.7cm大小的低回声结节性改变,小结节被边缘晕包绕,呈所谓的“蜂窝状”或“网格状”改变,低回声小结节为浸润的淋巴细胞,而周围的回声晕分隔为增生的纤维组织。有时可见气管前淋巴结呈反应性肿大。有时桥本甲状腺炎也常常合并结节性甲状腺疾病,因此,对合并结节者可行FNAC检查,明确结节的良恶性并指导治疗。对合并有甲状腺功能亢进者应行甲状腺摄碘率检查,对合并甲状腺功能亢进及甲状腺结节者应行甲状腺静态显像,以进一步明确甲亢的病因和诊断。甲状腺功能正常的桥本甲状腺炎患者行上述核素检查对诊断的帮助不大。

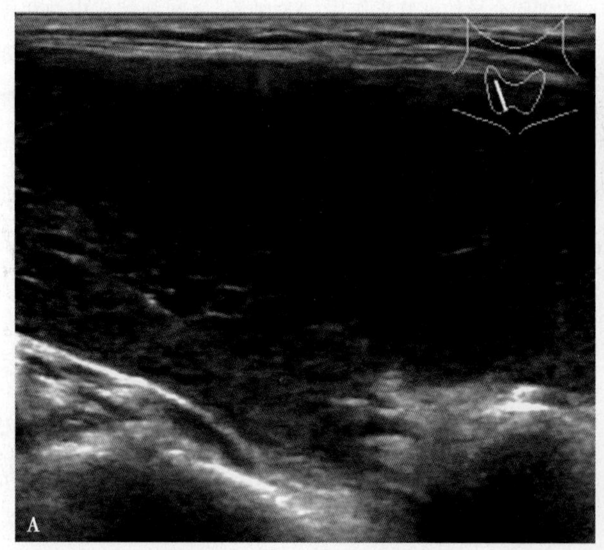

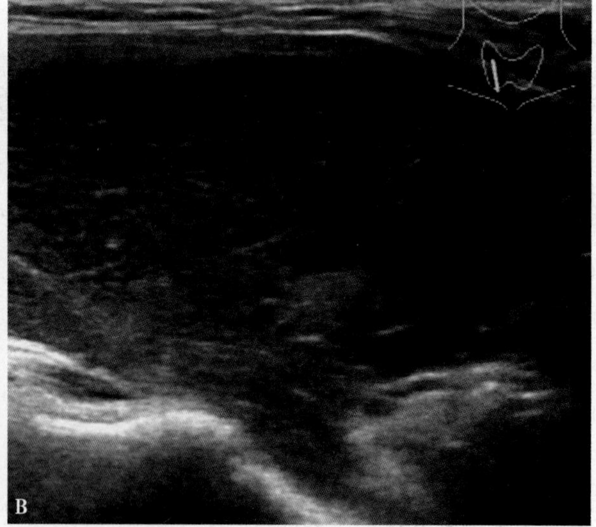

图12-3-1 桥本甲状腺炎超声声像图改变

A. 桥本甲状腺炎回声粗糙、减低;B. 桥本甲状腺炎网络样改变

(五)治疗

1. 非手术治疗 甲状腺肿大和进行性的甲状腺功能减退是桥本甲状腺炎的结局,目前尚无有效的药物可以阻断桥本甲状腺炎的发展。因此,目前临床上仍然是针对其所造成的甲状腺功能异常和甲状腺肿进行治疗。对于仅有血清抗体升高,而无甲状腺功能改变的无症状患者不需要治疗;对于桥本甲亢的患者,一般只需使用β受体阻滞剂进行对症治疗,若吸碘率显著升高且甲亢症状较重,可用小剂量抗甲状腺药物治疗,防止治疗过度出现甲减。由于桥本甲状腺炎导致的甲亢期过后可有数年的甲状腺功能正常期才进入甲状腺功能减退期,因此,不建议采用^{131}I治疗桥本甲亢。

12

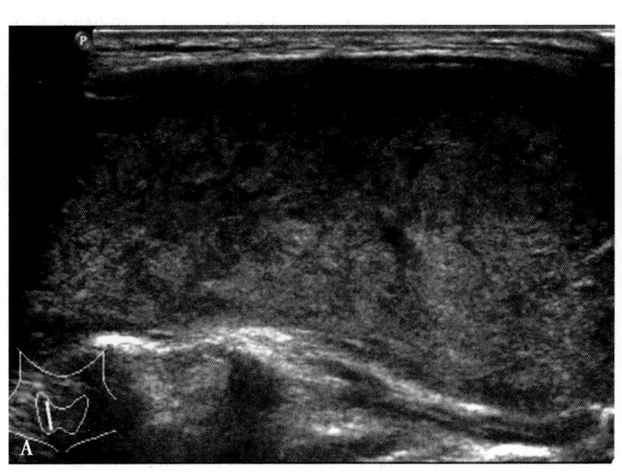
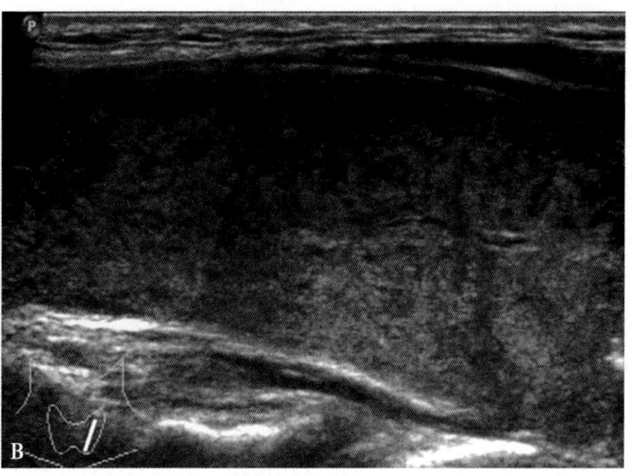

图 12-3-2　桥本甲状腺炎双侧叶结节样超声声像图改变
A. 甲状腺右叶，B. 甲状腺左叶

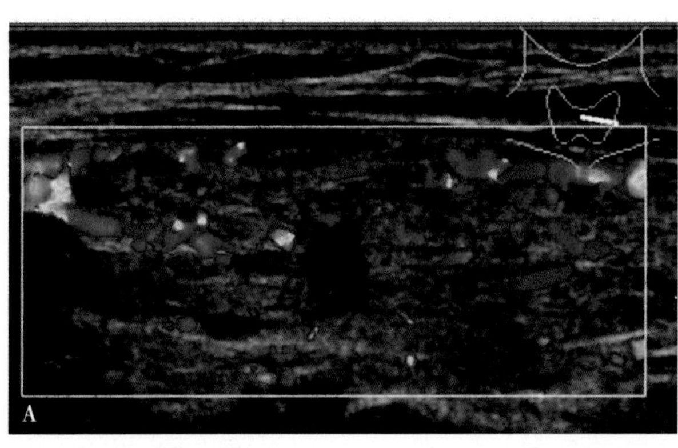
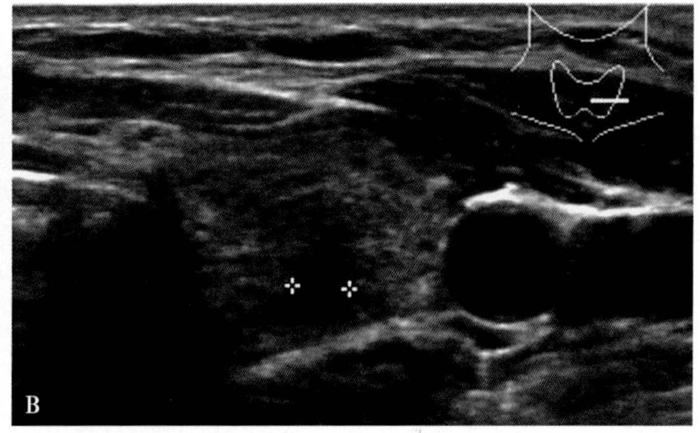

图 12-3-3　孤立桥本甲状腺炎超声声像图改变
A. 纵切面，腺体血流信号丰富　B. 横切面

小剂量左甲状腺素钠可用于桥本甲状腺炎所致的亚临床甲减（TSH 升高，正常 T3、T4 水平）的治疗，尤其是对中老年患者，左甲状腺素钠治疗可以消除亚临床甲减导致的高脂血症的危害，也可消除患者的抑郁症状。此外，早期的左甲状腺素钠替代治疗可以一定程度上使肿大的甲状腺缩小，但对纤维化明显、病程较长且淋巴细胞浸润严重的患者，甲状腺则难以回缩。对于进入临床甲减期的患者，必须用左甲状腺素钠进行替代治疗，对于年轻患者，可以一开始就进行足量左甲状腺素钠替代治疗，对于年龄大于 60 岁的患者应从小剂量开始，逐渐递增至替代剂量。应在开始左甲状腺素钠治疗或调整剂量后 6~8 周复查甲状腺功能，甲状腺素替代治疗的目标是将 TSH 控制在正常范围内，避免亚临床甲亢的出现和治疗的不足。左甲状腺素钠替代治疗并不能改变患者的自身免疫状态，因此，甲状腺功能减退是一个进行性加重的过程，左甲状腺素替代治疗的剂量也会随甲减的加重而增加，替代治疗期间应隔 6 个月复查甲状腺功能，同时行高分辨率超声检查，监测甲状腺形态变化及是否合并肿瘤。

2. 免疫调节治疗　近年的研究发现硒与自身免疫性甲状腺疾病的关系密切，硒替代治疗可以增强甲状腺的抗氧化作用，降低自身免疫反应，可显著降低 TPOAb 的浓度；也可以减少 LT4 的替代剂量和改善情绪及健康相关的生活质量。对于硒替代治疗的时机和治疗剂量，大多数研究支持早期足量的治疗（200μg/d）。也有学者认为硒缺乏地区每天补充 50~100μg 的硒是合适的。最近 Winther 等通过对硒替代治疗自身免疫性甲状腺炎的文献复习和荟萃分析，认为目前的研究证据并不足以证明在自身免疫性甲状腺炎的治疗中使用硒替代治疗是合理的。但纠正硒缺乏可能带来一些健康益处，就目前来说，应劝阻对自身免疫性甲状腺炎患者常规进行硒补充治疗。由于结论尚不统一，这就需要大样本的前瞻性完全随机对照研究来评价硒替代治疗在自身免疫性甲状腺炎治疗中的作用。

研究也发现桥本甲状腺炎的患者也存在维生素 D 缺乏的情况,并且认为维生素 D 缺乏可能与桥本甲状腺炎的发生有关,补充维生素 D 治疗可用于降低 TPOAb 水平。但也有随机双盲安慰剂对照的临床研究发现,每周口服维生素 D3 50000 IU 治疗 12 周并不能改善代谢相关指标。

3. 手术治疗　对于甲状腺肿大明显,有压迫症状、影响美观或合并甲状腺癌的患者,可行手术治疗。对于需要行甲状腺手术的桥本甲状腺炎,往往甲状腺双侧叶及峡部均明显肿大,血供丰富,质地硬而脆,周围的固定韧带缩短、纤维化导致肿大的甲状腺活动度较小,增加手术的难度;甲状旁腺及喉返神经的显露和保护也极具挑战性。因此,不建议缺乏桥本甲状腺炎手术经验的医师实施桥本甲状腺炎手术。传统上认为有压迫症状的桥本甲状腺炎只需行甲状腺峡部切除,解除气管压迫即可。由于需要手术的桥本甲状腺炎往往合并多发甲状腺结节,甚至恶性肿瘤,未切除的甲状腺仍然会持续增生和肿大或恶变,可能需要再次手术,而甲状腺功能减退和终身左甲状腺素钠替代治疗也是桥本甲状腺炎的结局。因此,对有压迫症状明显的桥本甲状腺炎的患者可考虑实施甲状腺全切除术,可避免再手术的风险,但应与患者和家属充分说明与沟通病情及手术风险等。术中行冷冻病理学检查,若合并甲状腺乳头状癌则同时行中央组淋巴结的清扫术。术后监测甲状腺功能,进行左甲状腺素钠替代治疗。

尽管桥本甲状腺炎与甲状腺乳头状癌之间的关系仍然存在争议,但文献报道桥本甲状腺炎合并甲状腺癌的发生率可高达 58%,多灶癌的发生率高达 40%,而中央组淋巴结转移率较低。手术仍然是主要的治疗手段。ATA 指南并未推荐桥本甲状腺炎合并甲状腺癌的切除范围,但为了防止多灶性病灶的遗漏和复发后再手术,建议对桥本甲状腺合并甲状腺乳头状癌的患者实施全甲状腺切除。应行预防性中央区淋巴结清除,反对行预防性侧颈淋巴结清除术。术后根据复发危险分层实施个体化的 TSH 抑制治疗,选择性实施 ^{131}I 治疗。

二、亚急性甲状腺炎

亚急性甲状腺炎(subacute thyroiditis),又称为 De Quercain 甲状腺炎或巨细胞性甲状腺炎、肉芽肿性甲状腺炎。1904 年 Fitz De Quercain 首次描述了亚急性甲状腺炎的病理改变为巨细胞浸润和肉芽肿形成,并被命名为 De Quercain 甲状腺炎。亚急性甲状腺炎是引起甲状腺疼痛最常见的原因,是可自然缓解的甲状腺炎,常常伴有全身症状。

(一) 病因学

亚急性甲状腺炎与自身免疫性甲状腺疾病并没有明确的相关性。许多研究表明,病毒感染是亚急性甲状腺炎最常见的病因,通常发生在上呼吸道感染之后。亚急性甲状腺炎在夏季发病率最高,与肠道病毒(艾柯病毒、柯萨奇病毒)感染发病高峰相吻合。与亚急性甲状腺炎有关的最常见的病毒是柯萨奇病毒,其次是腮腺炎病毒,其他与亚急性甲状腺炎发生有关的病毒还包括麻疹病毒、流感病毒、腺病毒、EB 病毒、巨细胞病毒、心肌炎病毒、登革热病毒等。

有研究报道 Q 热和疟疾等非个人性疾病与亚急性甲状腺炎的发生有关。还有研究报道亚急性甲状腺炎的发生与干扰素的抗病毒治疗有关,也有学者报道可能与 TNF-α 的抗血管生成治疗有关。这些个体发生亚急性甲状腺炎可能与基因易感性有关,包括 *HLA-B35* 和 *HLA-DR8* 基因。

(二) 病理

亚急性甲状腺炎可累及一侧或双侧甲状腺,因此,受累的甲状腺呈非对称性或对称性肿大,体积约为正常甲状腺的 2 倍左右。病变可局限于甲状腺内,也可累及甲状腺被膜表面。病变区域剖面质硬、均质、苍白色,与周围正常甲状腺无明显分界,大体标本剖面与甲状腺乳头状癌相似。主要的组织学特点为滤泡上皮破坏和滤泡上皮完整性丧失。病灶区域单核细胞浸润,受累的滤泡上皮破裂,胶质消失、基底膜断裂。典型特征是破坏的滤泡胶质构成中央核,多形核巨细胞分布在胶原周围,进而形成肉芽肿,因此,本病又称为"巨细胞"甲状腺炎或肉芽肿性甲状腺炎。炎症的恢复期,病变区域有不同程度的纤维化,进而甲状腺滤泡细胞再生,甲状腺的组织形态和功能恢复,很少发生甲状腺功能减退。

(三) 临床表现

本病的典型临床表现为甲状腺部位逐渐发生或骤然出现的疼痛,多有上呼吸道感染或乏力、低热、肌肉酸痛等前驱症状。疼痛可为中度或重度,可表现为单侧性或双侧同时出现,也可由一侧甲状腺开始逐渐累及对侧,在转动头部、咳嗽或吞咽时疼痛加重,并可向同侧耳部、下颌或枕部放射。疼痛也可仅局限于甲状腺区而无放射。全身症状也存在个体差异,绝大多数患者会有肌肉酸痛、乏力和发热,多在午后出现轻至中度发热,甚至体温可高达 40℃。

视诊时一般无明显甲状腺肿大或颈部包块;触诊时,大部分患者可有病变侧的甲状腺轻度至中度肿大,肿大的甲状

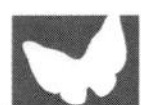

腺质地硬、结节感、边界不清，伴明显触痛，甚至疼痛剧烈而拒按。很少触及颈部淋巴结肿大。累及双侧甲状腺的患者，由于病变的轻重不一致，两侧甲状腺的体征可不一致，但往往是病变较重一侧的体征较重。

（四）辅助检查

亚急性甲状腺炎的实验室检查结果随病期的不同而有差异。在炎症的活动期，大多数患者的红细胞沉降率（血沉）显著升高，血沉正常不支持亚急性甲状腺炎活动期的诊断；外周血白细胞计数及 C 反应蛋白一般正常或轻度升高。

由于甲状腺滤泡的破坏，储存的甲状腺素释放入血，甲状腺功能检测结果可为亚临床甲亢或甲亢改变，甲亢一般为轻至中度，也有患者表现为甲状腺危象。出现甲亢者，血 T4 的升高远高于 T3 的升高，T3/T4 比值小于 20。TPOAb 和 TPOAb 可缺失或滴度降低，在起病数周后升高，之后再消失。行甲状腺摄碘率检查，提示摄碘率低下，即出现甲状腺功能亢进与摄碘率低下的“分离现象”。若摄碘率正常或升高则可排除亚急性甲状腺炎的诊断。

超声检查有助于亚急性甲状腺炎的诊断，病变区的主要超声特征是边界不清的低回声区、且血供减少。在病变的不同时期，超声表现也不同。甲状腺呈对称性或非对称性肿大，病变早期由于炎细胞的浸润，病变区域呈低回声或偏低回声，病灶边界模糊，随着病变的发展，低回声区相互融合成片，边界变得清楚，病灶内血供减少或消失，但在炎症恢复期，病灶区逐渐缩小甚至消失，与周围甲状腺组织回声趋于一致。临床诊断困难的病例，超声引导下穿刺细胞学检查有助于与甲状腺癌的鉴别（图 12-3-4~图 12-3-7）。

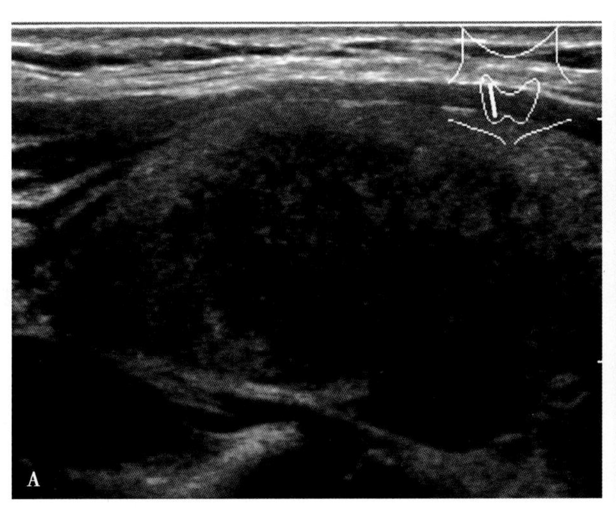

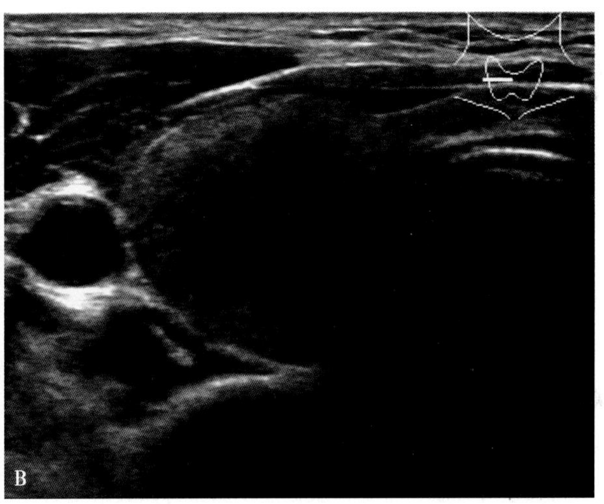

图 12-3-4　亚急性甲状腺炎超声声像图改变
A. 纵切面，患侧腺体增大，内多发无包膜的低回声区；B. 横切面

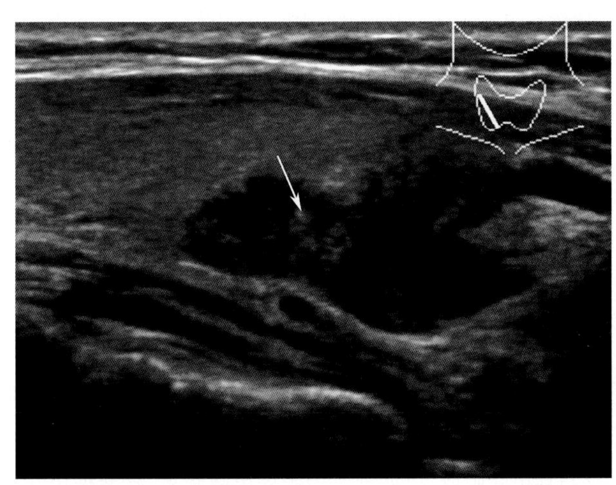

图 12-3-5　亚急性甲状腺炎病灶内点状钙化

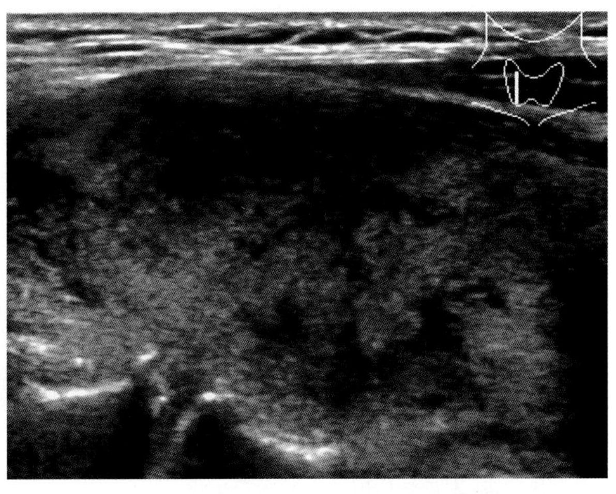

图 12-3-6　亚急性甲状腺炎患侧甲状腺与颈前肌间隙消失

12

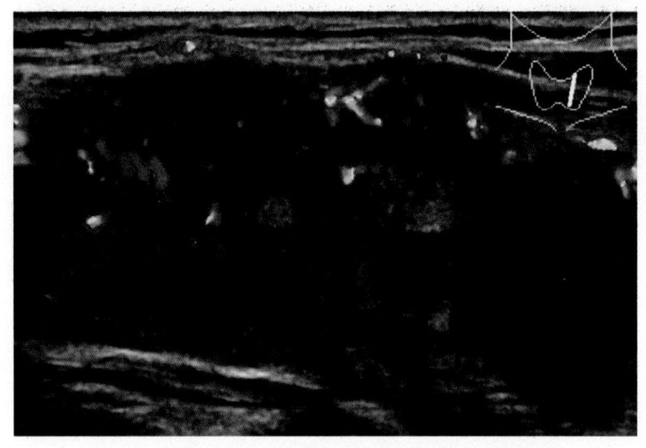

图 12-3-7　亚急性甲状腺炎血流信号增多，回声明显减低区较少

（五）治疗

亚急性甲状腺炎的临床表现与炎症的活动和滤泡的破坏程度密切相关，典型的患者早期可有明显的甲状腺疼痛和甲状腺毒症，也有的病例仅表现为轻微的疼痛，而无甲状腺毒症。亚急性甲状腺炎是一个自限性疾病，治疗主要是缓解症状和针对甲状腺功能异常的治疗。

一般来说，大部分患者只需要对症处理即可。有学者进行了泼尼松（15mg/d）和非甾体抗炎药（洛索洛芬 180mg/d）对亚急性甲状腺炎的治疗比较，发现泼尼松对症状的缓解优于洛索洛芬，而对甲状腺功能恢复时间的影响无差异。也有学者研究发现，水杨酸盐（阿司匹林 1~3g/d，分次口服）或非甾体抗炎药（吲哚美辛 75~150mg/d，分次口服）可以缓解轻至中度的甲状腺疼痛。口服糖皮质激素可以缓解更为严重的疼痛（伴甲亢和发热者），首选泼尼松，起始剂量 20mg/d，分 2 次口服，用药后数小时即可见效，持续用药 2 周，随后逐渐减量，共用 6~8 周。泼尼松减量不能过快，否则 10%~20%的患者疼痛症状容易复发，因此，建议每隔 1~2 周减量 1 次，并且减量至 5mg/d 前的用药时间应至少在 6 周以上，可有效避免减量后复发。绝大多数患者使用泼尼松 24~48 小时就可显著缓解疼痛，若使用泼尼松 48 小时后症状无缓解，则需对亚急性甲状腺炎的诊断提出质疑，并重新评估病情和诊断。用药过程中需动态监测血沉的变化以了解炎症的活动情况，停药前应行摄碘率检查，若摄碘率低则表明仍然有甲状腺炎的活动，不能停用糖皮质激素；若摄碘率正常或升高则可停用泼尼松。停用泼尼松治疗后复发的患者，若疼痛症状较重，需重新使用糖皮质激素治疗。

近年来国内有学者开展了甲状腺内注射小剂量地塞米松治疗亚急性甲状腺炎的研究，发现该方法也可迅速缓解临床症状，缩短疗程，有助于促进甲状腺功能的恢复，又可克服全身应用糖皮质激素的副作用。对于糖皮质激素治疗后反复复发或颈部严重疼痛者，可考虑行甲状腺切除治疗。

亚急性甲状腺炎导致的甲亢是由于滤泡的破坏导致甲状腺素的释放所致，摄碘率是低下的。因此，亚急性甲状腺炎合并的甲状腺功能亢进也是一过性的，一般不用抗甲状腺药物治疗，可采用 β-受体阻滞剂普萘洛尔缓解心悸症状。炎症的急性期过后是 1~2 个月的甲状腺功能正常期，随后经历 6~9 个月的甲减期，最后随着组织修复和滤泡的增生，甲状腺功能逐渐恢复正常。由于本病的甲减期也是一过性的，症状也不重，除非患者有明显的甲减症状，一般不需要甲状腺素替代治疗。但也有 14.3%的患者发展为永久性甲状腺功能低下，则需长期甲状腺素替代治疗。

三、急性化脓性甲状腺炎

急性化脓性甲状腺炎（acute suppurative thyroiditis，AST），又称为感染性甲状腺炎，绝大多数化脓性甲状腺炎的病因是细菌感染，特征性改变是甲状腺内中性粒细胞浸润和脓肿形成；而真菌和寄生虫所致的感染性甲状腺炎常表现为慢性和无痛性。急性化脓性甲状腺炎约占甲状腺疾病的 0.1%~0.7%，多见于儿童和 20~40 岁的青年人。本节主要讲述细菌感染所致的急性化脓性甲状腺炎。

（一）病因学

细菌感染是急性化脓性甲状腺炎的主要病因。80%的成人病例是由金黄色葡萄球菌和链球菌感染所致，70%以上的病例由单一病原体引起。儿童病例中，70%的病原菌是 α-溶血性链球菌、β-溶血性链球菌和多种厌氧菌，50%以上的病例是混合感染。其他导致化脓性甲状腺炎的病原体还有肠炎沙门菌、勃兰登堡沙门菌、内氏放线菌、放线杆菌、羊布鲁杆菌、腐败梭菌、大肠埃希菌、侵蚀艾肯菌、流感嗜血杆菌、克雷伯杆菌属、铜绿假单胞菌、鲍曼不动杆菌和非金黄色葡萄球菌等。

（二）发病机制

甲状腺的急性细菌感染极为罕见，是因为甲状腺有包膜包裹、内部含碘丰富、产生过氧化氢、还具有丰富的血流和充分的淋巴回流途径等，使其具有抗感染能力。甲状腺的感染通常继发于颈部或全身性感染。当存在甲状腺的基础疾病（包括甲状腺癌、慢性淋巴细胞性甲状腺炎、结节性甲状腺肿等）和解剖学异常时（梨状隐窝瘘、鳃裂囊肿、甲状舌管囊肿）更容易发生甲状腺感染；免疫功能缺陷、糖尿病和血液透析也是化脓性甲状腺炎的危险因素。

化脓性甲状腺炎可由邻近的组织感染所致，也可通过血液或淋巴途径播散引起。梨状隐窝窦道是导致20岁以下的患者发生急性化脓性甲状腺炎的主要原因。梨状隐窝窦道是胚胎发育时胸腺从第三或第四咽囊下降形成的胸腺咽管的遗迹，未闭合的胸腺咽管就可能导致梨状隐窝窦道，甚至瘘管，从梨状隐窝的顶部向前、向下走行，止于甲状腺或甲状腺周围。这种先天性异常通常发生于儿童，90%位于左侧，因此，由梨状隐窝窦道导致的急性化脓性甲状腺炎多发生于左侧，且儿童常见；也可在儿童时期隐匿发病，而在成年后复发。梨状隐窝窦道也是复发性化脓性甲状腺炎常见的原因。上呼吸道的感染可蔓延导致梨状隐窝窦道感染，从而导致化脓性甲状腺炎。甲状舌管囊肿和鳃裂囊肿也是导致化脓性甲状腺炎的潜在的先天性解剖因素，甲状舌管囊肿感染并不少见，但很少累及甲状腺。此外，颈部的外伤或甲状腺FNAC也可导致化脓性甲状腺炎的发生。

（三）病理

炎症累及的甲状腺腺叶轻度至中度增大，甲状腺表现为急性炎症的特征性改变，病变可为局限性，也可弥漫累及整个甲状腺。病变初期可见大量的中性粒细胞和淋巴细胞浸润，随后组织坏死并脓肿形成。脓肿外未受累的甲状腺组织结构和功能均正常。化脓性甲状腺炎可向甲状腺周围的组织间隙蔓延，也可向体表破溃，炎症的恢复期可见大量纤维组织增生。免疫缺陷的患者中性粒细胞浸润可不明显。

（四）临床表现

细菌导致的化脓性甲状腺炎多见于春季和秋季，儿童多见。主要临床表现为甲状腺肿大和颈前区疼痛，疼痛较为剧烈，可向下颌、耳部和枕部放射，常伴有畏寒、高热、心动过速等全身症状。脓肿较大可导致压迫而出现呼吸困难、吞咽困难及声音嘶哑等。体格检查可见单侧或双侧甲状腺肿大、质地硬、固定、边界不清、压痛明显；脓肿形成时局部皮温高、充血、波动感明显，甚至可见皮肤脓点。同侧颈部淋巴结可触及肿大。梨状隐窝窦道导致的化脓性甲状腺炎的复发率高达45%。

（五）辅助检查

化脓性甲状腺炎患者的甲状腺功能一般正常，极少发生甲状腺毒症。外周血白细胞计数升高，以中性粒细胞和多形核白细胞升高为主。超敏C反应蛋白显著升高。由于抗生素的使用，血培养可能为阴性。脓肿形成时行脓肿的诊断性穿刺及病原学检查可确诊。

超声检查是首选的检查，在病变发展的不同时期，有不同的超声特征。炎症早期由于病变侧甲状腺的充血水肿导致甲状腺的非对称性肿大，病变区呈局限性或弥漫性低回声区，血供增加；随着病变的进展，低回声区扩大；脓肿形成后则表现为局限性无回声区，内部透声差，并可见强回声光点漂浮，由于组织的坏死，脓肿内部血流信号消失。由于炎症可蔓延至甲状腺被膜下或甲状腺周围组织，因此，超声下显示病变区域与周围的甲状腺组织，甚至甲状腺周围组织分界不清。炎症的恢复期，低回声或无回声区缩小甚至消失（图12-3-8）。

食管吞钡检查可发现颈部的窦道或瘘管。颈部增强CT扫描检查发现脓肿内含气体是梨状隐窝窦道导致的脓肿的特征性改变，同时CT检查可帮助明确脓肿的大小、分布及与周围组织的毗邻关系。喉镜检查可发现梨状隐窝窦道的内口，其敏感性优于食管钡餐或CT检查。

（六）治疗

急性化脓性甲状腺炎的治疗包括抗生素治疗和手术治疗。急性化脓性甲状腺炎的转归和预后取决于是否及时诊断和治疗，如果误诊或不恰当的治疗可能造成不良预后，甚至死亡。在炎症的早期尚未形成脓肿或甲状腺受累范围不大的局限性小脓肿，应行抗生素治疗，可选用青霉素或青霉素联合β内酰胺酶抑制剂进行治疗。待血液培养或脓液培养及药敏结果回报后及时换用敏感抗生素治疗。抗生素治疗48小时后病情无好转应评估是否已形成脓肿。超声检查可作为化脓性甲状腺炎病情监测的首选检查方法。

脓肿较大或经抗生素治疗后无局限趋势的脓肿，应行脓肿切开引流术。术前应结合CT或MRI评估脓肿的大小、分布及周围组织的受累情况。脓肿切开前应穿刺抽脓进行细菌培养及药敏试验，手术时应充分破坏多房脓腔的分隔，避免脓腔残留，但也应避免粗暴操作造成颈部大血管的损伤。脓肿切开后于脓腔最低位放置冲洗引流管，切口一期缝合可以减少愈合后的瘢痕形成，术后辅以抗生素治疗可获得满意疗效。若脓肿周围组织水肿已消退，但仍然有持续的脓液引流或治愈后又复发者，应考虑梨状隐窝窦道的存在，首选窦道的完整切除。也有学者采用窦道内口腐蚀疗法治愈梨状隐窝窦道的报道。

急性炎症治愈后的2~3个月应行甲状腺超声检查和甲状腺功能检查，明确是否合并结节性甲状腺疾病以便及时进行评估；若治疗后出现甲状腺功能减退，应行甲状腺素替代治疗。

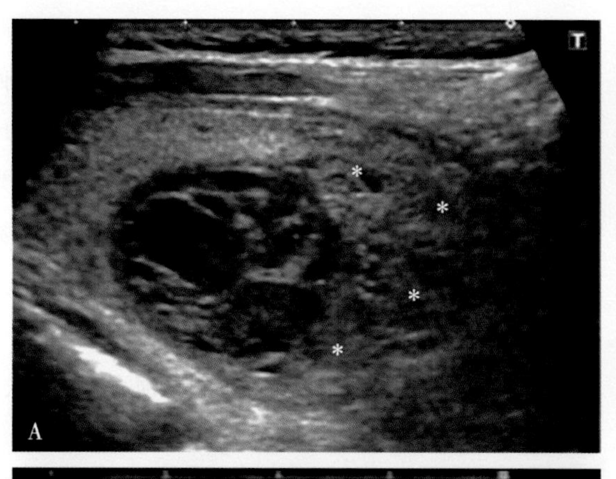

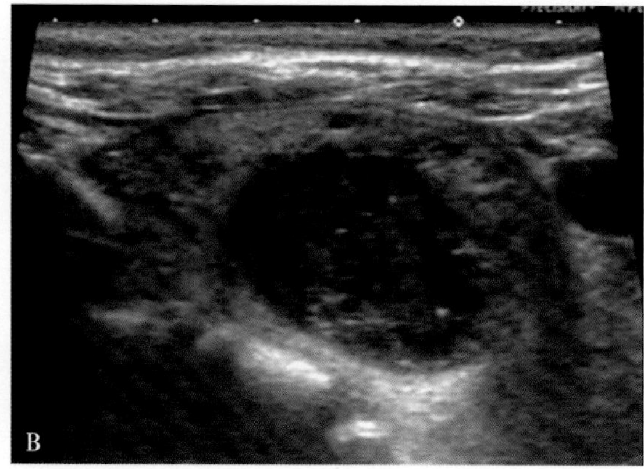

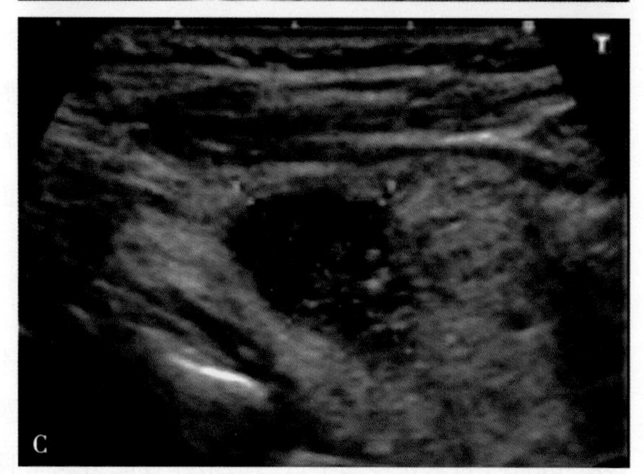

图 12-3-8 急性化脓性甲状腺炎超声声像图改变

A. 内可见液化坏死区；B. 一周后病灶较前略增大；C. 两周后病灶较前缩小

四、侵袭性纤维性甲状腺炎

侵袭性纤维性甲状腺炎又称为 Riedel 甲状腺炎、纤维性甲状腺炎、硬化性甲状腺炎、木样甲状腺炎，是一种少见的慢性甲状腺炎性疾病，其特征是进行性的致密的纤维化组织增生代替正常甲状腺组织，并穿透甲状腺被膜，向周围的肌肉组织、甲状旁腺、神经和血管侵犯。1896 年 Bernard Riedel 首先描述并报道了此病的特征，因此，也被命名为 Riedel 甲状腺炎。侵袭纤维性甲状腺炎很少见，Mayo 诊所报道的术后病检的发生率为 0.05%～0.06%。女性发病率高于男性（4∶1），以 30～50 岁为高发年龄。预后取决于病变的范围和身体其他部位的纤维化的情况。

12

（一）病因

尽管 Reidel 甲状腺炎的发现已有 100 余年，它的确切的病因和发病机制仍然不清楚。自身免疫机制是目前最为接受的病因假设，并推测 Reidel 甲状腺炎可能是全身性纤维化疾病的一部分。这是因为：①大部分的 Reidel 甲状腺炎患者有甲状腺自身抗体（TgAb 和 TPOAb）；②常合并其他自身免疫性疾病（如桥本甲状腺炎、胰岛素依赖型糖尿病、Addison 病和恶性贫血等）；③相继出现身体其他部位的纤维化，如腹膜后、胆道、眼眶、肺、纵隔、腮腺和垂体等；④与其他部位纤维化有类似的组织学表现（纤维化、炎性细胞浸润和闭塞性静脉炎）；⑤激素治疗有效；⑥大部分患者对他莫昔芬治疗敏感。

尽管 Reidel 甲状腺炎发生的启动事件并不清楚，血管损伤可能是机制之一，自身免疫假说认为由于病变的纤维细胞对生长刺激因子的过度敏感造成纤维组织过度增生。Reidel 甲状腺炎的组织中有 HLA-DR、HSP 及 ICAM-1 受体的表达，同时细胞介导的免疫反应也在疾病的发展中发挥了作用。近年来研究发现 Reidel 甲状腺炎组织标本中 IgG4 阳性浆细胞浸润，并认为 Reidel 甲状腺炎是 IgG4 相关性甲状腺疾病的一种，也表明 Reidel 甲状腺炎是自身免疫性疾病，但 IgG4 在 Reidel 甲状腺炎发病中的作用有待于深入研究。目前并没有发现侵袭性甲状腺炎有遗传倾向性。

（二）病理

纤维化病变可累及甲状腺的部分或整个甲状腺，质地坚硬如木板，与周围组织粘连固定。切面为黄白或灰黄色，无分叶或正常甲状腺组织。纤维化结节主要由淋巴细胞、胚芽中心、浆细胞和嗜酸性细胞构成，也可见中性粒细胞浸润，但无巨核细胞存在；纤维化区域的另一特征性改变是小中静脉壁由于淋巴细胞和浆细胞的浸润，表现出闭塞性甚至硬化性血管炎改变，这一特征有助于与桥本甲状腺炎和亚急性甲状腺炎进行鉴别。细针穿刺病理学检查由于取材的局限，无助于本病的诊断。病理诊断标准包括：①纤维化过程累及部分或整个甲状腺；②纤维化累及周围的组织，包括带状肌；③炎细胞浸润，但无巨细胞、淋巴滤泡、肿瘤细胞或肉芽肿；④闭塞性静脉炎；⑤没有肿瘤。

（三）临床表现

Reidel 甲状腺炎的临床表现是逐渐发生的无痛性甲状腺肿大或短期内迅速增大。随着病情的进展，甲状腺肿大并浸润压迫周围组织和器官时，可出现呼吸困难和窒息感、吞咽困难和声音嘶哑等，压迫症状与甲状腺肿大的程度不成比例，出现声音嘶哑时容易误诊为甲状腺癌。尽管诊断时甲状腺功能可正常，但当甲状腺弥漫受累时 30%～40%的患者可出现甲状腺功能减退。也可因甲状旁腺受侵而出现甲状旁腺功能低下。体检时甲状腺可为对称性或非对称性肿大，质地坚硬，表面不规则，固定，边界不清，无压痛，浸润周围的肌肉、神经和血管时几乎不能随吞咽上下移动。

（四）辅助检查

实验室检查缺乏特异性。绝大多数患者的甲状腺功能正常，当腺体受累范围较广时也可发生甲状腺功能减退。外周血白细胞计数和红细胞沉降率一般正常。45%患者可出现甲状腺自身抗体（TgAb 和 TPOAb），但抗体水平较桥本甲状腺炎低。超声检查显示病变腺体明显增大，病变区域回声明显减低，血流信号减少或消失，弹性评分检查提示病变区较硬，病变往往突破甲状腺包膜向周围组织浸润性生长，一般无颈部淋巴结病理性肿大。CT 增强扫描或 MRI 检查可以清楚显示纤维化的范围。PET-CT 扫描提示代谢增强，而甲状腺扫描提示摄锝功能减低。尽管 Reidel 甲状腺炎有诸多的影像学特征，但由于缺乏特异性，临床上很难将它与其他甲状腺疾病鉴别开来。由于病变组织的纤维化，质地较硬，导致细针穿刺病理学检查取材的局限性，容易导致误诊，但可排除恶性肿瘤，因此，Reidel 甲状腺炎的诊断仍然需要进行手术活检。

（五）治疗

1. 药物治疗　Riedel 甲状腺炎是一种良性的少见的自限性甲状腺疾病，目前并无标准的治疗方案，一般无压迫症状者不需要手术治疗。糖皮质激素是治疗 Riedel 甲状腺炎的首选药物，可以使甲状腺变软，抑制病情进展，缓解压迫症状及纤维化病变部分或完全缓解。主要用于术前有明显呼吸道压迫的患者和术后减少组织水肿和纤维增生。但也有报道糖皮质激素治疗失败的病例。由于此病少见，目前尚未能开展相关前瞻性临床研究来明确糖皮质激素治疗的最佳剂量和疗程。泼尼松治疗的有效剂量为 15～60mg/d，合适的剂量及疗程仍然取决于治疗的反应和耐受性。

他莫昔芬可刺激 TGF-β 的释放从而抑制成纤维细胞增殖，从而进一步抑制纤维组织的形成，可作为糖皮质激素治疗无效或治疗后复发的患者的备选方案。Few 等曾给 4 例术后糖皮质激素治疗效果不佳的患者使用他莫昔芬治疗（20mg/d，每天 2 次），1 例患者在用药几个月后症状就完全缓解，随访 1～4 年后所有患者的症状均缓解。由于病例数较少，目前未能开展他莫昔芬与安慰剂对照的前瞻性研究。Soh 等尝试对 1 例糖皮质激素和他莫昔芬治疗后复发的患者用利妥昔单抗进行治疗，获得了一定的缓解效果，但利妥昔单抗的潜在治疗作用仍然需要深入研究。

合并甲状腺功能减退者应用左甲状腺素钠进行替代治疗，但左甲状腺素治疗并不能使肿大的甲状腺缩小或使纤维化减轻；出现甲状旁腺功能低下的患者需要长期使用口服钙剂和维生素 D 治疗。

2. 手术治疗　手术治疗主要用于活检明确诊断和解除压迫症状，而非通过手术治愈疾病。由于病变组织呈浸润性生长，可累及颈部肌肉、血管及神经，手术难以彻底切除，发生甲状旁腺切除、喉返神经损伤等风险也较大，因此，对孤立性的可切除病灶可将病变组织切除，而对双侧弥漫性病变者，无法行广泛性切除，行甲状腺楔形切除或峡部切除常可达到缓解压迫症状的目的，又可避免甲状旁腺损伤和喉返神经损伤等并发症。手术同样可用于药物治疗失败的患者或不能排除恶性肿瘤者。

五、无痛性甲状腺炎

无痛性甲状腺炎（painless thyroiditis）也称为寂静型甲状腺炎（silent thyroiditis）、伴有甲亢的无痛性甲状腺炎、无痛性亚急性甲状腺炎、散发性甲状腺炎等。约占所有甲状腺毒症的 9%～23%。

（一）病因

无痛性甲状腺炎的病因目前并不清楚，有学者认为可能与病毒感染有关，但许多研究并没有找到支持病毒感染的证据。一些药物包括干扰素及锂可能与无痛性甲状腺炎的发生有关；Yang 等报道 Lugol 液也可导致无痛性甲状腺炎的发生。近年来发现许多治疗恶性肿瘤的靶向药物也可诱发无痛性甲状腺炎。也有学者认为本病也可能是由于自身免疫引起的。

（二）病理

本病的特点是甲状腺滤泡的破坏和甲状腺功能暂时性的影响，但完全没有甲状腺的疼痛。由于无痛性甲状腺炎的命名较多，且无痛性甲状腺炎的病理组织的研究较少，对活检组织的研究发现，病变的早期为淋巴细胞局灶性或弥漫性浸润，而在恢复期则为局灶性淋巴细胞浸润，浸润的淋巴细胞以T细胞为主，T细胞与B细胞的分布与慢性淋巴细胞性甲状腺炎相似。病变早期可以看到滤泡破坏，而在恢复的后期则看不到。大多数组织内可以看到多核巨细胞围绕在滤泡周围，但无亚急性肉芽肿性甲状腺炎的肉芽肿形成，此点可与亚急性甲状腺炎进行鉴别。

（三）临床表现

无痛性甲状腺炎可发生于任何年龄患者，女性较男性更易患病。甲状腺功能亢进是无痛性甲状腺炎的主要临床表现。与Graves病不同，本病的甲亢是由于甲状腺滤泡的破坏导致储存的甲状腺素释放入血所致，因此，甲亢出现较急剧，持续约数月，甚至可长达1年。患者可有怕热、疲劳等症状，也可因交感神经兴奋而出现眼睑迟滞及凝视等，但无突眼及胫前黏液性水肿等原发性甲亢的体征。甲状腺可肿大，多为对称性肿大，质地较硬，但无压痛，此点可与亚急性甲状腺炎进行鉴别。无痛性甲状腺炎也可导致甲亢性周期性瘫痪，表现为迟缓性四肢或下肢瘫痪。

（四）辅助检查

无痛性甲状腺炎的甲亢期，甲状腺功能测定表现为不同程度的甲状腺激素水平升高和TSH降低。由于甲状腺滤泡的破坏，血清甲状腺球蛋白显著升高及尿碘排出增加；TSH受体抗体阴性。血白细胞计数和红细胞沉降率通常正常，此点与亚急性甲状腺炎不同。随着急性期的消退，可出现暂时的甲减或亚临床甲减。随着破坏的滤泡上皮组织的修复，甲状腺功能也逐渐恢复。

核素检查有助于与Graves病鉴别。无痛性甲状腺炎由于甲状腺滤泡的破坏，甲状腺摄碘率低下，甲状腺静态显像提示“凉结节”或“冷结节”，类似亚急性甲状腺炎的“分离现象”，而亚急性甲状腺炎有明显的甲状腺疼痛。超声特点为单侧或双侧甲状腺轻度肿大，表面欠光滑，腺体内出现单个或多个低回声区，形态不规则，边界不清，内部回声不均，周围组织正常。可行超声引导下FNAC检查排除恶性肿瘤。

（五）治疗

由于无痛性甲状腺炎是一个自限性疾病，大多数患者并不需要特殊治疗。尽管甲亢是主要的临床表现，但由于甲亢是滤泡上皮破坏导致的，因此，本病的甲亢期不适合放射性碘治疗或抗甲状腺药物治疗。对于甲亢症状较重者，可使用β-受体阻滞剂控制交感神经症状，普萘洛尔20～160mg/d，分次口服。出现周期性瘫痪者补钾及口服普萘洛尔（80～120mg/d）治疗可迅速缓解症状，2～3个月内甲状腺功能一般正常并可停用普萘洛尔。

虽然大多数无痛性甲状腺炎患者的甲状腺功能可恢复正常，但也有患者出现持续的甲状腺功能减退或合并其他结节性甲状腺疾病，因此对出现甲状腺功能减退者应行甲状腺素替代治疗，合并结节性甲状腺疾病者可行超声引导下FNAC进行诊断。也有的病例出现反复复发，对多次复发者，在急性期过后可考虑行放射性碘治疗。Ishii等对1例导致严重甲状腺毒症的复发性无痛性甲状腺炎实施手术治疗，获得满意疗效。因此，放射性碘治疗或手术也可用于反复复发的严重甲状腺毒症的患者。由于放射性碘治疗或手术可造成永久性甲状腺功能减退，需终身行甲状腺素替代治疗，故在实施治疗前应与患者充分沟通。

六、产后甲状腺炎

产后甲状腺炎（postpartum thyroiditis，PPT）是育龄期女性特有的一种自身免疫性甲状腺疾病。1982年日本学者首次提出了产后自身免疫性甲状腺功能异常的概念，其中包括产后甲状腺炎。现在更广泛接受的产后甲状腺炎的定义是：妊娠前甲状腺功能正常，在产后第1年发生的甲状腺功能异常，并排除了Graves病所致。文献报道产后甲状腺炎的患病率差异较大，由1.1%～21.1%不等。存在差异的原因可能有：地域环境因素差异、产前筛查时机不同、产后随访的频率和随访持续的时间不同、产后Graves病的干扰和是否合并其他自身免疫性甲状腺疾病的干扰等。中国医科大学首次报道国内的临床及亚临床产后甲状腺炎的患病率分别是7.1%和4.7%。

（一）病因

碘过量是产后甲状腺炎发生的危险因素之一。自身免疫异常是产后甲状腺炎最重要的病因学机制。目前认为妊娠期的机体免疫抑制机制在产后消失，使得潜在的自身免疫性甲状腺炎在妊娠因素影响下转变为显性甲状腺功能异常。“胎儿微嵌合体”致病学说是产后甲状腺炎发病机制的另外一种解释。“胎儿微嵌合体”学说是指胎儿的免疫细胞可穿过胎盘到达母体的甲状腺，并诱发自身免疫；而在分娩后母体的免疫妥协消失，使甲状腺内胎儿的免疫细胞被激活，诱

12

发移植物-宿主反应,导致母体自身反应性T细胞活化,发生产后甲状腺炎。

（二）病理

许多研究报道,产后甲状腺炎的甲状腺呈中度增大。组织病理学改变为受累的甲状腺与寂静性甲状腺炎类似的灶性或弥漫性淋巴细胞浸润。滤泡被破坏,甲减期可见破坏的滤泡、退化及分离的滤泡上皮细胞和密集的淋巴细胞浸润。通常可以看到呈立方状或柱状增生的滤泡上皮细胞。在恢复期,滤泡结构恢复,仅可看到少量的淋巴细胞浸润。可见轻度异型性细胞,而无纤维组织增生。

（三）临床表现

产后甲状腺炎的临床表现类似亚急性甲状腺炎的表现,但无颈前区的疼痛。典型的产后甲状腺炎临床病例经历一过性甲状腺毒症期、甲减期和恢复期,但仅有约25%的病例有上述典型的临床过程,而25%的病例仅表现为甲状腺毒症,50%的病例为甲状腺功能减退的单相改变。

甲状腺毒症期:一般发生于产后1~6个月,通常持续1~2个月。临床表现为易怒、多汗、怕热、食欲增加、心悸、消瘦、易疲劳等高代谢症状,也可出现神经质、记忆力下降和注意力不集中等神经精神系统症状。甲状腺毒症期持续时间越长者往往症状也较明显。体征表现为甲状腺Ⅰ~Ⅱ度肿大,质地中等、无压痛,可有甲状腺结节,但无突眼及胫前黏液性水肿等Graves病的体征。

甲减期:通常发生于产后3~8个月,持续4~6个月。由于甲状腺滤泡的破坏,甲状腺激素的合成障碍所致。患者的症状差异也很大,可以无任何不适,也可表现为怕冷、皮肤干燥、水肿、体重增加、乏力和便秘等症状,也可出现抑郁、嗜睡、记忆力下降和注意力不集中等症状。

恢复期:由于甲状腺滤泡的增生和组织修复,甲状腺功能逐渐恢复正常。尽管认为产后甲状腺炎的甲减期是一过性的,但并非所有的患者甲状腺功能均恢复正常,国外报道产后甲状腺炎发展为永久性甲状腺功能减退的发生率高达50%,而国内报道的为20.8%,存在这种差异的原因可能是由于随访时间的不同。

（四）辅助检查

产后甲状腺炎患者血清TPOAb阳性,或伴有TgAb阳性。甲状腺毒症期表现为TT4、FT4升高,TSH降低,甲状腺摄碘率降低;而甲状腺功能减退期表现为TT4、FT4降低,TSH升高,甲状腺摄碘率增加。甲状腺摄碘率检查有助于与Graves病进行鉴别,但哺乳期禁止行核素检查,产后甲状腺炎TSH受体抗体(TRAb)阴性具有鉴别意义。大多数患者超声检查提示低回声病变。

（五）诊断与鉴别诊断

妊娠或分娩前无甲状腺功能异常的病史,分娩或流产后1年内发生的甲状腺功能异常,排除其他引起甲状腺功能异常的疾病,如Graves病、桥本甲状腺炎等,且符合上述实验室检查结果就可诊断为产后甲状腺炎。

（六）治疗

产后甲状腺炎是产后女性常见的甲状腺疾病,目前尚缺乏有效的方法来预防它的发生,且对产后甲状腺炎的药物治疗也缺乏前瞻性的对比研究,仍然是基于经验治疗。由于本病的甲状腺毒症是滤泡破坏、储存的甲状腺素释放所致,一般症状较轻,且为自限性过程,因此,不建议使用抗甲状腺药物(如甲巯咪唑或丙硫氧嘧啶)治疗,每隔1~2个月复查甲状腺功能进行随访观察;有症状者可给予小剂量β受体阻滞剂治疗。

甲状腺功能减退期,如患者无症状或症状轻微,可间隔1~2个月复查甲状腺功能直至甲状腺功能恢复正常;如果甲状腺功能减退症状明显或计划再次妊娠、或哺乳者,可给予小剂量左甲状腺素钠治疗,由于甲状腺功能减退可为一过性,也可发展为永久性甲状腺功能减退,故需每隔1~2个月复查甲状腺功能;在左甲状腺素钠治疗甲状腺功能正常后6~12个月可尝试减少左甲状腺素钠用量,直至停药。对于计划再次妊娠、已妊娠或处于哺乳期的患者,不能停用左甲状腺素钠,需维持甲状腺功能正常。对发生永久性甲状腺功能减退的患者需长期甚至终身甲状腺素替代治疗。

（苏艳军）

第四节 甲状腺先天性疾患

一、甲状舌管囊肿

甲状舌管囊肿(thyroglossal cyst)是指在胚胎早期甲状腺发育过程中甲状舌管退化不全、不消失而在颈部遗留形成的先天性囊肿。甲状舌管囊肿的发生与性别无显著关系,男女均可发生,可发生于任何年龄,但以30岁以下青少年为多见。囊肿可发生于颈前正中舌盲孔至胸骨切迹之间的任何部位,以舌骨体上下最常见,有时可偏向一侧。甲状舌管囊肿癌变非常罕见，仅约1%。

（一）病因

甲状舌管囊肿是一种先天性、发育性囊肿，源于甲状舌管的残余上皮，由于胚胎期甲状腺形成过程中的甲状舌管退化不全，遗留在颈深部组织内，而管腔内被覆上皮产生分泌物积聚而形成。

胚胎发育第4周时，第1对咽囊之间、咽腔腹侧的内胚层向下方陷入，形成憩室状结构，即甲状腺始基，以后其向下面的间质内伸展，在颈正中气管前形成正常甲状腺；第6周时，甲状舌管自行退化，仅在其起始点处留下一浅凹，即舌盲孔。如果在此过程中，甲状舌管退化不完全，则残存的上皮可在颈前正中舌根至甲状腺的行程内形成甲状舌管囊肿，囊肿可通过未退化的甲状舌管与舌盲孔相通。

（二）病理

甲状舌管囊肿多有完整的包膜，囊壁为纤维组织包绕而形成，囊壁较薄，囊内壁可衬有假复层纤毛柱状上皮、扁平上皮、复层扁平上皮等，上皮内有丰富的淋巴组织，合并感染者可有炎性细胞浸润或呈炎性肉芽组织改变，囊壁内可有甲状腺组织。囊内容物多为黏液样或胶冻样物质，其内含有蛋白质或胆固醇等，依其含量的不同而密度有所不同。

甲状舌管囊肿的恶性肿瘤发生率约1%，其中最常见的组织学类型为乳头状癌，约占85%，其次为鳞状细胞癌，其他类型有退行细胞癌、Hurthle细胞癌及岛状癌。多数学者认为是起源于甲状舌管残余，且是起源于其周围的甲状腺组织，而非囊肿壁组织，因此将其定义为原发于甲状舌管残余物的恶性肿瘤。

（三）临床表现

甲状舌管囊肿的发生与性别无显著关系，男女均可发生，可发生于任何年龄，但以30岁以下青少年为多见。囊肿可发生于颈前正中舌盲孔至胸骨切迹之间的任何部位，以舌骨体上下最常见，有时可偏向一侧（图12-4-1）。囊肿多呈圆形，生长缓慢，多无自觉症状，以偶然发现为多。囊肿质软，边界清楚，与表面皮肤和周围组织无粘连，位于舌骨下方的囊肿，在囊肿与舌骨体之间有时可扪及一坚韧的条索状物，囊肿可随吞咽及伸舌等动作而上下移动；若囊肿位于舌盲孔附近时，当其生长到一定程度可使舌根部抬高，发生吞咽、言语功能障碍。

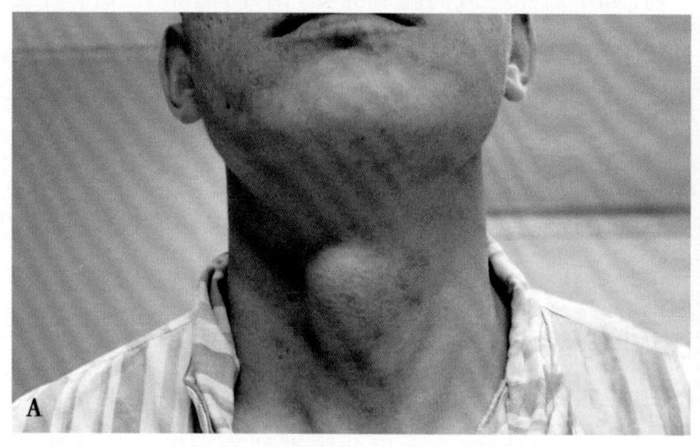

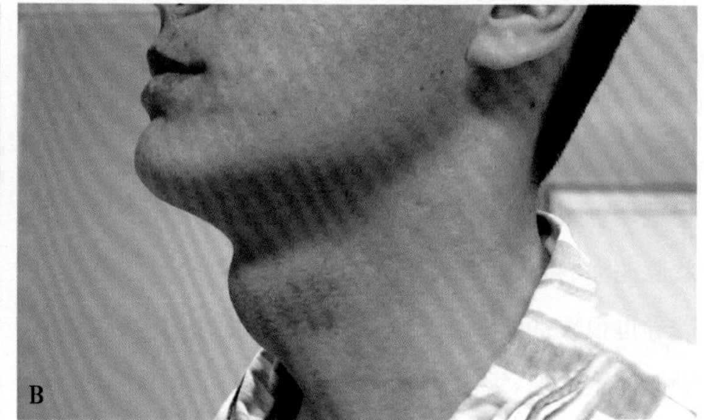

图12-4-1 甲状舌管囊肿患者

A. 正面观；B. 侧面观

12

与舌盲孔及口腔相通的囊肿容易继发感染，可出现疼痛，吞咽时尤甚。颈部检查可见囊肿表面皮肤发红，界限不清，当囊肿自行破溃或经皮肤切开引流时可形成甲状舌管瘘。临床上亦可见出生后即存在的原发甲状舌管瘘。甲状舌管瘘的瘘口较小，长期流出淡黄色的黏液或脓性黏液，当瘘口被阻塞时可导致瘘管的急性炎症发作。

根据手术中亚甲蓝染色范围，及术中、术后的病理切片分析，可将甲状舌管囊肿分为5类：Ⅰ型：舌骨下囊肿或网状瘘管分枝，舌骨上单个瘘管；Ⅱ型：舌骨上、下均有囊肿或网状瘘管分枝；Ⅲ型，舌骨上囊肿或网状瘘管分枝，舌骨下单个瘘管；Ⅳ型，舌骨下囊肿或网状瘘管分枝，舌骨上瘘管闭合；Ⅴ型，舌骨上囊肿或网状瘘管分枝舌骨下瘘管闭锁。

（四）影像学检查

1. 超声检查　超声表现为囊肿包膜完整，边界清楚，形态较规则。囊壁较薄，囊内多为透声好的液性暗区，少数有线状分隔回声。合并感染时囊壁可增厚、不光滑，液性暗区内可见细弱光点回声。个别囊壁上可见乳头状结节回声，可能为甲状腺组织的回声。彩色多普勒超声检查显示为囊性无回声暗区，其内未见血流信号，周边可探及血流及频谱，并以此可区别肿大的淋巴结及异位甲状腺等（图12-4-2）。

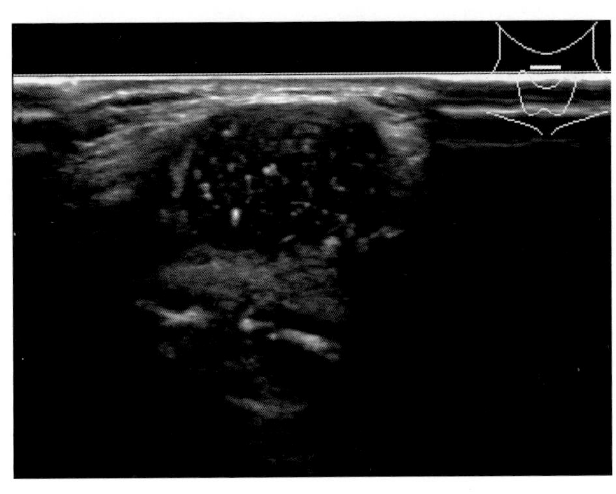

图 12-4-2　甲状舌管囊肿超声声像学

2. CT 检查　CT 检查能较好地了解甲状舌管囊肿的部位、形态、大小、性状及与周围组织的毗邻关系和判断其有无感染。其囊内容物蛋白质含量少或含有胆固醇，则密度低，其蛋白质含量多或合并感染时，则密度增高呈等密度。其诊断要点如下：①典型的发病部位：病变位于舌盲孔与甲状腺之间，多分布在舌骨上下，与舌骨关系密切；②典型的 CT 征象：圆形或扁圆形液性密度影像，囊壁多光滑完整（图 12-4-3），合并感染时可见囊壁毛糙，形成瘘时则形态多不规则；③增强扫描：病变多无强化，合并感染时囊壁可有明显强化；④间接征象：邻近的组织结构可受压移位变形；⑤壁结节：表现为自囊壁向腔内的小丘状突起，基底多较宽，增强时可有强化。

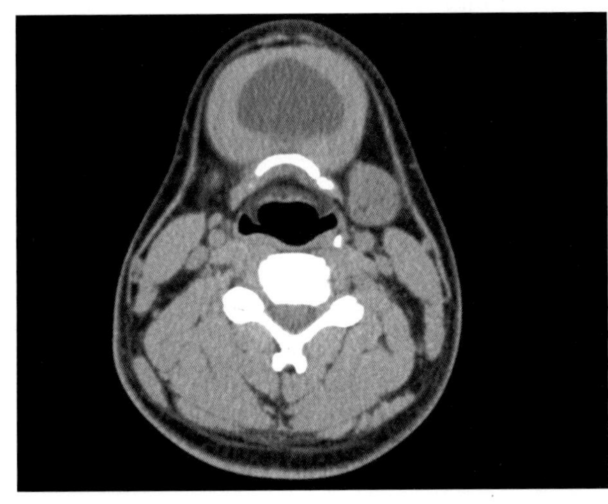

图 12-4-3　甲状舌管囊肿 CT 征象

3. 放射性核素显像　对本病的诊断也有一定帮助，可评估囊肿或者瘘管的大小，了解有无活性甲状腺组织的存在，并有利于与甲状腺肿物鉴别。

4. 碘造影检查　可明确甲状舌管瘘管的走行，但目前临床上较少采用。碘造影 CT 是常规瘘管碘造影与 CT 扫描相结合的技术，既保留了瘘管造影准确可靠的特点，又有 CT 可以三维成像之优点，能够清楚显示包块范围及窦道，观察正常甲状腺情况，对甲状舌管囊肿还可以观察瘘道的数量、方向及形状。

（五）诊断与鉴别诊断

甲状舌管囊肿多可根据颈前囊性肿物的部位及伸舌移动、穿刺可抽出透明微混浊的黄色稀薄或黏稠性液体等症状和体征做出初步诊断。超声及 CT 等影像学检查则有助于进一步明确诊断，并了解囊肿的确切大小、形状及与周围组织的关系。

1. 颏下慢性淋巴结炎和淋巴结核　表现为颏下肿物，淋巴结核若破溃也可形成瘘管经久不愈。但颏下淋巴结病变多较为表浅，常为实质肿物且有压痛，可根据病史和活检结果鉴别。

2. 异位甲状腺　异位甲状腺与甲状舌管囊肿均为甲状腺先天异常，二者在胚胎发育上密切相关。异位甲状腺的发病部位也是甲状舌管囊肿的好发区（约占 85%）。且异位甲状腺可合并肿瘤样甲状腺病变，尤其是囊性病变。异位甲状腺常位于舌根部或舌盲孔的咽部，呈瘤状突起，表面紫蓝色，质地柔软，边界清楚，患者常有语言不清，严重者可出现吞咽、呼吸困难。由于 75% 的异位甲状腺为唯一有功能甲状腺组织，错误将其切除将导致终生甲状腺功能低下的严重后果。临床上要注意两者的鉴别，放射性核素扫描是最有效的鉴别方法，异位甲状腺部位可见核素浓聚或颈部未及甲状腺组织即可做出诊断。

3. 副胸腺　与舌骨无连接，包块不随吞咽上下活动，超声表现为实质性包块等特点可与甲状舌管囊肿鉴别。

4. 皮样囊肿　常表现为颏下肿物，也可位于胸骨上凹处。一般囊肿包膜较厚，无波动感，常与皮肤粘连，不随吞咽和伸舌活动，穿刺抽出豆渣样或皮脂样物即可鉴别。

5. 甲状腺腺瘤　本病多表现为颈前区、甲状腺组织内无痛性包块，尤其是与锥状叶来源的甲状腺囊腺瘤应注意鉴别。其质软，边界较清楚，可随吞咽活动，但不随伸舌活动，借助放射性核素扫描可鉴别。

6. 鳃裂囊肿　多位于颈侧或颈动脉三角区内，肿物多偏离中线，与舌骨无关。穿刺物内可含有皮肤附件及胆固醇结晶，需通过病理切片进行鉴别。

7. 其他颈部肿块　如甲状腺锥状叶、囊性水瘤、脂肪瘤、皮脂腺囊肿、舌下囊肿、喉含气囊肿、甲状旁腺囊肿和畸胎瘤等,多可据肿物所在部位和性状做出鉴别。

(六)治疗

手术彻底切除囊肿或瘘管是根治甲状舌管囊肿或瘘管的主要方法,由于囊肿及瘘管同舌骨体的密切关系,手术时应切除与之相连的舌骨体中份,以防止复发。

沿颈部皮纹于囊肿表面作横向切口,长度以能充分显露手术野为宜,如为瘘,则应作包括瘘口皮肤在内的梭形切口;如囊肿位置较低,则应在剥离至舌骨体平面时再作一横向切口。按切口设计分层切开皮肤、皮下组织、颈阔肌、颈前带状肌,显露囊肿或瘘管,再沿其周围分离,注意勿损伤甲状舌骨膜,当至舌骨体下缘时,在其与舌骨体相连部分的两侧,切开舌骨膜及附着肌肉,用骨剪分别剪断舌骨体两侧,将囊肿或瘘管与已切断的部分舌骨体一并去除。冲洗创腔,彻底止血,缝合舌根部瘘管肌肉以消除死腔,将舌骨体切除后的骨断端浅面所附着的肌肉及骨膜缝合。

有超声引导下经皮穿刺甲状舌管囊肿硬化剂治疗有效的报道。若为囊肿癌变,伴有颈淋巴结转移时,则需行颈淋巴结清除术。甲状舌管癌有一定的颈淋巴结转移率,为7.7%~12.0%,甲状腺切除及区域颈淋巴结清除术适用于有甲状腺内转移或者有局部转移者。病理类型为乳头状癌或滤泡癌者,可采用甲状腺素抑制治疗。如为鳞状细胞癌,则术后可行放射治疗。

(七)预后

甲状舌管囊肿手术切除后可有一定的复发率,有研究报道 Sistrunk 手术的术后复发率为 3%~5%,但也有报道称复发率高达 26.9%。术后复发者其再次复发率可达 33%,主要与手术残留囊肿组织相关,常见的原因有:①甲状舌管囊肿(瘘管)类型复杂:主要有囊肿-管道型、囊肿-管道-囊肿型、瘘管-囊肿-管道型等,术中不易判明情况,切除不彻底;②有的甲状舌管囊肿存在分支,术中未能发现、切除全部分支;③过分牵拉致纤维状管道断裂,遗留了管道组织;④没有切除与管道相关的舌骨;⑤小儿或多次手术者解剖层次不清;⑥炎症或近期手术。术中注入亚甲蓝染料是一种判断甲状舌管囊肿类型与确定手术范围的好方法。

非手术因素为多为乳头状癌,也有滤泡癌、鳞癌等。恶性肿瘤来源仍有争议,有人认为是隐匿性甲状腺癌扩散而来,也有人认为是起源于甲状舌管囊肿壁内的异位甲状腺组织。

二、异位甲状腺

异位甲状腺(ectopic thyroid gland)是一种罕见的发育异常与缺陷或异常的疾病。异位甲状腺的患病率约为1/10 万~30 万人,占甲状腺疾病的 0.025%。发病年龄 6 岁到 85 岁不等。女性多于男性,男女之比约 1∶3~8,多见于青春期及月经期女性。发病年龄多见于生长发育期,系生长发育期异位甲状腺功能相对不足,刺激异位甲状腺增生肥大,并与女性特有生理功能有关。其甲状腺位于颈前正常位置(第二至第四气管软骨水平)之外,出现在其胚胎发育下降的途中,最常见的部位是舌甲状腺,约占 90%;其次是舌下异位甲状腺、双侧异位甲状腺。See 等按异位甲状腺的部位分为四类:下降不良即异位于舌、舌下、甲状舌管等部位;颈中部异位即异位于喉气管内、气管旁、食管旁;颈外侧异位即异位于颈外侧;远处异位即异位于纵隔、畸胎瘤内。有报道大约 23.8%患者原位仍有甲状腺组织。

异位甲状腺按形态学可分为 3 类:①真性异位:异位和正常部位同时存在甲状腺组织,即正常部位仍存有甲状腺,异位的甲状腺称为副甲状腺,一般不影响甲状腺功能;②假性异位:异位甲状腺是正常甲状腺的延伸;③完全异位:仅有异位甲状腺组织,即正常部位无甲状腺,异位的甲状腺是唯一有功能的组织,称为迷走甲状腺,约占 75%,可伴有先天性甲状腺功能减退。

异位甲状腺常常合并甲状腺功能减退、结节性甲状腺肿、腺瘤及 Hashimoto 甲状腺炎疾病,但其不伴有异位甲状旁腺。颈部和颌面部之间的异位甲状腺不容易恶变。

(一)病因

该病主要呈散发,其病因尚不明确。有研究发现,编码转录因子甲状腺转录因子-1(TTF-1)、TIF-2 和 Pax8-PPAR 的基因突变可能与之有关,但仍需深入研究探讨。TTF-1,又名甲状腺特异性增强子结合蛋白,是一个 38 kDa 的 DNA 结合蛋白,含有 371 个氨基酸。它是由一个位于染色体 14q13 的基因编码并优先表达在甲状腺和肺。TTF-1 在成人甲状腺滤泡细胞和 C 细胞中表达,它可以激活甲状腺球蛋白和甲状腺过氧化物酶基因转录。TTF-1 在异位甲状腺组织中高表达,这可能是胚胎发育异常导致的甲状腺处于异常的位置有关。

(二)临床表现

异位甲状腺通常无明显临床症状,多表现为颈中线或颈侧部位无痛性肿物,当其发生各种良性或恶性病变时,可产生渐进性的口内异物感、疼痛、声音嘶哑以及吞咽困难或呼吸困难等压迫症状,其常见于儿童。纤维喉镜可发现舌甲状腺。

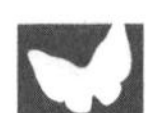

临床上异位甲状腺可分为两种类型，Ⅰ型：完全异位的甲状腺，即正常部位无甲状腺，异位的甲状腺是唯一有功能的组织，称为迷走甲状腺，约占75%，可伴有先天性甲状腺功能减退。Ⅱ型：部分异位的甲状腺，即正常部位仍存有甲状腺，异位的甲状腺称为副甲状腺，一般不影响甲状腺功能。

（三）实验室检查

Ⅰ型异位甲状腺常伴有甲状腺功能减退，可根据T3、T4及TSH判断甲状腺功能，从而作为异位甲状腺治疗的依据。Ⅱ型异位甲状腺其功能检查多数正常。

（四）影像学检查

1. 超声检查　超声是筛选异位甲状腺的首选检查方法，无创、无辐射且经济快捷。多数患者在正常甲状腺位置未发现甲状腺回声，于颈部其他位置可见异位的腺体，可呈卵圆形、不规则形，包膜清晰完整；内部回声呈等回声或稍高回声，细小均质，有一定活动度。彩色多普勒血流显像（CDFI）内部少许散在点状或条状血流信号。异位甲状腺合并其他甲状腺疾病时，出现相应疾病的超声图像。超声可精准引导实施异位甲状腺的细针吸细胞学或粗针组织学活检。

2. CT检查　检查范围较超声更广，可以发现舌根部、纵隔及颌下腺、腮腺等部位的异位甲状腺。甲状腺血供丰富，异位甲状腺CT表现为较高密度软组织肿块，增加扫描中可明显强化，有时单凭CT表现难以与血管瘤鉴别。

3. MRI检查　甲状腺MRI表现具有一定的特征性，T1WI稍高于肌肉信号，T2WI常为高信号。由于血供丰富程度的不同，增强扫描肿块可明显强化，根据其信号特点及正常甲状腺部位未见甲状腺组织可与舌根部肌源性肿瘤及血管瘤相鉴别，所以MRI为诊断异位甲状腺的一种有效的无创检查方法。

4. 核素显像　核素Tc-99m/碘131能主动进入甲状腺细胞，特异清晰显示甲状腺位置、形态、大小和功能，提供甲状腺解剖和功能信息，做出较明确的定性诊断，尤其对舌根部至胸骨切迹的异位甲状腺有很好的显像，并且可以鉴别是迷走甲状腺还是副甲状腺。$^{99m}TcO_4^-$ 甲状腺显像对有功能的异位甲状腺组织具有较高的准确性，与 ^{131}I 甲状腺显像相比优点是：①放射性污染机会少；②半衰期短，辐射剂量小；③有利于保护甲状腺组织，其对射线敏感，尤其是儿童；④灌注曲线可为肿瘤性质的初步判定提供有价值信息。异位甲状腺常常伴有甲状腺功能减退，对其诊断和鉴别诊断应首选 $^{99m}TcO_4^-$ 甲状腺显像。

（五）细针吸细胞学和组织学检查

超声引导细针吸细胞学和粗针组织学活检是术前最可靠的确诊方法。甲状腺转录因子-1（TTF-1）和甲状腺球蛋白（Tg）是甲状腺功能的重要蛋白质标记。

（六）诊断

异位甲状腺临床症状出现较晚，且不典型，容易误诊。临床上对于异位甲状腺好发部位的肿块，如舌根、舌骨水平等均应考虑异位甲状腺的可能，可以相关的辅助检查与明确诊断。其诊断主要依据病史及临床症状，行放射性核素甲状腺显像、超声、CT、MRI、活检和甲状腺功能检查。最终确诊需超声引导下经皮穿刺细针吸细胞学、粗针组织活检或手术标本检查。免疫组织化学检查呈甲状腺转录因子-1蛋白表达和甲状腺球蛋白阳性，可作为确诊依据。

（七）治疗

可分为保守和手术治疗。若无功能障碍和肿瘤性改变，无明显症状，一般不需要手术治疗。对甲状腺功能减退者服用左甲状腺素纠正。合并有甲状腺其他形态学疾患者慎重手术治疗，应做核素扫描或细针吸穿刺细胞学检查，术中快速冷冻切片适用于术前未能明确诊断且考虑有恶变倾向者或术中发现可疑情况者，以避免术后严重的并发症。

手术指征包括语言不清、吞咽困难或呼吸不畅等严重功能障碍且非肿瘤者，手术仅行次全切除，若为完全（Ⅰ型）异位甲状腺，应采用带蒂移植或游离移植的方法。如果为癌变者，应行扩大切除，必要时行颈淋巴结清除术，术后应视病变切除程度给予放疗。手术后需依甲状腺功能变化给予甲状腺素替代治疗，以免发生甲状腺功能减退。

对于部分（Ⅱ型）异位甲状腺，若为单纯性甲状腺组织，可手术切除，定期随访；对于合并良性肿瘤者，则需全部切除；而癌变者，则应扩大切除。副甲状腺一般不具备功能，故手术切除后，甲状腺功能不会受到影响或暂时性低下，可不予处理。术后监测甲状腺功能变化及随访，特别是对于合并肿瘤者，以便及时发现复发，及时治疗。

除手术切除之外，有学者采用激光治疗、电凝治疗或注射鱼肝油酸钠等治疗异位甲状腺。另有学者报道，超声引导下射频消融手术治疗异位甲状腺，其创伤小、操作简便、疗效好且对甲状腺功能影响小，认为射频消融手术优于传统手术治疗。

三、先天性甲状腺缺如

先天性甲状腺疾患还包括先天性甲状腺缺如，分为完全缺如和部分缺如（也称甲状腺偏侧缺如），后者仅可见单侧甲状腺与异位甲状腺一样伴有发育不全，常导致甲状腺功能障碍。

甲状腺不发育、发育不全或异位是先天性甲状腺功能减退症(CH)的最主要原因,研究证明:CH 有一个常染色体隐性遗传基础,目前认为甲状腺转录因子-1(TTF-1)、甲状腺转录因子-2(TTF-2)和 Pax-8(编码转录因子发育控制基因超家族中的一员)基因突变参与 CH 发病。而 CH 中 1/3 病例为甲状腺完全缺如,主要特点有:智力落后,生长发育迟缓,生理功能低下。临床表现为:①特殊面容和体态:头大,颈短,皮肤粗糙,面色苍白,毛发稀疏,面部黏液水肿,眼距宽,舌大且宽厚,常伸出口外,患儿身材矮小,腹部膨隆,常有疝气;②神经系统症状:智能低下,表情淡漠,反射迟钝,运动发育障碍等;③生理功能低下,精神差,安静少动,对周围刺激反应少,嗜睡,食欲缺乏,体温低怕冷,心音低钝,肌张力低,肠蠕动慢,腹胀,便秘。

治疗 此病可治难防,重点在新生儿疾病筛查时予以充分重视,早发现、早诊断、早治疗,使患儿得到正常的身体发育和智力发育,避免他们成为社会和家庭的负担。

甲状腺偏侧缺如症治疗时,要注意其伴随症状与甲状腺腺叶内有无占位,甲状腺功能亢进,甲状旁腺受损等相关因素,其有占位需手术时,应行保留部分甲状腺腺叶及甲状旁腺的术式,避免将仅有的甲状腺腺叶切除过多带来严重后果。

(余建军)

参考文献

1. 王克诚.甲状腺外科学.石家庄:河北科学技术出版社,1998.
2. Corvilain B, Van Sande J, Dumont JE, et al. Somatic and germline mutations of the TSH receptor and thyroid diseases. Clin Endocrinol,2001,55:143-158.
3. Lei Ye,Xiaoyi Zhou,Fengjiao Huang,et al.The genetic landscape of benign thyroid nodules revealed by whole exome and transcriptome sequencing. Nat Commun, 2017, 5(8): 15533-15534.
4. Kim DW,Lee EJ,In HS,et al.Sonographic differentiation of partially cystic thyroid nodules: a prospective study. AJNR Am J Neuroradiol,2010,31:1961-1966.
5. Horvath E,Majlis S,Rossi R,et al.An ultrasonogram reporting system for thyroid nodules stratifying cancer risk for clinical management.J Clin Endocrinol Metab,2009,94:1748-1751.
6. Young Hun Lee,Dong Wook Kim,Hyun Sin In,et al.Differentiation between Benign and Malignant Solid Thyroid Nodules Using an US Classification System.Korean J Radiol,2011,12(5):559-567.
7. McHenry CR,Phitayakorn R.Follicular adenoma and carcinoma of the thyroid gland.Oncologist,2011,16:585-593.
8. Ahmed R,Al-shaikh S,Akhtar M.HashiInoto thyroiditis: a century later.Adv Anat Pathol,2012,19(3):181-186.
9. Kawoura FK,Akamizu T,AwataT,et al.Cytotoxic T-lymphocyte sociated Antigen 4 polymorphisms and autoimmune thyroid disease.A meta analysis.J Clin Endocrinol & Metabol,2007,92(8):3612-3670.
10. Patel H,Mansuri MS,Singh M,et al.Association of Cytotoxic T-Lymphocyte Antigen 4(CTLA4) and Thyroglobulin(TG) Genetic Variants with Autoimmune Hypothyroidism.PLoS One,2016,11(3):e0149441.
11. Ni J,Qiu LJ,Zhang M,et al.CTLA-4 CT60(rs3087243) polymorphism and autoimmune thyroid diseases susceptibility: a comprehensive meta-analysis. Endocr Res, 2014, 39(4):180-188.
12. Hu S, Rayman MP. Multiple Nutritional Factors and the Risk of Hashimoto's Thyroiditis. Thyroid, 2017, 27(5): 597-610.
13. Mazokopakis EE,Papadomanolaki MG,Tsekouras KC,et al. Is vitamin D related to pathogenesis and treatment of Hashimoto's thyroiditis? Hell J Nucl Med, 2015, 18(3): 222-227.
14. Mao J,Pop VJ,Bath SC,et al.Effect of low-dose selenium on thyroid autoimmunity and thyroid function in UK pregnant women with mild-to-moderate iodine deficiency. Eur J Nutr,2016,55(1):55-61.
15. Xu C,Wu F,Mao C,et al.Excess iodine promotes apoptosis of thyroid follicular epithelial cells by inducing autophagy suppression and is associated with Hashimoto thyroiditis disease.J Autoimmun,2016,75:50-57.
16. Pedersen OM,Aardal NP,Larssen TB,et al.The value of ultrasonography in predicting autoimmune thyroid disease. Thyroid,2000,10:251-259.
17. Yeh HC,Futterweit W,Gilbert P.Micronodulation: ultrasonographic sign of Hashimoto thyroiditis.J Ultrasound Med,1996,

12

15:813-819.

18. Isin Ceylan, Serkan Yener, Firat Bayraktar, et al. Roles of ultrasound and power Doppler ultrasound for diagnosis of Hashimoto thyroiditis in anti-thyroid marker-positive euthyroid subjects. Quant Imaging Med Surg, 2014, 4(4): 232-238.
19. Tagami T, Tamanaha T, Shimazu S, et al. Lipid profiles in the untreated patients with Hashimoto thyroiditis and the effects of thyroxine treatment on subclinical hypothyroidism with Hashimoto thyroiditis. Endocr J, 2010, 57: 253-258.
20. I-Ching Lin, Hsin-Hung Chen, Su-Yin Yeh, et al. Risk of Depression, Chronic Morbidities, and l-Thyroxine Treatment in Hashimoto Thyroiditis in Taiwan. Medicine(baltimore), 2016, 95(6): e2842
21. Van Zuuren EJ, Albusta AY, Fedorowicz Z, et al. Selenium Supplementation for Hashimoto's Thyroiditis: Summary of a Cochrane Systematic Review. Eur Thyroid J, 2014, 3(1): 25-31
22. Ott J, Promberger R, Kober F, et al. Hashimoto's thyroiditis affects symptom load and quality of life unrelated to hypothyroidism: a prospective case-control study in women undergoing thyroidectomy for benign goiter. Thyroid, 2011, 21: 161-167.
23. Winther KH, Wichman JE, Bonnema SJ, et al. Insufficient documentation for clinical efficacy of selenium supplementation in chronic autoimmune thyroiditis, based on a systematic review and meta-analysis. Endocrine, 2017, 55(2): 376-385.
24. Hegedüs L, Bonnema SJ, Winther KH. Selenium in the Treatment of Thyroid Diseases: An Element in Search of the Relevant Indications? Eur Thyroid J, 2016, 5(3): 149-151.
25. Anaraki PV, Aminorroaya A, Amini M, et al. Effects of Vitamin D deficiency treatment on metabolic markers in Hashimoto thyroiditis patients. J Res Med Sci, 2017, 22: 5.
26. Aleksander Konturek, Marcin Barczyński, Wojciech Nowak, et al. Risk of lymph node metastases in multifocal papillary thyroid cancer associated with Hashimoto's thyroiditis. Langenbecks Arch Surg, 2014, 399(2): 229-236.
27. Christina Resende de Paiva, Christian Grφnhφj, Ulla Feldt-Rasmussen, et al. Association between Hashimoto's Thyroiditis and Thyroid Cancer in 64,628 Patients. Front Oncol, 2017, 7: 53.
28. Selek A, Cetinarslan B, Tarkun I, et al. Thyroid autoimmunity: is really associated with papillary thyroid carcinoma? EUR Arch Otorhinolarynglo, 2017, 274(3): 1677-1681.
29. Rodis Paparodis, Shahnawaz Imam, Kristina Todorova-Koteva, et al. Hashimoto's Thyroiditis Pathology and Risk for Thyroid Cancer. Thyroid, 2014, 24(7): 1107, 1114.
30. Molnár S, Győry F, Nagy E, et al. Clinico-pathological features of papillary thyroid cancer coexistent with Hashimoto's thyroiditis. Orv Hetil, 2017, 158(5): 178-182.
31. Kim SS, Lee BJ, Lee JC. Coexistence of Hashimoto's thyroiditis with papillary thyroid carcinoma: the influence of lymph node metastasis. Head Neck, 2011, 33(9): 1272-1277.
32. Oláh R, Hajós P, Soós Zl, et al. De Quervain thyroiditis. Corner points of the diagnosis. Orv Hetil, 2014, 155(17): 676-680.
33. Abdulwahid M, Salih FH, Kakamad QS, et al. Subacute thyroiditis causing thyrotoxic crisis; a case report with literature review. Int J Serg Csde Rep, 2017, 33: 112-114.
34. Pan FS, Wang W, Wang Y, et al. Sonographic features of thyroid nodules that may help distinguish clinically atypical subacute thyroiditis from thyroid malignancy. J Ultrasound Med, 2015, 34(4): 689-696.
35. Frates MC, Marqusee E, Benson CB, et al. Subacute granulomatous (de Quervain) thyroiditis: grayscale and color Doppler sonographic characteristics. J Ultrasound Med, 2013, 32(3): 505-511.
36. Vural Ç, Paksoy N, Gök ND, et al. Subacute granulomatous (De Quervain's) thyroiditis: Fine-needle aspiration cytology and ultrasonographic characteristics of 21 cases. Cytojournal, 2015, 12: 9.
37. Sato J, Uchida T, Komiya K, et al. Comparison of the therapeutic effects of prednisolone and nonsteroidal anti-inflammatory drugs in patients with subacute thyroiditis. Endocrine, 2017, 55(1): 209-214.
38. Kubota S, Nishihara E, Kudo T, et al. Initial treatment with 15 mg of prednisolone daily is sufficient for most patients with subacute thyroiditis in Japan. Thyroid, 2013, 23:

12

269-272.

39. Arao T, Okada Y, Torimoto K, et al. Prednisolone Dosing Regimen for Treatment of Subacute Thyroiditis. J UOEH, 2015, 37(2): 103-110.

40. Paes JE, Burman KD, Cohen J, et al. Acute bacterial suppurative thyroiditis: a clinical review and expert opinion. Thyroid, 2010, 20: 247-255.

41. Ünlütürk U, Ceyhan K, and Çorapçıoğlu D. Acute suppurative thyroiditis following fine-needle aspiration biopsy in an immunocompetent patient. J Clin. Ultrasound, 2014, 42: 215-218.

42. Igarashi H, Yoshino H, Hijikata M, et al. Acute suppurative thyroiditis in infected thyroid cyst in an adult patient under hemodialysis. Clin Case Rep, 2017, 5(5): 570-573.

43. Nicoucar K, Giger R, Pope HG, et al. Management of congenital fourth branchial arch anomalies: a review and analysis of published cases. J Pediatr Surg, 2009, 44: 1432-1439.

44. Seo JH, Park YH, Yang SW, et al. Refractory acute suppurative thyroiditis secondary to pyriform sinus fistula. Ann Pediatr Endocrinol Metab, 2014, 19(2): 104-107.

45. Yildar M, Demirpolat G, Aydin M. Acute suppurative thyroiditis accompanied by thyrotoxicosis after fine-needle aspiration: treatment with catheter drainage. J Clin Diagn Res, 2014, 8(11): ND12-14.

46. Nicoucar K, Giger R, Pope HG, et al. Management of congenital fourth branchial arch anomalies: a review and analysis of published cases. J Pediatr Surg, 2009, 44: 1432-1439.

47. Kuzu F, Arpaci D, Acar FZ, et al. A case of suppurative thyroiditis caused by Salmonella presented with thyrotoxicosis. Indian J Med Microbiol, 2016, 34(2): 266-267.

48. Thomas B, Shroff M, Forte V, et al. Revisiting imaging features and the embryologic basis of third and fourth branchial anomalies. AJNR Am J Neuroradiol, 2010, 31: 755-760.

49. Arunachalam P, Vaidyanathan V, Sengottan P. Open and Endoscopic Management of Fourth Branchial Pouch Sinus-Our Experience. Int Arch Otorhinolaryngol, 2015, 19(4): 309-313.

50. Hennessey JV. Clinical review: Riedel's thyroiditis: a clinical review. J Clin Endocrinol Metab, 2011, 96: 3031-3041.

51. Arowolo OA, Ige FS, Odujoko O, et al. Riedel's thyroiditis in a black African: A case report and review of literature. Niger J Clin Pract, 2016, 19(4): 549-555.

52. Stan MN, Sonawane V, Sebo TJ, et al. Riedel's thyroiditis association with IgG4-related disease. Clin Endocrinol (Oxf), 2017, 86(3): 425-430.

53. Papi G, LiVolsi VA. Current concepts on Riedel thyroiditis. Am J Clin Pathol, 2004, 121: 50-63.

54. Fatourechi MM, Hay ID, McIver B, et al. Invasive fibrous thyroiditis (Riedel thyroiditis): the Mayo Clinic experience, 1976-2008. Thyroid, 2011, 21(7): 765-772.

55. Ozgen A, Cila A. Riedel's thyroiditis in multifocal fibrosclerosis: CT and MR imaging findings. AJNR Am J Neuroradiol, 2000, 21: 320-321.

56. Slman R, Monpeyssen H, Desarnaud S, et al. Ultrasound, elastography, and fluorodeoxyglucose positron emission tomography/computed tomography imaging in Riedel's thyroiditis: report of two cases. Thyroid, 2011, 21(7): 799-804.

57. Chong XR, Hong QW, Yan L. Severe trachea compression caused by Riedel's thyroiditis: A case report and review of the literature. Ann Med Surg (Lond), 2016, 12: 18-20.

58. Eryaman E, Comunoglu C. Could Riedel's thyroiditis be subacute thyroiditis? A case report. Pol J Pathol, 2011, 62: 176-178.

59. Few J, Thompson NW, Angelos P, et al. Riedel's thyroiditis: treatment with tamoxifen. Surgery, 1996, 120(6): 993-998; discussion 998-999.

60. Soh SB, Pham A, O'Hehir RE, et al. Novel use of rituximab in a case of Riedel's thyroiditis refractory to glucocorticoids and tamoxifen. J Clin Endocrinol Metab, 2013, 98(9): 3543-3549.

61. Darouichi M, Constanthin PE. Riedel's thyroiditis. Radiol Case Rep, 2016, 11(3): 175-177.

62. Yang JW, How J. Lugol's solution-induced painless thyroiditis. Endocrinol Diabetes Metab Case Rep, 2017, 30; 2017.

63. Orlov S, Salari F, Kashat L. Induction of painless thyroiditis in patients receiving programmed death 1 receptor immunotherapy for metastatic malignancies. J Clin Endocrinol

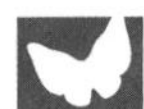

Metab, 2015, 100(5): 1738-1741.

64. Sanyal D, Raychaudhuri M, Bhattacharjee S. Three cases of thyrotoxic periodic paralysis due to painless thyroiditis. Indian J Endocrinol Metab, 2013, 17(Suppl 1): S162-163.

65. Meng Z, Zhang G, Sun H, et al. Differentiation between Graves' disease and painless thyroiditis by diffusion-weighted imaging, thyroid iodine uptake, thyroid scintigraphy and serum parameters. Exp Ther Med, 2015, 9(6): 2165-2172.

66. Bahn Chair RS, Burch HB, Cooper DS, et al. American Thyroid Association; American Association of Clinical Endocrinologists: Hyperthyroidism and other causes of thyrotoxicosis: management guidelines of the American Thyroid Association and American Association of Clinical Endocrinologists. Thyroid, 2011, 21: 593-646.

67. Park HM: Painless thyroiditis and radioactive iodine therapy. Thyroid, 2009, 19: 1013.

68. Ishii H, Takei M, Sato Y, et al. A case of severe and recurrent painless thyroiditis requiring thyroidectomy. Med Princ Pract, 2013, 22(4): 408-510.

69. Stagnaro-Green A. Approach to the patient with postpartum thyroiditis. J Clin Endocrinol Metab, 2012, 97: 334-342.

70. Guan H, Li C, Li Y, et al. High iodine intake is a risk factor of post-partum thyroiditis: result of a survey from Shenyang, China. J Endocrinol Invest, 2005, 28(10): 876-781.

71. Samuels MH. Subacute, silent, and postpartum thyroiditis. *Medical Clinics of North America*. 2012, 96(2): 223-233.

72. Alexander EK, Pearce EN, Brent GA, et al. 2017 guidelines of the American thyroid association for the diagnosis and management of thyroid disease during pregnancy and the postpartum. Thyroid, 2017, 27: 315-389.

73. Di Bari F, Granese R, Le Donne M, et al. Autoimmune Abnormalities of Postpartum Thyroid Diseases. Front Endocrinol (Lausanne), 2017, 8: 166.

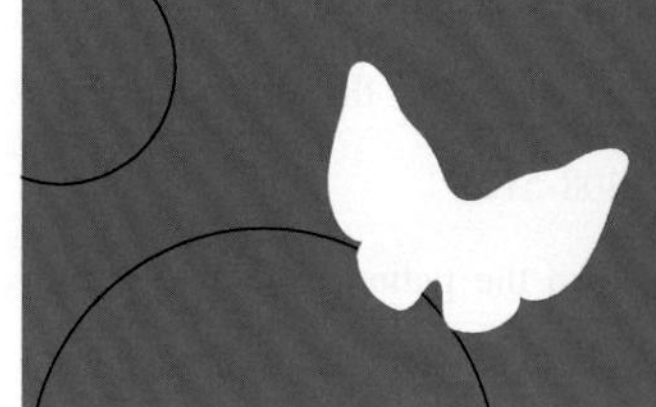

第十三章 分化型甲状腺癌

甲状腺癌是起源于甲状腺滤泡细胞和滤泡旁细胞的恶性肿瘤,其发病率近年来呈上升趋势,发病人数也迅速增加。根据WHO病理分型主要包括以下四大类:甲状腺乳头状癌;甲状腺滤泡癌;甲状腺髓样癌和甲状腺未分化癌。依据组织学分化程度的不同又可将甲状腺癌分为分化型和未分化型。其中PTC和FTC属于分化型甲状腺癌(differentiated thyroid carcinoma,DTC),DTC占所有甲状腺癌的90%以上,文献资料显示此类患者30年生存率亦超过90%,预后佳。

第一节 甲状腺乳头状癌

甲状腺乳头状癌(papillary thyroid carcinoma,PTC)是甲状腺癌中最多见的一型,既往流行病学资料显示PTC约占甲状腺癌的60%~90%,近年来全世界范围内其发病率呈明显上升趋势,天津医科大学肿瘤医院2011年的一项调查结果显示,该院PTC患者比重已经占全部甲状腺癌的96.0%左右,权重明显升高。其组织学亚型较多,临床特性呈多样化。

甲状腺乳头状癌的发病率因地区、营养状况及医疗水平而异。由于PTC远处转移率及死亡率均较低,因此PTC属低度恶性肿瘤;但在某些特定人群中,如老年人及有射线接触史者,PTC亦具有较强的侵袭性,并可侵犯喉返神经、气管、食管等。

一、病因学

1. 射线暴露　甲状腺癌的发生与接触辐射时的年龄有关。儿童期电离辐射接触史是甲状腺癌,特别是PTC发生的一个重要危险因素。而对于年龄在15岁及以上的个体,则不存在明显的辐射剂量依赖性甲状腺癌发生率。大约有9%的甲状腺癌与射线暴露、接触史有关。关于电离辐射与甲状腺癌的关系详见本书第四章第一节。

一般来讲,辐射导致的PTC无论在生物学特性上还是在临床处理上均与散发型PTC相似。然而最近有研究显示,切尔诺贝利核电站事件所导致的儿童PTC具有更强的侵袭性,提示乳头状癌的生物学行为可能与辐射剂量相关。在这些儿童中,低分化PTC及实性型PTC所占比例较无射线接触史的PTC患者为高。

2. 遗传因素　PTC已被明确与多种遗传性疾病有关,如家族性息肉、Gardner综合征及Cowden病。近年来多个研究筛选出多个基因,包括*HABP2*、*SRGAP1*、*NKX2-1*、*FOXE1*等,可能与该病遗传相关。同时,PTC患者可同时合并有乳腺、卵巢、肾或中枢神经系统的恶性肿瘤。另外,PTC合并桥本甲状腺炎的患者在临床亦不在少数,但导致上述现象发生的具体机制仍有待进一步研究。

3. 基因突变　在过去的十年里,诸多研究均表明不同类型的基因变异决定了甲状腺肿瘤的不同病理分型,同时也决定了不同类型甲状腺癌不同的生物学行为。近年来,有关甲状腺癌发病机制的研究在分子水平取得了很大进展,*BRAF*和*TERT*基因突变在PTC发生发展中的作用机制是研究的热点问题。*RET*基因重排、*RAS*突变及*BRAF*突变在70%的PTC中被发现。

4. 其他因素　激素水平及饮食中碘、胡萝卜素、维生素C、维生素E的摄入可能与PTC的发生有关,但仍需进一步研究证实。

二、病理特征

1. 大体形态　肿瘤直径为数毫米至数厘米不等,可单发亦可多发,多为硬而坚实,亦可硬韧或呈囊实性。微小者多为实性,最小可为数毫米,倘不注意,易被忽略;癌灶多无包膜,常浸润正常甲状腺组织而无清楚分界,呈星芒状,有的似瘢痕组织结节。肿物较大者一般切面呈苍白色,胶样

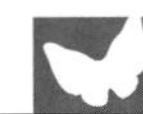

物甚少，常有钙化，切割时可闻磨砂音。可有包膜或不完整，有时可为囊性伴部分实性成分，有时可见乳头状突起，也有的肿物边界极不清楚，无明显肿物轮廓，切面呈散沙状（图 13-1-1）。

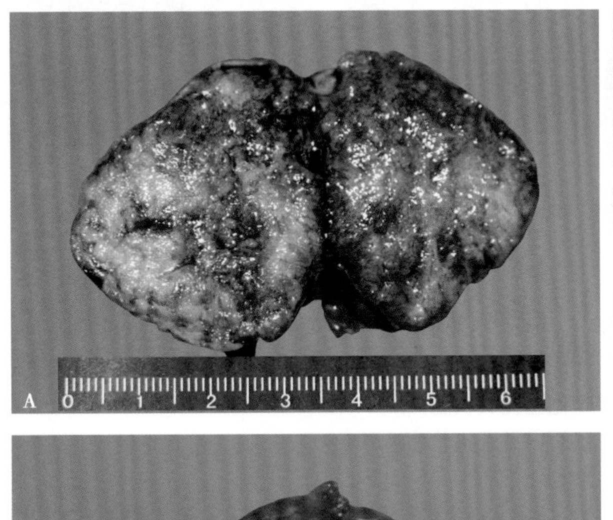
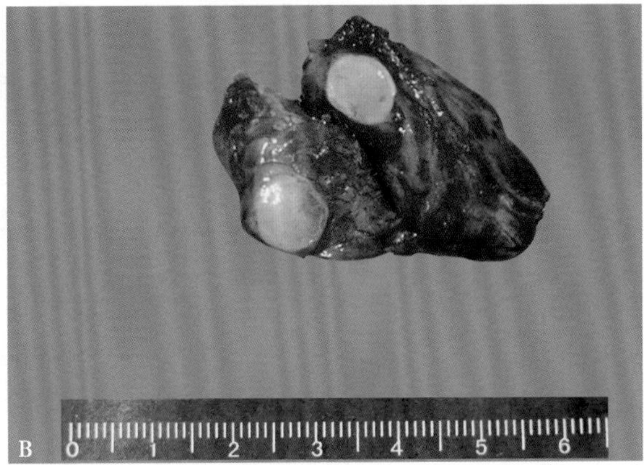
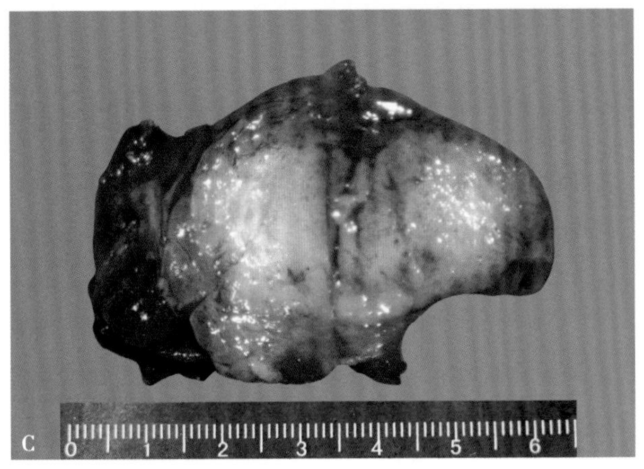
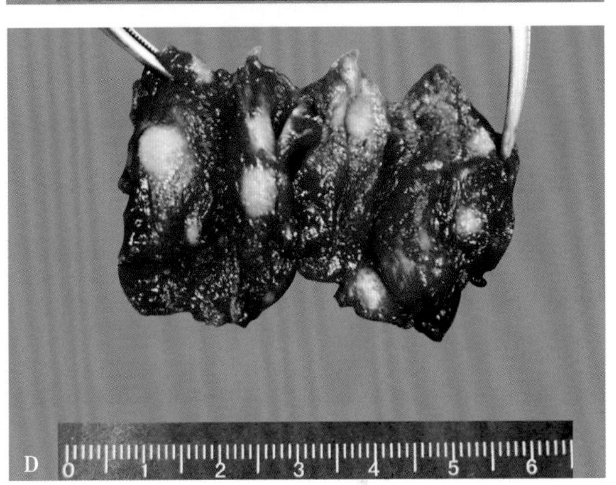

图 13-1-1 甲状腺乳头状癌不同大体观

2. 镜检 在镜下，典型的 PTC 乳头状结构表现为由中央为纤维血管轴心、表面衬覆一层肿瘤性上皮所构成。典型的乳头较长，有复杂的分支。衬覆在乳头表面和肿瘤性滤泡的上皮细胞核具有特征性改变。细胞核大、互相重叠在一起。核圆形或卵圆形，核边缘欠规则，呈锯齿状或有皱褶，可出现与核长轴平行的核沟。核染色质常平行排列，聚于核内膜下，致使核膜增厚，核空淡，呈毛玻璃样。核仁小，不明显。核分裂现象罕见或无。在乳头纤维血管轴心中、淋巴管内、实性上皮成分之间和肿瘤性滤泡之间的间质中常存在同心圆层状结构的砂粒体。

3. 分型 近年来，国内外认为 PTC 组织学上的多样性可能与其临床表现上的差异具有密切的联系。WHO 已于肿瘤国际组织学分类标准中对 PTC 的组织学分型进行了重新分类，其中主要包括：滤泡型、嗜酸性细胞型、弥漫硬化型、高细胞型、柱状细胞型等十余型。近年来也有研究将一类有纤维囊包裹的“滤泡亚型甲状腺乳头状癌”（EFVPTC）进行重新命名，现在它的名字则是“带有乳头状细胞核特征的非浸润性滤泡型甲状腺肿瘤”（NIFTP），此类型为极低度恶性潜能肿瘤，绝大部分肿瘤完整切除后已经可以治愈，不需要追加 RAI 治疗。

下面将对乳头状癌各分型的临床病理特征进行分述。

（1）弥漫硬化亚型

1）该型常累及儿童和年轻成人，表现为双侧或单侧弥漫性甲状腺肿胀。

2）大多数研究表明此型生物学上较经典型乳头状癌更具侵袭性，表现为更高的淋巴结转移率（几乎 100%）和较高的远处转移几率。

3）经过充分的治疗，死亡率与经典型相似，大概与患者发病时年轻有关。

4）甲状腺实质被白色较硬的组织弥漫替代，切面有砂粒感。典型的组织学特征包括：①弥漫累及单侧腺叶或双侧腺叶；②重度淋巴浆细胞浸润伴生发中心形成；③丰富散在的砂粒体；④多灶而分散的位于淋巴管内的乳头状癌小岛，伴明显的鳞状上皮化生巢（图 13-1-2）；⑤在鳞状分化区域乳头状癌核特征缺失。

13

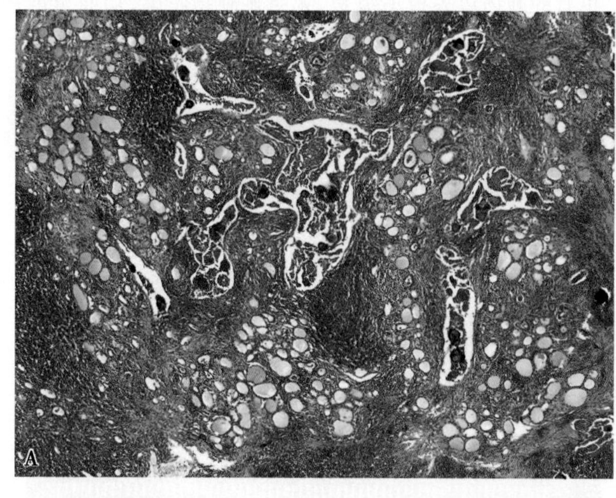

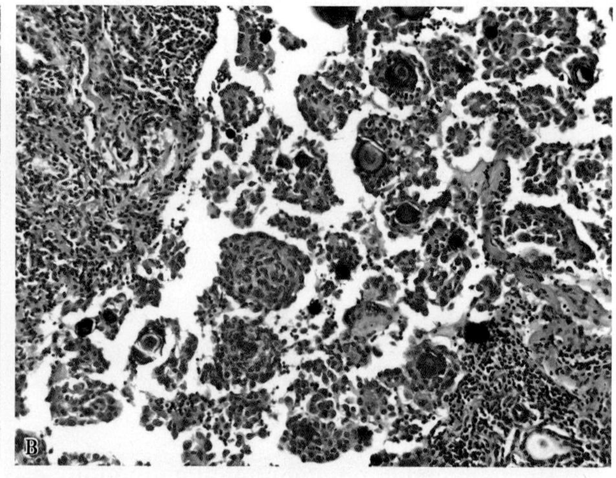

图 13-1-2 弥漫硬化型乳头状癌

A. 桥本甲状腺炎的背景，多灶淋巴管内见乳头状癌巢（HE×50）；
B. 较多砂粒体形成伴鳞状细胞化生巢（HE×200）

（2）实性亚型

1）指具有 50% 以上实性生长方式的乳头状癌。

2）由纤细的纤维血管分隔肿瘤细胞岛，肿瘤细胞圆形或不规则形，具有乳头状癌核的特征（图 13-1-3，图 13-1-4）。

3）不出现肿瘤坏死。

4）与普通的乳头状癌相比，其远处转移的频率稍高，预后稍差。

5）此亚型在术中冷冻切片诊断时具有一定难度，因其往往没有明显纤维化，核特征没有常规切片中明显，部分病例浸润性生长亦不明显，但仔细观察在肿瘤边缘多有异型的肿瘤性小结节形成。

6）主要的鉴别诊断是低分化癌（核较深染，核分裂象常见，可见灶性坏死，Ki67 增殖指数较高，多高于 10%）和髓样癌（点彩状染色质，淀粉样物，间质富于血管，降钙素阳性）。

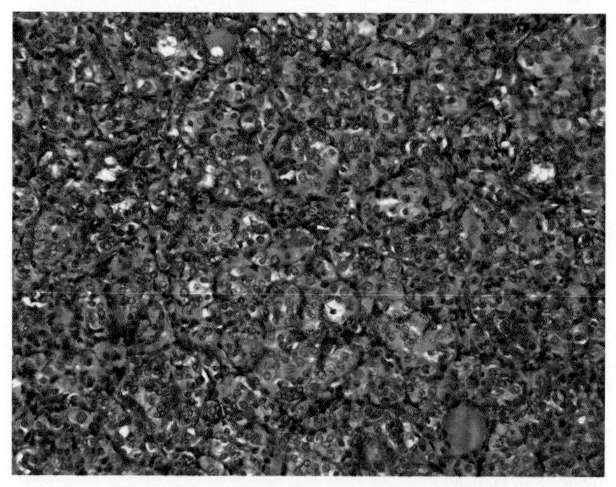

图 13-1-3 实性乳头状癌巢被纤细的纤维血管分隔（HE×200）

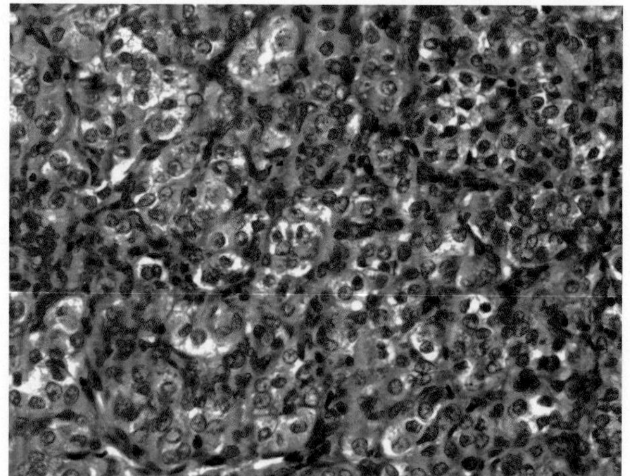

图 13-1-4 高倍显示可见肿瘤细胞核具有乳头状癌的核特征（HE×400）

（3）高细胞亚型

1）肿瘤细胞的高度至少是宽度的三倍，呈典型乳头状癌特征的核大多位于基底。

2）胞浆丰富，因线粒体堆积而呈嗜酸性，有时胞浆局灶透明（图 13-1-5）。

3）常富于乳头及高度浸润性。

4）肿瘤体积往往较大。

5）更容易向甲状腺外扩展（2%～82%）。

6）更具侵袭性（复发率 18%～58%，死亡率 9%～25%）。

（4）柱状细胞亚型

1）有包膜的肿瘤可有包膜浸润，有时有血管浸润。浸润性肿瘤常表现为甲状腺外扩散。

13

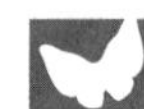

2）以混合性乳头、复杂腺体、筛状和实性结构为特征。乳头和腺体被覆高柱状细胞，核呈假复层排列、深染、卵圆形或梭形（类似于结直肠癌或子宫内膜样腺癌）。可出现核下空泡及透明胞浆（图 13-1-6）。

3）不同于高细胞亚型，柱状细胞更高，核深染，呈明显假复层排列，胞浆缺乏嗜酸性改变，高细胞亚型更像典型的乳头状癌。

（5）包膜内亚型

1）指完全由包膜包裹的乳头状癌。

2）纤维性包膜可能显示或不显示肿瘤浸润，但淋巴结转移可能发生在无包膜或血管浸润的情况下。

3）包膜内的乳头状癌形态多样，以乳头状和滤泡结构为最多见（图 13-1-7）。

4）完全由滤泡组成的病例需仔细辨认核特征进行准确的评估。

5）与经典型乳头状癌相比，患者较年轻，较少出现压迫症状，淋巴结转移率低，预后极好。

（6）滤泡亚型

1）指全部或几乎完全由滤泡组成的乳头状癌。

2）多数呈浸润性生长，无明显包膜，为滤泡浸润型；有完整包膜者，依据有无包膜浸润，又分为包膜完整亚型和包膜浸润亚型（图 13-1-8）。

3）滤泡大小、形状不一，滤泡常常拉长，形状不规则，类胶质常常深染，边缘呈锯齿状。可出现砂粒体和间质硬化。

4）诊断主要依靠乳头状癌典型的核特征，临床行为与经典的乳头状癌无明显差别。

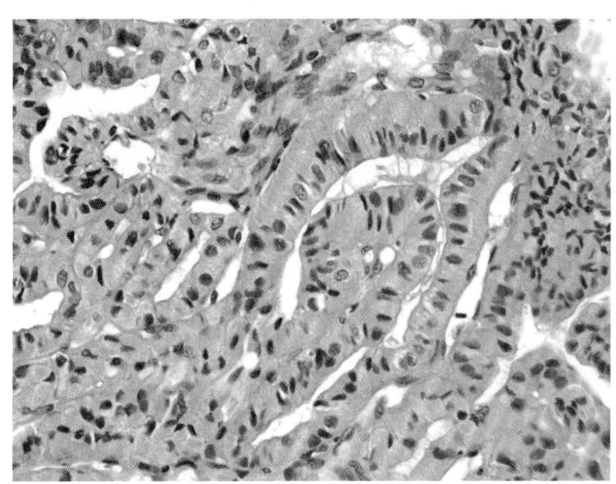

图 13-1-5　肿瘤细胞的高度是宽度的 3 倍以上，胞浆嗜酸（HE×400）

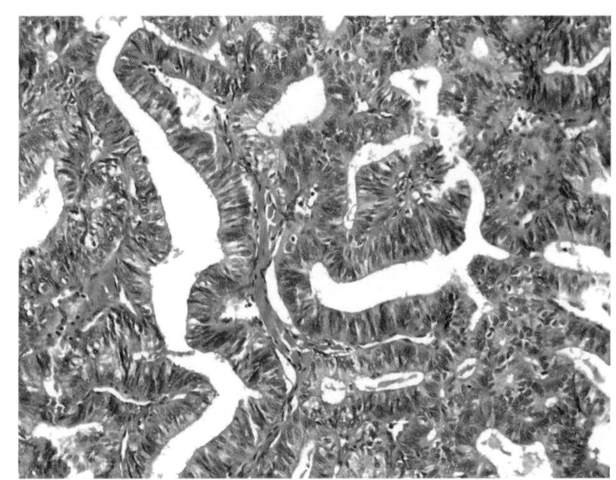

图 13-1-6　肿瘤细胞核拉长，类似结肠腺瘤或子宫内膜癌样（HE×200）

图 13-1-7　有完整包膜包裹的乳头状癌，以乳头状为主（HE×50）

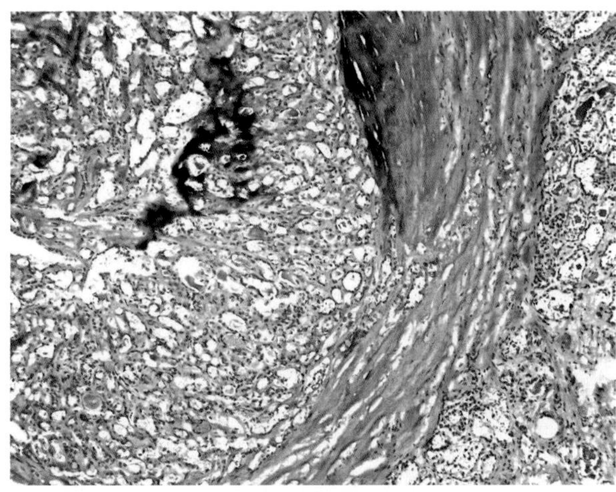

图 13-1-8　呈包膜浸润的滤泡亚型乳头状癌（HE×100）

(7) Warthin 瘤样亚型

1) 部分乳头状癌类似于唾液腺的 Warthin 瘤，呈乳头状生长，乳头轴心伴有大量淋巴浆细胞浸润(图 13-1-9)。

2) 乳头被覆细胞常常呈嗜酸性，可为立方或柱状细胞。

3) 该亚型往往伴有淋巴细胞性甲状腺炎或桥本甲状腺炎背景。

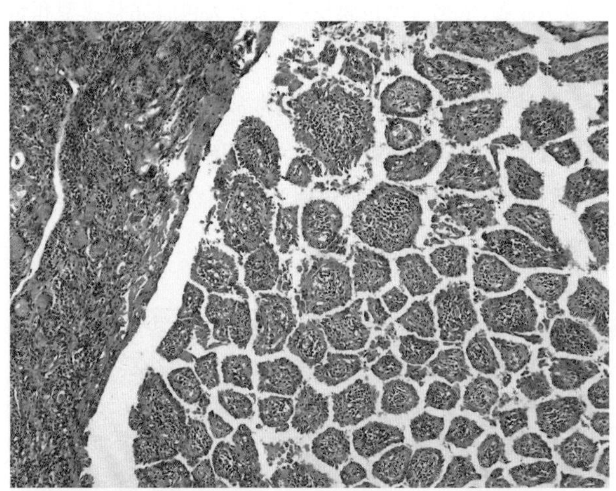

图 13-1-9 乳头状结构，表面被覆嗜酸性肿瘤细胞，间质为淋巴组织(HE ×100)

(8) 嗜酸细胞亚型

1) 主要由含丰富嗜酸性胞浆的细胞组成，胞浆可部分或全部透明(图 13-1-10)。

2) 具有典型的乳头状癌细胞核，核仁较明显。

3) 生物学行为及分子特征与经典型乳头状癌无差别。

4) 与嗜酸细胞滤泡性肿瘤的鉴别非常重要，主要在于核特征及有无包膜和(或)血管侵犯。

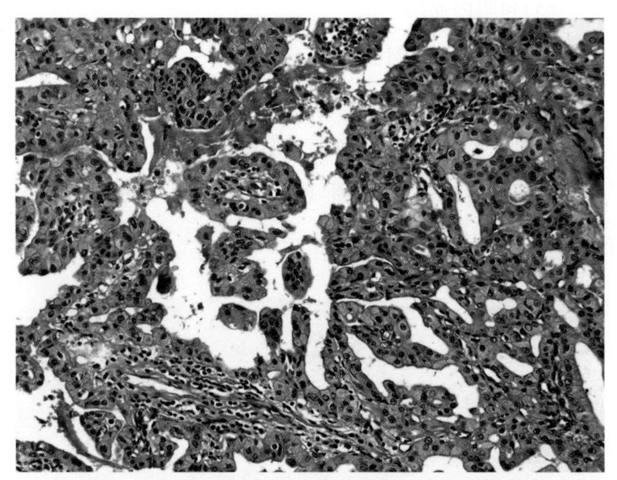

图 13-1-10 肿瘤细胞胞浆嗜酸，核具有异型性(HE ×200)

(9) 透明细胞亚型

1) 经典型乳头状癌和滤泡亚型可以主要由透明细胞构成，常常是乳头状结构占优势，有些可见到滤泡生长方式。

2) 肿瘤细胞显示广泛的透明胞浆，一部分肿瘤可见到嗜酸细胞和透明细胞相混合(图 13-1-11)。

3) 细胞核的特征与经典型乳头状癌一致。

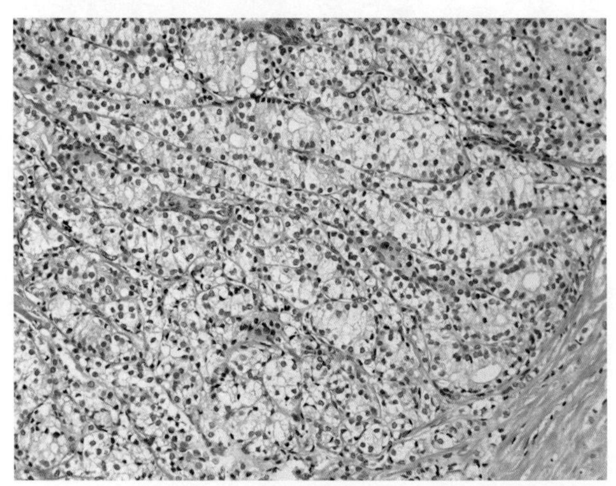

图 13-1-11 肿瘤细胞胞浆透明，细胞核具有乳头状癌的核特征(HE ×200)

(10) 巨滤泡亚型

1) 50%以上的区域由大滤泡组成。

2) 因为大多数这个亚型的肿瘤有包膜，容易与增生性结节或大滤泡腺瘤相混淆。

3) 巨滤泡的被覆细胞变扁，可能不显示乳头状癌的特征性核。然而，部分滤泡细胞含有大而亮的核和乳头状癌所特有的核沟和核内假包涵体用以明确诊断。

4) 这一亚型是以很少见到淋巴结转移为特点，当发生转移时，仍然保持原发肿瘤的大滤泡形态。

(11) 筛状-桑葚样亚型

1) 罕见类型，以明显的筛状结构为特征，腔内缺乏类胶质；散在鳞状分化(桑葚样)岛(图 13-1-12)。

2) 其细胞核内常有轻度嗜酸性、均质、含生物素的包涵体。

3) 紧密排列的滤泡、乳头和小梁结构常混合存在。肿瘤细胞柱状、立方状或扁平。核染色质丰富，但局灶总可见典型的乳头状癌的核特征。

4) 肿瘤常界清，甚至有包膜，伴或不伴有包膜及血管浸润。易被误诊为高细胞/柱状细胞乳头状癌、玻璃样变梁状

腺瘤、甲状腺低分化癌或腺癌。

5）此亚型可发生于家族性腺瘤性息肉病（FAP，常为多中心）或为散发（常为孤立性）。

6）发生于 FAP 患者的多数甲状腺癌属于这一亚型。

7）女性明显多见（男女比例为 1∶17），确诊时的平均年龄为 27.7 岁，有时先于 FAP 的诊断。

8）此亚型确诊的意义在于提示临床医生警惕与 FAP 的相关性。

9）β-catenin 免疫组织化学染色核阳性是该亚型独特而普遍的表型。

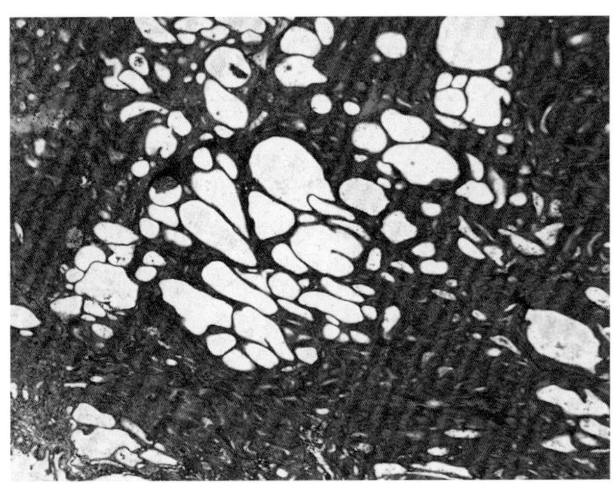

图 13-1-12　典型的混合性结构特征，可见筛状、实性及乳头状结构（HE ×50）

（12）伴丰富结节性筋膜炎样间质的亚型

1）为少见亚型，乳头状癌伴有丰富的结节性筋膜炎或纤维瘤病样反应性间质（图 13-1-13）。

2）主体肿瘤由于很分散而不明显可能被掩盖，需仔细寻找，必要时需免疫组织化学染色辅助确诊。

3）间质由梭形肌纤维母细胞组成，位于有外渗红细胞的含血管的纤维黏液基质中。

4）间质与肿瘤的相互作用可能导致特殊的组织学结构，类似乳腺的腺纤维瘤、叶状肿瘤或纤维囊肿病。

5）这些变化没有特殊不好的预后意义。

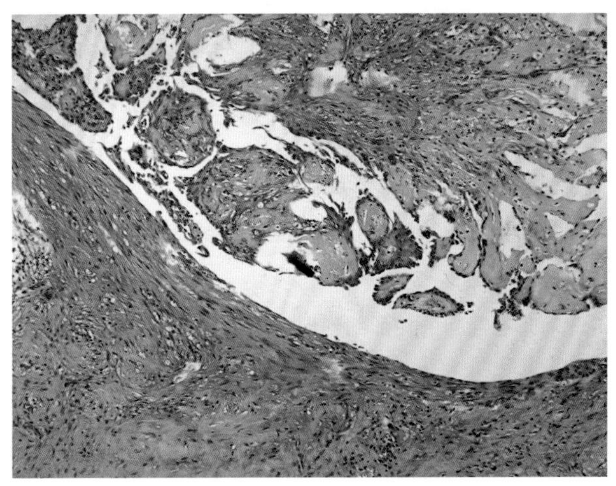

图 13-1-13　伴结节性筋膜炎样间质的乳头状癌（HE ×100）

（13）小梁亚型

1）超过 50% 的肿瘤呈梁状生长。

2）肿瘤细胞呈立方或柱状，在长直的小梁内垂直排列（图 13-1-14）。

3）肿瘤往往较大，具有侵袭性。预后较差，可能是乳头状癌的一种低分化亚型。

（14）乳头状癌伴鳞状细胞癌或黏液表皮样癌

1）原发甲状腺鳞状细胞癌十分罕见。偶见乳头状癌与鳞状细胞癌混合存在（图 13-1-15）。

2）这种混合性癌不应与乳头状癌伴鳞状上皮化生相混淆，前者呈侵袭性临床过程，而后者临床行为与通常乳头状癌相同。

3）乳头状癌也可与黏液表皮样癌相混合，通常不伴有嗜酸性变或桥本甲状腺炎。

（15）去分化乳头状癌

1）指乳头状癌与未分化或低分化甲状腺癌并存的状态（图 13-1-16）。

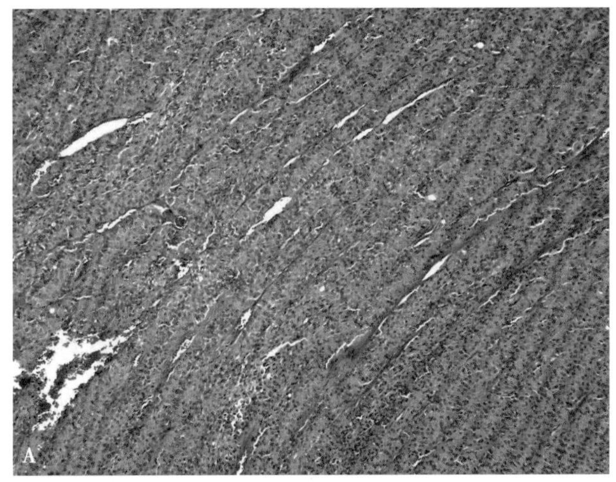

图 13-1-14　肿瘤细胞呈小梁状生长方式（HE ×100）

2）未分化或低分化成分可出现于乳头状癌发生或复发时。

3）这种转化可发生于原发灶或转移灶。

4）由于高级别成分的存在，预后差，除非未分化或低分化成分仅占整体肿瘤的一小部分。

13

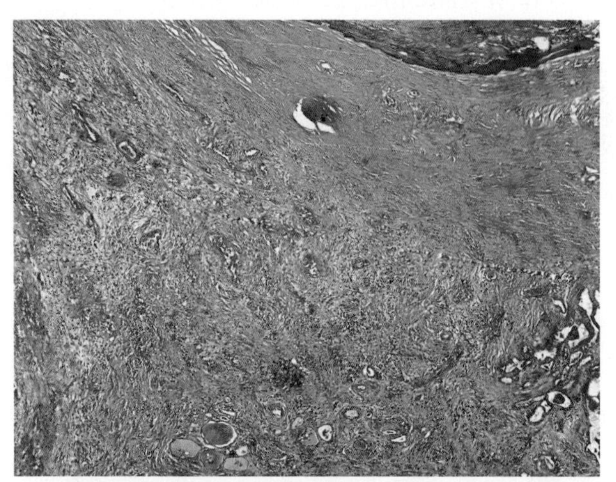

图 13-1-15 右下为乳头状癌成分，左侧为鳞状细胞癌成分，右上为钙化成分（脱钙处理后切片）（HE×50）

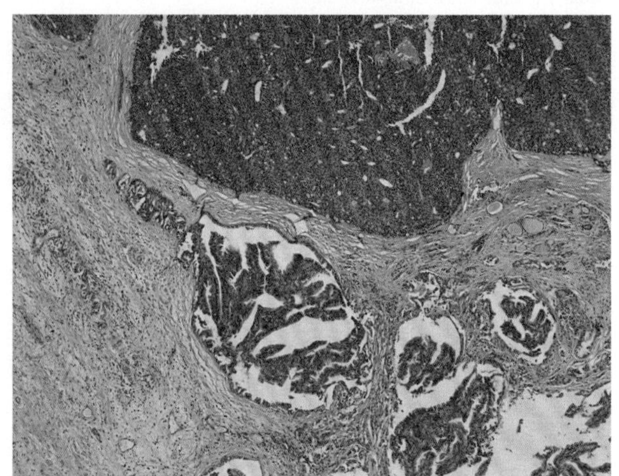

图 13-1-16 下方为乳头状癌成分，上方为低分化癌成分（HE×50）

(16)乳头状癌伴梭形细胞化生

1)少数乳头状癌中会出现梭形肿瘤细胞,所占比例多少不等。

2)形态温和的梭形细胞形成短束状,与乳头状癌成分融合。

(17)乳头状癌伴脂肪瘤样间质

有少数病例,脂肪细胞散在分布于乳头状癌内。

三、临床表现

PTC 患者初期多无自觉不适,甲状腺肿物为最常见表现。除微小癌外,甲状腺触诊可及单发或多发肿物,质硬,吞咽时肿块移动度减低。随病情进展,晚期可出现声音嘶哑、呼吸困难、吞咽困难等表现。若肿瘤压迫颈交感神经节,可产生 Horner 综合征。颈丛浅支受侵犯时,患者可有耳、枕部、肩等处疼痛。此外,有些患者就诊时可出现颈淋巴结转移及远处脏器转移。需注意的是,目前有相当比例 PTC 患者为微小癌,其临床表现隐匿。这类患者多在常规体检时行颈部超声检查发现甲状腺肿物,或以颈部淋巴结转移为首要症状就诊。颈淋巴结转移是 PTC 较常见的临床表现,可高达 50%以上。转移淋巴结部位以同侧Ⅵ区最为常见。Ⅱ、Ⅲ、Ⅳ区也可见转移。Ⅰ、Ⅴ区偶见。血型转移较少,多见于肺,亦可出现肝、脑、骨转移。

四、临床分期及危险分层系统

2002 年 UICC 第 6 版及 AJCC 第 5 版更改后,在头颈肿瘤分期方面,应用美国的建议,统一了两机构的 TNM 分期系统,使得头颈肿瘤的分期更具有规范化和统一性。第 8 版 TNM 分期系统将在 2018 年应用于临床,其分期更加细化,具体见本章 TNM 分期一节。TNM 分期主要评估患者的死亡风险及预后,但对于 PTC 复发及转移风险,多采用危险分层(risk group definition)系统进行评估。目前临床应用较多的有 AMES、MACIS、AGES 系统等(表 13-1-1~表 13-1-3)。

1. AMES

表 13-1-1 AMES 危险分层系统

危险分层	分层标准
低危组	1)年龄< 45 岁且无远处转移;2)男性年龄≥ 40 岁,女性年龄≥ 50 岁且符合以下所有条件:a)无腺体外侵犯;b)肿瘤大小<5cm;c)无远处转移
高危组	1)无论年龄,有远处转移者;2)男性年龄≥ 40 岁,女性年龄≥ 50 岁,伴有以下任何一项:a)腺体外侵犯;b)肿瘤大小≥ 5cm

2. MACIS

表 13-1-2 MACIS 系统

	风险因素	评分
M 远处转移	是	3
	否	0
A 确诊年龄	<40	3.1
	≥40	0.08×年龄

续表

	风险因素	评分
C 肉眼腺外侵犯	是	1
	否	0
I 肿瘤残留	是	1
	否	0
S 肿瘤直径	/	0.3×大小(cm)

MACIS 评分	20 年生存率
<6.0	99%
6.0~6.9	89%
7.0~7.9	56%
>8.0	24%

3. AGES

表 13-1-3 AGES 危险分层系统

	风险因素	评分
A 年龄	<40	0
	≥40	0.05×年龄
G 组织学分级(Broders 分级)	≤2	1
	≥3	3
E 甲状腺包膜外侵犯	无	0
	有	1
	远处转移	3
S 肿瘤直径	/	0.2×大小(cm)

总预后得分=A+G+E+S;≤4 分为低危组,>4 分为高危组。

五、诊断

PTC 诊断的首选方法推荐采用高分辨率超声影像检查,而计算机断层扫描(CT)、磁共振成像(MRI)及正电子发射断层扫描(PET-CT)对于 PTC 的定性效果均不及超声,因此不建议将 CT、MRI 和 PET-CT 作为诊断 PTC 的常规检查方法。对于转移灶较大且或怀疑有周围组织侵犯的 PTC,强化CT 或 MRI 可以作为评估手段。

1. 超声 甲状腺超声影像检查有助于定性、定位及定量诊断。以下超声征象提示甲状腺癌的可能性大:①实性低回声结节;②纵横比大于 1;③结节形态和边缘不规则、晕圈缺如;④微小钙化、针尖样弥散分布或簇状分布的钙化;⑤同时伴有颈部淋巴结超声影像异常,如淋巴结呈圆形、边界不规则或模糊、内部回声不均、内部出现钙化、皮髓质分界不清、淋巴门消失或囊性变等,提示甲状腺癌的可能性大。临床上建议应用二维成像(图 13-1-17)(横切面及纵切面成像)描述结节的位置和数量,进行“定位”与“定量”诊断,同时对颈部淋巴结情况进行全面评估。此外通过超声检查鉴别甲状腺结节良恶性的能力与超声医师的临床经验相关。目前在国内许多医院已应用甲状腺影像报告和数据系统分级(TI-RADS)。超声科医师应在 PTC 的 TI-RADS 分级方面统一认识。具体内容详见本书相关章节。

2. CT 甲状腺癌多表现为甲状腺内形态不规则且边缘模糊不整的低密度实质性肿块,其密度不均匀,无包膜或无完整包膜;病变区甲状腺不规则肿大以及有小点状、砂粒状钙化或囊性变。由于肿瘤向周围组织侵犯,病区与正常甲状腺及周围组织器官的分界不清;可有颈部淋巴结肿大;同时可有气管受压造成移位,管壁粗糙。行增强扫描后可见实性部分强化明显,相关囊变坏死区域则并未强化。这是甲状腺癌较具特征性 CT 征象。

钙化是甲状腺癌的表现,但钙化不能作为鉴别甲状腺良、恶性肿瘤的依据,而砂粒状钙化却是甲状腺癌的特征性表现之一。砂粒状钙化或瘤内囊性钙化结节常出现于恶性肿瘤尤其是乳头状癌,在 CT 扫描时发现细沙样钙化首先应考虑甲状腺癌可能。甲状腺癌少有包膜,但周围组织因肿瘤生长的不断刺激可发生反应性纤维增生,从而形成假包膜。假包膜部分区域被肿瘤侵及或破坏,形成瘤周不完整包膜样低密度影是 CT 诊断甲状腺癌的特征性表现,在增强扫描时可形成“强化残圈征”。当 CT 上出现强化环的不完整或无强化环,同时有瘤壁乳头状强化结节,是肿瘤细胞已有向肿瘤包膜外部分侵蚀或多处深度浸润肿瘤包膜的表现,则提示甲状腺癌的诊断(图 13-1-18、图 13-1-19)。

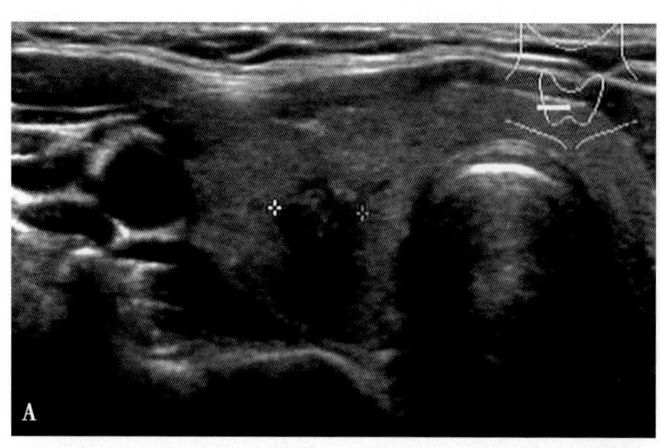
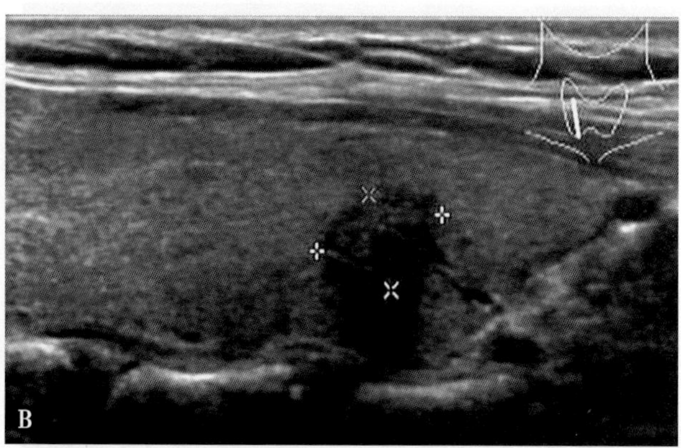

图 13-1-17 甲状腺右叶 PTC 超声影像

A. 横切图，显示肿物位于右叶中部深面；B. 纵切图，显示肿物位于右叶下极深面

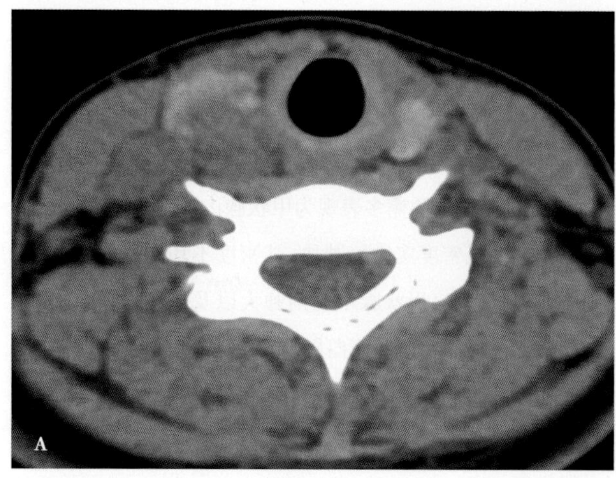
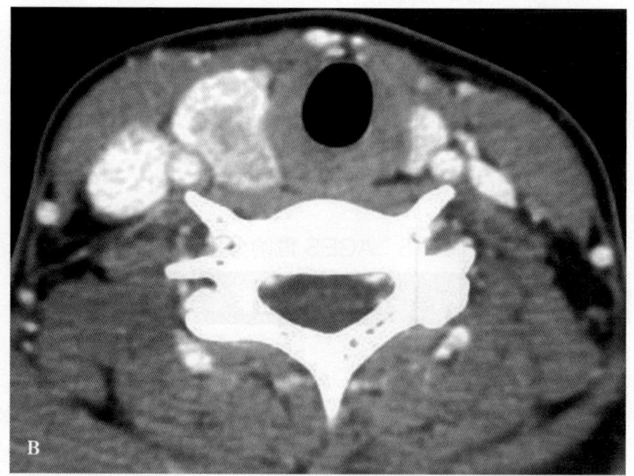

图 13-1-18 甲状腺癌 CT 表现

甲状腺右叶体积增大，平扫内见多发低密度结节，增强后强化不均，边界不清，较大者范围约 1.9cm×1.5cm；甲状腺下方气管周围、双侧锁骨上及双颈部多发肿大淋巴结，增强后明显强化，部分强化不均

A. CT 平扫；B. CT 增强

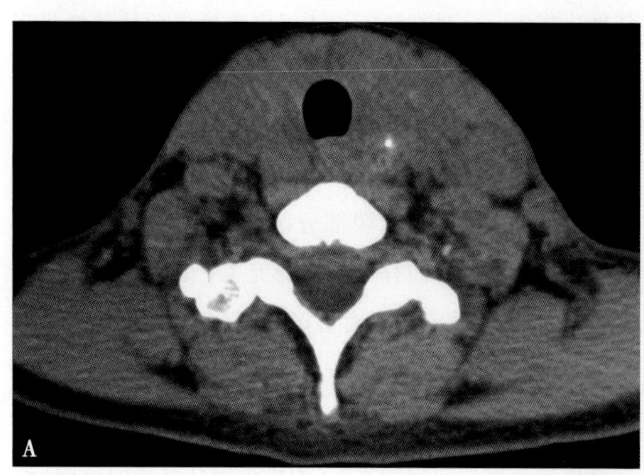
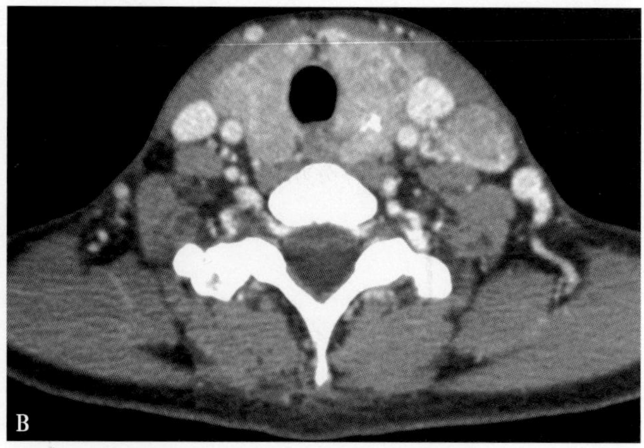

图 13-1-19 甲状腺癌 CT 表现

甲状腺双叶体积增大，密度及强化不均，左叶伴钙化灶；气管周围、左锁骨上下及左颈深多发肿大淋巴结，较大者短径约 1.9cm，部分可见钙化

A. CT 平扫；B. CT 增强

与超声检查比较，CT 检查可以清楚地显示甲状腺癌病灶的大小、位置、性质，同时还可以显示肿块在周围组织的侵犯及淋巴结转移情况。故甲状腺恶性肿瘤尤其是甲状腺癌影像学表现具有特征性，CT 诊断该病具有较高准确性和一定优势。同时 CT 检查还可明确显示病变范围，尤其对扩展的病变范围以及与邻近重要器官及大血管的关系（图 13-1-20A），对术前制订手术方案及预测手术中可能发生的损伤有重要意义，必要时可行强化 CT。胸部 CT 还可早期发现有无肺转移（图 13-1-20B）。

3. 放射性核素　甲状腺核素扫描，尤其是甲状腺功能成像，对于鉴别甲状腺良、恶性肿瘤有一定的帮助；同时对于怀疑为异位甲状腺的诊断有重要临床价值。必要时行全身骨扫描，可发现是否已经存在骨转移。

4. X 线　颈部 X 线摄片可观察有无胸骨后扩展、气管受压移位等。对于细小或小絮片状、显影较淡的散在钙化，提示恶性的可能。如发现气管管腔受压变窄超过内径一半以上时，提示有恶性的可能。常规胸片亦可观察有无肺转移。

5. 磁共振（MRI）　癌组织在 T_1WI 上多呈稍低、中等或稍高信号，T_2WI 上通常呈不均匀高信号，增强检查肿瘤实性部分呈中等程度强化（图 13-1-21、图 13-1-22）。肿瘤内部常因囊变、出血等导致信号混杂，发生囊变时 T_1WI 上多表现为低信号，T_2WI 呈高信号，若囊液富含甲状腺球蛋白，则在 T_1WI 和 T_2WI 上均呈高信号；发生出血时 MRI 信号表现与出血的时期有关。MRI 对于小钙化的显示不够直观，通常表现为点状低信号。

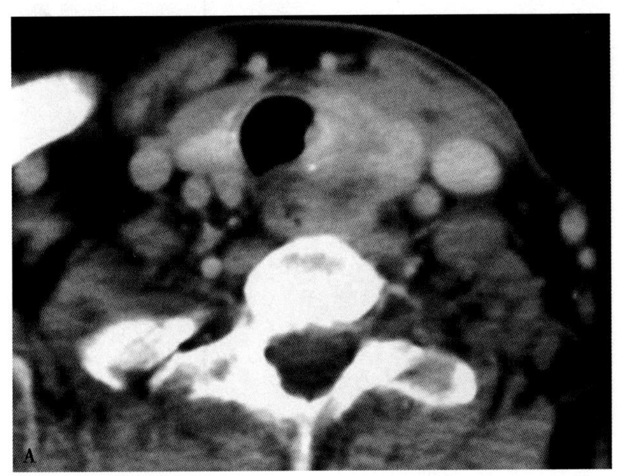

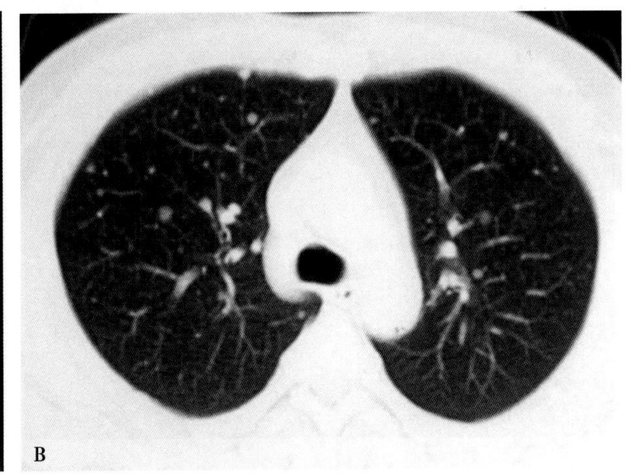

图 13-1-20　甲状腺乳头状癌 CT 表现
A. 右侧癌灶侵犯气管；B. 甲状腺乳头状癌伴肺部转移

13

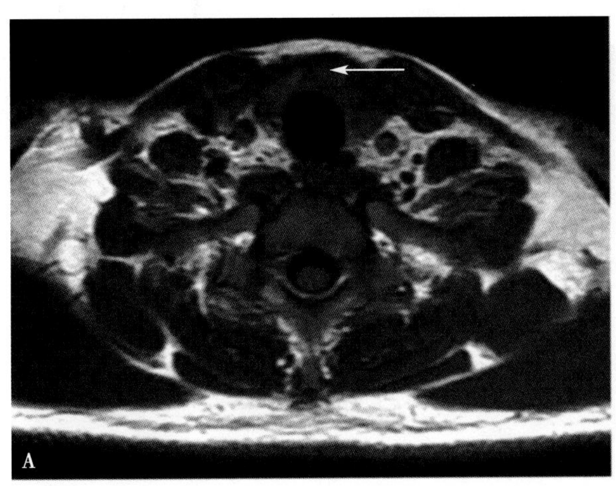

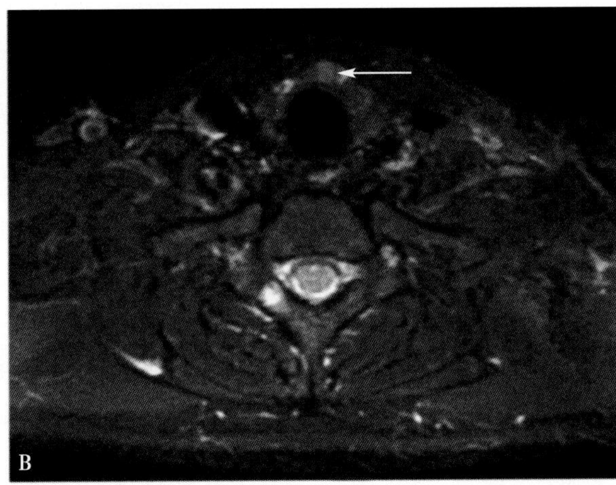

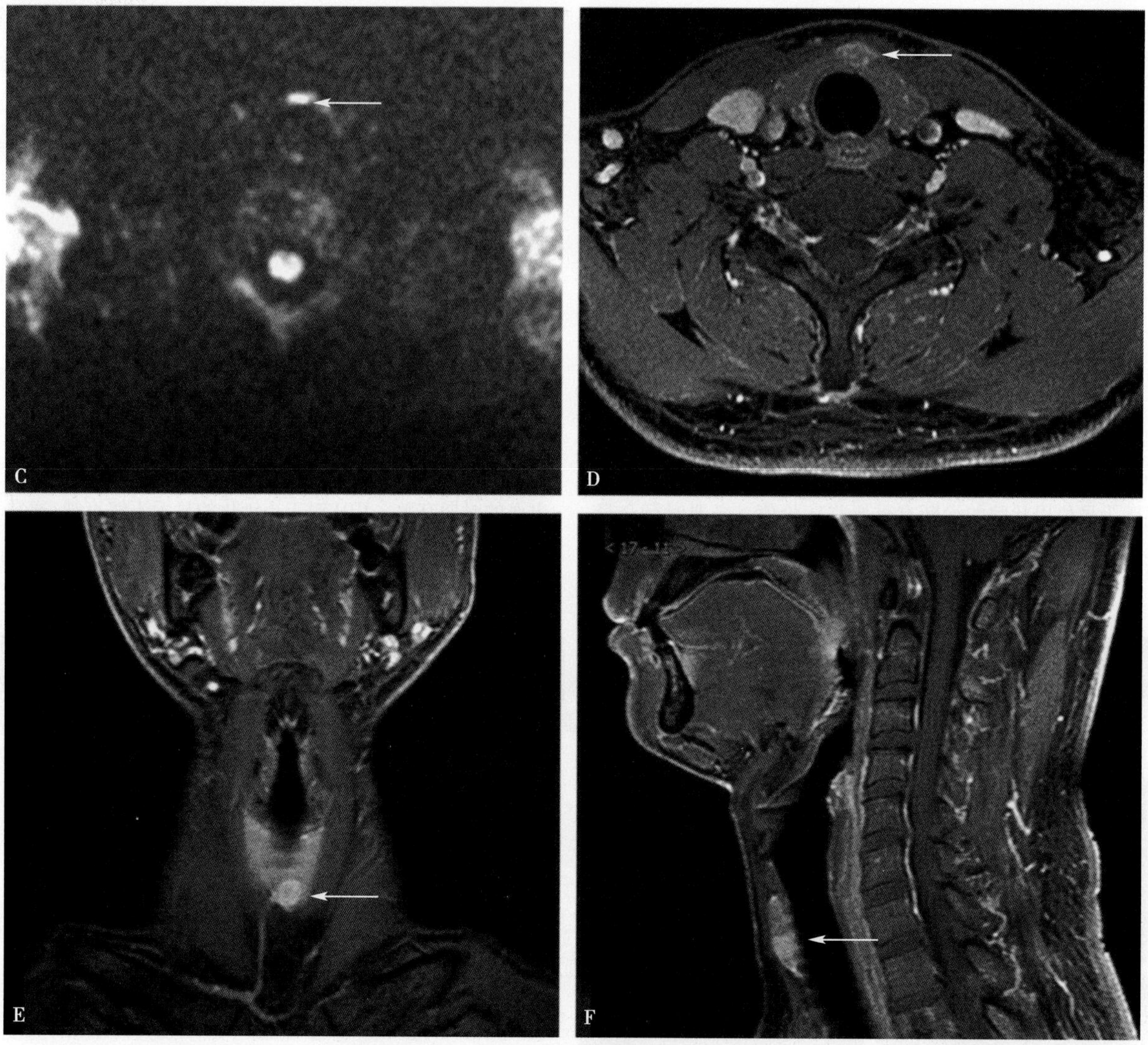

图 13-1-21　甲状腺乳头状癌 MRI 表现

A. MRI 平扫横断面 T_1WI；B. 横断面脂肪抑制 T_2WI；C. DWI 图（b 值为 $800s/mm^2$）；D～F 分别为横断面、冠状面、矢状面增强后脂肪抑制 T_1WI。甲状腺峡部结节（箭头所示），T_1WI 呈等-稍低信号，脂肪抑制 T_2WI 呈稍高及高信号，DWI 呈高信号，增强后强化程度高于周围正常甲状腺组织

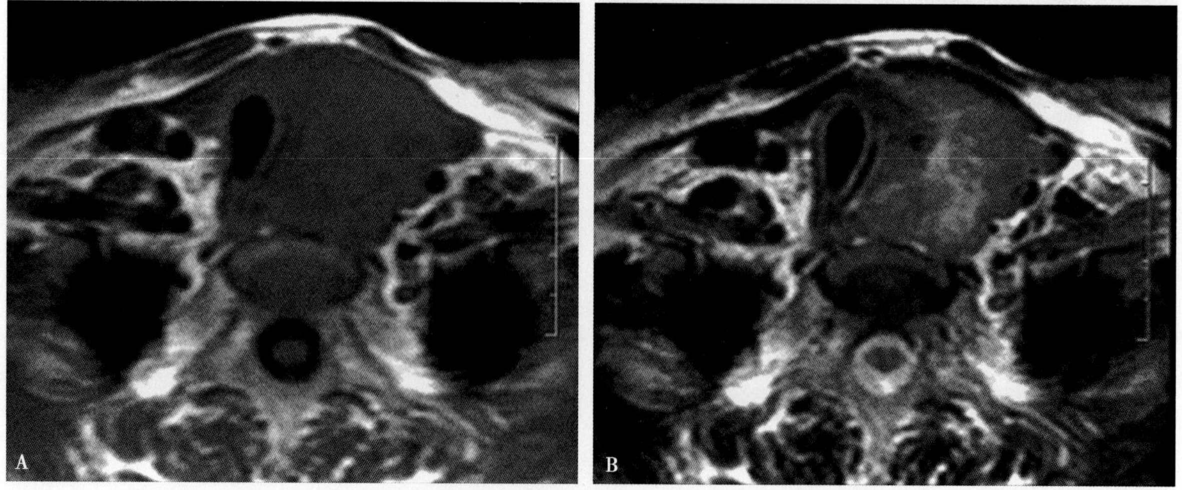

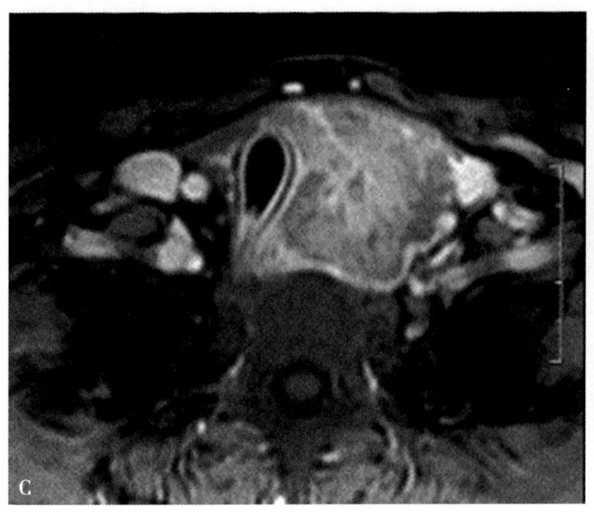
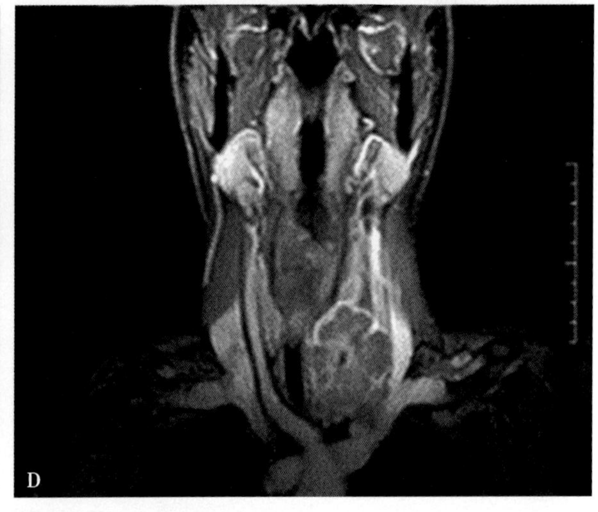

图 13-1-22　甲状腺髓样癌 MRI 表现

A. MRI 平扫横断面 T_1WI；B. 横断面 T_2WI；C. 横断面增强后脂肪抑制 T_1WI；D. 冠状面增强后脂肪抑制 T_1WI。甲状腺左侧叶不规则肿物，T_1WI 呈稍低信号，T_2WI 呈混杂较高信号，增强后呈不均匀强化，气管受压右移

周围结构受侵　甲状腺癌对周围结构侵犯的程度和范围对患者的治疗和预后具有重要影响，MRI 可较好显示甲状腺肿物与气管、食管、血管、口咽、喉咽及喉返神经等的关系，全面评估甲状腺癌局部侵犯范围。正常甲状腺组织表面有双层被膜覆盖，与邻近组织分界清楚，并且与周围结构之间有脂肪层分隔。脂肪间隙消失是甲状腺癌向外侵犯的间接证据。但需注意，良性病变对周围结构的压迫、包绕也可引起脂肪间隙消失。甲状腺肿物较大时，可引起气管受压异位。若甲状腺肿物与气管或食管接触范围超过 180°应考虑侵犯可能，而管腔变形、黏膜增厚或腔内出现软组织肿块是受累的可靠证据。若连续三个轴位层面气管食管旁沟内脂肪组织消失，并出现声带功能障碍应考虑喉返神经受累。颈内静脉可在肿瘤没有明显侵犯的情况下发生栓塞或管腔闭塞。动脉受侵常见于颈动脉，表现为管腔变形或变窄，若肿物包绕动脉超过 180°也应考虑侵犯的可能。邻近肌肉组织受累时表现为双侧肌肉结构不对称，患侧肌肉组织形态及信号改变，且与肿瘤组织分界不清。

6. PET-CT　PET-CT 检查全面评估全身肿瘤状况，能更早地发现颈淋巴结转移。此外，PET-CT 对甲状腺癌治疗后的评估，确定复发或残留病灶及部分甲状腺良、恶性肿瘤的鉴别诊断同样具有较大的应用价值。但由于 PET-CT 价格昂贵，目前尚未普及，在颈部转移瘤诊断中的应用及诊断标准尚待进一步临床研究（图 13-1-23）。

7. 细针穿刺细胞学诊断（FNAB）　术前 FNAB 检查有助于减少不必要的甲状腺结节手术，并帮助确定恰当的手术方案。术前通过 FNAB 诊断甲状腺癌的敏感度为 83%（65%～98%），特异度为 92%（72%～100%），阳性预测率为 75%（50%～96%），假阴性率为 5%（1%～11%），假阳性率为 5%（0～7%）。

目前对于 PTC 行穿刺活检的直径标准并未统一。根据国内外研究显示，直径≥5mm 的 PTC 可进行 FNAB，建议在超声引导下行细针穿刺活检。FNAB 的细胞学诊断报告多采用 Bethesda 诊断系统，该系统共分为 6 类：①不能诊断或标本不满意；②良性；③意义不明确的细胞非典型病变或意义不明确的滤泡性病变；④滤泡性肿瘤或怀疑滤泡性肿瘤；⑤可疑恶性；⑥恶性。一次穿刺活检未能明确诊断的 Bethesda Ⅰ类及Ⅲ、Ⅳ类患者必要时可于 3 个月后重复穿刺活检。

辅助分子标志物的检测可使 PTC 术前诊断准确率得到进一步的提高。推荐 FNAB 细胞学结果不确定的患者可以联合检测分子标志物（如 BRAF、RAS、TERT、RET/PTC、Pax8-PPAR 及 Galectin-3）。免疫组织化学染色对于 PTC 的诊断具有一定的辅助作用，细胞角蛋白（CK）、甲状腺球蛋白（Tg）和甲状腺转录因子-1（TTF-1）呈免疫阳性反应。CK19、Galectin-3 和 HBME-1 在 PTC 中亦有较高的表达率。

在评估 PTC 患者可疑颈部淋巴结时，可选择性将 FNAC 穿刺针洗脱液 Tg 检测（FNAC-Tg）作为辅助诊断方法。

六、治疗

PTC 的治疗以手术治疗为主，术后辅以内分泌抑制治疗、^{131}I 治疗，部分晚期患者可采用外放射治疗及靶向药物治疗。

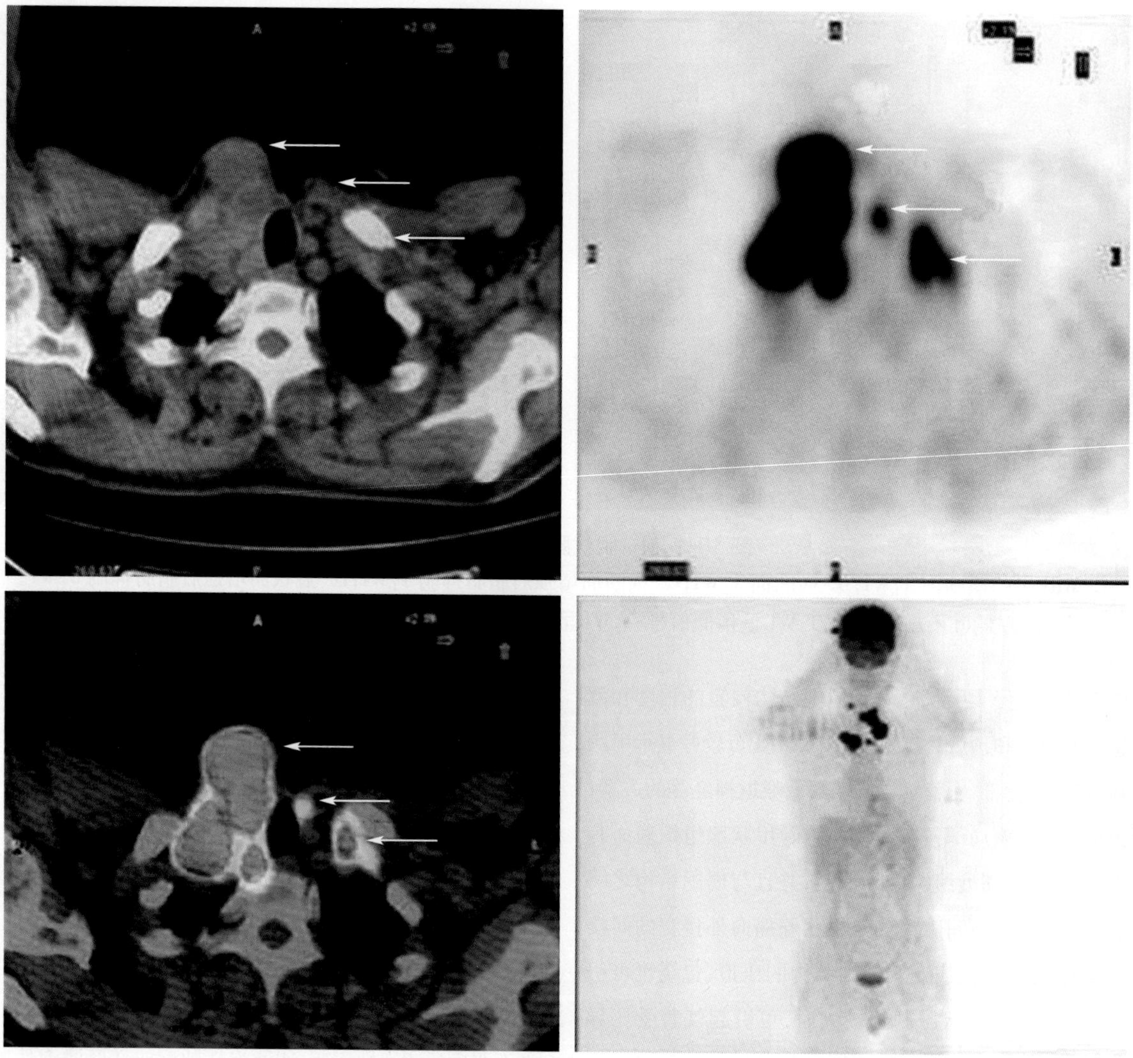

图 13-1-23 双侧 PTC 伴颈部淋巴结转移 PET-CT 表现

1. 外科治疗 外科治疗为 PTC 治疗的主要手段,但目前临床上对本病的外科处理不甚统一,盲目扩大或缩小于术范围等不规范的问题依然存在,影响患者的生存质量和预后。正规、合理的初次治疗是本病处理的关键所在,同时应注重多学科联合的 MDT,方可获得令人满意的疗效。

国内外争议的另一个焦点主要是甲状腺微小乳头状癌(papillary thyroid microcarcinoma,PTMC)手术的必要性和手术范围。结合近年来 PTMC 领域的最新临床研究成果和国内的实际情况,中国抗癌协会甲状腺癌专业委员会(Chinese Association of Thyroid Oncology,CATO)制定了 2016 版中国《甲状腺微小乳头状癌诊断与治疗专家共识》,以进一步提高我国 PTMC 的诊治水平,并提供更加合理及规范的诊治方案。

(1)原发灶的处理:在既往相当长一段时期内,国内对 PTC 原发灶的术式一直缺乏统一的共识和规范。近年来,肿瘤规范化治疗理念不断深入,PTC 原发灶处理术式也趋于统一。依据我国甲状腺结节和分化型甲状腺癌治疗的实践经验,并结合国际权威指南精华,2010 年由中国抗癌协会头颈肿瘤专业委员会甲状腺癌学组牵头编写了我国第一部《分化型甲状腺癌临床指南》,2012 年由中华医学会内分泌学分会、中华医学会外科学分会、中国抗癌协会头颈肿瘤专业委员会及中华医学会核医学分会联合出版了《甲状腺结节和分化型甲状腺癌诊治指南》,对 PTC 原发灶的处理进行了规范化建议。PTC 的原发灶切除术式应主要包括全/近全甲状腺切除术和甲状腺腺叶+峡部切除术,而甲状腺次全切除及肿物切除等不规范术式不建议使用。在确定 PTC 手术原发灶切除范围时,需要考虑以下几个因素:a. 肿瘤大小;b. 有无侵犯周围组织;c. 有无淋巴结和远处转移;d. 单灶或多灶;e. 童年期有无放射线接触史;f. 有无甲状腺癌或甲状腺癌综合征家族史;g. 性别、病理亚型等其他危险因素。

1)甲状腺腺叶+峡部切除术

手术适应证及相对适应证详及手术步骤具体内容详见本书相关章节。

与全/近全甲状腺切除术相比，甲状腺腺叶+峡部切除术有利于保留部分甲状腺功能，也利于保护甲状旁腺功能、减少对侧喉返神经损伤（图 13-1-24）。需注意的是，这种术式可能遗漏对侧甲状腺内的微小病灶，不利于术后通过血清 Tg 和 ^{131}I 全身显像监控病情，如果术后经评估还需要 ^{131}I 治疗，则要进行再次手术切除残留的甲状腺。同时应根据临床 TNM（cTNM）分期、危险分层、各种术式的利弊和患者意愿，细化外科处理原则，不可一概而论。

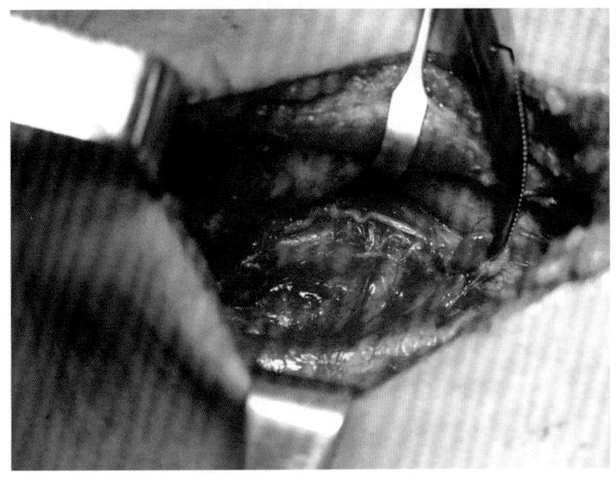

图 13-1-24 右侧甲状腺叶切除+右颈中央区淋巴结清除术

2）全/近全甲状腺切除术：手术适应证及相对适应证及手术步骤等具体内容详见本书相关章节。

行全/近全甲状腺切除时，应当尽量保留甲状旁腺及其血供，以减少术后甲状旁腺功能减低的发生（图 13-1-25）。

全/近全甲状腺切除术可为 PTC 患者带来下述益处：①最大限度地保证原发灶切除的彻底性，可一次性治疗多灶性病变及隐匿病灶；②利于术后监控肿瘤的复发和转移；③利于术后 ^{131}I 治疗；④减少肿瘤复发和再次手术的几率（特别是对中、高危 PTC 患者），从而避免再次手术导致的严重并发症发生率增加；⑤准确评估患者的术后分期和危险度分层。另一方面，全/近全甲状腺切除术后，将不可避免地发生永久性甲减；并且，这种术式对外科医生专业技能的要求较高，术后甲状旁腺功能受损和（或）喉返神经损伤的几率增大。外科医生应参加专业培训、规范手术方式、掌握手术技巧，在行 PTC 手术时，应熟悉喉返神经及喉上神经的解剖及保护，重视甲状旁腺的识别和原位血管化功能保留，以减少术后并发症的发生。

对局部存在严重侵犯的 PTC，如累及气管、食管、喉返神经等，只要患者全身情况许可，应争取做扩大根治手术。如一侧喉返神经受累，可行神经切除，如缺损较小，可行神经端-端吻合；如缺损较大，且喉返神经入喉处及近迷走神经处保留有足够长的神经时，可行神经移植，游离舌下神经袢、颈丛神经深支移植吻合或者舌下神经袢喉返神经吻合（图 13-1-26）。

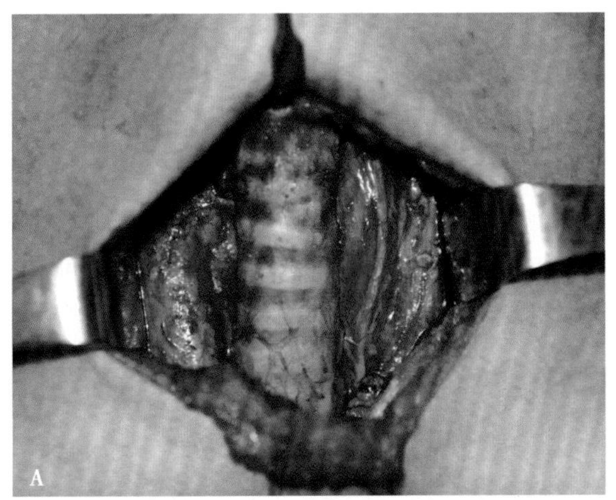

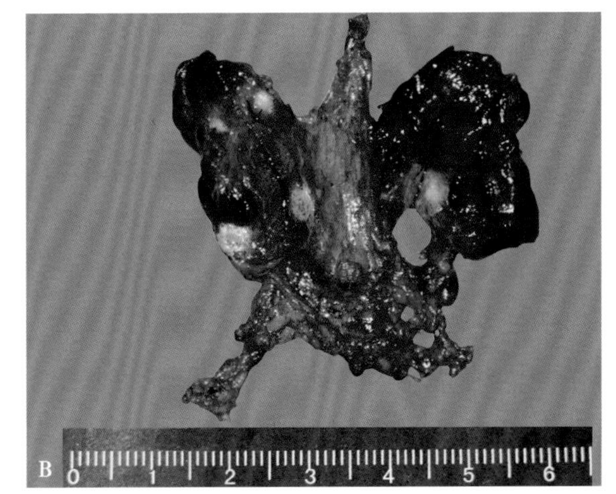

图 13-1-25 全甲状腺及双侧中央区淋巴结清除术

A. 术野；B. 双侧多灶性甲状腺乳头状癌

对于 PTC 累及周围器官时，处理原则是在切净肿瘤的基础上尽可能地保留器官的功能，如部分喉切除和气管部分切除修补术等。甲状腺癌侵犯气管，对于气管软骨或腔内无侵犯的患者，可在保留气管形态完整的基础上，将肿瘤从气管表面锐性削切；对于侵犯严重的患者，根据气管受侵犯部位和程度不同，可选择气管部分切除术（楔形切除、窗状切除）、气管袖状切除端-端吻合术等，修复可选择胸锁乳突肌锁骨骨膜瓣修复术、胸锁乳突肌或颈阔肌皮瓣修复术等。肿瘤浸润至食管肌层时，只要未侵入食管腔内，可将肿瘤连同受累食管肌层切除，保留其食管黏膜，仍可取得满意效果。如肿瘤严重侵犯喉、下咽、食管、气管难以保留时，可将受累器官一并切除，以带血管蒂的游离皮瓣进行修复重建。天津医科大学肿

13

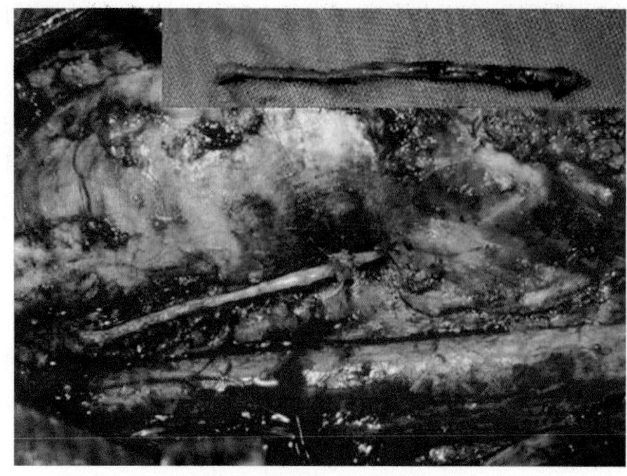

图 13-1-26 同侧舌下神经袢支作为供体移植修复喉返神经

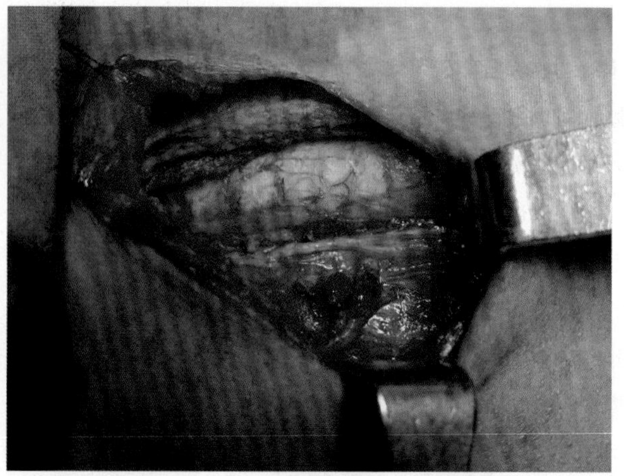

图 13-1-27 预防性左颈中央区淋巴结清除术

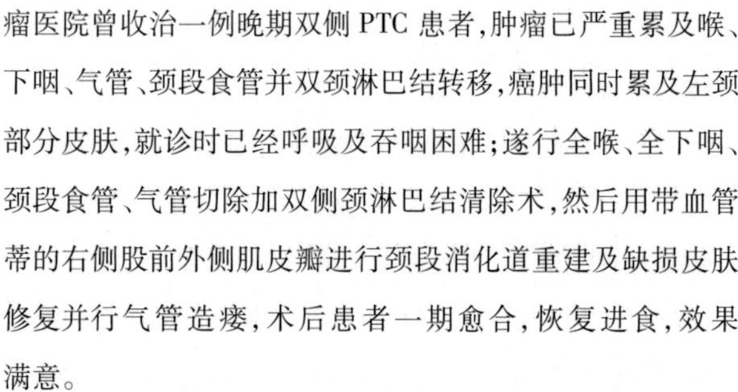

瘤医院曾收治一例晚期双侧 PTC 患者，肿瘤已严重累及喉、下咽、气管、颈段食管并双颈淋巴结转移，癌肿同时累及左颈部分皮肤，就诊时已经呼吸及吞咽困难；遂行全喉、全下咽、颈段食管、气管切除加双侧颈淋巴结清除术，然后用带血管蒂的右侧股前外侧肌皮瓣进行颈段消化道重建及缺损皮肤修复并行气管造瘘，术后患者一期愈合，恢复进食，效果满意。

(2) 颈部淋巴结的处理：文献显示约 20%~90% 的 PTC 患者在确诊时即存在颈部淋巴结转移，多发生于中央区。28%~33% 的颈部淋巴结转移并不是在术前影像学和术中发现的，而是在预防性中央区淋巴结清除(central compartment neck dissection)后才明确诊断，并由此改变了 PTC 的分期和术后处理方案。因此，应结合术前及术中的危险评估，在有技术保障的情况下，原发灶手术同时行预防性中央区淋巴结清除(图 13-1-27)，要求手术医师熟练掌握喉返神经以及甲状旁腺的显露及保留技巧，这是减少中央区淋巴结清除术后并发症的关键。同时，建议在行中央区淋巴结清除时，注意左右侧解剖结构的区别，不应遗漏右侧喉返神经深面的区域。

中央区淋巴结清除术的范围上界至甲状软骨，下界达无名动脉，外侧界为颈动脉鞘内侧缘，包括气管前、气管旁、喉前(delphian)淋巴结等。

颈侧区淋巴结一般不建议进行预防性清扫，PTC 颈侧区清扫(lateral neck dissection)的适应证为术前或术中证实有颈侧区淋巴结转移。对部分临床颈部中央区淋巴结转移(cN1a)患者，应根据Ⅵ区转移淋巴结的数量和比例、PTC 原发灶的位置、大小、病理分型和术中对非Ⅵ区淋巴结的探查情况等进行综合评估，行择区性颈部淋巴结清除术。

侧颈区淋巴结清除术的范围上至二腹肌，下至锁骨上，内侧界为颈动脉鞘内侧缘，外界至斜方肌前缘，包括Ⅱ~Ⅴ区的淋巴结和软组织。

关于手术方式，应以功能性颈淋巴结清除术(简称颈清术)为主(图 13-1-28)，根据术中具体情况决定胸锁乳突肌、颈内静脉、副神经、颈外静脉、肩胛舌骨肌、颈丛神经及耳大神经、枕小神经等的保留与否，但必须强调的是一定要遵循肿瘤外科的原则，不可随意缩小手术范围。在双侧颈清术中应尽量保留一侧颈内静脉，否则要保留一侧或双侧颈外静脉，以保证脑血液回流。如双侧侧颈淋巴结转移较多需行双侧颈清术，建议分期进行。而且手术时期也要选择好，如分期行双侧全颈清术应间隔 3 个月或以上；如确实需要同期行双侧全颈清术时，更应注意颈内静脉的保留，术后减少保留侧的加压包扎以免影响血液回流，并应注意双侧迷走、交感、膈神经及喉返神经的保留和保护。上纵隔淋巴结转移的患者，多可于颈部低位切除，必要时应作胸骨劈开以清除该处的淋巴结。

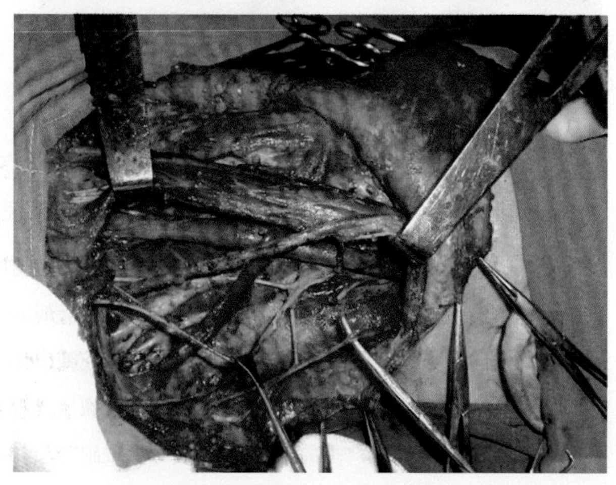

图 13-1-28 多功能保留侧颈淋巴结清除术

2. ^{131}I 治疗 ^{131}I 治疗是 PTC 术后一种重要的辅助治疗手段，是利用部分 PTC 具有吸碘功能的特点，将放射性碘高度浓聚于肿瘤组织中，达到杀死癌细胞的目的。^{131}I 治疗包含两个层次：一是采用^{131}I 清除 PTC 术后残留的甲状腺组织（^{131}I ablation for thyroid remnant），简称^{131}I 清甲；二是采用^{131}I 清除手术不能切除的 PTC 患者转移灶，简称^{131}I 清灶。其治疗详见本章第三节。

3. 内分泌抑制治疗 PTC 术后 TSH 抑制治疗是指手术后应用甲状腺激素将 TSH 抑制在正常低限或低限以下，甚至检测不到的程度，一方面补充 PTC 患者所缺乏的甲状腺激素，另一方面抑制 PTC 细胞生长。TSH 抑制治疗最佳目标值应满足：既能降低 PTC 的复发、转移率和相关死亡率，又能减少外源性药物导致的副作用。根据 PTC 患者的肿瘤复发危险度和 TSH 抑制治疗的副作用风险，制订个体化治疗目标；根据双风险评估结果，建议在 PTC 患者的初治期（术后 1 年内）和随访期中，设立相应 TSH 抑制治疗目标。详见本章第四节。

4. PTC 的辅助性外照射治疗或化学治疗 侵袭性 PTC 经过手术和^{131}I 治疗后，外照射治疗降低复发率的作用尚不明确，不建议常规使用。下述情况下，可考虑外照射治疗：①以局部姑息治疗为目的；②有肉眼可见的残留肿瘤，无法手术或^{131}I 治疗；③疼痛性骨转移；④位于关键部位、无法手术或^{131}I 治疗（如脊椎转移、中枢神经系统转移、某些纵隔或隆突下淋巴结转移、骨盆转移等）。PTC 对化学治疗药物不敏感。化学治疗仅作为姑息治疗或其他手段无效后的尝试治疗。

5. PTC 的靶向药物治疗 随着对甲状腺癌分子机制研究的不断深入，越来越多的靶向药物开展了针对甲状腺癌的临床试验。酪氨酸激酶抑制剂（tyrosine kinase inhibitors，TKIs）是目前在甲状腺癌中研究最多的靶向治疗药物。目前，国家食品药品监督管理局（CFDA）已批准口服多激酶抑制剂索拉非尼（多吉美）用于治疗局部复发或转移的进展性的放射性碘难治性（RAI）分化型甲状腺癌。详细情况请参考本书靶向治疗一章。

七、预后

PTC 是低度恶性肿瘤，总体预后良好，10 年生存率可超过 95%。尽管大多数 PTC 患者预后良好、死亡率较低，但是约 30% 的 PTC 患者会出现复发或转移，其中 2/3 发生于手术后的 10 年内，有术后复发并有远处转移者预后较差。

对于选择严密观察的 PTC 患者，尤其是低危 PTMC，随访的目的在于确定是否发生肿瘤进展，是否需要及时行手术治疗。对手术治疗的 PTC 患者进行长期随访的目的在于：①对临床治愈者进行监控，以便早期发现复发肿瘤和转移；②对 PTC 复发或带瘤生存者，动态观察病情的进展和治疗效果，调整治疗方案；③监控 TSH 抑制治疗的效果；④对 PTC 患者的某些伴发疾病（如心脏疾病、其他恶性肿瘤等）病情进行动态观察。

以往对 PTC 死亡和复发危险度的评估，多为初始治疗结束时的单时点静态评估。近年来，国内外专家提出根据患者对治疗的反应，进行“连续危险度评估”，建立 PTC 的动态危险度评估模式，以指导后续治疗及随访。详见本章第五节。

（高 明 赵敬柱）

13

第二节 甲状腺滤泡癌

甲状腺滤泡癌（follicular thyroid cancer，FTC）是一种显示滤泡细胞分化，但缺乏乳头状癌特征的甲状腺恶性上皮来源肿瘤，与甲状腺乳头状癌同属于分化型甲状腺癌（DTC），是甲状腺癌第二种常见的组织学类型。目前全球 FTC 患者比重约占所有甲状腺癌的 9%~40%，其结果差异取决于人种、摄碘情况以及甲状腺乳头状癌滤泡亚型作为子诊断的应用等因素，例如文献报道低碘地区甲状腺滤泡癌相对偏多。美国 SEER 数据库统计 1992—2012 年间的甲状腺癌患者，发现 75，992 名患者中 25.7% 为甲状腺滤泡癌，而我国的 FTC 占比以往为 10%~15%，但近年来有逐渐下降趋势。

一、流行病学及病因学

FTC 可发生于任何年龄，但以中老年居多，发病高峰年龄为 40~60 岁，女性患者数约为男性的 3 倍。意大利的一项针对 4187 名 DTC 患者的队列研究发现，在 1969~1990 年间，FTC 患病率为 19.5%，而在 1990 年以后 FTC 的患病率下降至 9%。FTC 患病率的下降可能与近几年碘预防策略的实施相关。一项法国的流行病学研究结果同样显示，从 1983 年到 2000 年 FTC 的发病率呈小幅下降，男女下降的比例分别是每年 2.2% 和 0.5%。

碘缺乏一直被认为是 FTC 的高发因素，在加碘饮食地区和碘缺乏地区，FTC 发病率分别为 5%及 25%～40%。在意大利西西里岛周边，甲状腺癌的相关风险在碘缺乏人群与碘充足人群之间的比值是 1.4∶1。流行病学研究表明，无论是针对地区人群的流行病调查结果，还是针对人群迁移的分析，增加碘的供应都会在人群中产生从 FTC 向 PTC 转变的趋势。然而，由于技术和成本原因所限，目前所有与碘的状态相关的 FTC 和 DTC 的流行病学数据都缺乏对照组或其他相关变量的分析，同时基础研究方面也尚未获得有力的相关证据。

近年来，通过分子检测发现一部分 FTC 与 *RAS* 基因突变相关，最高可占 FTC 的 40%～50%，突变位点主要为 *H-RAS* 和 *N-RAS* 基因的第 61 位密码子。值得一提的是，*RAS* 突变同样可存在于甲状腺腺瘤中(20%～40%)，因此在细针穿刺活检标本或组织标本中应用 *RAS* 基因突变进行诊断性检测目前仍有争议。另一方面，*RAS* 突变阴性的 FTC 常可检测到 *PPARG* 基因重排，其中最常见的是 *PAX8-PPARG* 融合，发生率约为 35%。*PPRAG*(过氧化物酶体增殖物激活受体 γ)是类固醇/甲状腺激素受体家族的一个成员，融合基因多数由第 2 和第 3 对染色体之间的平衡易位产生，并导致编码甲状腺特异性配对盒转录因子 *PAX8* 和 *PPARG* 大部分序列之间的融合，另外一个比较少见的融合则是 *CREB3L2-PPARG* 融合。

PAX8 在甲状腺分化过程中发挥重要作用，PPARG 则主要调节细胞周期和细胞凋亡。而 *PAX8-PPARG* 重排除导致 PPARG 过度表达外，该 PAX8-PPARG 嵌合蛋白还会对 PAX8 或 PPARG 正常功能(显性负效应)产生干扰，诱发致癌活性，若该观点被证实，则有望通过使用 PPARG 激动剂来恢复其功能，从而达到治疗目的。虽然 *PAX8-PPARG* 重排目前尚不能用于 FTC 的临床诊断，但研究显示 PAX8-PPARG 阳性的滤泡型腺瘤有一定发生包膜浸润的潜能，因此，如果在 FTC 的细针穿刺中证实这种改变，则提示病理检测时注意检查是否存在包膜和血管侵犯。

二、病理特征

(一)大体表现

大多数甲状腺滤泡癌呈实性，瘤体存在包膜，剖面呈黄褐色或浅棕色(图 13-2-1)。可发生继发性改变，如出血、囊性变。根据包膜是否完整，甲状腺滤泡癌可分两型：①有包膜，但有显微镜下血管和(或)包膜浸润，此型称为包裹性血管浸润型(encapsulated angioinvasive type)(图 13-2-2)。②包膜不完整并明显浸润周围甲状腺膜组织，此型称为浸润型(invasive type)(图 13-2-3)。包裹性血管浸润型滤泡癌肉眼观察像甲状腺滤泡性腺瘤。浸润型滤泡癌切面灰白色，可侵占大部分甲状腺组织并侵出甲状腺包膜外，与周围组织粘连或侵入周围组织如气管、肌肉、皮肤和颈部大血管并常累及喉返神经。

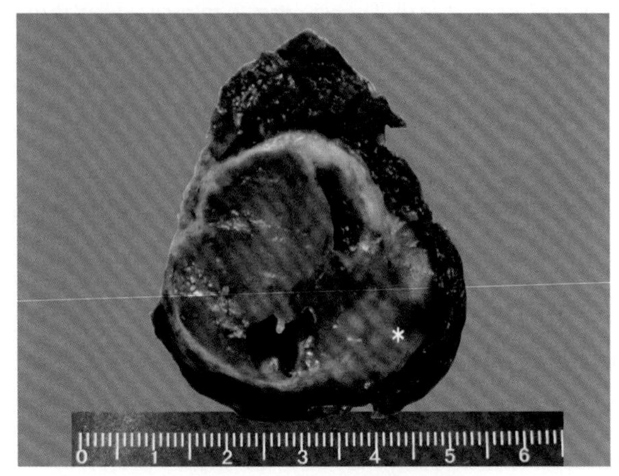

图 13-2-1　甲状腺滤泡癌大体观，可见肿瘤有包膜，剖面黄褐色

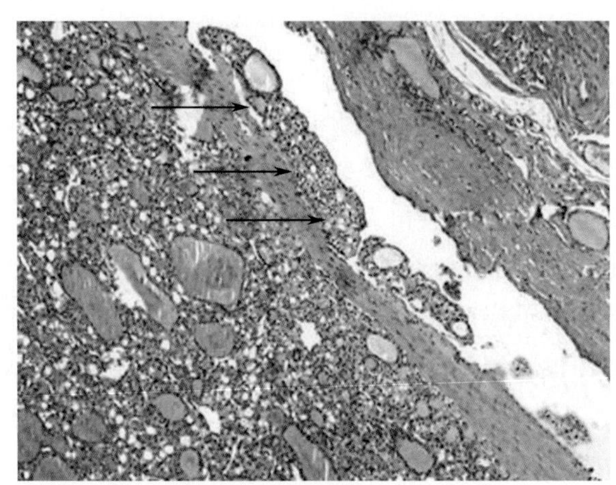

图 13-2-2　微浸润性滤泡癌(包裹型血管浸润型)，肿瘤栓子位于包膜血管内(箭头所示)，表面被覆血管内皮细胞(HE ×100)

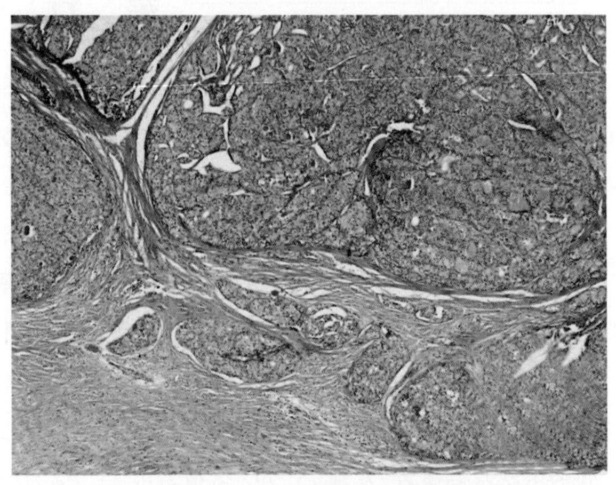

图 13-2-3　广泛浸润性滤泡癌，肿瘤广泛浸润邻近组织和多个血管(HE ×50)

（二）组织学表现

甲状腺滤泡癌以滤泡状结构为主要组织学特征，无乳头状形成，淀粉样物少见。癌细胞一般分化良好，常似正常甲状腺组织，且滤泡中含胶体，有些似甲状腺肿结构，癌细胞可见轻度或中度间变，常见包膜、血管、淋巴管侵犯，癌组织在包膜外浸润性生长。根据滤泡大小，可将甲状腺滤泡癌分为大滤泡型、正常滤泡型以及小滤泡型。呈小梁状或实性排列的肿瘤可称为梁状或胚胎型。

除典型的滤泡癌外，许特莱细胞癌和透明细胞癌为甲状腺滤泡癌的两个特殊亚型。①许特莱细胞癌：形态与许特莱细胞腺瘤相似，具有丰富的嗜酸性胞浆，因线粒体积聚而呈颗粒状，有包膜、血管和（或）邻近甲状腺实质浸润或有卫星结节形成。过去研究认为该种亚型预后较差，5 年生存率 20%～40%；而新近研究表明组织学特征能准确地预测许特莱细胞的行为，无浸润的肿瘤可行腺叶切除治疗。②透明细胞癌：罕见，肿瘤由具有透明胞浆的癌细胞构成。癌细胞界限清楚，胞浆内富含糖原。诊断甲状腺透明细胞癌必须先除外转移性肾透明细胞癌和甲状旁腺癌。

三、临床表现

大部分患者的首发表现为甲状腺肿物，肿物生长缓慢，质地中等，边界不清，表面不光滑。早期随甲状腺的活动度较好，当肿瘤侵犯甲状腺邻近的组织后则固定，可出现不同程度的压迫症状，表现为声音嘶哑，发声困难，吞咽困难和呼吸困难等。与 PTC 相比，FTC 发生颈部和纵隔区域淋巴结转移较少，约 8%～13%，远处转移则较多，可高达 20%以上，以肺部和骨转移为常见，其他脏器如脑、肝、膀胱和皮肤等也可累及。骨转移灶多为溶骨性改变，较少出现成骨性改变，少部分患者则以转移症状，如股骨、脊柱的病理性骨折为首发表现（图 13-2-4）。

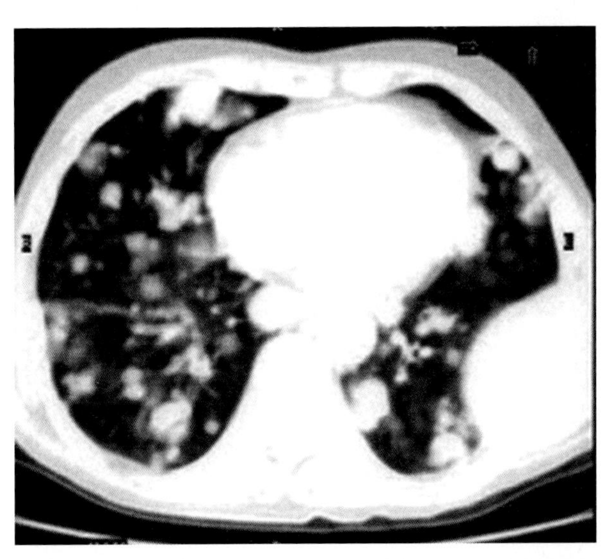

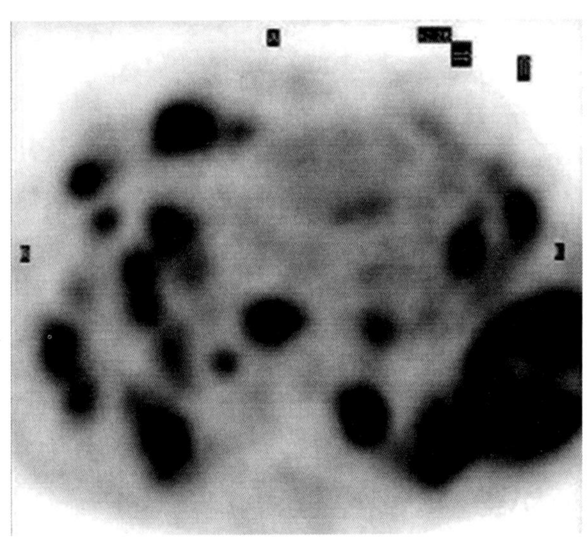

13

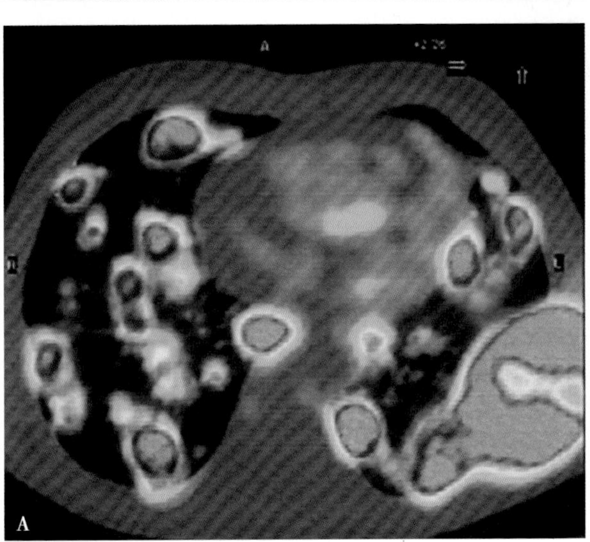

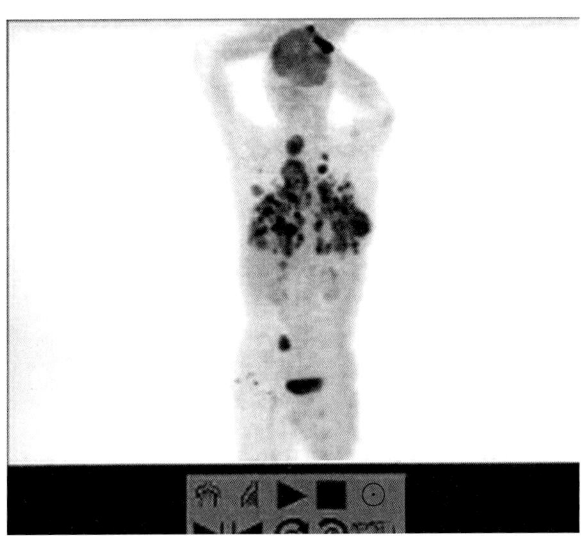

13

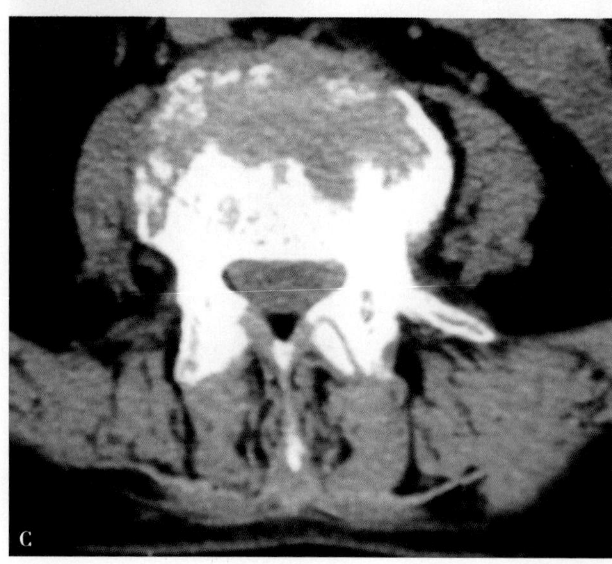

图 13-2-4　甲状腺滤泡癌患者，肺及椎体转移
A. 累及肺部；B. 累及椎体（PET 融合）；
C. 累及锥体（CT）

四、临床分期

见本章甲状腺癌的TNM分期一节。

五、诊断

术前诊断甲状腺癌除了病史、体征、常用辅助检查外，术前超声检查是极有参考价值的诊断方法。有助于确定病变的部位、大小、数量、范围，以及性质、淋巴结有无转移等。但目前临床上对于术前诊断FTC较为困难，原因在于：①对于早中期FTC患者，其肿瘤的彩色超声多普勒声像特征与甲状腺良性肿瘤，尤其是滤泡性腺瘤极为相似，并多伴有液化或囊性成分（图13-2-5）；②超声和术前细胞学检查均无法灵敏地发现包膜和血管的微浸润，特别是微小浸润型FTC，很难从细胞形态和结构上与腺瘤进行区分；③目前仍未发现有效针对FTC的分子生物学标志可用于临床诊断。即使是术中冷冻组织学检查也无法完全克服以上问题，因此导致术前甚至术中FTC的诊断率远低于PTC，从而对FTC治疗方案的早期确立造成困难。

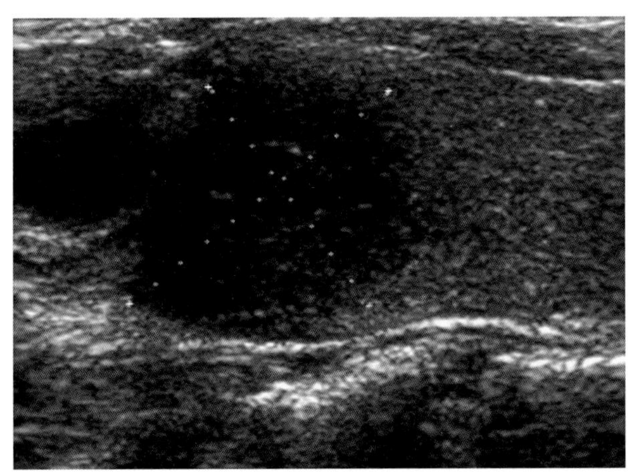

图13-2-5　甲状腺滤泡癌超声影像学图像

六、治疗

基于FTC的术前诊断率显著低于PTC，且预后仅比PTC稍差这两方面原因，目前在设定治疗策略时，通常把FTC和PTC一起归入分化型甲状腺癌（DTC）的范畴同等看待，原则上均以手术为主，根据需要辅以核素治疗和生物靶向治疗。

原发灶方面，根据2015年美国甲状腺协会（ATA）针对甲状腺肿瘤的临床指南，低危型的FTC（即T1～T2、仅存在局限性包膜浸润，血管微浸润小于4处、cN0）可选择单侧腺叶作为初始手术方案；而对于具有广泛血管浸润、cN1以及被证实有远处转移的高危型患者，则需要行全甲状腺切除术，术后辅以核素治疗。

淋巴结转移病灶方面，对于术前考虑cN1的患者应视淋巴结所处部位行侧颈清扫术或双侧中央区淋巴结清除术，对于颈侧区cN0的患者，常规不行颈淋巴结清除术。目前的争议主要集中在预防性中央区淋巴结清除的指征方面，产生争议的原因在于：①中央区淋巴结术前评估的准确率较低；②在患者预后方面，预防性中央区清扫尚未获得强有力的循证医学证据。因此，现在各大临床指南均建议仅在分期较晚（T3/4、N1b）的FTC患者中考虑行预防性中央区淋巴结清除术。

需要注意的是，对于FTC来说，包膜浸润和血管浸润为评价FTC预后从而设计治疗方案的最重要因素，但在大多数患者中是否存在肿瘤外侵和浸润需要由术后石蜡病理检查来确定。因此临床上面临最常见的问题并非术前的手术方案选择，而是在获得石蜡病理报告后，决定是否需行补充性的健侧甲状腺叶切除术。考虑到FTC较高的远处转移率，其对术后核素治疗的需求较大，因此目前建议对除低危型FTC以外的患者行补充性健侧甲状腺切除术，并同期行中央区淋巴结清除术。

与PTC相同，FTC肿瘤细胞常保留摄碘的功能，因此可在甲状腺全切术后行辅助性核素治疗。同时由于FTC远处转移率较高，核素治疗的总体获益较PTC更高。通过回顾近年有关不同复发风险分层患者经^{131}I治疗获益的研究，目前各大临床指南对高危型FTC患者强烈推荐术后核素治疗，对低危分层患者则不推荐行该治疗。对于碘难治性的晚期FTC患者，以往尝试放疗或化疗，但疗效欠佳。近年来分子靶向药物的问世为甲状腺滤泡癌的治疗带来了福音，基于两项大型Ⅲ期临床试验的结果，索拉非尼和乐伐替尼已分别于2013年和2015年被FDA批准用于局部晚期或转移性放射性碘难治性DTC的治疗。图13-2-6显示了经天津医科大学肿瘤医院治疗的一例甲状腺滤泡癌肺转移患者，经^{131}I治疗无效后应用索拉菲尼一疗程后，转移灶明显减少，效果相当明显，因此靶向治疗为此类患者提供了一个很好的治疗方法。

对于孤立的骨转移病灶可行手术彻底切除，可使生存率提高。无法切除的痛性病变也可考虑放射性碘、射线照射及动脉栓塞等治疗。这些方法主要是缓解骨性疼痛，并不是治疗甲状腺癌本身。脑转移见于晚期老年患者，预后较差。中枢神经系统的转移病变不论对放射性碘的吸收如何，均可手术切除或行X刀、伽马刀及射波刀等治疗，因可使生存时间明显延长。国外文献资料显示射频消融法治疗甲状腺滤泡癌转移灶（尤其是骨转移灶）取得较好疗效，将来或可成为治疗甲状腺滤泡癌转移灶的重要方式之一。

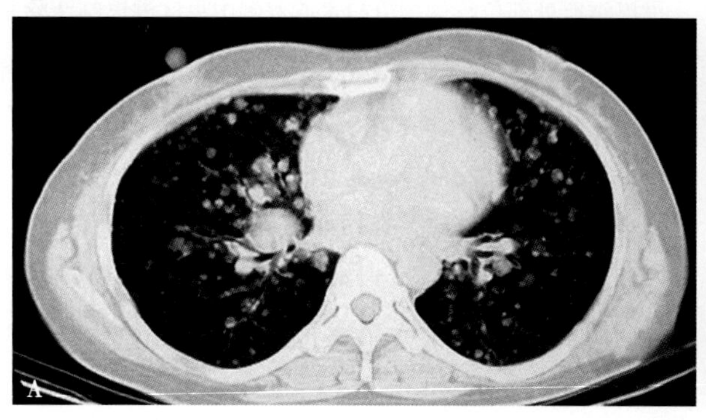
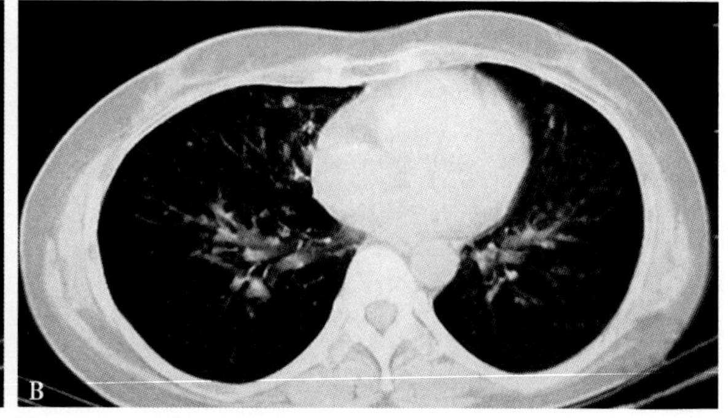

图 13-2-6 索拉非尼治疗甲状腺滤泡癌肺转移
A. 治疗前；B. 治疗后

术后 TSH 抑制治疗策略同 PTC，详见本章第四节。

七、预后

本病属低度恶性肿瘤，总体预后良好，但较甲状腺乳头状癌稍差。对于不存在血管浸润或仅存在血管微浸润的低危型 FTC 患者，复发率仅为 0~7%，报道的 10 年生存率最高超过 90%；包膜完整的、仅出现血管微浸润的（转移灶数量较少且限于囊内血管的）甲状腺滤泡癌复发率约为 0~5%。而血管浸润范围更大者（限于囊内血管但灶数>4 灶或出现囊外血管浸润）提示预后不良。出现大范围血管浸润者预后最差。远处转移是 FTC 患者死亡的主要原因，而对于高危型 FTC 患者，其远处转移率可高达 30%~55%，其 10 年生存率仅为 40%~60%左右。甲状腺滤泡癌预后还与年龄、肿瘤直径、TNM 分期、手术范围以及碘 131 治疗效果等因素有关。45 岁以下患者预后较好，但 60%滤泡癌患者超过 40 岁，其中远处转移为其主要死亡原因。肿瘤局限在包膜内、直径小、TNM 分期较低、手术清扫彻底以及对碘 131 治疗敏感的滤泡癌预后较好。除此之外，滤泡癌细胞分化程度可能也是影响患者预后的因素之一。国外文献显示呈实性、小梁状以及岛状生长的 FTC 存在碘治疗抵抗，提示患者预后不良。随着目前生物靶向治疗的兴起，尤其是免疫相关靶向治疗药物的深入研究，相信将来会有更多的晚期 FTC 患者从中获益。

（嵇庆海）

13

第三节 分化型甲状腺癌的碘治疗

一、概述

放射性碘（radioiodine）治疗分化型甲状腺癌（DTC）是肿瘤靶向性治疗的典范。早在 1946 年，放射性碘-131（^{131}I）就开始用于甲状腺癌的治疗，至今已历经七十余年的考验，被证实是一种安全的放射性核素靶向治疗手段，有效改善了中高危 DTC 患者的总体预后。放射性核素治疗是利用部分 PTC 具有吸碘功能的特点，将放射性碘高度浓聚于肿瘤组织中，达到杀死癌细胞的目的。^{131}I 治疗包含两个层次：一是采用^{131}I 清除 DTC 术后残留的甲状腺组织（^{131}I ablation for thyroid remnant），简称^{131}I 清甲；二是采用^{131}I 清除手术不能切除的 DTC 患者转移灶，简称^{131}I 清灶。

二、治疗原理

1. ^{131}I 治疗的原理　甲状腺激素的合成离不开碘和酪氨酸，甲状腺细胞上装备了独特的摄碘工具——钠碘转运体（sodium-iodide symporter，NIS），这使甲状腺可以聚集高浓度的碘来合成甲状腺激素，绝大部分 DTC 表达 NIS 并具备摄碘能力。作为碘的核素，^{131}I 溶液或胶囊经口服进入消化系统并被快速吸收入血后，其可以高选择性地被甲状腺组织或 DTC 细胞摄取，并通过放射性衰变释放 β 射线引起靶细胞水肿、变性、坏死，从而将残余甲状腺及癌灶消灭，达到降低肿瘤复发及转移的目的。^{131}I 衰变发射的 β 射线在组织内平均射程不足 1mm，所以 β 射线的能量几乎全部释放在残余甲状腺组织或转移病灶内，而对周围正常组织和器官的影响极小，达到靶向治疗的目的。

2. ^{131}I 治疗 DTC 的生物学基础　DTC 起源于甲状腺滤泡上皮细胞，主要包括甲状腺乳头状癌（PTC）和甲状腺滤泡癌（FTC），少数为 Hurthle 细胞肿瘤。大部分 DTC 分化较好，部分保留了甲状腺滤泡上皮细胞摄取碘、分泌甲状腺球蛋白及依赖促甲状腺激素（TSH）生长的生物学特性，故可以采用放射性^{131}I 作为 DTC 术后重要的治疗手段。

3. ^{131}I 的基本物理化学性质　^{131}I 是一种放射性核素，其化学性质与元素 I 相同。^{131}I 原子核内有 78 个中子，而碘的稳定性核素原子核内只有 74 个中子。^{131}I 是人工裂变产物，正常情况下在自然界中不会存在，半衰期为 8.0 天，发射 β 射线（99%）和 γ 射线（1%）。β 射线最大能量为 0.6MeV，主要 γ 射线能量为 0.4 MeV。^{131}I 的主要摄取器官是甲状腺，在人体的有效半衰期为 7.6 天。^{131}I 在放射性工作场所空气中和露天水源中的最大容许浓度分别为 0.3 和 22 Bq /L。

三、清甲治疗

1. 清甲治疗（remnant ablation），即采用^{131}I 清除甲状腺全切或次全切手术后残留的甲状腺组织。

2. 清甲治疗的目的和意义：①清甲治疗后的^{131}I-WBS（Rx-WBS）及 SPECT/CT 融合显像可发现术后^{131}I 治疗前评估中未发现的摄碘局部淋巴结转移甚至远处转移病灶，从而改变 DTC 的 TNM 分期和复发风险分层，指导后续治疗及随访；②清除甲状腺全切或次全切手术残留的甲状腺组织，以便于在随访过程中通过血清 Tg 水平或^{131}I 全身显像（whole body scan，WBS）监测病情进展；③有可能起到辅助治疗（adjuvant therapy）的目的，即清除术后可能残存的癌细胞，包括隐匿于术后残余甲状腺组织的微小癌病灶、已侵袭到甲状腺外的隐匿转移灶，以降低复发及肿瘤相关死亡风险；④清甲治疗也是清灶治疗的前提，因残余甲状腺组织的摄碘能力往往高于 DTC 转移病灶，故清甲治疗的完成有利于之后^{131}I 治疗时转移病灶更有效地摄碘，为清灶治疗打好基础。

3. 清甲治疗适应证　对于^{131}I 清甲治疗，应根据患者 TNM 分期情况选择性实施（表 13-3-1）。对于术后患者应根据病理结果、是否有周围组织侵犯、淋巴结转移、远处转移等综合评估。

表 13-3-1　根据 TNM 分期对 PTC 患者是否行^{131}I 清甲治疗的推荐

TNM 分期		对^{131}I 清甲治疗的临床解读
T1	癌灶≤1cm，局限于甲状腺内	不建议^{131}I 治疗
	癌灶 1~2cm，局限于甲状腺内	不建议也不反对^{131}I 治疗
T2	癌灶>2~4cm，局限于甲状腺内	可行^{131}I 治疗
T3	癌灶>4cm	
	年龄<45 岁	应行^{131}I 清甲治疗
	年龄≥45 岁	应行^{131}I 清甲治疗
	癌灶有显微镜下的甲状腺外浸润（不考虑癌灶大小和年龄）	不建议也不反对^{131}I 治疗
T4	癌灶有肉眼可见的甲状腺外浸润（不考虑癌灶大小和年龄）	应行^{131}I 清甲治疗
NX，N0	无淋巴结转移	不建议也不反对^{131}I 治疗
N1	有淋巴结转移	
	年龄<45 岁	可行^{131}I 清甲治疗
	年龄≥45 岁	可行^{131}I 清甲治疗
M1	有远处转移	应行^{131}I 清甲治疗

^{131}I 治疗可显著降低患者的复发及死亡风险，但并非所有 DTC 患者均可从中获益。对于 DTC 术后患者，应根据手术病理特征、血清学及影像学等检查评估是否有周围组织侵犯、淋巴结转移、远处转移，并据此对患者进行术后复发风险分层以把握治疗适应证，进而制订^{131}I 治疗决策。病灶大小、局部侵犯、淋巴结受累程度、分子病理特征如 *BRAF*^{V600E} 突变、术后 Tg 水平等多种因素被纳入到复发风险分层（表 13-3-2）作为评估复发风险及决策的权重因子。

13

表 13-3-2 甲状腺癌复发风险分层

复发风险分层	特征
高危(符合其中之一者)	远处转移(M1); 肉眼可见的甲状腺外侵犯(T4); 癌灶未完全切除; 转移淋巴结最大径>3cm; 伴有4个以上脉管浸润灶的FTC; 术后血清刺激性Tg异常升高(抑制性Tg:>5~10ng/ml)提示远处转移或可疑残存病灶
中危(符合特征之一)	病灶>1~4cm; 高侵袭性组织亚型或血管侵犯; 淋巴结转移个数>5个或受累直径>2~3cm或伴结外侵犯者 *BRAF*基因突变
低危(符合全部特征)	单灶或多灶且癌灶均直径<1cm, 无周围组织侵犯、淋巴结转移及其他侵袭性特征者

基于近期的多项研究,2015年新版美国甲状腺协会(American Thyroid Association,ATA)指南对术后复发风险分层进行了更新。综合各相关指南,[131]I治疗的指征得到更为严谨而规范的把握,高危患者推荐[131]I治疗;中危患者可行[131]I治疗;低危患者在其抑制性Tg水平小于1ng/ml时可不行清甲直接过渡至TSH抑制治疗。

4. 清甲治疗的获益 根据文献资料显示,[131]I清甲治疗使高危组患者的生存情况得到显著改善。

对于中危组患者,年龄>45岁、1cm<病灶<4cm伴有高侵袭性组织亚型或血管侵犯、淋巴结转移个数>5个或受累直径介于2~3cm之间或伴结外侵犯者,[131]I治疗有助于降低复发、改善生存情况,但目前针对该人群大样本前瞻性研究较少,其在降低复发及生存获益方面尚存争议。

13

对于术后无局部及远处结构性病灶存在证据的中危患者,血清Tg和甲状腺球蛋白抗体(TgAb)水平也是指导[131]I治疗决策制订的重要因素。首次[131]I治疗前血清Tg水平,尤其是术后未服或停服左旋甲状腺激素(LT4)情况下的刺激性Tg(postoperative stimulated Tg,ps-Tg)作为DTC患者预后的有效预测因子,在筛选可从[131]I治疗中获益的DTC患者方面具有重要意义。近期的一项meta分析发现ps-Tg在10ng/ml的水平时对DTC无病生存的预测具有较高的灵敏度和特异性,阴性预测值高达94.2%。该研究提示,针对ps-Tg>10ng/ml(TgAb阴性)的DTC患者应积极行[131]I治疗,以期进一步降低复发及转移的风险,改善患者生存状况。

由于低危组患者侵袭性较低,术后复发、转移甚至死亡率均较低,多数研究均显示该部分患者不能通过[131]I治疗取得更好的预后。故对于低危患者,尤其是单灶,癌灶直径<1cm,且无周围组织侵犯、淋巴结转移及其他侵袭性特征者不推荐[131]I治疗,但若从便于采用血清Tg水平及[131]I全身显像进行后续随访的角度,可行[131]I清甲治疗。对于术后ps-Tg可疑升高或颈部超声异常的低危患者也可考虑行[131]I治疗,以兼顾清甲及清除潜在病灶的目的。

5. 清甲治疗禁忌证 妊娠期、哺乳期女性;计划6个月内妊娠者;无法遵从放射防护要求者。

6. [131]I清甲治疗前准备

(1)[131]I治疗前的综合评估

1)甲状腺床的术后评估:[131]I治疗前应首先评估甲状腺是否近全切除以及是否存在可手术切除的病灶,如存在可切除的残存病灶,建议首选手术切除。同时,过多残余甲状腺组织亦会导致清甲效果差,且当同时并存转移灶时,过多残余甲状腺亦会大量摄取[131]I使病灶无法有效摄取[131]I而影响清灶疗效,故此时应以手术切除残余甲状腺为首选。若甲状腺已近全切或转移病灶无法再次手术,或因患者自身状态差、伴有手术禁忌证而无法手术时,方可考虑直接行[131]I治疗。

2)刺激后Tg水平:术后清甲治疗前,刺激性Tg(ps-Tg)水平的高低与肿瘤的术后残留情况以及初始治疗后疾病的缓解、持续、复发密切相关,是[131]I治疗前风险评估及指导治疗决策的指标之一。低水平的ps-Tg预示着较低的复发率及较好的预后,对于甲状腺全切术后T1b/T2N0或淋巴结转移数目<3~5个的N1a中低危DTC患者,若ps-Tg<1ng/ml(无TgAb干扰)且诊断性[131]I全身显像(diagnostic whole body scan,DxWBS)中无甲状腺床外摄碘组织,可直接过渡到TSH

抑制治疗，不需要行^{131}I清甲治疗。有关预测疾病持续或复发的ps-Tg界值点尚未确定，有研究显示，ps-Tg增高的患者^{131}I治疗后WBS发现摄碘性远处转移病灶的可能性增加，甚至可以预测远处转移的存在。异常升高的ps-Tg水平也被作为权重因素纳入高危复发风险分层，并作为进行^{131}I清灶治疗的推荐证据。近期研究显示，ps-Tg亦与^{131}I治疗疗效反应相关，高ps-Tg水平(26.8ng/ml)可用于预测治疗后仍存在结构性病变。

ps-Tg水平受到残余甲状腺组织或甲状腺癌灶大小、血清TSH及TgAb水平、检测方法等因素的影响。近期研究显示，停用LT4后ps-Tg的动态监测有助于进一步区分残余甲状腺与可疑远处转移，如存在远处转移者其ps-Tg变化值(ΔTg)要明显高于存在大量残余甲状腺者。目前尚无明确的ps-Tg最佳界值点用以指导^{131}I治疗决策，因此，ps-Tg尚不能作为术后风险独立的评估因素，应与肿瘤病理特征及颈部超声、WBS等影像学手段相结合，全面地评估患者的疾病状态及预后，制订合理的治疗方案。

3）颈部超声检查：颈部超声可及时发现术后甲状腺残存或颈部淋巴结的转移，为术后后续治疗决策提供制定依据。在^{131}I治疗前评估疾病状态及预后方面，颈部超声与ps-Tg相结合较ps-Tg自身具有更高的预测价值。一项回顾性研究显示，ps-Tg<2ng/ml时对低、中、高危患者经手术及^{131}I治疗后复发的阴性预测值分别为98.4%、94.1%和50.0%，而联合颈部超声后中、高危患者复发的阴性预测值分别升至97.2%和100%。另一项研究也证实了对于中高危患者，颈部超声无异常表现与其低复发率显著相关。这提示颈部超声在^{131}I治疗前评估中是不可或缺的，是对肿瘤侵袭性特征及血清学检查为主的术后危险度评估体系的有力补充，有助于更全面地把握患者疾病状态，指导制订治疗决策。

4）诊断性^{131}I全身显像(DxWBS)：DxWBS可用于：①预先了解是否存在甲状腺床以外的碘摄碘病灶，以及时改变分期及^{131}I治疗策略；②预判断拟治疗靶区如残余甲状腺或转移灶摄碘是否受到外源性碘负荷如增强CT及含碘食物摄入等的干扰，及时避免不必要的^{131}I治疗；③评估前次^{131}I治疗疗效，及时终止无明确获益的再次^{131}I治疗；④在清甲治疗成功后的DxWBS可预判断远处转移灶的摄碘能力，预估病灶的碘难治性可能，以协助制订^{131}I以外的其他治疗方案。有研究提示DxWBS诊断性低剂量^{131}I有可能抑制正常甲状腺组织或摄碘病灶对治疗剂量^{131}I的摄取，导致“顿抑”效应(stunning effect)而影响治疗效果，尚无确切证据证实顿抑效应与^{131}I治疗疗效间的明确关系。研究显示通过采用低剂量^{131}I(1～3mCi)或替代应用^{123}I行DxWBS，以及缩短DxWBS与后续^{131}I治疗时间等可减轻甚至避免DxWBS对^{131}I清甲治疗效果的“顿抑”效应。

5）分子病理特征：近年来分子特征与DTC的侵袭性及复发关系的研究日趋深入，研究显示，*BRAF*^{V600E}基因突变患者的复发及死亡风险明显高于未突变者。同时，病灶的分子特征与其摄碘状况密切相关，*BRAF*^{V600E}基因突变这一分子特征可能与甲状腺滤泡上皮细胞NIS的表达下调及其摄碘能力下降有关。近期一项研究探索了原发灶*BRAF*^{V600E}基因特征与远处转移病灶摄碘能力之间的关系，结果显示高达80%以上的*BRAF*^{V600E}突变者远处转移灶摄碘明显降低，经^{131}I治疗后血清Tg水平无明显下降甚至出现升高现象，这提示*BRAF*^{V600E}突变有助于预测患者远处转移病灶的不摄碘特征及碘难治状况，并在^{131}I治疗前预估患者对治疗的反应及预后。但对行清甲治疗的非远处转移性PTC患者，*BRAF*^{V600E}突变与否并未影响其清甲治疗的疗效反应。

TSH准备：^{131}I治疗前应升高TSH水平至30mIU/L以上，以促进甲状腺滤泡上皮细胞或DTC肿瘤细胞胞膜上表达的NIS对^{131}I的摄取。升高TSH水平的方法有两种：①术后未服或停服左旋甲状腺激素(LT4)；②给予外源性重组人促甲状腺激素(rhTSH)。停服LT4的时间为术后未服LT4 3～4周或LT3替代治疗至少4周后再停服2周。关于^{131}I治疗前TSH升高水平与长期临床转归的关系尚无定论。近期在中低危DTC患者的研究显示，^{131}I治疗前TSH升至90～120μIU/ml水平时更加有助于患者取得治疗反应。有关rhTSH，近几年多项研究显示，对于分期为T3N0/NxM0的中低危患者群的清甲治疗，^{131}I治疗前注射rhTSH者不仅可取得与停服LT4患者同样较好的临床转归，而且能避免后者导致的甲减等不适，使得患者在围治疗期的生活质量得到显著改善，因此，rhTSH将更适用于因基础疾病不能耐受甲减者或停用LT4后TSH无法升高者的^{131}I清甲治疗辅助。目前针对高危患者^{131}I清灶治疗前注射rhTSH尚缺乏可靠的临床数据的支持，仍需进一步研究和探讨。

（2）低碘准备：稳定的碘与^{131}I均能被正常甲状腺组织及分化较好的甲状腺肿瘤摄取，因此在^{131}I治疗前1～2周应保持低碘饮食(<50μg/d)，即尽可能食用含碘量低或不含碘的食物，这样可以减少体内稳定碘与^{131}I的竞争，并使手术后残留的甲状腺组织及甲状腺癌细胞处于一种“碘饥饿”的

状态，患者此时口服^{131}I会使更多的^{131}I被甲状腺组织或甲状腺癌细胞摄取，从而提高^{131}I治疗的疗效。

禁碘措施通常包括：禁食海带、紫菜、海鱼、复合维生素等含碘丰富的食物或保健品2周以上；禁用碘附、碘酊等含碘外用药物4周以上；由于增强CT造影剂（碘海醇注射液和碘普罗胺等）均含碘，建议增强CT检查后至少2个月再行碘治疗；禁服胺碘酮等含碘药物6个月以上再行^{131}I治疗。因个人体质及代谢等不同，具体还应结合患者的尿碘测定结果把握治疗时机。

（3）育龄女性妊娠试验：实施^{131}I治疗前，对育龄女性需检查其妊娠状态，妊娠者禁行^{131}I治疗。

（4）辐射防护宣教：实施^{131}I治疗前，应向患者介绍治疗目的、实施过程、治疗后可能出现的不良反应及应对措施等，并告知治疗期间及治疗后的注意事项，进行辐射安全防护指导。

^{131}I治疗后注意事项及处置：

1）^{131}I治疗后2~3天口服甲状腺激素尽快缓解甲减症状的同时达到TSH抑制治疗目的；治疗后3~7天行^{131}I治疗后显像，以便及时了解残余甲状腺、转移灶摄碘情况，更加准确地了解分期，以便于确定后续治疗策略。

2）告知患者围^{131}I治疗期内放射防护注意事项，如多饮水、勤排尿排便，保持大便通畅，如厕后冲洗马桶2次以尽快排出体内未摄入靶部位的^{131}I及减少对自身及周围人群的辐射损害；

3）^{131}I治疗后2周之内与周围人群保持1米以上的距离，妊娠妇女和儿童时间更长，至少4周，以减少对周围人群的辐射；

4）^{131}I治疗后女性DTC患者6~12个月内避免妊娠，男性6个月内避孕；

5）^{131}I治疗后2~3个月定期随诊血清学TSH、Tg、TgAb水平及颈部超声等影像学检查，及时调节甲状腺素剂量，并监测病情进展，以便及时应对病情变化。

（林岩松）

四、分化型甲状腺癌复发灶及转移灶的碘治疗

DTC复发通常定义为DTC患者经初次治疗后在随访或监测过程中所发现的新增DTC癌病灶，这些病灶或可为初次治疗后残留病灶持续存在并进展或为隐匿病灶被后续检查发现，或为新发病灶。DTC的局部复发可见于甲状腺残留组织区域、颈部软组织和（或）淋巴结。DTC远处转移通常指在颈部以外区域出现的转移性病灶，其中常见的远处转移为肺和骨骼等。DTC远处转移是该病重要的致死因素或关键性的预后不良因素。

部分DTC复发和转移性病灶保留有不同程度摄取碘和滞留碘的功能，因此这些癌灶也可摄取^{131}I且^{131}I在DTC癌细胞内滞留。^{131}I释放的中等能量β射线可对DTC病灶形成电离辐射作用，直接导致部分癌细胞变性和凋亡，使患者病情得以缓解。一些DTC病灶因摄取^{131}I显著且对辐射敏感性高，可被较大剂量的^{131}I清除。

与前述^{131}I清甲治疗的内涵有所不同，采用较大剂量^{131}I治疗DTC复发灶和转移灶是为消除病灶或控制病情进展，临床上也常将该治疗简称为^{131}I清灶治疗。长期的临床实践显示，^{131}I清灶治疗在总体上有助于改善DTC患者的预后，但个体差异显著。其疗效与DTC病灶摄取^{131}I的程度、^{131}I在病灶中的滞留时间及病灶对^{131}I的辐射敏感性直接相关，其他重要的相关因素包括患者年龄、转移灶的大小和部位等。年轻患者获得治愈或缓解的可能性较大，软组织转移和肺部较小的转移灶易被^{131}I清除；但如果DTC转移灶较大、合并有严重的局部侵犯或有骨质破坏的骨转移灶，即使病灶明显摄取^{131}I，其疗效也有限。如病灶没有明显的^{131}I摄取，预示^{131}I治疗基本无效，此时应考虑手术治疗或在TSH抑制治疗中进行密切的临床观察或靶向治疗等。

1. ^{131}I清灶治疗前准备　^{131}I清灶治疗前的患者准备要求基本类似于前述的^{131}I清甲治疗，包括低碘饮食、停用甲状腺激素制剂促进血液中TSH升高；在实施治疗前1~2日做好必要的实验室检查（血常规、肝肾功能检测等），甲状腺血清学指标检测和相关的影像学检查以明确DTC复发和转移的临床诊断及鉴别诊断。对患者要进行必要的^{131}I辐射安全防护指导等。

实施^{131}I清灶治疗要对患者的病情进行综合评估。对已接受过^{131}I清甲治疗的患者，宜仔细回顾清甲治疗后的^{131}I-全身扫描（^{131}I-WBS）图并分析随后的动态病情变化，权衡^{131}I清灶治疗给DTC患者可能形成的利弊，制订稳妥恰当的治疗计划。^{131}I清灶治疗的辐射剂量较大，对辐射防护要求应更严格。

2. 淋巴结转移病灶的治疗　颈淋巴结是DTC复发和转移中最常见的部位。^{131}I治疗是有效控制部分DTC淋巴结转移的可选方法，前提是这些转移灶能明显摄取^{131}I。不过，临床上评判颈部异常摄^{131}I灶是否为淋巴结转移存在一些不

确定性，影响因素主要包括：①如术后残留甲状腺组织较多，其摄取^{131}I过多，在清甲后^{131}I-WBS图上往往仅看到残留甲状腺组织的影像（优势摄取），无法明显辨识是否存在颈淋巴结摄^{131}I（尤其较小的淋巴结转移）。②术后无或很少残留甲状腺组织，甲状腺床以外异常^{131}I摄取在扫描图上易辨识，但对颈部异常摄^{131}I灶一般仅依靠SPECT/CT中的X-CT平扫图进行粗略定位，有时不易明确为淋巴转移或软组织转移或为非特异性摄取。在围^{131}I治疗期（尤其患者体内辐射量较多时）进行其他影像学定位协诊，病理学检查佐证也不实际。③清甲后^{131}I-WBS图上疑似颈淋巴结摄^{131}I病灶，其后直接实施^{131}I清灶治疗（因诸多临床研究不推荐诊断性^{131}I-WBS），在清灶治疗后的^{131}I-WBS图上原疑似摄^{131}I灶可能消失。异常摄^{131}I灶仍持续存在，临床或继续选择再次^{131}I治疗直到异常摄^{131}I灶消失。④在残留甲状腺组织完全消除前，血清Tg水平及变化对于颈淋巴结转移及^{131}I疗效判别可能有限（尤其合并有血清TgAb异常）。简而言之，诸多颈部异常摄^{131}I灶难以获得明确的其他检查尤其病理学的佐证（图13-3-1）。

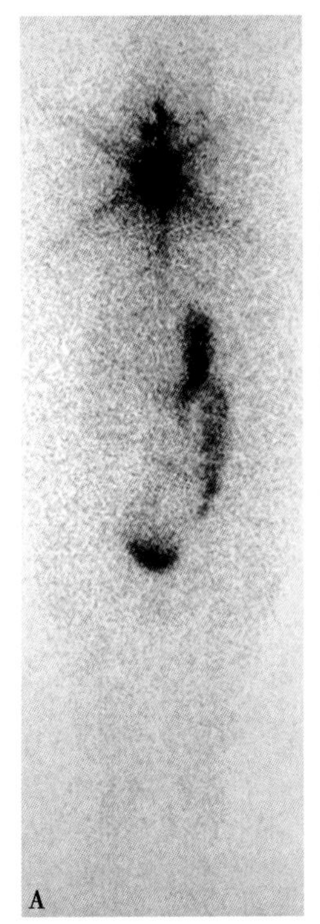
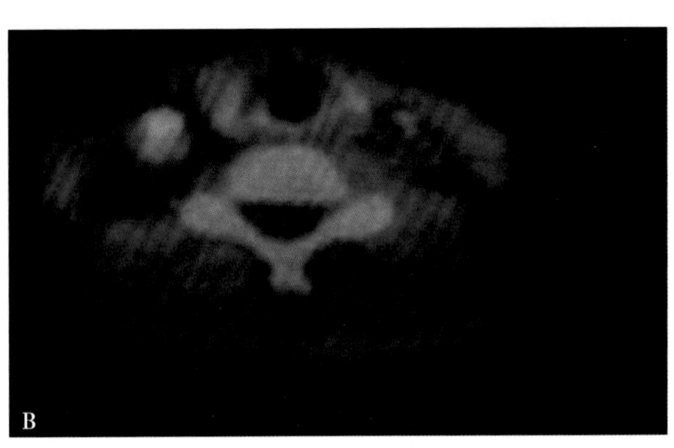

图13-3-1　颈部淋巴结转移

A. 患者，女，42岁。DTC术后2个月，予100mCi ^{131}I治疗。治疗后^{131}I全身扫描图（WBS）显示残留甲状腺组织较多，提示甲状腺床以外颈部异常摄碘灶，但难以确定性质。B. ^{131}I颈部断层扫描（SPECT/CT）显示右颈外侧区异常高摄取灶。仅根据临床判断疑似DTC颈部淋巴结转移，但超声检查未发现该处有异常肿大淋巴结，也没有病理诊断结果证实，该患者血清TgAb异常

临床实践和相关研究显示，多数DTC颈淋巴结转移灶不能明显摄取^{131}I，机制尚不清楚。尤其在^{131}I清甲后的动态随访中，通过超声检查及其他相关检查发现异常颈部淋巴结（可伴有异常血清Tg水平），经细胞学检查和颈部淋巴结清除术后明确为DTC淋巴结转移。

一些较大的颈部淋巴结转移、异常淋巴结内钙化灶明显或伴有液化等情形，在^{131}I-WBS图上常看不到明显的^{131}I摄取。如属局部晚期颈部转移，病灶较大（或为淋巴结转移或为软组织内转移）且侵犯或压迫颈部重要血管、气管等情形，即使转移灶明显摄取^{131}I，疗效也有限，宜考虑先行手术缓解和（或）外放疗或其他辅助治疗缓解病情。

对明显的摄^{131}I颈部转移灶采用^{131}I治疗，单次治疗剂量一般为3.7～5.6GBq（100～150mCi）。如DTC颈部转移与肺骨转移（下述）混合存在，则^{131}I治疗剂量基本按肺骨转移病情决定，不需要额外增减。

3. 肺转移病灶的治疗　DTC肺转移的临床表现呈多样化。常见的情形为单发结节、多发小结节（直径≤1cm）、多发大结节及双肺弥漫性转移等。DTC肺转移中还有一

种特殊类型的肺转移就是^{131}I-WBS上发现肺部有显著的异常^{131}I浓聚灶，但在其他常规影像学检查上没有明显的异常征象。

单纯在^{131}I-WBS上发现肺部异常摄碘灶及肺部存有单发或多发小结节摄碘性转移灶，^{131}I治疗效果显著，许多患者经单次或多次^{131}I清灶治疗后，肺转移病灶几乎完全消失，达到临床治愈。但是，对较大的结节性转移病灶（包括单发和多发），^{131}I治疗效果比较有限，只有部分病灶摄碘，经治疗后肺结节缩小，偶见肺病灶消失病例（图13-3-2）。

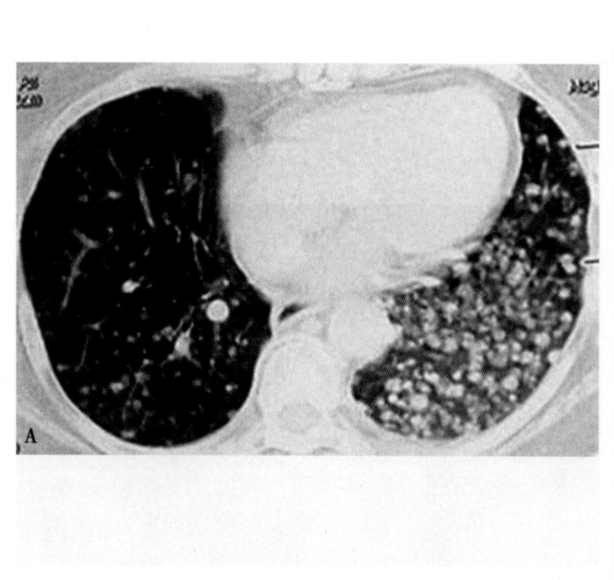

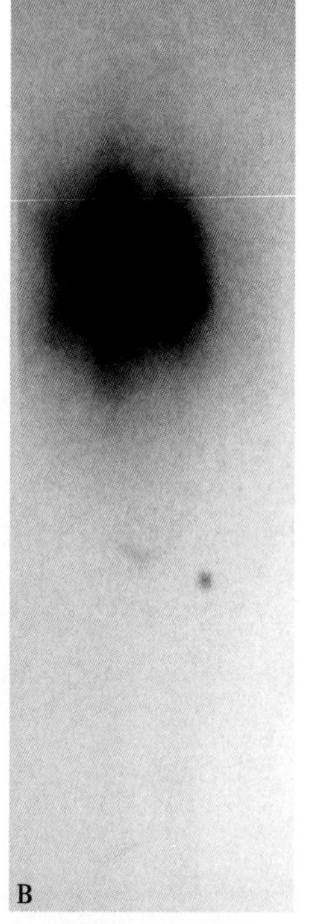

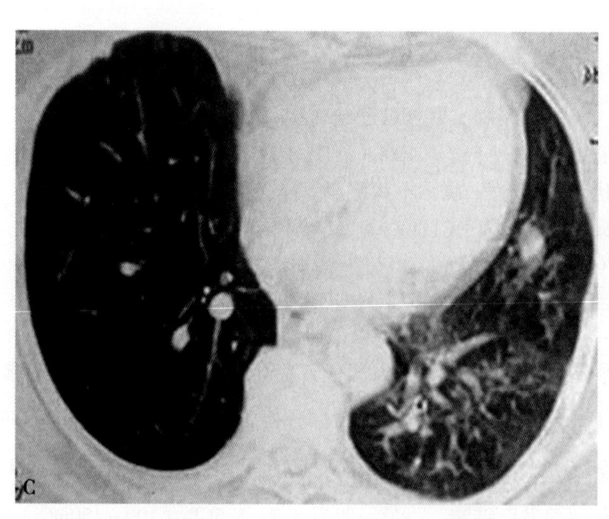

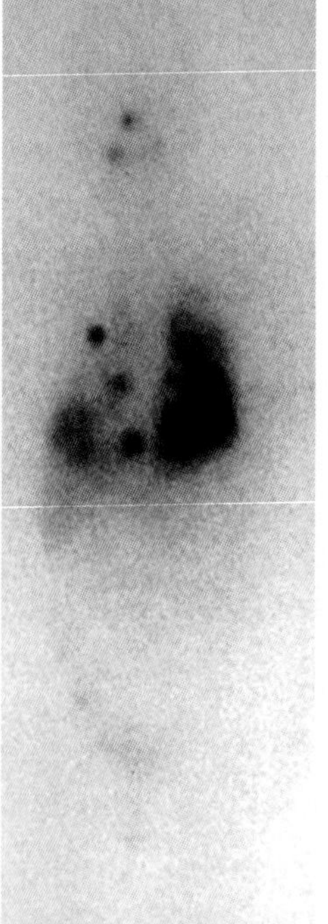

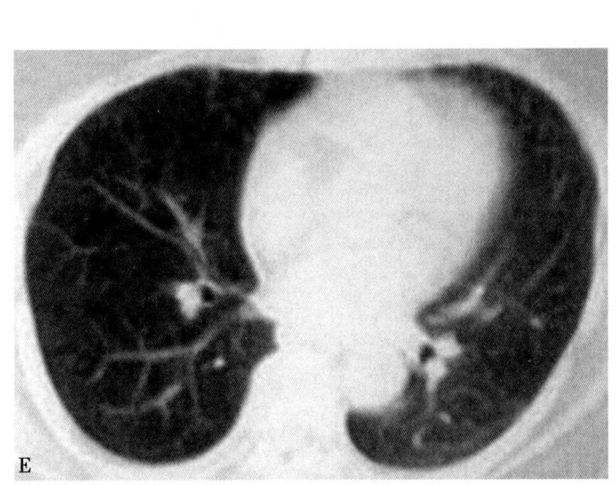

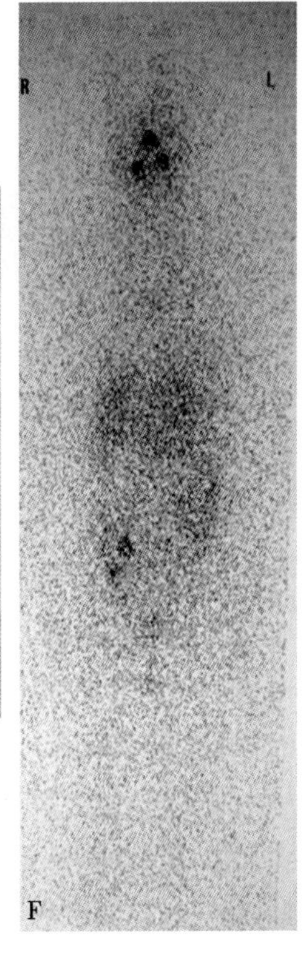

图 13-3-2　甲状腺癌肺转移

A. 患者，女性，52 岁。甲状腺乳头状癌肺转移。X-CT 示双肺多发性小结节，以左肺为甚。

B. 甲状腺全切除术后 1 个月，TSH 1.1mIU/L，血清甲状腺球蛋白 Tg 231.6ng/ml。停左甲状腺素 25 天，TSH>100mIU/L，Tg 4306.2ng/ml。予^{131}I 150mCi 口服，4 天后的^{131}I-WBS 显示肺内大量异常碘摄取。

C. ^{131}I 治疗后 4 个月，X-CT 示双肺多数转移性小结节消失，左肺部分小结节仍存在。TSH 0.1mIU/L，Tg 52.3ng/ml。

D. 再次停左甲状腺素，TSH>100mIU/L，Tg 536.2ng/ml。第二次予^{131}I 200mCi 口服，4 天后的^{131}I-WBS 显示左肺仍有显著异常碘摄取，右肺异常碘摄取明显减少。

E. 第二次^{131}I 治疗后 4 个月，X-CT 示右肺几乎没有小结节可见。左肺少量小结节存在。

F. 再次停左甲状腺素，TSH>100mIU/L，Tg 103.1ng/ml。第三次予^{131}I 150mCi 口服（因外周血白细胞偏低，减少剂量），4 天后的^{131}I-WBS 显示双肺无异常碘摄取。4 个月后，X-CT 肺病灶无变化。TSH 0.1mIU/L，Tg 23.3ng/ml。

13

DTC 双肺弥漫性转移如存在显著的^{131}I 摄取，可采用多次阶段性的^{131}I 治疗。但要注意，由于肺组织受到弥漫性照射，过大剂量累积的电离辐射或可能导致肺纤维化的发生，放射性肺炎偶见；肺转移病灶如^{131}I 摄取多且在病灶中滞留时间长，对患者外周血象的抑制可能性会较大。

^{131}I 治疗肺转移的单次治疗常用剂量为 5.6～7.4GBq（100～200mCi）。儿童的剂量要酌减，前次治疗后，如发现有外周血象显著抑制者也要考虑减少剂量或延长重复治疗的间隔时间或辅以升高外周血象的药物，保障治疗的安全性。

严重的 DTC 肺转移要慎用大剂量^{131}I 治疗，包括有咯血或剧烈咳嗽者、较大转移灶已经压迫气管和支气管（包括已置有支气管支架）、合并有胸腔积液的广泛性肺转移等。另外，在前次治疗后^{131}I-WBS 图未见明显的肺转移灶摄取碘、或^{131}I 治疗后肺转移病情仍呈明显恶化者，不宜再采取进一步^{131}I 治疗。

4. 骨转移病灶的治疗　DTC 骨转移的发生率仅次于肺转移，但^{131}I 治疗骨转移的疗效整体上比肺转移明显下降，仅少数骨转移患者经^{131}I 治疗后转移病灶数量减少或消失。对于具有摄碘表现的骨转移灶，^{131}I 治疗可有助于改善患者的预后或缓解症状，因此对摄碘性的骨转移灶可采用^{131}I 治疗（图 13-3-3）。

对成人的 DTC 多发骨转移，如^{131}I-WBS 图上显示病灶摄碘显著且患者一般情况良好者，^{131}I 单次治疗剂量可适当增加至 7.4～9.3GBq（200～250mCi）。与前述肺转移情形类似，如为儿童或有外周血象显著抑制者，也要考虑减少剂量或延长重复治疗的间隔时间。

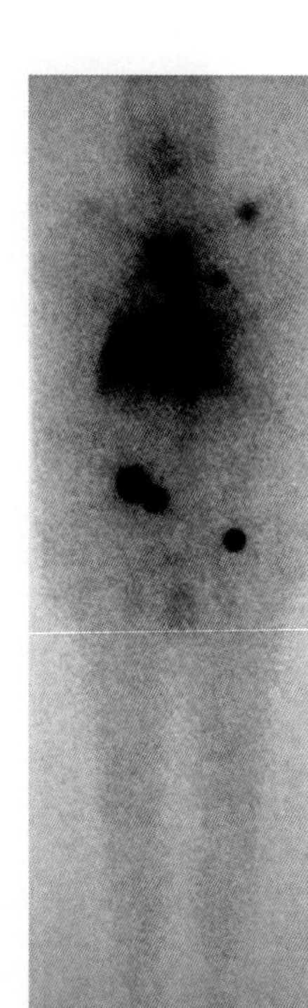

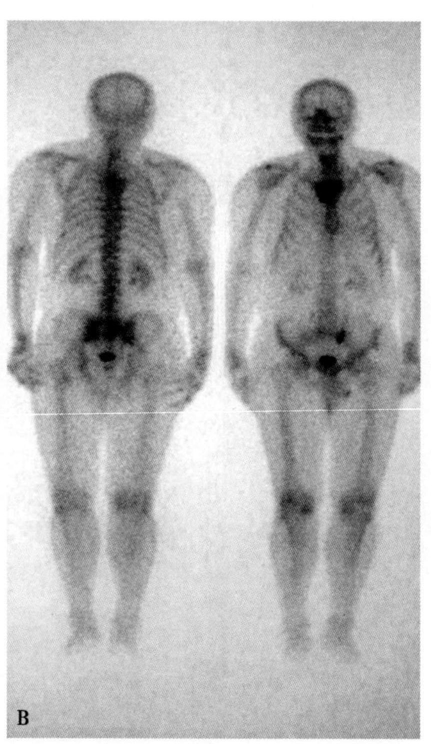

图 13-3-3 甲状腺癌骨转移

A. 患者，男性，64 岁。甲状腺乳头状癌全身多发性骨转移。甲状腺全切除术后 2 个月，停左甲状腺素 25 天，TSH>100mIU/L，Tg>25 000ng/ml。治疗后^{131}I-WBS 显示多发骨转移灶异常碘摄取，包括胸骨、左肩胛骨，左第 5 前肋，第 10 和 11 胸锥，右髂骨和左股骨头部位。B. 全身骨扫描显示，胸骨柄处所示骨转移灶与图 A 胸骨异常摄碘灶一致。但骶骨及骶髂关节处骨转移灶（箭头所示）没有摄取碘

特殊类型的 DTC 骨转移慎用大剂量^{131}I 治疗。如骨转移灶孤立单发，宜先考虑外科手术的可行性，手术切除直接有效（但转移灶血供丰富，手术风险较大）。关键部位的骨转移（如脊神经旁）而且有压迫表现或已有剧烈疼痛表现者，也宜考虑先行手术缓解或以其他治疗（如外照射、血管内栓塞、射频切除、二磷酸盐药物治疗、椎体成形术等）缓解病情。前次治疗后^{131}I-WBS 图未见明显的骨转移灶摄取碘者，则不宜再采取进一步^{131}I 治疗。

13

偶见骨转移经^{131}I 治疗后，局部病灶肿胀致患处疼痛加剧（往往兼有因 TSH 升高导致短期内病情加重）。围^{131}I 治疗期，患处的骨折风险或局部神经压迫的风险也增加。有临床研究推荐同时使用糖皮质激素缓解并发症或减少辐射治疗的不良反应，但后者可能会减低^{131}I 治疗的疗效。

5. 其他远处转移病灶的治疗　DTC 远处转移中以脑转移危险性最大，预后很差。DTC 脑转移多见于进展期老年患者，或经 DTC 初始治疗后的转移灶癌细胞发生去分化或失分化。一旦明确 DTC 脑转移，应优先考虑外科手术切除，或辅以外照射治疗。手术切除脑转移灶后如仍存有残留 DTC 病灶，在综合判断病情和^{131}I 治疗的预期风险后（可考虑先采取诊断性^{131}I-WBS 预判残留脑转移灶的摄取情况），再考虑大剂量^{131}I 治疗的可行性。迄今为止，未见有单纯依靠^{131}I 治愈脑转移灶的案例。

其他 DTC 远处转移的特殊类型包括肝转移、肾转移、肾上腺转移、单灶或多灶性软组织转移。这些转移灶多为 DTC 全身广泛转移中附带表现，很少为单发。如这些转移灶明显摄^{131}I，^{131}I 清灶治疗原则与前述肺骨转移基本一致。

6. 治疗剂量、重复治疗间隔时间及疗效评价　前文已提及，针对不同转移情形下单次^{131}I 清灶治疗的剂量范围，常用为 3.7~7.4GBq（100~200mCi），最多不宜超过 9.3GBq（250mCi）。决定^{131}I 剂量大小目前仍以临床经验为主，参考因素可包括：患者的年龄和体表面积，前次治疗后^{131}I-WBS 图或治疗前诊断性扫描图上复发灶或转移灶摄取^{131}I 的程度以及重要脏器（肝脏、胃肠道等）的非特异性摄取分布，前次治疗期间患者对辐射的敏感性及并发症情况、治疗前后的疗效指标对比分析等综合因素。也有研究根据诊断性^{131}I-WBS 图采取计算法进行较为准确的剂量估算，只是方法比

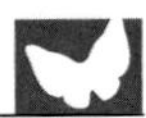

较繁琐，临床实际运用少见。

^{131}I 清灶治疗宜在^{131}I 清甲后至少 3 个月后进行。如清甲治疗时已兼顾了清灶治疗（治疗剂量较大），时间间隔宜较长。^{131}I 清灶重复治疗间隔为 4~8 个月，也可根据病情变化情况延长间隔时间。

评估^{131}I 清灶治疗的疗效的时间和指标选择方面也尚无统一标准，可因患者病情特点及临床经验决定。有临床研究在清灶治疗后 1 个月左右即进行甲状腺血清学检查（主要为调整 LT4 药量）和颈部超声检查，3~4 个月后再采用 CT 和（或）MRI 等检查。治疗有效通常指影像学检查显示转移灶明显缩小、减少或消失，血清 Tg 持续下降（血清 TgAb 阴性）。若清灶治疗后血清 Tg 仍持续升高，或影像学检查显示转移灶增大、增多，或^{18}F-FDG PET 发现新增的高代谢病灶，拟为治疗无效或病情处于进展期。需强调的是，^{131}I-WBS 图明确的异常摄碘转移灶是清灶治疗的基础，但不是疗效判断标准。后续清灶治疗^{131}I-WBS 图上异常摄碘灶减弱或消失，可能为治疗有效或为病灶出现去分化现象（治疗无效）。

经^{131}I 清灶治疗后的随访中，患者血清 Tg 水平与影像学检查不一致较为常见。例如临床上可见到其中一种类型，清甲治疗和（或）清灶治疗后^{131}I-WBS 图上未发现明显的异常摄碘灶，但血清 Tg 持续异常升高。有研究（及相关指南）推荐对这类患者，可经验性给予 3.7~7.4 GBq（100~200 mCi）^{131}I 治疗，如治疗后^{131}I Rx-WBS 发现 DTC 病灶或血清 Tg 水平减低即呈“碘反应性”，可重复行^{131}I 治疗，直至病灶缓解或无反应，此后以 TSH 抑制治疗为主。但此种经验性治疗尚存在争议，有研究显示，未采用^{131}I 经验性治疗的 DTC 患者中，89.3% 的血清 Tg 呈下降趋势。其实在我们的临床实践中，类似现象客观存在。患者血清 Tg 下降可归咎于稍过量的 LT4 药物抑制 TSH（请参阅 TSH 抑制治疗章节）。

^{131}I 治疗 DTC 前后伴随血清 TSH 迅速变化，而多数 DTC 转移的变化（尤其血清 Tg 的变化）与血液 TSH 的关系密切。因此，针对^{131}I 清灶治疗的疗效评判难与 TSH 抑制治疗的联合效能完全分开。

五、碘治疗的并发症及处理

大剂量^{131}I 治疗对 DTC 患者的正常组织器官有不同程度的直接电离辐射损伤，在^{131}I 治疗期需根据病情状况对患者进行密切观察和相应处置。接受大剂量^{131}I 治疗的患者对周围人群形成辐射，患者排泄物中的^{131}I 对环境形成辐射污染。因此需要适当的辐射隔离。另外，^{131}I 治疗前患者须撤用甲状腺制剂 2~4 周使 TSH 上升，形成医源性甲状腺功能减低（人为甲减），短期甲减或可加重患者较严重的伴随疾病。

^{131}I 治疗对 DTC 患者的直接辐射损伤程度主要取决于两个方面：一是单次^{131}I 治疗剂量及多次^{131}I 治疗的累积剂量，以及每次治疗^{131}I 在患者体内的分布及滞留时间；二是患者的年龄及对辐射个体敏感性。迄今为止，尚缺乏充分的前瞻性研究评价大剂量^{131}I 对 DTC 患者随机或非随机辐射损伤效应的危险度。

^{131}I 治疗直接辐射损伤可包括：①短期损伤。常见有：颈部肿胀和咽部不适，上腹部不适甚至恶心和呕吐，全身乏力，口干甚至唾液腺肿胀，外周血象一过性下降。少见有：身体麻木，急性腹痛，呼吸困难，尿痛和血尿，严重肺转移者可出现咳痰增多、痰中带血甚至咯血，骨转移者可出现患处疼痛加剧等。②^{131}I 治疗的中长期损伤。较常见有：慢性唾液腺损伤，慢性胃肠炎，性功能和生殖能力下降。少见有：继发或并发其他恶性肿瘤的几率升高，肺纤维化，骨髓抑制等。

目前临床尚无法准确预测 DTC 患者对^{131}I 治疗的早期敏感性或反应性。通常年幼和年轻患者对辐射敏感，随年龄增加，患者辐射敏感度下降。多次^{131}I 治疗尤其 DTC 转移灶摄取^{131}I 少、而滞留在消化道或尿路的^{131}I 较多者（治疗后的^{131}I-WBS 确定），出现严重不良反应的可能性大（图 13-3-4）。另外，^{131}I 治疗期患者处于甲减状态，合并有慢性病的高龄患者，^{131}I 治疗期的不良反应可能较年轻者显著。对这类患者^{131}I 治疗要审慎，观察需密切，处理须及时。

为保证或提高^{131}I 治疗的安全性，在进行治疗风险评估后及实施^{131}I 治疗前，须指导好患者对^{131}I 治疗隔离期可能出现的并发症进行自我监测和简易处理方法，并建议患者在床边预留可自我管理的药品及简易设施（如供氧设施、专用呕吐物处理袋、吸痰设备或气管套管更换及清洗设施等）。对隔离期无生活自理能力者宜单独辐射隔离，建议在具备完善的医疗应急设施和辐射防护条件下实施^{131}I 治疗。如合并其他严重疾病，^{131}I 治疗有短期内有加重合并疾病的风险。合并其他慢性病如高血压、糖尿病等在确定口服药可控情形下，指导患者在辐射隔离期进行相应治疗。另外，须注意甲减期和^{131}I 治疗隔离期，患者受感染的几率可能增加。

^{131}I 治疗对唾液腺损伤的程度存在个体差异。由于^{131}I 通过口服进入胃肠道后被吸收进入血液，血液中的^{131}I 可被唾液腺（唾液腺体细胞膜上含 NIS 受体）大量摄取并通过唾液腺管分泌到口腔内，且再次吞入后被胃肠道继续吸收，残留甲状腺组织和 DTC 转移灶所摄入的^{131}I 也部分返回血液

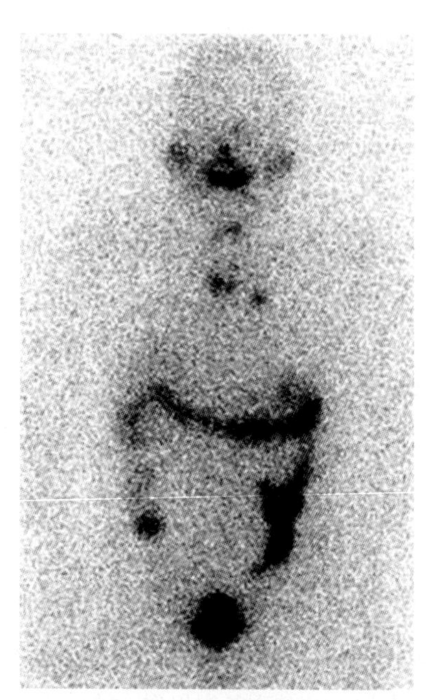

图 13-3-4 ^{131}I 治疗不良反应。治疗后^{131}I-WBS 显示患者纵隔区域少量异常摄取，但是口腔、唾液腺、肠道和膀胱存在大量的放射性分布。^{131}I 治疗期间患者出现胃肠道不适。治疗后两个月出现腮腺肿痛

后，被唾液腺再摄取和分泌入口腔，因此^{131}I 对唾液腺形成持续性的循环照射。唾液腺损伤多见于^{131}I 治疗后数天乃至持续数月，常见的主诉为口干，味觉减弱，有些患者可伴有牙龈肿痛等。少数患者出现单侧或双侧腮腺或颌下腺肿痛。轻度的唾液腺损伤通常不需处理，多数患者逐步自行恢复。影响患者味觉的另一个因素是甲减，此症状在恢复甲状腺制剂一周内逐步缓解。

^{131}I 治疗对患者唾液腺损伤多数呈一过性，永久性损伤罕见。多次^{131}I 治疗后，部分患者可出现唾液腺肿痛，持续的口干和味觉减退。有患者采用中药治疗后缓解。偶见唾液腺分泌管不可逆性阻塞并形成腮腺肿物或颌下腺肿物，需手术处理。

少数患者在^{131}I 治疗后可发生一过性骨髓抑制，常见于^{131}I 治疗后 4~6 周，以后逐渐恢复。残留甲状腺组织过多、转移灶（尤其肺转移）摄取^{131}I 显著且持续时间长是导致患者外周血象指标下降的主要因素。偶见患者外周血白细胞降低持续 1 年以上。^{131}I 多次治疗后，少数患者可出现不同程度的骨髓抑制。

卵巢和睾丸组织中的生殖细胞对辐射敏感性高，不过这些细胞不直接摄取血液中的^{131}I，只是受到血液中、尿路（尤其膀胱）和滞留在结肠的大量^{131}I 照射。偶见附件有 DTC 转移灶或卵巢囊肿变异显著摄取^{131}I，对同侧卵巢形成较大剂量照射。总的来说，^{131}I 治疗对性腺产生的短期和远期影响尚无定论。临床观察显示，^{131}I 治疗前后患者的性功能下降，不过此现象应归咎于多因素影响，包括手术和麻醉创伤的延续，“癌症”引发患者焦虑、恐惧及对生活质量（QOL）预期发生改变，持续的人为甲减及辐射隔离期的性活动限制等。临床观察显示，单次^{131}I 治疗后，多数患者的性功能在^{131}I治疗后数周可得到恢复。尚无前瞻性大样本研究分析多次^{131}I 治疗对患者性腺的短期和长期影响。

部分成年女性在^{131}I 治疗后有月经周期紊乱表现，机制不完全明确。多数月经周期紊乱者在^{131}I 治疗后 1~2 个月自行恢复。完全闭经或需激素调节恢复节律者少见。

关于 DTC 患者术后及^{131}I 治疗后何时可安全生育或受孕，目前无统一意见。^{131}I 治疗后短期内，外周血染色体断片数、微核和微丝数明显增加，但无研究提示^{131}I 治疗后血液中存在持续的染色体异常。有生育能力的低危 DTC 患者，在^{131}I 治疗后至少 6~12 个月（或更长一些）且达治愈标准者，宜正常生育或受孕。临床观察尚未发现^{131}I 治疗后患者生育的子代存在发育障碍、畸变或恶性肿瘤发生率明显升高等。尚无法建立足够的随访资料分析^{131}I 治疗对后代生长发育和恶性肿瘤患病率及生存率的影响。

许多回顾性研究报道显示，^{131}I 治疗后患者继发其他恶性肿瘤的发生率或恶性肿瘤被发现率比正常人群略高，在总体上处于极低水平。早先报道继发性肿瘤多见于白血病和膀胱癌，其中较早研究提示白血病的发生率为 0.5%，高于正常人群。白血病发生率且与^{131}I 累积剂量和^{131}I 治疗间隔期有关，累积剂量控制在 800mCi 内且控制治疗间隔期，白血病的发生率可降至正常人群水平。其他临床观察和个案报道包括有乳腺癌、黑色素瘤、肾透明细胞癌、肺癌等多种类型继发恶性肿瘤。

^{131}I 治疗是否诱发其他恶性肿瘤尚存争议，不确定性因素包括：①除膀胱外，易出现大量^{131}I 生理性分布的区域，如口腔腺体、胃肠、肝脾等，继发性恶性肿瘤发生率未显著升高；②DTC 患者是否存在肿瘤易感基因，导致多种恶性肿瘤好发；③DTC 患者生存期长，随访监测的频率高于正常人群，易早期发现其他恶性肿瘤；④^{131}I 治疗无效者，部分患者会选择外照射治疗和其他治疗，治疗致患者整体免疫功能减低同时，其他类型恶性肿瘤表达和生长几率会有所提高。另外，少数患者的 DTC 是在其他恶性肿瘤诊治过程中被发现。^{131}I 治疗是否导致伴随恶性肿瘤复发或加速病程，尚无法确定。

13

大剂量^{131}I治疗DTC是否需要建立专用的辐射隔离病房以及隔离观察的时间长短仍存有争议。根据目前的法规，如果^{131}I单次治疗剂量超过400MBq(10.8mCi)，应该为患者建立专用的辐射隔离区。辐射隔离的时间至少不低于48小时。

为保证患者以及医疗工作人员的辐射安全，^{131}I治疗场所设计要符合相关法规的要求。给药区的要求包括：①分区设计要符合高活性开放式放射性场所要求。^{131}I给药室与患者治疗候诊区连接，并有足够的屏蔽隔离。区域的辐射防护要符合^{131}I日最大操作量的设计要求。②给药区内应具备^{131}I的存储设施和^{131}I剂量测量仪等，确保操作人员安全及环境安全。③给药区内应具备去除放射性污染的设施和放射性污染测量装置。

住院隔离区的设计和监控基本要求包括：隔离区的患者之间宜有适当的距离防护。为方便应急处理，应设计紧急隔离病室，方便在屏蔽防护下对患者的紧急情况进行处理和处置。宜在病房配备γ辐射剂量仪和表面污染测量仪。有条件病房，宜在出院前测量患者在固定距离(1m和2m处)剂量率。专用病房区的专用放射性下水和污物处理装置需符合相关法规要求。

另外，须在专用病房区配备应急医疗设施，方便对重症患者进行意外情况处理。处理已服用^{131}I患者的医疗意外情况(如突发胸闷气急、呼吸困难、心力衰竭、晕厥、休克、咯血等)，应在恰当的屏蔽保护下实施相应的应急医疗处理。

六、存在的问题

^{131}I治疗DTC复发和转移的理论与实践基础在于DTC细胞能够摄取碘和^{131}I。如病灶没有明显的^{131}I摄取，^{131}I治疗则基本无效。DTC失分化的重要特征之一就是在病程进展中DTC细胞在功能上发生退行性改变，包括癌细胞表面*NIS*基因的转变或表达障碍以及细胞内浓聚、利用碘能力的丧失，使^{131}I无法有效进入DTC细胞内。失分化的过程也是DTC恶性程度增高的表现。

DTC细胞失分化可能与以下因素有关：①经^{131}I或其他放射治疗后，未被杀死的DTC细胞的代谢过程可能因辐射作用的影响发生改变，尤其是Tg的合成和碘代谢易受影响，从而失去摄碘能力。②在^{131}I治疗前就可能存在具有不同摄碘能力的肿瘤细胞克隆，^{131}I治疗选择性地杀死摄碘能力较强的肿瘤细胞，而摄碘能力差的转移灶DTC细胞的形态和功能均发生明显的改变(变异)，细胞摄取^{131}I的功能明显减低，从而进一步失分化。③失分化转移灶的发生率随着年龄的增加也出现逐渐增加趋势，反映了肿瘤随病程的增加其恶性程度由低变高的过程。

(陆汉魁)

第四节　分化型甲状腺癌的内分泌抑制治疗

一、治疗原理

垂体-甲状腺轴是人体内重要的内分泌系统反馈轴。垂体分泌的促甲状腺激素(TSH)能够与甲状腺细胞上的TSH受体结合，一方面促进甲状腺细胞摄碘、合成甲状腺激素、维持人体正常的新陈代谢，另一方面促进甲状腺细胞的增殖和生长。分化型甲状腺癌(DTC)细胞保留了部分正常甲状腺细胞的特性，包括TSH受体的表达，因此TSH也可以刺激DTC的增殖和生长，成为肿瘤进展、复发或转移的病理生理基础。鉴于DTC的这种“内分泌激素(TSH)依赖性”特点，在患者手术后，利用甲状腺激素对垂体TSH的负反馈抑制作用，给予患者足够剂量的甲状腺激素，可以将TSH抑制到某一水平之下，从而避免TSH对可能残存的甲状腺癌细胞生长的刺激，降低肿瘤进展或复发、转移的风险。这就是DTC的内分泌抑制治疗即TSH抑制治疗的基本原理。

二、发展史

最早关于TSH抑制治疗的记载应追溯到1937年。在当年的英国伦敦医学会讲座中，来自外科的Dunhill医生提及两个病例，他们均于儿童期被确诊DTC并接受手术治疗，分别在13岁和22岁肿瘤复发，给予他们大剂量干甲状腺片，其复发病灶逐渐消失。不过，Dunhill医生并未给出治疗的理论依据。20世纪40年代，放射性碘(RAI)被应用于治疗DTC。医生们在临床实践中发现TSH可以刺激甲状腺组织摄取RAI，因此，围RAI治疗期的甲状腺功能减退(甲减)被视为可以增加RAI疗效的“好帮手”；然而，有些医生报道在甲减期间，DTC患者的转移灶快速生长。1954年，出现了第一篇应用甲状腺激素抑制甲状腺癌转移灶生长的正式报道，发表于著名的《柳叶刀》杂志。这是一例37岁、甲状腺癌肺转移的患者，Balme医生给予其左甲状腺素(LT4)片700μg/d，患者对RAI的摄取由56%降至0；停药4周后，RAI

13

摄取回升至 20%；再次给予 LT4 500μg/d，RAI 再次降至 0，肺功能明显改善。Balme 医生在文中提出，LT4 可能通过抑制 TSH，从而抑制甲状腺癌肺转移的进展。

最早在临床中倡导和推广 TSH 抑制治疗的是两位外科医生。1955 年，美国克利夫兰诊所的 Crile Jr. 医生注意到一例甲状腺 Hurthle 细胞癌患者的病情变化，在其伴随甲亢的 2 年中，肺转移稳定；后经 RAI 治疗后该患者出现甲减，转移灶迅速进展后患者死亡。这个病例促使 Crile Jr. 医生产生思考，并提出甲状腺癌和乳腺癌类似，是一种激素依赖性肿瘤，即 TSH 升高可以促进甲状腺癌进展。随后，他给予 7 例已有远处转移的甲状腺癌患者干甲状腺片（3~4 粒/天）治疗，5 例肺转移改善，2 例骨转移稳定。基于这样良好的治疗效果，TSH 抑制治疗在克利夫兰诊所推广开来。另一位外科医生 Thomas Jr. 于 1957 年报道，术后发生远处转移的 DTC 患者经 120~300μg/d 甲状腺素治疗后，2 例病情缓解、2 例转移灶消失；他也提出甲状腺癌的内分泌依赖性，反对甲状腺癌患者长期 TSH 升高，提倡开展 TSH 抑制治疗。

1980 年，Carayon 等的研究发现，DTC 细胞保留了一部分正常甲状腺细胞的功能，可表达 TSH 受体，TSH 与其结合后，可刺激癌细胞的生长。这为 TSH 抑制治疗的合理性提供了理论依据。同期，前面提到的 Crile Jr. 医生对克利夫兰诊所的 TSH 抑制治疗经验进行了多次总结：术后常规给予干甲状腺片（2~3 粒/天）抑制 TSH，可将 DTC 复发率降低 50%；对 TSH 抑制治疗反应最好的是乳头状甲状腺癌（PTC）、年轻、肺转移的患者，而未分化癌对此治疗无效；甲状腺癌的摄碘能力与抑制治疗疗效密切相关。1991 年，Thomas Jr. 医生发表了首篇 TSH 抑制治疗的综述。

回顾 20 世纪 90 年代之前 TSH 抑制治疗的研究历程，有这样几个特点——外科医生是 TSH 抑制治疗的创始者和倡导者；以病例报道和小规模临床观察为主；治疗对象主要是有远处转移的甲状腺癌患者；用于抑制治疗的干甲状腺片或 LT4 剂量为超生理剂量；受 TSH 检测手段所限，TSH 抑制的具体程度没有详细量化；对疗效的关注超过对副作用的关注。应该说，这一时期尚处于 TSH 抑制治疗的“经验医学阶段”。

1994 年，两名美国内分泌科医生 Mazzaferri 和 Jhiang 在美国医学会杂志上发表了 1355 例 DTC 患者的 30 年随访结果，这些患者的 10 年、20 年和 30 年生存率分别为 91%、83%和 76%，有 289 例出现肿瘤复发。在随访中他们发现，术后应用甲状腺激素治疗显著降低了 DTC 的复发和转移率。这项大样本研究具有里程碑意义，因为它的结果提示，术后 TSH 抑制治疗不仅可以用于已经发生远处转移的患者，还可使 DTC 患者在减少肿瘤进展事件发生方面普遍获益。这一研究成为日后在 DTC 中广泛实施 TSH 抑制治疗的最重要的循证医学证据之一。

至此，TSH 抑制治疗的有效性有了大样本研究的依据，接下来受到关注的问题就是，应当将 TSH 抑制到多少——是抑制到正常范围？还是某一数值以下？还是抑制到检测不出的水平？随着敏感 TSH 检测试剂的发展和普及，20 世纪 90 年代后期开始出现 TSH 抑制目标的循证研究。1996 年，Pujol 等总结了 141 例 DTC 患者 1970—1993 年（平均随访时间 95 个月）的随访资料，对其中 TSH 持续稳定于某一水平的 33 例患者进行了分析，发现持续 TSH≤0.05mU/L（n=18）者无复发生存率显著高于 TSH≥1mU/L（n=15），于是提出 TSH 抑制到 0.05mU/L 更利于减少复发。这虽然只是一个小样本的分析，但这是 DTC 术后管理精细化的趋势体现。2 年后，美国霍普金斯医院的 Cooper 等报告了美国国家甲状腺癌治疗合作登记（National Thyroid Cancer Treatment Cooperative Registry）收集的数据结果。这是一组 617 例、平均随访 4.5 年的 DTC 患者，根据 TSH 水平分为“测不到<0.1mU/L”、“0.1mU/L-正常下限”、“正常范围内”和“>正常上限”四组，分析显示：从控制疾病进展角度而言，高危 DTC 患者需要将 TSH 抑制到<0.1mU/L，而低危患者不需要如此。2006 年，美国和加拿大 13 所医疗机构参与的多中心研究（National Thyroid Cancer Treatment Cooperative Study Group）纳入 1987 年以来的 4047 例甲状腺癌患者，其中术后 TSH 抑制治疗亚组 1548 例，结果显示出两个信息：首先，即使将 TSH 抑制治疗目标定于“检测不出到正常低值”，实际上真正达标的患者数量有限——在这项多中心研究中，死亡风险相对高危的Ⅲ/Ⅳ期患者实际平均 TSH 为 1~2mU/L，相对低危的Ⅰ/Ⅱ期患者实际平均 TSH 为 1~3mU/L；第二，即便未达到既定 TSH 抑制目标，但如果能维持高危患者 TSH<2mU/L、低危患者 TSH<3mU/L，仍可较 TSH 高于此阈值者显著提高无病生存率。2007 年，Hovens 等的研究（n=366）评估了改善 DTC 相关死亡和复发的 TSH 切点值，结果显示 TSH<2mU/L 的病例亚组较 TSH≥2mU/L 者死亡率和复发率明显降低，抑制到<0.4mU/L 并不带来更多获益。2010 年，Sugitani 等报道了在日本开展的随机对照研究结果。441 例无远处转移的 DTC 患者被随机分至 TSH 抑制到<0.1mU/L组或 TSH 抑制到 0.4~5.0mU/L 组，在长期随

13

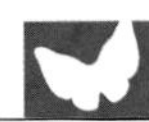

访中，两组患者无论高危、低危，组间比较无病生存率均无统计学差异；但遗憾的是，这个高循证证据级别的研究中，没有设立TSH轻度抑制（0.1～0.4mU/L）组。2年后，Diessl等的研究（$n=157$）揭示，高危DTC患者可从术后TSH抑制<0.1mU/L中明显获益，表现为无病生存率显著提高，但进一步抑制到<0.03mU/L获益不再增加。

在探讨TSH抑制治疗获益切点值的同期，学者们也开始关注TSH抑制治疗的副作用，因为TSH抑制是相对长期的治疗手段，如果将抑制目标设定在正常范围以下，势必导致患者处于亚临床甲状腺功能亢进状态。多项大规模临床回顾性或前瞻性研究显示，亚临床甲状腺功能亢进显著增加60岁以上（尤其是65岁以上）人群心房颤动的发生率，显著增加绝经后女性椎骨和髋部骨折的发生率。不过，Rebert等的研究显示，TSH抑制治疗的副作用发生与抑制程度有关。这项研究随访了17 000例根据诊疗规范长期接受LT4治疗的患者（女性占86%，平均年龄62岁，平均随访4.5年），其中11 000例TSH正常、1000例TSH明显抑制（<0.03mU/L）、3700例TSH轻度抑制（0.03～0.39mU/L）、2000例TSH高于正常，结果在TSH轻度抑制组中，心血管事件和骨折事件的发生率与TSH正常组无明显差异，而TSH明显抑制组上述两类事件的发生率明显增加。最近的一项研究也显示，DTC患者的TSH几何均数每下降10倍，心血管疾病死亡风险增加3.1倍。

基于对TSH抑制治疗获益和副作用的认识逐渐深入，2010年Biondi和Copper首次提出：对DTC患者，应综合考虑肿瘤的复发风险和LT4治疗的副作用风险，制订个体化的TSH抑制目标。如果患者复发风险低而LT4治疗的副作用风险较高，则可放宽抑制治疗的TSH靶目标。

总结20世纪90年代之后TSH抑制治疗的临床历程，人们在循证医学的基础上，对TSH抑制目标有了更多的认识，从过去的超大剂量LT4完全抑制TSH，到提出低危DTC患者不需要将TSH抑制太低，再到倡导根据双风险评估制订个体化抑制目标，这种治疗理念的变化不盲目、不极端，堪称临床医学进步的一个缩影。

三、治疗靶目标推荐

了解了TSH抑制治疗的发展史后，不难理解对于TSH抑制治疗靶目标的设定，也经历了不断认识、不断优化的历程。早期提出TSH抑制治疗概念的时候，应用的是超生理剂量的甲状腺激素，将TSH降至远低于正常值下限，甚至检测不出，这种“抑制”是以“正常下限”为参照。而随着对抑制治疗认识的不断深入，如今已经摒弃了所有DTC患者均要极度抑制TSH的观念。国内外指南的推荐中，对部分患者、尤其低危DTC者，TSH抑制的靶值已经落入TSH正常参考范围之内，也就是说，这种“抑制”是相对于单纯术后甲状腺激素替代治疗而言的——“抑制”是要将TSH保持在一个比较低的水平，而“替代”只要纠正甲状腺功能减退、使TSH达到正常范围即可。因此，目前提倡的TSH治疗目标，既要不刺激肿瘤细胞的生长潜能，又要尽量避免过度抑制带来的副作用。

在2012年中国《甲状腺结节和分化型甲状腺癌诊治指南》中，吸纳了当时可得到的TSH抑制治疗领域的循证证据，对成人DTC术后的TSH抑制治疗目标，做出了“基于DTC患者的肿瘤复发危险度和TSH抑制治疗的副作用风险（表13-4-1），设立DTC患者术后TSH抑制治疗的个体化目标”的推荐（表13-4-2），对复发风险低危的DTC患者不建议将TSH抑制过低（术后1年内正常范围下限；1年后、5～10年内<2.0mU/L；5～10年后正常范围内），以帮助DTC患者在抑制治疗的获益和风险上、在疾病控制和生存质量上达到最佳平衡。这体现了对TSH抑制治疗的理性化、精细化管理。

在另一个国际上影响力较大的分化型甲状腺癌诊治指南——美国甲状腺学会指南中，2009版并没有提出双风险评估和靶目标值设定的推荐。时隔六年，在2015年推出的更新版《甲状腺结节和分化型甲状腺癌诊治指南中》，对术后TSH抑制治疗的目标进行了修订。与我国2012年指南相比较，美国甲状腺学会的推荐并无本质性冲突，但更加凸显精细化和个体化，且部分患者的TSH目标又略有放宽：①初治期（通常指手术加或不加放射性碘治疗后1年内）：将复发风险中危组从高危组中独立出来，TSH目标提升至0.1mU/L～正常下限；低危组的目标设定结合术式和术后甲状腺球蛋白（Tg）水平，对于全切/近全切术后血清中测不到Tg（甲状腺球蛋白抗体阴性前提下）者和腺叶切除术后患者，TSH低于2.0mU/L即可，其他低危患者目标则为0.1mU/L～正常下限。②随访期：主要依据患者对治疗的反应（相当于对复发风险的动态评估）和抑制治疗副作用风险来确定TSH靶目标，除部分持续带瘤生存的患者仍需将TSH抑制到<0.1mU/L之外，TSH 0.1mU/L～正常下限或<2.0mU/L成为抑制治疗目标的主流。另外，鉴于部分仅行腺叶切除术的患者仍可保留一定程度的自身甲状腺功能，该指南还指出：仅行腺叶切除者如术后自身分泌的甲状腺激素能够使TSH达到目标，则不需要外源性补充甲状腺激素。

表 13-4-1 TSH 抑制治疗的副作用风险分层

TSH 抑制治疗的副作用风险分层	适应人群
低危	符合下述所有情况： (1)中青年；(2)无症状者；(3)无心血管疾病；(4)无心律失常；(5)无肾上腺素能受体激动的症状或体征；(6)无心血管疾病危险因素；(7)无合并疾病；(8)绝经前妇女；(9)骨密度正常；(10)无 OP 的危险因素
中危	符合下述任一情况： (1)中年；(2)高血压；(3)有肾上腺素能受体激动的症状或体征；(4)吸烟；(5)存在心血管疾病危险因素或糖尿病；(6)围绝经期妇女；(7)骨量减少；(8)存在 OP 的危险因素
高危	符合下述任一情况： (1)临床心脏病；(2)老年；(3)绝经后妇女；(4)伴发其他严重疾病

表 13-4-2 中国 2012 版《甲状腺结节和分化型甲状腺癌诊治指南》中基于双风险评估的 DTC 患者术后 TSH 抑制治疗目标（mU/L）

		DTC 的复发危险度			
		初治期（术后 1 年）		随访期	
		高中危	低危	高中危	低危
TSH 抑制治疗的副作用风险	高中危*	<0.1	0.5#~1.0	0.1~0.5#	1.0~2.0 (5~10 年)***
	低危**	<0.1	0.1~0.5#	<0.1	0.5#~2.0 (5~10 年)***

*：TSH 抑制治疗的副作用风险为高中危层次者，应个体化抑制 TSH 至接近达标的最大可耐受程度，予以动态评估，同时预防和治疗心血管和骨骼系统相应病变；

**：对 DTC 的复发危险度为高危层次、同时 TSH 抑制治疗副作用危险度为低危层次的 DTC 患者，应定期评价心血管和骨骼系统情况；

***：5~10 年后如无病生存，可仅进行甲状腺激素替代治疗；

#：表格中的 0.5mU/L 因各实验室的 TSH 正常参考范围下限不同而异

13

目前认为，TSH 抑制治疗不仅在成人 DTC 中采用，儿童和青少年患者（18 岁以下）也同样需要这一重要的术后管理环节。2015 年，美国甲状腺学会出版了首部《儿童和青少年 DTC 管理指南》，为此年龄段甲状腺癌患者的术后 TSH 抑制目标做出了推荐，即“儿童和青少年 DTC 术后 TSH 抑制目标取决于美国甲状腺学会儿科风险分层和即时疾病状态——低危者 0.5~1mU/L、中危者 0.1~0.5mU/L、高危者<0.1mU/L；已知或可疑带瘤生存者，应持续进行 TSH 抑制治疗；经过一段时期（未说明具体时长）的正确监测后，无带瘤证据者，TSH 可控制在正常范围低值”。鉴于我国尚未出台针对儿童和青少年甲状腺癌的相关指南，故可参考美国甲状腺学会指南进行管理。

除了儿童和青少年之外，还有一个特殊群体、特殊时期的 DTC 抑制治疗目标，需要特殊关注，即育龄女性的妊娠期间。妊娠期间，一方面要满足供给母体和胎儿充足的甲状腺激素、抑制 DTC 细胞的生长和复发，另一方面又要避免过度抑制产生临床甲状腺功能亢进、影响母胎安全。因此，2012 年中国《妊娠期和产后甲状腺疾病诊治指南》中，推荐 DTC 女性妊娠期间的 TSH 控制目标为：妊娠前确诊 DTC 并已接受治疗者，维持既定的 TSH 抑制目标；妊娠期间新诊断的 DTC 且暂不手术者，TSH 目标为 0.1~1.5mU/L。这样的抑制治疗目标，用正常孕产妇的 TSH 参考值范围评判，是正常或亚临床甲状腺功能亢进状态，对母胎来说均是安全的。在美国甲状腺学会今年刚刚修订出版的《妊娠期和产后甲状腺疾病诊治指南》中，基于 DTC 相对缓慢的病情进展和良好的预后特征，以及尚缺乏充足循证医学证据的现状，将妊娠期间新诊断的 DTC 且暂不手术者的 TSH 抑制目标，进一步放宽至 0.3~2.0mU/L。

四、实施方法

（一）药物的选择

甲状腺合成激素的主要类型是 T4，也能合成少量 T3。

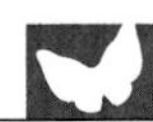

T3 是具有生物活性的甲状腺激素，人体组织内的大部分 T3 是由 T4 转化而来的。1970 年发现，T4 向 T3 的转化是人体内自然发生的一个过程，因此可单独使用 T4（不联合其他激素）来治疗各种类型的甲状腺功能减退（甲减）。这自然也包括 DTC 术后的甲状腺激素抑制治疗或替代治疗。

除了 T4 之外，数种甲状腺激素制剂曾被用于 DTC 的术后治疗。早期的甲状腺激素制剂之一是动物甲状腺干粉片（亦称"干甲片"），其中含有两种甲状腺激素——T4 和 T3。尽管干甲片是天然来源，但它含有杂质；此外，干甲片中 T4 和 T3 的比值在不同批次的产品中不一致，即使在同批次的不同药片间也不相同。造成这些差异的原因包括干粉片的来源（例如牛或猪）、生产提取方法和产品的批次等。研究表明，人体对动物 T4 和 T3 的吸收明显不同于对自身合成的 T4 和 T3 的吸收。T4 在血中的作用持续时间较长，服药后 2~6 小时内缓慢吸收，一天内血 T4 水平波动很小；T3 则与 T4 不同，它吸收快、作用持续时间短，一天内血 T3 水平波动较大。动物干甲片中 T3 含量较大，在服药后数小时内，T3 水平经常远远高于正常范围。

目前，对于 DTC 术后治疗所需的甲状腺激素制剂，首选 LT4，这种人工合成纯化的制剂和人体分泌的 T4 结构一致，几乎取代了动物干甲片制剂和其他 T4 及 T3 的混合制剂。现已证实，绝大多数情况下，单独服用 T4 就可以使原发性甲减和术后甲减的患者体内的 T3 水平恢复正常。而且，单独服用 T4 治疗的患者与没有甲状腺疾病者相比，大多数拥有相似的生活质量。尽管近年来越来越多的研究再度关注联合服用人工合成的 T4 和 T3 可能带来的益处，但多数研究并未显示出联用比单独使用 T4 更有助于改善患者的心理状态或整体情绪。因此，LT4 仍是 DTC 术后 TSH 抑制治疗的首选甲状腺激素制剂。

（二）用药的剂量

对患者个体而言，抑制治疗的 LT4 剂量就是达到其 TSH 抑制目标所需的剂量。具体的剂量与手术切除的范围、（非全切手术者）是否合并自身免疫性甲状腺炎、年龄和体重等因素有关，应当个体化。因为 TSH 抑制治疗期间，TSH 的靶目标低于甲减替代治疗的目标，因此抑制治疗的 LT4 剂量通常高于单纯替代剂量。例如，对已清除全部甲状腺的 DTC 患者，抑制治疗的 LT4 剂量平均约为 1.5~2.5μg/kg·d。需要注意的是，年龄较大时需要的剂量稍小，老年人（尤其 80 岁以上）达到 TSH 抑制目标的 LT4 剂量往往较年轻人低 20%~30%，原因在于老年人甲状腺激素外周降解率的降低大于口服吸收率的下降；体重也会影响剂量，但计算临床剂量时应该考虑无脂体重，相同无脂体重的胖人或瘦人所需的 T4 量是一样的，因为脂肪组织在很大程度上是代谢惰性的。

LT4 的起始剂量因患者年龄和伴发疾病情况而异。以甲状腺已完全清除者为例：年轻健康的成年人可能直接使用足量 T4 替代，而不是由小剂量开始并逐渐加大到目标剂量；没有冠心病（心脏供血不足）的 50 岁以上者，起始剂量可为每日 50μg；如果有冠心病，则剂量通常进一步减少到每天 12.5~25.0μg，缓慢增量。用 T4 后注意严密监测运动或休息期间是否发生胸痛（即心绞痛），特别对甲减已经很长时间的患者更要如此；相对而言，短期撤药后重新 T4 治疗的患者监测可不必太严密。

LT4 最终剂量的确定有赖于血清 TSH 的监测。LT4 剂量调整阶段，每 4 周左右测定 TSH，因为垂体甲状腺轴在改变 T4 剂量后，往往需要 4 周左右才能达到稳态，太频繁的复查并不能确定 TSH 是否达标及 LT4 剂量是否恰当。调整剂量时，最开始可以每次调整 12.5~25μg/d，越接近目标值，调整量相对越小。TSH 达标后，1 年内每 2~3 个月、2 年内每 3~6 个月、5 年内每 6~12 个月复查甲状腺功能，以确定 TSH 维持于抑制治疗的目标范围。

接受甲状腺激素治疗的 DTC 患者如果妊娠，可能需要在妊娠早期增加用药剂量并持续整个妊娠过程。因此，患者一旦确认妊娠就应该立即就诊，以便及时调整药量并且更密切地监测血清 TSH 水平。

13

（三）LT4 服用的注意事项

早餐前空腹顿服 LT4 最利于以相对最小的剂量维持稳定的 TSH 水平。一周内漏服一次药物能导致整周全部用药剂量减少 14%，因此，如有漏服，可考虑在接下来的每日服用双倍剂量，直至补足全部漏服剂量。部分患者可能需要根据冬夏季节　TSH 水平的变化调整 LT4 用量（通常冬增夏减）。为了避免影响 LT4 的吸收，应指导患者在间隔足够时间后服用某些特殊药物或食物：与维生素、滋补品间隔至少 1 小时；与含铁、钙食物或药物间隔至少 2 小时；与奶、豆类食品间隔至少 4 小时；与考来烯胺或考来替泊间隔至少 12 小时。

一些影响甲状腺激素吸收或代谢的药物或特殊情况也能造成 TSH 波动（如含铝制剂、质子泵抑制剂、糖皮质激素、抗癫痫药、抗结核药、高纤维饮食、大量大豆制品、吸收不良综合征、空肠-回肠旁路手术、短肠综合征、肝硬化等），因此需要调整甲状腺激素用量。医生应当了解患者除了甲状腺激素外，还在使用或近期停用过哪些药物，以及合并有哪些疾病，以便判断是否要监测 TSH 及增减甲状腺激素用量。

（四）TSH 抑制治疗的副作用和防治

对于需要将 TSH 抑制到低于正常参考范围下限的 DTC 患者，或是不恰当过量使用 LT4 的患者，实际上处于亚临床甲状腺功能亢进状态。长期亚临床甲状腺功能亢进的主要副作用包括绝经后女性骨量减少，以及心律失常风险增加。因此，对于涉及的 DTC 患者，治疗前应检测基础骨矿化状态并定期监测，根据医疗条件酌情选用血清钙/磷、24 小时尿钙/磷、骨转换生化标志物和骨密度（BMD）测定。绝经后 DTC 患者在 TSH 抑制治疗期间，应接受骨质疏松症的初级预防，确保钙元素摄入 1000mg/d，补充维生素 D 400~800U/d（维生素 D 缺乏或不足者，需要量应增加）。对未使用雌激素或双磷酸盐治疗的绝经后妇女、TSH 抑制治疗前或治疗期间达到骨质疏松症诊断标准者，维生素 D 应增至 800~1200U/d，并酌情联合其他干预治疗药物（如双磷酸盐类、降钙素类、雌激素类、甲状旁腺激素、选择性雌激素受体调节剂类等），启动正规抗骨质疏松治疗。对需要将 TSH 抑制到低于 TSH 正常参考范围低值的 DTC 患者，还应当在治疗前了解基础心脏情况，并定期监测心电图，必要时行动态心电图和超声心动图检查，定期进行血压、血糖和血脂水平监测，必要时可测定颈动脉内膜中层厚度以协助评估动脉粥样硬化的危险性。这些均有利于掌握 TSH 抑制治疗是否带来心血管系统副作用，以便及时处理和调整抑制治疗方案。有研究显示：使用 β-肾上腺素受体阻滞剂 3~4 个月后，外源性亚临床甲亢带来的心脏舒张功能和运动耐力受损可以得到显著改善，并能控制心血管事件（尤其是心房颤动）的相关死亡率。因此，TSH 抑制治疗期间，必要时应使用该类药物预防心血管系统副作用。TSH 抑制前或治疗期间发生心房颤动者，应给予规范化治疗。有心脏基础疾病或心血管事件高危因素者，应针对性地给予心血管药物治疗，并适当放宽 TSH 抑制治疗的目标。因此，TSH 抑制治疗期间，对表 13-4-3 中列出的 PTC 患者，如无 β 受体阻滞剂禁忌证，应考虑给予该类药物预防心血管系统副作用。TSH 抑制前或治疗期间发生心房颤动者，应给予规范化治疗。有心脏基础疾病或心血管事件高危因素者，应针对性地给予地高辛、血管紧张素转换酶抑制剂或其他心血管药物治疗，并适当放宽 TSH 抑制治疗的目标。

表 13-4-3 DTC 患者 TSH 抑制治疗期间 β 受体阻滞剂的治疗指征

项目	TSH<0.1mU/L	TSH 0.1~0.5* mU/L
年龄≥65 岁	治疗	考虑治疗
年龄<65 岁，有心脏病	治疗	治疗
年龄<65 岁，有心血管疾病危险因素	治疗	考虑治疗
年龄<65 岁，有甲亢症状	治疗	治疗

*0.5mU/L 因各实验室的 TSH 正常参考范围下限不同而异

需要强调的是：为了尽量避免 TSH 抑制治疗的副作用，临床医生要意识到合理设定 TSH 靶目标的重要性，避免过量应用 LT4，这样才能充分而安全地发挥 TSH 抑制治疗这一 DTC 术后重要治疗环节的功效。

（关海霞）

第五节 分化型甲状腺癌的随访

尽管大多数分化型甲状腺癌（DTC）患者经过正规治疗之后，预后良好、疾病特异性死亡率低，但是，约有 30% 的 DTC 患者会在初始治疗后肿瘤复发，其中 2/3 发生于手术后的 10 年内，有术后复发并有远处转移者预后较差。国内外相关指南均推荐，要对 DTC 患者术后进行长期随访。长期随访的目的主要包括：①对临床治愈者进行监控，以便早期发现复发肿瘤和转移；②对 DTC 复发或带瘤生存者，观察病情的进展和治疗效果；③监控 TSH 抑制治疗的效果；④对 DTC 患者的某些伴发疾病（如心脏疾病、其他恶性肿瘤等）病情进行动态观察。

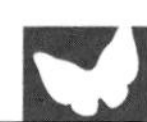

此外，近年来对于低危的微小DTC，主动监测策略也开始引起关注，日本、美国和韩国等国家均已有相关报道。显而易见，对于这部分接受观察的DTC患者而言，随访更是重要且非常必要的，以便及时发现病情是否进展，及时调整治疗策略。

一、术后随访

（一）血清甲状腺球蛋白

1. Tg用于DTC术后随访的原理　Tg是甲状腺滤泡上皮细胞所分泌的特异性蛋白，是合成和储存甲状腺激素的载体。除了正常甲状腺滤泡细胞可以分泌Tg入血之外，仍具备部分正常甲状腺细胞功能的DTC肿瘤细胞也可以分泌Tg，因此当有甲状腺组织存在时，血清Tg水平的高低并不能鉴别DTC、良性甲状腺疾病和正常甲状腺组织。然而，对于DTC患者而言，如果经过手术和RAI清除残余甲状腺，那么理论上其体内就不再存在能够分泌Tg的甲状腺细胞或甲状腺癌细胞，故血清中的Tg水平将会非常低；如果在随访的过程中，患者的血清Tg不能降到很低的水平，或是从低水平升高超过某一浓度之上，则往往提示DTC病灶残留或复发。基于这个原理，对已清除全部甲状腺的DTC患者，治疗后定期检测血清Tg水平（需采取同样的检测方法）是判别其是否存在肿瘤残留或复发的重要手段。

2. TSH刺激后的Tg测定　TSH是正常甲状腺细胞或DTC细胞产生和释放Tg的最重要的刺激因子。DTC术后随访中的血清Tg测定包括基础Tg测定（TSH抑制治疗状态下）和TSH刺激后的Tg测定。TSH是正常甲状腺细胞或DTC细胞产生和释放Tg的最重要的刺激因子。TSH抑制治疗时，体内TSH水平处于正常低值或低于正常范围下限，对可能存在的肿瘤细胞分泌Tg有一定的抑制，因此血清Tg的测定结果可能假性降低，通过Tg监控DTC病灶的敏感性和特异性降低。如果需要，通过停用LT4或应用rhTSH的方法，使血清TSH水平升高至>30mU/L，然后再进行Tg的检测，即TSH刺激后的Tg测定，往往能够较基础Tg测定更敏感、更准确地反映病情。研究显示，升高TSH的两种方法——停用LT4和使用rhTSH，刺激后测得的Tg水平具有高度的一致性。

3. Tg检测的注意事项　目前多数单位采用免疫学方法进行血清Tg的检测。需要了解的是，存在下述情况时，免疫学方法测定的血清Tg会假性降低，从而影响我们通过Tg结果判定病情状态的准确性：①患者血清中存在Tg抗体（TgAb）。约25%的DTC患者血清中可以测到TgAb。虽然有些患者的TgAb升高并不足以达到引发自身免疫性甲状腺疾病的程度，但抗体的存在，却能够干扰免疫检测试剂中识别Tg的抗体，导致测定结果出现偏差。②患者DTC细胞分泌到血中的Tg有免疫反应性障碍，造成免疫检测试剂中的抗体无法识别，也会出现Tg检测结果假性降低。③分泌Tg是有分化能力的甲状腺细胞或甲状腺癌细胞所特有的功能，因此如果DTC细胞的分化程度低，或者是低分化型甲状腺癌和未分化型甲状腺癌，均不能产生Tg。这样的患者，往往血清Tg水平较低，与疾病的进展程度不匹配。④当血清Tg浓度很高［超过1000μg/L（ng/ml）］时，由于抗原量过多，远远超过了免疫检测试剂抗体的结合能力，也可使Tg测定结果假性偏低，常见于甲状腺癌晚期广泛转移时，这种现象也称“钩状效应（hook effect）”，可通过稀释血清后复测进行纠正。

另外，应用血清Tg进行DTC术后随访时，还注意要采用可靠的Tg检测试剂。所谓可靠的Tg检测试剂，需要满足下述条件：为了保证即使TSH处于抑制状态，仍能够检测到很少量的甲状腺组织，Tg检测试剂的功能敏感性应当至少达到1ng/ml；试剂的检测结果应当用Tg的CRM-457标准品进行校正，以保证降低检测间的偏倚；因部分DTC患者的随访间隔可长达12个月以上，因此试剂盒的测定间差要小。同时，医患双方都应了解，Tg的动态变化是随访DTC的重要手段之一。这种动态变化应该是同一患者在同一实验室、采用同一种方法进行Tg检测的结果的比较。如果更换实验室、更换方法，出于检测条件和检测试剂等差异，无法判定Tg结果的变动来源于检测还是来源于疾病的实际变化，故Tg的动态变化与否难以评定。

4. 甲状腺完全被清除的DTC患者如何进行Tg随访　已通过手术和RAI清除全部甲状腺的DTC患者，因为经过手术及RAI治疗后，被破坏的甲状腺细胞和甲状腺癌细胞释放Tg，加之Tg在血清中的清除尚需时日，如果治疗后立即检测血清Tg，可能出现Tg不降反升。因此，根据我国2012年版分化型甲状腺癌诊治指南，对于这类患者，血清Tg的长期随访宜从RAI清甲治疗后6个月时起始，此时应检测基础Tg，加或不加TSH刺激后的血清Tg水平。RAI治疗后12个月时，宜测定基础和TSH刺激后的血清Tg。此后每6~12个月复查基础Tg（TSH抑制治疗状态下）。如无肿瘤残留或复发迹象，复发风险低危的DTC患者在随访过程中复查TSH刺激后的Tg的时机和必要性不确定；复发风险中、高危者应在清甲治疗后3年内复查TSH刺激后的Tg。

不过，随着 Tg 检测试剂的迭代更新，高敏 Tg（功能灵敏度<0.1ng/ml）问世，如果使用高敏 Tg 测得的基础 Tg 非常低，或使 TSH 刺激后的 Tg 水平不再成为常规项目，尤其在复发风险低危的患者中。

普遍认为，DTC 患者经手术和 RAI 清甲治疗后，TSH 抑制状态下提示无病生存的血清 Tg 切点值为 1ng/ml。已有的证据表明，TSH 刺激后的血清 Tg>2ng/ml 可能是提示癌细胞存在的高度敏感指标，其阳性预测值几乎为 100%，阴性预测值也较高。如果把 Tg 切点值降低到 1.0ng/ml 时，阳性预测值约为 85%；降低到 0.5ng/ml 时，阳性预测值进一步降低，但阴性预测值可高达 98%。我国目前指南采用血清 2ng/ml 作为评判已清除全部甲状腺的 DTC 患者是否无病生存的 Tg 切点值。

因为 DTC 患者多数预后良好、长期生存，肿瘤的复发风险和疾病相关病死率会在疾病临床病程和治疗反应的作用下随时改变，因此某一时点的风险评估显然不如动态风险评估更加合理。DTC 术后的血清 Tg 监测结果，也是 Tuttle 等人提出的 DTC 术后动态风险评估系统——治疗反应分层的重要指标。采用血清 Tg 进行治疗反应分层的划分标准如表 13-5-1 所示。

表 13-5-1　DTC 患者甲状腺全切手术和 RAI 清甲后的动态风险分层

项目	良好反应	生化不完全反应	结构不完全反应	不确定反应
TSH 抑制治疗下的 Tg 水平	<0.2ng/ml[1]	>1ng/ml[1]	任何情况	0.2~1ng/ml[1]
TSH 刺激后的 Tg 水平	<1ng/ml[1]	>10ng/ml[1]	任何情况	1~10ng/ml[1]
TgAb 水平	测不到	高于正常	任何情况	稳定或逐渐下降
影像学检查	阴性结果	阴性结果	提示有结构性或功能性病灶	非特异性发现，或 RAI 显像提示甲状腺床有微量核素摄取

注：1）TgAb 阴性情况下

5. 未完全清除甲状腺的 DTC 患者，能否通过血清 Tg 进行随访　未完全切除甲状腺的 DTC 患者，残留的正常甲状腺组织仍是血清 Tg 的来源之一，区分正常甲状腺和甲状腺癌组织的 Tg 切点值不详，故以血清 Tg 测定为随访手段，发现 DTC 残留或复发的敏感性和特异性均不高。尽管如此，仍然建议术后定期（每 6 个月）测定血清 Tg，同时检测 TgAb。对术后血清 Tg 水平呈持续升高趋势者，应考虑 DTC 进展的可能性。由于此类患者残留的甲状腺组织在 TSH 刺激后可能过度分泌甲状腺激素或生长，因此不宜进行 TSH 刺激后的 Tg 测定。

Tuttle 教授对此类患者如何以 Tg 为指标进行术后治疗反应评估，也提出了建议（表 13-5-2，表 13-5-3），但这些建议尚缺乏大样本的循证医学证据支持，仍需进一步观察和验证。

表 13-5-2　DTC 患者仅行甲状腺全切手术后的动态风险分层

项目	良好反应	生化不完全反应	结构不完全反应	不确定反应
TSH 抑制治疗下的 Tg 水平	<0.2ng/ml[1]	>5ng/ml；或 TSH 水平相似的情况下逐渐升高[1]	任何情况	0.2~5ng/ml[1]
TSH 刺激后的 Tg 水平	<2ng/ml[1]	>10ng/ml；或 TSH 水平相似的情况下逐渐升高[1]	任何情况	2~10ng/ml[1]
TgAb 水平	测不到	升高趋势	任何情况	稳定或逐渐下降
影像学检查	阴性结果	阴性结果	提示有结构性或功能性病灶	非特异性发现，或 RAI 显像提示甲状腺床有微量核素摄取

注：1）TgAb 阴性情况下

表 13-5-3　DTC 患者仅行甲状腺腺叶切除术后的动态风险分层

项目	良好反应	生化不完全反应	结构不完全反应	不确定反应
TSH 抑制治疗下的 Tg 水平	稳定，<30ng/ml[1)]	>30ng/ml；或 TSH 水平相似的情况下逐渐升高[1)]	任何情况	—
TSH 刺激后的 Tg 水平	不适用	不适用	不适用	不适用
TgAb 水平	测不到	升高趋势	任何情况	无结构或功能性病灶情况下，稳定或逐渐下降
影像学检查	阴性结果	阴性结果	提示有结构性或功能性病灶	非特异性发现

注：1）TgAb 阴性情况下

（二）颈部超声检查

随访期间进行颈部超声检查的目的是：评估甲状腺床和颈部中央区、侧颈部的淋巴结状态。超声对早期发现 DTC 患者的颈部转移灶具有高度的敏感性，是随访的重要内容。对于术后颈部超声检查的频度尚存争议，往往受到医疗水平、保险制度、经济条件、患者就医便利度等因素影响。根据我国 2012 年指南，建议 DTC 随访期间，颈部超声检查的频率为：手术或 RAI 治疗后第 1 年内每 3～6 个月一次；此后，无病生存者每 6～12 个月一次；如发现可疑病灶，检查间隔应酌情缩短。对超声发现的可疑颈部淋巴结，可进行穿刺活检。研究显示：在对可疑淋巴结进行穿刺后，测定穿刺针冲洗液的 Tg 水平，可提高发现 DTC 转移的敏感度。

在最新修订的美国甲状腺学会指南中，提出颈部超声检查频度可依据血清 Tg 水平的变化以及根据其判定的对治疗的反应，而做出相应的调整。如果血清 Tg 并未提示疾病持续/复发的迹象，颈部超声检查频度可以降低。

（三）诊断性 RAI 全身核素显像

首先，要明确 Dx-WBS 检查仅适用于已清除全部甲状腺的 DTC 患者。

对于复发风险低的 DTC 患者如手术和 RAI 清甲后无残留肿瘤，基础血清 Tg 水平（TSH 抑制状态下）不高，并且随访颈部超声无异常，不需要常规检查 Dx-WBS。但对于中、高危复发风险的 DTC 患者，长期随访中应用 Dx-WBS 对发现肿瘤病灶可能有价值，但最佳的检查间隔不确定。目前普遍认为，如果患者在随访中发现 Tg 水平逐渐升高，或者疑有 DTC 复发，可行 Dx-WBS 检查。检查时最好采用 ^{123}I 或低剂量 ^{131}I，以免对可能施行的后续 ^{131}I 治疗造成"顿抑"。

如果患者的病灶分化程度较低，摄碘能力较差，则 Dx-WBS 检查的意义有限。既往对 ^{131}I 治疗反应欠佳者，也提示病灶摄取 RAI 的能力受损和（或）对 RAI 的辐射治疗作用不敏感，因此长期随访中使用 Dx-WBS 的价值亦有限。

（四）其他影像学检查

目前不推荐在 DTC 随访中常规使用 ^{18}F-FDG PET 显像，但在下述情况下可考虑使用：①血清 Tg 水平增高（>10ng/ml）而 RAI-WBS 阴性时，协助寻找和定位病灶；②对病灶不摄碘者，评估病情；③对侵袭性或转移性 DTC 者，评估病情。如果患者在 RAI 显像中阴性而 PET 显像中阳性，往往提示病灶恶性度更高、侵袭性更强。注意：由于炎性淋巴结、切口肉芽肿、肌肉活动度增加等因素可能导致 ^{18}F-FDG PET 假阳性结果，因此，对 ^{18}FDG-PET 阳性显像部位，宜通过细胞学、组织学等其他检查手段进一步确认是否为 DTC 病灶。

CT 和 MRI 也不是 DTC 随访中的常规检查项目。当疑有 DTC 复发或转移时，可考虑施行。如可能进行后续 ^{131}I 治疗，检查时应谨慎使用含碘造影剂。

（五）术后长期随访中包括的其他内容

RAI 治疗的长期安全性：包括对继发性肿瘤、生殖系统的影响。但应避免过度筛查和检查。

TSH 抑制治疗的效果：包括 TSH 抑制治疗是否达标、治疗的不良反应等。

DTC 患者的伴发疾病：由于某些伴发疾病（如心脏疾病、其他恶性肿瘤等）的临床紧要性可能高于 DTC 本身，所以长期随访中也要对上述伴发疾病的病情进行动态观察。

二、未手术治疗的低危微小 DTC 随访

对低危微小乳头状癌患者，以主动监测/观察代替立即

手术，尚是一个存在争议的话题。但无法否认，伴随着微小癌发病率的迅速攀升、诊治理念的变化、患者对治疗方案选择自主性的提高，我们将在临床实践中面临越来越多接受主动监测/观察的低危微小 DTC 患者。目前日本、美国的分化型甲状腺癌诊治指南，以及中国抗癌协会甲状腺癌专业委员会 2016 年发布的《甲状腺微小乳头状癌诊断与治疗中国专家共识》中，都有对低危微小 DTC 进行主动监测/观察的介绍和推荐。

由于尚未接受手术治疗，Tg 和 Dx-WBS 等传统手段在此类患者的监测随访中，并无用武之地。在微小癌观察策略推行最广的日本库马医院，随访主要通过每 6～12 个月的颈部超声检查来进行，必要时对可疑颈部淋巴结进行细针穿刺细胞学和细针穿刺针洗脱液甲状腺球蛋白测定。随访的目的主要是评判微小癌是否生长或出现不宜继续观察的征象，以便及时转换治疗方式。目前认为，随访中出现下述征象之一时，不再适合采用观察策略：微小癌的肿瘤直径增大或超过 3mm；肿瘤直径超过 12mm；出现临床淋巴结转移（cN1）；出现远处转移。但是应该认识到，微小癌观察期间，随访间隔如何确定、随访指标应包括哪些，仍需要进一步探讨；另外，仅凭超声检查是否能够准确发现淋巴结转移，在分析肿瘤大小改变时如何对不同超声检查者间的差异进行校正，也还都是临床医生困惑所在。总之，低危微小癌的随访并非简单的医疗实践，需要医患进行充分沟通，患者需要理解这种策略的利弊，并且知情同意；随访过程中应该有多学科参与。

（关海霞）

第六节　甲状腺癌的 TNM 分期

TNM 分期系统是目前国际上最为通用的肿瘤分期系统，首先由法国人 Pierre Denoix 于 1943—1952 年间提出，后来美国癌症联合委员会（American Joint Committee on Cancer，AJCC）和国际抗癌联盟（Union for International Cancer Control，UICC）逐步开始建立国际性的分期标准并逐步统一，《恶性肿瘤 TNM 分类法》手册第 1 版于 1968 年正式出版并应用于临床。TNM 分期是以原发肿瘤的大小及侵犯程度（T）、淋巴结转移情况（N）和有无远处转移（M）为根据进行的分期方法。它可以较准确地估计病情并详细地记录病变范围，对制订治疗方案和评估预后都有很大帮助。

13

以 T、N、M 为基本依据的美国肿瘤联合委员会发行的甲状腺癌分期系统是目前世界范围内提供甲状腺癌预后信息、评估甲状腺癌预后分期重要的参考标准之一。其简单易行并且被美国甲状腺协会（ATA）和美国国立综合癌症网络（NCCN）甲状腺癌指南引用和推荐。甲状腺癌的病理分期不仅是判断预后的重要指标，也是指导临床治疗的基本依据。近 40 年中，甲状腺癌的 TNM 分期方法基于循证学不断地进行着修改，目前常用的甲状腺癌 TNM 分期主要是 AJCC 1997 年版以及 AJCC/UICC 2002 年 TNM 分期版本，评估不同期别患者预后的不同。与其他肿瘤的 TNM 分期不同的是，甲状腺癌 TNM 分期同时考虑了许多可预测预后的因素，最有意义的是对于分化型甲状腺癌患者以年龄分界进行评估。

一、1997 年美国癌症联合委员会甲状腺恶性肿瘤分期（第 5 版）

（一）分类

1. 原发肿瘤（T）分期　可以分为两种：孤立性肿瘤（s）和多发性肿瘤（m）。

Tx　原发肿瘤大小无法测量。

T0　没有原发肿瘤证据。

T1　原发肿瘤最大径≤1cm，局限于甲状腺内。

T2　原发肿瘤最大直径>1cm，但≤4cm，局限于甲状腺内。

T3　原发肿瘤最大直径>4cm，局限于甲状腺内。

T4　任何大小的肿瘤，侵及甲状腺包膜外。

2. 淋巴结转移（N）分期　区域淋巴结包括颈部及上纵隔淋巴结。

Nx　淋巴结转移情况无法判断。

N0　无区域淋巴结转移。

N1　区域淋巴结有转移。

N1a　同侧颈部淋巴结转移。

N1b　双侧，中线，或对侧，或纵隔淋巴结转移。

3. 远处转移（M）分期

Mx　无法评价有无远处转移。

M0　无远处转移。

M1　有远处转移。

（二）TNM 分期

分化性甲状腺癌（乳头状癌及滤泡癌）的 TNM 分期见

表 13-6-1，髓样癌的分期见表 13-6-2，所有的未分化癌病例均为Ⅳ期。

表 13-6-1　分化性甲状腺癌（乳头状癌及滤泡癌）TNM 分期（AJCC 1997）

	患者年龄<45 岁	患者年龄≥45 岁
Ⅰ期	任何 T，任何 N，M0	T1，N0，M0
Ⅱ期	任何 T，任何 N，M1	T2，N0，M0
		T3，N0，M0
Ⅲ期		T4，N0，M0
		任何 T，N1，M0
Ⅳ期		任何 T，任何 N，M1

表 13-6-2　髓样癌的 TNM 分期（AJCC1997）

Ⅰ期	T1，N0，M0
Ⅱ期	T2，N0，M0
	T3，N0，M0
	T4，N0，M0
Ⅲ期	任何 T，N1，M0
Ⅳ期	任何 T，任何 N，M1

二、2002 年国际抗癌联盟（第 6 版）及美国癌症联合委员会（第 5 版）甲状腺癌分期

2002 年 UICC 第 6 版及 AJCC 第 5 版 TNM 分期更改后，在头颈肿瘤分期方面，采用美国的建议，统一了两机构的 TNM 分期系统，使得甲状腺恶性肿瘤的分期更具有规范化和统一性。与第 5 版相比，2002 年第 6 版中主要在以下几方面进行了修改，如肿瘤 T1 分期的尺度标准，即肿瘤最大直径小于或等于 2cm 划为 T1 期病变；2002 版分期系统对未分化型甲状腺癌单独分期，即无论肿瘤大小，未分化型甲状腺癌均划为局部晚期病变 T4a 或 T4b，如此肿瘤的生物学行为在肿瘤分期中得以体现；在淋巴结转移方面进一步细化，分化型甲状腺癌转移至Ⅳ区淋巴结者划为 N1a，转移至侧颈区域者划为 N1b。通过上述对 TNM 分期的充实和细化，无疑大大提高了临床分期使用时的准确性。根据 AJCC 2002 年甲状腺癌的 TNM 分类及分期如下：

（一）分类

1. 原发肿瘤（T）　在 T 分级中，所有的分级可再分为：（a）孤立性肿瘤 s，（b）多灶性肿瘤 m（其中最大者决定分级）（图 13-6-1～图 13-6-4；表 13-6-3）。

Tx：原发肿瘤无法评估。

T0：无原发肿瘤证据。

T1：肿瘤最大径≤2cm，局限于甲状腺内。

T2：肿瘤最大径>2cm，但≤4cm，局限于甲状腺内。

T3：肿瘤最大径>4cm 局限于甲状腺内或任何肿瘤伴有最小限度的甲状腺外侵犯（如：胸骨甲状肌或甲状腺周围软组织）；

T4a：任何大小的肿瘤扩展出甲状腺包膜，侵犯皮下软组织、喉、气管、食管或喉返神经；

T4b：肿瘤侵犯椎前筋膜或包绕颈动脉或纵隔血管。

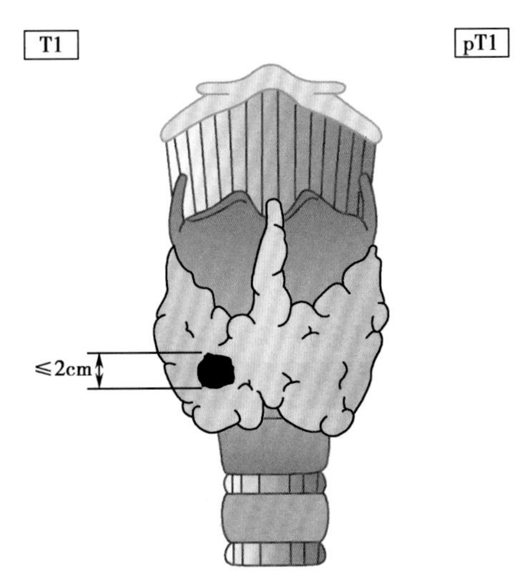

图 13-6-1　T1 示意图

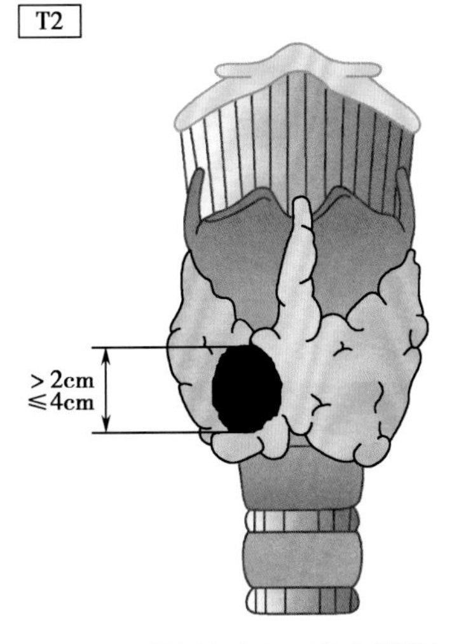

图 13-6-2　T2 示意图

13

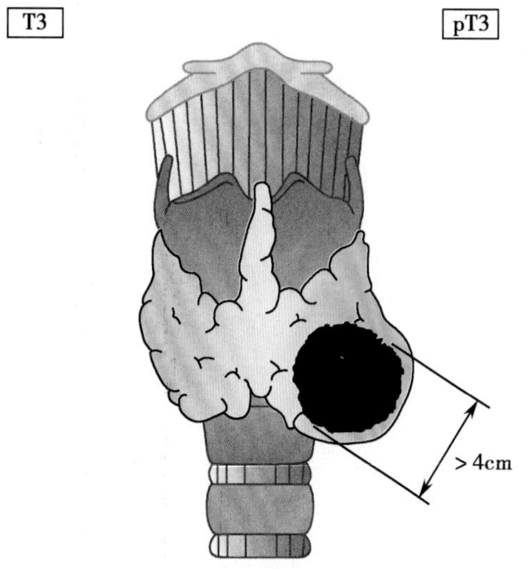

图 13-6-3 T3 示意图

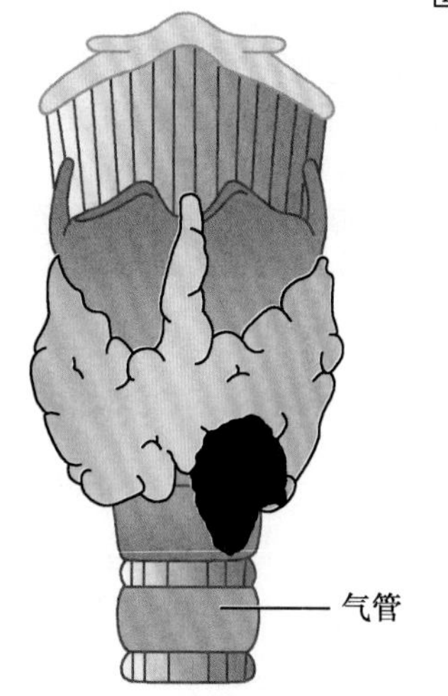

图 13-6-4 T4 示意图

2. 区域淋巴结(N) 图 13-6-5,图 13-6-6

Nx:区域淋巴结无法评估。

N0:无区域淋巴结转移。

N1:区域淋巴结转移;

N1a:Ⅵ区转移(气管前、气管旁和喉前/Delphia 淋巴结);

N1b:转移至单侧、双侧或对侧颈部或上纵隔淋巴结。

3. 远处转移(M)

Mx:远处转移无法评估。

M0:无远处转移。

M1:有远处转移。

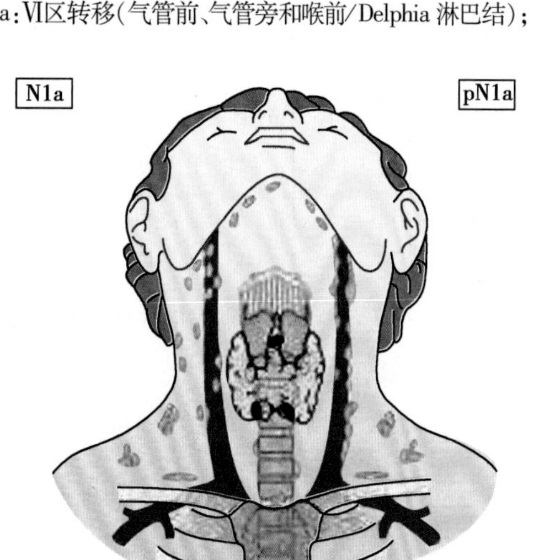

图 13-6-5 N1a 示意图

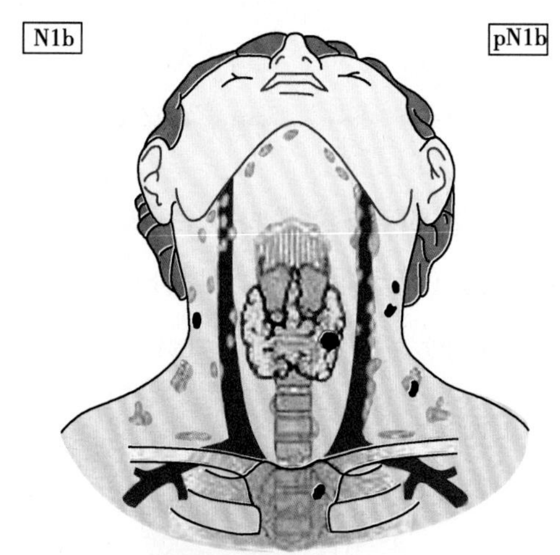

图 13-6-6 N1b 示意图

(二)TNM 分期(表 13-6-3~表 13-6-5)

表 13-6-3 分化性甲状腺癌(乳头状癌及滤泡癌)TNM 分期(AJCC 2002)

	患者年龄<45 岁	患者年龄 ≥ 45 岁
Ⅰ期	任何 T,任何 N,M0	T1,N0,M0
Ⅱ期	任何 T,任何 N,M1	T2,N0,M0
Ⅲ期		T3,N0,M0
		T1,N1a,M0
		T2,N1a,M0
		T3,N1a,M0

续表

	患者年龄<45 岁	患者年龄 ≥ 45 岁
Ⅳa 期		T4a,N0,M0
		T4a,N1a,M0
		T1,N1b,M0
		T2,N1b,M0
		T3,N1b,M0
		T4a,N1b,M0
Ⅳb 期		T4b,任何 N,M0
Ⅳc 期		任何 T,任何 N,M1

表 13-6-4 髓样癌的 TNM 分期（AJCC2002）

Ⅰ期	T1,N0,M0
Ⅱ期	T2,N0,M0
	T3,N0,M0
Ⅲ期	T1,N1a,M0
	T2,N1a,M0
	T3,N1a,M0
Ⅳa 期	T4a,N0,M0
	T4a,N1a,M0
	T1,N1b,M0
	T2,N1b,M0
	T3,N1b,M0
	T4a,N1b,M0
Ⅳb 期	T4b,任何 N,M0
Ⅳc 期	任何 T,任何 N,M1

表 13-6-5 甲状腺未分化的 TNM 分期（AJCC2002）

Ⅳa 期	T4a,任何 N,M0
Ⅳb 期	T4b,任何 N,M0
Ⅳc 期	任何 T,任何 N,M1

三、美国癌症联合委员会第 8 版甲状腺癌分期

伴随时代的发展和对甲状腺癌认识的不断深入,以最新的科学研究证据为依据的 AJCC 第 8 版甲状腺癌分期系统应运而生。AJCC 第 8 版甲状腺癌分期系统尽可能合理而精准,注定将在全球范围为临床医生的决策及患者预后的判断提供更为精准的参考依据,最终使更多的甲状腺癌患者获益。第 8 版甲状腺癌 TNM 分类、分期系统及其更新要点如下:

（一）分类

1. 原发肿瘤(T) 包括乳头状癌、滤泡癌、低分化癌、Hurthle 细胞癌以及间变癌:

T_X:原发肿瘤无法评估。

T0:无原发肿瘤证据。

T1:肿瘤最大径≤2cm,局限于甲状腺内:

T1a:肿瘤最大径≤1cm,局限于甲状腺内;

T1b:肿瘤最大径>1cm,但≤2cm,局限于甲状腺内。

T2:肿瘤最大径>2cm,但≤4cm,局限于甲状腺内。

T3:肿瘤最大径>4cm 但局限于甲状腺内或任何大小的肿瘤伴有颈前肌的甲状腺外侵犯:

T3a:肿瘤最大径>4cm 但局限于甲状腺内;

T3b:任何大小的肿瘤侵犯至颈前肌(胸骨舌骨肌、胸骨甲状肌、甲状舌骨肌或肩胛舌骨肌)。

T4:肿瘤侵及甲状腺包膜外

T4a:任何大小的肿瘤扩展出甲状腺包膜侵犯皮下软组织、喉、气管、食管或喉返神经;

T4b:任何大小的肿瘤侵犯椎前筋膜或包绕颈动脉或纵隔血管。

注:在 T 分级中,所有的分级可再分为:(a)孤立性肿瘤 s,(b)多灶性肿瘤 m(其中最大者决定分级)。

2. 区域淋巴结(N)

N_X:区域淋巴结无法评估。

N0:无区域淋巴结转移。

N1:区域淋巴结转移;

N1a:Ⅵ区转移(气管前、气管旁和喉前/Delphia 以及前上纵隔淋巴结),可以是单侧或双侧病变;

N1b:转移至单侧、双侧或对侧侧颈部淋巴结(Ⅰ、Ⅱ、Ⅲ、Ⅳ或Ⅴ区)或咽旁淋巴结。

3. 远处转移(M)

M_X:远处转移无法评估。

M0:无远处转移。

13

M1:有远处转移。

（二）TNM 分期（表 13-6-6~表 13-6-8）

表 13-6-6 甲状腺乳头状癌和滤泡癌（包括许特莱细胞癌和低分化癌）TNM 分期（AJCC 第 8 版）

	患者年龄<55 岁	患者年龄 ≥ 55 岁
Ⅰ期	任何 T,任何 N,M0	T1,N0,M0 T2,N0,M0
Ⅱ期	任何 T,任何 N,M1	T1,N1/Nx,M0
		T2,N1/Nx,M0
		T3a,任何 N,M0 T3b,任何 N,M0
Ⅲ期		T4a,任何 N,M0
ⅣA 期		T4b,任何 N,M0
ⅣB 期		任何 T,任何 N,M1

表 13-6-7 甲状腺髓样癌 TNM 分期（AJCC 第 8 版）

Ⅰ期	T1,N0,M0
Ⅱ期	T2,N0,M0
	T3,N0,M0
Ⅲ期	T1,N1a,M0
	T2,N1a,M0
	T3,N1a,M0
Ⅳa 期	T4a,N0,M0
	T4a,N1a,M0
	T1,N1b,M0
	T2,N1b,M0
	T3,N1b,M0
	T4a,N1b,M0
Ⅳb 期	T4b,任何 N,M0
Ⅳc 期	任何 T,任何 N,M1

表 13-6-8 甲状腺未分化癌 TNM 分期（AJCC 第 8 版）

Ⅳa 期	T1~T3a,N0/Nx,M0
Ⅳb 期	T1~T3a,N1,M0 T3b,任何 N,M0 T4,任何 N,M0
Ⅳc 期	任何 T,任何 N,M1

（三）TNM 更新要点

AJCC 第 8 版甲状腺癌分期系统将分化型甲状腺癌预后所需的诊断年龄切点值从 45 岁修改为 55 岁;T 分期部分:重新定义了 T3 分期,更改了甲状腺未分化癌的 T 分期;N 分期部分:将Ⅶ区淋巴结转移从侧颈淋巴结转移(N1b)更改为中央区淋巴结转移(N1a)。TNM 分期部分:修改了 DTC、ATC 的 TNM 分期。甲状腺髓样癌作为一个新的独立的章节,肿瘤的基因突变、降钙素和癌胚抗原(CEA)的检测将添加到甲状腺髓样癌预后因素中。

（四）更新意义

1. 年龄切点(cutoff of year)的变更　与其他大多数肿瘤不同,诊断年龄是甲状腺癌疾病特异性存活率(disease-special survival,DSS)的独立危险因素。1983 年 AJCC 第 2 版癌症分期系统就将 45 岁作为 DTC 分期所需的诊断年龄切点值并且一直沿用至第 7 版癌症分期系统。而关于这一切点值始终存在较大争议。一项最近发表的国际多中心回顾性研究建议将分期所需的诊断年龄切点值由 45 岁增长至 55 岁。该研究指出:将甲状腺癌分期所需的诊断年龄增长至 55 岁后,17%的患者分期会下降,10%的患者从较高分期(Ⅲ/Ⅳ期)降至较低分期(Ⅰ/Ⅱ期)。调整后较低分期的生存曲线不仅没有受到影响,还产生一个更广泛的Ⅰ~Ⅳ期的存活率分布。另外有多篇文献也支持将 55 岁作为预后模型的诊断年龄切点值。因此 AJCC 第 8 版甲状腺癌分期系统将分期所需的诊断年龄的切点值调整至 55 岁。调整后的分期系统对诊断年龄为 45~55 岁的患者有着十分重大的临床意义,避免了只依据诊断年龄将部分Ⅰ/Ⅱ期患者划分到Ⅲ/Ⅳ期。同时也避免了一个更加激进的手术方式和术后随访。

2. T 分期的变更　AJCC 第 7 版甲状腺癌分期系统将 T3 分期定义为肿瘤局限于甲状腺内,最大直径>4cm 或任何大小的肿瘤伴有微小腺外侵袭(仅侵犯胸骨甲状肌或甲状腺周围软组织)。而新版分期系统则将微小腺外侵袭从 T3 分期中删除。T3 分期重新定义为 T3a(肿瘤最大直径>4 cm 且局限于甲状腺内)和 T3b(无论肿瘤大小,肿瘤明显侵犯甲状腺周围的带状肌,即胸骨舌骨肌、胸骨甲状肌、甲状舌骨肌、肩胛舌骨肌)。第 8 版甲状腺癌 TNM 分期指出将微小腺外侵袭从 T3 分期中删除的原因主要有以下 3 点:①甲状腺被膜本身的不完整性以及甲状腺内本身就有可能含有脂肪及骨骼肌组织,致使病理学上对微小腺外侵袭的判定缺乏准确性和客观性;②微小腺外侵袭的诊断依赖于术中或术后病理学检查的回报,在临床上应用起来较难;③最新预后统计数据显示:与明显的腺外侵袭不同,微小腺外侵袭并非预后或复发的独立危险因素。微小腺外侵袭患者与肿瘤局限于甲状腺内的患者的 DSS 相比并无差异。更改后的 T3 分期

13

的临床应用更加简单方便可行。T分期的另一个变化则是将ATC的T分期由第7版甲状腺癌分期系统中所有的ATC均为T4期更改为与DTC的T分期相一致。这一变化扩大了ATC的T分期的适用范围,使得ATC的T分期可以应用于临床上少数T1、T2、T3期的ATC,也使得ATC的T分期更加精确。

3. N分期的变更 AJCC第7版甲状腺癌分期系统将Ⅶ区淋巴结转移定义为N1b,对预后的影响与颈侧方淋巴结转移相同。而第8版分期系统将Ⅶ区淋巴结转移更改为N1a。其更改的原因主要有两方面:①Ⅵ区与Ⅶ区淋巴结在解剖结构上一脉相连并无明显的解剖间隔标志,根据2009年出版的ATA关于中央区淋巴结清除的共识中明确提出甲状腺癌中央区淋巴结的定义包括Ⅵ区与Ⅶ区淋巴结;②并没有明确的证据证实Ⅶ区淋巴结转移会比Ⅵ区淋巴结转移带来一个不良的预后。

4. DTC的TNM分期的变更 AJCC第8版甲状腺癌分期系统DTC分期的变化主要出现在诊断年龄≥55岁的患者中。最新的文献证据提示,术前评估为cN0术后被证实为存在少量的淋巴结转移的pN1患者与无淋巴结转移的pN0的患者相比,预后并无明显差异。尽管大量的数据证明淋巴结转移会提高年龄较大的患者的疾病特异性死亡率,但是与共存的明显的腺外侵袭(T4a、T4b)或者远处转移(M1)疾病相比,淋巴结转移的影响要小得多。较大年龄患者中大多数淋巴结转移的死亡病例其死因主要应归因于共存的T4a、T4b或者M1疾病。所以在第8版TNM分期系统中,超出颈前肌的明显的腺外侵袭(T4a、T4b)和远处转移(M1)将作为影响诊断年龄≥55岁患者TNM分期的主要因素。而肿瘤的直径大小、淋巴结转移对分期的影响则显著地下降。在第8版中,由于T分期进行重新划分,ATC的TNM分期更改为将甲状腺腺体内的疾病定义为ⅣA期,明显的腺外侵袭或颈部淋巴结转移定义为Ⅳb期,远距离转移定义为Ⅳc期。新版ATC的TNM分期有助于对无腺外侵袭、临床上可以切除的ATC提供分期的依据。

5. 肿瘤的突变、降钙素、CEA的检测被添加到髓样癌的预后因素中 髓样癌的预后可能与肿瘤基因突变相关,血清中的降钙素、CEA可以作为预测髓样癌预后的潜在的肿瘤标记物。但是对于何时采集血清降钙素、CEA还没有一致的结论。目前基因突变、血清降钙素和CEA对于AJCC甲状腺髓样癌分期的影响以及其影响预后机制的研究还较少。所以AJCC第8版甲状腺癌分期系统仅将肿瘤的基因突变、降钙素、CEA添加到髓样癌的预后因素中,其对甲状腺髓样癌分期的影响仍有待进一步研究。

甲状腺癌TNM分期系统的更新旨在不断完善甲状腺癌患者预后评估体系,进而有助于肿瘤医生判断患者病情、指导治疗、估计预后及与其他医疗单位进行医疗信息交流。为了适应今后国际甲状腺TNM分期的变化,甲状腺癌手术切除标本的病理报告描述应尽可能详尽,除了常规的肿瘤类型、癌细胞分化程度、手术医生应当标明清扫淋巴结的部位,病理科医生应当详细记录清扫的淋巴结和转移淋巴结的数量、大小以及侵犯周围的程度。随着甲状腺癌TNM分期系统日趋合理和精准,临床医生的决策及患者预后的判断将更加精准,更多的甲状腺癌患者将获益匪浅。

(魏松锋 李亦工)

参考文献

1. 中国抗癌协会甲状腺癌专业委员会(CATO).甲状腺微小乳头状癌诊断与治疗中国专家共识(2016版).中国肿瘤临床,2016,43(10):405-411.
2. Tori M.Hybrid-type endoscopic thyroidectomy(HET:Tori's method) for differentiated thyroid carcinoma including invasion to the trachea.Surg Endosc,2014,28(3):902-909.
3. American Thyroid Association Surgery Working Group, American Association of Endocrine Surgeons, American Academy of Otolaryngology Head and NeckSurgery, et al. Consensus statement on the terminology and classification of central neck dissection for thyroid cancer. Thyroid, 2009,19(11):1153-1158.
4. Robbins KT, Shaha AR, Medina JE, et al. Consensus statement on the classification and terminology of neck dissection.Arch Otolaryngol Head Neck Surg,2008,134(5):536-538.
5. 盛矢薇,陈立波,陆汉魁,等.含碘造影剂对分化型甲状腺癌肺转移病灶^{131}I疗效的影响.上海交通大学学报:医学版,2010,30:253-255.
6. 田蓉,匡安仁,秦卫仕,等.分化型甲状腺癌患者^{131}I治疗后全身显像的临床价值.中华核医学杂志,2000,20:162,164.
7. Lee JI,Chung YJ,Cho BY,et al.Postoperative-stimulated serum thyraglobulin measured at the time of ^{131}I ablation is useful for the prediction of disease status in patients with differ-

13

entiated thyroid carcinoma.Surgery,2013,153:828-835.

8. vall Tol KM,Jager PL,de Vries EG,et al.Outcome in patients with differentiated thyroid cancer with negative diagnostic wholbody scanning and detectable stimulated thyroglobulin. Eur J Endocrinol,2003,148:589-596.
9. Schlumberger M,Mancusi F,Bandin E,et al.[131]I therapy for elevated thyroglobulin levels.Thyroid,1997,7:273-276.
10. Pacini F,Agate L,Elisei R,et al.Outcome of differentiated thyroid cancer with detectable serum Tg and negative diagnostic ^{131}I whole body scan:comparison of patients treated with high ^{131}I activities versus untreated patients.J Clin Endocrinol Metab,2001,86:4092-4097.
11. 孟超,龙文,梁军,等.中低危分化型甲状腺癌术后[131]I清甲治疗后血清甲状腺球蛋白的变化.中华核医学与分子影像杂志,2013,33:271-274.
12. Brabant G.Thyrotropin suppressive therapy in thyroid carcinoma:what are the targets? J Clin Endocrinol Metab,2008,93(4):1167-1169.
13. Biondi B, Cooper DS. Benefits of thyrotropin suppression versus the risks of adverse effects in differentiated thyroidcancer.Thyroid,2010,20(2):135-146.
14. Biondi B,Filetti S,Schlumberger M.Thyroid-hormone therapy and thyroid cancer:a reassessment.Nat Clin Pract Endocrinol Metab,2005,1(1):32-40.
15. Bach-Huynh TG, Nayak B, Loh J, et al. Timing of levothyroxine administration affects serum thyrotropin concentration. J Clin Endocrinol Metab, 2009, 94 (10): 3905-3912.
16. 中华医学会骨质疏松和骨矿盐疾病分会.原发性骨质疏松症诊治指南(2011 年).中华骨质疏松和骨矿盐疾病杂志,2011,4(1):2-18.
17. Bahn Chair RS, Burch HB, Cooper DS, et al. Hyperthyroidism and other causes of thyrotoxicosis: management guidelines of the American Thyroid Association and American Association of Clinical Endocrinologists. Thyroid,2011,21(6):593-646.
18. Sanders LE,Silverman M.Follicular and Hürthle cell carcinoma:predicting outcome and directing therapy. Surgery, 1998,124(6):967-974.
19. Middendorp M,Grünwald F.Update on recent developments in the therapy of differentiated thyroid cancer. Semin Nucl Med,2010,40(2):145-152.
20. Matuszczyk A,Petersenn S,Bockisch A,et al.Chemotherapy with doxorubicin in progressive medullary and thyroid carcinoma of the follicular epithelium.Horm Metab Res,2008,40(3):210-213.
21. Ye L,Santarpia L,Gagel RF.The evolving field of tyrosine kinase inhibitors in the treatment of endocrine tumors. Endocr Rev,2010,31(4):578-599.
22. Shoup M, Stojadinovic A, Nissan A, et al. Prognostic indicators of outcomes in patients with distant metastases from differentiated thyroid carcinoma.J Am Coll Surg,2003,197(2):191-197.
23. Eustatia-Rutten CF, Smit JW, Romijn JA, et al. Diagnostic value of serum thyroglobulin measurements in the follow-up of differentiated thyroid carcinoma,a structured meta-analysis.Clin Endocrinol(Oxf),2004,61(1):61-74.
24. Spencer CA. Challenges of serum thyroglobulin (Tg) measurement in the presence of Tg autoantibodies.J Clin Endocrinol Metab,2004,89(8):3702-3704.
25. Bachelot A,Leboulleux S,Baudin E,et al.Neck recurrence from thyroid carcinoma:serum thyroglobulin and high-dose total body scan are not reliable criteria for cure after radioiodine treatment. Clin Endocrinol (Oxf), 2005, 62 (3): 376-379.
26. Schlumberger M,Berg G,Cohen O,et al.Follow-up of lowrisk patients with differentiated thyroid carcinoma:a European perspective. S Eur J Endocrinol, 2004, 150 (2): 105-112.
27. Castagna MG,Brilli L,Pilli T,et al.Limited value of repeat recombinant human thyrotropin (rhTSH)-stimulated thyroglobulin testing in differentiated thyroid carcinoma patients with previous negative rhTSH-stimulated thyroglobulin and undetectable basal serum thyroglobulin levels.J Clin Endocrinol Metab,2008,93(1):76-81.
28. Mazzaferri EL,Robbins RJ,Spencer CA,et al.A consensus report of the role of serum thyroglobulin as a monitoring method for low-risk patientswith papillary thyroid carcinoma. J Clin Endocrinol Metab, 2003, 88 (4): 1433-1441.

29. Pacini F, Molinaro E, Castagna MG, et al. Recombinant human thyrotropin-stimulated serum thyroglobulin combined with neckultrasonography has the highest sensitivity in monitoring differentiated thyroid carcinoma. J Clin Endocrinol Metab, 2003, 88(8): 3668-3673.

30. Kloos RT, Mazzaferri EL. A single recombinant human thyrotro-pin-stimulated serum thyroglobulin measurement predicts differentiated thyroid carcinoma metastases three to five years later. J Clin Endocrinol Metab, 2005, 90(9): 5047-5057.

31. Kouvaraki MA, Shapiro SE, Fornage BD, et al. Role of preoperative ultrasonography in the surgical management of patients with thyroid cancer. Surgery, 2003, 134(6): 946-954.

32. Cunha N, Rodrigues F, Curado F, et al. Thyroglobulin detection in fine-needle aspirates of cervical lymph nodes: a technique for the diagnosis of metastatic differentiated thyroid cancer. Eur J Endocrinol, 2007, 157(1): 101-107.

33. Schlumberger MJ. Papillary and follicular thyroid carcinoma. N Engl J Med, 1998, 338(5): 297-306.

34. Pacini F, Capezzone M, Elisei R, et al. Diagnostic 131-iodine whole-body scan may be avoided in thyroid cancer patients who have undetectable stimulated serum Tg levels after initial treatment. J Clin Endocrinol Metab, 2002, 87(4): 1499-1501.

35. van Tol KM, Jager PL, de Vries EG, et al. Outcome in patients with differentiated thyroid cancer with negative diagnostic whole-body scanning and detectable stimulated thyroglobulin. Eur J Endocrinol, 2003, 148(6): 589-596.

36. Sampson E, Brierley JD, Le LW, et al. Clinical management and outcome of papillary and follicular (differentiated) thyroid cancer presenting with distant metastasis at diagnosis. Cancer, 2007, 110(7): 1451-1456.

37. Tuttle RM, Tala H, Shah J, et al. Estimating risk of recurrence in differentiated thyroid cancer after total thyroidectomy and radioactive iodine remnant ablation: using response to therapy variables to modify the initial risk estimates predicted by the new American Thyroid Association staging system. Thyroid, 2010, 20(12): 1341-1349.

38. Davies L, Welch HG. Increasing incidence of thyroid cancer in the United States, 1973-2002. JAMA, 2006, 295(18): 2164-2167.

39. Elisei R, Molinaro E, Agate L, et al. Are the clinical and pathological features of differentiated thyroid carcinoma really changed over the last 35 years? Study on 4187 patients from a single Italian institution to answer this question. J Clin Endocrinol Metab, 2010, 95(4): 1516-1527.

40. Colonna M, Guizard AV, Schvartz C, et al: A time trend analysis of papillary and follicular cancers as a function of tumour size: a study of data from six cancer registries in France(1983-2000). Eur J Cancer, 2007, 43(5): 891-900.

41. LiVolsi VA, Baloch ZW. Follicular neoplasms of the thyroid: view, biases and experiences [J]. Adv Anat Pathol, 2004, 11(6): 279-287.

42. Pettersson B, Coleman MP, Ron E, et al. Iodine supplementation in Sweden and regional trends in thyroid cancer incidence by histopathologic type. Int J Cancer, 1996, 65(1): 13-19.

43. Kondo T, Ezzat S, Asa SL. Pathogenetic mechanisms in thyroid follicular-cell neoplasia. Nat Rev Cancer, 2006, 6(4): 292-306.

44. Nikiforova MN, Nikiforov YE. Molecular diagnostics and predictors in thyroid cancer. Thyroid, 2009, 19(12): 1351-1361.

45. Eberhardt NL, Grebe SK, McIver B, et al. The role of the PAX8/PPARgamma fusion oncogene in the pathogenesis of follicular thyroid cancer. Mol Cell Endocrinol, 2010, 321(1): 50-56.

46. Nam-Goong IS, Kim HY, Gong G, et al. Ultrasonography-guided fine-needle aspiration of thyroid incidentaloma: correlation with pathological findings. Clin Endocrinol (Oxf), 2004, 60(1): 21-28.

47. Alexander EK, Bible KC, Doherty GM, et al. 2015 American Thyroid Association Management Guidelines for Adult Patients with Thyroid Nodules and Differentiated Thyroid Cancer. Thyroid, 2016, 26: 1-33.

48. 孙威,贺亮,张浩.美国癌症联合委员会甲状腺癌分期系统(第8版)更新解读.中国实用外科杂志,2017,3(37):255-258

49. Rosario PW, Mineiro AF, Prates BS, et al. Postoperative stimulated thyroglobulin of less than 1 ng/ml as a criterion

13

to spare low-risk patients with papillary thyroid cancer from radioactive Iodine ablation. Thyroid, 2012, 22 (11): 1140-1143.

50. Lin Y, Li T, Liang J. et al. Predictive Value of Preablation Stimulated Thyroglobulin and Thyoglobulin/Thyoid-Stimulating Hormone Ratio in Differetiated Thyroid Cancer. Clinical Nuclear Medicine, 2011, 36(12): 1102-1105

51. Yang X, Liang J, Li T, et al. Preablative stimulated thyroglobulin correlates to new therapy response system in differentiated thyroid cancer. J Clin Endocrinol Metab, 2016, 101 (3): 1307-1713

52. Zhao T, Liang J, Lin Y, et al. Value of serial preablative thyroglobulin measurements: can we address the impact of thyroid remnants? Nucl Med Commun, 2016, 37(6): 632-639

53. Lee JI, Chung YJ, Cho BY, et al. Postoperative-stimulated serum thyroglobulin measured at the time of ^{131}I ablation is useful for the prediction of disease status in patients with differentiated thyroid carcinoma. Surgery, 2013, 153 (6): 828-835.

54. Lepoutre YC, Maddah D, Golmard JL, et al. Post-operative neck ultrasound and risk stratification in differentiated thyroid cancer patients with initial lymph node involvement. Eur J Endocrinol, 2014, 170(6): 837-846.

55. Xing M, Westra WH, Tufano RP, et al. BRAF mutation predicts a poorer clinical prognosis for papillary thyroid cancer. J Clin Endocrinol Metab. 2005, 90(12): 6373-6379.

56. Yang K, Liang J, Lin Y, et al. BRAFV600E Mutation Associated With Non-Radioiodine-Avid Status in Distant Metastatic Papillary Thyroid Carcinoma. Clin Nucl Med, 2014, 39 (8): 675-679.

57. Li J, Liang J, Zhao T, et al. Noninferior response in BRAFV600E mutant nonmetastatic papillary thyroid carcinoma to radioiodine therapy. Eur J Nucl Med Mol Imaging, 2016, 43(6): 1034-1039.

58. Zhao T, Liang J, Guo Z, et al. In Patients With Low-to Intermediate-Risk Thyroid Cancer, a Preablative Thyrotropin Level of 30 μIU/mL Is Not Adequate to Achieve Better Response to ^{131}I Therapy. Clin Nucl Med, 2016, 41 (6): 454-458.

59. Mallick U, Harmer C, Yap B, et al. Ablation with low-dose radioiodine and thyrotropin alfa in thyroid cancer. N Engl J Med, 2012, 366(18): 1674-1685.

60. Schlumberger M, Catargi B, Borget I, et al. Strategies of radioiodine ablation in patients with low-risk thyroid cancer. N Engl J Med, 2012, 366(18): 1663-1673.

61. Tu J, Wang S, Huo Z, et al. Recombinant human thyrotropin-aided versus thyroid hormone withdrawal-aided radioiodine treatment for differentiated thyroid cancer after total thyroidectomy: a meta-analysis. Radiother Oncol, 2014, 110 (1): 25-33.

62. Mazzaferri EL, Jhiang SM. Long-term impact of initial surgical and medical therapy on papillary and follicular thyroid cancer. Am J Med, 1994, 97: 418-428.

63. 田蓉，匡安仁，秦卫仕，等.分化型甲状腺癌患者^{131}I 治疗后全身显像的临床价值，中华核医学杂志，2000，20 (4): 162-164.

64. Cooper DS, Doherty GM, Haugen BR, et al. Revised AmericanThyroid Association Manangement Guidelines for Patients with Thyroid Nodules and Differentiated Thyroid Cancer: The American Thyroid Association (ATA) Guidelines Taskforce on Thyroid Nodules and Differentiated Thyroid Cancer. Thyroid, 2009, 19(11): 1167-1214.

65. Rubino C, De Vathaire F, Dottorini ME, et al. Second primary malignancies in thyroid cancer patients. Br J Cancer, 2003, 89: 1638-1644.

66. Eichhorn W, Tabler H, Lippold R, et al. Prognostic factors determining long-term survival in well-differentiated thyroid cancer: an analysis of four hundred eighty-four patients undergoing therapy and aftercare at the same institution. Thyroid, 2003, 13: 949-958.

67. Gerard AC, Daumerie C, Mestdagh C, et al. Correlation between the loss of thyroglobulin iodination and the expression of thyroid-specific proteins involved in iodine metabolism in thyroid carcinomas. J Clin Endocrinol Metab, 2003, 88: 4977-4983.

68. Hurley JR. Historical note: TSH suppression for thyroid cancer. Thyroid, 2011, 21: 1175-1176.

69. 关海霞.从经验到循证，理性设定分化型甲状腺癌 TSH 抑制治疗目标.中华内科杂志，2014，53: 694-696.

70. Biondi B, Cooper DS. Benefits of thyrotropin suppression

13

versus the risks of adverse effects in differentiated thyroid cancer.Thyroid,2010,20:135-146.

71. 中华医学会内分泌学分会,中华医学会外科学分会内分泌学组,中国抗癌协会头颈肿瘤专业委员会,中华医学会核医学分会.甲状腺结节和分化型甲状腺癌诊治指南.中华内分泌代谢杂志,2012,28:779-797.

72. Haugen BR,Alexander EK,Bible KC,et al.2015 American thyroid association management guidelines for adult patients with thyroid nodules and differentiated thyroid cancer:The American thyroid association guidelines task force on thyroid nodules and differentiated thyroid cancer. Thyroid, 2016,26(1):1-133.

73. Francis GL, Waguespack SG, Bauer AJ, et al. Management guidelines for children with thyroid nodules and differentiated thyroid cancer. Thyroid, 2015, 25 (7): 716-759.

74. 中华医学会内分泌学分会,中华医学会围产医学分会.妊娠和产后甲状腺疾病诊治指南.中华内分泌代谢杂志,2012,28:354-367.

75. Alexander EK,Pearce EN,Brent GA,et al.2017 Guidelines of the American Thyroid Association for the Diagnosis and Management of Thyroid Disease During Pregnancy and the Postpartum.Thyroid,2017,27:315-389.

76. Cooper DS, Biondi B. Subclinical thyroid disease. Lancet, 2012,379:1142-1154.

77. Biondi B,Wartofsky L.Treatment with thyroid hormone.Endocr Rev,2014,35:433-512.

78. Miyauchi A.Clinical trials of active surveillance of papillary microcarcinoma of the thyroid. World J Surg, 2016, 40: 516-522.

79. Ladenson PW,Braverman LE,Mazzaferri EL,et al.Comparison of administration of recombinant human thyrotropin with withdrawal of thyroid hormone for radioactive iodine scanning in patients with thyroid carcinoma.N Engl J Med, 1997,337:888-896.

80. Trimboli P, Treglia G, Giovanella L. Preoperative measurement of serum thyroglobulin to predict malignancy in thyroid nodules: a systematic review. Horm Metab Res, 2015,47(4):247-252.

81. Spencer CA,Bergoglio LM,Kazarosyan M,et al.Clinical impact of thyroglobulin (Tg) and Tg autoantibody method differences on the management of patients with differentiated thyroid carcinomas.J Clin Endocrinol Metab, 2015,90:5566-5575.

82. Grani G,Fumarola A.Thyroglobulin in lymph node fine-needle aspiration washout: a systematic review and meta-analysis of diagnostic accuracy. J Clin Endocrinol Metab, 2014,99(6):1970-1982.

83. 赵晓伟,关海霞,孙辉.颈部淋巴结细针穿刺针洗脱液甲状腺球蛋白测定:临床应用进展与困惑.中国实用内科杂志,2016,36(1):37-40.

84. Tuttle RM,Leboeuf R.Follow up approaches in thyroid cancer: a risk adapted paradigm. Endocrinol Metab Clin North Am, 2008,37(2):419-435,ix-x.

85. 关海霞,梁楠.分化型甲状腺癌的动态风险评估-从疾病特点出发的新理念.中国普通外科杂志,2016,25(11):1536-1543.

86. Grewal RK,Tuttle RM,Fox J,et al.The effect of posttherapy ^{131}I SPECT/CT on risk classification and management of patients with differentiated thyroid cancer. J Nucl Med, 2010,51(9):1361-1367.

87. Yoshida A,Okamoto T.Japanese management guidelines for thyroid tumors 2010.Edited by the Japanese Association of Endocrine Surgeons and the Japanese Society of Thyroid Surgery.Kanehara Shuppan,Tokyo.2010.

88. Haser GC, Tuttle RM, Su HK, et al. Active surveillance for papillary thyroid microcarcinoma: new challenges and opportunities for the health care system. Endocr Pract, 2016, 22(5):602-611.

13

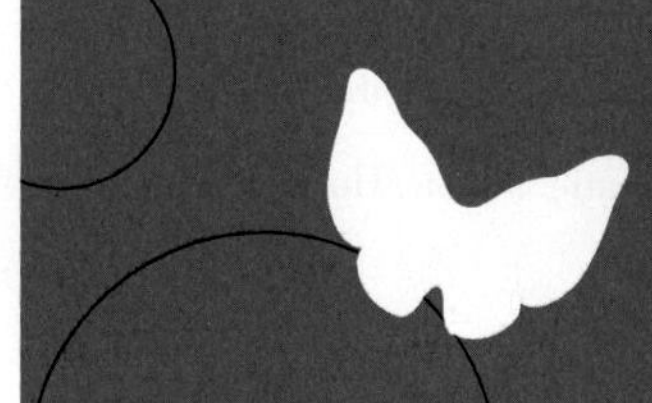

第十四章 甲状腺髓样癌

甲状腺髓样癌(medullary thyroid carcinoma,MTC)是起源于甲状腺滤泡旁上皮(C细胞)的一种少见的神经内分泌恶性肿瘤,目前约占所有甲状腺癌的1%~2%,较以往报道的比例有所下降,以分泌降钙素为特征。C细胞来源于胚胎神经嵴,所以甲状腺髓样癌具有类癌、胰岛细胞瘤等其他神经内分泌肿瘤共有的临床及组织学特征。

MTC可以分为散发性甲状腺髓样癌和遗传性甲状腺髓样癌两种。MTC属于甲状腺癌中恶性程度较高的一类。国外文献报道MTC临床各期10年生存率分别为:Ⅰ期:100%;Ⅱ期:93%;Ⅲ期:71%;Ⅳ期:21%。然而临床有近一半的患者被诊断时已属Ⅲ、Ⅳ期,预后较分化型甲状腺癌为差。目前已经有充分证据表明常规放疗、化疗对MTC疗效有限,仅在无有效控制手段下作为姑息治疗方法。另外由于滤泡旁细胞不具备摄碘能力,放射性^{131}I治疗亦无效。目前的研究认为MTC的治疗关键以早期诊断、手术治疗为主。

第一节 临床分型

据文献统计,约75%的甲状腺髓样癌为散发性,多达25%髓样癌为家族相关性。这些遗传性甲状腺髓样癌实为多发性内分泌肿瘤Ⅱ型(multiple endocrine neoplasia type 2,MEN2)的一种临床表现。MEN2为一种常染色体显性遗传病,既往2009年版美国甲状腺协会(ATA)指南将MEN2分为MEN2A、MEN2B及家族性甲状腺髓样癌(familial thyroid medullary carcinoma,FMTC)三类。MEN2综合征的发病与10号常染色体*RET*原癌基因缺陷相关。除甲状腺之外,甲状旁腺、肾上腺等其他有*RET*原癌基因表达的内分泌器官均可形成多发性肿瘤,进而降低生活质量甚至危及生命。

2015版ATA指南将2009版指南MEN2综合征的三大分类简化为两大分类:MEN2A及MEN2B,其中MEN2A约占95%。以往认为,家族性甲状腺髓样癌为MEN2A的一种特殊类型,而新指南将其正式纳入MEN2A的变种。MEN2A内容进行了重新细分,将其分为4个变种:经典型MEN2A、伴随皮肤苔藓淀粉样变(cutaneous lichen amyloidosis,CLA)的MEN2A、伴随先天性巨结肠(Hirschsprung disease,HD)的MEN2A及FMTC。

一、病因学

研究证明*RET*原癌基因突变是甲状腺髓样癌发病的主要分子病因学基础。*RET*基因位于10号染色体长臂,编码一组属于酪氨酸激酶的跨膜受体蛋白。RET蛋白主要分布在神经嵴细胞及其分化的细胞上,传递生长和分化信号。RET蛋白由胞外区、跨膜区及胞内区组成(图14-1-1)。胞外区包括配体结合区、钙粘素样区及邻近胞膜的半胱氨酸富集区,胞内区由两个酪氨酸激酶亚区组成:TK1和TK2。

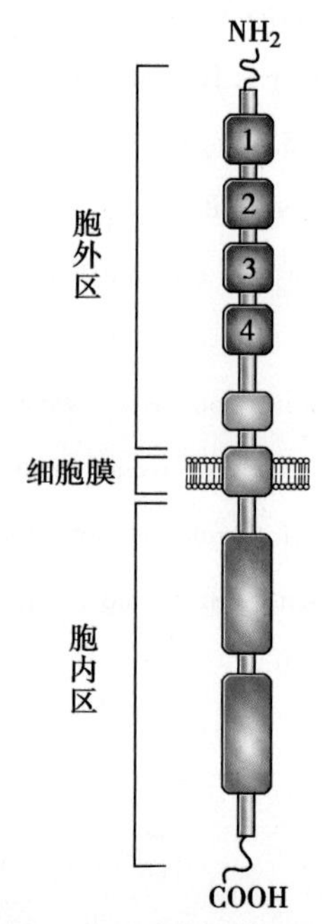

图14-1-1 RET跨膜蛋白模式图
(摘自Drosten M,et al.,Nat ClinPractOncol 2006,565.)

RET 基因的突变可导致蛋白构象改变，增强 RET 蛋白的转化能力，激发 TK 自动磷酸化，诱导细胞过度增生以致癌变。与其他所有的遗传性肿瘤不同，特异性的 *RET* 基因突变造成了原癌基因功能的“获得”。而其他遗传性肿瘤的发病原因与此不同，往往是抑癌基因的遗传性功能“丧失”。

MEN2A 及 MEN2B 由不同基因位点突变引发。*RET* 基因序列中第 10 号（密码子 609、611、618、620）及 11 号（密码子 630、634）外显子突变，会引起 RET 蛋白胞外区半胱氨酸富集区结构改变，进而导致依靠配体激活的二聚体受体持续性激活，向细胞内传递信号。其中 11 号外显子中 634 密码子突变是 MEN2A 中最为常见的基因型，且与 MEN2A 中的肾上腺嗜铬细胞瘤及原发性甲状旁腺功能亢进相关。

在胞内区，769（exon 13）、804（exon 14）及 891（exon 15）密码子突变累及了酪氨酸激酶区，与 FMTC 的发病相关。MEN2B 的发病与胞内区的 TK2 亚区突变有关。16 号外显子中 918 密码子由甲硫氨酸突变为苏氨酸，占所有 MEN2B 病因的 95%。RET 蛋白胞内区，918 密码子表达的甲硫氨酸是酪氨酸激酶催化核心区底物识别的关键性成分。918 密码子突变引发的 MEN2B 中，超过半数的患者为新生种系突变。其他的 MEN2B 突变包括 15 号外显子 883 密码子，及一些二元串联突变：804 和 806 或 804 和 904 密码子之间的串联突变。图 14-1-2 显示了常见的 634 及 918 密码子突变所致 RET 蛋白胞内外构象变化的示意图。

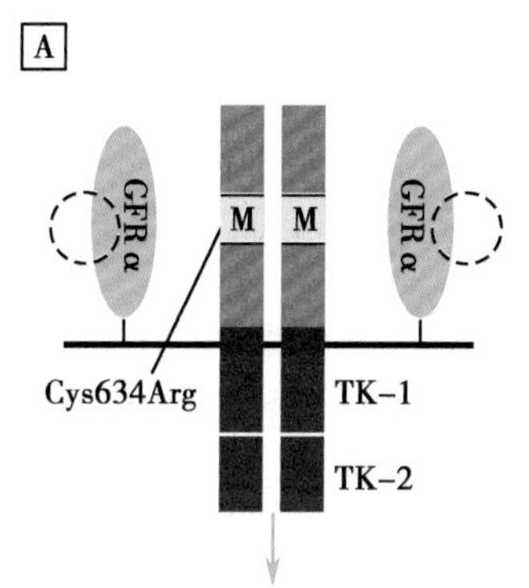

RET突变位点：Cys634Arg

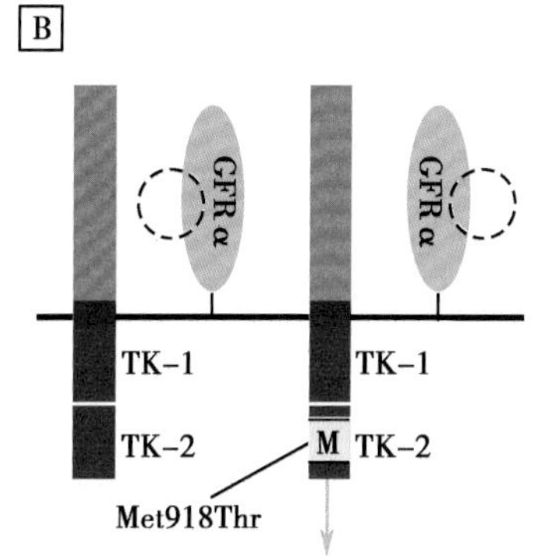

RET突变位点：Met918Thr

图 14-1-2 634 及 918 密码子突变所致 RET 蛋白构象变化示意图
（摘自 uptodate：Classification and genetics of multiple endocrine neoplasia type 2）

14

还有一些 *RET* 基因缺陷看似与 MEN2 无相关之处，但一些特殊位点的突变或对其他基因的影响最终造成了表型差异。例如相同的 620 密码子突变，甲状腺 C 细胞功能“获得”，而结肠的功能受到“抑制”导致了先天性巨结肠病。在遗传性先天性巨结肠患者中 50% 有 *RET* 基因种系突变，而 15%～20% 的散发性巨结肠亦有 *RET* 基因突变。研究显示 *RET* 基因 10 号外显子突变，有 25% 的人会患先天性巨结肠。因此对早期发病的先天性巨结肠患儿，应积极筛查 *RET* 基因，尤其是有巨结肠或 MEN2 家族史的患儿。

二、遗传型和基因型的相关性

RET 基因不同位点的突变会引起 HMTC 在发病年龄、预期寿命、预后等方面的差异，即 *RET* 基因突变的基因型决定了表现型。有研究显示，FMTC 家族血清降钙素升高年龄为 18～31 岁（平均 23 岁），而 MEN2A 或 B 家族则更早，为 6～33 岁（平均仅 16 岁），同时 MEN2B 家族患者 MTC 诊断时间也相对更早。

在 *RET* 基因筛查尚未应用时，有研究分析了一些较大家系的 HMTC 的自然病程，634 密码子突变引起的 MEN2A 家族平均寿命为 48 岁，而 618 密码子突变引起的 FMTC 家族，预期寿命为 60 岁。

美国 M. D. Anderson 癌症中心发表的一篇研究报道了 39 个家系的 71 例 MEN2 综合征患者。通过多因素 Logistics 回归分析发现，危险度从 1～3 级（作者自定义），每增加 1 级，患者罹患Ⅲ/Ⅳ期 HMTC 的可能性增加 13.23 倍。

2009 年 ATA 指南将遗传性甲状腺髓样癌中不同的 *RET* 基因突变定义为 A、B、C、D 四个等级，从 A 到 D 级肿瘤的恶性度增高。2009 年 ATA 指南问世后，第 7 届国际 MEN 协作组、北美神经内分泌肿瘤协会、美国国立综合癌症网（NCCN）三个组织先后发布各自指南，将遗传性髓样癌的危险度定义为Ⅰ、Ⅱ、Ⅲ级或“高”、“更高”、“最高”。为了统一危险度分级，2015 年 ATA 修订指南，建议将 D 级突变更新为“最高危”

(highest risk),将 C 级突变更新为“高危”(high risk),将 A 及 B 级突变合并更新为“中危”(moderate risk)。ATA-最高危包括了 MEN2B 及 M918T 密码子突变患者,ATA-高危包括 C634 及 A883 密码子突变患者,ATA-中危包括除 M918T、C634 和 A883 密码子突变的其他 *RET* 基因突变患者。

三、基因型临床型相关性的临床应用

与散发性甲状腺髓样癌相同,手术切除甲状腺癌原发及转移灶是治疗 HMTC 的最主要方法。对于 HMTC 家系的一二级亲属行 *RET* 基因 DNA 筛查,所检出的家系中突变 *RET* 基因的携带者,为早期处理 HMTC 提供可能。*RET* 突变基因携带者注定将发展为甲状腺髓样癌,甚至在儿童时期即可发病。通过基因筛查可以预测患儿的发病时间,进而根据个体突变差异制订预防性手术时间及随访计划。2015 年 ATA 指南给出的建议如表 14-1-1 所示。但受检测技术和文化理念不同,国内尚未真正开展此诊断方法。

表 14-1-1 2015 年 ATA 甲状腺髓样癌指南 *RET* 突变基因携带者诊疗建议

危险度	*RET* 基因突变密码子	推荐筛查时间	推荐预防性甲状腺手术时间
最高位	918	-	出生数月至 1 岁内
高危	634 883	3 岁起	5 岁内
中危	533,609,611,618,620,630,666,768,790,804,891,912	5 岁起	儿童期或青年期

第二节 临床表现及诊断

一、临床表现

(一)散发性甲状腺髓样癌

14

散发性甲状腺髓样癌(MTC)约占所有髓样癌的 75%。典型的发病年龄是 40~60 岁。75%~95%的散发性 MTC 患者表现为单发的甲状腺结节,是该病最常见的临床表现。由于 C 细胞主要位于甲状腺叶的中上部,因此大多数肿瘤发生于这一区域。病变多呈椭圆或圆形,瘤体大小不一,直径数毫米至数厘米,呈实体性,局限而硬,切面色灰白或淡红或多彩状(图 14-2-1),包膜多不完整,偶见钙化。

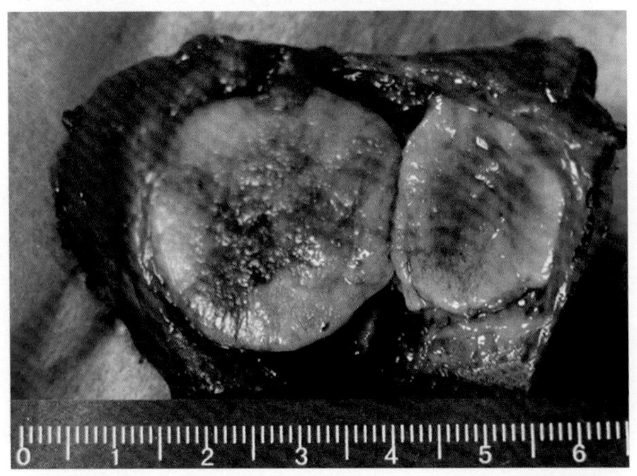

图 14-2-1 甲状腺髓样癌大体观:剖面为多彩状

大多数 MTC 患者在诊断时已经发生不同程度的肿瘤转移。大约 70%的患者临床检测有颈部淋巴结受累,尤其在多病灶癌患者中更为常见。约 15%的患者有上呼吸道、消化道压迫或侵袭的症状,如吞咽困难或声音嘶哑。约 5%~10%的患者初治时即出现远处转移灶,常见的远处转移部位包括:肝脏、肺、骨,少数患者可转移至脑。虽然血清降钙素筛查仍有争议,但由于近年来降钙素筛查普遍推广,甲状腺微小髓样癌得以检出,转移性肿瘤的发病率似乎在下降。

与其他疾病不同,由于甲状腺髓样癌肿瘤激素的分泌,不少患者会出现全身性症状。肿瘤分泌的降钙素、降钙素基因相关肽或其他物质可能引起患者腹泻或面部潮红,尤其是进展期疾病更易发生。此外,偶尔有肿瘤分泌促肾上腺皮质激素(ACTH),可导致异位库欣综合征。

(二)遗传性甲状腺髓样癌

MEN2A 常染色体显性遗传,男女比例约为 1∶1。MEN2A 临床表现为甲状腺髓样癌、肾上腺嗜铬细胞瘤(pheochromocytoma,PHEO)及原发性甲状旁腺功能亢进(primary hyperparathyroidism,HPTH)等。其中甲状腺髓样癌的外显率几乎为 100%。

MEN2B 临床上多表现为甲状腺髓样癌、肾上腺嗜铬细胞瘤,但无原发性甲状旁腺功能亢进。几乎所有的携带者均会罹患甲状腺髓样癌,与 MEN2A 相比,MEN2B 相关髓样癌的发病年龄更早,恶性程度更高,因此早期诊断及预防极其重要。此外 MEN2B 患者常合并黏膜神经瘤(典型者涉及唇、舌,图 14-2-2),肠道节细胞神经瘤病。患者通常有马方样体态(但非马方综合征),上下身比例减小,骨骼畸形(脊柱后侧凸或

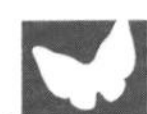

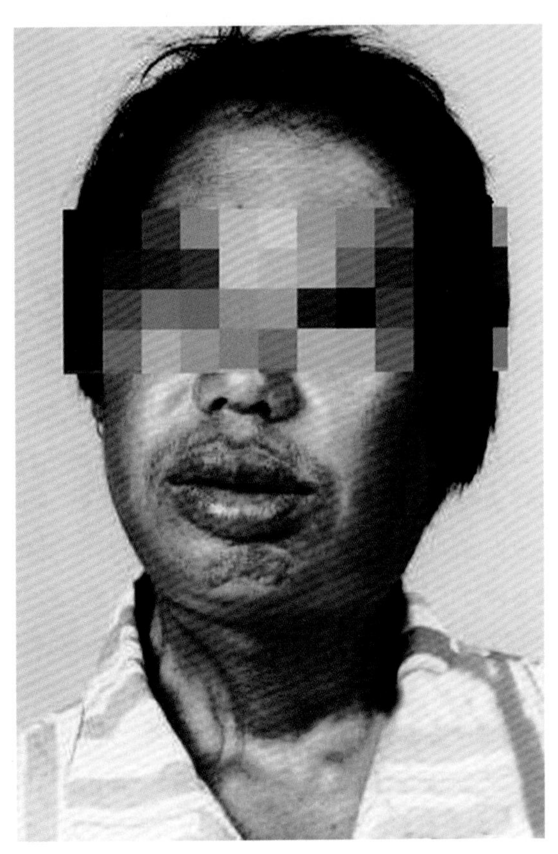

图 14-2-2　MEN2B 患者特殊外貌表现：厚唇并可见黏膜神经瘤

脊柱前凸），关节松弛等体格发育异常。另外，大肠功能紊乱很常见，主要表现为慢性便秘和（或）先天性巨结肠。

既往认为 FMTC 是 MEN2A 的一个变种，它与 MEN2A 常常携带同样的 *RET* 基因突变。2015 年 ATA 指南已将 FMTC 纳入 MEN2A 的一种亚型。FMTC 有较强的 MTC 遗传倾向性，但不具有 MEN2A（或 2B）的其他临床表现。为何这些患者不表现出肾上腺嗜铬细胞瘤及原发性甲状旁腺功能亢进目前尚不清楚。对于较小的家系很难将其与 MEN2A 加以区分，为了不漏诊肾上腺嗜铬细胞瘤及原发性甲状旁腺功能亢进，FMTC 应有严格的诊断标准如下：

（1）家系中至少有 10 个携带者；

（2）多名携带者或发病者的年龄超过 50 岁；

（3）有完整的医疗病史（尤其对于老年成员）；

（4）*RET* 基因突变仅仅与 FMTC 相关。

随着研究深入，目前有学者又发现了 MEN2A 患者有时亦合并皮肤苔藓淀粉样变（CLA）及先天性巨结肠（HD）。另外一些既往被认为是 FMTC 的家系，随着入组人数增多及时间发展，发现了嗜铬细胞瘤或甲状旁腺功能亢进。因此，2015 年 ATA 更新了甲状腺髓样癌的诊治指南，将 MEN2A 又分为 4 种亚型或变种，具体临床表现详见表 14-2-1。

表 14-2-1　MEN2 各亚型的临床表现

临床分型		MTC	PHEO	HPTH	其他特异性表现
MEN2A	经典型	+	+	+	无
	伴皮肤苔藓淀粉样变型	+	+	+	皮肤苔藓淀粉样变
	伴先天性巨结肠型	+	+	+	先天性巨结肠
	家族性甲状腺髓样癌	+	-	-	无
MEN2B		+	+	-	黏膜神经瘤、典型面容、马方样体态、骨骼畸形、先天性巨结肠、消化道节细胞神经瘤病、肠功能异常

如前所述，甲状腺髓样癌起源于甲状腺滤泡旁 C 细胞，而 HMTC 的标志性表现为 C 细胞的多灶性增生，其外显性在 *RET* 种系突变携带者将近 100%，而绝大多数 C 细胞增生最终将发展为甲状腺髓样癌。与散发性髓样癌（SMTC）相似，HMTC 最常见的临床表现为甲状腺实性结节或颈部淋巴结肿大。HMTC 最典型的临床特征为病灶累及双叶、多灶发病。MEN2A 和 FMTC 发病年龄通常为 20～30 岁，MEN2B 发病年龄更早，而 SMTC 往往在 40～60 岁发病。当然 HMTC 患者还有一些包括嗜铬细胞瘤、甲状旁腺功能亢进的少见但很特异的临床表现。血清降钙素基础水平与肿瘤大小相关，当肿瘤可以触及时往往其处于较高水平。当肿瘤较小或仅出现 C 细胞增生时，血清降钙素可能处于正常范围或轻微升高，这时若给患者静注钙剂或促胃液素，可刺激血清降钙素显著升高。此实验称作钙或促胃液素刺激试验，此方法可用于 *RET* 突变基因携带者的 HMTC 发病早期筛查。

634 密码子突变相关的嗜铬细胞瘤有较高外显率，并随年龄增高发病率增高，50 岁时高达 52%。10 号外显子突变所表达的嗜铬细胞瘤较少，如 618 密码子突变的患者仅12%～23%合并嗜铬细胞瘤。值得关注的是国外报道嗜铬细胞瘤是未经筛查的 *RET* 携带者最主要死因。634 密码子突变患者甲

14

状旁腺功能亢进发生率约 30%，而 10 号外显子突变发病率约 2%～12%。

典型的皮肤苔藓淀粉样变发生在 T2～T6 对应的项部及肩胛部皮肤，并伴有剧烈瘙痒，在光照及精神压力刺激下病情加重。皮肤苔藓淀粉样变几乎均发生于 634 密码子突变（图 14-2-3）。

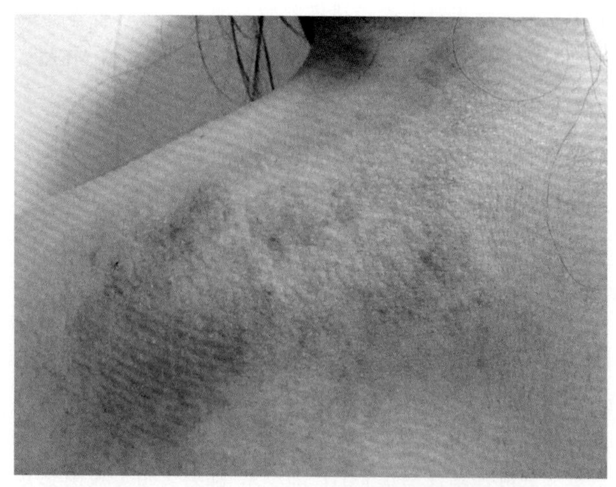

图 14-2-3 项部及肩胛部皮肤苔藓淀粉样变：患者，女，22 岁，Exon11 p. C634F

遗传性先天性巨结肠中有 50%的患儿有 *RET* 基因的种系突变，这些突变包括片段插入或缺失、无义或错义点突变、剪接突变、片段剪接等。而 MEN2A 相关的先天性巨结肠，均为发生在 10 号外显子的点突变，其中发生于 620 密码子的约 50%，618 密码子约 30%。

95%的 MEN2B 系 16 号外显子 M918T 突变所致，而 75%的 MEN2B 为散发病变，即新生突变者，仅 25%患者为家族性发病。这可能是因为该基因型为致死性突变，常幼年期发病又无法治愈的缘故。中国医学科学院肿瘤医院的一例 MEN2B 患儿无家族病史，经家系基因检测证实为散发 M918T 病例。患儿 12 岁发病，初治即为Ⅳa 期病变，短期内反复复发，现可疑远处转移。可见患儿发病年龄早，肿瘤恶性度极高，预后不良，使得对其早期诊治尤为重要。除 MTC 外，约 50%的患者有肾上腺嗜铬细胞瘤的临床表现。事实上 MEN2B 患者最明显的表现为特殊外观：典型面容、眼部异常、骨骼畸形。除此外患者可能患先天性巨结肠、消化道节细胞神经瘤病，伴消化道梗阻的临床表现。因此临床医生遇到此类特殊外貌的 MTC 患者，应高度可疑为 MEN2B，完善 *RET* 基因检查（图 14-2-4，图 14-2-5）。

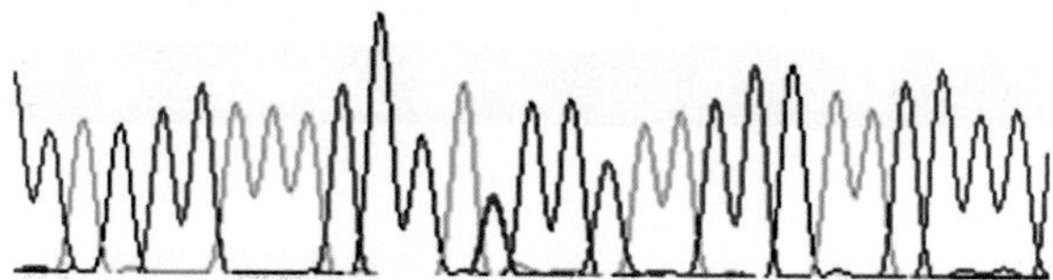

图 14-2-4 MEN2B 患儿 *RET* 原癌基因 16 号外显子 c. 2753T >G（p. M918T）

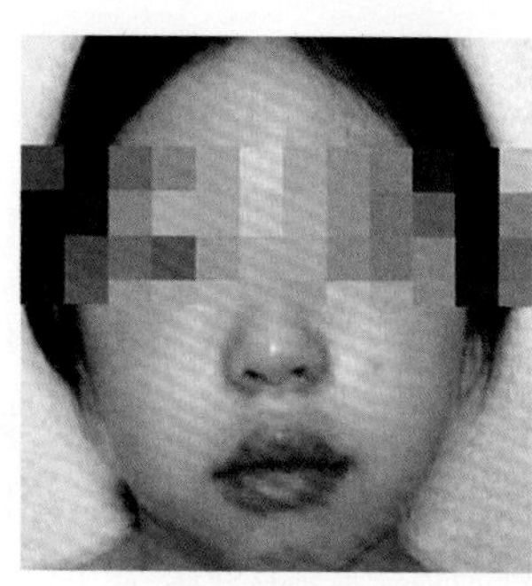
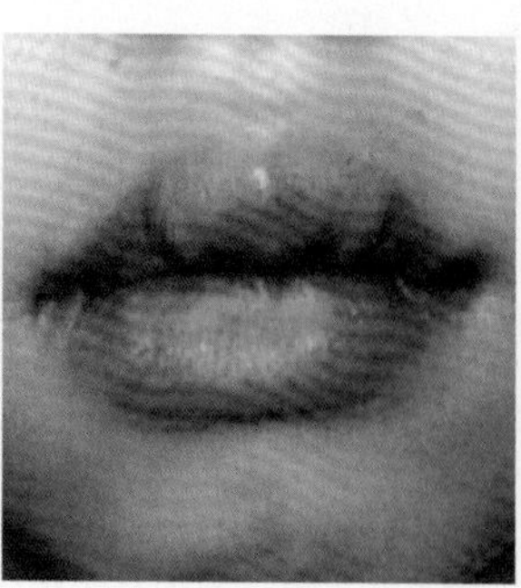
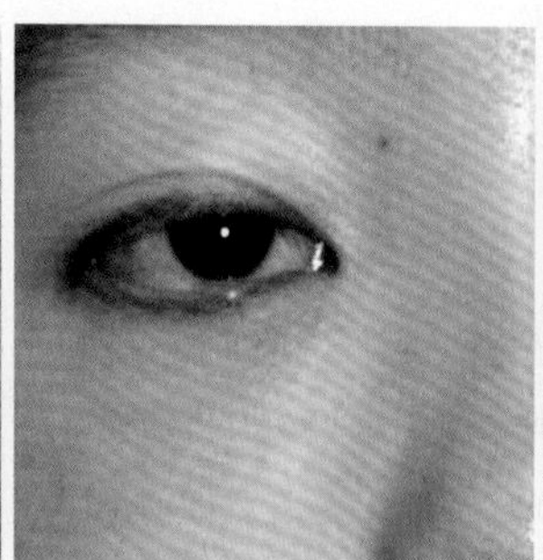
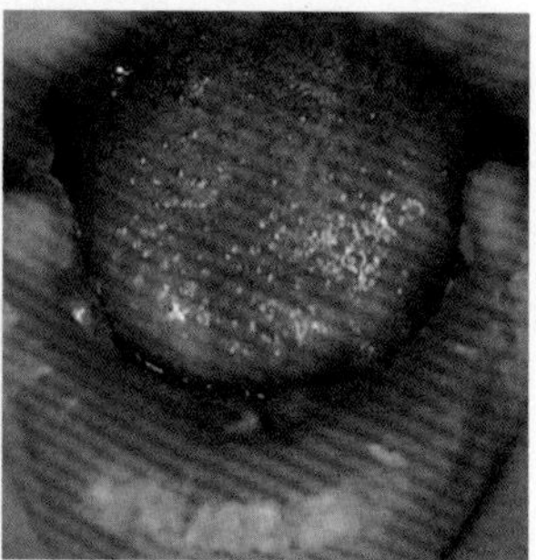

图 14-2-5 MEN2B 患儿特殊外貌表现

对先证者来说，HMTC 的临床表现类似于散发性 MTC。最常见的表现是孤立性甲状腺结节或颈部淋巴结肿大。但病理结果为多灶病变，累及双侧腺叶。而对于高危 MEN2 家族，通过早期基因筛查诊断（任何临床表现之前）非常重要，因为 MTC 是一种危及生命的疾病，并具有通过早期手术达到治愈可能。

二、诊断

国外由于甲状腺结节细针穿刺的普及，甲状腺髓样癌（MTC）的确诊主要通过对甲状腺单发结节（或多发结节中的主要结节）进行细针穿刺（FNAC）活检得来。甲状腺髓样癌 FNAC 的敏感性仅为 50%~80%，加入降钙素免疫组织化学染色后可明显提高灵敏度。如果临床高度可疑 MTC（例如，甲状腺结节患者合并腹泻、面部潮红等症状），可以通过检测 FNAC 活检洗脱液降钙素水平来辅助诊断，但这一技术仍处于临床试验阶段。

国内由于甲状腺结节的穿刺技术尚未普及，大部分患者术前并未得到病理检测，而是根据甲状腺病灶切除术后的术中冷冻快速病理或术后石蜡病理得到的，部分患者则是根据术前血清学降钙素升高而诊断 MTC 可能。髓样癌镜下表现为梭形和多形性细胞，但并无滤泡形成，因为这些细胞来源于滤泡旁 C 细胞。

对甲状腺结节患者是否应行血清降钙素筛查，在美国有很大的争议。直到如今，血清降钙素的测定仍然没有成为美国甲状腺结节患者常规评估的部分。血清降钙素的假阳性率高，促胃液素试验常常无阳性反应，是阻碍这一建议的主要原因。此外，部分患者偶尔有假阴性的报道，一些局部转移或局部浸润 MTC 患者的血清降钙素并不高。而在欧洲，血清基础和促胃液素刺激下的降钙素试验常规用于甲状腺结节的术前诊断。在我国，血清降钙素筛查近年来已逐渐开展，但尚未普及，降钙素筛查的相关文章报道较少。但由于大部分甲状腺髓样癌患者术前降钙素均有增高，而降钙素对手术的处理有相当的指导意义，对于可疑甲状腺髓样癌的患者应积极完善血清降钙素检查，中国抗癌协会甲状腺癌专业委员会于 2017 年推出《甲状腺癌血清标志物临床应用专家共识（2017 版）》，目的在于规范及完善此诊断。

（一）血清学检查

通常来说血清降钙素（Ct）基础水平与肿瘤负荷相关，同时也反映了肿瘤分化程度。对触诊可及肿瘤的 MTC 患者，其血清降钙素水平总是较高。除此之外，大部分 MTC 也分泌癌胚抗原（CEA），它和降钙素一样也可作为一种肿瘤标志物。在一系列前瞻性非随机研究中，已经对 Ct 的使用价值进行了评估，证明常规血清 Ct 筛查可以发现早期的 C 细胞增生和 MTC，从而提高 MTC 的检出率及总体生存率。美国 ATA 对于筛查持中立态度，但仍然认可 Ct 筛查在部分亚组患者中有重要价值。

血清降钙素及 CEA：测定术前血清降钙素和 CEA 的水平，可初步判断肿瘤负荷、判断肿瘤分泌能力，并与术后值进行比较，进行曲线分析提供预后因素或判断生化治疗效果。

《甲状腺癌血清标志物临床应用专家共识（2017 版）》中建议如临床考虑 MTC，血清 Ct 和 CEA 基础值应同时检测。值得注意的是，少部分 MTC 的患者血清 Ct 值可在正常范围内，且有部分晚期 MTC 患者可表现为血清 CEA 明显升高而 Ct 相对降低，有学者认为部分低分化的 MTC 也可表现出血清 Ct 和 CEA 水平正常或同时降低的现象。因此，临床医生对于 MTC 的判定评估在参考血清 Ct 和 CEA 的同时，还应充分考虑临床及病理结果。

无论散发性还是家族性病例，术前血清降钙素浓度都与肿瘤大小显著相关。在一篇涵盖 226 例 MTC 的研究报道，其中 50% 为散发性 MTC，33% 患者为 MEN 2A，1% 为 MEN 2B，16% 为 FMTC。其中 45 例术前血清降钙素浓度为 50pg/ml 以下的患者中，44 例术后血清浓度正常。与此相反，120 例术前血清降钙素浓度高于 50μg/ml 的患者中，只有 50 例术后血清浓度正常。在另一篇对 224 例 MTC 患者的研究中，45 例（62%）无淋巴结转移的患者中有 28 例术后降钙素正常，而 177 例淋巴结阳性患者中只有 18 例（10%）术后降钙素水平正常。

降钙素和 CEA 术后倍增时间对于判断进展期和转移性 MTC 是敏感的判断指标。据一篇文献报道，65 例患者随访 3~30 年，降钙素倍增时间小于 6 个月、6 个月~2 年、2 年以上患者的十年生存率分别为 8%、37% 和 100%，证实降钙素倍增时间与患者生存预后显著相关。血清降钙素的临床检测目前已基本推广至各省级的医疗中心。对于髓样癌患者的长期随访，降钙素或 CEA 倍增时间的计算可能更有临床价值。

（二）影像学检查

颈部超声检查为 MTC 的最重要影像学检查。超声影像检查中甲状腺髓样癌除具有甲状腺恶性肿瘤普遍的中心血流丰富、边界不清、形状不规则、有微小钙化等表现外，声像图常表现为肿物后方回声衰减（图 14-2-6），但这在一定条件下依赖于超声医生的经验。然而，不同病理类型的甲状腺癌并没有特异的超声特征。目前大多数研究甲状腺癌超声影像的文章，都是基于甲状腺乳头状癌。一个小样本的回顾性研究中显示，病理证实的甲状腺髓样癌 50.0% 表现为实性、低回声结节，只有 16.0% 有微钙化病变；而甲状腺乳头状癌有 69.2% 表现为实性、低回声结节，69.2% 有微钙化病变。58.3% 的 MTC 和 55.5% 的良性结节至少表现出一种可疑的超声特征，而所有的甲状腺乳头状癌至少有一种可疑的超声征象。而在另外一些研究中，MTC 结节超声显示低回声为 50.0%~89.0%，微钙化为 30.0%~70.0%，与甲状腺乳头状癌并无差异。

CT、MRI 检查则可明确病变范围，尤其是对中晚期甲状腺髓样癌，可判断胸内扩展的病变范围以及与邻近大血管的关系，为制订治疗方案提供可靠依据，必要时可行强化 CT 检查（图 14-2-7、图 14-2-8）。胸部 CT 还可早期发现有无肺转移。因 MTC 恶性程度较高，PET-CT 检查显示更多的评价优势。PET-CT 检查能更有效地判断肿瘤的良恶性以及较早期发现淋巴结和远处转移，但其价格较高，无法作为常规检查（图 14-2-9）。

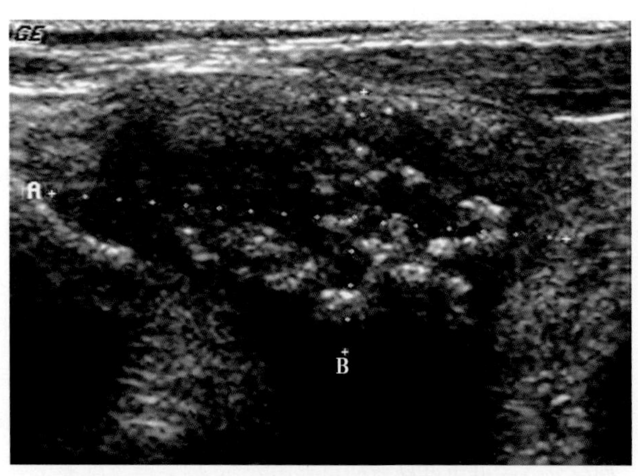

图 14-2-6　甲状腺髓样癌超声声像学

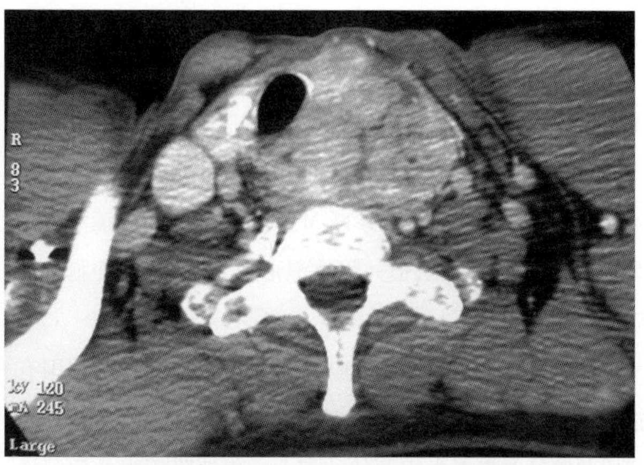

图 14-2-7　甲状腺髓样癌 CT 图像

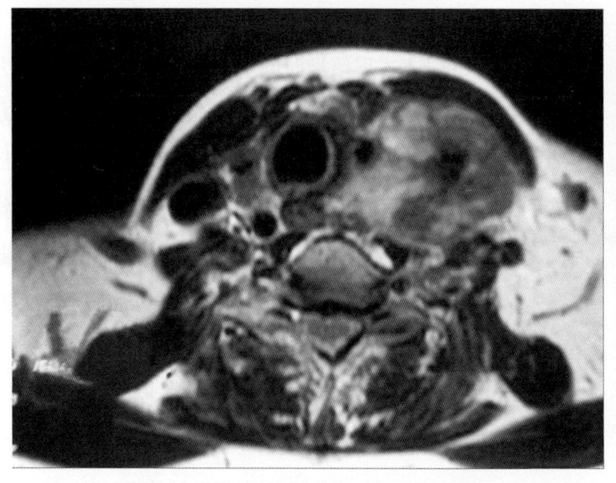

图 14-2-8　甲状腺髓样癌 MRI 图像

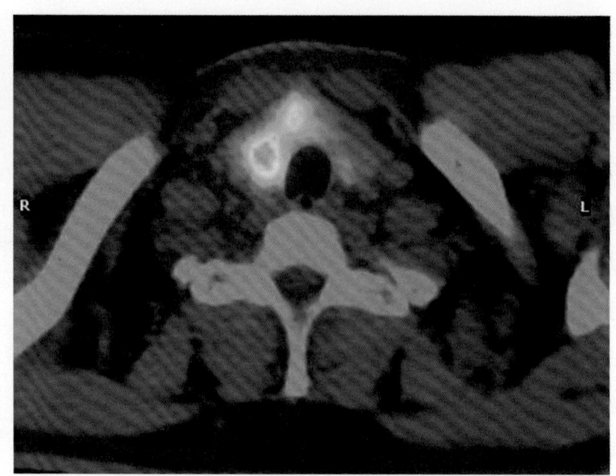

图 14-2-9　甲状腺髓样癌 PET-CT 图像

（三）细针穿刺检查

ATA 指南建议，凡是直径超过 1cm 的甲状腺结节均应行细针穿刺细胞学检查。MTC 细胞镜下表现为：细胞分散或呈松散的簇样排列。无乳头或滤泡，但可有假滤泡样结构。细胞大小、形态显著不一，多形性十分显著，可呈三角形、多面形或梭形。核多偏心，明显偏心的细胞类似于浆细胞。常见双核、多核细胞。核呈圆形、卵圆形，核仁不常见。核内包涵体也较常见。胞浆多少不一。另一特征为背景可见蓬松的细颗粒状或致密的淀粉样物质。

如检查发现不能排除或可疑甲状腺髓样癌时，建议对细胞学洗脱液进行降钙素的检查，如为阳性则诊断 MTC 成立。并且应对细胞样本进行免疫组织化学染色，同样应包括降钙素、CEA、嗜铬粒蛋白（chromogranin）及 Tg，如前三项阳性甲状腺球蛋白为阴性，亦可明确 MTC 诊断。

对于细胞学检查来说，在我国甲状腺结节的穿刺细胞学诊断尚未普及，多数患者仍然完全依赖超声结合血清学标志物完成诊断，少数医疗中心则靠粗针穿刺病理检查确诊该病。

（四）病理学检查

MTC 镜下表现为：甲状腺髓样癌癌细胞多排列成实体性团块，偶见滤泡，不含胶样物质。癌细胞呈圆形或多边形，体积稍大，大小较一致，间变轻，胞浆有嗜酸颗粒，深染，常见双核和散在核分裂象，间质有多少不等的淀粉样物质，番红花红及刚果红染色皆阳性。有时见淀粉样物质

引起的异物巨细胞。淀粉样物质为肿瘤细胞产生的降钙素沉积,有时见于癌细胞内和转移癌内。间质可有钙沉积,似砂粒体,还有少量浆细胞和淋巴细胞,常见侵犯包膜及气管。

超微结构在癌组织间可见许多神经内分泌细胞,包括平滑或粗糙的内胞浆网状体、游离的核酸小体以及有外膜的分泌颗粒等,颗粒大小为 100~200μm,其中含降钙素,在间质中可见淀粉样微纤维。

诊断时应包括免疫组织化学染色确诊,标志物包括:降钙素、嗜铬粒蛋白、癌胚抗原及甲状腺球蛋白。值得注意的是,甲状腺髓样癌患者的病理学诊断,应对患者的整个甲状腺组织进行检查,以明确患者是否有 C 细胞增生(C-cell hyperplasia,CCH)及多灶癌变的可能性。

(五)共生肿瘤的检测

对基因检测阳性的患者,在甲状腺手术前应(尤其是嗜铬细胞瘤和甲状旁腺功能亢进)对并存肿瘤进行生化评估。

对 *RET* 基因突变的患者应检测项目如下:血清钙(排除甲状旁腺功能亢进,评价是否需要同时外科手术);血浆甲氧基肾上腺素(用于肾上腺嗜铬细胞瘤的初始筛查)。

血浆游离肾上腺素值正常可排除症状性儿茶酚胺分泌性肿瘤。甲氧基去甲肾上腺素值轻度升高可能是假阳性,在这种情况下,需要额外评估 24 小时尿分离肾上腺素、儿茶酚胺并完善肾上腺影像学检查以便术前有效地排除嗜铬细胞瘤。除非有生化证据提示可能存在嗜铬细胞瘤,否则不应进行肾上腺显像。

如果患者的 *RET* 原癌基因检测未见突变且无 MEN2 综合征家族史,则不需要完善合并肿瘤生化检测。

三、鉴别诊断

1. 颈部肿物的鉴别　随着患者发病年龄的不同,颈部肿块鉴别诊断的变化很大。绝大多数的颈部肿物为甲状腺良性结节和颈部囊性病变。非甲状腺来源的颈部肿块可能是先天性(如血管异常)、炎症(淋巴结肿大)或其他肿瘤(原发或转移性疾病)性的疾病。

2. 高血清降钙素的鉴别　除了甲状腺髓样癌外,其他引起血清降钙素升高的疾病包括高钙血症、高促胃液素血症、神经内分泌肿瘤、肾功能不全、甲状腺乳头状癌或滤泡状癌、结节性甲状腺肿、慢性自身免疫性甲状腺炎等。此外,长期使用奥美拉唑(大于 2~4 个月)、β 受体阻滞剂、糖皮质激素亦与高降钙素血症相关。此外,降钙素嗜异性抗体的出现亦会引起血清降钙素的假性升高。

3. 高 CEA 血症　癌胚抗原(CEA)水平升高也与嗜异性抗体、胃肠道炎性病变、肺良性疾病和非甲状腺来源恶性肿瘤相关。同时,吸烟也可能导致 CEA 升高。

四、基因筛查

散发性 MTC 的基因筛查:国外建议所有新诊断的 C 细胞增生或散发的 MTC 患者进行 *RET* 基因检测。对这些患者的检测应包括 *RET* 基因第 10、11、13~16 号外显子。对于有明显的 MEN2 症状或有家族史的患者,如果以上 6 个外显子测序结果为阴性,应进一步完善 *RET* 基因其余外显子的测序。当先证患者种系突变为阳性时,应进一步向患者家庭成员提供遗传咨询和基因筛查。详细内容请参考本章基因筛查一节。

第三节　TNM 分期

MTC 的 TNM 分期是根据肿瘤的大小、是否具有包膜侵犯、是否有局部或区域淋巴结转移及远处转移制定的。关于甲状腺髓样癌 TNM 分期详见本书相关章节。

一项研究评估了甲状腺髓样癌 TNM 分期方案,其中大部分患者接受全甲状腺切除术,随访中位时间为 4 年,Ⅰ期 MTC 归因死亡率为 0%,Ⅱ期为 13%,Ⅲ期为 56%,Ⅳ期为 100%。

另一种分期由 DeGroot 提出,用于多中心的甲状腺癌登记。本方案中,Ⅰ期病变局限于甲状腺,Ⅱ期局限于甲状腺或局部淋巴结,甲状腺或淋巴结外侵犯时为Ⅲ期,远处转移为Ⅳ期。随期别提高,生存率显著下降。Ⅲ、Ⅳ期患者的死亡风险增加七倍,这些患者的中位疾病特异性生存率只有 3~5 年。

2017 版 AJCC 的 TNM 分期在评价 MTC 预后上涉及肿瘤大小、被膜外侵犯、淋巴结转移及远处转移,但仍缺乏患者的发病年龄、术后血清降钙素水平、淋巴结转移个数及区域等相关预后因素。因此 ATA 指南认为 AJCC 指南应将淋巴结转移个数划分为 4 组:0,1~10,11~20 及>20。在术后评价 MTC 患者预后时,指南建议应考虑 TNM 分期、淋巴结转移个数及术后血清降钙素水平来预测患者预后,并指导患者的长期随访计划。

第 8 版 TNM 分期将肿瘤的突变、降钙素、CEA 的检测添加到髓样癌的预后因素中。但是对于何时采集血清降钙素、CEA 还没有一致的结论。目前，基因突变、血清降钙素和 CEA 对于 AJCC 甲状腺髓样癌分期的影响以及其影响预后机制的研究还较少，有待进一步研究。

第四节 治 疗

一、手术治疗

MTC 生长相对缓慢，但由于肿瘤呈浸润性生长，易侵犯周围组织且区域淋巴结转移早，肿瘤侵犯血管后较易发生远处转移，常最终致患者死亡。手术切除是 MTC 的主要治疗方案。外照射疗效有限。MTC 的处理一般应遵循：早期诊断、手术治疗为主的原则，常规放化疗疗效有限，仅在无有效控制手段下可作为姑息治疗方法。另外，由于滤泡旁细胞不具备摄碘能力，^{131}I 内放射治疗亦无效。MTC 为神经内分泌起源，对内分泌抑制治疗无反应。对于不能进行手术或放疗的进展性或有症状的转移性病变患者，应考虑全身性治疗。

（一）原发灶处理

研究显示，高达 30%的散发性 MTC 患者及所有遗传性 MTC 患者存在双侧或多灶性病变。此外，遗传性 MTC 患者均存在癌前弥漫性 C 细胞增生。由于 MTC 存在腺内播散或多灶、中央区淋巴结转移率高、一旦复发再次手术并发症发生风险增大等原因，美国甲状腺协会 2015 年修订版甲状腺髓样癌临床指南以及近年的美国国立综合癌症网络（NCCN）甲状腺癌临床实践指南都建议对于甲状腺髓样癌患者行全甲状腺切除术。

国内对此尚不认同，不少学者认为只有在明确双侧甲状腺均存在病变或家族性 MTC 情况下才行全甲状腺切除，而对于无明确家族史，术前影像学检查考虑单侧较小病变的散发型甲状腺髓样癌患者，建议可行单侧腺叶加峡叶切除术，术中常规探查对侧甲状腺，如发现肿瘤时再行全甲状腺切除术。这是因为：①散发型甲状腺髓样癌的发病机制不同于遗传型甲状腺髓样癌，其 *RET* 基因突变为体细胞突变，手术后残余腺体复发几率小；②散发型甲状腺髓样癌双侧发病率只有 18.5%，术后对侧复发比例低，西方国家统计数字显示散发型甲状腺髓样癌的双侧性和多灶性比例为 32%~67%，而我国患者上述比例低于西方国家数据，而与日本统计报告相近，考虑原因之一可能与种群差异有关；③腺叶切除后即使对侧复发，由于术区解剖层次清楚，不会影响手术效果；④接受此术式的患者不会出现甲状旁腺功能低下，不必终生服用左甲状腺素。但对于采取此术式的患者，术后应密切随访监测对侧腺体和血清降钙素水平。

HMTC 患者肿瘤往往呈多中心生长并累及甲状腺双侧腺叶，残余任何甲状腺均可能出现腺体内 C 细胞继续增生并癌变，出现肿瘤复发的情况，因此治疗 HMTC 行甲状腺全切除术是基本要求。研究报道，一部分表面上是散发型髓样癌的患者最终证实为 HMTC 病患，此为临床建议对于散发型甲状腺髓样癌患者推荐行甲状腺全切除术的原因之一。

需要予以高度重视的是，对于伴有嗜铬细胞瘤的甲状腺髓样癌患者，应先行处理嗜铬细胞瘤，再行甲状腺癌手术，否则可激发致死性高血压。

（二）中央区淋巴结处理

MTC 淋巴结转移率高，约为 70%~90%，其淋巴结转移行为与原发肿瘤灶的大小和位置相关。《甲状腺癌血清标志物临床应用专家共识（2017 版）》中建议 MTC 患者初期甲状腺切除时需要进行必要的淋巴结清除，可依据 MTC 原发灶的位置和大小、血清 Ct 值的结果，对颈部淋巴结转移几率进行综合评估。

MTC 常常伴有颈中央区淋巴结转移。在一项纳入了 101 例 MTC 患者（无既往手术史）的研究中，散发性（n=54）和遗传性（*n*=47）病例中均约有 50%患者可见中央区淋巴结转移。另一篇回顾性研究结果显示，行甲状腺全切除术加颈部中央区颈淋巴结清除术的患者日后需再手术的次数明显少于单纯甲状腺全切的患者。因此 ATA 和 NCCN 指南均建议常规行中央区淋巴结清除。对此国内学者意见也基本一致，即对于 cN0 患者也应至少行患侧中央区清扫，如病变位于两侧腺体，则需行双侧中央区清扫。需要说明的是 ATA 专家组规范了中央区清扫范围，双侧中央区清扫包括：喉前、气管前及双侧气管旁淋巴结；单侧中央区清扫包括：喉前、气管前及一侧气管旁淋巴结，但清扫过程中应注意对前上纵隔淋巴结的探查及处理。对于前上纵隔淋巴结（曾经被单独划分为Ⅶ区）的处理非常重要，这也是 MTC 的重要的临床生物学行为所决定的。

（三）侧颈淋巴结处理

有研究报道，在散发性 MTC 中，同侧和对侧颈静脉链淋巴结转移率分别为 57.0%和 28.0%；而在遗传性 MTC 中，上

述两种转移分别见于 36.0%和 19.0%的患者。在另一项研究中,探讨了中央区淋巴结转移与侧颈淋巴结转移的关系,同侧淋巴结受累可出现如下比例:中央颈淋巴结无受累的患者仅 10%出现侧颈淋巴结转移,有 1~3 个中央颈淋巴结受累的患者 77.0%出现侧颈转移,而 98.0%的 4 个以上中央颈淋巴结受累的患者会有侧颈转移;对侧淋巴结受累的比例分别为:没有中央区淋巴结受累的患者为 4.9%,有 1~9 个中央区淋巴结受累的患者为 38.0%,有 9 个以上中央区淋巴结受累患者为 77.0%。

术前应通过查体和影像学检查仔细评估颈外侧和上纵隔的淋巴结,若发现有淋巴结受累,需行改良的颈和(或)上纵隔淋巴结清除术。ATA 指南对于 MTC 患者伴有可疑中央区和侧颈淋巴结转移的患者建议行全甲状腺切除+中央区+侧颈淋巴结清扫术,而对于 MTC 伴有可疑中央区淋巴结转移的患者建议行全甲状腺切除+中央区清扫术。在没有结构上可识别的病变时,通常不推荐对患者的颈外侧进行预防性颈部淋巴结清除,但若在邻近的颈中央区发现广泛的淋巴结转移,应考虑进行该处理。

此外,血清降钙素水平也在一定程度上预示了颈淋巴结转移情况。ATA 指南提出,术前的降钙素基础水平提示了肿瘤的负荷量,预示着淋巴结转移的程度。研究显示,当血清 Ct 值分别大于 50、200、500pg/ml 时,一般代表可疑淋巴结转移至同侧中央区和同侧侧颈区、对侧中央区、对侧侧颈区以及上纵隔区。术前血清 Ct 值<10pg/ml 的患者行完整的淋巴结清除可达到“生化治愈”,其术后 10 年生存率为 97.7%。因此我国《甲状腺癌血清标志物临床应用专家共识(2017 版)》中认为升高的血清 Ct 值可反映患者体内 MTC 瘤负荷水平,作为指导 MTC 临床评估的有力依据并作为 A 类证据推荐。

当颈部转移性淋巴结侵犯周围组织或器官时,应扩大切除受累颈部结构。对于早期淋巴结转移灶较少的患者,术中应该尽量保留颈部重要解剖结构,选择改良性颈淋巴结清除术;但如转移灶较多,尤其伴有明显淋巴结外侵犯时,则应将根治理念放首位,不应以保留功能的理由牺牲根治效果。

(四)遗传性甲状腺癌的预防手术

在 *RET* 基因检测尚未普及的年代,国外的学者主要依靠监测血清降钙素并通过降钙素刺激实验来筛查患者。由于缺乏合适能够指导手术的降钙素水平依据,有不少未携带致病基因的家系成员亦行手术治疗。随着 *RET* 外显子测序的普及,使用降钙素刺激实验对家属进行检测已被淘汰。对于 HMTC 家系的一二级亲属行 *RET* 基因 DNA 筛查,可检出家系中突变 *RET* 基因的携带者,这使得早期处理 HMTC 成为可能。研究显示,几乎 100%的 *RET* 突变基因携带者,将注定发展为甲状腺髓样癌,完成从 C 细胞→C 细胞增生→甲状腺髓样癌的过程,甚至在儿童时期即可发病。因此对于 *RET* 突变基因携带者,是否需要行手术治疗已无任何争议,而需要讨论的是何时行手术治疗。结合中国的国情,部分突变基因携带者难以接受预防性的全甲状腺切除术,对其一定要密切进行影像学和血清降钙素监测,一旦怀疑发病立即行手术治疗。

从疾病的预防控制角度来说,越早期治疗对疾病的治疗效果越好。一项研究显示,50 名经基因筛查证实为 MEN2 的儿童接受了预防性全甲状腺切除术,5~10 年后 88%的患儿血清降钙素都低至无法测出,而这些患者均于 8 岁前完成手术治疗。

手术的方式应行全甲状腺切除术。极高危患者如有患 MEN2B 的风险,常常发生 883、918 或 804 串联突变,有报道显示这些患者很早就有转移的可能,故除切除甲状腺外,还应行中央区淋巴结清扫术。另外,如果行预防性手术前患儿的降钙素基础值已有所升高,代表患儿已出现 C 细胞增生甚至有发生癌变可能,也推荐预防性中央区淋巴结清扫术。

如前所述,*RET* 基因突变的基因型同 HMTC 的临床表型相关。不同的 *RET* 突变基因型与 HMTC 的发病年龄相关。有报道称 FMTC 家族血清降钙素升高年龄为 18~31 岁(平均 23 岁),MEN2A 或 B 家族更早,为 6~33 岁(平均仅 16 岁)。表 14-4-1 罗列了一些 *RET* 基因常见突变所致 HMTC 目前报道的最小发病年龄。

基于此,2015 版 ATA 甲状腺髓样癌指南中建议,患儿尽量在未癌变前行手术治疗。对于最高危患儿建议 1 岁内行手术治疗,高危患儿 5 岁时行手术治疗,必要时根据降钙素水平可 5 岁内手术。对于中危患儿,指南强调了随访的重要性。患儿满 5 岁后开始接受体格检查、血清降钙素及颈部超声的筛查,一旦发现降钙素升高,则建议手术治疗。然而因为患者依从性较差,每半年或一年的检查,常常推延至数年甚至十余年。如果患者家长担心难以做到定期随访,建议患儿 5 岁左右手术。

表 14-4-1　常见 *RET* 基因突变相关 HMTC 的最小发病年龄

危险度	突变位点	最小发病年龄
ATA-最高危	918	2 月
ATA-高危	634	9 月
	630	1 岁
	609	4 岁
	618	5 岁
	611	6 岁
	620	6 岁
ATA-中危	804	6 岁
	790	16 岁
	891	13 岁
	912	14 岁
	533	21 岁
	768	22 岁
	666	35 岁

* 数据来源于犹他大学 ARUP 实验室 MEN2 数据

然而，过于幼小儿童的手术，术后出现甲状旁腺功能低下的可能性明显增高。幼儿的甲状旁腺尚未完全发育，旁腺体积很小，呈透明样，难以与周围组织区分。一旦小儿出现甲状旁腺功能减退，有可能出现智力发育障碍、体格发育异常的严重后果。因此，指南建议一定需要有经验的外科医生主刀手术，患儿 2 岁内尽可能不行手术治疗。

中国医学科学院肿瘤医院头颈外科对中国的 ATA 中危及高危 *RET* 基因携带者的预防性治疗进行了一定探索。作者收集了 2010 年至 2015 年经该院诊治的所有 MEN2 家系共 22 个，对 4 名 *RET* 突变基因携带患儿完成手术治疗，手术年龄为 5~18 岁，突变位点分别为 618、891 及两例 634 密码子。4 例患儿术后病理均提示有 C 细胞增生，其中 3 例伴多发灶癌变，经长期随访均达到生化治愈。2 例患儿有暂时性甲状旁腺功能低下。

值得注意的是，在这项研究中，仅 1 例 ATA-中危患者完全按照 ATA 指南建议，5 岁行预防性甲状腺全切术。其余患者手术年龄均大于 10 岁，且血清降钙素的基础水平均高于正常值。经过 3 年随访，患儿均达到生化治愈，无复发征象，预后良好。既往已有资料显示 I 期髓样癌 10 年的远期生存率为 100%。可见适当延迟患儿手术时间，达到早期治疗即可获得良好治疗效果。因此笔者认为对于 ATA 中高危患者，应根据 ATA 指南分别于 1 岁及 5 岁时开始密切随访，可适当延后预防性手术时间，待降钙素水平升高和（或）超声有阳性发现时，再行手术处理，亦能做到早期治疗，得到良好预后的效果。同时可以一定程度上避免甲状旁腺功能低下的手术并发症风险。

MEN2B 在临床十分罕见，95% 的 MEN2B 患者为 16 号外显子 M918T 突变，且 75.0% 的 MEN2B 为散发病变，即新生突变者。M918T 突变为 ATA-最高危突变，HMTC 的恶性度极高。一项 21 例 M918T 患者的研究显示，患者平均诊断年龄为 14.2 岁（1~31 岁），术前血清降钙素平均水平为 26 080pg/ml（35~105 000pl/ml），术后仅 4 例（18%）降至正常。中国医学科学院肿瘤医院曾报道一例 MEN2B 患儿，患儿 12 岁因“颈部肿物”起病，初治时肿瘤已明显外侵至气管、喉返神经、椎前间隙，双颈淋巴结转移。术后 3 年内反复发作，最终出现远处转移，可见恶性度极高。因此，对散发型 MEN2B 患者，最重要的为早期发现。

二、术后管理

1. 甲状腺素替代治疗　手术后应立即开始左甲状腺素治疗，适当的初始剂量为 1.6μg/kg 体重（即约 0.075~0.150mg/d）。术后 1 个月时，应根据临床情况及血清促甲状腺素的测量值对治疗的充分性进行评估。甲状腺素替代治疗的目标应该是恢复和维持正常的甲状腺功能，由于 C 细胞对 TSH 无反应，因此 MTC 患者术后，不需要将血清 TSH 浓度降至正常水平以下。同样，由于肿瘤细胞不会富集碘，不宜用放射性碘进行辅助治疗。

2. 血清降钙素和 CEA 的长期监测　MTC 患者术后可应用血清 Ct 检测来评估手术疗效，术后血清 Ct 的正常化通常提示转归较好。有研究显示，甲状腺组织完全切除后，血清 Ct 值甚至应该低于检测下限。考虑到 Ct 半衰期及代谢等因素，一般建议，术后 Ct 最低值检测的最佳时间为术后 3 个月。但考虑到不同患者的瘤负荷不同，可将术后血清 Ct 和 CEA 检测的时间分为 1 周、1 个月、3 个月和半年，如低于检测下限或在正常参考范围内，则定期术后复查，初始复查周期为半年，如病情稳定则逐渐延长至 1 次/年。

一项 MTC 术后长期观察随访的研究发现，术后血清 Ct 值<10pg/ml，其 3 年和 5 年的生存率分别为 94% 和 90%；而术后血清 Ct 值>10pg/ml，则分别降至 78% 和 61%。行全甲状腺切除术后，如患者术后基础血清 Ct 值异常，即便血清 Ct 值<150pg/ml，也存在淋巴结或病灶的残留或者复发风险。

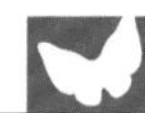

因此我国《甲状腺癌血清标志物临床应用专家共识(2017版)》建议MTC术后血清Ct升高(但Ct值<150pg/ml),应至少辅以颈部超声影像检查,如检查结果阴性则每半年监测Ct、CEA及颈部超声影像。如术后血清Ct值>150pg/ml,建议进行颈部超声影像、胸腹部CT/MRI及全身骨检查,必要时行PET-CT检查以便早期发现病灶。

生化治愈患者的长期监测:对于术后无法检测到降钙素水平,且CEA值在正常参考范围内的患者,后续随访应包括体格检查和血清降钙素及CEA水平的检测,在术后1年内半年1次,之后一年1次。如果在随访期间发现患者的血清降钙素或CEA水平上升,则应行颈部超声检查。

3. 残余病灶的手术治疗　有明确残余或复发性MTC的患者应常规接受手术治疗。然而,有文献报道通过手术挽救,患者血清降钙素的浓度在术后常常不会降至正常范围。有报道显示若持续性/复发性局部区域病变的患者手术治疗后,只有约25%的患者可达到生化治愈。

由于再次手术常常无法治愈且可能引起并发症(即甲状旁腺功能减退、喉返神经或副神经的损伤),对于存在持续性、无症状性体积小的局部区域性病灶的MTC患者,有报道建议进行积极监测的观察方案,对于这些患者,每6~12个月为间隔进行影像学检查,仅对被证明存在结构性病变进展的患者进行手术干预。甲状腺髓样癌术后随访策略见图14-4-1。

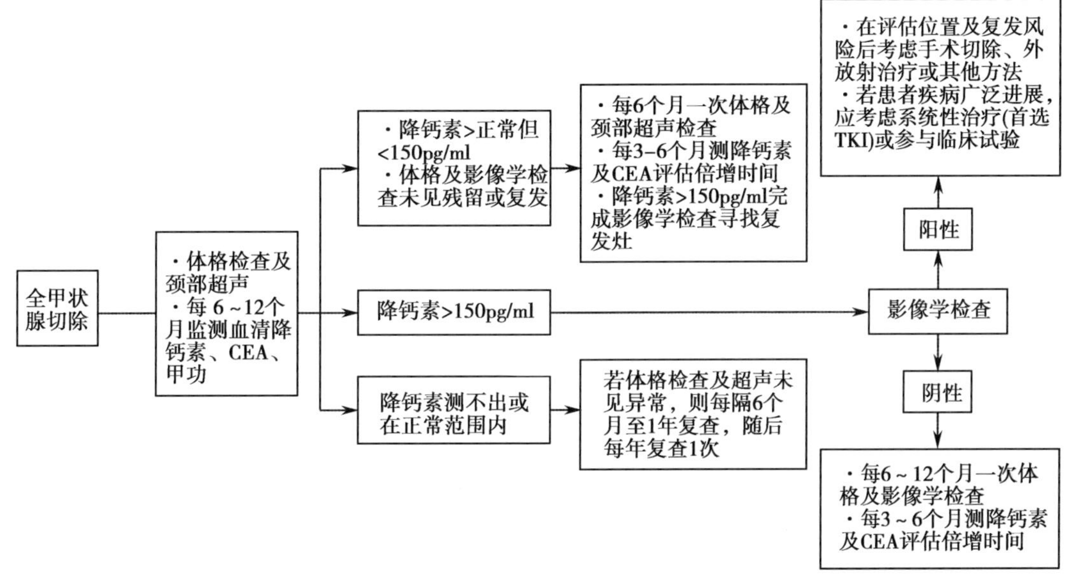

图14-4-1　甲状腺髓样癌术后随访策略

三、非手术治疗

(一)放射治疗

早期研究表明:在匹配了年龄、疾病程度和手术之后,接受外照射放疗的患者与未接受放疗的患者相比,无生存获益。然而,另有回顾性分析报道,对于某些患者,放疗可延长疾病进展或复发的时间间隔。

目前,对于存在甲状腺外病变或广泛淋巴结转移但未能接受治愈性清扫术的患者,考虑在初次手术后对颈部和上纵隔进行放疗的可能。此外,放疗还用于减轻骨转移患者病灶疼痛,并降低因骨转移所致的病理性骨折的风险。

(二)药物治疗

甲状腺髓样癌是无聚碘作用的甲状腺滤泡旁细胞来源的神经内分泌肿瘤,个体化根治性手术切除是MTC的主要治疗方案。因神经内分泌系统起源的MTC对放射性碘或促甲状腺激素抑制治疗均无反应,这些方法不可用于进展性转移性MTC。

对于无法手术或放疗的进展期MTC患者,应考虑全身性治疗。近年来临床上应用靶向药物治疗作为进展性疾病的有效干预的新方法不断增多,但大多数方案仍处于研究阶段。少数患者在靶向治疗失败后,可通过细胞毒化疗或生物反应调节剂治疗有所获益。

1. 靶向药物治疗　遗传性髓样癌患者具有种系的*RET*突变,而50%的散发型患者亦有实体瘤*RET*基因突变,因此MTC具有很好的分子靶向治疗的病因学基础与靶点。除此之外,在甲状腺髓样癌组织上亦检测到了*VEGF*突变、*RAS*突变等。基于此,一些靶向药物已进入临床研究,并陆续进入临床。

14

与在其他肿瘤中一样，在MTC中酪氨酸激酶可刺激肿瘤增殖、血管生成、肿瘤浸润及转移。鉴于酪氨酸激酶在*RET*基因种系突变的致瘤作用，以及酪氨酸激酶在生长因子受体如血管内皮细胞生长因子受体（VEGFR）中的促成作用，选择性酪氨酸激酶的小分子抑制剂用于晚期MTC治疗已引起了人们的关注。关于治疗甲状腺髓样癌的靶向药物详见本书相关章节。

2. 细胞毒药物　对于进展期转移性MTC患者，传统的细胞毒药物治疗获益有限。据报道，部分缓解率约10%～20%，但长期缓解较罕见。TKI能够使进展性转移性疾病稳定，正逐渐改变此类患者的标准治疗方案，这进一步限制了细胞毒药物的应用。因此，对于持续性或复发性MTC，临床上一般不考虑将传统的细胞毒药物作为一线治疗方案，这类药物只用于不能参加临床试验或激酶抑制剂治疗失败或不能耐受的患者。

3. 免疫治疗　甲状腺癌的免疫治疗有一定前景，但目前临床已应用的情况仍很少。一种方法是通过给予肿瘤衍生疫苗或接种表达特异性细胞因子的肿瘤细胞转染子来诱导宿主对肿瘤的免疫。另一种方法是给予耦合放射性核素的单克隆抗体来实现放射治疗。相对于其他类型的甲状腺癌，这些疗法更常在MTC患者中尝试。然而，这仍处于研究阶段。

第五节　基因筛查

遗传性甲状腺髓样癌（HMTC）现已明确是一种较为罕见的单基因常染色体显性遗传病，*RET*基因种系突变是其分子病因学基础。近些年来，随着分子诊断和治疗相关技术的逐渐开展，*RET*基因筛查已经在HMTC患者的早期诊断和指导预防干预等方面发挥着极其重要的作用。虽然本病发病率较低，但是由于我国是人口大国，HMTC患者的绝对数量可能比其他国家更多。

14

甲状腺髓样癌起病隐匿，半数以上患者就诊时已属疾病中晚期，常常延误治疗。提高对本病的认识，早诊早治对改善预后非常重要。*RET*基因种系突变筛查为HMTC的早期诊断提供了很好的方法，甚至可以将诊断提前到“发病之前”。相比以往MEN2的诊断需要依据临床表现、影像学检查以及生化检测等指标，基因筛查更为简单、更为准确，是诊断HMTC的金标准。明确具体*RET*种系突变基因型还可以初步判定患者MEN2的亚型，对进一步查找其他内分泌系统肿瘤和估计预后具有指导意义。在患者的家系中进行基因筛查，查找其他突变携带者，结合必要的临床检查可以对其中的早期病变做出诊断，做到早诊早治，可显著改善患者的预后。而未携带致病基因的成员亦可免除患病忧虑。尤其对下列人群更需提供遗传学咨询及*RET*种系突变的基因检测：

1. 遗传高危的甲状腺髓样癌患者；
2. 已证实存在*RET*种系突变的患者的一级亲属；
3. 具有MEN2B临床特征的婴儿或幼儿的父母；
4. 皮肤淀粉样变的患者；
5. 先天性巨结肠的婴儿或幼儿所在的家族。

中国医学科学院肿瘤医院头颈外科一项旨在研究甲状腺髓样癌高危遗传性患者基因突变特征的结果如下，共纳入22个家系共73例*RET*突变基因携带者。其中共53例患者完成了外周血*RET*基因检测。另外20例未行基因检测者中：16例为手术后病理证实为甲状腺髓样癌（3例死于进展期MTC，余13例患者拒绝检测）；2例患者有“颈部肿物”病史，但死于肾上腺嗜铬细胞瘤相关的心血管意外，1例婴儿期死于先天性巨结肠，另有1例患者超声及降钙素提示为MTC但拒绝手术及基因检测。其中定义为遗传高危患者特征包括：①有明确MTC、嗜铬细胞瘤家族史的患者；②患者无MTC等相关家族史，但具有高危因素（包括：发病年龄<35岁，甲状腺内多发癌灶，合并其他内分泌器官肿瘤）的患者。根据2015年ATA指南对样本进行危险度分级：其中ATA-最高危组1个家系1例，突变位点为16号外显子918密码子；ATA-高危组12个家系48例，突变位点为11号外显子634密码子；ATA-中危组9个家系24例携带者，突变位点为10号外显子的618、620密码子，11号外显子630密码子，13号外显子790密码子及15号外显子的891密码子。具体突变情况如表14-5-1所示。

在所有MEN2A病例中，大约有66%的致病突变发生于11外显子634密码子。迄今为止，634密码子突变共发现以下6种氨基酸替代形式：C634R、C634G、C634F、C634S、C634W、C634Y，均为半胱氨酸被另一氨基酸所取代，其中C634R（半胱氨酸替换为精氨酸）为最常见突变类型，在欧美国家的报道中占到634密码子突变的50%以上。与国外报道一致，本组中3个家系、5例患者的皮肤病变，均发生于634密码子突变。

表 14-5-1 入组 *RET* 基因密码子突变情况

ATA-最高危	918 密码子	1 个家系 1 例	1%
ATA-高危	634 密码子	12 个家系 48 例	66%
ATA-中危	618 密码子	4 个家系 7 例	10%
	620 密码子	2 个家系 6 例	8%
	630 密码子	1 个家系 5 例	7%
	790 密码子	1 个家系 3 例	4%
	891 密码子	1 个家系 3 例	4%

RET 基因第 10 外显子 618 密码子是另一个胞外区的常见突变位点，它同样编码 RET 蛋白胞外半胱氨酸区域密集区域，其突变致病机制同 634 密码子突变相似，但是由于实际临床中其发生侵袭性甲状腺髓样癌风险较低，被归为 ATA-中危突变。文献报道在 618 密码子突变携带者中肾上腺嗜铬细胞瘤和原发性甲状旁腺功能亢进的外显率明显低于 634 密码子突变，针对西方人种的研究显示，MEN2A 患者中不足 20%是由于 618 密码子突变引起的。在东亚人种中，韩国日本均有 MEN2A 患者携带 618 密码子突变的报道。ATA 指南中，618 密码子的所有突变形式均属于中危，甲状腺髓样癌侵袭性应较 634 密码子突变为弱。但在本研究的 2 例患者中，发病年龄分别为 22 岁和 39 岁，初治时肿瘤均已属Ⅳ期，髓样癌在两例患者中表现出较强的侵袭性，似乎与邻近的 634 密码子突变性质相似。

另外遗传性先天性巨结肠中有 50%的患儿有 *RET* 基因的种系突变，这些突变包括片段插入或缺失、无义或错义点突变、剪接突变、片段剪接等。而 MEN2A 相关的先天性巨结肠，均为发生在 10 号外显子的点突变，其中 620 密码子约 50%、618 密码子 30%。

MEN2B 临床十分罕见，MEN2B 中 95%的患者为 16 号外显子 M918T 突变，不足 5%的患者为 15 号外显子 A883 突变，亦有少见的 804 密码子串联突变报道。75%的 MEN2B 为散发病变，即新生突变者，25%患者为家族性发病。因为 M918T 突变为致死性突变，治疗效果差，如临床检测到患者为遗传性 MEN2B 型甲状腺髓样癌应该立即手术。

临床医生应熟识 MEN2B 的表型，由于其临床表现总是比甲状腺结节或嗜铬细胞瘤更早表现，此为早期发现散发型 M918T 突变的最有效方法。1 项关于 M918T 的研究分析了 44 例 MEN2B 患者。其中 12 例通过非内分泌肿瘤表现型识别出来，包括消化道节细胞瘤（包括先天性巨结肠）6 例、口腔黏膜神经瘤 5 例，马凡样体态 4 例、骨骼畸形 1 例。另外 29 例因甲状腺髓样癌起病。与此相比，通过 MEN2B 其他表型发现的甲状腺髓样癌病例，其发现年龄更早，约为 5.3 岁（vs. 17.6 岁），术前降钙素水平更低（115pg/ml vs. 255 519pg/ml），微小癌比例更高（67%vs. 0%），淋巴结转移率更低（42%vs. 100%），远处转移更少（8%vs. 79%）。最重要的是生化治愈率明显高于 MTC 起病组（58%vs. 0）。

在国外，MEN2A、FMTC 及 MEN2B 的基因诊断已商业化。而国内遗传性甲状腺髓样癌患者的种系基因检测仅在全国少数医疗中心有所开展。由于患者及患者家属的 *RET* 基因筛查价格较贵又没有纳入医保，*RET* 基因筛查尚未成为临床的常规检测。当出现典型遗传性甲状腺髓样癌，但 *RET* 基因检测无阳性结果时，临床医生应咨询所提供的 *RET*DNA 检测的实验步骤和方法，并考虑对 *RET* 全外显子进行测序。

遗传咨询：在我国，遗传咨询还没有成熟的体系。根据国外的参考意见，在取血液标本进行 DNA 分析前，必须向该家族提供有关 DNA 分析结果的详细信息。在向患者公布 DNA 分析结果之前及确诊后的随访过程中，患者很可能需要心理支持，应该最大限度减少患者及其家人的痛苦。鉴于该病的罕见性及对 *RET* 突变基因携带患儿进行全甲状腺切除术后可能发生并发症，应将此类患者转诊至具备 MEN2 专业知识的医学中心治疗。

生育方案：对于存在某种已知的家族性 *RET* 突变的 MEN2 患者，如果其选择生育，应告知其可进行的两种技术：产前检测和植入前胚胎遗传学检测。产前检测可在早期妊娠和中期妊娠时分别通过绒毛膜绒毛取样或羊膜穿刺术进行。取羊水对胎儿的脱落细胞进行 *RET* 基因检测，如有突变可选择终止妊娠。植入前胚胎遗传学诊断是作为体外受精的一部分进行的；对单胚胎细胞进行 *RET* 基因检测。只有不携带 *RET* 突变的胚胎才可置入子宫内继续妊娠。目前的生育方案，涉及患者及亲属的心理和伦理方面的诸多问题，亦涉及法律问题。在生育方案选择前，建议患者积极接受遗传学咨询，并对相关法律专家进行咨询。

第六节 预 后

MTC预后介于分化型甲状腺癌和未分化甲状腺癌之间。Roman等总结了1252例MTC患者资料，早期病变局限在甲状腺内的MTC患者10年生存率为95.6%，区域淋巴结受累患者10年生存率为75.5%，而发生远处转移的患者10年生存率仅为40.0%。MTC总体5年、10年、15年生存率分别为88.0%、85.0%和77.0%。

有研究报道患者初诊时的年龄是影响预后的重要因素：40岁或以下患者的5年和10年无病生存率高于40岁以上的患者（分别为95% vs 65%和75% vs 50%）。然而，另一项研究表明：若根据普通人群的基线死亡率对生存率进行校正，那么年龄对预后并无影响。

在排除了年龄因素的影响后，遗传性患者与散发性患者的预后很可能相似。*RET*基因的特定种系突变可预测肿瘤的侵袭性。例如，MEN2B型（*RET*基因第16外显子918密码子种系突变）患者出现侵袭性病变的可能性高于MEN2A或家族性MTC患者。因此MEN2B患者的预后较差，如未能早期手术，往往难以治愈。另有研究显示，具有明确*RET*基因突变（即体细胞突变）的肿瘤的自然病程与无基因突变的肿瘤相比，更具侵袭性。

14

MTC术后患者血清降钙素的倍增时间与肿瘤预后密切相关。当倍增时间<6个月时，患者5年及10年的生存率分别为25%及8%；倍增时间为6个月~24个月的患者，5年及10年生存率分别为92%及37%；而倍增时间>24个月时，生存率将近100%。因此，指南建议凡是术后降钙素高于正常的患者，每半年均应行降钙素检测并计算倍增时间。指南进一步提出，对于明确有远处转移，而倍增时间>24个月的患者，不建议进行全身化学治疗。

其他可预测预后不良的因素包括：细胞异质性、肿瘤组织降钙素免疫染色阴性、肿瘤组织Galectin-3免疫染色阳性或CEA免疫染色阳性伴降钙素阳性或阴性、术前血清CEA偏高、术前五肽促胃液素刺激后降钙素水平升高不足10倍、甲状腺切除术后持续性高降钙素血症，以及前降钙素/降钙素比升高等，也可供参考。

（张 彬 张溪微）

参考文献

1. Ball DW. American Thyroid Association guidelines for management of medullary thyroid cancer: an adult endocrinology perspective. Thyroid, 2009, 19(6):547-550.
2. Berndt I, Reuter M, Saller B, et al. A new hot spot for mutations in the ret protooncogene causing familial medullary thyroid carcinoma and multiple endocrine neoplasia type 2A. J Clin Endocrinol Metab, 1998, 83(3):770-774.
3. Brandi ML, Gagel RF, Angeli A, et al. Guidelines for diagnosis and therapy of MEN type 1 and type 2. J Clin Endocrinol Metab, 2001, 86(12):5658-5671.
4. Brauckhoff M, Gimm O, Weiss CL, et al. Multiple endocrine neoplasia 2B syndrome due to codon 918 mutation: clinical manifestation and course in early and late onset disease. World J Surg, 2004, 28(12):1305-1311.
5. Brauckhoff M, Machens A, Lorenz K, et al. Surgical curability of medullary thyroid cancer in multiple endocrine neoplasia 2B: a changing perspective. Ann Surg, 2014, 259(4):800-806.
6. 陈曦，蔡伟耀，宁光，等. 多发性内分泌肿瘤2型的诊断和外科处理. 中华普通外科杂志，2006，21(10)：721-723.
7. 王军轶，张彬，张永侠. 遗传性甲状腺髓样癌家系RET基因种系突变检测分析与临床应用：2013国际暨全国第十二届头颈肿瘤学术大会，上海，2013[C].
8. Carlson KM, Bracamontes J, Jackson CE, et al. Parent-of-origin effects in multiple endocrine neoplasia type 2B. Am J Hum Genet, 1994, 55(6):1076-1082.
9. Coyle D, Friedmacher F, Puri P. The association between Hirschsprung's disease and multiple endocrine neoplasia type 2a: a systematic review. Pediatr Surg Int, 2014, 30(8): 751-756.
10. 王军轶. 甲状腺髓样癌与RET基因. 国际肿瘤学杂志，2010,37(10):746-749.
11. Kodama Y, Asai N, Kawai K, et al. The RET proto-oncogene: a molecular therapeutic target in thyroid cancer. Cancer Sci, 2005, 96(3):143-148.
12. 于洋，高明. 甲状腺髓样癌生物治疗的研究进展，中华耳鼻咽喉头颈外科，2007，42(10)：794-796.

13. de Groot JW，Links TP，Plukker JT，et al. RET as a diagnostic and therapeutic target in sporadic and hereditary endocrine tumors. Endocr Rev，2006，27(5)：535-560.
14. Donis-Keller H，Dou S，Chi D，et al. Mutations in the RET proto-oncogene are associated with MEN 2A and FMTC. Hum Mol Genet，1993，2(7)：851-856.
15. Drosten M，Putzer BM. Mechanisms of Disease：cancer targeting and the impact of oncogenic RET for medullary thyroid carcinoma therapy. Nat Clin Pract Oncol，2006，3(10)：564-574.
16. 张溪微，张彬．遗传性甲状腺髓样癌的临床特点及处理．国际耳鼻咽喉头颈外科杂志，2015，36(6)：357-361.
17. 张溪微，王军轶，张亚冰，等．多发性内分泌肿瘤 2 型的基因型与表现型相关性分析．中华耳鼻咽喉头颈外科杂志，2016，51(7)：538-541.
18. 张永侠，张彬，刘文胜，等．行 RET 原癌基因检测的多发性内分泌肿瘤 2B 型一例．中华耳鼻咽喉头颈外科杂志，2014(5)：422-424.
19. Eng C，Clayton D，Schuffenecker I，et al. The relationship between specific RET proto-oncogene mutations and disease phenotype in multiple endocrine neoplasia type 2. International RET mutation consortium analysis. JAMA，1996，276(19)：1575-1579.
20. Frank-Raue K，Buhr H，Dralle H，et al. Long-term outcome in 46 gene carriers of hereditary medullary thyroid carcinoma after prophylactic thyroidectomy：impact of individual RET genotype. Eur J Endocrinol，2006，155(2)：229-236.
21. Frank-Raue K，Rondot S，Raue F. Molecular genetics and phenomics of RET mutations：Impact on prognosis of MTC. Mol Cell Endocrinol，2010，322(1-2)：2-7.
22. Gagel RF，Robinson MF，Donovan DT，et al. Clinical review 44：Medullary thyroid carcinoma：recent progress. J Clin Endocrinol Metab，1993，76(4)：809-814.
23. Hofstra RM，Landsvater RM，Ceccherini I，et al. A mutation in the RET proto-oncogene associated with multiple endocrine neoplasia type 2B and sporadic medullary thyroid carcinoma. Nature，1994，367(6461)：375-376.
24. Jasim S，Ying AK，Waguespack SG，et al. Multiple endocrine neoplasia type 2B with a RET proto-oncogene A883F mutation displays a more indolent form of medullary thyroid carcinoma compared with a RET M918T mutation. Thyroid，2011，21(2)：189-192.
25. 张再兴，李正江，唐平章，等．甲状腺髓样癌的外科治疗及预后分析．中华耳鼻咽喉头颈外科杂志，2011，46(3)：209-213.
26. Jr Wells SA，Asa SL，Dralle H，et al. Revised American Thyroid Association guidelines for the management of medullary thyroid carcinoma. Thyroid，2015，25(6)：567-610.
27. Kloos RT，Eng C，Evans DB，et al. Medullary thyroid cancer：management guidelines of the American Thyroid Association. Thyroid，2009，19(6)：565-612.
28. Kulke MH，Benson AR，Bergsland E，et al. Neuroendocrine tumors. J Natl Compr Canc Netw，2012，10(6)：724-764.
29. Lips CJ，Hoppener JW，Thijssen JH. Medullary thyroid carcinoma：role of genetic testing and calcitonin measurement. Ann Clin Biochem，2001，38(Pt3)：168-179.
30. Lips CJ，Landsvater RM，Hoppener JW，et al. Clinical screening as compared with DNA analysis in families with multiple endocrine neoplasia type 2A. N Engl J Med，1994，331(13)：828-835.
31. Machens A，Dralle H. Genotype-phenotype based surgical concept of hereditary medullary thyroid carcinoma. World J Surg，2007，31(5)：957-968.
32. Machens A，Hauptmann S，Dralle H. Prediction of lateral lymph node metastases in medullary thyroid cancer. Br J Surg，2008，95(5)：586-591.
33. Margraf RL，Crockett DK，Krautscheid PM，et al. Multiple endocrine neoplasia type 2 RET protooncogene database：repository of MEN2-associated RET sequence variation and reference for genotype/phenotype correlations. Hum Mutat，2009，30(4)：548-556.
34. Mathew CG，Chin KS，Easton DF，et al. A linked genetic marker for multiple endocrine neoplasia type 2A on chromosome 10. Nature，1987，328(6130)：527-528.
35. 赵文川．甲状腺髓样癌的预后影响因素--73 例临床分析．中国癌症杂志，2004，14(2)：167-169.
36. 于洋，高明，张飞，等．遗传型甲状腺髓样癌肿瘤休眠现象与 RET 基因突变．中华肿瘤杂志，2008，30(7)：

532-533.

37. Miyauchi A, Futami H, Hai N, et al. Two germline missense mutations at codons 804 and 806 of the RET proto-oncogene in the same allele in a patient with multiple endocrine neoplasia type 2B without codon 918 mutation. Jpn J Cancer Res, 1999, 90(1):1-5.
38. Moers AM, Landsvater RM, Schaap C, et al. Familial medullary thyroid carcinoma: not a distinct entity? Genotype-phenotype correlation in a large family. Am J Med, 1996, 101(6):635-641.
39. Moers AM, Landsvater RM, Schaap C, et al. Familial medullary thyroid carcinoma: not a distinct entity? Genotype-phenotype correlation in a large family. Am J Med, 1996, 101(6):635-641.
40. Moley JF. Medullary thyroid carcinoma: management of lymph node metastases. J Natl Compr Canc Netw, 2010, 8(5):549-556.
41. Mulligan LM, Eng C, Healey CS, et al. Specific mutations of the RET proto-oncogene are related to disease phenotype in MEN 2A and FMTC. Nat Genet, 1994, 6(1):70-74.
42. Nikiforova MN, Nikiforov YE. Molecular genetics of thyroid cancer: implications for diagnosis, treatment and prognosis. Expert Rev Mol Diagn, 2008, 8(1):83-95.
43. O'Riordain DS, O'Brien T, Crotty TB, et al. Multiple endocrine neoplasia type 2B: more than an endocrine disorder. Surgery, 1995, 118(6):936-942.
44. Parthemore JG, Bronzert D, Roberts G, et al. A short calcium infusion in the diagnosis of medullary thyroid carcinoma. J Clin Endocrinol Metab, 1974, 39(1):108-111.
45. 于洋，高明，冯影，等．甲状腺髓样癌外科处理与基因筛查原则探讨．中国肿瘤临床，2007，34(21)：1226-1228.
46. 于洋，高明．甲状腺髓样癌研究进展．现代肿瘤医学，2008，16(7)：1242-1245.
47. Raue F, Frank-Raue K, Grauer A. Multiple endocrine neoplasia type 2. Clinical features and screening. Endocrinol Metab Clin North Am, 1994, 23(1):137-156.
48. Raue F, Frank-Raue K. Genotype-phenotype relationship in multiple endocrine neoplasia type 2. Implications for clinical management. Hormones (Athens), 2009, 8(1): 23-28.
49. Santoro M, Carlomagno F, Romano A, et al. Activation of RET as a dominant transforming gene by germline mutations of MEN2A and MEN2B. Science, 1995, 267(5196): 381-383.
50. Schuffenecker I, Virally-Monod M, Brohet R, et al. Risk and penetrance of primary hyperparathyroidism in multiple endocrine neoplasia type 2A families with mutations at codon 634 of the RET proto-oncogene. Groupe D'etude des Tumeurs a Calcitonine. J Clin Endocrinol Metab, 1998, 83(2):487-491.
51. Scollo C, Baudin E, Travagli JP, et al. Rationale for central and bilateral lymph node dissection in sporadic and hereditary medullary thyroid cancer. J Clin Endocrinol Metab, 2003, 88(5):2070-2075.
52. Skinner MA, Moley JA, Dilley WG, et al. Prophylactic thyroidectomy in multiple endocrine neoplasia type 2A. N Engl J Med, 2005, 353(11):1105-1113.
53. Smith VV, Eng C, Milla PJ. Intestinal ganglioneuromatosis and multiple endocrine neoplasia type 2B: implications for treatment. Gut, 1999, 45(1):143-146.
54. Sosa JA, Tuggle CT, Wang TS, et al. Clinical and economic outcomes of thyroid and parathyroid surgery in children. J Clin Endocrinol Metab, 2008, 93(8): 3058-3065.
55. 于洋，高明，杨力珍，等．PET/CT在甲状腺癌中的应用．现代肿瘤医学，2006，14(12)：1509-1512.
56. 于洋，高明．甲状腺癌分子靶向治疗进展，中华肿瘤防治杂志，2008，15(8)：632-635.
57. Takahashi M, Ritz J, Cooper GM. Activation of a novel human transforming gene, ret, by DNA rearrangement. Cell, 1985, 42(2):581-588.
58. Tuggle CT, Roman SA, Wang TS, et al. Pediatric endocrine surgery: who is operating on our children? . Surgery, 2008, 144(6):869-877.
59. Waguespack SG, Rich TA. Multiple endocrine neoplasia [corrected] syndrome type 2B in early childhood: long-term benefit of prophylactic thyroidectomy. Cancer, 2010, 116(9):2284.
60. Wang J, Zhang B, Liu W, et al. Screening of RET gene

14

mutations in Chinese patients with medullary thyroid carcinoma and their relatives. Fam Cancer, 2016, 15(1): 99-104.

61. Wells SJ, Dilley WG, Farndon JA, et al. Early diagnosis and treatment of medullary thyroid carcinoma. Arch Intern Med, 1985, 145(7):1248-1252.

62. Wells SJ, Robinson BG, Gagel RF, et al. Vandetanib in patients with locally advanced or metastatic medullary thyroid cancer: a randomized, double-blind phase Ⅲ trial. J Clin Oncol, 2012, 30(2):134-141.

63. Yip L, Cote GJ, Shapiro SE, et al. Multiple endocrine neoplasia type 2: evaluation of the genotype-phenotype relationship. Arch Surg, 2003, 138(4):409-416.

64. Zhang J, Yang PL, Gray NS. Targeting cancer with small molecule kinase inhibitors. Nat Rev Cancer, 2009, 9(1): 28-39.

65. Zhang XW, Yan DG, Wang JY, et al. Is new American Thyroid Association risk classification for hereditary medullary thyroid carcinoma applicable to Chinese patients? A single-center study. Chin J Cancer Res, 2017, 29(3): 223-230.

14

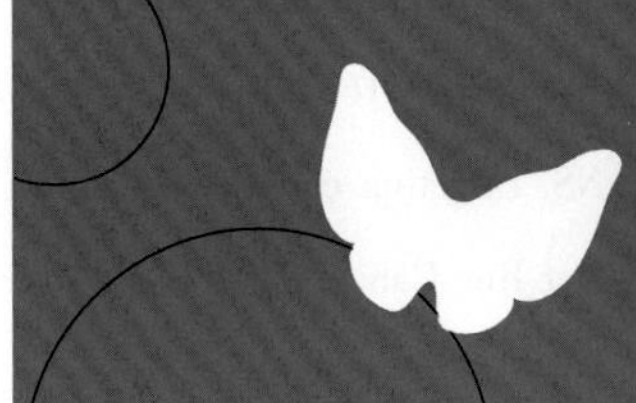

第十五章 甲状腺未分化癌

甲状腺未分化癌(anaplastic thyroid carcinoma,ATC)又称为间变癌,而梭形细胞癌、巨细胞癌、多形性癌、肉瘤样癌、化生性癌或癌肉瘤也常隶属此类,这些名称都是以组织学形态特点或生物学行为来命名的。它是恶性程度最高的甲状腺肿瘤,也是所有甲状腺恶性肿瘤中预后最差的一种。

甲状腺未分化癌病因不明,其发生受遗传、环境和激素等因素的影响。病因学上一般认为,大多数患者是在原有乳头状癌、滤泡癌或低分化癌的基础上发生间变所致,部分患者有放射线接触史。甲状腺癌恶性程度进展被认为是一个多步骤的肿瘤演进过程,甲状腺滤泡细胞早期可发生 *BRAF*、*RAS* 基因突变,导致分化型甲状腺癌的发生,而 *p53* 基因突变导致了上述细胞进一步失分化成甲状腺低分化癌(poorly differentiated thyroid carcinoma,PDTC)和 ATC。而与 ATC 发生密切相关的基因组改变主要包括 RAS/RAF/MAPK/ERK 信号通路、PI3K/Akt/mTOR 信号通路等。

第一节 流行病学

ATC 发病率约 0.5~10/10 万,占全部甲状腺恶性肿瘤的 2%~3%,也有报道认为其发病率约为 5%~14%,但近年来其发病权重呈下降趋势。Mumbai 等报道,在 1969—1973 和 1989—1993 年间,ATC 的发病率从 7.7%减少到 4.2%;据天津医科大学肿瘤医院统计资料显示,该院 1954—2009 年间共收治 ATC 患者 194 例,占所有甲状腺癌的百分比为 4.5%,其中近 10 年间其所占比例有较为明显的下降趋势(图 15-1-1);该病与分化型甲状腺癌在性别分布上差异较明显,男∶女为 1∶1.5~2,中老年患者多见。

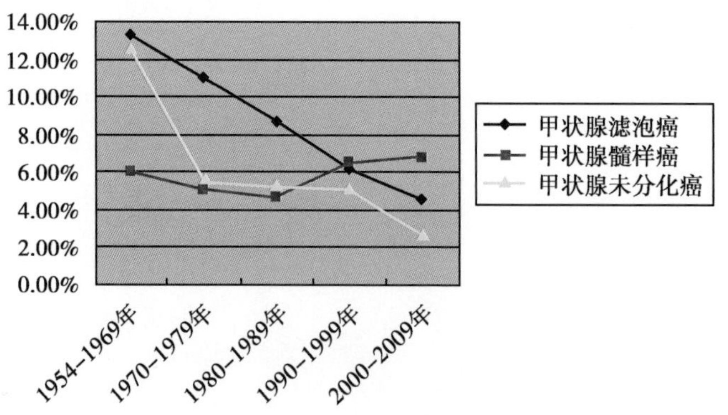

图 15-1-1　天津医科大学肿瘤医院甲状腺未分化癌所占比例的变化趋势

第二节 临床表现

甲状腺未分化癌好发于 60 岁以上老年人。该病临床表现复杂多变,常具有以下特点:①症状多样性:一般为几种症状同时或相互交错出现,或以消化、呼吸系统的某一症状为突出表现,如常伴有吞咽困难、声音嘶哑、呼吸不畅和颈区疼痛等症状;②颈前常可触及板样硬肿物且发展迅速,边界不清,触诊活动度差或相对固定,这是肿瘤广泛侵犯周围组织且与转移淋巴结相融合所致(图 15-2-1);③早期即可发生淋巴道和血道的转移,转移常可见于肺、肝、肾及上纵隔等部位

（图 15-2-2，图 15-2-3）。

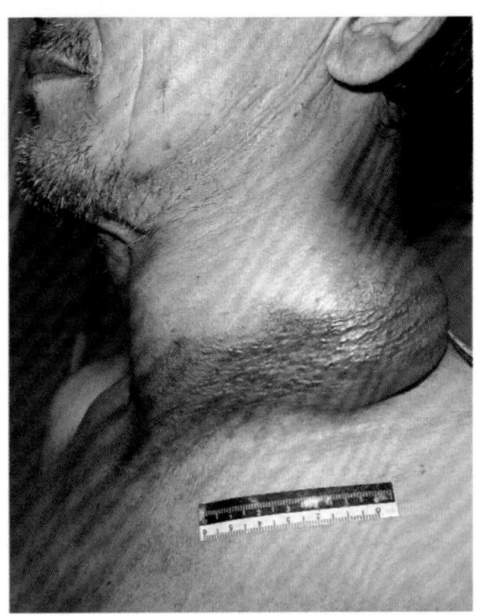

图 15-2-1　甲状腺未分化癌患者：肿瘤板样硬，已侵犯表面皮肤

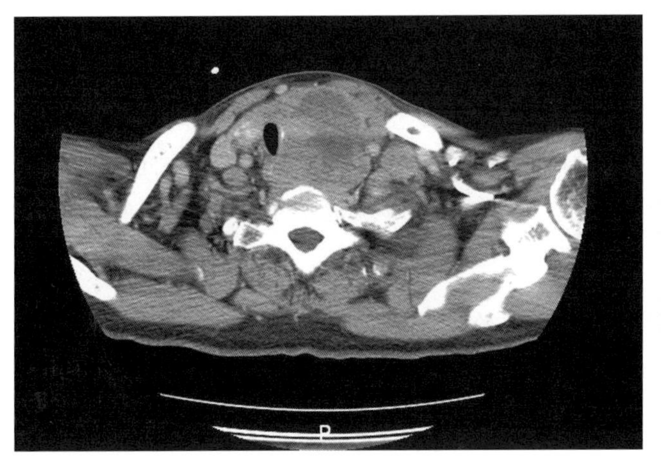

图 15-2-2　甲状腺未分化癌：CT 显示肿瘤压迫气管，边界不清

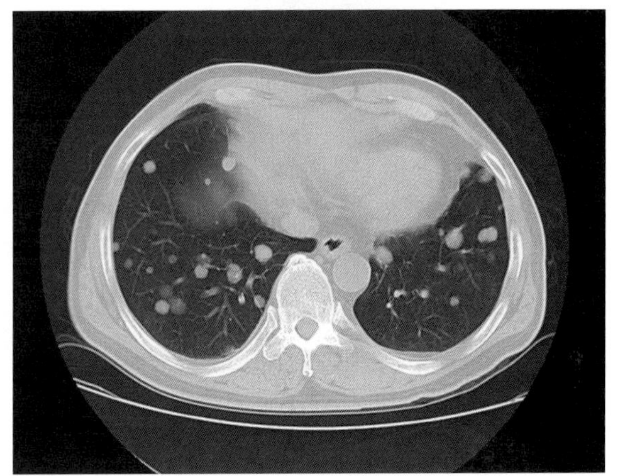

图 15-2-3　甲状腺未分化癌：CT 显示双肺多发转移瘤

第三节　诊断与鉴别诊断

ATC 患者综合评估包括实验室检查、影像学检查及细胞病理检查，并要求所有重要的检查及评估应在治疗前尽可能快地完成。

一、影像学及实验室检查

实验室检查主要为甲状腺功能测定，用于评估患者 TT3，TT4，FT3，FT4 以及 TSH 水平。影像学检查包括颈部超声、CT 或 MRI，必要时可行 PET-CT 检查。其中高分辨率的超声检查可以提供对原发甲状腺肿瘤的快速评价、中央及周围淋巴结的侵及情况，还有助于气道通畅度的评估。MRI 和（或）CT 扫描在评估甲状腺原发病灶和排除远处转移方面很有价值，PET-CT 对评估转移病灶及全身情况具有意义。

所有患者均需喉镜（电子喉镜）检查进行喉腔、气管及声带评估，包括评估声带是否受侵犯和声带的活动度，如发现声门上下有扩散病灶，宜行喉内的病理学检查。术前病理检测主要包括细针细胞学检查和粗针组织学活检。FNAC 实用性强，但与粗针活检相比，准确率低，且对 ATC 的诊断具有一定的局限性，故对于怀疑 ATC 的患者，粗针活检可能更为适宜。粗针穿刺的组织更有利于进一步进行免疫组织化学检查及基因突变检测，有助于提高诊断的特异性和准确率，并可在一定程度上指导临床治疗及预后评估。

二、病理诊断

组织学上甲状腺未分化癌全部或部分由未分化细胞组成,可直接发生于甲状腺滤泡细胞,亦可发生于分化较好的甲状腺癌细胞转化而来(图 15-3-1),此类细胞仅能通过免疫表型或超微结构辨认其上皮源性。由于在形态学上 ATC 表现形式多样,与其他甲状腺原发肿瘤可有部分形态重叠,甚至免疫与遗传学特点亦有重叠,因此其鉴别诊断比较困难。

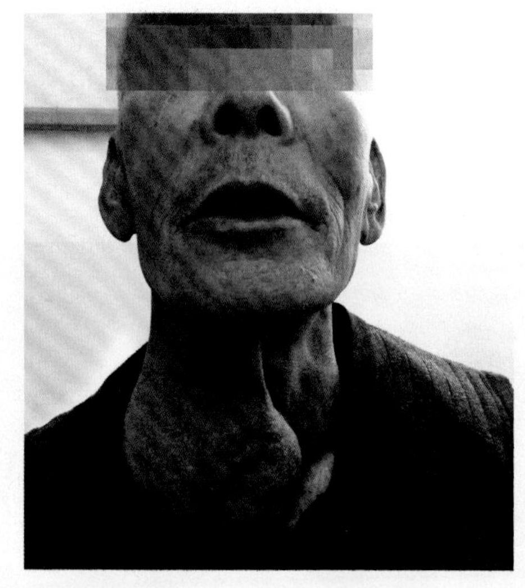

图 15-3-1　甲状腺癌患者肿瘤表现:病理显示为甲状腺乳头状癌合并未分化癌

甲状腺未分化癌往往体积大,质地硬,无包膜,可呈多结节状,切面呈灰白或棕褐色,常伴有坏死、出血,甚至囊性变。细胞学检查可见少量淋巴及单核细胞背景,肿瘤细胞单个或成簇分布,细胞呈鳞状、巨细胞样或梭形(图 15-3-2)。细胞质丰富,无明确边界,嗜酸性。细胞核明显异形或怪异,染色质粗块状,有单个或多个明显核仁,核分裂象多见,包括病理性核分裂象。

ATC 无统一的组织学形态,肿瘤之间差异较大,其组织学特点取决于梭形细胞、鳞状或上皮样细胞、巨细胞三种主要细胞成分的构成,表现为以梭形和巨细胞为主的肉瘤样形态,以上皮样细胞为主的癌样形态,或两者混合。相关内容详见本书第八章。

免疫组织化学方面与甲状腺乳头状癌和滤泡癌不同,ATC 的组织学形态更类似于软组织肉瘤,因此在病理诊断过程中常需要免疫组织化学的帮助。低分子量和高分子量角蛋白混合标记物 AE1/AE3 可出现在约 80% 的甲状腺未分化癌中,EMA 在 40% 左右的未分化癌患者中表达,

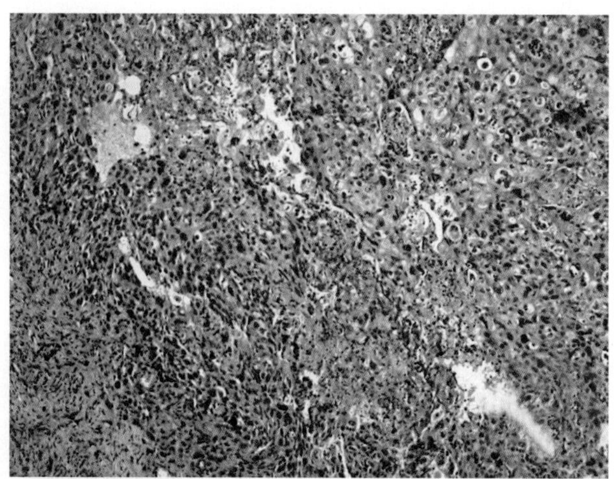

图 15-3-2　甲状腺未分化癌,可见上皮样及梭形肿瘤细胞弥漫分布,细胞异形性大并可见坏死(HE ×100)

CEA 表达一般不常见,TTF-1 表达呈弱阳性,以上标记物一般为局灶性表达,很少出现大面积的阳性区域。组织学上若未见明显的甲状腺滤泡上皮,则 Tg 不表达;若存在甲状腺球蛋白渗透,则可见 Tg 表达阳性。CD68 常在肿瘤组织中的破骨细胞样巨细胞中表达。此外,未分化癌一般很少出现如 Desmin、S100、Myoglobin 等的阳性表达,除非含有横纹肌、软骨及平滑肌肉瘤成分,但常可见 SMA 或 Actin 的灶性阳性表达。

三、鉴别诊断

软组织肉瘤:若肿瘤组织中未见明确的乳头状癌、滤泡癌或低分化癌成分,在组织学形态上很难与恶性纤维组织细胞瘤、纤维肉瘤等软组织肉瘤相区别,但患者常有甲状腺结节病史或甲状腺癌手术史,短期内颈部肿块可迅速增大,病情凶险,提示甲状腺未分化癌可能性大。必要时行连续切片,在肿瘤与正常甲状腺组织交界部位,常能发现原发病变。此外,免疫组织化学能帮助识别肉瘤样组织中残留的上皮性癌成分。

髓样癌:部分髓样癌完全由梭形细胞组成,在组织学形态上易与未分化癌相混淆,但髓样癌的梭形细胞形态较温和,异型性小,核分裂象也比未分化癌的少,且常有较多小血管分布,间质中可见淀粉样物质沉着。髓样癌免疫组织化学 Ct、CgA、Syn 常呈强阳性。

伴胸腺样分化的梭形细胞肿瘤(SETTLE):大部分的 SETTLE 肿瘤呈双向分化,既有上皮样成分又有梭形细胞成分。但 SETTLE 常发生于儿童及青少年时期,而 ATC 则常见于老年人。相较于 ATC,SETTLE 细胞异型性不大、核分裂象也不常见,上皮样成分尽管可见腺管或乳头状结构,但细

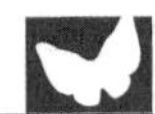

胞呈柱状，有时还能见到纤毛，腺腔内无胶质，这些特点可与甲状腺滤泡相区别。此外，免疫组织化学能帮助确认该上皮细胞是否为真正的滤泡上皮细胞。

第四节 TNM 分期

根据现行的国际抗癌联盟（UICC）和美国癌症协会（AJCC）2002 版 TNM 分期标准，所有 ATC 患者患者一经确诊，均属Ⅳ期，具体内容详见本书第十三章 TNM 一节。

有研究报道 ATC 患者中约 10%为ⅣA 期，40.1%为ⅣB 期，45.8%为ⅣC 期。

伴随时代的发展和对甲状腺癌认识的不断深入，以最新的科学研究证据为依据的 AJCC 第 8 版甲状腺癌分期将于 2018 年应用于临床（详见甲状腺癌 TNM 分期一节）。第 8 版 TNM 分期中，由于 T 分期进行了重新划分，ATC 的 TNM 分期有了如下更改：将甲状腺腺体内的疾病定义为ⅣA 期；明显的腺外侵袭或颈部淋巴结转移定义为Ⅳb 期；远处转移定义为Ⅳc 期。第 8 版 ATC 的 TNM 分期将有助于对无腺外侵袭、临床上可以切除的 ATC 提供分期的依据，使更多的甲状腺癌患者从中获益。

第五节 治 疗

由于 ATC 侵袭性强、恶性程度高，单纯手术、放疗或化疗通常不能控制疾病进展，而且 ATC 失去摄碘能力，其生长也不受促甲状腺激素的影响，导致放射性碘治疗以及抑制促甲状腺激素的内分泌治疗均无效。目前各肿瘤治疗中心均在探索以局部治疗（手术、放疗）联合药物治疗（化疗、靶向治疗等其他生物治疗）的综合治疗策略。

鉴于 ATC 疾病的特殊性和预后极差等情况，建议在多学科专家综合讨论（MDT）的基础上，充分采纳患者及家属的意见后，再制订治疗方案和治疗目标。ATC 由于进展迅速，诊疗过程中患者决定能力减弱或受损，此时可通过精神科或临床伦理科会诊来评估，或者由指定代理人进行决策，充分保护患者自主权和利益，甚至可列出遗嘱或是其他临终意愿，可以讨论允许自然死亡和不进行复苏等。

一、外科治疗

ATC 的手术治疗包括根治性切除术、甲状腺全切/次全切除术、减瘤手术、活检术和气管切开术。从各国的研究报道发现，不同的手术方式对于 ATC 的作用仍有争议，McIver 等认为不同的手术方式对 ATC 的预后没有影响，而 Koboyashi 等学者发现甲状腺癌根治术可以延长患者的生存期。Pierie 等发现 44 例经手术治疗的 ATC 患者，行根治性手术者 1、3 年生存率均高于行减瘤手术者和非手术者，差异有统计学意义。Urciuoli 等也分析发现在 21 例 ATC 患者中，7 例根治性手术者的生存期明显长于 14 例甲状腺部分切除者。多个研究建议即使不能实施甲状腺癌根治术，也应尽可能地切除肿物，因为手术不仅可以在一定程度上延缓甚至避免气管受压所致的窒息，也可减轻体内的肿瘤负荷。

根据 2012 年美国甲状腺协会（ATA）和 2016 年美国国立综合癌症网络（NCCN）制订的 ATC 相关治疗指南，将治疗后残余肿瘤（residual tumor，R）分级为：R0＝没有残余肿瘤病灶；R1＝镜检微小残余病灶；R2＝肉眼可见大体残余病灶；RX＝不能评估是否存在残余病灶等 4 级。目前认为 ATC 的外科手术的基本原则为： 15

（1）如果为病灶较局限及手术可达到 R1 切除的患者，应当考虑手术切除。对于伴随有全身性疾病的患者，应当考虑姑息性的原发肿瘤切除，以防治气道或食管梗阻。

（2）甲状腺腺叶切除或甲状腺全切或近全切除术，及淋巴结清除术适合于病灶局限于甲状腺内的 ATC 患者；当有甲状腺腺外侵犯时，为达到 R1 切除应考虑甲状腺全切及侵犯组织的广泛切除术。

（3）对于 DTC 伴随 ATC 成分的患者，原发灶处理可按照对肿瘤中非未分化癌成分的处理原则，即至少应行甲状腺腺叶切除，并适当选择甲状腺全切或近全切除术。

（4）对于偶发的、病灶小、仅局限于甲状腺内的 ATC 患者，根据患者个体情况和综合分析选用甲状腺全切、近全切除术或腺叶切除术。因目前研究数据不足，无法明确局部或全身性的辅助治疗是否值得推荐，多数学者支持 1 年的影像学随访，少数学者推荐辅助疗法。

（5）手术风险因素：每次手术都应充分保护双侧喉返神经，尤其患侧喉返神经已经麻痹者，手术可能引起双侧声带麻痹者应做好术中气管切开的准备。术中神经监测有助于辨认和了解喉返神经及喉上神经功能。术中尽可能保留每一枚甲状旁腺，甲状旁腺负显影技术能帮助术中辨认及保护甲状旁腺。

(6)治疗过程中，若其他部位出现危急情况，如脑或脊椎转移或肺出血时，应考虑停止颈部疾病原发病灶的手术处理。如果原发肿瘤的术前分期和评估确定肿瘤无法进行安全或有效的手术切除，也应延期手术治疗，优先考虑进行放疗和(或)新辅助化疗。

(7)气道的管理：临床上多数 ATC 患者在确诊时已有远处转移或发现肿瘤不能完全切除，对于这类患者应在治疗过程中积极保证呼吸道通畅，但是否对此类患者行气管切开术目前仍有争议。气管切开的优势在于能够避免急性呼吸困难及窒息，延长患者的生存时间，但是，研究表明需行气管切开术的患者多为 ATC 晚期，根据临床的经验及统计学分析，这类患者长期存活的机会十分渺茫，若在这种情况下，行气管切开术不仅会增加患者的痛苦，而且气管切开术后呼吸道的分泌物会相对增加，需频繁地抽吸，从而引起患者不适，降低其生存质量。另有研究表明，虽气管切开术对气道窘迫患者暂时有益，但是气管切开却为患者不良预后因素，因此目前认为对于多数 ATC 患者可不行气管切开或支架放置，除非患者出现严重的呼吸窘迫甚至危及生命时，为了防止窒息，而紧急行气管切开。

15

二、放射治疗

ATC 患者多因肿瘤局部侵犯导致窒息死亡，即使肿瘤局限于甲状腺内，仅靠手术治疗的效果也并不理想，何况多数 ATC 患者在确诊时已无手术机会，但是若能控制 ATC 患者的局部症状也有利于提高部分患者的短期生存率。有学者认为放射治疗有利于肿瘤的局部控制从而达到改善患者预后的目的，放疗最初是为了预防窒息所采取的局部治疗方法，随着放疗技术的不断提高和改进，放疗既能单独作为一种姑息治疗方式，也能在术前或术后辅助治疗，达到局部控制肿瘤和延长部分患者生存时间的目的。

但是对于放疗是否具有局部控制肿瘤的作用，众多研究的结论并不完全一致，而且对于放疗影响 ATC 患者长期生存率的相关研究非常少。根据 Haymart 等报道的共 2742 例Ⅳb 期 ATC 患者的临床资料分析显示，辅助体外放射治疗(external beam radiotherapy，ERBT)组的平均生存期提高了 6 个月，同步放化疗组提高了 10 个月，单纯手术组提高了 2 个月，但组间差异并不具统计学意义。Wang 等报道采用根治性 EBRT 的 ATC 患者，无进展生存期(progression-free survival，PFS)为 11.1 个月，明显高于姑息 EBRT 的 ATC 患者(3.2 个月)。目前美国和英国的相关指南认为，在手术达到 R0 和 R1 切除后(不包括意外发现的甲状腺内微小病变)，无远处转移的患者应辅以 EBRT(伴或不伴化疗)；对于肿瘤不可切除的 ATC 患者，EBRT 也可以起到长期的局部控制肿瘤的作用。

随着放疗技术的不断提高和改进，包括调强放疗(IMRT)在内的适形放疗技术在临床上应用得越来越广泛，它具有以下优点：①满足肿瘤区高剂量而邻近危险器官、组织低剂量；②避免了包括咽部、气管黏膜炎、食管和脊髓放射性损伤、颈部皮肤等严重的放疗不良反应。Swaak-Kragten 等人发现采用传统放疗联合同步和辅助化疗的 30 例 ATC 患者，约一半的患者出现了咽部和食管黏膜反应，需要营养支持。而 Bhatia 等报道了采用适形放疗的 53 例 ATC 患者(40 例三维适形放疗，13 例调强放疗)中，5 例患者仍需要鼻饲管支持，该组无治疗相关性死亡；适形放疗后 2 例患者出现严重的食管狭窄，1 例患者依赖鼻饲管。因此，采用包括调强放疗在内的适形放疗技术，ATC 患者对治疗的耐受性有所提高，颈部肿块得到有效控制，不良反应相对减轻，从而避免了因气管压迫所致的呼吸困难，明显提高了患者的生活质量。

对于放疗的时机，ATA 建议可在患者手术后肿胀消退，约 2~3 周进行。一份来自 1352 例 ATC 患者的临床资料也发现，术前和术后接受放疗的患者中位生存期分别为 9 个月和 51 个月(P<0.000 1)，该研究认为相比术前接受放疗的患者，术后接受放疗更有利于改善患者预后。不过 Busnardo 等认为术前接受放疗有利于手术的进行。

对于放疗剂量的选择，Levendag 等研究发现采用>30Gy 的 EBRT 治疗组的 ATC 患者中位生存期为 3.3 个月，而<30Gy组的 ATC 患者中位生存期为 0.6 个月；Sherman 等人报道了 ATC 患者局部无进展生存期为 10.1 个月，当 EBRT 剂量> 50Gy 时可增加到 35.9 个月；而斯隆-凯特琳癌症中心(MSKCC)认为照射剂量(<60Gy 和≥60Gy)的不同对于 ATC 患者生存期的影响有统计学差异。He 等研究发现予以 13 例 ATC 患者高剂量的放疗，其中 10 例患者可以有效控制肿瘤，避免了因呼吸困难而行气管切开术。此外，也有一些研究发现高剂量的放疗有利于延长 ATC 患者的中位生存期，但是不应采用过于激进的放射方案如 2Gy/2F /d 或 4Gy/d，虽然该方案可以有效地局部控制肿瘤，但会引起极大的毒副作用。较多学者认为至少需要约 50~60Gy 总剂量用于放射

治疗 ATC。当在患者本身的身体状态较好、肿瘤侵袭范围较小的情况下，可以采用常规分割放疗（1.8~2.0Gy/d，每周 5 天）或加速超分割放疗（1.5~1.6Gy/2F/d，每周 5 天）的方案。对于状态不佳的患者可行姑息治疗，采用如下方案：3Gy/d，每周 5 天，进行 2 周后变更为：4Gy/d，每周 5 天，1 周，以此为一个疗程，可依据病情选择性在 2~4 周后开始第二疗程。

综上所述，EBRT 可用于以下情况：①达到 R0 或 R1 手术切除的患者（也可采用 IMRT 为新辅助放疗或辅助放疗）；②有大体残留病变的患者；③无法手术切除的肿瘤（也可采用 IMRT 作为辅助放疗或姑息治疗）；④伴有远处转移需姑息治疗的患者。

三、化学药物治疗

许多 ATC 患者死亡也与远处转移相关，因此除了手术、放疗等局部治疗方式外，化疗等全身治疗至关重要。ATA 指南也建议对于状况良好的 ATC 患者可采用 EBRT 联合化疗。但临床上发现 ATC 对化疗并不敏感，相关的化疗药物也较少，一线化疗药物主要包括多柔比星，紫杉烷类，蒽环类药物，顺铂等关于甲状腺未分化癌的化疗详见本书第二十四章甲状腺癌化学治疗。

四、靶向治疗

近年来，分子靶向治疗逐渐成为治疗 ATC 的研究热点，分子靶向治疗的原理通常是针对肿瘤细胞中特定的分子靶点，利用正常细胞和肿瘤细胞在基因、信号转导通路等方面的差异，选择性抑制肿瘤细胞的侵袭、增殖和转移，从而起到抗肿瘤作用，而对正常细胞无明显作用。目前分子靶向治疗 ATC 主要以抑制肿瘤的细胞增殖和抑制肿瘤的新生血管为主，主要有酪氨酸酶抑制剂、抗血管形成的靶向药物、抗 EGFR 靶向药物、组蛋白去乙酰化酶抑制剂、黄酮类、NF-κB 通路的靶向药物等。

（1）丝氨酸/苏氨酸蛋白激酶：RTK-RAS-Raf-MAPK 信号通路阻滞剂：有研究发现甲状腺癌的发病机制和 RTK-RAS-Raf-MAPK 通路有关。有学者认为，ATC 的发生发展是由于这一通路激活后，导致一系列特别的癌基因突变被持续激活。相比于 PTC，*RAS* 基因突变在 ATC 中更为常见。*BRAF* 一直都被认为在 PTC 中特异性表达，此外也有学者认为，有部分 ATC 是由 PTC 转变而来，*BRAF* 基因改变参与了这个过程，其中 *BRAF* 突变最常见。*BRAF* 突变会导致钠碘转运体的改变，最终导致 ATC 细胞对碘的摄取能力下降。索拉非尼（Sorafenib）是一种激酶抑制剂，主要作用于包含 BRAF、PDGFR 和 VEGF 在内的多种分子通路；另外也有研究发现索拉非尼可以抑制肿瘤的生长和血管生成。而 CI-1040 和 U0126 可以选择性抑制 MEK1/2，通过阻断在 ATC 细胞内 MAPK 信号通路中的特殊基因突变，从而抑制肿瘤生长。

（2）PTEN-PI3K-AKT 信号通路抑制剂：有不少研究发现 PTEN-PI3K-AKT 信号通路在 ATC 的发生发展中起重要作用，该条通路主要参与调控细胞的周期和寿命。*PTEN* 基因作为一种抑癌基因，编码 PTEN 蛋白磷酸酶，主要参与 PI3K 的去磷酸化过程。PTEN 蛋白表达量降低与肿瘤相关。有研究认为可以通过增加 PTEN 蛋白的表达或抑制其下游目标，从而抑制这一通路的过度激活。

（3）Polo 样激酶 1 抑制剂：Polo 样激酶 1（PLK1）是一种丝氨酸/苏氨酸蛋白激酶，主要在细胞周期的 G2/M 期中起调控作用。已有研究发现 PLK1 是治疗肺癌和结肠癌的一个潜在目标，最近有学者开始评估其在 ATC 的治疗作用。BI2536 是一种 PLK1 抑制剂，被发现可以抑制 ATC 细胞的有丝分裂。

（4）哺乳动物西罗莫司靶蛋白抑制剂：哺乳动物西罗莫司靶蛋白（mTOR）是一种丝氨酸-苏氨酸激酶，参与调控细胞周期、基因的转录和蛋白质的合成。mTOR 激酶可以被免疫抑制剂西罗莫司（雷帕霉素）或西罗莫司衍生物抑制。一种新型衍生药物 RAD001（依维莫司），主要用于器官移植中防止器官移植排斥反应，有学者通过剂量依赖实验发现，RAD001 可选择性地抑制 ATC 细胞增殖。

（5）受体酪氨酸激酶-表皮生长因子受体靶向药物：EGFR 是细胞膜表面的糖蛋白受体，具有酪氨酸激酶活性。有研究发现 EGFR 在甲状腺癌中高表达，从而被认为是治疗甲状腺癌的一个有效靶点。索拉非尼、舒尼替尼、凡德尼布和乐伐替尼等酪氨酸激酶抑制剂，已被发现能非特异性地抑制多种分子通路从而阻止甲状腺癌的发展。因此有学者认为这些药物可用于治疗 ATC。过去的十年中，出现了针对 EGFR 的各种靶向治疗方法，如受体单克隆抗体（单抗）和小分子的酪氨酸激酶抑制剂（厄洛替尼和吉非替尼）。西妥昔单抗结合伊立替康（拓扑异构酶抑制剂）的相关研究也有了可喜的成果，如在裸鼠移植瘤（ATC）模型中，可以抑制肿瘤的生长。在吉非替尼的Ⅱ期临床试验中，25 例诊断为 ATC 的患者中，有 32%的患者肿瘤体积变小。另有研究发现，用

15

多西他赛联合吉非替尼治疗 ATC 患者后,患者病情稳定超过 12 个月。

(6)SRC 黏着斑激酶抑制剂:蛋白酪氨酸激酶 2,也被称为 FAK,它主要参与细胞的黏附过程,许多研究发现在多种肿瘤中该激酶和原癌基因 SRC 均过度表达。AZD0530 是一种口服的 SRC 抑制剂,在细胞实验中也有研究发现,AZD0530 可抑制 PTC 和 ATC 细胞的生长。

(7)抗血管形成的靶向药物:ATC 的一大特点就是血管内皮生长因子(VEGF)的过表达及新生血管的快速形成。VEGF 水平和肿瘤的大小、类型、性质及远处转移有关。目前最有前景的靶向药物是考布他汀,其在Ⅰ、Ⅱ期的临床试验中已有较好的结果,但第Ⅲ阶段的临床试验结果却不尽如人意。考布他汀 A4 可以和微管蛋白结合,阻断下游的信号转导通路,抑制毛细血管的形成和内皮细胞迁移以及增强内皮细胞的通透性,致使血管快速阻断和肿瘤组织的坏死。和其他抗血管形成药不同的是,它的作用机制是阻断成形血管中的血液流动,从而导致肿瘤细胞的氧分和营养供应不足。Cooney 等临床试验发现,考布他汀 A4 在适量的治疗剂量范围内,并没有出现Ⅰ期试验的心脏毒性或骨髓抑制表现。阿西替尼(AG-013736)是一种强效的口服药物,它可以选择性抑制 VEGFRs、VEGFR2 及 VEGFR3。在Ⅰ期临床试验中,给予 36 例患者阿西替尼 5mg,口服 1 天 2 次为推荐剂量。Ⅱ期临床试验还在进行中。此药的不良反应主要是引起血压的升高。

(8)组蛋白去乙酰化酶抑制剂:组蛋白去乙酰化酶抑制剂可以增加肿瘤细胞中 NIS 的 mRNA 表达,可以增加甲状腺癌细胞对碘的摄取能力;另外还可以促进肿瘤细胞周期的阻滞和肿瘤细胞的再分化。通过抑制金属蛋白酶从而抑制癌细胞的侵袭和转移已成为治疗肿瘤的新手段。丙戊酸(VA)是一种抗惊厥剂,联合其他药物或单独使用,可以提高多柔比星的效用,但也会增加其心脏毒性。Noguchi 等人发现,对于非转移性的 ATC 患者,新辅助化疗联合丙戊酸治疗后,行肿瘤切除术,可得到超过半年的生存期。

(9)法尼基转移酶靶向抑制剂:*Ras* 突变在甲状腺癌中比较常见。法尼基转移酶抑制剂作为一种新型治疗药物,已经可以治疗实体肿瘤,通过其 C-端氨基酸和法尼基的共轭翻译后修饰,再经法尼基化,Ras 位于细胞膜的内侧,通过酪氨酸激酶受体分子通路介导并传递促进有丝分裂的信号。该阻断剂就是通过抑制 Ras 活性起作用。链霉菌素 A 具有抗肿瘤活性,可抑制法尼基转移酶活性,抑制血管的生成和诱导细胞凋亡。

(10)基质金属蛋白酶制剂(MMPs):MMPs 是一类重要的酶,主要作用是参与新毛细血管的形成以及内皮细胞侵袭和迁移。米诺环素是一类半合成的四环素,主要在酶的活性部位通过螯合锌离子对 MMPs 的活性发挥作用。

(11)转录因子 p53:目前的研究发现恢复 p53 的表达或抑制 p53 失活的下游通路是治疗肿瘤的潜在策略。*p53* 基因突变也能通过干扰 Aurora B 丝氨酸/苏氨酸激酶从而影响细胞周期的后期阶段并干扰细胞有丝分裂纺锤体的附着,导致细胞周期后期的染色体分离不当。因此,Aurora 激酶抑制剂 VX-680 或 RNA 干扰诱导可以抑制 ATC 细胞增殖。基因治疗的希望主要目的是恢复 ATC 细胞中野生型 *p53* 功能从而诱导 ATC 细胞的再分化和恢复正常甲状腺细胞中抑制肿瘤的能力。在体内和体外的相关实验证明,腺病毒介导 *p53* 抑癌基因治疗的方法可以增加 ATC 对多柔比星的敏感性。

目前分子靶向治疗药物的研发,特别是小分子激酶抑制剂,已经在Ⅰ期,Ⅱ和Ⅲ期临床试验得到了一定的成效。目前治疗 ATC 较好的靶向方法是抗血管生成药物治疗。肿瘤血管生成在肿瘤生长中起着不可或缺的作用。几种抗血管生成的药物,如贝伐单抗和舒尼替尼,通过作用于生长因子和信号通路从而抑制血管内皮细胞的增殖和新生血管的生成。CA4P,目前处于Ⅲ期临床试验,可显著减少 ATC 的血流量,CA4P 联合常规化疗和抗血管生成剂可能对治疗实体肿瘤是最有效的方式。

五、转移病灶治疗及支持治疗

1. 脑转移的治疗　ATC 患者中脑转移的发生率低,约为 1%~5%,其预后差。美国 ATA《未分化甲状腺癌处理指南》指出,ATC 确诊后,治疗前需放射科(MRI 或 CT 扫描)评估脑转移情况,可提示脑部有无侵犯和(或)神经系统异常有无脑部病灶的进展或已知脑部病灶的特性或大小的改变。对部分患者行脑部病灶的切除和(或)放射治疗,可有较好的局部控制疗效。无临床神经系统症状的脑转移患者不需要接受常规的外源性皮质醇。患者有神经系统颅内高压的症状或体征时,宜接受适当剂量的地塞米松(或可选择等效的糖皮质激素),应用的起始剂量、维持剂量和疗程宜个体化。不建议 ATC 脑转移患者常规给予预防性抗惊厥药的治疗。

2. 骨转移的治疗　ATC 的骨转移发生率大约 5%~

15

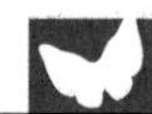

15%，通常伴有多处其他远处转移。ATC患者在监测和治疗过程中，若出现骨骼症状，如疼痛或病理性骨折，应进行放射学检查。如果证实有单独特定部位的骨骼转移，骨骼的放射学评估尚可进一步用于发现其他部位骨转移。与原发于其他侵犯性肿瘤相比，ATC所致的骨转移治疗，更强调放疗和（或）手术。如果病灶在承重区域，局部放疗开始之前应行骨骼固定。已诊断骨转移的ATC患者应定期静注二磷酸盐注射剂或皮下用RANK配体拮抗剂，治疗的频率和疗程因数据少无法做出明确建议。

3. 支持治疗　在积极治疗的基础上，患者、家属及相关的医护人员都必须时刻警惕很多潜在风险和紧急问题发生，并制订相关的缓解计划。经放疗的ATC患者要求严密的气道监测。气道可因多种原因导致狭窄，若没有发生呼吸窘迫情况下，少数可通过湿润、解痉或临时应用短效甾体类药物缓解。大多数ATC患者营养状态尚可，可耐受适当的经口营养，不需要肠内营养。而对于食管梗阻或不能耐受经口营养的ATC患者，肠内营养有一定优势。因为对有食管侵犯或梗阻患者放置PEG管有一定的难度，可行影像引导下的经皮胃造瘘术。仅极少数ATC患者需肠外营养。虽然化疗既可以辅助放疗达到病灶控制，又可早期治疗远处微小转移灶，但化疗却有潜在的毒性作用。其中最严重的为中性粒细胞减少性感染。在放化疗联合的ATC患者中，应重点考虑粒细胞集落刺激因子/聚乙二醇非格司亭的应用和适时调整每周的化疗剂量，以此减小中性粒细胞减少或所致感染的风险。

利用免疫细胞抗肿瘤的免疫治疗方式也是治疗或预防甲状腺恶性肿瘤复发的另一选择，这也给治疗ATC提供了新思路。该方法主要是利用树突状细胞或细胞毒性T细胞的免疫疗法特异性靶向恶性细胞，而且不会对周围组织产生负面影响且无副作用。

随着对ATC的深入理解以及分子生物学的快速发展，许多新型的生物治疗也不断出现，如通过恢复抑癌基因的功能来抑制肿瘤的发展或恢复其正常细胞表型的基因治疗；诱导失分化及ATC细胞的钠/碘转运蛋白（NIS）表达增加，从而恢复ATC细胞摄碘能力和^{131}I的治疗效果；通过抑制金属蛋白酶（MMPs）的活性从而抑制肿瘤侵袭及转移的相关蛋白抑制治疗等。虽然部分上述生物治疗目前仅在临床前实验显示出良好的抗ATC效果，但是生物治疗联合常规治疗将会给ATC的治疗带来新的思路和希望。

综上所述，ATC的治疗依然是全世界所面临的挑战，而目前尚无标准有效的治疗方案。目前认为，根治性手术可明显改善患者预后，适形放疗优于常规放疗，而手术、放化疗及其他生物分子靶向治疗的综合运用能够提高疗效。对于确诊为ATC的患者，应立即评估其手术可行性，对肿瘤局限于腺体内的患者，可先行手术治疗，术后辅以放化疗；对于肿瘤腺外浸润明显而无法手术者，可先行放化疗后再评估手术可行性，确定系统性的治疗方案；对于肿瘤局部浸润广泛且常规治疗无效或确诊时已有远处转移的患者，可结合患者及其家属意愿予以系统性的药物治疗或姑息治疗。靶向治疗可联合常规治疗或作为复发与难治性患者的补充治疗。其他生物治疗尚处于探索阶段，希望可以成为本病理想的治疗方法。

第六节　预　后

ATC是一种高度恶性肿瘤，预后极差，中位生存时间约为5个月，1年生存率约为10%～18%。尽管ATC占所有甲状腺恶性肿瘤比例颇低，但由于ATC侵袭性极强，疾病进展迅速，因而ATC导致死亡的患者约占甲状腺肿瘤死亡患者的14%～39%。约50%的ATC患者死因为肿瘤侵犯气管或双侧喉返神经麻痹导致上呼吸道梗阻和窒息，其次为肿瘤局部或远处转移所致的并发症。在所有的ATC患者中，偶然发现的微小ATC患者的预后最好，一年生存率约64%～90%，生存率最高，其次是ⅣA期及达到R0切除的ATC患者。有研究报道，ⅣA期患者生存率较高，其2年生存率约62%，但5年生存率仅23%；ⅣC期患者预后最差，2年生存率为0。Ito等人发现ⅣB期的ATC患者可细分ⅣB-a期（肿瘤累及软组织、气管、喉、食管、喉返神经）和ⅣB-b期（肿瘤包裹颈内动脉或椎前筋膜或侵犯纵隔血管），而ⅣA-a期患者的中位生存期比ⅣB-b期患者长9.6个月。

目前影响ATC预后的因素尚无定论，肿瘤大小、肿瘤的侵袭范围、是否伴有远处转移、患者年龄、是否伴有呼吸困难等临床症状以及白细胞数是否高于10×10^9/L等因素均有不同研究支持是影响ATC预后的因素之一。

（葛明华　郑传铭）

参考文献

1. Kobayashi T, Asakawa H, Umeshita K, et al. Treatment of 37 patients with anaplastic carcinoma of the thyroid. Head Neck,

15

1996,18:36-41.

2. McIver B,Hay ID,Giuffrida D,et al.Anaplastic thyroid carcinoma:a 50 year experience at a single institution.Surgery,2001,130:102834.

3. PIERIE J E,MUZIKANSKY A,GAZ R D,et al.The effect of surgery and radiotherapy on outcome of anaplastic thyroid carcinomal .Ann Surg Oncol,2002,9:57-64.

4. URCIUOLI P,GHINASSI S,IAVARONE C,et al.Thyroid anaplastic tumor: our experience. Chir ltal, 2002, 55: 835-840.

5. ANG BH,LO CY.Surgical options in undifferentiated thyroid carcinoma.World J Surg,2007,31:969-977.

6. 魏松锋,高明,钱碧云,等.1954-2009年间天津市肿瘤医院收治甲状腺癌构成分析,中华肿瘤杂志,2011,33(8):613-616.

7. KIHARA M,MIYAUCHI A,YAMAUCHI A,et al.Prognostic factors of anaplastic thyroid carcinoma.Surg Today,2004,34:394-398.

8. Kevin So,Robin E Smith and Sidney R Davis.Radiotherapy in anaplastic thyroid carcinoma: An Australian experience. Journal of Medical Imaging and Radiation Oncology,2017,6:1279-1287.

9. Seung-Kuk Baek,Myung-Chul Lee,J Hun Hah,et al.Role of surgery in the management of anaplastic thyroid carcinoma: Korean nationwide multicenter study of 329 patients with anaplastic thyroid carcinoma,2000 to 2012. Head Neck,2017,39:133-139.

10. Haymart MR,Banerjee M,Yin H,et al.Marginal treatment benefit in anaplastic thyroid cancer. Cancer, 2013, 119: 3133-3139.

11. Wang Y,Tsang R,Asa S,et al.Clinical outcome of anaplastic thyroid carcinoma treated with radiotherapy of once- and twice-daily fractionation regimens. Cancer, 2006, 107: 1786-1792.

12. Smallridge RC, Ain KB, Asa SL, et al. American Thyroid Association Anaplastic Thyroid Cancer Guidelines Taskforce. American Thyroid Association guidelines for management of patients with anaplastic thyroid cancer.Thyroid,2012,22:1104-1139.

13. Perros P,Boelaert K,Colley S,et al.British Thyroid Association.Guidelines for the management of thyroid cancer.Clin Endocrinol(Oxf),2014,81:1-122.

14. Swaak-Kragten AT,de Wilt JH,Schmitz PI,et al.Multimodality treatment for anaplastic thyroid carcinoma-Treatment outcome in 75 patients. Radiother Oncol, 2009, 92 (1): 100-104.

15. Bhatia A, Rao A, ANG K K, et al. Anaplastic thyroid cancer:clinical outcomes with conformal radiotherapy.Head Neck,2010,32:829-836.

16. Busnardo B,Daniele O,Pelizzo MR,et al.A multimodality therapeutic approach in anaplastic thyroid carcinoma:study on 39 patients.J Endocrinol Invest,2000,23:755-761.

17. Levendag PC,De Porre PM,van Putten WL.Anaplastic carcinoma of the thyroid gland treated by radiation therapy.Int J Radiat Oncol Biol Phys,1993,26:125-128.

18. Sherman EJ,Lim SH,Ho AL,et al.Concurrent doxorubicin and radiotherapy for anaplastic thyroid cancer:a critical reevaluation including uniform pathologic review. Radiother Oncol,2011,101:425-430.

19. He X,Li D,Hu C,et al.Outcome after intensity modulated radiotherapy for anaplastic thyroid carcinoma.BMC Cancer,2014,14:235.

20. Smallridge RC, Copland JA.Anaplastic thyroid carcinoma: pathogenesis and emerging therapies. Clin Oncol (R Coll Radiol),2010,22:486-497.

21. Kim JH,Leeper RD.Treatment of locally advanced thyroid carcinoma with combination doxorubicin and radiation therapy.Cancer,1987,60:2372-2375.

22. Brierley J,Sherman E.The role of external beam radiation and targeted therapy in thyroid cancer.Semin Radiat Oncol,2012,22:254-262.

23. De Crevoisier R, Baudin E, Bachelot A, et al. Combined treatment of anaplastic thyroid carcinoma with surgery, chemotherapy, and hyperfractionated accelerated external radiotherapy. Int J Radiat Oncol Biol Phys, 2004, 60: 1137-1143.

24. Kawada K,Kitagawa K,Kamei S,et al.The feasibility study of docetaxel in patients with anaplastic thyroid cancer.J Clin Oncol,2010,40:596-599.

25. Higashiyama T,Ito Y,Hirokawa M,et al.Induction chemo-

therapy with weekly paclitaxel administration for anaplastic thyroid carcinoma.Thyroid,2010,20:7-14.

26. Nappi TC,Salerno P,Zitzelsberger H,et al.Identification of Polo-like kinase 1 as apotential therapeutic target in anaplastic thyroid carcinoma. Cancer Res, 2009, 69 (5): 1916-1923.

27. Stenner F,Liewen H,Zweifel M,et al.Targeted therapeutic approach for an anaplastic thyroid cancer in vitro and in vivo.Cancer Sci,2008,99(9):1847-1852.

28. Volante M,Rapa I,Papotti M.Poorly differentiated thyroid carcinoma:diagnostic features and controversial issues.Endocrine Pathol,2008,19(3):150-155.

29. Xing M.BRAF mutation in papillary thyroid cancer:pathogenic role, molecular bases, and clinical implications. Endocr Rev,2007,28(7):742-762.

30. Knauf JA,Fagin JA.Role of MAPK pathway oncoproteins in thyroid cancer pathogenesis and as drug targets. Current Opin.Cell Biol,2009,21(2):296-303.

31. Kim S,Yazici YD,Calzada G,et al.Sorafenib inhibits the angiogenesis and growth of orthotopic anaplastic thyroid carcinoma xenografts in nude mice.Mol.Cancer Ther,2007,6(6):1785-1792.

32. Schweppe RE,Kerege AA,Sharma V,et al.Distinct genetic alterations in the mitogen-activated protein kinase pathway dictate sensitivity of thyroid cancer cells to mitogen-activated protein kinase kinase 1/2 inhibition. Thyroid, 2009,19(8):825-835.

33. Fagin JA,Mitsiades N.Molecular pathology of thyroid cancer: diagnostic and clinical implications. Best Prac.Res, 2008, 22(6):955-969.

34. Riesco-Eizaguirre G,Santisteban P.New insights in thyroid follicular cell biology and its impact in thyroid cancer therapy.Endocr.Relat.Cancer,2007,14(4):957-977.

35. Paes JE,Ringel MD.Dysregulation of the phosphatidylinositol 3-kinase pathway in thyroid neoplasia. Endocrinol. Metab. Clin.North Am,2008,37(2):375-387.

36. Plyte S,Musacchio A.PLK1 inhibitors:setting the mitotic death trap.Curr Biol,2007,17(8):280-283 .

37. Nappi TC,Salerno P,Zitzelsberger H,et al.Identification of Polo-like kinase 1 as apotential therapeutic target in anaplastic thyroid carcinoma. Cancer Res, 2009, 69 (5): 1916-1923.

38. Brown EJ,Albers MW,Shin TB,et al.A mammalian protein targeted by G1-arresting rapamycin-receptor complex. Nature,1994,369(6483):756-758 .

39. Papewalis C,Wuttke M,Schinner S,et al.Role of the Novel mTOR inhibitor RAD001(everolimus)in anaplastic thyroid cancer.Horm.Metab.Res,2009,41(10):752-756.

40. Oudard S,Medioni J,Aylllon J,et al.Everolimus(RAD001): an mTOR inhibitor for the treatment of metastatic renal cell carcinoma. Expert Rev. Anticancer Ther, 2009, 9 (6): 705-717.

41. Ensinger C, Spizzo G, Moser P, et al. Epidermal growth factor receptor as a novel therapeutic target in anaplastic thyroid carcinomas. Ann. NY Acad. Sci, 2004, 1030 (12): 69-77.

42. Pinchot SN,Sippel RS,Chen H.Multitargeted approach in the treatment of thyroid cancer. Ther Clin Risk Manag, 2008,4(5):935-947 .

43. Kim S,Prichard CN,Younes MN,et al.Cetuximab and irinotecan interact synergistically to inhibit the growth of orthotopic anaplastic thyroid carcinoma xenografts in nude mice.Clin Cancer Res,2006,12(2):600-607.

44. Pennell NA,Daniels GH,Haddad RI,et al.A Phase II study of gefitinib in patients with advanced thyroid cancer. Thyroid,2008,18(3):317-323 .

45. Fury MG,Solit DB,Su YB,et al.A Phase I trial of intermittent high-dose gefitinib and fixed-dose docetaxel in patients with advanced solid tumors.Cancer Chemother Pharmacol, 2007,59(4):467-475.

46. Schweppe RE,Kerege AA,French JD,et al.Inhibition of Src with AZD0530 reveals the Src-Focal adhesion kinase complex as a novel therapeutic target in papillary and anaplastic thyroid cancer.J Clin Endocrinol Metab, 2009, 94(6):2199-2203.

47. Tozer GM,Kanthon C,Parkins CS,et al.The biology of the combretastatins as tumour vascular targeting agents. Int J Exp Pathol,2002,83(1):21-38.

48. Cooney MM,Savvides P,Agarwala S,et al.Phase II study of combretastatin A4 phosphate(CA4P) in patients with ad-

vanced anaplastic thyroid carcinoma(ATC).J Clin Oncol, 2006,24(2):A5580.

49. Rugo HS,Herbst RS.Phase I trial of the oral antiangiogenesis agent AG_013736 in patients with advanced solid tumors: pharma.cokinetic and clinical results.J Clin Oncol,2005,23(24):5474-5483.

50. Cohen EE,Rosen LS,Vokes EE,et al.Axitinib is all active treatment for all histologic sub. types of advanced thyroid cancer:results from a phase II study.J Clin Oncol,2008,26(29):4708-4713.

51. Noguchi H,Yamashita H,Murakami T,et al.Successful treatment of anaplastic thyroid carcinoma with a combination of oral valproic acid. chemotherapy, radiation and surgery. Endocr J,2009,56(2):245-249.

52. 白露敏.甲状腺未分化癌分子靶向治疗进展.临床外科杂志,2015,23(7):500-502.

53. Segev DL,Umbricht C,Zeiger MA.Molecular pathogenesis of thyroid cancer.Surg Oncol,2003,12(2):69-90.

54. Ulisse S,Delcros JG,Baldini E,et al.Expression of Aurora kinases in human thyroid carcinoma cell lines and tissues. Int J Cancer,2006,119(2):275-282.

55. Arlot-Bonnemains Y,Baldini E,Martin B,et al.Effects of the Aurora kinase inhibitor VX-680 on anaplastic thyroid cancerderived cell lines. Endocr Relat Cancer, 2008, 15(2):559-568.

56. Moretti F,Nanni S,Farsetti A,et al.Effects of exogenous p53 transduction in thyroid tumor cells with different p53 status.J Clin Endocrinol Metab,2000,85(1):302-308.

57. Nagayama Y, Yokoi H, Takeda K, et al. Adenovirus-mediated tumor suppressor p53 gene therapy for anaplastic thyroid carcinoma in vitro and in vivo. J Clin Endocrinol Metab,2000,85(11):4081-4086.

58. Brose MS,Nutting CM,Jarzab B,et al.Sorafenib in radioactive iodine-refractory,locally advanced or metastatic differentiated thyroid cancer:a randomisod,double-blind,phase 3 trial.Lancet,2014,384(9940):319-328.

59. Shlumberger M,Tahara M,Wirth LJ,et al.Lenvatinib versus placebo in radioiodine-refractory thyroid cancer. N Engl J Med,2015,372(7):621-630.

60. Wells SA Jr,Robinson BG,Gagel RF,et al.Vandetanib in patients with locally advanced or metastatic medullary thyroid cancer:a randomized,double-blind phase Ⅲ trial.J Clin Oncol,2012,(30):134-141.

61. Elisei R,Schhmberger MJ,Mtlller,et al.Cabozantinib in progressive medullary thyroid cancer.J Clin Oncol,2013,(31):3639-3646.

62. Wardley AM,Pivot X,Morales-Vasquez F,et al.Randomized Phase II trial of first-line trastuzumab plus docetaxel and capecitabine compared with trastuzumab plus docetaxel in HER2-positive metastatic breast cancer.J Clin Oncol,2009, 28(6):976-983.

63. Papewalis C, Ehlers M, Schott M. Advances in cellular therapy for the treatment of thyroid cancer.J Oncol,2010(3):1791-1794.

64. Ito KI,Hanamura T,Murayama K,et al.Multimodality therapeutic outcomes in anaplastic thyroid carcinoma:improved survival in subgroups of patients with localized primary tumors.Head Neck,2012,34:230-237.

65. McIver B,Hay ID,Giuffrida DF,et al.Anaplastic thyroid carcinoma:a 50-year experience at a single institution.Surgery,2001,130:1028-1034.

66. Tashima L,Mitzner R,Durvesh S,et al.Dyspnea as a prognostic factor in anaplastic thyroid carcinoma.Eur Arch Otorhinolaryngol,2012,269:1251-1255.

67. Sherman EJ,Lim SH,Ho AL,et al.Concurrent doxorubicin and radiotherapy for anaplastic thyroid cancer:a critical reevaluation including uniform pathologic review. Radiother Oncol,2011,101:425-430.

68. Sugitani I,Hasegawa Y,Sugasawa M,et al.Super-radical surgery for anaplastic thyroid carcinoma: a large cohort study using the anaplastic thyroid carcinoma research consortium of Japan database.Head Neck,2014,36:328-333.

69. Sugitani I,Miyauchi A,Sugino K,et al.Prognostic factors and treatment outcomes for anaplastic thyroid carcinoma: ATC research consortium of Japan cohort study of 677 patients.World J Surg,2012,36:1247-1254.

70. Segerhammar I,Larsson C,Nilsson IL,et al.Anaplastic carcinoma of the thyroid gland:treatment and outcome over 13 years at one institution.J Surg Oncol,2012,106:981-986.

71. Sugitani I,Kasai N,Fujimoto Y,et al.Prognostic factors and

therapeutic strategy for anaplastic carcinoma of the thyroid. World J Surg,2001,25:617-622.

72. Smallridge RC, Marlow LA, Copland JA. Anaplastic thyroid cancer: molecular pathogenesis and emerging therapies. Endocr Relat Cancer,2009,16:17-44.

73. Abate E, Smallridge R. Managing anaplastic thyroid cancer. Expert Rev Endocrinol Metab,2011,6:793-809.

74. Kadam PD, Chuan HH. Erratum to: Rectocutaneous fistula with transmigration of the suture: a rare delayed complication of vault fixation with the sacrospinous ligament. Int Urogynecol J,2016,27(3):505.

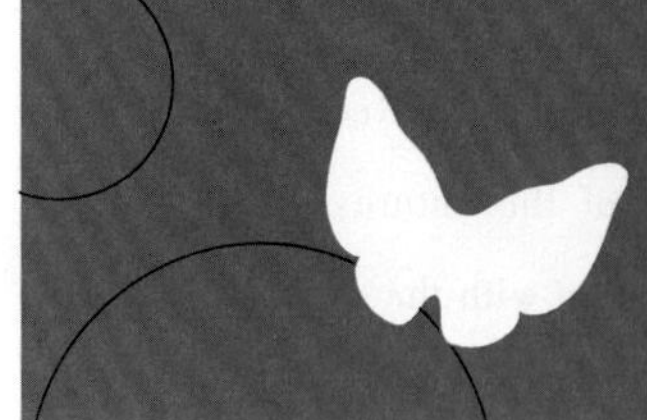

第十六章 特殊类型甲状腺癌

第一节 原发性甲状腺恶性淋巴瘤

原发性甲状腺恶性淋巴瘤(primary thyroid malignant lymphoma,PTML)是指原发于甲状腺内淋巴组织的恶性肿瘤,亦称为甲状腺淋巴瘤,临床上较为少见。

一、流行病及病因学

PTML 的年发病率为 2/100 万,约占所有甲状腺恶性肿瘤的 0.6%~5.0%,占结外淋巴瘤的 2%,1957 年由 Walt 博士首次报道。由于其发病部位特殊,常常需要与原发甲状腺肿瘤和甲状腺转移瘤相鉴别。

原发性甲状腺淋巴瘤与发生于呼吸道、扁桃体、腮腺的淋巴瘤相似,其原因主要可能包括:

1. 慢性炎症刺激　国外研究结果表明,大约 67%~80% 的原发性甲状腺淋巴瘤是由桥本甲状腺炎演变而来。Watanabe 等指出,血沉的变化可作为桥本甲状腺炎进展的预测因素,其增高提示桥本甲状腺炎逐渐进展为淋巴瘤的可能。大细胞淋巴瘤可能由持续的低级别黏膜相关性淋巴组织(MALT)恶性淋巴瘤演变而来。近来有学者提出癌前病变演进的学说,PTML 的发病是一个持续的形态学演进过程:由慢性淋巴细胞性甲状腺炎到低级别 MALT 淋巴瘤,直至高级别大细胞淋巴瘤,而由慢性淋巴细胞性甲状腺炎演变为恶性淋巴瘤约需要 9~10 年,但这一理论仍需要进一步研究证实。

2. 异常的体细胞高度突变　克隆性 B 细胞的绝对数量被认为是迄今为止最有意义的因素。研究发现异常的体细胞高度突变发生在 B 细胞克隆转化之前,而异常的体细胞高突变致突变活性增加,可能导致基因遗传的不稳定及染色体易位,进而引起免疫球蛋白重链可变区基因片段突变,这可能在淋巴瘤的发展中也起到了一定的作用。

3. EB 病毒感染　约 90% 以上的成人血清中可检测到 EBV 的阳性抗体。EBV 是线性双链 DNA 病毒,基因组长 172kb。在病毒颗粒中,DNA 呈线状,在受感染的细胞核内多数以游离体的形式存在。该病毒具有显著的嗜淋巴细胞特性,它能够在淋巴细胞中潜伏感染,刺激细胞增生和转化,同时,EBV 也可感染上皮细胞和成纤维细胞等。EBV 通过病毒外膜糖蛋白 gp350 与 B 细胞受体 CD21 靶向结合,从而使 B 淋巴细胞感染,在原发性甲状腺淋巴瘤肿瘤组织中可检测到 EB 病毒 mRNA,有助于 PTML 的诊断。

二、临床表现

PTML 好发于 50~80 岁的女性,高峰年龄在 60~70 岁。男女发病率比约为(3~4):1。PTML 典型的临床表现为短期内迅速增大的甲状腺肿块,多为分叶,质韧包块,可伴有声音嘶哑和呼吸困难,吞咽困难较为少见。多数患者甲状腺功能正常,约有 10% 的患者有甲状腺功能减低。少数患者可有恶性淋巴瘤的 B 症状(发热、盗汗和体重减轻等)。约 50% 的 PTML 患者有桥本甲状腺炎(HT)病史,而通过病理及免疫组织化学检测可发现更多的 PTML 同时伴有 HT。流行病学显示 HT 患者发生 PTML 的危险度约为正常人群的 70~80 倍,每 200 例 HT 患者中将有 1 例发展为 PTML,HT 为 PTML 独立的危险因素。

三、临床病理特征

大体观:肿块大小不等、质地硬实,边界不清晰,无包膜包裹,切面颜色灰白,质地细腻,呈鱼肉状,少数标本伴有出血及坏死(图 16-1-1)。

经染色镜检原发性甲状腺淋巴瘤,可发现该类肿瘤细胞比正常淋巴细胞要大,其细胞核容易被深染,染色质同样比正常细胞粗,且表现为颗粒状,部分呈现出无规则性核沟,其细胞质染色后颜色较浅。在镜检中可以清楚发现肿瘤细胞浸润或者已经对甲状腺滤泡结构造成破坏,部分滤泡已被完

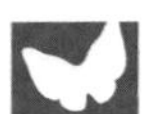

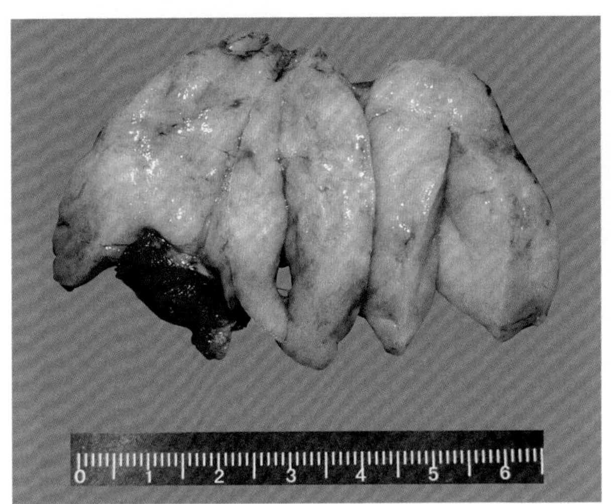

图 16-1-1 甲状腺恶性淋巴瘤大体观：无明显包膜，切面灰白鱼肉状

全填充，少数可见残余滤泡结构。同时 CD20、CD79a、LCA 均为阳性。PTML 约为全身性恶性淋巴瘤 2.5%左右，大多数 PTML 是非霍奇金淋巴瘤。其中 50%～80%的 PTML 是弥漫大 B 细胞淋巴瘤（DLBCL），20%～30%是黏膜相关淋巴组织（MALT）淋巴瘤。大多数结外边缘型，其他罕见亚型包括滤泡淋巴瘤（12%），霍奇金病（7%），小淋巴细胞淋巴瘤（4%）和 Burkitt 淋巴瘤（4%）；同时也有 T 细胞为主 PTML 的个案报道。

四、诊断

1. 超声诊断　PTML 的超声表现易与 HT 及甲状腺癌相混淆。总结文献超声描述，PTML 相对典型的特征如下：①由丰富的淋巴细胞组成，反射和吸收超声波的纤维结构罕见，血流不丰富，超声波容易穿过病灶导致后方回声增强；而大多数甲状腺癌的声像图虽同为实性低回声结节，但其后方回声不增强，甚至可能出现衰减。②HT 较常见，发病年龄较 PTML 年轻，以 40～50 岁多见，声像图为腺体对称性肿大，轮廓清晰，包膜完整光滑，病变早期腺体内部血供较丰富，且甲状腺实质呈典型网格样改变（图 16-1-2）。由于 PTML 常合并 HT，尽管正常残余甲状腺组织亦呈低回声，但仍与 PTML 存在较清晰的界限，表现为条索样改变。③PTML 的病灶中钙化不常见，且不存在液化，而甲状腺癌微小钙化发生率较高。④PTML 受累的淋巴结与病灶表现类似。⑤超声图像具有 1 个中心血流图，有助于诊断 PLMT。

2. CT 检查　PTML 的 CT 表现具有典型特征：①肿物若发生于单侧腺叶或单侧腺叶及峡部时，常突出于甲状腺包膜之外，境界欠清，可见边缘受压甲状腺呈“狭条征”；肿物累及双侧腺体时，其边缘境界较清晰，常合并桥本甲状腺炎；②平扫密度一般均匀减低，低于邻近肌肉，增强后多表现为均匀轻、中度强化，CT 值上升幅度 15～20HU，强化程度仍低于邻近肌肉；③肿物位于单侧腺叶及峡部，对侧腺叶常密度不均匀，增强后不均匀强化，但未见明显肿块影，可能与原发性甲状腺恶性淋巴瘤患者都同时存在自身免疫性甲状腺炎有关；④合并淋巴结肿大时，淋巴结强化往往与甲状腺病灶强化特征类似，多呈轻、中度强化；⑤较少出现周围组织的侵犯，合并周围组织受侵时病变常向后、向下延伸，累及下咽或食管，向外累及胸锁乳突肌，与临床症状相对应。有时侵犯颈内静脉（20%），形成瘤栓及周围积液等（图 16-1-3、图 16-1-4）。

颈部增强 CT 扫描范围应包括颈部和上纵隔，因为能清楚显示上纵隔淋巴结及周围组织受累情况，所以对临床怀疑 PTML 的患者建议行颈部 CT 增强检查，对 PTML 临床分期和评估预后具有重要意义。

3. MRI 检查　MRI 对该病的诊断缺乏特异性。一般病灶多信号均匀，T_1WI 呈稍低信号，T_2WI 信号略高于周围腺体组织，增强后呈轻度强化。钙化、囊变、坏死较少见。

4. PET-CT 检查　PTML 的^{18}F-FDG PET-CT 表现为高代谢结节或双叶弥漫性肿大伴高代谢，常伴周围组织受压或移位。与甲状腺癌^{18}F-FDG PET-CT 图像相比，单侧病变病灶长轴与甲状腺长轴一致，双侧病变沿甲状腺轮廓塑形生长；PTML 病灶密度均匀性减低，少见钙化、出血及囊变，均为其特征性改变。^{18}F-FDG PET-CT 能检测出远处淋巴结及器官受累，准确进行临床分期。然而，Kaplan-Meier 生存分析结果显示，PTML 患者化疗前甲状腺 SUVmax 与预后无明显相关（$P>0.05$），不能作为独立预后因子。因此，尚需探索其他代谢相关的预后因子，以通过治疗前 PET-CT 预测患者预后。肿瘤细胞摄取^{18}F-FDG 状态反映了分子水平的糖代谢特点，化疗后肿瘤细胞糖代谢变化远早于形态变化，因此能在治疗早期反映疗效及预后信息。Yang 等研究显示，^{18}F-FDG PET-CT是一项独立预后因子：中期 PET-CT 病灶阳性的患者，50%～100%将会复发，而阴性患者复发几率仅为 10%。然而，残存病灶阳性/阴性或有效/无效判定标准尚存在争议。同一组患者采用不同诊断标准判读中期 PET-CT 图像，所得患者预后结果不同，因此中期 PET-CT 判定标准对患者预后至关重要。由于非霍奇金淋巴瘤尚未形成统一的评价标准，尝试应用五分法及 ΔSUVmax 法判读中期 ^{18}F-FDG PET-CT图像，初步预测 PTML 患者的疗效及预后为目前有效的评估方法之一。

16

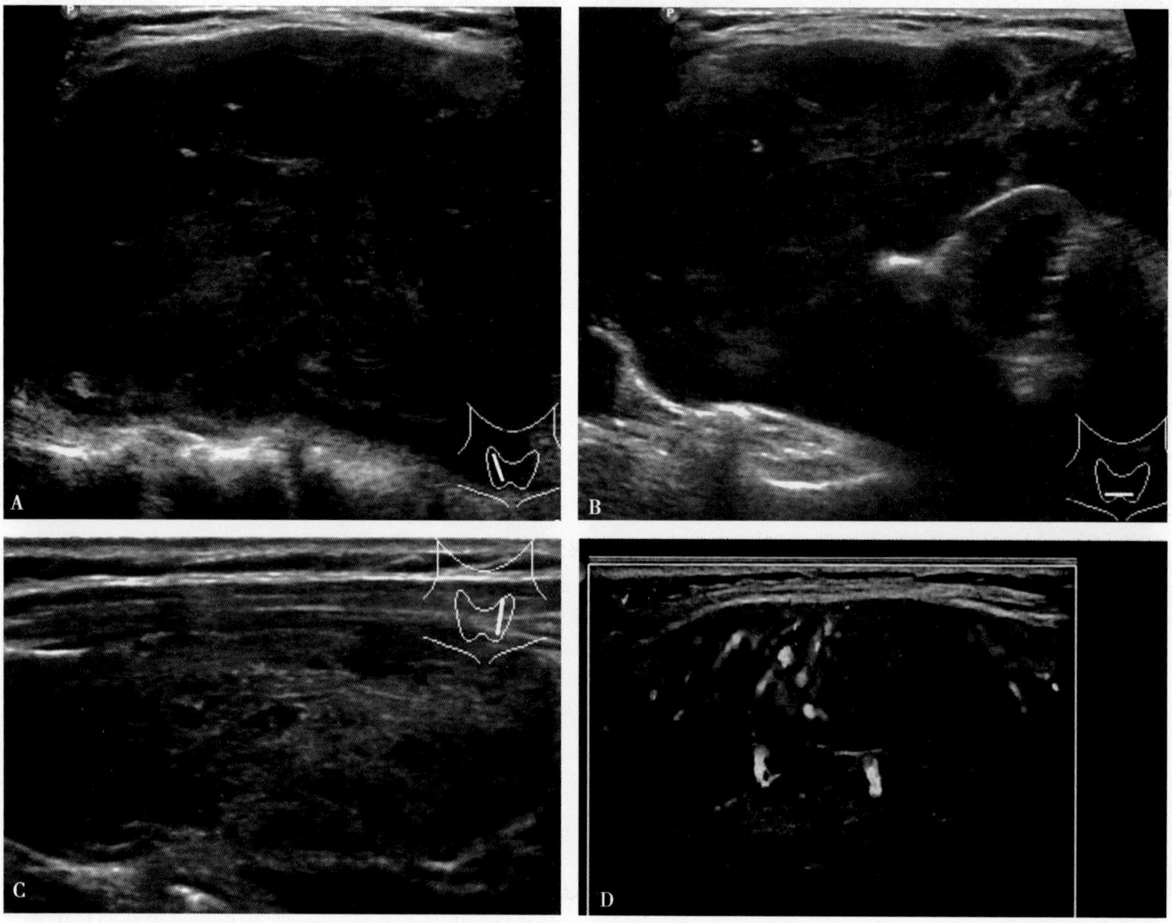

图 16-1-2 甲状腺右叶淋巴瘤超声声像图改变

A. 纵切图,内呈网络样改变及条索样强回声;B. 甲状腺右叶淋巴瘤横切图;C. 甲状腺左叶声像图;D. CDFI 显示血流信号较丰富

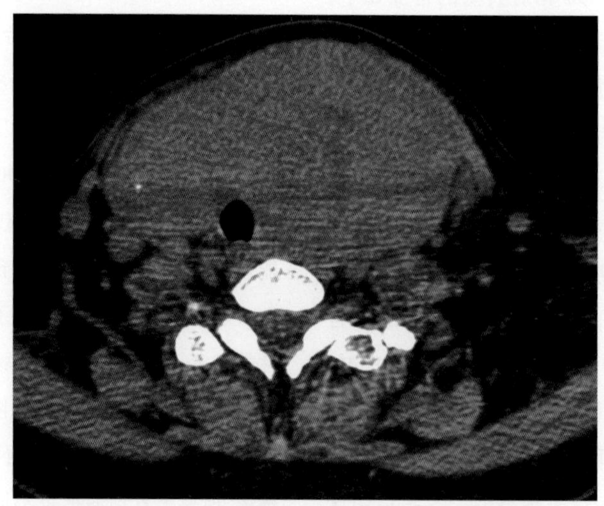

图 16-1-3 甲状腺恶性淋巴瘤 CT 平扫表现

甲状腺弥漫增大,密度减低,内见钙化影及低密度区,向下至纵隔内,气管受压右移,管腔变窄;双颈部及双锁骨上可见多发肿大淋巴结,较大者短径约 1.4cm

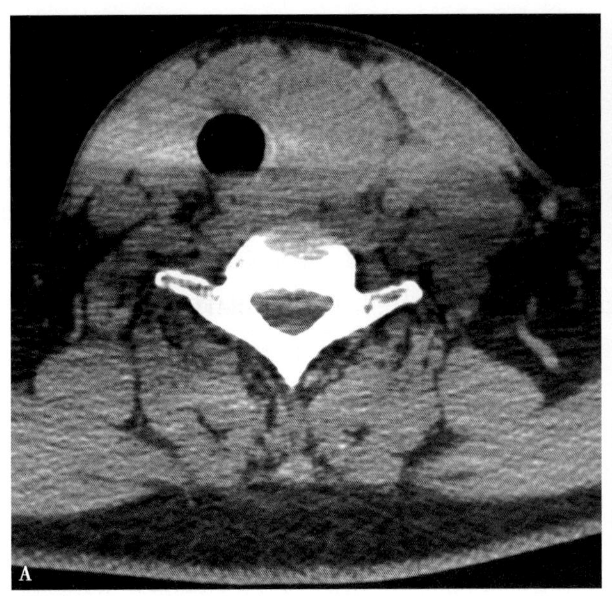

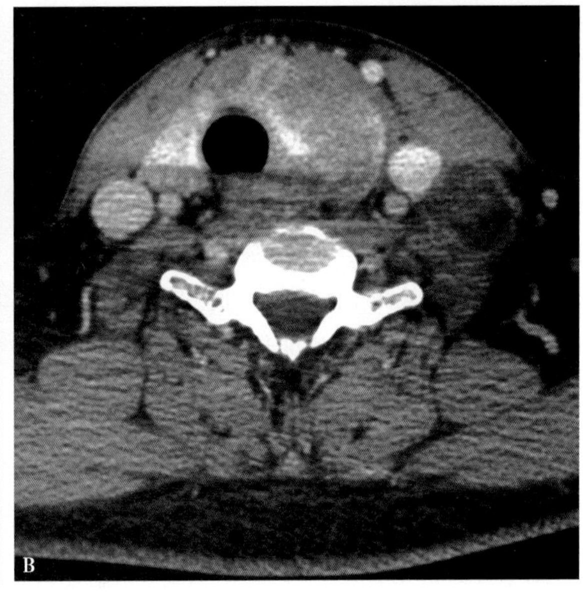

图 16-1-4　甲状腺恶性淋巴瘤 CT 表现

A. CT 平扫：平扫密度不均匀减低，左叶体积明显增大，向下突入纵隔内，与周围血管、气管及食管分界不清，呈包绕气管趋势，气管及食管推挤受压移位。B. CT 增强：增强后左叶见稍低密度灶，累及峡叶；左锁骨上及左颈部、气管及甲状腺周围多发肿大淋巴结，部分强化不均，与周围结构分界不清

5. 病理诊断　PTML 是非甲状腺来源的恶性肿瘤，早期诊治可以获得很好的疗效，诊断的方法有多种，病理是诊断 PTML 的金标准。细针穿刺细胞学（FNAC）是初诊时首选的主要方法，但因 FNAC 所取的组织范围较小，很难在细胞学上将甲状腺淋巴瘤从未分化甲状腺癌、甲状腺炎中鉴别出来，尤其是像 MALT 这一类低度恶性的淋巴瘤，同时该项技术存在一定的技术安全性、患者耐受性、标本满意度和诊断准确性问题，限制了其在 PTML 的初始诊断地位。但随着流式细胞技术、免疫组织化学技术、PCR、Southern 印记法等对相关基因重排分析的发展，FNAC 对 PTML 的诊断能力也得到了提高，对诊断仍不明确的病例可在超声引导下行 FNAC，亦可用于不能手术或不宜手术但需组织学检查结果的患者，但假阴性率偏高。

与 FNAC 相比，切开活检或者切除活检能够获得组织学切片，组织切片比细针穿刺涂片能够更全面地反映组织病变的范围、细胞类型，是作为 FNAC 筛选后进一步确诊所必要的。而切开活检在组织病理学上比切除活检有优势，尤其是肿瘤增大并扩散到甲状腺外的组织，因为它没有明显的手术并发症，又可以获得足够的组织行相关的检查，常作为最终的诊断手段。

五、治疗

（一）外科手术

局部手术治疗为 PTML 首选的治疗方法，手术可解除肿瘤对气管的压迫。但随着淋巴瘤分类的不断完善及诊断水平的提高，PTML 目前被认为是全身淋巴瘤的一部分，PTML 对化疗和放疗均敏感，手术切除对 PTML 的获益有限。目前，研究提倡的单纯手术治疗可应用于局部甲状腺内的 MALT。Graff-Baker 等报道 5 例局限于原发灶的 MALT 淋巴瘤，经全甲状腺切除术后均获得完全缓解，5 年后均无复发，5 年存活率为 100%，说明Ⅰ期 MALT 仅局限于甲状腺者预后良好。但手术对 PTML 的治疗作用并未得到普遍认可，Pyke 等将Ⅰ期与Ⅱ期的 PTML 患者分为接受手术切除联合放疗组和仅活检证实病理后单纯放疗组，发现两组患者的完全缓解率相似，两组的无病存活率差异无统计学意义，而手术切除对晚期淋巴瘤患者无明显获益。

（二）放疗和化疗

PTML 对放疗和化疗都极为敏感，放疗能获得肿瘤的局部控制。放疗范围包括甲状腺区、双侧颈部，一般放疗区域应包括胸骨上区，治疗剂量为中等量（30~50Gy）。恰当应用放疗，可使肿瘤的局部控制率达 70%~100%，并能达到长期存活。单纯放疗患者的 5 年存活率在 40%~98% 不等。Yamashita 等的研究显示，41 例局限性（Ⅰ期或Ⅱ期）淋巴结外 MALT 经中等剂量（30Gy）放疗后，MALT 淋巴瘤均获得完全缓解，中位随访时间为 32 个月，38 例患者无复发，完全局部控制率为 98%。对于惰性/低度恶性 NHL，Ⅰ期采用体外放疗，局限性的Ⅱ期采用放疗联合 CVP 化疗均是有效的方法，甲状腺区及颈部的局部放疗也可作为早期惰性淋巴瘤患者的选择。

发生播散的Ⅱ~Ⅳ期，尤其是未经治疗的患者，可使用氟达拉滨作为一线用药单独使用。基于氟达拉滨的联合治疗包括 FC 方案（氟达拉滨+环磷酰胺）、FA 方案（氟达拉滨+米托蒽醌和），已被用于惰性 NHL 的一线和二线治疗。CHOP 方案（环磷酰胺+多柔比星+长春新碱+泼尼松）是当前治疗侵袭性 NHL 最常用的化疗方案。研究发现，Ⅰ期及局限性的Ⅱ期多采用 CHOP 或 ProMACE-MOPP（CTX+VP-16+ADM+MTX+CF+ 泼尼松）短期化疗和（或）放疗，后辅以局部放疗，治愈率可达 90%。对于Ⅲ~Ⅳ期及复发患者多采用 CHOP 或 ProMACE-MOPP 和（或）放疗，或单克隆抗体治疗。虽然 ProMACE-MOPP 较 CHOP 疗效高，但具有更高的毒性和费用。对于复发的 NHL，现多采用化疗、放疗、单克隆抗体及放射免疫疗法。

16

利妥昔单抗（Rituxmiab，美罗华）作为美国食品药品管理局（FDA）批准上市靶向药物对于初治和复发的 NHL 同样有效，且对前者效果优于后者，对于惰性 NHL 疗效最好，DL-BCL 疗效次之，与化疗联合具有明显的协同效应，可明显提高疗效，且毒副作用无明显增加。现已有 90Y-ibritumomab tiuxetan（ZevalinTM）和^{131}I-tositumomab（Bexxar）通过 FDA 批准，两者均利用 CD20 单克隆抗体对 B 细胞淋巴瘤进行安全有效的靶向治疗，90Y-ibritumomab tiuxetan 是利妥昔单抗与核素 90 铱的共价结合物。临床研究显示，Ibritumomab 的有效率为 80%，完全缓解率为 30%，而利妥昔单抗分别为 56% 和 16%，两者相比均有明显差异。因此，许多利妥昔单抗治疗后复发的患者改用 Ibritumomab 后取得了显著的疗效。

六、预后

PTML 的预后与病理分型及临床分期相关。恶性程度较低的 MALT 及Ⅰ E 期的患者预后更佳，高度恶性（侵袭性及高度侵袭性）淋巴瘤则较差。GRAFF-BAKER 等跟踪随访了 1408 例 PTML 患者 32 年，平均生存年限 9.3 年，Ⅰ E、Ⅱ E、Ⅲ E/Ⅳ E 期 5 年生存率分别为 86%、81% 和 64%。DLBCL患者 5 年生存率为 75%，MALT 为 96%，滤泡淋巴瘤为 87%，小淋巴细胞性淋巴瘤为 86%。其他的非霍奇金淋巴瘤为 83%。ⅣE 患者的病死率为 IE 的 2.2 倍。DLBCL 罹患者病死率是 MALT 患者的 5 倍。目前，没有关于 T 细胞淋巴瘤的数据分析，但普遍认为其预后比 B 细胞淋巴瘤差。预后不良的因素包括高龄（>60 岁）、肿瘤体积大、伴有发热盗汗等淋巴瘤全身症状、临床进展快、高乳酸脱氢酶、β2 微球蛋白、合并其他部位的累及、病理类型为 DLBCL 型、缺乏手术或放射治疗等。

综上所述，原发性甲状腺淋巴瘤可能与 HT 相关，长期受慢性炎症的刺激和异常体细胞高突变可能有助于肿瘤的演进。通过无创、有创的检查综合判断，穿刺活检或手术取得的组织病理检查可明确诊断。原发性甲状腺淋巴瘤的治疗逐渐趋向个性化，手术治疗获益有限，需避免盲目扩大手术范围，化疗和放疗，联合分子靶向治疗和放射免疫疗法均能有效控制病情。

（史业辉）

第二节 甲状腺转移癌

一、流行病及病因学

虽然甲状腺血液供应十分丰富，但这并不意味着甲状腺就是转移好发的器官，临床上发现的甲状腺转移癌仍属少数，甲状腺转移癌仅占全部甲状腺切除标本的 0.38%~0.64%，占所有甲状腺恶性肿瘤的 1.4%~10%。根据尸检结果，存在多发转移的恶性肿瘤患者甲状腺转移癌的发生率为 24.0%，而普通尸检中的发生率只有 1.5%。有报道指出，尸检中发现乳腺癌和肺癌甲状腺转移最为常见，而临床上报道较多的甲状腺转移癌为肾的透明细胞癌（图 16-2-1）。但也有国内研究结果显示食管癌甲状腺转移较多，而国外的大宗尸检报告中甲状腺转移癌来自食管的较少，一方面可能由于我国食管癌的发病率较国外高，另一方面因甲状腺组织内血管和淋巴管很丰富，且与食管解剖位置较近有关。此外恶性黑色素瘤、肝癌、结肠癌、胰腺癌、肉瘤等均有甲状腺转移癌的报道。天津医科大学肿瘤医院近 20 年共诊治 30 例甲状腺转移癌患者，其中食管癌甲状腺转移最多见，占 26.7%，其次是肺癌甲状腺转移，占 16.7%，还有头颈部鳞癌、肾癌、乳腺癌、皮肤鳞癌、卵巢癌等均可发生甲状腺转移，另外还有一例原发灶不明的甲状腺转移癌。

二、诊断

由于甲状腺转移癌临床发病率极低，其鉴别诊断也较困难，常被误诊为原发甲状腺癌。本病诊断主要依靠病史、体

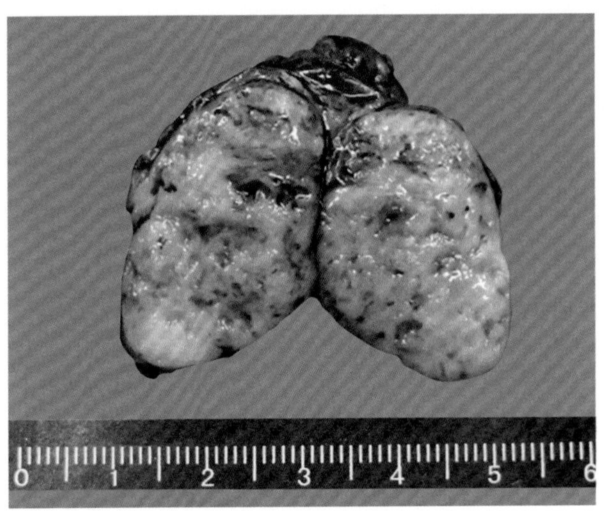

图 16-2-1 肾癌甲状腺转移

检及必要的辅助检查，有恶性肿瘤既往史的患者发现甲状腺肿物，特别是对于具有高转移倾向的食管癌、肾癌、肺癌、乳腺癌等，应警惕甲状腺转移癌的可能性。也有患者以甲状腺转移癌为首发症状而没有恶性肿瘤既往史，此时应作详细的全身检查寻找原发灶。甲状腺转移癌男性多发，据笔者单位统计男性占 63.3%，女性占 36.7%，且转移灶多为单发。

超声影像学检查作为一种具有实用、经济、无放射性、无创、易被患者接受、易被推广应用等优点的检诊方法，对于甲状腺癌的诊断具有准确率高、特异性强等特点。甲状腺转移癌其超声声像图多表现为低回声，形态不规则，边界不清，内回声不均，无晕环，无钙化，部分呈囊性变，其血流信号丰富，伴颈部异常淋巴结肿大；甲状腺弥漫性转移病变超声声像图均表现为双侧甲状腺弥漫性体积增大，内可见丰富血流信号，回声减低不均，伴颈部淋巴结异常肿大（图 16-2-2）。

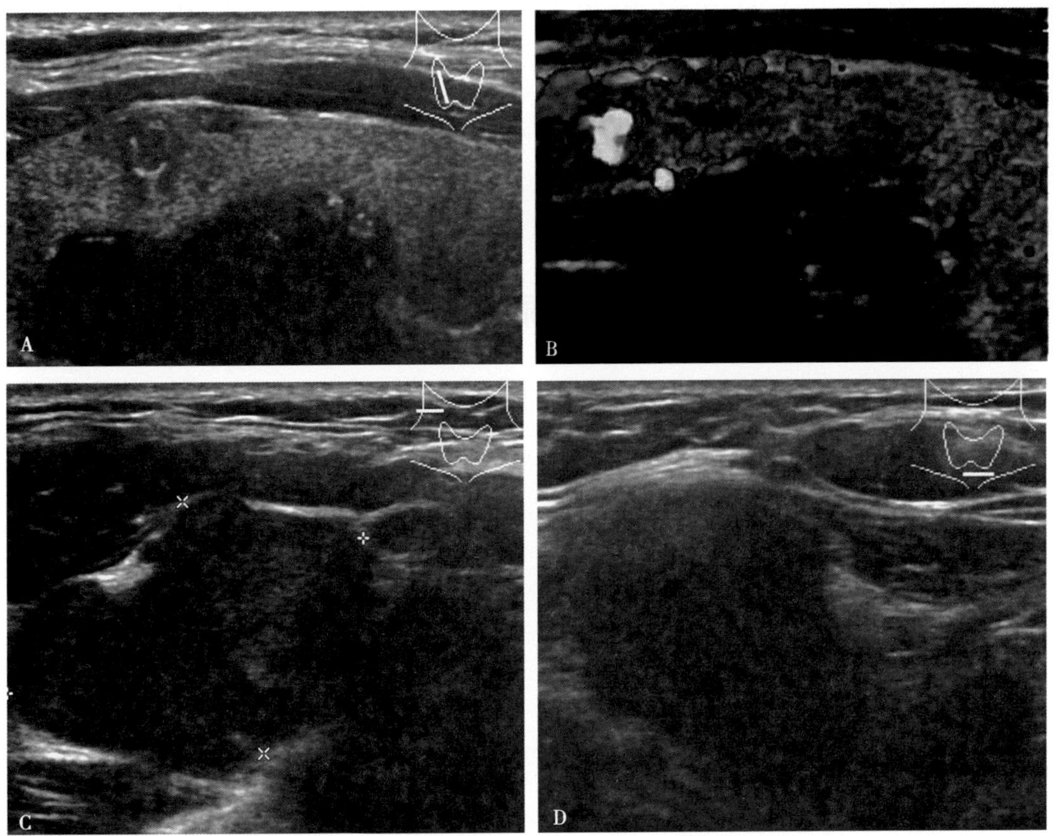

图 16-2-2 甲状腺转移癌及颈部淋巴结转移的超声图像

A、B. 甲状腺转移癌（肺为原发灶）；C、D. 伴同侧及气管周围颈部转移性淋巴结

但值得提出的是，肾透明细胞癌甲状腺转移的声像图特征常与甲状腺良性肿瘤相似，较难鉴别。因此，凡有肾癌病史的患者，因甲状腺肿物前来就诊者，即使影像学考虑良性，临床也应考虑可能存在肾癌甲状腺转移可能。

细针穿刺细胞学检查简便、易行、创伤小，能对多数临床可触及的甲状腺肿物做出定性诊断。近年来开展的超声引导下针吸活检技术使穿刺部位更准确，尤其适用于手术困难、危险性大的病例。PET-CT 对于诊断恶性肿瘤的灵敏度较高，有利于发现早期微小病灶，并可一次性了解全身病变情况。因此，对于甲状腺转移癌的早期诊断具有较高的价值。同时，病理学检查和免疫组织化学在甲状腺转移瘤的诊断和鉴别诊断中有着重要作用，甲状腺转移癌免疫组织化学甲状腺蛋白染色为阴性，而甲状腺原发肿瘤 Tg 染色一般为阳性。

16

三、治疗

甲状腺转移癌虽然为恶性肿瘤晚期表现，但如能早期发现，结合手术为主的综合治疗，部分患者可取得相对满意疗效。甲状腺转移癌的治疗应根据原发肿瘤的部位、临床分期、组织学类型、全身状况及转移情况制订个体化治疗方案。从减轻瘤负荷以及防止肿瘤进一步发展侵犯气管、食管方面来讲，手术治疗是有益的。在 Nakhjavani 的研究中，接受手术或手术联合辅助化疗的患者，生存期（34 个月）较未接受手术治疗的患者（25 个月）延长。姑息性切除的患者术后应补加放、化疗；不能手术者给予姑息性放、化疗。笔者单位的研究显示：肾透明细胞癌甲状腺转移术后应用免疫治疗可取得良好的效果。部分患者确诊恶性肿瘤后曾接受多次化疗，甲状腺转移癌的出现说明其对原化疗方案耐药，此情况下亦可能发生多药耐药的可能性，获得足够的肿瘤组织进行药物敏感实验为进一步治疗提供参考是有益的。

四、预后

虽然恶性肿瘤发现甲状腺转移常提示预后不良，但经过积极的多学科联合治疗，也可起到一定的效果。尤其值得提出的是：肾癌发生甲状腺转移后经过系统规范的治疗后可取得较好的预后，发生这种差异的原因尚不清楚，需要对肾癌的生物学行为进行更深入的研究。天津医科大学肿瘤医院统计了 4 例肾透明细胞癌甲状腺转移患者术后行 LAK 细胞及白介素-11 等生物治疗，3 例仍存活，最长存活 17 年。

总之，对于任何有身体其他部位恶性肿瘤病史的患者，一旦发现甲状腺肿物，都应考虑有甲状腺转移的可能。早期发现、系统的个体化治疗，可进一步提高甲状腺转移癌患者的生存率。

（郑向前　徐震纲）

第三节　妊娠期甲状腺癌

一、流行病学

近年来甲状腺癌已跃居女性最常见的恶性肿瘤之一，在女性妊娠期恶性肿瘤发病谱上甲状腺癌已位居第二至第四位。国外有文献报道，约 4.4%的甲状腺癌患者诊断时发生于妊娠期间，10%的生育期女性甲状腺癌发生在妊娠期或产后第 1 年，一般多发生于多胎生育妇女，且发生甲状腺癌的几率随妊娠次数的增加而增高。以往多数研究表明妊娠期甲状腺癌多为分化型甲状腺癌（本节若非特指均指分化型甲状腺癌），和同龄的非妊娠期甲状腺癌患者的生存率相比没有明显差异，妊娠与分化型甲状腺癌之间互不影响。近年来一些学者报道，分化型甲状腺癌进展缓慢，但妊娠期体内激素环境与水平的变化可能促进肿瘤的生长和发展，导致部分妊娠期甲状腺癌生长迅速。同时，年龄的增长会使妊娠期发生甲状腺癌的几率增加。关于甲状腺癌的发生是否与女性妊娠相关，目前文献报道结果不一。在一项纳入了 117 646 名女性的前瞻性研究中发现，月经间期大于 30 天以及较晚的月经初潮与甲状腺癌的发生可能相关，提示女性激素水平的变化可能与甲状腺癌的发生相关。但在另一项涉及 345 157 名女性的前瞻性研究中（EPIC 研究），并未找到明确的女性激素水平变化与甲状腺癌发生相关的证据，但最近的一项荟萃分析显示，近 5 年有妊娠史与甲状腺癌的发生呈正相关。

二、辅助检查

由于妊娠的特殊性，对于妊娠期患者应在正确诊断基础上保证胎儿及妊娠妇女的安全。研究表明，妊娠对于甲状腺穿刺细胞学检查结果的准确性没有影响，在保证安全的前提下，妊娠期妇女可以考虑行 FNAC 检查。因此，妊娠期甲状腺癌的诊断应以超声检查为主，必要时行 FNAC，CT 检查及胸片慎用，核素检查为禁忌。ATA 指南建议对于严密观察下的 PTMC 妊娠女性患者，在每个妊娠期应至少接受一次颈部超声检查。

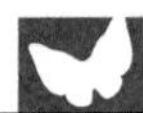

三、观察性研究现状

日本的一项研究显示，妊娠期间发现 PTMC 而进行观察的 9 位患者，其中有 4 位(4/9,44.4%)在妊娠观察期间出现肿瘤增大(直径增大超过 3mm)。但是另外有一项同样来自日本的前瞻性研究显示，在 50 名穿刺确定为 PTMC 的妊娠患者中，在分娩后至少 1 年的随访过程中，最终只有 8%出现了超过 3mm 的增大，另外 92%的妊娠期妇女肿瘤并未在妊娠期间增大，且无一例出现淋巴结转移。因此现在尚无明确的循证学证据决定如何正确处理妊娠期甲状腺癌患者——是密切随访或在合适的时机进行手术治疗。

四、手术时机选择

外科手术治疗仍是首选方法，其手术范围与非妊娠期甲状腺癌并无区别，临床治疗的焦点在于手术治疗时机的选择。妊娠期分化型甲状腺癌必须考虑两方面因素，即肿瘤进展情况和外科手术可能给母体及胎儿造成的危险。有学者认为，妊娠早期和中期发现的甲状腺癌可在妊娠中期手术治疗，但在围术期应采取保胎措施，以免引起流产、胎儿缺氧宫内窘迫等可能；妊娠后期发现的甲状腺癌待分娩后再手术。也有学者认为妊娠期与非妊娠期分化型甲状腺癌治疗效果无显著差异，产后手术与妊娠中期手术相比并不增加局部复发及远处转移，并不影响预后，妊娠期发现甲状腺癌就终止妊娠是不必要的；而出于母体及胎儿安全，产后手术可能更有益。既往研究显示，妊娠期间手术和分娩后手术，总体的预后(无疾病生存和疾病复发)相近。国外的研究表明，绝大多数妊娠期甲状腺癌(>99%)患者 TNM 分期为Ⅰ期，无论在妊娠期间行手术或者在产后行手术治疗，对于上述患者的生存没有影响。因此，手术时机的选择不影响患者预后。

笔者认为，妊娠期甲状腺癌多为分化型甲状腺癌，生长相对缓慢。一经在妊娠期发现患有分化型甲状腺癌，应先行临床危险评估分析，并结合临床密切观察病情进展，如肿瘤生长迅速或发生临床可见转移，应结合妊娠时间综合评估，或及时终止妊娠而采取外科处理，或选择在妊娠中期行手术治疗，处理方案基本同分化型甲状腺癌；但如肿瘤生长缓慢后相对稳定，且病期较低，则可持续密切观察，至妊娠后再行手术治疗。若考虑肿瘤为甲状腺髓样癌或未分化癌，不建议延期手术(图 16-3-1)。

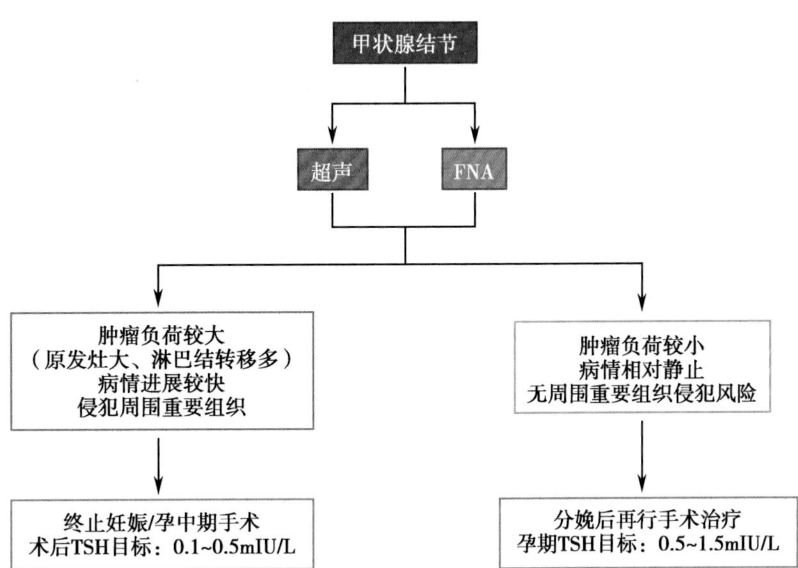

图 16-3-1　妊娠期甲状腺癌诊治流程

五、碘治疗时机选择

对于需要行放射性碘治疗的患者，女性患者建议放射碘治疗后至少 6 个月后接受妊娠，以保证妊娠期甲状腺素替代治疗的稳定及最佳水平。有少量证据显示，放射性碘治疗可能会对某些男性患者的精子生成产生影响，而精子更新时间周期为 4 个月左右，因此对于男性患者建议在放射性碘治疗后的至少 4 个月后再考虑生育需求。对于妊娠后行手术治疗的患者，如需行放射性碘治疗，应注意与婴幼儿的隔离保护。

16

六、预后

有研究表明，发生于妊娠期的甲状腺癌或产后1年内发生的甲状腺癌与未经产妇或产后较长时间后再次妊娠的妇女的甲状腺癌相比，术后更容易出现肿瘤复发或肿瘤持续（肿瘤复发或持续的定义：①刺激或抑制状态下的血清Tg值>2ng/ml；②Tg抗体的进行性增高；③彩超诊断出转移性的淋巴结；④甲状腺床以外区域存在碘摄取病灶），但并未明确指出其中真正的肿瘤复发患者的比例。

有证据表明，对于妊娠前不存在肿瘤持续状态或者肿瘤复发的妊娠期女性患者，妊娠事件本身并不增加这部分患者的复发风险。但对于已经存在肿瘤转移复发、或疾病持续状态的女性患者，妊娠事件可能会进一步促进肿瘤的进展。研究显示约30%的妊娠前有结构不完全反应（影像学客观检查结果提示存在病灶残留）的女性甲状腺癌患者在妊娠期会出现疾病进展，但这部分患者中只有少部分需要进一步积极治疗。所有伴有结构不完全反应的妊娠期甲状腺癌患者，最终只有约8%需要进一步的医学干预，92%的患者仍然可以密切随访观察。

七、内分泌抑制治疗

基于目前ATA、ETA等国内外的指南，尚无证据表明内分泌抑制治疗能够有助于缩小患者妊娠期间甲状腺结节或抑制其生长。因此，不推荐妊娠期甲状腺结节患者常规使用左甲状腺素抑制结节的增大。但对于拟诊为分化型甲状腺癌的患者，如果计划将手术延期到产后，可以考虑适当应用甲状腺素抑制疗法。对于已经接受了甲状腺切除术的甲状腺癌患者，需要进行内分泌抑制疗法。由于外源性甲状腺素很难通过胎盘，而且甲状腺素一般不经乳汁分泌，因此甲状腺癌术后的妊娠期、哺乳期患者接受甲状腺素的内分泌抑制治疗对胎儿、婴儿影响不大。但需注意的是，妊娠期间妇女对于甲状腺素的需求量增加约30%～50%，应注意调整。对于患有分化型甲状腺癌的孕期女性，TSH控制目标原则上同分化型甲状腺癌控制目标。内分泌抑制疗法的目标是将TSH控制在一个低于正常值的范围（或在正常值范围下限）：0.1～1.5mU/L，而对于高危组患者，建议TSH水平控制在0.1mU/L以下。

（高　明　李大鹏）

第四节　儿童及青少年甲状腺癌

发生于儿童及青少年的甲状腺癌，无论病理、临床表现，还是长期预后，均与成人患者有所不同。有关儿童及青少年甲状腺癌（thyroid cancer in children and adolescent/pediatric thyroid cancer）的年龄范围尚不统一，文献对儿童及青少年甲状腺癌年龄段的划分没有一个明确的界定，不同文献报道包括14岁、15岁、18岁或20岁以前定义为儿童及青少年甲状腺癌。在2015年由ATA颁布的儿童及青少年甲状腺结节与分化型甲状腺癌诊治指南中，将儿童及青少年患者定义为年龄≤18岁。

一、流行病及病因学

儿童及青少年甲状腺癌临床少见，但是却是儿童比较常见的恶性肿瘤。Steliarova等统计1988—1997年，年龄标化的0～14岁欧洲儿童及青少年甲状腺癌发生率为0.5～1.2人/百万；15～19岁为4.4～11.0人/百万。1990年国际癌症学会报道20岁以儿童及青少年甲状腺癌年患病率为5.0～5.4人/百万。在1992—1997年间，美国统计的15～19岁的青少年中，甲状腺癌排在最常见恶性肿瘤的第8位，在女性青少年中，则排在第2位。据1973年到2004年美国癌症协会流行病学资料研究显示，20岁以下的儿童及青少年甲状腺癌发病率不足百万分之一（年龄标准化发病率0.54/100 000）。SEER资料统计1975—2010年间，美国20岁以下新发的甲状腺癌患者约占全部甲状腺癌患者的1.8%，但发病率有逐年上升趋势。男女比例在青春期前约为1∶1，而青春期后女性发病率明显升高，这一比例可达1∶2.5～6。

儿童及青少年甲状腺癌的发病原因尚不十分明确。但放射线暴露是目前唯一肯定的引起甲状腺癌的环境因素，尤其是5岁以下儿童的甲状腺对于放射线最为敏感，理论上放射线对于大于15岁青少年的甲状腺的影响力逐渐减弱。儿童及青少年的甲状腺腺体比任何器官都更容易在放射介导下发生癌变，甲状腺是唯一一个少于0.01Gy剂量就可致癌变风险的器官。儿童及青少年时期，因各种疾病例如胸腺肥大症、扁桃体炎、颈部淋巴结肿大者接受放射性治疗后，或利用^{131}I检查疾病后，甲状腺癌的发病率升高。最著名的是发生于1986年的切尔诺贝利核电站事故，在该事故发生后5～10年，乌克兰儿童及青少年甲状腺癌患病率明显上升。这些患者的年龄在核事故当时大多为5岁以下，由核放射引起的甲状腺癌多为乳头状癌，常为多灶性，易发生转移。在2011年福岛第一核电站发生事故后，2011年至2013年间福岛县未成年人甲状腺癌的发病率约是日本全国平均水平的

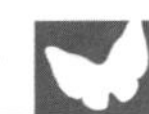

30倍，其中发病率最高的福岛县中部的中通地区约是全国水平的50倍，这些足以显示放射与甲状腺癌之间的相关性。

甲状腺癌与遗传因素有关，在髓样癌中更为明显，约10%～15%的儿童及青少年甲状腺癌有家族史，属常染色体显性遗传，具体详见本书第十四章甲状腺髓样癌。

在分化型甲状腺癌中，陆续有文献报道基因突变、重排与该病发生具有相关性。Yamashita的研究显示，儿童及青少年甲状腺癌存在的基因重排的发生率大于基因的点突变。在儿童及青少年的乳头状癌中，*RET/PTC*基因的重排几率高于成人，分别是47%～65%和3%～34%，其中有2个特殊的突变基因*RET/PTC1*和*RET/PTC3*占所有基因重排的80%，并且在典型的乳头状结构的癌中*RET/PTC1*基因的重排最普遍，占65%。*RET/PTC3*基因在有放射线暴露史的患者中最多。RAS-RAF-MEK-ERK通路的激活在甲状腺癌中发挥着至关重要的作用。近年来学者们在乳头状癌中检测到高频率的*BRAF*基因突变，并认为癌基因事件与甲状腺乳头状癌的发生、发展有密切关系。但研究证明，在乌克兰切尔诺贝利核事故后的乳头状癌患者中，*BRAF*基因突变率明显低于散发乳头状癌人群。*BRAF*基因突变在成人甲状腺乳头状癌中非常普遍，高达36%～83%，但是在儿童及青少年甲状腺癌非常罕见，提示儿童及青少年甲状腺癌与成人甲状腺癌相比，其肿瘤的发生、发展可能具有不同的分子病因学基础，也表现为不同的生物学过程。

二、病理类型

儿童及青少年甲状腺癌绝大多数为分化型甲状腺癌。Winship报道，在606张儿童及青少年甲状腺癌病理切片中，434(71.6%)为乳头状癌，家族性髓样癌占2.6%。天津医科大学肿瘤医院统计的1970—1987年间的59例儿童及青少年甲状腺癌中，乳头状癌44例(74.5%)，滤泡癌9例(15.3%)，髓样癌4例(6.8%)，未分化癌2例(3.4%)。而在近年来的报道中，儿童及青少年甲状腺癌中乳头状癌所占比例高达90%甚至更多，滤泡癌不常见，而髓样癌及未分化癌则更为罕见。这和目前流行病学研究中发现的甲状腺癌病理类型变化趋势即乳头状癌增多而滤泡癌患者减少是相符合的。在儿童及青少年甲状腺乳头状癌的病理学亚型中，高细胞亚型和弥漫硬化型等高侵袭亚型比例相对偏高(图16-4-1)。另外，儿童及青少年甲状腺癌尤其是10岁以下儿童的甲状腺乳头状癌，与成人相比可能不具备典型的乳头状结构，而且肿瘤可以不被包裹而表现为广泛侵犯腺体。

16

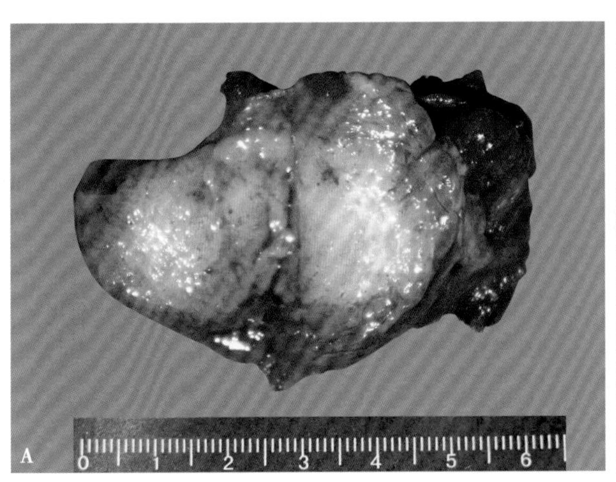

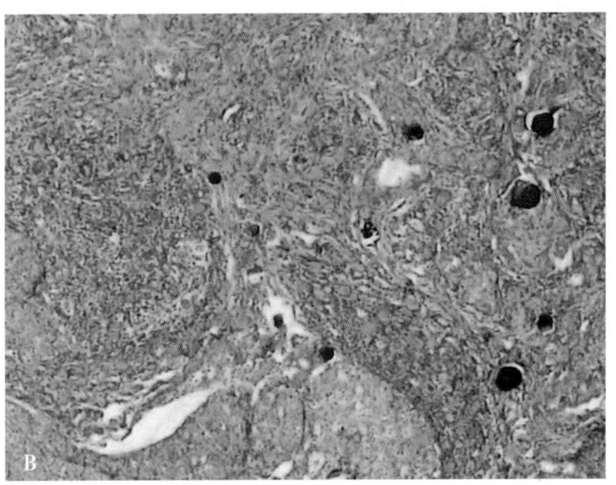

图16-4-1　8岁PTC患者肿瘤切除标本，病理亚型为弥漫硬化型甲状腺乳头状癌
A. 大体标本；B. HE染色

三、临床表现

儿童及青少年甲状腺癌以分化型甲状腺癌多见，但特点不同于成人，临床缺乏典型的症状和体征。大部分的分化型甲状腺癌表现为可触及的甲状腺结节，但是也有一部分甲状腺癌表现为颈部淋巴结肿大而不伴有被触及的甲状腺结节，而肿大的淋巴结容易被误诊为慢性淋巴结炎或淋巴结结核。因此，当发现儿童及青少年颈部淋巴结肿大时，应仔细检查双侧甲状腺。还有少数儿童及青少年甲状腺癌是在检查身体其他疾病时由影像学检查偶然发现，甚至有些甲状腺癌在发生远处转移后才被发现。有研究显示，与成人甲状腺癌相比较，儿童及青少年的单发结节癌比例甚高，约为38.6%～44.0%。儿童及青少年甲状腺癌与成年人甲状腺癌比较，局部侵袭性及转移能力较强，颈淋巴结及肺转移率高。文献报

道儿童及青少年甲状腺癌颈淋巴结转移率一般为40%，最高可达90%。而2017年天津医科大学肿瘤医院统计的一份包括61例14岁以下的甲状腺乳头状癌患者的病例中，56例患者合并中央区淋巴结转移(91.8%)，47例患者合并侧颈淋巴结转移(82.5%)，表明儿童及青少年分化型甲状腺癌较成人患者具有更强的侵袭转移能力。

四、诊断

检查及诊断方法基本同成人甲状腺癌。包括超声影像、细针吸穿刺活检(FNAB)及术中冷冻病理。由于超声无创、诊断准确率高以及定量、定性、定位评估等特点，推荐超声检查作为儿童及青少年甲状腺肿瘤首选的诊断方法，若超声结果为：边界不清、形状不规则、低回声或极低回声，尤其肿块内多发细小钙化或单侧腺叶或双侧腺叶内弥漫性微小钙化者应高度怀疑甲状腺癌(图16-4-2)。

16

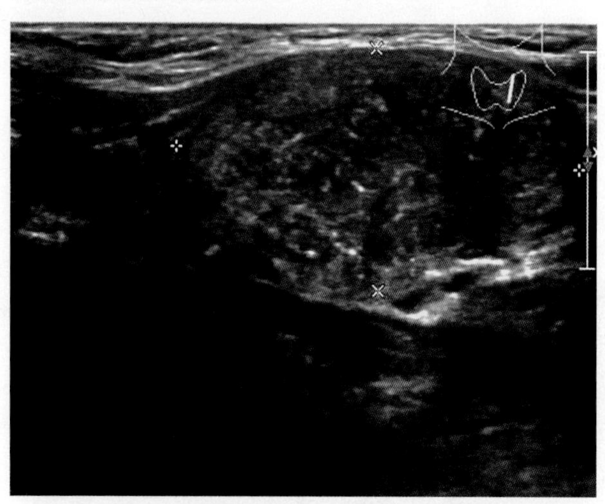

图16-4-2　8岁PTC患者超声结果：无明显边界中低回声肿物，弥漫性点状钙化

CT及^{131}I核素扫描，由于其放射线对儿童及青少年影响较大，不推荐常规使用。但对于局部晚期的患者，CT和增强CT或MRI仍具有重要的评估价值。

儿童和青少年甲状腺癌行FNAB的敏感度和特异度与成人甲状腺癌相似。由于儿童甲状腺结节的恶性率较高，因此对于1cm以下的甲状腺结节，同样推荐行FNAB。ATA儿童及青少年甲状腺结节及分化型甲状腺癌诊治指南认为，对于大部分细胞学检查不能确定的结节来说，必要时的手术切除(甲状腺腺叶切除和峡部切除术)比反复行细针穿刺有利。

在成人中，辅助分子标志物的检测可使PTC术前诊断准确率得到进一步的提高。推荐FNAB细胞学结果不确定的患者联合检测分子标志物(如BRAF、RAS、TERT、RET/PTC、Pax8-PPAR及Galectin-3)。但对于儿童及青少年甲状腺癌患者，辅助分子标志物的检测尚未在临床常规开展。

五、治疗

儿童及青少年甲状腺癌的治疗基本同成人甲状腺癌。儿童及青少年甲状腺癌绝大多数为分化型甲状腺癌，髓样癌及未分化癌罕见。在髓样癌中，与成人不同的是，大部分儿童和青少年的甲状腺髓样癌为家族遗传性，为*RET*基因突变所致，而近80%的成人甲状腺髓样癌是散发的。对于儿童及青少年甲状腺髓样癌的治疗请见本书第十四章。

对于儿童及青少年分化型甲状腺癌，主要治疗方法仍然是手术、内分泌抑制治疗和^{131}I治疗。化疗及外放射治疗常不被推荐，但外放射治疗对个别局部晚期而未能彻底切除的儿童及青少年甲状腺癌以往曾被使用，并取得一定疗效。手术切除范围以及是否常规行术后^{131}I治疗仍存在争议。在2015年由ATA颁布的儿童及青少年甲状腺结节与分化型甲状腺癌诊治指南中对于手术切除范围持更加积极的态度，对于大多数儿童患者，推荐全甲状腺切除术，其依据在于大量研究显示儿童患者双侧病变及多中心病变的发生率高。长期随访观察显示，与一侧腺叶切除术相比，双侧叶切除可降低病变持续存在或复发风险。对于细胞学提示恶性、临床提示甲状腺外较大浸润和(或)术前分级评估或术中发现存在局部转移患者，推荐行中央区淋巴结清除(CCND)，从而避免二次手术并提高无病生存。对于无证据显示存在较大甲状腺外浸润和(或)局部转移的PTC患者，选择性采用预防性CCND。ATA指南推荐，当颈部超声提示侧颈淋巴结转移时(cN1)可考虑行侧颈淋巴结清除，但行侧颈淋巴结清除前应对是否存在转移病灶进行细胞学确认。对于cN0患儿不推荐常规预防性侧颈淋巴结清除，但在细胞学证实存在一侧颈部转移的患者，建议行侧颈淋巴结清除。由于甲状腺激素在儿童的成长发育中起重要作用，左甲状腺素是否能完全替代治疗，现在仍缺少长期、大规模的研究来证实。儿童和青少年处于成长发育期，手术既要考虑到病灶切除的彻底性，同时尽量避免造成永久性的甲状腺或甲状旁腺功能低下、神经功能障碍。外科医生手术中应更加注意患儿的功能保护，尤其是甲状旁腺、喉返神经、喉上神经的保护。结合国内文化背景，对于单侧的分化型甲状腺癌，国内学者多主张行患侧腺叶及峡部切除，保留对侧腺体，cN0的患者行预防性中央区淋巴结清除，以提高疾病的局部控制率。对于需行全甲状腺切除或要求全甲状腺切除的患者，应向家属充分交代永久性的甲状腺或甲状旁腺功能低下、神经功能损伤的风险，权衡利弊而评定。

儿童及青少年甲状腺分化型癌手术后的综合治疗应包括内分泌抑制治疗和(或)^{131}I治疗，但对于此类患者，甲状腺全切后是否常规行^{131}I治疗仍存在争议。Handkiewicz-Junak等分析了1973—2002年共235例甲状腺全切术后行^{131}I治疗的儿童及青少年甲状腺癌患者的资料显示，^{131}I治疗可以显著提高临床治愈率，降低复发率。但也有部分研究认为分化型甲状腺癌进行术后的^{131}I治疗对生存率没有影响，且^{131}I治疗可能引起第二原发肿瘤发生率增加、骨髓抑制、染色体异常及肾功能异常等短期和长期风险，所以儿童及青少年甲状腺癌^{131}I治疗的指征应严格把握。在儿童期服用^{131}I，明确的获益与急性、慢性风险是并存的。临床医生应帮助家属全面了解^{131}I治疗的风险和益处，在最终的治疗决策中应当考虑他们的意见。ATA指南建议，^{131}I治疗适用于不能采用手术切除且摄碘能力强的持续性局部或淋巴结病变患者及持续性远处转移患者。术后常规应用颈部超声进行随访。对于全甲状腺切除的分化型甲状腺癌患者，Tg是一项敏感的肿瘤标志物，但由于同时存在的TgAb会导致Tg测定结果难以解释，所有检测Tg水平的标本应同时进行TgAb测定。当PTC患儿随访中出现疑似病变残余时，可通过诊断性碘扫描决定是否需要^{131}I治疗及治疗剂量。

TSH抑制治疗能够显著提高患者的无病生存率和总生存率，在儿童及青少年甲状腺癌治疗中非常重要。但是TSH控制的程度存在争论，对于长期的TSH抑制会影响骨密度改变的副作用，ATA提出了针对于儿童及青少年分化型甲状腺癌特有的危险分层，并推荐应当依据ATA儿童病变危险分级评估与当前病变状态决定DTC患儿是否需要TSH抑制治疗(表16-4-1)。对于已知或疑似存在残留病变的患儿，应持续给予TSH抑制治疗。对于无病变续存证据的患儿，经过恰当的随访监控后，TSH抑制治疗可维持TSH在正常低水平。

表16-4-1　2015年ATA儿童甲状腺癌危险分层和儿童甲状腺乳头状癌术后管理

ATA危险分层	定义	术后初始检查	TSH目标	没有疾病证据的患者监测
低危	病变明显局限于甲状腺体内合并N0/Nx，或偶发的N1a(镜下很少数量的中央区淋巴结转移)	Tg	0.5～1.0mIU/L	术后6个月US，之后每年一次US直至5年；2年内每3～6个月检测LT4下的Tg，之后每年一次
中危	广泛的N1a或最小范围的N1b	在大多数患者中进行TSH刺激下的Tg和诊断性^{123}I扫描	0.1～0.5mIU/L	术后6个月US，每6～12个月US直至5年，之后降低频率；3年内每3～6个月检测LT4下的Tg，之后每年一次；考虑对于^{131}I治疗的患者1～2年进行H刺激下的Tg±诊断性^{123}I扫描
高危	区域广泛疾病(广泛的N1b)或局部侵袭性疾病(T4肿瘤)，伴或不伴有远处转移	在所有患者中进行TSH刺激下的Tg和诊断性^{123}I扫描	<0.1mIU/L	术后6个月US，每6～12个月US直至5年，之后降低频率；3年内每3～6个月检测LT4下的Tg，之后每年一次；对于^{131}I治疗的患者1～2年进行H刺激下的Tg±诊断性^{123}I扫描

注："危险"是指甲状腺全切术后颈部或远处转移病变持续存在的可能性，而非指死亡危险。最初的术后分期在术后12周完成。TSH目标为初始目标，需适应患者已知或疑似的病情，在ATA儿童中危和高危患者中，3～5年随访没有疾病证据的，TSH可以允许上调至正常低限。

六、预后

虽然儿童及青少年分化型甲状腺癌较成人分化不良、易发生侵袭和转移，但其预后却仍较好，死亡率低。报道称儿童及青少年分化型甲状腺癌总体的复发率约为30%，约有一半的复发发生在治疗后的7年内。也有报道显示儿童DTC初始治疗后随访40年复发，因此，建议DTC儿童患者终生随访，对于无复发证据的患者可降低随访强度。大部分文献报道20年生存率均在90%左右。天津医科大学肿瘤医院随访59例儿童及青少年甲状腺癌20年无瘤生存率为91.5%。有报道显示远处转移是影响预后的危险因素，而年龄越小，发生肺转移的可能性越大，预后越差，可能是年龄越小细胞的增殖能力越强。此外，性激素的分泌不平衡也有一定作用，其中女性的肺转移率更高。

(高　明　胡传祥)

第五节　甲状腺肿瘤相关综合征

甲状腺肿瘤相关综合征是指可能伴发甲状腺肿瘤的各种肿瘤综合征，这类患者除甲状腺肿瘤外，往往还可能发生多个其他部位，如乳腺、结直肠、肾上腺等的恶性肿瘤，属于单基因遗传病。肿瘤综合征患者中发生的甲状腺癌，多为多灶和双侧发病，具有家族聚集倾向，因此了解甲状腺肿瘤相关综合征对早期发现甲状腺癌和开展针对性个体治疗具有十分重要的意义。

一、多发性内分泌肿瘤综合征 2 型

16 多发性内分泌肿瘤综合征 2 型（MEN2）是一种家族遗传性内分泌肿瘤综合征，甲状腺髓样癌（MTC）是主要发病特征，临床表现符合遗传性甲状腺髓样癌（hereditary medullary thyroid cancer，HMTC）的特点，同时也可伴发肾上腺嗜铬细胞瘤或甲状旁腺功能亢进等其他临床表现。MEN2 分为 3 种亚型：MEN-2A 型、MEN-2B 型和家族性甲状腺髓样癌（FMTC）（表 16-5-1）。

（一）病因

MEN2 综合征的发病基础是原癌基因 *RET* 突变，符合常染色体显性遗传的特点。超过 95% 的 MEN2 综合征患者携带有 *RET* 基因胚系突变，且其临床表型与基因型具有较强的相关性。MEN2A 中，*RET* 基因突变主要影响细胞外富含半胱氨酸的区域，主要集中在 10 及 11 号外显子，634 密码子突变最常见；MEN2B 中，*RET* 基因突变主要影响细胞内酪氨酸激酶区，16 外显子 918 密码子突变最常见；FMTC 中，突变位点分布较均衡，大约 50% 的突变位点位于 10 号外显子的 618 和 620 密码子。

（二）发病特点及临床特征

MEN2A 型是最常见的类型，占 HMTC 的 80%，多见于青少年。其中 95% 的 MEN2A 患者发生 MTC，40%～50% 发生嗜铬细胞瘤，20%～30% 合并甲状旁腺功能亢进，可出现先天性巨结肠或皮肤苔藓淀粉变，少数患者同时发生嗜铬细胞瘤和垂体腺瘤。

MEN2B 发病率低，约占 HMTC 的 5%，但其恶性程度较 MEN2A 高，常于儿童期发病。所有的 MEN2B 患者均可发生 MTC，其中 50% 的患者发生嗜铬细胞瘤，很少出现甲状旁腺病变。另外，MEN2B 患者有特征性外貌，包括唇、舌、胃肠黏膜神经瘤及马方体型（图 16-5-1）。少数 MEN2B 患者以便秘、巨结肠为首发症状。MEN2B 型患者的肿瘤侵袭性强，大多在儿童期即发生远处转移。

FMTC 占 HMTC 的 15%，病程进展缓慢，发病年龄较晚，一般仅累及甲状腺，表现为 MTC 而无其他肿瘤发生。但是，要将 FMTC 与 MEN2A 区分开，有一定难度和争议。一部分 FMTC 患者可能在患病数年或数十年后出现嗜铬细胞瘤的表现，因此可把 FMTC 作为 MEN2A 的一种变异类型来看待。

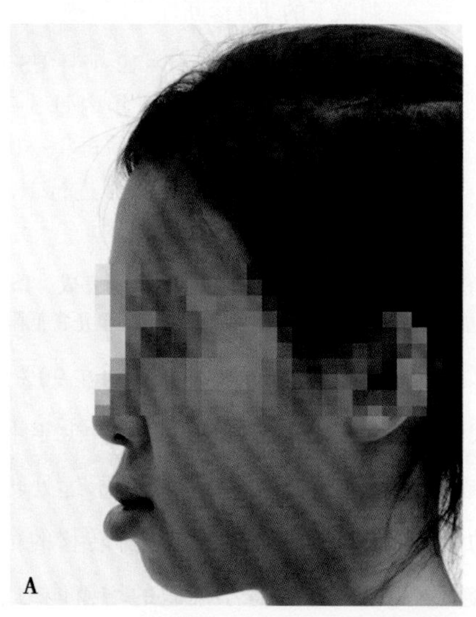

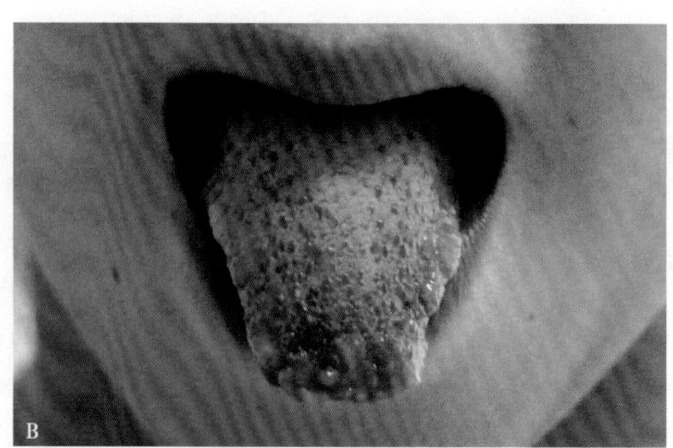

图 16-5-1　MEN2B 患者特征
A. 厚唇；B. 草莓舌（黏膜神经瘤）

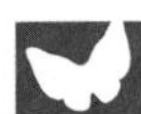

表 16-5-1　2 型多发性内分泌肿瘤综合征的临床特征

分型	甲状腺髓样癌特点	其他表现
家族性甲状腺髓样癌(FMTC)	多灶,双侧	无
多发性内分泌肿瘤 2A 型(MEN2A)	多灶,双侧	嗜铬细胞瘤 甲状旁腺功能亢进 皮肤苔藓淀粉样变(CLA) 先天性巨结肠(HD)
多发性内分泌肿瘤 2B 型(MEN2B)	多灶,双侧	嗜铬细胞瘤 多发性黏膜神经瘤 马方体型

（三）诊断及治疗

MEN2 的诊断主要依据临床表现和家族史。对高度怀疑甲状腺髓样癌的患者,详细询问病史及家族史,是否具有多发性内分泌肿瘤综合征的其他表现,也可抽取外周血进行 *RET* 基因检测。

MEN2 综合征患者的甲状腺髓样癌治疗手段首选外科手术。对于接受治疗性手术的伴嗜铬细胞瘤的甲状腺髓样癌患者,应先行处理嗜铬细胞瘤,再行甲状腺癌切除手术,否则可引发致死性高血压。对于晚期的甲状腺髓样癌可进行姑息性放化疗或对症治疗。对家系中的未患病 *RET* 突变基因携带者,建议进行遗传咨询,必要者可早期进行预防性甲状腺切除手术。具体请参考甲状腺髓样癌一章。

二、家族性腺瘤性息肉病

家族性腺瘤性息肉病(familial adenomatous polyposis, FAP)是一种消化道的常染色体显性遗传病,特征是胃肠道,尤其是结肠黏膜发生多发性息肉,息肉有恶变潜质,如不预防性切除则会癌变。

（一）病因

FAP 由位于染色体 5q21 上的抑癌基因 *APC* 的失活突变引起。FAP 的基因型和表型关系十分复杂,即使相同的 *APC* 基因突变也可以有不同的表型。在一个家族中患者的临床表现可有不同,这可能与遗传或环境对疾病的修饰因素有关。另外,有报道大肠多发性息肉或典型的腺瘤性息肉病患者中发现 *MYH* 基因的胚系突变。*MYH* 基因是剪切基因,用来修复 DNA 氧化损伤,MYH 相关性息肉病(MAP)呈常染色体隐性遗传,目前认为部分 FAP 患者 *APC* 基因突变阴性可能与 *MYH* 基因的胚系突变有关。

（二）发病特点及临床特征

大肠息肉开始生长的平均年龄是 15 岁,在患者青少年期整个大肠有成百上千个腺瘤性息肉,其组织学类型包括管状、管状绒毛状或绒毛状腺瘤。FAP 患者可伴有先天性视网膜色素上皮细胞肥大(congenital hypertrophy of the retinal pigmentepithelium, CHRPE)、骨瘤、表皮囊肿、脂肪瘤等大肠外良性病变,亦可并发甲状腺、肾上腺、胆管系统、胰腺和脑部恶性肿瘤等大肠外恶性肿瘤。

16

PTC 作为 FAP 患者可能伴发的肠外特征之一,可以发生在约 2%的 FAP 患者中,组织学上表现出典型的筛块状亚型。发生甲状腺癌的 FAP 患者平均年龄约 28 岁,且多为女性。大多数同时患有 FAP 和 PTC 的患者,不仅存在 *APC* 基因上的胚系突变,同时具有 *RET/PTC* 体细胞突变。因此,FAP 患者在确诊时可通过颈部超声检查进行甲状腺结节的筛查。

（三）诊断及治疗

FAP 的诊断可依据临床特征及基因检测的结果。FAP 多伴有肠外表现,这些表现也可作为临床肠外诊断该疾病的依据。如 CHRPE 是一种特征性的黑素沉着性眼底病变,可以作为 FAP 无症状携带者的一项敏感性和特异性诊断标准。

80%~100%的 FAP 患者的甲状腺癌为多灶性、双侧病变,因此推荐伴有甲状腺癌的 FAP 患者进行全甲状腺切除。

三、Cowden 综合征

Cowden 综合征(Cowden syndrome, CS),也称 PTEN 错构瘤综合征(PTEN hamartoma tumor syndrome, PHTS),是一种罕见的多系统受累的疾病,以发生皮肤、口腔黏膜、舌、甲状腺、乳腺、子宫和结肠等的良恶性肿瘤为特征。

（一）病因

Cowden 综合征属于常染色体显性遗传病,致病基因是位于染色体 10q22-23 上的肿瘤抑癌基因 *PTEN*。PTEN 是一个双重特异性蛋白酪氨酸磷酸酶,一方面,PTEN 通过催化磷脂酰三磷酸(PIP3)的降解调节 PIP3 的细胞内水平,活化

AKT/PKB 及凋亡过程，调控细胞增殖和细胞周期。另一方面，PTEN 还可通过对聚焦黏附激酶（FAK）脱磷酸而导致 FAK 失活，对细胞的迁移、侵入和细胞骨架的构建进行负调控。PTEN 发生突变或者表达下调，将会促使肿瘤的发生。

（二）临床表现

Cowden 综合征的临床表现如表 16-5-2。约 75% 的 Cowden 综合征患者发生良性的甲状腺疾病，如甲状腺滤泡腺瘤或腺瘤样甲状腺肿，常为多发性。Cowden 综合征患者发生非髓样甲状腺癌的终身风险为 3%～10%，发病平均年龄 35 岁，常见类型为甲状腺乳头状癌、甲状腺乳头状癌滤泡亚型和甲状腺滤泡癌，其中滤泡癌是最多见。

表 16-5-2 Cowden 综合征的临床表现

病变部位	临床表现
皮肤黏膜	多发性毛鞘瘤、肢端及掌跖角化症、口腔黏膜乳头瘤病
乳腺肿瘤	乳腺癌、乳腺腺纤维瘤、乳腺导管乳头状瘤、成纤维细胞瘤、脂肪错构瘤
甲状腺肿瘤	甲状腺癌、良性甲状腺腺瘤、甲状舌管囊肿
消化系统肿瘤	无临床症状的胃肠道息肉病、肝脏错构瘤及囊肿
生殖系统肿瘤	子宫内膜癌、宫颈癌
血液系统疾病	白血病
发育异常	头围增大、高腭弓、腺病样面容、脊柱吻合异常、指趾畸形、耳廓畸形、智力缺陷或成人 Lhermitte-Duclos 病（LDD，小脑肿瘤）、自闭症、共济失调、双侧小脑肥大、眼部异常、生殖系统异常

16

（三）诊断及治疗

85%的 Cowden 综合征患者中可以检测到 *PTEN* 基因胚系突变，因此对可疑的 Cowden 综合征患者可通过 *PTEN* 基因检测来确诊。另外，也可以根据国际 Cowden 协会（The International Cowden Consortium，ICC）Cowden 综合征的临床诊断标准进行确诊，诊断标准如下（表 16-5-3）：

1. 针对个人的诊断条件

（1）仅有皮肤黏膜病变，需要满足以下任一条件：①面部丘疹≥6 个，且至少 3 个为毛外根鞘瘤；②口腔黏膜乳头状瘤和肢端角化病；③掌跖角化≥6 个。

（2）2 个主要标准，其中 1 个必须包括巨头畸形或 LDD。

（3）1 个主要标准和 3 个次要标准。

（4）4 个次要标准。

2. 对 Cowden 综合征家系中有 1 人确诊 Cowden 综合征，对家系中其他人的诊断条件

（1）特异性标准（满足条件≥1）。

（2）满足任一主要标准。

（3）2 个次要标准。

（4）Bannayan-Riley-Ruvalcaba 综合征病史。

表 16-5-3 国际 Cowden 协会 Cowden 综合征临床诊断标准

特异性标准	主要标准	次要标准
皮肤黏膜病变（毛外根鞘瘤、肢端角化病、乳头状瘤）	乳腺癌	乳腺纤维囊性病
	子宫内膜癌	智力缺陷（IQ≤75）
黏膜病变	甲状腺癌（非髓样）	其他甲状腺病变：腺瘤、多结节性甲状腺肿
成人 Lhermitte-Duclos 病（LDD，小脑肿瘤）	巨头畸形（枕额头围≥第 97 个百分位）	胃肠错构瘤
		脂肪瘤
		纤维瘤
		泌尿系肿瘤或畸形（肾细胞癌、子宫肌瘤）

在患者确诊 Cowden 综合征后，定期的甲状腺疾病筛查是必要的。对发现甲状腺肿瘤的 Cowden 综合征患者，应进行甲状腺手术治疗。

四、Carney 综合征

Carney 综合征（Carney complex，CNC）是一种罕见的肿瘤综合征，以皮肤黏膜色素沉着病变（蓝痣）、心脏、皮肤等部位的黏液肿瘤和多发性内分泌肿瘤为特征。

（一）病因

Carney 综合征是由位于染色体 17q22-24 上的 *PRKAR1* 基因突变引起，属于常染色体显性遗传病。

（二）临床表现

皮肤黏膜的色素沉着是 CNC 的典型特征，在已报道的 80%的患者中存在，多分布在面部、眼睑、耳廓、口唇、生殖器、外阴、手脚，但通常不涉及颊黏膜。异常的皮肤特征在出生时就可被发现，但更多是在青春期累积的。

心脏黏液瘤是最常见的皮肤外表现，出现在 20%～40%的患者中，婴儿期即可出现，但平均发病年龄在 20 岁左右。心脏黏液瘤会引起栓塞性脑卒中和心衰，是 CNC 患者死亡的主要原因。

CNC 患者常伴发内分泌肿瘤，常见的有甲状腺肿瘤、垂体瘤和肾上腺皮质肿瘤。CNC 患者中甲状腺结节的发生率高达 60%，常为多发性；约 15%的 CNC 患者伴有甲状腺乳头状癌或滤泡癌，一般不影响甲状腺功能。但是，垂体瘤患者可能出现因生长激素过量导致的肢端肥大症，肾上腺皮质肿瘤患者可能会出现库欣综合征的表现。

此外，小部分 CNC 患者还可能伴有砂粒体型黑色素神经鞘瘤、睾丸肿瘤、卵巢病变和发生于乳腺、骨软骨组织的黏液瘤等。

（三）诊断及治疗

CNC 的诊断主要依据临床表现及 *PRKAR1* 基因突变检测。确诊 CNC 后，应定期进行甲状腺肿瘤筛查。发现 CNC 患者伴发甲状腺癌应及时进行手术处理。

五、Werner 综合征

Werner 综合征（Werner syndrome，WS），又名成人早老症（adult progeia）主要特点是过早老化、硬皮样皮肤改变、白内障、皮下钙化、肌肉萎缩、糖尿病和肿瘤高发生率。

（一）病因

Werner 综合征的致病性突变发生在 *WRN* 基因上，该基因位于染色体 8p11-21 上，是一种常染色体隐性遗传病。

（二）临床表现

本病主要累及皮肤及结缔组织、内分泌及代谢系统、免疫系统和神经系统等。

主要临床特征：①特征性外貌：肢体细长，躯干粗短，身材短，面容呈鸟样外观，早生灰发及脱发，硬皮病样皮肤改变，甲变形，萎缩及脱落；②双侧青年型白内障，常伴声嘶；③性腺功能减退，男性睾丸萎缩，女性提前绝经；④高脂血症，高尿酸血症，高血糖；⑤骨质疏松及转移性钙化；⑥免疫功能异常，多在 40 岁左右出现异常 T 细胞亚群，抗核抗体，抗 DNA 抗体或类风湿因子多阳性，偶伴其他自身免疫病，如系统性红斑狼疮等；⑦神经系统改变，包括脑萎缩，深腱反射亢进，智力减退等；⑧动脉粥样硬化及高血压，可有心绞痛、心力衰竭及心肌梗死等，并可因此而死亡；⑨伴发肿瘤，本症患者可伴发各种肿瘤，主要是中胚叶来源的肿瘤，其次为恶性黑色素瘤和甲状腺癌。约 18%的 Werner 综合征患者发生甲状腺癌，发病年龄早，主要病理类型为甲状腺滤泡癌，乳头状癌和未分化癌也是常见类型。

（三）诊断及治疗

临床诊断标准：符合下述 4 条中的 3 条即可诊断为本病：①特殊面容和身材；②提早衰老表现；③硬皮病样皮肤改变；④内分泌-代谢性疾病。如实验室检查证实有透明质酸尿，或皮肤成纤维细胞复制寿命缩短，或证实有 *WRN* 基因突变，则可进一步确诊。

确诊 Werner 综合征的患者，规律的甲状腺癌筛查是必要的。对于 Werner 综合征患者甲状腺肿瘤的处理，仍推荐根据各类型甲状腺肿瘤的处理原则进行。

六、其他

林奇综合征（Lynch syndrome）又称遗传性非腺瘤性结肠癌（hereditary non-polyposis colorectal cancers，HNPCC），属于常染色体显性遗传病。其致病基因包括错配修复基因（*MSH6*、*MSH2*、*MLH1* 和 *PMS2*）和 *EPCAM* 基因，其功能是纠正 DNA 复制过程中出现的碱基错配。林奇综合征患者有发生多种肿瘤的风险，例如，结肠癌 40%～80%、子宫内膜癌 25%～60%、卵巢癌 4%～24%和胃癌 1%～13%。已有林奇综合征患者中发现甲状腺癌的报道，甚至有些林奇综合征患者以甲状腺癌为首发表现。在林奇综合征研究的初始阶段，研究者认为甲状腺癌并不属于林奇综合征的一部分。Rein 的报道显示一例携带 *MSH2* 基因突变的林奇综合征女性患者，

16

有结肠性腺瘤病史且患有未分化甲状腺癌;这位患者的甲状腺癌组织免疫组织化学结果显示 MSH2 和 MSH6 蛋白表达缺失。而天津医科大学肿瘤医院针对家族性非髓样甲状腺癌遗传易感基因的测序研究结果显示,37.1%的突变位点发生在错配修复基因上。因此,林奇综合征患者中发生甲状腺癌可能并不是偶然现象。因此,仍建议对林奇综合征患者开展规律的甲状腺肿瘤筛查。

(于津浦 董 莉)

第六节 甲状腺微小癌

一、发病率和流行病学

20 世纪 70 年代以来,受发病率增高和诊断技术进步的双重影响,多数国家和地区甲状腺癌发病率迅速攀升,其中以"甲状腺微小癌"的发病率增加尤为显著,但其死亡率相对稳定。世界卫生组织(world health organization,WHO)将肿瘤直径≤1cm 的甲状腺癌定义为甲状腺微小癌(thyroid microcarcinoma,TMC)。美国国家癌症研究机构流行病学监测(surveillance epidemiology and end results,SEER)数据库资料显示,1983—2013 年间诊断为甲状腺微小癌病例中,甲状腺微小乳头状癌(papillary thyroid microcarcinoma,PTMC)占比达 96.6%(19 943/19 257),发病率增长了近 5 倍。2014 年 WHO 全球癌症报告显示,PTMC 占所有新发甲状腺癌的比例超过 50%,长期生存率高达 99%以上。在中国和其他国家,PTMC 也均占据较高权重,其诊治规范和争议日益凸显,社会关注也随之增多。而滤泡癌、髓样癌和未分化癌常因超声特征不明显、进展迅速等原因在直径较小时难以检出。本节着重就 PTMC 的相关热点问题,结合近年来最新研究成果和国内共识指南提出规范的诊治方案。

二、诊断与术前评估

甲状腺微小癌影像学定性诊断的首选方法推荐采用高分辨率超声,应包含颈部所有结节和淋巴结。需评估甲状腺的大小、实质回声;所有结节的大小、位置及超声特性(包括性状、回声、边缘情况、钙化及其类型、形状、长宽比以及血供情况);颈部中央区及颈侧区是否存在可疑的增大淋巴结病灶,并记录于报告中。建议采取甲状腺影像报告和数据系统分级(TI-RADS)。同时为进一步明确诊断,可采取超声引导下细针穿刺活检(FNAB),必要时辅助分子标志物检测。

目前,超声诊断甲状腺微小乳头状癌的敏感度为 94.2%,准确度为 95.8%,特异性为 96.6%,阳性预测值为 92.9%,阴性预测值为 97.2%,具有良好的应用价值。国内外文献研究发现,在超声众多特征中,微钙化、回声水平、周边声晕、内部回声和结节形态这 5 个主要诊断特征(图 16-6-1)是 PTMC 的独立超声恶性征象。另外,超声引导下细针穿刺检查诊断甲状腺微小癌也具有较高的敏感度和准确性。天津医科大学肿瘤医院相关研究显示:对于超声影像中怀疑为甲状腺微小癌的 365 例结节,行超声引导下 FNAC 诊断,发现其诊断的灵敏度、特异度、阳性预测值、阴性预测值以及准确率分别为 92.2%、96.2%、94.6%、94.4%和 94.5%,临床价值颇高。

尽管大多数 PTMC 患者表现出良性的临床行为,并且有一个较好的预后,但有一些 PTMC 与传统的 PTC 相似,同样会发生淋巴结转移。有研究报道甲状腺微小乳头状癌的淋巴结转移率为 24%~64%。淋巴结转移是影响 PTMC 局部复发和远处转移的重要因素之一。超声是目前广泛应用的对甲状腺肿瘤进行分级和诊断的方法,但对诊断中央区淋巴结转移的精准度尚不满意。天津医科大学肿瘤医院超声科通过分析甲状腺微小乳头状癌原发灶的超声图像特征,提高对于颈部淋巴结转移的诊断价值,通过回顾性分析在天津医科大学肿瘤医院手术且病理已证实的 710 例 PTMC 患者临床资料,分析不同超声特征与转移性淋巴结相关性研究。结果显示超声对于 710 例 PTMC 中央区转移的敏感性、特异性、阳性预测值、阴性预测值、约登指数分别为 45.9%、87.3%、86.0%、48.7%和 33.2%;侧颈区转移的敏感性、特异性、阳性预测值、阴性预测值、约登指数分别为 89.0%、91.3%、80.1%、95.4%及 80.2%。单因素分析显示直径>0.5cm、纵横比≥1、边界不清、低回声、微小钙化、被膜接触的长度/结节周长≥1/4 与颈部淋巴结转移相关,多因素分析显示微小钙化、被膜侵及的接触/结节周长≥1/4 是颈部淋巴结转移的独立危险因素,是预测颈部淋巴结转移的重要指标。依据 PTMC 超声基本特征,特别是被膜侵及的接触/结节周长指标的建立,为术前精准预测颈部淋巴结转移提供了有效的影像学手段,从而将术前精准评估 PTMC 淋巴结情况的准确率进一步提高。

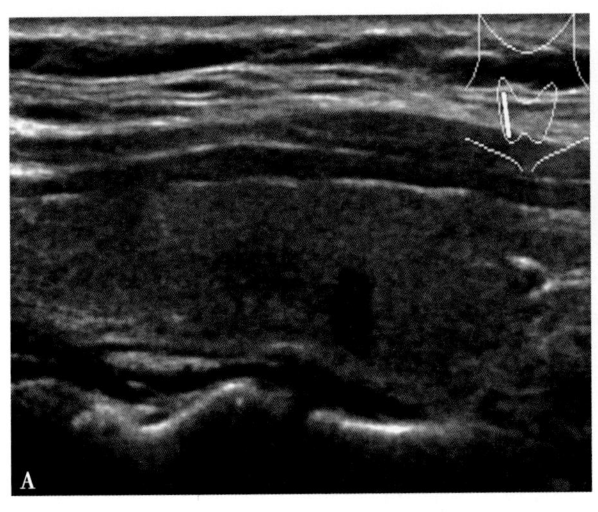

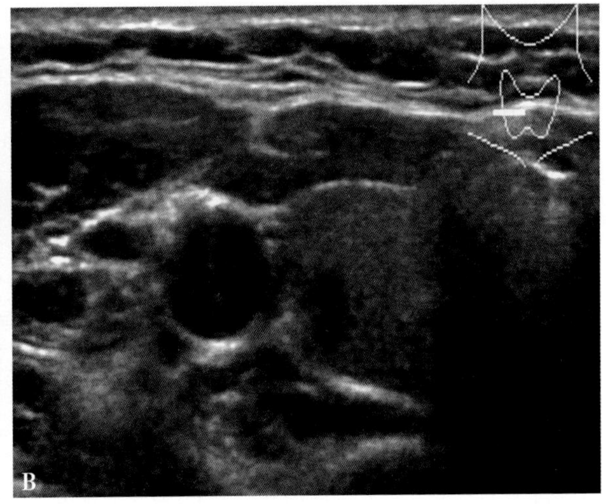

图 16-6-1　甲状腺微小癌超声声像图改变

A. 纵切图，边界不清，呈低回声，纵横比>1；B. 横切图

临床上不建议将计算机断层扫描（CT）、磁共振成像（MRI）及正电子发射断层扫描（PET-CT）作为诊断 PTMC 的常规检查方法，但对于怀疑有腺外、结外浸润或预计手术难度较大的病例可使用增强 CT/MRI 作为辅助评估手段。血清降钙素和癌胚抗原也可作为微小髓样癌的血清学评估方法。

三、外科治疗适应证与手术方案

（一）甲状腺微小乳头状癌

《PTMC 诊断与治疗中国专家共识（2016 版）》推荐：PTMC 是否需手术治疗应综合危险评估、超声二维成像特征、肿瘤的组织学特性（浸润性、多灶性、淋巴结转移等），并适当考虑患者的意愿及依从性等方面而决定。

1. 手术指征　对于符合下列任一条高危因素的 PTMC 患者均建议行手术治疗（PTMC 手术适应证）：①青少年或童年时期颈部放射暴露史；②甲状腺癌家族史；③已确定或高度怀疑颈淋巴结转移甚至远处转移；④癌灶有腺外侵犯（如侵犯喉返神经、气管、食管等）；⑤病理学高危亚型（高细胞亚型、柱状细胞亚型、弥漫硬化型、实体/岛状型、嗜酸细胞亚型）；⑥穿刺标本检测 *BRAF* 基因突变阳性；⑦癌灶短期内进行性增大（6 个月内直径增大超过 3mm）。建议 PTMC 手术治疗的相对适应证包括：①癌灶直径≥6mm；②多灶癌，尤其双侧癌；③患者心理负担大，要求手术；④促甲状腺激素（TSH）水平持续高于正常。对于低危的 PTMC 患者，严格选择指征并充分结合患者意愿，可考虑密切观察随访。复查首选超声检查，初始周期可设为 3~6 个月，应清晰存储（可疑）病灶图像、准确记录并严格保存超声报告。

2. 手术范围

（1）原发灶切除范围：大多数 PTMC 为早期病变，全甲状腺切除可能会对许多患者造成不必要的治疗过度，建议根据临床分期、危险评估及各种术式的利弊，同时一定程度上结合部分患者的意愿，制订个体化治疗方案。但应摒弃包块摘除、部分切除、次全切除等术式。

专家共识建议腺叶+峡叶切除的适应证包括：①局限于一侧腺叶内的单发 PTMC；②复发危险度低；③无青少年或童年时期颈部放射暴露史；④无甲状腺癌家族史；⑤无颈淋巴结转移和远处转移；⑥对侧腺叶内无结节。PTMC 行全/近全甲状腺切除术的适应证包括：①青少年或童年时期颈部放射暴露史；②甲状腺癌家族史；③多灶癌，尤其是双侧癌；④双侧颈淋巴结转移或远处转移；⑤癌灶有腺外侵犯，不能保证手术能彻底切除，术后需行^{131}I 治疗。相对适应证包括：①同侧颈淋巴结转移；②伴有甲状腺癌复发高危因素；③合并对侧甲状腺结节；④病理学高危亚型（高细胞亚型、柱状细胞亚型、弥漫硬化型、实体/岛状型、嗜酸细胞亚型）。

上述专家共识和 2016 版全英多学科甲状腺癌治疗指南（英国指南）均把多灶性和肿瘤>5mm 作为潜在不良因素。但有研究结果显示，2014 例 PTMC 中位随访 11.8（5~26）年，≤5mm 和>5mm 两组，行单侧叶切除或全切死亡率和复发率（HR，3.1；95%CI：2.0~8.1；P=0.16）差异均无统计学意义（HR，1.1；95%CI：0.7~1.5；P=0.91）。韩国一项包含 1376 例 PTMC 患者，严格排除性别、年龄、肿瘤大小、多灶性、腺外浸润和淋巴结转移干扰，按甲状腺单侧切除和全切 1∶1 匹配队列研究，中位随访 8.5 年，结果显示单侧叶切除和全切分别复发26(3.8%)和11例(1.6%)(HR,0.4;95% CI:0.2~0.8;P=0.01)。排除对侧甲状腺复发,则无瘤生存率无差异(HR,2.8;95%CI:0.1~8.8;P=0.08)。但对单侧叶切除者,术前术后的影像学检查更为重要,因为在该组患者中84.6%的复发出现在对侧甲状腺。一项包含6个国家11个中心中位随访58(26~107)个月的研究证实,在PTMC中是否多灶性与复发率(HR,1.4;95% CI:0.8~2.5;P=0.19)和死亡率(P=0.56)均不相关,该研究结果在SEER数据库中89 680例PTC中同样得到证实。总之,单侧或双侧叶切除方案的决定应建立在完备的术前检查、娴熟的手术技巧、预后不良风险和患者意愿的基础之上,需要手术医生个体化权衡利弊。

(2)淋巴结清除范围::淋巴结转移是PTMC最主要的转移途径,中央区是最常见的转移部位。2015版ATA指南认为预防性中央区淋巴结清除(CCND)未改善长期预后和镜下淋巴结微转移不具有cN1淋巴结同样的复发风险,因此对于T1、T2的cN0病例不推荐预防性CCND,英国指南也赞同此观点。但在cN0的PTMC患者中,中央区淋巴结转移率仍高达25.7%~30.5%,甚至更高;在PTMC中,中央区淋巴结复发占总复发例数的80.0%;而有经验的外科医生完成CCND,并发症发生率未明显提高。上述证据说明CCND的利弊并存,目前尚缺乏常规不行预防性CCND的大样本前瞻性研究资料,无强有力的证据支持,因此中国专家共识推荐,应结合术前及术中的危险评估,在有技术保障的情况下,原发灶手术同时行至少同侧预防性CCND。同时建议在CCND时注意左右侧解剖结构的区别,右侧喉返神经深面的区域清扫时不应遗漏。颈侧区淋巴结一般不建议进行预防性清扫,PTMC颈侧区清扫的适应证为术前或术中证实有颈侧区淋巴结转移。相对适应证包括:①中央区转移淋巴结有结外侵犯或淋巴结转移数≥3枚;②癌灶位于甲状腺上极且存在被膜侵犯者。

(二)其他类型甲状腺微小癌

甲状腺微小滤泡癌淋巴结转移率较PTMC更低,外科治疗可参照PTMC执行。对于甲状腺微小髓样癌的手术范围应至少包括甲状腺全切+CCND,国内临床上受观念及家属和患者要求影响行单侧切除的比例较高。颈侧区阴性者是否行预防性清扫可结合血清降钙素水平决定,但目前尚未就此达成共识。所有未分化癌确诊时均为Ⅳ期,除少量局限于包膜内(Ⅳa期)外,均难以手术彻底切除。

四、术后治疗与随访

(一)分化型甲状腺微小癌

分化型甲状腺微小癌主体为PTMC,中国专家共识推荐PTMC术后(全/近全甲状腺切除术)^{131}I清甲的适应证包括:①检查明确有远处转移灶;②肿瘤未能完整切除、术中有残留;③仍存在不易解释的异常血清Tg持续升高。2015版ATA和NCCN指南同样建议,对未合并其他危险因素的分化型TMC患者不推荐常规^{131}I消融,接受^{131}I治疗并未使这部分患者复发率降低。但对于有腺外浸润、中央区淋巴结转移>5枚或肉眼可见转移、侧方或纵隔淋巴结转移、远处转移和一些侵袭性亚型病例中,可能需要术后进一步的^{131}I治疗。尤其是在≥45岁患者中,有证据证明^{131}I辅助治疗可提高淋巴结转移患者的总体生存率和无瘤生存率。

PTMC的术后TSH抑制治疗应参照分化型甲状腺癌的双风险评估策略。最佳的TSH控制目标必须在TSH抑制的潜在获益和患者基础疾病因亚临床甲亢进一步恶化的风险中取得平衡。TSH抑制治疗应使用左甲状腺素钠(LT4)制剂,其平均半衰期为7天,因此复查周期应至少为5周,并根据检验结果调整药量,达标后逐步延长周期。在初始随访中应至少每6~12月检测血清甲状腺球蛋白(Tg)和甲状腺球蛋白抗体(TgAb)水平,后续随访周期可据病情稳定程度调整。对于已清除全部甲状腺患者,提示无病生存的Tg切点值可设定为:基础Tg(TSH抑制状态)1ng/ml,TSH刺激后(TSH>30mU/L)Tg 2ng/ml。建议术后每6~12个月行甲状腺及颈部淋巴结超声监测,如发现可疑结构学病变可缩短监测周期或行FNAC明确诊断。

甲状腺微小滤泡癌术后治疗及随访可参考PTMC进行。

(二)甲状腺微小髓样癌

微小髓样癌术后仅需左甲状腺素替代治疗,重点为监测血钙和血清降钙素水平,降钙素持续升高或>150μg/L时则需进行颈部超声、胸腹部增强CT/MRI和骨扫描等全面检查。髓样癌对^{131}I治疗无效,但在合并分化型甲状腺癌时也可考虑使用。处于进展性晚期患者可采用凡德尼布等酪氨酸激酶抑制剂靶向药物治疗。

五、争议与进展

(一)甲状腺微小乳头状癌是否存在"过度诊治"?

几项超过500例的大宗尸检研究中,PTMC检出率为

16

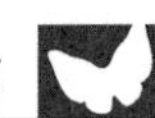

5.6%~17.9%。而在因良性疾病切除的标本中,意外 PTMC 发现率为 7.3%~33.9%。日本两项研究显示,1295 例低危 PTMC 密切观察,5 年和 10 年随访结果分别有 5%和 8%出现肿瘤增大(>3mm),1.7%和 3.8%出现淋巴结转移。230 例低危 PTMC 患者密切观察 5 年,7.0%出现肿瘤增大,1.0%出现淋巴结转移。这些研究结果被多位学者作为 PTMC 过度诊治的佐证在权威杂志发表,甚至有学者认为自韩国政府启动全民颈部超声体检计划 16 年以来,甲状腺癌发病率升高 15 倍,其中 90%为过度诊断。美国预防医学工作组明确反对无症状的成年人进行甲状腺癌筛查;2015 版美国甲状腺协会(ATA)指南也建议对无不良因素的≤1cm 的结节不需要进一步评估。Memorial Sloan-Kettering 癌症中心进一步根据肿瘤特征、患者特征、医疗团队三方面评价设计了 PTMC 患者是否适合密切观察的分层方法。Haser 等也通过研究证实,选择合适的 PTMC 病例密切随访可能在美国成为长期治疗策略。

但是,国内外也有大量学者认为,肿瘤大小只能代表生物学形态,并不能绝对代表低进展风险。PTMC 中央区淋巴结转移率达 23%~64%,甚至部分病例首发症状即为局部或远处转移。SEER 数据显示,直径>1cm 的肿瘤同样也呈逐年增长趋势,说明未经干预的 PTMC 有可能发展为更大的肿瘤。虽然在国内部分医疗水平发达地区或三甲医院的生存率资料显示,甲状腺癌 5 年生存率可达 90%以上,但据 2014 年官方资料显示,中国整体甲状腺癌 5 年平均生存率仅为 67.5%,远低于欧洲(86.5%)和美国(98.2%),主要原因是诊治不足和不规范。因此,目前诊治不足仍是中国甲状腺癌诊疗急需解决的重点问题。更为重要的是,密切观察的治疗方案需配备专门负责随访观察的医疗团队,对患者依从性要求极高,上述日本两项研究长期随访脱落率仅为 0%和 3%。而在其他国家尚未有达到如此理想随访率的研究报道,甚至在本团队一项研究中随访 38(10~123)个月,失访率高达 43.4%。在中国,PTMC 患者采取密切观察管理模式是否合适尚需多中心前瞻性研究进一步证实。

(二)消融技术治疗甲状腺微小乳头状癌的争议

一项研究对 92 名患者的 98 个低风险 PTMC 病灶采用射频消融治疗,平均随访 7.8±2.9(3~18)个月,经组织病理学检查证实未发现残余、复发和重大并发症,认为射频消融可作为低危 PTMC 的替代治疗方案。也有研究在激光和微波消融中同样证实了其对于低危 PTMC 治疗的有效性和安全性。值得注意的是,上述研究随访时间均较短,缺乏关于远期复发率和生存率的高质量证据。国内学者分析多篇消融治疗文献,结果显示消融治疗在≤1cm 的微小癌中病灶残留率为 11.8%(4/34),认为其不应作为甲状腺癌的常规治疗手段。韩国和意大利关于消融治疗的专家共识中,明确反对将消融技术应用于可手术的原发性甲状腺癌。中国版 PTMC 专家共识也认为:①消融技术属于局部治疗,不能保证 PTMC 治疗的彻底性且不符合最小治疗范围为侧叶切除的原则,属复发高危;②即使临床 cN0 期的 PTMC 也可能存在隐匿性的颈淋巴结转移,消融无法解决;③经消融治疗后的病灶再次手术难度增大。因此消融技术治疗 PTMC 尚需更多的前瞻性研究和长期随访观察提供新的证据。同时,此技术的临床应用更应严格执行符合现代伦理学标准的患者知情告知制度和明确操作者的资质认证,这也是可能导致医患纠纷的极大隐患。

(三)甲状腺癌的基因分子生物学研究进展

甲状腺癌的基因突变常见于 MAPK 和 ERK 通路的编码区。基于多样化的大量刺激因素的影响(如有丝分裂、生长因子和促炎症细胞因子),MAPK/ERK 通路被激活,进而参与调节细胞的增殖、分化、凋亡。MAPK 信号通路的遗传学改变导致信号的结构性激活,因此可以促进肿瘤发生。大多数 PTC 是以部分 MAPK/ERK 通路基因突变为特点,如 *RET/PTC* 和 *BRAF*。基因突变在 *BRAF*、*RET*、*RAS* 中相互排斥,但其驱动作用是一致的。*BRAF* 基因突变是 PTC 和部分低分化甲状腺癌或来源于 PTC 的未分化癌所特有的,也是甲状腺癌最常见的遗传学改变(表 16-6-1),主要是在外显子 1799 位核苷酸密码子 600 位从缬氨酸突变为谷氨酸($BRAF^{V600E}$)。也有其他位点的 *BRAF* 突变,如 K601E 或 AKAP9/BRAF 融合等被报道,但在散发性甲状腺癌中占比仅<2%。基因改变在甲状腺癌中的诊断价值已被证实,但在预后评估中尚存在争议。尽管在大量研究中证实 $BRAF^{V600E}$ 突变与肿瘤复发风险相关(突变型 11%~40%和野生型 2%~36%)。但 $BRAF^{V600E}$ 突变同时与侵袭性组织表型、淋巴结转移和腺外浸润等高复发风险密切相关,很难确定独立风险因素。但值得注意的是,其仅与 1%~2%的 PTMC 复发风险相关,几乎不影响的预后。虽然目前基因突变在甲状腺癌的初始风险分层评估中并未提供重要参考信息,但基因标志物相关领域研究持续快速发展,相信不久的将来,其可在甲状腺癌的诊治中发挥重要价值。

表 16-6-1 各类型甲状腺癌常见基因突变及其发生率

	乳头状癌	滤泡癌	低分化癌	髓样癌（家族性）	髓样癌（散发性）	未分化癌
基因突变(%)						
BRAF	40~45	-	10~20	-	-	20~40
RAS	10~20	40~50	20~40	-	25	20~40
RET/PTC	10~20	-	-	-	-	-
RET	-	-	-	>95	40~50	-
TRK	<5	-	-	-	-	-
PAX8/PPARγ	-	30~35	-	-	-	-
PIK3CA	-	<10	5~10	-	-	10~20
PTEN	-	<10	-	-	-	5~15
TP53	-	-	20~30	-	-	50~80
CTNNB1	-	-	10~20	-	-	5~60
AKT1	-	-	5~10	-	-	5~10

16

（程若川）

第七节 甲状腺低分化癌

一、定义

甲状腺低分化癌(poorly differentiated thyroid carcinoma，PDTC)是甲状腺滤泡细胞起源的恶性肿瘤，定义上也可称为分化不良甲状腺癌或分化差甲状腺癌。其分化程度、形态学及生物学行为介于分化型甲状腺癌和未分化甲状腺癌之间。PDTC曾被冠以多种名称，如低分化滤泡癌、实性型滤泡癌、低分化乳头状癌、梁状癌及岛状癌等。PDTC是较为少见的甲状腺恶性肿瘤，从全世界范围来看，各地报道的PDTC占所有甲状腺恶性肿瘤比例存在明显差异，日本小于1%，北美约为2%~3%，而北意大利为15%，这可能是由于各地发病原因存在差异或是对该病的判断标准存在差异而导致的。目前PDTC的发病原因仍不明确，其中部分PDTC病例显示可能由原已存在的甲状腺乳头状癌或滤泡状癌发展而来，但大部分病例难以明确病因。

PDTC概念最先由Sakamoto等于1983年提出，主要根据肿瘤的生长模式，将岛状、索状、实体性生长的甲状腺滤泡癌或乳头状癌定义为PDTC。1984年，Carcangiu等又提出以肿瘤高级别特征，如异型性、坏死和高有丝分裂指数等作为诊断PDTC的依据。因此，在此后的近20年时间中，学术界对于PDTC的定义莫衷一是，其中日本学者普遍采用Sakamoto观点，而欧美学术多遵从Carcangiu的标准。

2004年，世界卫生组织甲状腺肿瘤分类正式将PDTC列为一种独立类型的肿瘤，并阐明其特征为实性、索状或岛状结构，浸润性生长，有坏死、脉管浸润。2006年，在意大利都灵召开了关于PDTC的共识会议，来自欧洲、日本、美国等12位甲状腺病理学家组成的工作组基于对WTO标准的诠释制定了统一的诊断标准：

(1)实体/索状/岛状结构；

(2)缺乏常见乳头状癌的核特征；

(3)至少存在以下特征之一：①核扭曲：比典型的乳头状癌的细胞核更小且颜色更深，具有不规则的轮廓，缺少核沟和毛玻璃样核外观；②肿瘤坏死；③每个高倍镜视野有3个或以上核分裂象。都灵标准的出炉对于PDTC诊断标准的统一具有划时代的意义。但都灵标准在针对同时含有高分化区域和低分化区域肿瘤的诊断时存在一定不足，因其并未明确指出在该类型肿瘤整体中实体/索状/岛状结构占多少比例时方能诊断为PDTC。2004年WHO诊断标准认为需在肿瘤大部分区域中出现低分化特征时才能诊断PDTC，但仍无具体说明。根据目前文献报道，若50%以上的区域出现实体/索状/岛状结构将提示预后不良，因此，肿瘤整体中实体/索状/岛状结构占50%以上时诊断PDTC可能比较合适。

二、流行病学及临床体征

PDTC 多在 55~62 岁发病，平均发病年龄在 60 岁左右，女性发病多于男性，男女比例约为 1∶2，儿童及青少年发病罕见，因而对于 30 岁以下患者诊断应慎重。PDTC 患者多以增长迅速的颈部肿块就诊，且多数患者就诊时已经是晚

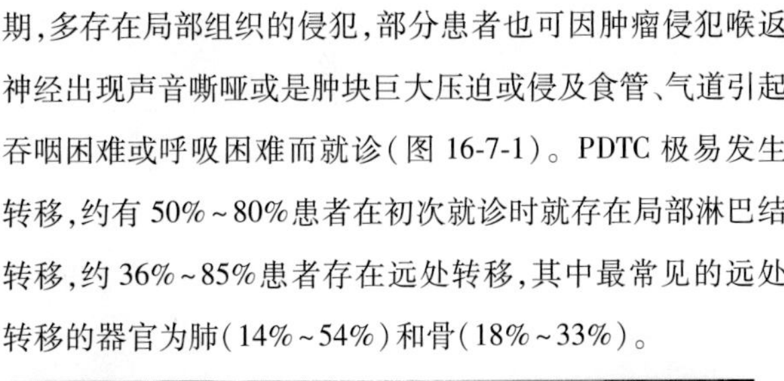

期，多存在局部组织的侵犯，部分患者也可因肿瘤侵犯喉返神经出现声音嘶哑或是肿块巨大压迫或侵及食管、气道引起吞咽困难或呼吸困难而就诊（图 16-7-1）。PDTC 极易发生转移，约有 50%~80%患者在初次就诊时就存在局部淋巴结转移，约 36%~85%患者存在远处转移，其中最常见的远处转移的器官为肺（14%~54%）和骨（18%~33%）。

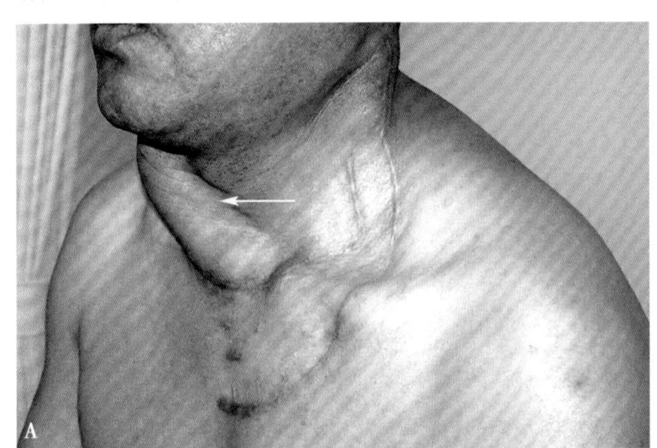

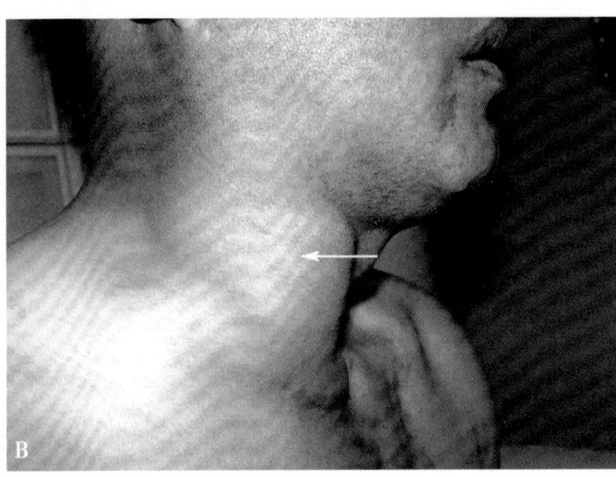

图 16-7-1 甲状腺左叶岛状癌术后对侧淋巴结转移

A. 左侧观；B. 右侧观

三、辅助检查

PDTC 患者术前评估检查主要包括实验室检查、影像学检查和病理学检查。实验室检查主要为甲状腺功能测定，用于评估患者 TT3、TT4、FT3、FT4 以及 TSH 水平，以判定患者是否合并存在甲亢及甲减等基础代谢疾病，检测 TPO-Ab、TG-Ab 水平可以评估是否合并存在自身免疫性甲状腺炎。并且，根据上述各项指标预先判断患者甲状腺功能水平，可有效避免术中、术后出现甲状腺危象等严重并发症。

高分辨率超声检查是评估此类甲状腺结节的首选方法。对临床触诊怀疑，或在 X 线、计算机断层扫描（CT）、磁共振成像（MRI）或正电子发射断层成像（PET-CT）检查中提示的"甲状腺结节"，均应行颈部超声检查。因肿瘤腺外侵袭率较高（50%~70%），极易侵犯喉返神经出现声音嘶哑，因此疑诊 PDTC 的患者，术前因常规行喉镜检查评估声带功能。对怀疑存在腺外侵犯、胸骨后肿瘤或远处转移的患者，术前增强 CT 或 MRI 检查可有助于评估甲状腺肿瘤与颈动脉、颈静脉、气管、食管、上纵隔的关系（图 16-7-2），以及颈部可疑淋巴结的分布区域，以便于外科医生评估手术可行性及制订具体手术方案（图 16-7-3）。怀疑存在食管或气管侵犯的患者术前应完善食管造影、食管镜及支气管镜等检查以充分评估甲状腺周边结构侵犯范围。此外，由于 PDTC 分化较差，部分患者钠碘共运体表达缺失，摄碘能力较弱，^{131}I 核素显像效果较差，故而对于怀疑存在远处转移的 PDTC 患者，可考虑行 ECT、PET-CT 等检查，以便于进一步评估甲状腺癌远处转移情况。

目前临床常用的术前病理检测手段为细针细胞学检查（FNAC）和粗针组织学活检，可用于 PDTC 的术前诊断。FNAC 实用性强，但与粗针活检相比，准确率低，且对 PDTC 的诊断具有一定的局限性，故对于怀疑 PDTC 的患者，粗针活检可能更为适宜。粗针穿刺的组织还可进一步行免疫组织化学检查及基因突变检测，将有助于提高诊断的特异性和准确率，并在一定程度上可指导临床治疗及预后评估。

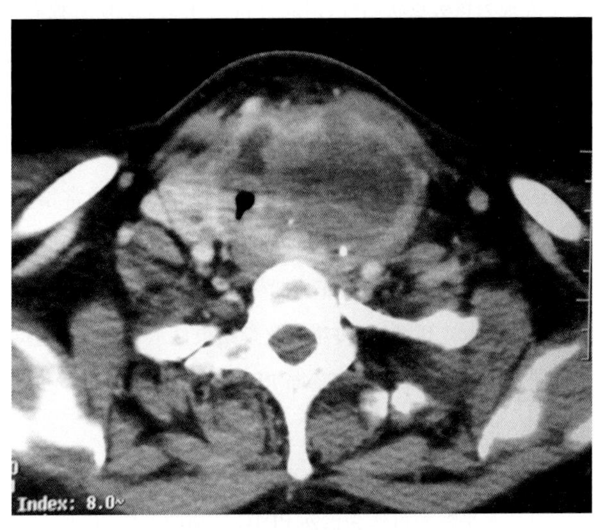

图 16-7-2 左侧甲状腺肿物 CT 图像，病理示甲状腺低分化癌

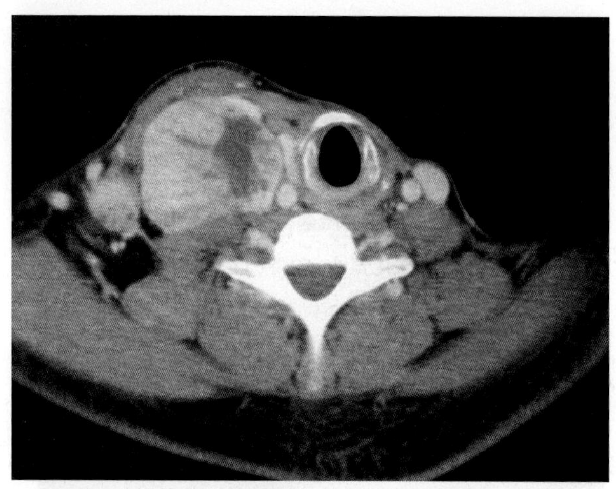

图 16-7-3 左侧甲状腺岛状癌术后对侧淋巴结转移 CT 图像

16

四、诊断

目前，PDTC 的诊断最终依赖于病理诊断，主要依据都灵标准：

(1) 实体/索状/岛状结构；

(2) 缺乏常见乳头状癌的核特征；

(3) 至少存在以下特征之一：①核扭曲；②肿瘤坏死；③每个高倍镜视野 3 个或以上核分裂象。如肿瘤中同时存在高分化和低分化区域，则一般低分化区域面积占 50%以上时，诊断 PDTC 比较合适。

免疫组织化学并非 PDTC 诊断的必须条件，但是适当的免疫组织化学指标有助于 PDTC 的诊断。但迄今为止尚无 PDTC 特异的免疫组织化学指标，通常 PDTC 呈 p53、Ki-67、PAX8、TTF-1 和甲状腺球蛋白(Tg)阳性表达。但是与高分化甲状腺癌相比，TTF-1 和 Tg 在 PDTC 中的表达更弱，而且 Tg 常表现为核旁点状阳性，但此种特点并非 PDTC 所独有，其他主要呈实性或小梁状生长的甲状腺滤泡源性良恶性肿瘤中有时也可以观察到。p53 蛋白在甲状腺高分化癌中常呈阴性表达，但在 PDTC 中约有 30%～50%的病例呈 p53 阳性表达，且其中约一半患者为弥漫性阳性表达。通常情况下，Ki-67 增殖指数在高分化甲状腺癌中低于 5%，然而有报道显示在 PDTC 中平均 Ki-67 增殖指数为 10%，波动幅度在 3%～40%之间。因此，免疫组织化学结果显示 Ki-67 增殖指数大于 5%可能更加倾向于诊断 PDTC。

五、分子水平检测

分子水平检测可作为诊断 PDTC 的辅助手段，有助于提高诊断的准确性。同时，研究 PDTC 的分子水平异常还有助于获得更好的靶向治疗位点。在甲状腺滤泡细胞中，MAPK 或 PI3K/Akt 信号通路的过度激活与致癌基因突变发生密切相关。具体来说，MAPK 信号通路(包括 MEK 和 ERK 通路)主要受 *RET*、*RAS* 和 *BRAF* 基因调节，*BRAF* 和 *RAS* 基因发生点突变或 RET/PTC 的染色体易位导致 MAPK 通路信号过度激活，进而引起细胞的无限制增殖，导致恶性肿瘤发生。

BRAF 基因突变见于约 15%的 PDTC 患者，这部分患者可能由甲状腺乳头状癌发展而来。*BRAF* 基因突变与肿瘤腺外侵犯、淋巴结转移、远处转移及肿瘤复发密切相关，常提示预后不良。有研究显示，甲状腺乳头状癌中出现 *BRAF* 基因突变可能导致病灶摄碘能力下降，进而导致放射性碘治疗抵抗，在 PDTC 中同样应引起重视。

RAS 基因突变见于约 35%的 PDTC 患者，是肿瘤去分化和不良预后的标志。与 *BRAF* 基因突变单一激活 MAKP 信号通路不同的是，*RAS* 基因突变可同时激活 MAKP 信号通路和 PI3K/AKT 信号通路。这两条信号通路的持续激活，可导致细胞不可控制地增殖、恶变，同时凋亡减弱，不断促进肿瘤去分化。然而，*RAS* 基因突变并非只见于 PDTC，约 45%的高分化甲状腺癌(主要为滤泡癌)和部分良性甲状腺肿瘤中也可以检测到 *RAS* 突变，故而肿瘤组织的去分化并非由 *BRAF* 或 *RAS* 等单个基因突变所驱动，而应该是多个基因突变协同作用的结果。

TP53 基因突变(*p53* 基因因 273 密码子突变而失活)见于 17%～38%的 PDTC 患者，但却很少见于高分化甲状腺癌，这说明 *TP53* 基因突变可能与肿瘤的失分化相关。在同时包含高分化和低分化成分的甲状腺癌组织中，*TP53* 基因突变往往只局限在低分化区域，这进一步说明，不同于 *BRAF* 和 *RAS* 突变，*TP53* 突变可能是肿瘤发展的晚期事件，在肿瘤失分化过程中发挥着重要作用。

六、鉴别诊断

1. 甲状腺髓样癌　低分化癌由于肿瘤细胞体积小，而且又有明显的滤泡形成，容易与甲状腺髓样癌混淆，但是髓样癌的肿瘤间质中常有淀粉样物沉积，刚果红染色阳性，而免疫组织化学染色 Ct 阳性，神经内分泌标记物 CgA、Syn 强阳性，TG 阴性可以明确支持髓样癌的诊断。

2. 不典型腺瘤或结节性甲状腺肿的不典型腺瘤增生结节　尽管这两者为良性病变，却在组织学上有一定的异型性和多样性，有时肿瘤细胞仅形成不明显的小滤泡或呈实性增生，但与甲状腺低分化癌相比，前两者的细胞异型性较少，病

理性核分裂少见，而后者核分裂多，若发现坏死或甲状腺包膜外侵犯则更具诊断价值。

3. 实体亚型甲状腺乳头状癌　这一类型通常发生在具有放射线暴露史的年轻人，主要由实性片状排列的肿瘤细胞构成，具有典型的甲状腺乳头状癌的核形态（毛玻璃样核、核沟及核内包涵体）。

4. 甲状腺未分化癌　甲状腺未分化癌组织学上 TTF-1 及 Tg 表达阴性，且 PDTC 不具有未分化癌那样明显的核多形性，以此相互鉴别。需要注意的是，若在 PDTC 病例中见到灶性的未分化区域，则需明确指出，因为这些肿瘤往往具有未分化甲状腺癌的行为表现。

七、临床治疗

鉴于 PDTC 发病率低且之前一直缺乏非常明确统一的诊断标准，目前没有标准的 PDTC 诊治指南。外科手术一直是甲状腺肿瘤的主要治疗手段，大多数甲状腺外科医生认为对于早中期的 PDTC 患者实行全甲状腺切除加合理范围的淋巴结清扫仍是首选。然而，大部分 PDTC 患者首诊时往往临床分期较晚，多已侵犯周围重要组织，如气管、食管、重要神经、颈动静脉等，并可能伴有颈部淋巴结转移及远处转移，部分患者手术难度较大或已失去手术机会。因此，术前详细检查和准确评估十分重要。

目前，放射性碘治疗、外照射治疗、化疗及 TSH 抑制治疗效果仍存在争议。但 PDTC 细胞起源于甲状腺滤泡细胞，可能具有潜在摄碘能力且放射性碘治疗不良反应较轻，Sanders 等建议对于行甲状腺全切的 PDTC 患者常规行^{131}I 治疗。有报道显示超过 80%的 PDTC 患者存在摄碘能力，但是并无研究表明^{131}I 治疗可延长 5 年生存率。然而因 PDTC 侵袭能力强，局部及远处转移率高的特点，大部分学者还是建议常规行术后^{131}I 和内分泌抑制治疗。

外放射治疗（EBRT）对于分化类型较差的恶性肿瘤较为敏感，因而也可用于部分甲状腺低分化癌患者的治疗。EBRT 是一种局部治疗，可考虑用于要求积极治疗的患者或初次手术不彻底、颈部病灶残余的 PDTC 患者，以期待降低肿瘤的局部复发。目前，有学者提出满足以下任意一条的 PDTC 患者可考虑行 EBRT：①肿瘤最大径>4cm，伴有最小腺外浸润并无远处转移（如浸润胸骨甲状肌肉或甲状腺周围软组织）；②广泛的腺外侵犯转移，无论转移灶大小（如侵犯皮下组织、喉、气管、食管、喉返神经、纵隔血管）。但术后辅助 EBRT 的作用仍不明确，有回顾性研究发现术后辅助 EBRT 并不能延长 PDTC 患者的总生存期。

化疗主要针对原发灶不能手术或存在不能手术切除的远处转移的 PDTC 患者，但大剂量的化疗方案对 PDTC 的治疗效果尚存在争议。葛明华等采用脂质体多柔比星联合顺铂治疗 2 例晚期甲状腺低分化癌患者，其中 1 例达到 CR，1 例达 PR。在单中心扩大样本研究后，初步结果显示该方案总有效率达 62.5%，提示该方案可能对于甲状腺低分化癌具有较好的疗效。目前，该方案的全国多中心临床试验正在进行中，效果值得期待。

靶向治疗被认为是目前最有希望攻克癌症的治疗手段，部分药物已经在肺癌、乳腺癌、大肠癌等实体肿瘤的治疗中发挥着重要作用。近年来，对于甲状腺低分化癌的分子靶向研究也逐渐得到重视，新的治疗药物如 Sorafenib、Vandetanib、Sunitinib、Motesanib 等目前正在临床试验中，这些药物可靶向调控多个激酶途径，如抑制 *TP53* 基因、*BRAF* 基因、PI3K/Akt 通路、MAPK 通路等，有望为 PDTC 治疗提供一种新的途径。安常明等研究发现索拉非尼联合脂质体多柔比星对于甲状腺低分化癌移植瘤模型有明显的抑瘤作用，中等剂量联合组（脂质体多柔比星 6mg/kg+索拉非尼 15mg/kg）疗效明显且副作用小。然而，Sorafenib、Vandetanib 用于治疗低未分化癌的临床Ⅱ期、Ⅲ期研究结果显示，靶向药物虽可不同程度延长晚期患者的无进展生存期，但是对于总生存率仍无明显提高，远期效果仍然欠佳。

由上可知，甲状腺低分化癌的治疗，单一手段难以获得满意效果，要有整体观念，应在以手术治疗为主导的基础上，根据患者的 TNM 分期及耐受情况，采取个体化综合治疗的方式，最大限度地改善患者的预后，延长患者的生存时间。

八、预后

PDTC 的临床预后介于分化型甲状腺癌与未分化甲状腺癌之间。有研究报道 PDTC 患者 5 年、10 年、15 年生存率为 50%、34%、0，远远低于分化型甲状腺癌的 95%、86%、81%，PDTC 主要的死亡原因为远处转移，最常见的转移器官为肺、骨和脑。由于 PDTC 极易复发和转移的特点，推荐术后常规密切监测甲状腺球蛋白水平，并定期复查超声、胸部 CT 及颅脑 MRI 等监测肿瘤复发情况。必要时可行全身骨显像和 PET-CT 检查，因 PDTC 摄碘能力较差但对^{18}F-脱氧葡萄糖摄取能力较强，故而 PET-CT 检查有助于提早发现复发转移病灶，敏感度优于^{131}I 核素显像。有研究显示，年龄

>45岁、肿瘤最长径>4cm、切缘阳性、远处转移是影响预后的危险因素,因此对存在上述危险因素的患者应更加注意密切随访。

(葛明华)

第八节 家族性非髓样甲状腺癌

家族性非髓样甲状腺癌(familial non-medullary thyroid carcinoma,FNMTC)是甲状腺滤泡细胞起源的恶性肿瘤在一个家族中聚集,病理类型主要为甲状腺乳头状癌(PTC)、滤泡癌(FTC)。Robinson 和 Orr 在 1955 年首次报道了有遗传倾向证据的非髓样甲状腺癌(non-medullary thyroid carcinoma,NMTC)。在这个报道中,一对单卵双生的姐妹被诊断为多灶性双侧甲状腺乳头状癌合并区域淋巴结转移。此后,研究者们为更加准确地定义 FNMTC 的生物学行为和分子病因学做了更多努力。

16

一、定义

根据家族史统计,起源于甲状腺滤泡细胞的所有甲状腺癌中,近 5%~10%为 FNMTC。在细胞水平上,并没有可以用于鉴别 FNMTC 和散发性非髓样甲状腺癌(sporadic non-medullary thyroid carcinoma,SNMTC)的组织学特征。由于散发性非髓样甲状腺癌的发病率高,对于通过多少成员患病而定义为 FNMTC 家系尚缺少共识,使得 FNMTC 与 SNMTC 的生物学行为是否相似的问题复杂化。在普通人群中,NMTC 的高发生率预示 SNMTC 在一个家系中聚集可能也是常见现象,采用家系中最少有 2 个成员患病来定义 FNMTC 可能会导致将散发性患者归入 FNMTC 中。甲状腺良性疾病(例如多发性甲状腺结节)的纳入夸大了这种风险;而自 2004 年,美国和欧洲的甲状腺疾病发生率都以每年近 2%的比例增加,正在上升的甲状腺疾病发生率也可能导致了这种风险被夸大。Charkes 评估了 FNMTC 临床和遗传学研究时样本中 SNMTC 的风险:如果采用家系中 2 例患者的模型来定义 FNMTC,将 SNMTC 纳入样本的可能性为 62%~69%,但如果采用家系中 3 例或 3 例以上患者的模型定义 FNMTC,将 SNMTC 纳入的可能性减小到 6%以下。纵观目前的临床研究,均是采用家系中至少 2 例患者发生 NMTC 的模型定义 FNMTC。

二、相关的家族性肿瘤综合征

FNMTC 可以分为:非综合征类和综合征类。非综合征类 FNMTC 是指在一个患病家系中,患者以发生甲状腺滤泡细胞起源的恶性肿瘤为特征,不合并其他内分泌肿瘤或疾病;综合征类是指以非甲状腺肿瘤为主要特征的家族性肿瘤综合征,符合孟德尔遗传规律,如家族性腺瘤性息肉病(familial adenomatouspolyposis,FAP)、考登综合征(Cowden syndrome)等。

家族性腺瘤性息肉病(FAP)是一种常染色体显性遗传病,由位于染色体 5q21 上的 *APC* 基因的失活突变引起。FAP 的多发性息肉发生在胃肠道黏膜,尤其是结肠,息肉有恶变潜质,患者发病年龄较早。据报道,FAP 家系的成员发生 PTC 风险约增加 10 倍,这类与 FAP 有关的甲状腺癌在组织学上表现出典型的筛块状,多数患者发病年龄早(小于 30 岁),且多为女性。大多数同时患有 FAP 和 PTC 的女性患者,不仅存在 *APC* 基因上的胚系突变,同时具有 RET/PTC 体细胞突变。

Gardner 综合征又称遗传性肠息肉综合征,是 FAP 的变异形式。患者的大肠息肉病与结肠外的明显特征相关,如额外牙、颅骨纤维结构异常、下颌骨骨瘤、纤维瘤、上皮囊肿、视网膜色素上皮增生、上消化道错构瘤和甲状腺肿瘤。甲状腺肿瘤的发病年龄早,且多为女性患者。患有该综合征的患者发生甲状腺肿瘤的整体风险约为 2%。

Cowden 病(多发性错构瘤综合征)是一种常染色体显性遗传病,致病基因是位于染色体 10q22-23 上的肿瘤抑癌基因 *PTEN*。Cowden 病患者以发生错构瘤和其他部位的肿瘤为特征,如甲状腺癌、乳腺癌、结肠癌、子宫内膜癌和脑部肿瘤。该综合征最常见的皮肤外表现是甲状腺肿瘤,大约发生在 2/3 的患者中。

Werner 综合征(成人早老症)是一种常染色体隐性遗传病,主要特点是过早老化、硬皮样皮肤改变、白内障、皮下钙化、肌肉萎缩、糖尿病和肿瘤高发生率。其致病性突变发生在 *WRN* 基因上,该基因位于染色体 8p11-21 上。Werner 综合征患者发生甲状腺癌的年龄早,主要为滤泡癌,乳头状癌和未分化癌也是常见类型。

Carney 综合征主要表现为软组织黏液瘤、皮肤黏膜色素沉着(蓝痣)、神经鞘瘤和发生在肾上腺、垂体和睾丸的肿瘤。甲状腺疾病在 Carney 综合征患者中也很常见,包括腺瘤样增生或乳头状癌和滤泡状癌。它是由位于染色体 17q24 上的 *PRKAR1* 基因突变引起的常染色体显性遗传病。

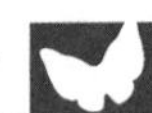

三、遗传学研究

目前在分子水平上，对 FNMTC 这种独特综合征的遗传基础知之甚少。与原癌基因 *RET* 的胚系点突变导致的遗传性甲状腺髓样癌不同的是，FNMTC 的致病基因尚未明确。FNMTC 的多样性表达提示特异性致病基因可能导致甲状腺癌易感倾向。随着分子遗传学上新技术的出现，已经发现了一些潜在的 FNMTC 基因位点。另外，还有学者调查研究了不同的 miRNA 和端粒、端粒酶在 FNMTC 遗传易感中的作用。

（1）家族性非髓样甲状腺癌的易感位点：一些研究采用微卫星标记方法，针对信息完善、有多个成员患病的大家系进行了全基因组连锁分析，发现了一些潜在位点，同时也排除了一些被认为与 FNMTC 易感性相关的重要基因。

研究发现的第一个与 FNMTC 可能相关的基因是 *MNG1*，位于染色体 14q31 上。该研究的对象是一个包含 18 例多发性甲状腺结节（multinodular goiter，MNG）患者和 2 例 NMTC 患者的加拿大家系。单体型分析与连锁分析的数据一致，显示该家系是一个常染色体显性遗传模式。为了验证这一发现，研究者在其他几个家系中重复进行了连锁分析。该基因在患有 MNG 的家系中得到了证实，但是在其他 FNMTC 家系中并没有发现相关的证据，这提示该基因与 FNMTC 的发病可能无关，或者它可能只是小部分伴有 MNG 的 FNMTC 患者的发病原因。另一种解释是，MNG1 位点上可能含有 MNG 而非 FNMTC 的致病基因。

法国 NMTC 协会对一个由 6 例 MNG 和 3 例 NMTC 患者组成的法国家系的研究发现，伴有嗜曙红细胞增多的甲状腺肿瘤（TCO）的基因定位于染色体 19p132 上。*TCO* 基因长达 2Mb，通过增加更多的标记和更多的有嗜酸性肿瘤患者的家系，进一步将其精确到一个 1.6Mb 的区段。最初推测 *TCO* 基因仅与这种合并嗜曙红细胞增多的 FNMTC 相关。然而，对 22 个 FNMTC 家系进行连锁分析时，发现其中 1 个家系与 *TCO* 基因有关联，但是这个家系中的患者仅患有甲状腺癌而不伴有嗜曙红细胞增多。重要的是，在之后的独立性研究中，也发现了 FNMTC 与 *TCO* 基因的关联。另外，对其他家系的分析发现了 *TCO* 基因与 2q21 上的 *NMTC1* 基因相互作用的证据，同时携带有这两个易感基因突变的患者发生 NMTC 的风险将会增加。

fPTC/PRN 首次在一个美国家系患者的 1q21 染色体上发现，这个家系中有 5 例 PTC 患者、1 例结肠癌和 2 例乳头状肾肿瘤（papillaryrenal neoplasm，PRN）患者。对这个家系中的 31 例成员进行了基因型和单体型分析，结果显示在这个连锁区域内，多例患者具有相同的表型。目前，fPTC/PRN 与 FNMTC 之间的关系尚没有在其他的独立研究中得到证实，也没有针对同时发生 PTC 和 PRN 的家系的深入研究报道。与 PRN 相关的 PTC，是一个独特的罕见 FNMTC 表型，以上这些研究提示 fPTC/PRN 基因座上可能含有一个与这种表型有关的易感基因。

位于染色体 2q21 上的 FNMTC 易感性基因（*NMTC1*）首次发现于一个含有复发性 PTC 的大家系中。在进行了一个广泛的全基因组扫描之后，又进行了一个单体型分析，结果显示 8 例 PTC 患者中有 7 例患者都携带有染色体 2q21 上的一个共同的单体型。这些发现随后在一个针对 80 个 FNMTC 家系的连锁分析研究中得到证实。此外，一项对 10 个 FNMTC 家系（其中 9 个家系包含伴有嗜曙红细胞增多的甲状腺癌）进行连锁分析的研究揭示了 *TCO* 和 *NMTC1* 基因遗传模型的有意义证据，提示 *TCO* 和 *NMTC1* 基因的相互作用可能会增加同时携带有这两个位点突变的患者发生 FNMTC 的风险。此外，在一些 FNMTC 的样本中还发现了 *TCO* 和 *NMTC1* 基因的杂合性丢失。总之，所有这些研究结果表明，*TCO* 和 *NMTC1* 上的突变可能对一小部分的 FNMTC 至关重要。

值得注意的是，所有这些研究表明在个别的家系中进行 FNMTC 遗传学研究具有一定局限性，这些 FNMTC 的变异形式（例如肾乳头状瘤），不存在于绝大多数 FNMTC 家系中。因此，已报道的基因位点在其他的 FNMTC 家系中仍有待证实。分别在染色体 9q22.33 和 14q13.3 上发现了与 FNMTC 易感性可能相关的两个常见的单核苷酸多态性变异，突变基因分别是编码甲状腺转录因子的 *FOXE1* 基因和 *NKX2-1* 基因，且该研究发现纯合型突变携带者发生甲状腺癌的风险比未携带者高 5.7 倍。此外，对来自美国和意大利的 38 个 FNMTC 家系的 SNP 阵列-基因型进行分析，发现 FNMTC 表型与分别位于染色体 1q21 和 6q22 上的 2 个 SNP 有关联。这两个区域可能包含至今尚未发现的 FNMTC 易感基因，然而，确切的基因还没有被鉴别出来。

另一方面，新技术在分子遗传学上的应用，如多重胚系突变分析，已经排除了散发性甲状腺癌相关基因上最常见的体细胞突变，包括 *RET*，*RET/PTC*，*MET*，*MEK1*，*MEK2*，*APC*，*PTEN* 和 *NTRK*，这些基因曾被认为是 FNMTC 的候选致病基因。然而，在有 NMTC 患者的葡萄牙家系中也发现了 *BRAF*

和 *RAS* 基因的体细胞突变。作者认为这些体细胞基因的改变可能参与 FNMTC 肿瘤的进展。

（2）家族性非髓样甲状腺癌中的 miRNAs：微小 RNA（miRNAs）是守恒的、单链、小分子（约 22 个核苷酸长度）非编码 RNA，它能够以 mRNA 为目标，在转录后水平上抑制基因表达。目前一项研究将 FNMTC 患者的 miRNA 谱与散发性对照进行了对比。作者发现了 miR-886-3p 和 miR-20a 在两组患者之间的表达有差异。重要的是，通过 RT-PCR 证实这两个 miRNA 分别差异性表达 3 倍和 4 倍。另外，相比于正常的甲状腺组织，miR-886-3p 和 miR-20a 在 NMTC 中也会下调 3.5～4 倍。miR-20a（13q31.3）和 miR-886-3p（5q31.2）均不在之前通过连锁分析研究发现的 FNMTC 易感位点上；但是，这并不奇怪，因为 miRNA 的核苷酸长度较小。miRNA 的生物学研究是一个新兴领域。为识别新的 miRNAs 在 FNMTC 中的作用，必须进行进一步的研究。

16

（3）家族性非髓样甲状腺癌与端粒和端粒酶：端粒位于真核生物染色体末端的非编码区域，由数百段简单的重复序列串联（脊椎动物中的 TTAGGG）组成，这些重复序列可以保证细胞分裂时染色体稳定复制。由于 DNA 链合成和氧化损伤的不完全滞后，随着每个细胞复制，端粒逐步缩短。当端粒变得非常短时，细胞发生衰老或凋亡。端粒酶是一种特异性的核糖核蛋白，有反转录酶活性；通过将端粒重复序列添加到 G 富集链上，抵消端粒缩短。端粒酶再活化与癌症有很强的相关性，说明这种机制在癌症的发展中起着重要作用。此外，端粒酶活性（telomerase activity，TA）也可以被看作是人类癌症的标志。在正常甲状腺样本中，TA 几乎缺失，而在甲状腺癌中，所有的组织类型中均有发现 TA 增强（乳头状癌、滤泡癌、髓样癌和未分化癌）的现象。这个发现在 1997 年首先报道出来，在 100%的 FTC 样本中观察到 TA，而在 76%的良性甲状腺病变中没有观察到 TA，这提示端粒酶的表达在确定甲状腺癌的临床生物学行为可能很重要。

最近在 FNMTC 患者中发现了一些端粒异常，如端粒关联和端粒融合，使得了染色体变脆弱。此外，一项纳入 34 例 FNMTC 患者的研究报道了端粒-端粒酶复合物的不平衡，并且在另一项包含 18 例 FNMTC 患者的研究中得到验证。作者观察到，与 SNMTC 患者相比，FNMTC 患者的端粒更短、*hTERT* 基因拷贝数扩增增加、端粒酶活性更高。FNMTC 患者中的端粒酶的高活性、放大的 *hTERT* 活性以及 *hTERT* 基因拷贝数的增加，均代表基因异常，进而导致基因组不稳定性和永生化；基因组不稳定性使 DNA 损伤的细胞逃避凋亡。这些报道表明，先天性端粒短的患者可能更早达到足以引发癌症发展的端粒长度阈值。重要的是，相比家系中的第一代甲状腺癌患者，第二代患者被诊断出患有甲状腺癌的年龄总是比较早。以上这些有关端粒酶的发现与“遗传早现”现象一致，这更说明 FNMTC 是一个真正的家族遗传病而不是同一疾病偶然出现在一个家庭中。

四、临床诊治

在临床生物学行为方面，FNMTC 与 SNMTC 相比是否更具有侵袭性目前存在一定争议。支持 FNMTC 更具有侵袭性的研究显示，FNMTC 发病年龄早，双侧性和多灶性病变的发生率高，有较高的区域淋巴结转移率，并且区域复发率高、无病生存期短。还有证据显示在 FNMTC 家系的不同代之间有“遗传早现”想象，即 FNMTC 家系患者的第二代与第一代相比，第二代患者在确诊时年龄更小、肿瘤直径较大、侵袭性更强。

早期超声监测对家系成员是有利的。Rosario 的最近一项报道显示，与对照组相比，PTC 患者的同代亲属（$n=723$）甲状腺癌多中心性、腺外侵犯、区域淋巴结转移和远处转移的发生率增加。另外，与家系中的先证者相比，患有 PTC 的同代亲属中，超声监测与临床病变的早期发现具有相关性，同时超声监测还与较小的肿瘤直径（0.8 vs. 2.9 cm；$P\leq 0.001$）、较低的区域淋巴结转移率（23.2% vs. 65.6%；$P\leq 0.001$）和较低的腺外侵犯发生率（20.9% vs. 56.2%；$P=0.002$）相关。

但同时也有一些研究显示 FNMTC 具有与 SNMTC 相似的生物学行为，并指出 FNMTC 的治疗应该完全依据 SNMTC 的处理指南。Robenshtok 等报道显示，FNMTC 患者（$n=67$）在诊断时的疾病分期与对照组（$n=375$）相似，经过平均 8.6 ±10.0 年的随访期后，持续性和复发性疾病的发生率相近，无病生存期也无差异。此外，在这项研究中也没有证据显示 FNMTC 在子代患者表现出更强的侵袭性。

综合以上研究，临床医生建议对 FNMTC 患者的家属进行早期筛查和监测甲状腺良恶性疾病的发生。另外，考虑到发生侵袭性疾病的风险增加，对 FNMTC 家系的患者可能会采用更加积极的治疗方案，如对所有 FNMTC 患者进行全甲状腺切除、预防性中央区淋巴结清除和放射性碘治疗。对侧颈部的处理原则与 SNMTC 相同，只在术前分期发现侧颈部存在恶性病变时推荐侧颈清扫，不推荐预防性的颈部淋巴结清除。

 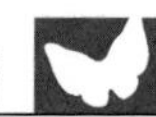

五、小结

自 1955 年对 FNMTC 的第一次描述后，将 FNMTC 作为一个独立的临床实体来研究的报道越来越多。对 FNMTC 的生物学行为，尽管还存在争议，但是很多研究，包括大型队列研究，均表明 FNMTC 比 SNMTC 的侵袭性高，发病年龄早，多发性甲状腺良性结节发病率增加，肿瘤多灶性、淋巴结受累和转移以及复发比例高，而无病生存期短。对 FNMTC 的遗传学研究显示，它属于常染色体显性遗传，伴有不完全外显性，有研究对 FNMTC 易感性的潜在位点进行了分析，然而 FNMTC 的特异性致病基因尚未确定。最近一些研究表明，端粒和端粒酶的表达及活性可能导致基因组不稳定和 FNMTC 肿瘤细胞永生化。此外，miRNA 生物学代表着一个相对的新研究领域，未来仍需要进行以了解 miRNAs 如何整合入 FNMTC 为目的的研究。二代测序技术的出现，也使得大规模检测已知遗传易感基因突变变得方便可行，将此应用到 FNMTC 的遗传易感性筛查中，也可在一定程度上帮助 FNMTC 的早期预测，如最近天津医科大学肿瘤医院高明教授团队报告了利用二代测序技术对于家族性非髓样甲状腺癌的易感基因进行筛查，在 63 例非髓样甲状腺癌（NMTC）中，共发现分别位于 13 个基因的 45 个高质量的胚系突变，初步建立了 FNMTC 家系的筛查策略与方法。我们同时建议受累家系的所有一级亲属，即使无症状，也应进行仔细的病史记录和全面的体格检查。这样可以及早发现、及时干预，并有望提高患者及其家属的预后。随着新的分子生物学方法的出现，对 FNMTC 遗传学的深入了解还需要更多更大规模的研究。

（于 洋）

参考文献

1. Horn-Ross PL, Canchola aJ, Ma H, et al. Hormonal factors and the risk of papillary thyroid cancer in the California teachers study cohort. Cancer Epidemiol Biomarkers Prev, 2011, 20(8): 1751-1759.
2. Herzon FS, Morris DM, Segal MN, et al. Coexistent thyroid cancer and pregnancy. Arch Otolaryngol Head Neck Surg, 1994, 120: 1191-1193.
3. Moosa M, Mazzaferri EL. Outcome of differentiated thyroid cancer diagnosed in pregnant women. J Clin Endocrinol Metab, 1997, 82: 2862-2866.
4. Yasmeen S, Cress R, Romano PS, et al. Thyroid cancer in pregnancy. Int J Gynaecol Obstet, 2005, 91: 15-20.
5. Messuti I, Corvisieri S, Bardesono F, et al. Impact of pregnancy on prognosis of differentiated thyroid cancer: clinical and molecular features. Eur J Endocrinol, 2014, 170: 659-666.
6. Marley EF, Oertel YC. Fine-needle aspiration of thyroid lesions in 57 pregnant and postpartum women. Diagn Cytopathol, 1997, 16(2): 122-125.
7. Neuhold N, Schutheis A, Hermann M, et al. Incidental papillary microcarcinoma of the thyroid-further evidence of a very low malignant potential: a retrospective clinicopathological study with up to 30 years of follow-up. Ann Surg Oncol, 2011, 18(12): 3430-3436.
8. Hay ID, Hutchinson ME, Gonzalez-Losada T, et al. Papillary thyroid microcarcinoma: A study of 900 cases observed in a 60-year period. Surgery, 2008, 144(6): 980-988.
9. Mitchell AL, Gandhi A, Scott-Coombes D, et al. Management of thyroid cancer: United Kingdom National Multidisciplinary Guidelines. J Laryngol Otol, 2016, 130(S2): S150-S160.
10. Lee J, Park JH, Lee CR, et al. Long-term outcomes of total thyroidectomy versus thyroid lobectomy for papillary thyroid microcarcinoma: comparative analysis after propensity score matching. Thyroid, 2013, 23(11): 1408-1415.
11. Kwon H, Jeon MJ, Kim WG, et al. A comparison of lobectomy and total thyroidectomy in patients with papillary thyroid microcarcinoma: a retrospective individual risk factor-matched cohort study. Eur J Endocrinol, 2017, 176(4): 371-378.
12. Sobrinho-Simões M, Sambade C, Fonseca E, et al. Poorly differentiated carcinomas of the thyroid gland: a review of the clinicopathologic features of a series of 28 cases of a heterogeneous, clinically aggressive group of thyroid tumors. Endocrine Pathology, 1996, 10(2): 123.
13. Asioli S, Erickson LA, Righi AL, et al. Poorly differentiated carcinoma of the thyroid: validation of the Turin proposal and analysis of IMP3 expression. Mod Pathol, 2010, 23(9): 1269-1278.
14. Gill A, Delbridge L. Prevalence and Prognostic Significance of Poor Differentiation and Tall Cell Variant in Papillary Carcinoma in Japan. World Journal of Surgery, 2008, 32(7): 1544-1545.

16

15. Sakamoto A, Kasai N, Sugano H. Poorly differentiated carcinoma of the thyroid. A clinicopathologic entity for a high-risk group of papillary and follicular carcinomas. Cancer, 1983, 52(10): 1849-1855.

16. Carcangiu ML, Zampi G, Rosai J. Poorly differentiated("insular") thyroid carcinoma. A reinterpretation of Langhans' "wuchernde Struma". American Journal of Surgical Pathology, 1984, 8(9): 655.

17. Dettmer M, Schmitt A, Steinert H, et al. Poorly differentiated oncocytic thyroid carcinoma-diagnostic implications and outcome. Histopathology, 2012, 60(7): 1045-1051.

18. Gnemmi V, Renaud F, Do CC, et al. Poorly differentiated thyroid carcinomas: application of the Turin proposal provides prognostic results similar to those from the assessment of high-grade features. Histopathology, 2014, 64(2): 263-273.

19. Jr E MS, Livolsi VA, Brierley J, et al. An evidence-based review of poorly differentiated thyroid cancer. World Journal of Surgery, 2007, 31(5): 934-945.

20. Chao TC, Lin JD, Chen MF. Insular carcinoma: infrequent subtype of thyroid cancer with aggressive clinical course. World Journal of Surgery, 2004, 28(4): 393-396.

21. Walczyk A, Kowalska A, Sygut J. The clinical course of poorly differentiated thyroid carcinoma(insular carcinoma)-own observations. Endokrynologia Polska, 2010, 61(5): 467.

22. Jung TS, Kim TY, Kim KW, et al. Clinical features and prognostic factors for survival in patients with poorly differentiated thyroid carcinoma and comparison to the patients with the aggressive variants of papillary thyroid carcinoma. Endocrine Journal, 2007, 54(2): 265-274.

23. Asakawa H, Kobayashi T, Komoike Y, et al. Chemosensitivity of anaplastic thyroid carcinoma and poorly differentiated thyroid carcinoma. Anticancer Research, 1997, 17(4A): 2757-2762.

24. Romesser PB, Sherman EJ, Shaha AR, et al. External beam radiotherapy with or without concurrent chemotherapy in advanced or recurrent non-anaplastic non-medullary thyroid cancer. Journal of Surgical Oncology, 2014, 110(4): 375-382.

25. 安常明，王铮，韩志楷，等.索拉非尼联合脂质体阿霉素治疗甲状腺低分化癌.2011 国际暨全国头颈肿瘤学术大会，2011：931-936.

26. Volante M, Cavallo GP, Papotti M. Prognostic factors of clinical interest in poorly differentiated carcinomas of the thyroid. Endocrine Pathology, 2004, 15(4): 313-317.

27. Ali SZ, Cibas ES. The Bethesda System for Reporting Thyroid Cytopathology. Springer US, 2010.

28. Nikiforov YE. Genetic alterations involved in the transition from well-differentiated to poorly differentiated and anaplastic thyroid carcinomas. Endocrine Pathology, 2004, 15(4): 319-327.

29. Bejarano PA, Nikiforov YE, Swenson ES, et al. Thyroid transcription factor-1, thyroglobulin, cytokeratin 7, and cytokeratin 20 in thyroid neoplasms. Appl Immunohistochem Mol Morphol, 2000, 8(3): 189-194.

30. Tanaka K, Sonoo H, Saito W, et al. Analysis of Clinical Outcome of Patients with, Poorly Differentiated Thyroid Carcinoma. Isrn Endocrinol, 2011, 2011: 308029.

31. Xing M. BRAF V600E mutation and papillary thyroid cancer. Jama the Journal of the American Medical Association, 2013, 310(5): 535.

32. Xing M, Alzahrani AS, Carson KA, et al. Association between BRAF V600E mutation and mortality in patients with papillary thyroid cancer. Jama the Journal of the American Medical Association, 2013, 309(14): 1493-1501.

33. Nikiforov YE, Nikiforova MN. Molecular genetics and diagnosis of thyroid cancer. Nature Reviews Endocrinology, 2011, 7(10): 569.

34. Hannallah J, Rose J, Guerrero MA. Comprehensive literature review: recent advances in diagnosing and managing patients with poorly differentiated thyroid carcinoma. Int J Endocrinol, 2013, 2013(10): 317487.

35. Pal T, Vogl FD, Chappuis PO, et al. Increased risk for nonmedullary thyroid cancer in the first degree relatives of prevalent cases of nonmedullary thyroid cancer: a hospital-based study. J Clin Endocrinol Metab, 2001, 86(11): 5307-5312.

36. Moses W, Weng J, Kebebew E. Prevalence, clinicopathologic features, and somatic genetic mutation profile in familial versus sporadic nonmedullary thyroid cancer. Thyroid, 2011,

21(4):367-371.

37. Nose V. Familial thyroid cancer: a review. Mod Pathol, 2011,24Suppl 2:S19 -S33.

38. Hillenbrand A, Varhaug JE, Brauckhoff M, et al. Familial nonmedullary thyroid carcinoma-clinical relevance and prognosis. A European multicenter study. ESES Vienna presentation. Langenbecks Arch Surg, 2010, 395(7):851-858.

39. Mazeh H, Benavidez J, Poehls JL, et al. In patients with thyroid cancer of follicular cell origin, a family history of nonmedullary thyroid cancer in one first-degree relative is associated with more aggressive disease. Thyroid, 2012, 22(1): 3-8.

40. Sippel RS, Caron NR, Clark OH. An evidence-based approach to familial nonmedullary thyroid cancer: screening, clinical management, and follow-up. World J Surg, 2007, 31 (5): 924-933.

41. Capezzone M, Marchisotta S, Cantara S, et al. Familial nonmedullary thyroid carcinoma displays the features of clinical anticipation suggestive of a distinct biological entity. Endocr Relat Cancer, 2008, 15(4):1075-1081.

42. Rosario PW, Mineiro FA, Prates BS, et al. Ultrasonographic screening for thyroid cancer in siblings of patients with apparently sporadic papillary carcinoma. Thyroid, 2012, 22 (8):805-808.

43. Uchino S, Noguchi S, Yamashita H, et al. Detection of asymptomatic differentiated thyroid carcinoma by neck ultrasonographic screening for familial nonmedullary thyroid carcinoma. World J Surg, 2004, 28(11):1099-1102.

44. Maxwell EL, Hall FT, Freeman JL. Familial non-medullary thyroid cancer: a matched-case control study. Laryngoscope, 2004, 114(12):2182-2186.

45. Robenshtok E, Tzvetov G, Grozinsky-Glasberg S, et al. Clinical characteristics and outcome of familial nonmedullary thyroid cancer: a retrospective controlled study. Thyroid, 2011, 21(1):43-48.

46. Cooper DS, Doherty GM, Haugen BR, et al. Revised American Thyroid Association management guidelines for patients with thyroid nodules and differentiated thyroid cancer. Thyroid, 2009, 19(11):1167-1214.

47. Pacini F, Schlumberger M, Dralle H, et al. European consensus for the management of patients with differentiated thyroid carcinoma of the follicular epithelium. Eur J Endocrinol, 2006, 154(6):787-803.

48. Charkes ND. On the prevalence of familial nonmedullary thyroid cancer in multiply affected kindreds. Thyroid, 2006, 16(2):181-186.

49. Plail RO, Bussey HJ, Glazer G, et al. Adenomatous polyposis: an association with carcinoma of the thyroid. Br J Surg, 1987, 74(5):377-380.

50. Harach HR, Williams GT, Williams ED. Familial adenomatous polyposis associated thyroid carcinoma: a distinct type of follicular cell neoplasm. Histopathology, 1994, 25(6):549-561.

51. Iwama T, Mishima Y, Utsunomiya J. The impact of familial adenomatous polyposis on the tumorigenesis and mortality at the several organs. Its rational treatment. Ann Surg, 1993, 217(2):101-108.

52. Cetta F, Montalto G, Gori M, et al. Germline mutations of the APC gene in patients with familial adenomatous polyposis-associated thyroid carcinoma: results from a European cooperative study. J Clin Endocrinol Metab, 2000, 85 (1): 286-292.

53. Cetta F, Pelizzo MR, Curia MC, et al. Genetics and clinicopathological findings in thyroid carcinomas associated with familial adenomatous polyposis. Am J Pathol, 1999, 155 (1):7-9.

54. Soravia C, Sugg SL, Berk T, et al. Familial adenomatous polyposis-associated thyroid cancer: a clinical, pathological, and molecular genetics study. Am J Pathol, 1999, 154(1): 127-135.

55. Cetta F, Chiappetta G, Melillo RM, et al. The ret/ptc1 oncogene is activated in familial adenomatous polyposis-associated thyroid papillary carcinomas. J Clin Endocrinol Metab, 1998, 83(3):1003-1006.

56. Houlston RS, Stratton MR. Genetics of non-medullary thyroid cancer. QJM, 1995, 88(10):685-693.

57. Mallory SB. Cowden syndrome(multiple hamartoma syndrome). Dermatol Clin, 1995, 13(1):27-31.

58. Haggitt RC, Reid BJ. Hereditary gastrointestinal polyposis syndromes. Am J Surg Pathol, 1986, 10(12):871-887.

59. Yu CE, Oshima J, Fu YH, et al. Positional cloning of the

16

Werner's syndrome gene. Science, 1996, 272 (5259): 258-262.

60. Stratakis CA, Courcoutsakis NA, Abati A, et al. Thyroid gland abnormalities in patients with the syndrome of spotty skin pigmentation, myxomas, endocrine overactivity, and schwannomas(Carney complex).J Clin Endocrinol Metab, 1997,82(7):2037-2043.

61. Bonora E,Tallini G,Romeo G.Genetic Predisposition to Familial Nonmedullary Thyroid Cancer: An Update of Molecular Findings and State-of-the-Art Studies. J Oncol, 2010,2010:385206.

62. Bignell GR,Canzian F,Shayeghi M,et al.Familial nontoxic multinodular thyroid goiter locus maps to chromosome 14q but does not account for familial nonmedullary thyroid cancer.Am J Hum Genet,1997,61(5):1123-1130.

63. Neumann S, Willgerodt H, Ackermann F, et al. Linkage of familial euthyroid goiter to the multinodular goiter-1 locus and exclusion of the candidate genes thyroglobulin, thyroperoxidase, and Na +/I- symporter. J Clin Endocrinol Metab,1999,84(10):3750-3756.

64. Canzian F,Amati P,Harach HR,et al.A gene predisposing to familial thyroid tumors with cell oxyphilia maps to chromosome 19p13. 2. Am J Hum Genet, 1998, 63 (6): 1743-1748.

65. Bevan S,Pal T,Greenberg CR,et al.A comprehensive analysis of MNG1,TCO1,fPTC,PTEN,TSHR,and TRKA in familial nonmedullary thyroid cancer: confirmation of linkage to TCO1. J Clin Endocrinol Metab, 2001, 86 (8): 3701-3704.

66. Alsanea O,Wada N,Ain K,et al.Is familial non-medullary thyroid carcinoma more aggressive than sporadic thyroid cancer? A multicenter series.Surgery,2000,128(6):1043-1050,1050-1051.

67. Malchoff CD,Sarfarazi M,Tendler B,et al.Papillary thyroid carcinoma associated with papillary renal neoplasia: genetic linkage analysis of a distinct heritable tumor syndrome. J Clin Endocrinol Metab,2000,85(5):1758-1764.

68. McKay JD,Lesueur F,Jonard L,et al.Localization of a susceptibility gene for familial nonmedullary thyroid carcinoma to chromosome 2q21. Am J Hum Genet, 2001, 69 (2): 440-446.

69. McKay JD,Thompson D,Lesueur F,et al.Evidence for interaction between the TCO and NMTC1 loci in familial nonmedullary thyroid cancer. J Med Genet, 2004, 41 (6): 407-412.

70. Cavaco BM,Batista PF,Martins C,et al.Familial non-medullary thyroid carcinoma (FNMTC): analysis of fPTC/PRN,NMTC1,MNG1 and TCO susceptibility loci and identification of somatic BRAF and RAS mutations.Endocr Relat Cancer,2008,15(1):207-215.

71. Cavaco BM,Batista PF,Sobrinho LG,et al.Mapping a new familial thyroid epithelial neoplasia susceptibility locus to chromosome 8p23.1-p22 by high-density single-nucleotide polymorphism genome-wide linkage analysis.J Clin Endocrinol Metab,2008,93(11):4426-4430.

72. Gudmundsson J,Sulem P,Gudbjartsson DF,et al.Common variants on 9q22.33 and 14q13.3 predispose to thyroid cancer in European populations.Nat Genet,2009,41(4): 460-464.

73. Suh I,Filetti S,Vriens MR,et al.Distinct loci on chromosome 1q21 and 6q22 predispose to familial nonmedullary thyroid cancer: a SNP array-based linkage analysis of 38 families. Surgery,2009,146(6):1073-1080.

74. Bartel DP.MicroRNAs: genomics,biogenesis,mechanism,and function.Cell,2004,116(2):281-297.

75. Wightman B,Ha I,Ruvkun G.Posttranscriptional regulation of the heterochronic gene lin-14 by lin-4 mediates temporal pattern formation in C.elegans.Cell,1993,75(5):855-862.

76. Kozomara A,Griffiths-Jones S.miRBase: integrating microRNA annotation and deep-sequencing data. Nucleic Acids Res,2011,39(Database issue):D152-D157.

77. Lewis BP,Shih IH,Jones-Rhoades MW,et al.Prediction of mammalian microRNA targets. Cell, 2003, 115 (7): 787-798.

78. Xiong Y,Zhang L,Holloway AK,et al.MiR-886-3p regulates cell proliferation and migration, and is dysregulated in familial non-medullary thyroid cancer. PLoS One, 2011, 6 (10):e24717.

79. Hu Z,Chen X,Zhao Y,et al.Serum microRNA signatures identified in a genome-wide serum microRNA expression

16

profiling predict survival of non-small-cell lung cancer. J ClinOncol,2010,28(10):1721-1726.

80. Pesta M, Klecka J, Kulda V, et al. Importance of miR-20a expression in prostate cancer tissue. Anticancer Res, 2010, 30(9):3579-3583.

81. Hui AB, Lenarduzzi M, Krushel T, et al. Comprehensive MicroRNA profiling for head and neck squamous cell carcinomas. Clin Cancer Res, 2010, 16(4):1129-1139.

82. Orenes-Pinero E, Montoro-Garcia S, Patel JV, et al. Role of microRNAs in cardiac remodelling: new insights and future perspectives. Int J Cardiol, 2013, 167(5):1651-1659.

83. Ju Z, Lenhard RK. Telomere dysfunction and stem cell ageing. Biochimie, 2008, 90(1):24-32.

84. Gilson E, Londono-Vallejo A. Telomere length profiles in humans: all ends are not equal. Cell Cycle, 2007, 6(20): 2486-2494.

85. Wu X, Amos CI, Zhu Y, et al. Telomere dysfunction: a potential cancer predisposition factor. J Natl Cancer Inst, 2003, 95(16):1211-1218.

86. Artandi SE, Alson S, Tietze MK, et al. Constitutive telomerase expression promotes mammary carcinomas in aging mice. Proc Natl Acad Sci USA, 2002, 99(12):8191-8196.

87. Capezzone M, Marchisotta S, Cantara S, et al. Telomeres and thyroid cancer. Curr Genomics, 2009, 10(8):526-533.

88. Umbricht CB, Saji M, Westra WH, et al. Telomerase activity: a marker to distinguish follicular thyroid adenoma from carcinoma. Cancer Res, 1997, 57(11):2144-2147.

89. Bornstein-Quevedo L, Garcia-Hernandez ML, Camacho-Arroyo I, et al. Telomerase activity in well-differentiated papillary thyroid carcinoma correlates with advanced clinical stage of the disease. Endocr Pathol, 2003, 14(3):213-219.

90. Straight AM, Patel A, Fenton C, et al. Thyroid carcinomas that express telomerase follow a more aggressive clinical course in children and adolescents. J Endocrinol Invest, 2002, 25(4):302-308.

91. Cantara S, Pisu M, Frau DV, et al. Telomere abnormalities and chromosome fragility in patients affected by familial papillary thyroid cancer. J Clin Endocrinol Metab, 2012, 97(7):E1327-E1331.

92. Capezzone M, Cantara S, Marchisotta S, et al. Short telomeres, telomerase reverse transcriptase gene amplification, and increased telomerase activity in the blood of familial papillary thyroid cancer patients. J Clin Endocrinol Metab, 2008, 93(10):3950-3957.

93. Zhang A, Zheng C, Lindvall C, et al. Frequent amplification of the telomerase reverse transcriptase gene in human tumors. Cancer Res, 2000, 60(22):6230-6235.

94. Kowalski LP, Goncalves Filho J, Pinto CA, et al. Longterm survival rates in yong patients with thyroid carcinoma. Arch Otolarynogol Head Neck Surg, 2003, 129:746-749.

95. Steliarova- Foucher E, Stiller CA, Pukkala E, et al. Thyroid cancerincidence and survival among European children and adolescents(1978-1997): report from the Automated Childhood CancerInformation System project. Eur J Cancer, 2006, 42(13):2150-2169

96. Yamashita S, Saenko V. Mechanisms of Disease: molecular genetics of childhood thyroid cancers. Nat Clin Pract Endocrinol Metab, 2007, 3(5):422-429.

97. Frattini M, Ferrario C, Bressan P, et al. Alternative mutations of BRAF, RET and NTRK1 are associated with similar but distinct gene exp ression patterns in papillary thyroid cancer. Oncogene, 2006, 23(44):7436-7440.

98. Dinauer CA, Breuer C, Rivkees SA. Differentiated thyroid cancer in children: diagnosis and management. Curr Opin Oncol, 2008, 20(1):59-65.

99. 金国萍,孟昭忠,罗瑞华,等.86 例青少年甲状腺癌的临床分析.中华肿瘤杂志,2004,26(1):49-51.

100. Ringel MD, Levine MA. Current therapy for childhood thyroid cancer: optimal surgery and the legacy of kingpyrrhus. Ann Surg Oncol, 2005, 10:4-6.

101. 刘翔,高明.儿童和青少年甲状腺癌的临床特点和治疗.中国肿瘤临床,2008,(35)9:494-496

102. Massimino M, Collini P, Leite SF, et al. Conservative surgical approach for thyroid and lymph-node involvement in papillary thyroid carcinoma of childhood and adolescence . Curr Opin in Pedi, 2007, 19(3): 362-385

103. 张仑,李树玲.1173 例甲状腺乳头状癌外科治疗远期疗效观察.中国肿瘤临床,2003,(30)11:805-808

104. Pelizzo MR, Boschin IM, Bernante P, et al. Natural history,

16

diagnosis, treatment and outcome of medullary thyroid cancer:37years experience on 157 patients.Eur J Surg Oncol,2007,33(4):493-497

105. Butter A, Gagne J, Al- Jazaeri A, et al. Prophylactic thyroidectomy in pediatric carriers of multiple endocrine neoplasia type 2A or familial medullary thyroid carcinoma: mutation in C620 is associated with Hirschsprung′s disease.J Pediatr Surg,2007,42(1):203-206.

106. Saint Vil D, Emran MA, Lambert R, et al. Cumulative doses of adjunct 131 I treatment depend on location of residual thyroid tissue after total thyroidectomy in differentiated thyroidcancer.J Pediatr Surg,2007,42(5):853-856.

107. Parisi MT, Mankoff D. Differentiated pediatric thyroid cancer: correlates with adult disease, controversies in treatment. Semin Nucl Med,2007,37(5):340-356.

108. Cooper DS, Doherty GM, Haugen BR, et al. Management guidelines for patients with thyroid nodules and differentiated thyroid cancer.Thyroid,2006,16(2):109-142.

109. 孙传政,陈福进,曾宗渊,等.少年和青年分化型甲状腺癌的生存分析.中华耳鼻咽喉头颈外科杂志,2005,40:595-600.

110. Demidchik YE, Demidchik EP, Reiners C, et al. Comprehensive clinical assessment of 740 cases of surgically treated thyroid cancer in children of Belarus. Ann Surg,2006,243:525-532.

111. 吴梅娟.BRAF 基因在甲状腺乳头状癌中的研究进展.中国肿瘤,2008,17(06):489-491.

112. HOGAN AR, ZHUGE Y, PEREZ EA, et al. Pediatric thyroid carcinoma: incidence and outcomes in 1753 patients.J Surg Res,2009,156(1):167-172.

113. LaFranchi SH. Inaugural management guidelines for children with thyroid nodules and differentiated thyroid cancer: children are not small adults. Thyroid,2015,25(7):713-715.

114. 陈嘉莹,张凌,嵇庆海.儿童和青少年甲状腺癌的治疗进展.中国癌症杂志,2015,25:235-240

115. Handkiewicz-Junak D, Wloch J, Roskosz J, et al. Total thyroidectomy and adjuvant radioiodine treatment independently decrease locoregional recurrence risk in childhood and adolescent differentiated thyroid cancer. J Nucl Med,2007,48(6):879-888.

116. Chen BJ, Chapuy B, Ouyang J, et al. PD-L1 expression is characteristic of a subset of aggressive B-cell lymphomas and virus-associated malignancies. Clin Cancer Res,2013,19(13):3462-3473.

117. Hovens GC, Stokkel MP, Kievit J, et al. Associations of serum thyrotropin concentrations with recurrence and death in differentiated thyroid cancer. J Clin Endocrinol Metab,2007,92(7):2610-2615.

16

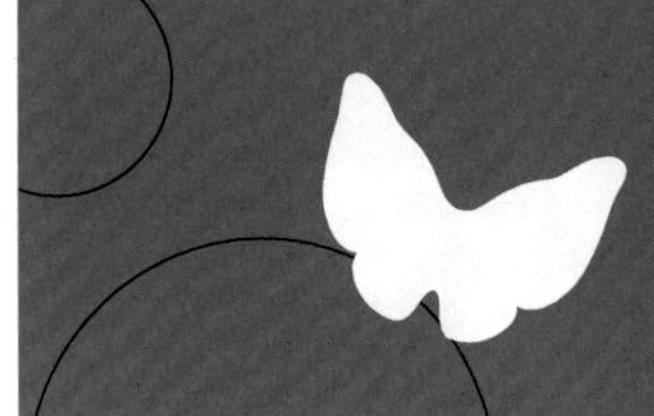

第十七章 甲状旁腺肿瘤

第一节 概 述

1880年，人类甲状旁腺被一个瑞典医学生 Ivar Sandstrom 首次发现，直到1891年 Gley 再次发现甲状旁腺并证实切除其可导致手足抽搐时才得到重视。1929年，第一例成功的甲状旁腺切除术在圣路易斯的 Barnes 医院实行，由 Barr 和 Bulger 报道并首次提出了甲状旁腺功能亢进的概念。随后，甲状旁腺疾病越来越受到人们的重视。

甲状旁腺虽体积很小，但却是调节人体钙磷代谢、维持体内钙磷内环境稳定的主要器官。甲状旁腺肿瘤从病理学角度可分为甲状旁腺腺瘤、甲状旁腺癌以及继发性或其他来源肿瘤，部分甲状旁腺肿瘤是具有内分泌功能的肿瘤，可导致甲状旁腺功能亢进。甲状旁腺功能亢进可分为原发性甲状旁腺功能亢进和继发性甲状旁腺功能亢进。其中原发性甲状旁腺肿瘤又可分为散发性和基因遗传性肿瘤；继发性甲状旁腺功能亢进主要由肾功能不全导致钙磷代谢异常刺激甲状旁腺细胞增生引起。

一、甲状旁腺的胚胎起源

甲状旁腺起源于胚胎咽部区域，它的发育与甲状腺、胸腺关系非常密切。咽部主要由5对咽囊、相应的咽裂以及咽囊之间的咽弓构成，在胚胎发育过程中，通过重排，上述结构慢慢消失。在胚胎发育的5~12周时，甲状旁腺由咽部内胚层发育而来。上、下甲状旁腺的胚胎起源不同，下位甲状旁腺起源于第3腮囊背侧称为PⅢ，而胸腺起源于第3鳃囊的腹侧（因此，下位甲状旁腺下移距离较长，常与胸腺关系密切，容易异位，多异位于前上纵隔）。上位甲状旁腺起源于第4鳃囊背侧称为PIV（下移距离较短，不易异位，可向后纵隔异位）。

甲状旁腺原基最早出现在胚胎期第5周，此时胚胎长度为4~8mm，胚胎期第6周时，第3鳃囊出现局部增厚组织，第4鳃囊出现芽状结节，最终发育成甲状旁腺组织。

当胚胎生长到约13~14mm长时，胸腺经历了快速的腹侧生长，第3囊逐渐向中下部方向偏移。开始阶段，胸腺与PⅢ结合紧密，然后PⅢ上段逐渐突出最终变成球形，当完成颈部下降时，PⅢ方才与胸腺分离，停留在甲状腺下极水平成为下位甲状旁腺。

此时，PIV仍位于后鳃体上，逐层迁移至中央甲状腺侧叶第4复合体，两个部分起初通过中间连接，当甲状腺中部与侧叶融为一体时两者连接中断。胚胎长度为20mm时，甲状旁腺与第3、第4鳃复合体分离，形成甲状旁腺组织（故偶尔甲状旁腺可以完全位于甲状腺内）。

二、正常甲状旁腺解剖

甲状旁腺数目个体差异较大，一般甲状旁腺总数为4枚，但也有少于或多于4枚甲状旁腺的报道，约80%的正常人有4个甲状旁腺，15%的人仅有3个，6%的人有5个，目前报道最多的甲状旁腺数目为11枚。多于4枚的甲状旁腺常常异位于胸腺之中，极少见异位于甲状腺内（图17-1-1）。

甲状旁腺在新生儿呈灰色、透明色，成年人呈淡黄棕色或暗红棕色。正常甲状旁腺常有完整的腺体包膜，但常与脂肪组织关系密切，可被脂肪组织部分或全部包裹，因此术中常难于鉴别。

甲状旁腺解剖位置、血供及神经支配情况请详见本书第三章第六节。

甲状旁腺异位也时有发生（图17-1-2），上位甲状旁腺可异位于甲状腺上极之上、咽后或食管后间隙。下位甲状旁腺可异位至颈总动脉鞘周围、胸腺内、前上纵隔，甚至总动脉弓以下水平，而完全位于甲状腺内的甲状旁腺较为罕见。需要多种影像模式如超声、MIBI显像、CT甚至术中伽马探查引导（图17-1-3）、术中快速PTH共同协助诊断。

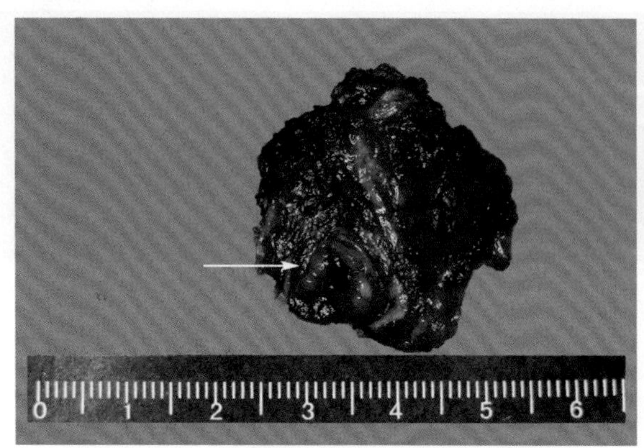

图 17-1-1 异位于甲状腺内的甲状旁腺
（白色箭头：甲状旁腺）

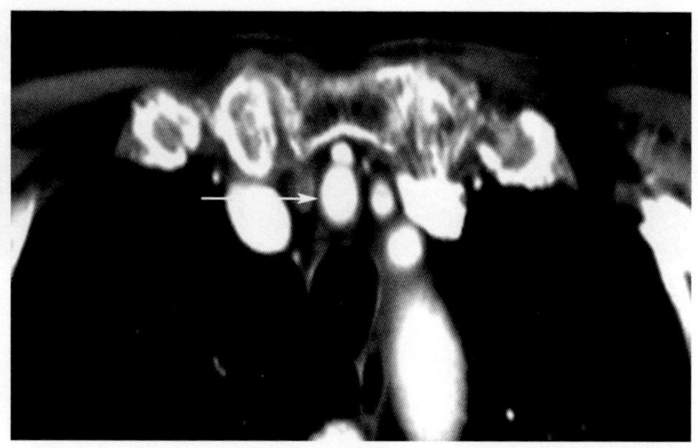

图 17-1-2 异位甲状旁腺
CT 所示白色箭头处可见两血管之间胸骨后甲状旁腺肿瘤

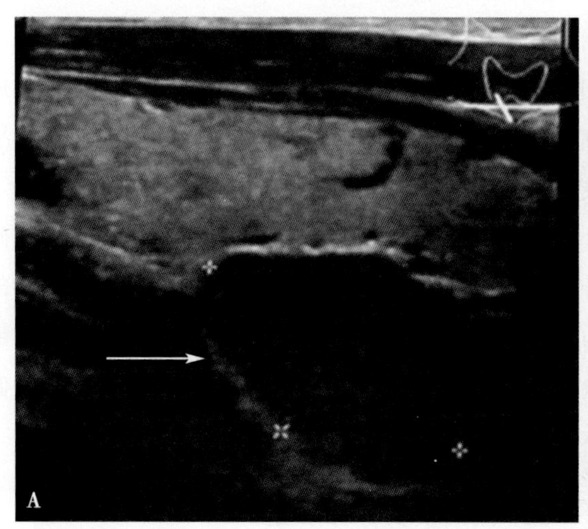

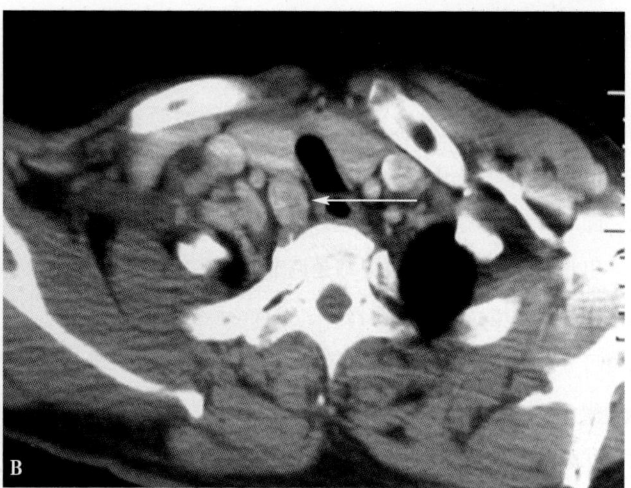

图 17-1-3 甲状旁腺肿瘤超声及 CT 图像
白色箭头处可见右甲状腺下极后方甲状旁腺肿瘤
A. 超声检查 B. CT 检查

（樊有本）

第二节 甲状旁腺肿瘤病理特征

（一）甲状旁腺癌

1. 定义 来源于甲状旁腺实质细胞的恶性肿瘤。

2. 大体表现 甲状旁腺癌通常呈卵圆形，灰白、质硬，直径大小不等，一般大于甲状旁腺腺瘤。

3. 组织学表现 肿瘤细胞可为多角形及梭形。细胞核可以均匀一致或呈多形性。一些病例可见凝固性坏死。肿瘤细胞间可有致密的纤维条索（图 17-2-1）。可见包膜及血管侵犯。

（二）甲状旁腺腺瘤

1. 定义 由主细胞、嗜酸细胞或这些细胞类型混合构成的良性肿瘤。

2. 大体表现 典型的腺瘤是棕褐色至红褐色，软而均质性，表面光滑和有薄的包膜。

3. 组织学表现 多数腺瘤以主细胞为主。主细胞、嗜酸细胞、水样透明细胞和各种过渡性细胞常混合存在。细胞核大小可能明显不同。肿瘤细胞排列成实性片块、梁状或假乳头状（图 17-2-2）。

4. 甲状旁腺腺瘤的其他类型包括腺脂肪瘤（甲状旁腺错构瘤）、乳头状腺瘤、水样透明细胞腺瘤、滤泡型腺瘤、嗜酸性腺瘤及非典型甲状旁腺腺瘤（图 17-2-3）。

（三）甲状旁腺肿瘤的辅助诊断方法

甲状旁腺激素（PTH）的免疫染色对于确诊甲状旁腺组

织来源很有帮助(图 17-2-4)。Ki67 有助于鉴别甲状旁腺癌和甲状旁腺腺瘤(分别为平均 6.1%～8.4%和 2.0%～3.3%)。甲状旁腺癌常见 cyclinD1 过表达(91%)。

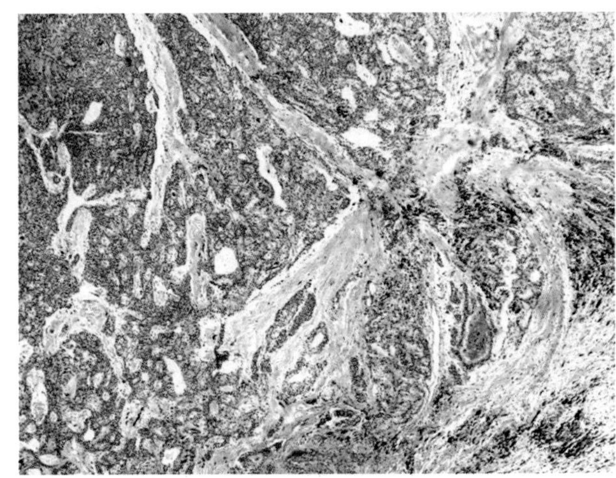

图 17-2-1　肿瘤细胞间可见致密的纤维条索穿插（冷冻切片，HE×50）

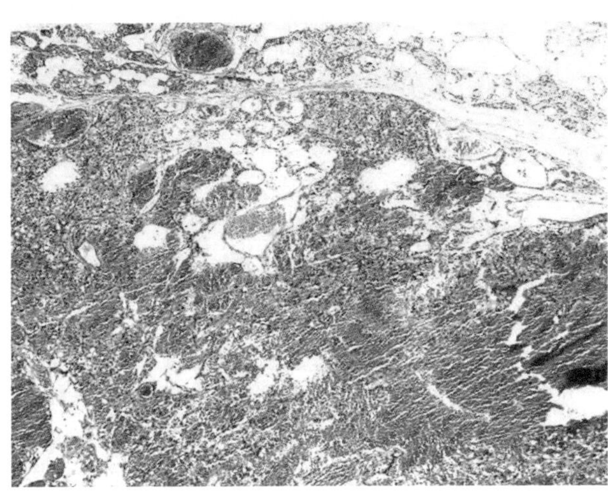

图 17-2-2　肿瘤细胞巢状生长伴出血，包膜外见正常甲状旁腺组织（HE×50）

17

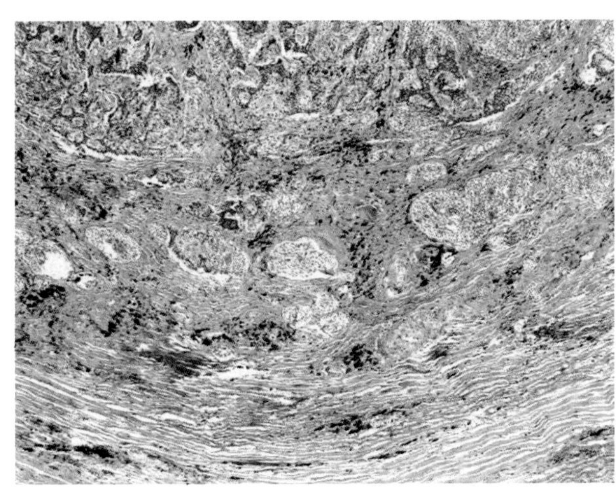

图 17-2-3　纤维条索交叉排布，但肿瘤界限尚清（HE×50）

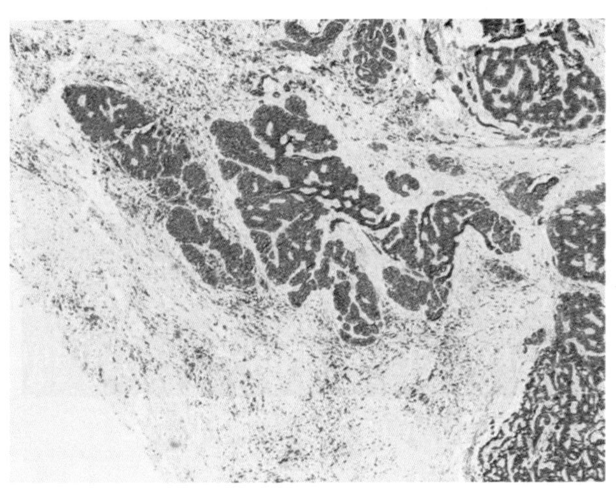

图 17-2-4　PTH 强阳性表达（IHC×50）

（潘　毅）

第三节　甲状旁腺良性肿瘤

甲状旁腺良性肿瘤主要指甲状旁腺腺瘤和甲状旁腺囊肿。

甲状旁腺囊肿极少见,多见于老化的甲状旁腺,可以分为功能性和无功能性两种,无功能性囊肿占 85%,功能性囊肿占 15%,前者以女性多见,后者以男性多见。囊肿通常为单房性,壁薄光滑,囊内有澄清液体,PTH 含量高(图 17-3-1)。

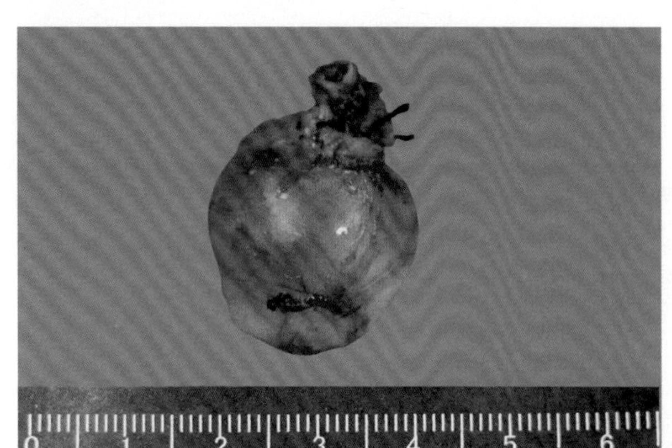

图 17-3-1 甲状旁腺囊肿大体观

17

甲状旁腺腺瘤以女性多见，男女性别比约为 1∶3～4，多见于 40～60 岁，好发于下部的甲状旁腺，病变累及一个腺体者占 90%，2 个以上的多发性腺瘤仅占 1%～4%。重量 0.1～5g，有完整包膜，红褐色，质软，光滑，呈椭圆形、哑铃形或泪滴形（图 17-3-2）。80%以上的原发性甲状旁腺功能亢进是由于甲状旁腺腺瘤过多分泌甲状旁腺激素引起。

本节重点介绍甲状旁腺腺瘤相关的临床知识。

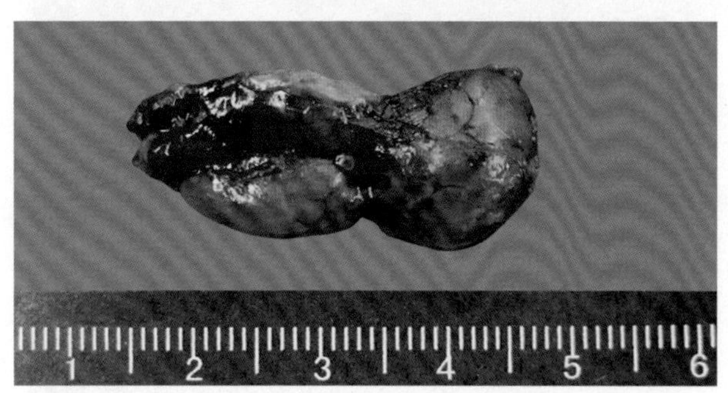

图 17-3-2 甲状旁腺腺瘤大体观

一、临床表现

目前临床上约 85%的原发性甲状旁腺功能亢进患者罹患甲状旁腺腺瘤，因此文献报道的甲状旁腺腺瘤的主要临床症状和体征都是由于甲旁亢的高钙血症所致。在疾病早期或腺瘤小时，可以有相当一段时间无临床症状。随着肿瘤逐渐生长，分泌 PTH 增多，高钙血症程度增高，可以引起一系列全身症状与体征。在我国，由于血清钙测定不属于常规检查项目，因而极少发现早期病例。近年来超声检查、核医学检查及影像 MRI、CT 的广泛应用，早期病例有所增加。

甲状旁腺腺瘤的临床表现包括全身表现及肿瘤局部表现两部分。局部表现为：甲状旁腺腺瘤或囊肿初起很小，肿瘤本身不会引起局部症状，当肿瘤增大时许多患者常以甲状腺结节去医院就诊。当腺瘤伴有包膜内出血，局部可有刺激、疼痛感。

全身表现详见本章原发性甲状旁腺功能亢进一节。

二、病理

甲状旁腺腺瘤为良性肿瘤，由于腺瘤分泌大量 PTH，正常的甲状旁腺呈失用性萎缩，镜下观：甲状旁腺腺瘤有三种细胞类型：

1. 主细胞腺瘤　为边界不清的多角形细胞，直径为 6～8μm。胞质甚少，核居中，呈圆形而深染，似淋巴细胞的核。多数腺瘤是以主细胞为主的腺瘤。

2. 透明细胞腺瘤　又称水样透亮细胞。直径为 10～15μm。其特点为细胞质多而不着色，呈透亮状。细胞边界清楚，核居中，其大小与染色均与主细胞相同。

3. 嗜酸细胞腺瘤　细胞直径为 11～14μm，边界清楚。其形态特点为胞质内充满嗜酸性颗粒，经电镜证实为线粒体。核较大。呈卵型，染色较浅。这种细胞发生退变时，胞质呈均匀嗜酸性，核小而深染。

在主细胞和透明细胞之间尚存在过渡性细胞，称为水样透明过渡细胞，这种细胞的核与主细胞核相同，而胞质内出现大空泡。主细胞与嗜酸细胞间也有过渡性细胞，称为嗜酸过渡细胞，此种细胞大多见于甲状旁腺增生时，由此可见，上述细胞往往相互关联。主细胞为基本组成细胞，透明细胞与嗜酸细胞则为主细胞发生代谢改变时所出现的形态变异。

三、诊断

甲状旁腺腺瘤的诊断应分定性与定位诊断，由于疾病早期缺乏特异性的临床症状与体征，所以实验室检查与影像学检查显得尤为重要。

（一）实验室检查

甲状旁腺腺瘤分泌大量 PTH 导致甲状旁腺功能亢进症，甲状旁腺功能亢进症必然有血清甲状旁腺素和血清钙的升高，这是实验室方法定性诊断的依据。

1. 血钙测定　血钙浓度的测定是确定甲状旁腺功能的最基本方法。一般情况下，甲状旁腺功能亢进症时血钙增高，但需多次测定血钙浓度异常才有诊断价值。应该注意的是，由于 PTH 只影响游离血钙，对与血浆蛋白结合的结合钙无影响，因此在诊断甲状旁腺功能亢进症时，只有在血浆蛋白正常的情况下血钙升高才有意义。

2. 血 PTH　血 PTH 测定是确定甲状旁腺功能最可靠的直接证据和敏感指标。甲状旁腺腺瘤患者血 PTH 升高，

其升高程度与血钙浓度及病情轻重呈正相关。需注意，一些生理因素及药物对 PTH 水平有影响，如肾上腺素、乙醇、前列腺素 E、维生素 A 等会升高 PTH；而普萘洛尔、低镁血症、1,25(OH)$_2$D$_3$ 等则会降低血 PTH。

3. 血磷浓度　在甲状旁腺腺瘤的诊断上，血磷浓度变化的实际诊断价值较血钙浓度变化的价值要小，其必须与血钙结果结合才能评价甲状旁腺功能。由于高碳水化合物和高蛋白饮食后分别会引起血磷的降低和升高，因此必须在空腹状态下测定血磷。一般甲状旁腺功能亢进症时血磷降低。

4. 血清碱性磷酸酶(ALP)　血 ALP 来自成骨细胞，其变化可以反映骨骼有无病变。甲状旁腺功能亢进症常伴有骨骼系统的破坏，因此 ALP 可以间接反映甲状旁腺功能。存在骨骼变化的甲状旁腺功能亢进症患者血 ALP 升高，但并不能依据 ALP 的多少来评价甲状旁腺疾病的严重程度。

5. 尿钙离子　原发性、三发性和假性甲状旁腺功能亢进症患者尿钙离子升高，继发性甲状旁腺功能亢进症患者尿钙水平正常或偏低。

（二）影像学检查

甲状旁腺影像学检查的主要目的是诊断和定位原发性甲状旁腺功能亢进症及甲状旁腺肿瘤，常用以下方法：

1. 超声　近年来，随着超声设备的改善及超声技术的提高，超声检查已广泛应用在甲状旁腺腺瘤的术前定位检查，其具有价格低廉，操作简单，安全无创，可重复性强的优点。高频超声一般可清楚显示甲状旁腺的位置，可了解甲状旁腺的形态、大小、内部病理改变及血供情况等。超声声像特征常表现为边缘锐利、光滑、呈实性的结节，其形状有椭圆形、长方形、泪滴形、囊性变及钙化增强回声影。其好发部位以下极为多，上极部位的较少(图 17-3-3)。典型的超声声像图表现：甲状腺背侧的上极或下极，发现一增大的结节，呈圆形或椭圆形，边界光滑、整齐，常有包膜；内部呈均质低回声区，如有出血或囊性变时，可以呈无回声区；彩色多普勒显示：环绕腺瘤血流丰富，也可穿入腺瘤内，呈高速血流频谱。超声检查对甲状旁腺疾病诊断的敏感性为 55.3%，特异性为 96.2%，准确性为 81.8%，对甲状旁腺腺瘤的灵敏度为 50%～85%。超声检查的意义主要有以下方面：①术前定位，确定术式，便于寻找，缩短手术时间；②鉴别诊断：与甲状旁腺增生鉴别，若多处甲状旁腺增大呈梭形或椭圆形，回声为等回声或低回声，应考虑增生。与甲状旁腺恶性肿瘤鉴别，腺癌少见，占原发性甲状旁腺功能亢进的 1%，典型甲状旁腺癌具有分叶状、低回声、瘤块较大等特点。与颈部淋巴结、甲状腺结节、颈长肌鉴别：根据相应的解剖部位及回声特征不难区分。超声检查的局限主要表现为假阴性与假阳性结果。对于体积较小、异位甲状旁腺病灶或位于食管后或纵隔内的病灶往往不能发现，导致假阴性。假阳性则常为操作者经验不足所致。

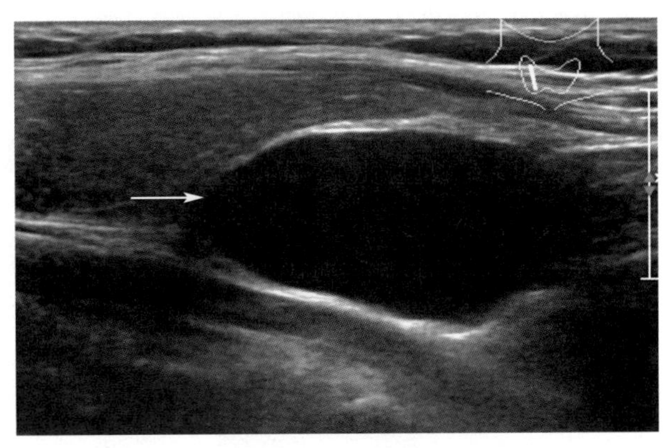

图 17-3-3　超声示右甲状腺下极囊性肿物，紧贴甲状腺，考虑甲状旁腺瘤

2. CT 和 MRI　一般直径大于 1cm 的甲状旁腺肿瘤即可被 CT 检查发现。肿瘤多数位于甲状腺下极、颈动脉鞘内侧、气管食管沟旁，少数可异位至颅底下方、甲状腺内、胸骨后、迷走神经内侧或前上纵隔等。肿瘤可单发或多发，其中腺瘤多表现为类圆形软组织密度结节影，其密度与邻近血管、淋巴结相似，结节的边缘较光滑，密度均匀，很少发生钙化。增强扫描时，甲状旁腺腺瘤多有明显强化，其强化程度仅稍低于邻近血管的强化。CT 检查可以了解病灶与周围组织的关系，定位精确。文献报道 CT 检查对甲状旁腺腺瘤的诊断灵敏度在 50%～85%左右，在异位甲状旁腺检出方面较超声的敏感性高(图 17-3-4)。

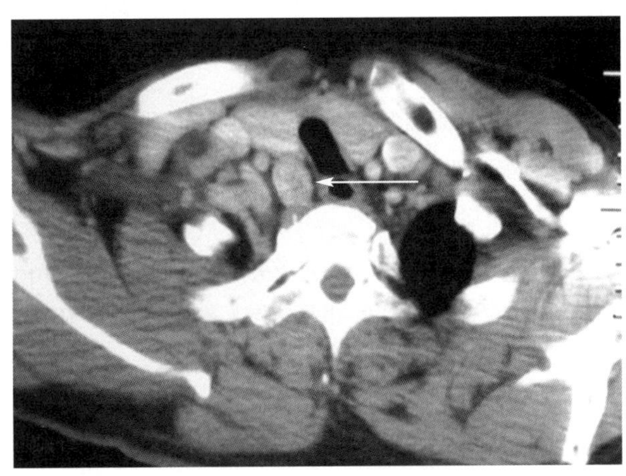

图 17-3-4　CT 显示右甲状腺下极甲状旁腺腺瘤

MRI 在甲状旁腺腺瘤定位的作用类似 CT 检查，但其敏感性高，具有多方位成像和良好的组织分辨能力，没有辐射

17

17

和骨结构伪影。甲状旁腺腺瘤多表现为位于甲状腺后方、下颈部气管食管旁沟内边缘光滑的小结节。甲状旁腺腺瘤在 T_1WI 上信号强度接近或略低于肌肉或甲状腺，而明显低于周围脂肪，在 T_2WI 上信号强度一般高于肌肉，类似或低于脂肪，内部信号多较均匀，增强后腺瘤实性部分呈明显强化（图 17-3-5）。如腺瘤内有出血时，T_1WI 及 T_2WI 均呈高信号；如腺瘤内细胞退行性变、陈旧性出血含铁血红素沉积以及腺瘤纤维化时，T_1WI 及 T_2WI 上可均呈低信号。甲状旁腺腺瘤的 MRI 信号表现一般不具有特异性，诊断需要结合病灶的位置、大小等信息，但 MRI 有助于异位甲状旁腺腺瘤的检出，能够较好显示位于甲状腺周围、颈动脉鞘、气管食管旁沟及纵隔等区域的病灶。

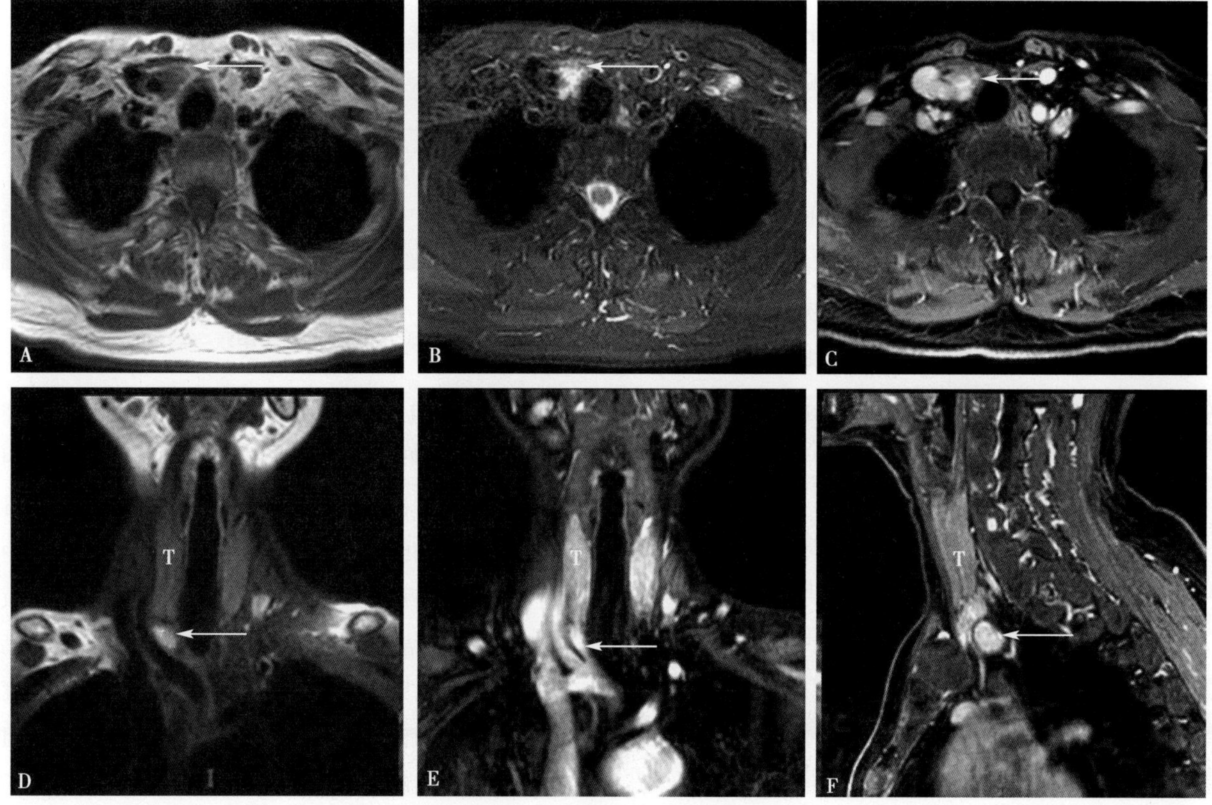

图 17-3-5 甲状旁腺腺瘤 MRI 表现

A. 横断面 T_1WI；B. 横断面脂肪抑制 T_2WI；C. 横断面增强后脂肪抑制 T_1WI；D. 冠状面脂肪抑制 T_2WI；E. 冠状面增强后脂肪抑制 T_1WI；F. 矢状面增强后脂肪抑制 T_1WI。甲状腺右侧叶（T）下极下方结节（白箭），T_1WI 呈等信号，抑脂 T_2WI 呈较高信号，增强后呈明显强化，该病变与颈总动脉毗邻。

3. 放射性核素显像 目前认为在常规的影像学检查方法中，以功能性显像为特点的放射性核素显像对原发性甲状旁腺功能亢进症的定位诊断具有独特的价值，尤其对异位病灶的定位优于其他影像方法。许多学者认为放射性核素显像应作为术前常规检查。^{99m}锝-甲氧基异丁基异腈（^{99m}Tc-MIBI）是当前最常用的核素显像方法（图 17-3-6）。一些对比研究表明，^{99m}Tc-MIBI 双时相显影诊断甲状旁腺腺瘤的灵敏度为 79%～100%，并能检出直径<1cm 的甲状旁腺腺瘤。它不但优于以往的核素显像方法，也优于目前应用的其他无创方法。然而，^{99m}Tc-MIBI 显像结果在一定程度上易受甲状腺大小、位置、功能及结节的大小、性质、功能状况的影响，而出现一些假阴性与假阳性结果。^{99m}Tc-MIBI/$^{99m}TcO_4^-$减影法有助于排除各种甲状腺因素对甲状旁腺结果的影响；可作为^{99m}Tc-MIBI 双时相显像的有力补充或替代方法。

有关单光子发射型计算机断层显像（SPET）的定位诊断是否优于平面显像目前尚有争论。虽然多数情况下平面显像能够显示异位病灶，但 SPET 提供了更加精确的解剖信息，是对平面显像的有力补充。核素显像的主要不足是在显示甲状旁腺病灶与毗邻组织器官的确切关系上不如 CT、MRI 清晰。此外，该检查缺乏对肿瘤良恶性的鉴别，对肿瘤体积大或与甲状腺重叠同时伴有囊性变的腺瘤在核素显像时易漏诊。

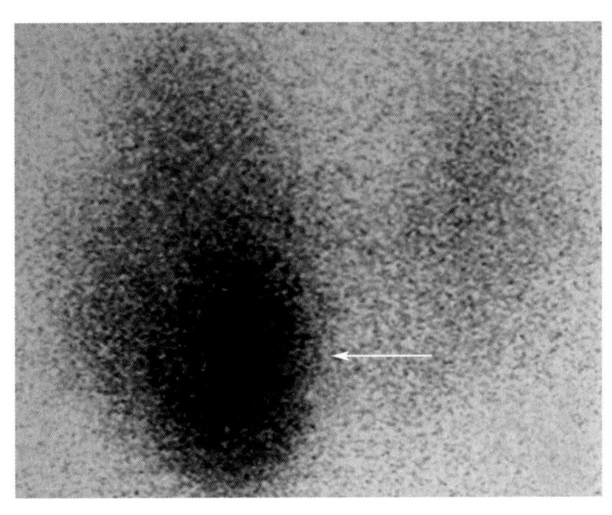

图 17-3-6　右甲状腺下极甲状旁腺腺瘤 MIBI 显像（白色箭头所示）

放射性核素显像、超声、CT 及 MRI 在甲状旁腺肿瘤的定位诊断上各有优缺点，需合理选用，取长补短。超声对正常位置的甲状旁腺病灶比较容易检出，结合^{99m}Tc-MIBI 可以与甲状腺结节相鉴别；CT 或 MRI 与^{99m}Tc-MIBI 相结合可以提高异位甲状旁腺的诊断阳性率。

（三）超声定位细针穿刺细胞学检查

在超声定位及引导下，细针穿刺细胞学检查可增加定性的准确性。当怀疑甲状腺内甲状旁腺病变时，因超声检查很难鉴别甲状腺内的低回声小结节，可以借助细针穿刺细胞学检查而定性。但细胞学检查无法鉴别甲状旁腺腺瘤和增生，对于良恶性的诊断作用有限。 17

第四节　甲状旁腺恶性肿瘤

甲状旁腺恶性肿瘤是一种极为罕见的恶性肿瘤，约占所有恶性肿瘤的 0.005%，占原发性甲状旁腺功能亢进症的 0.5%~5.0%。甲状旁腺恶性肿瘤最常见是腺癌。在美国和大部分欧洲国家甲状旁腺恶性肿瘤占甲状旁腺功能亢进症患者比例<1%，然而日本和意大利有高于 5%报道。大部分甲状旁腺癌发病年龄在 45~55 岁之间，很少发生在儿童与青少年，性别分布较均一。近年来甲状旁腺癌的发病率有所增加，原因可能是：①血钙检测的普及；②甲状旁腺功能亢进症手术指征放松。

甲状旁腺癌的发病机制目前尚未完全明确，可能与遗传、颈部放射史、长期慢性低钙刺激有关。甲状旁腺癌相关的基因可能有 *CD1*、*BRCA2*、*P53*、*Rb*、*PRAD1* 等，但具体作用机制尚不明确。

甲状旁腺癌的临床表现与甲状旁腺腺瘤大多相似，但少部分患者由于肿瘤局部生长和侵犯可出现吞咽困难、声音嘶哑等症状。甲状旁腺癌可出现血行转移至肺、肝、骨等。

临床诊断方法同甲状旁腺腺瘤，包括实验室检查及影像学检查两部分。实验室检测发现甲状旁腺激素一般要比正常值高 5 倍，血钙水平一般在 3.5~4.2mmol/L，而且还可能有血磷水平升高、血红蛋白降低。甲状旁腺腺癌超声声像图表现为肿物边界不清，部分瘤体内部可见液化坏死区，内部血流杂乱（图 17-4-1）。但超声引导下的细针穿刺对诊断甲状旁腺恶性肿瘤并不推荐，不仅因为细胞学检查对甲状旁腺肿瘤性质判定不敏感，而且存在针道播散的风险。

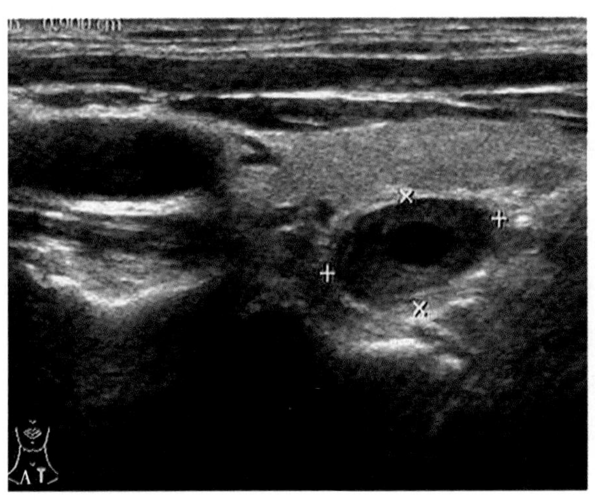

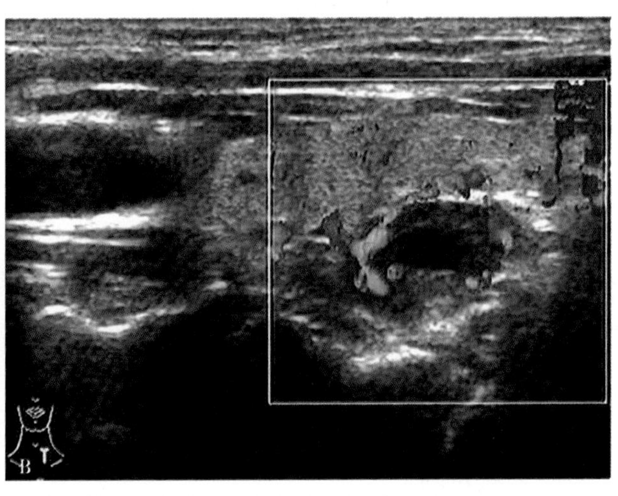

图 17-4-1　甲状旁腺癌超声声像图

A. 纵切面；B. 横切面

病理方面，甲状旁腺癌的瘤体一般较大，呈白色，常无明显包膜，且与周围有广泛粘连。镜下肿瘤细胞较正常细胞大，胞浆丰富，核趋向单形性，有包膜及血管的侵犯和核分裂象，肿瘤组织由纤维条索分隔及索条样生长模式是甲状旁腺癌的诊断标准，肿瘤是否侵出包膜有助于区分腺瘤与癌。应用免疫组织化学方法可以检测出细胞内有免疫活性的甲状旁腺素，神经特异性烯醇化酶可区别肿瘤是甲状腺来源或甲状旁腺来源；电镜可观察到细胞内丰富的粗面内质网及粗而致密的分泌颗粒，提示这种肿瘤为神经内分泌来源。

17

甲状旁腺如其他内分泌腺肿瘤一样，生物学行为才是判断良恶性的主要依据。这包括：①浸润血管，即癌组织从血管外浸润至血管内，或血管壁有附壁癌栓形成；②浸润包膜和周围组织（以第一次手术标本为准）；③局部淋巴结或远处转移，后者为最可靠的依据。目前的研究发现，甲状旁腺癌患者存在 *RB* 基因异常，良性腺瘤中未发现，而且 DNA 异倍体与组织学分级和肿瘤预后密切相关。

甲状旁腺癌以手术切除为主，推荐行甲状旁腺肿瘤完整切除、同侧甲状腺切除，同时行同侧颈部淋巴结清除术（根据淋巴结情况选择中央区或侧颈清扫）。通常放疗和化疗效果较差。多数患者死于不能控制的高钙血症。

甲状旁腺癌患者预后较差，其复发率很高，文献报道为40%~86%，考虑手术难以彻底切除及术中种植为其主要原因。据文献报道，淋巴转移率为15%~32%，远处转移率为55%~66%，转移器官主要为肺、骨、肝等。

甲状旁腺癌虽不多见，处理却较为棘手。究其原因，其一，病程缓慢却不断进展，缺乏特异性表现，难以在术前与良性的甲状旁腺腺瘤鉴别而明确诊断。其二，病理诊断亦困难，不仅术中冷冻切片难以判定性质，术后石蜡病理亦无既敏感又特异的诊断标准，包膜和血管侵犯是判别恶性的依据，但很多病例在发生淋巴结或远处转移后才获诊断。其三，术后易复发，如果首次手术未行彻底的整块切除，术后复发率>50%，虽然不少患者可通过再次手术切除转移复发的病灶，但再次复发在所难免，治愈希望渺茫。然而在没有明确的术前诊断和术中病理诊断提示的情况下，外科医生又怎会选择大范围切除的手术方式？其四，甲状旁腺功能亢进所致的高钙血症可产生恶心、呕吐、脱水、心律失常、肾功能不全、骨质疏松伴骨折等严重并发症，直接危害患者生命。因此如何术前正确评估、及时识别、积极处理甲状旁腺癌，改善患者预后尚需专科医生的不懈努力。

第五节　原发性甲状旁腺功能亢进

原发性甲状旁腺功能亢进（primary hyperparathyroidism，PHPT）是因甲状旁腺增生、腺瘤或恶性肿瘤而产生的原发性甲状旁腺激素分泌过多导致的疾患。在欧美，PHPT 是一种常见疾病，发病率为0.1%~0.4%，多见于老年患者或绝经后女性。而中国大样本 PHPT 的报道较为少见，这可能与我们缺乏对 PHPT 的深入认识及无规范的筛查诊疗程序导致漏诊误诊有关，也与中国人种 PHPT 发病率可能真的偏低不无关系。早期 PHPT 患者常无明显症状，随着病程的进展，血钙水平持续升高，这一内分泌疾病可影响多系统多器官，包括：骨质疏松、骨痛、骨纤维囊性病及棕色瘤、病理性骨折；泌尿系反复结石；口干、厌食、恶心不适、长期便秘等胃肠道症状；失眠、抑郁、焦虑、记忆力下降等非特异性精神症状；还可以有乏力、高血压。由于 PHPT 仍属于少见病，常表现为多系统多器官疾病，早中期症状多半较轻，缺乏特异性，加之就诊科室较为分散，因此临床上易忽视此类患者，漏诊、误诊时有发生。

一、发病机制

原发性甲状旁腺功能亢进常由散发性甲状旁腺肿瘤及基因遗传性甲状旁腺肿瘤引起。

1. 散发性原发性甲状旁腺功能亢进症　在甲状旁腺腺瘤中，大约有20%~40%的患者存在 *cyclin D1* 原癌基因/甲状旁腺腺瘤基因（*PRAD1*）的过度表达。值得一提的是 *CDC73* 基因，此基因为抑癌基因，编码 Parafibromin 蛋白，参与细胞周期调节、转录及翻译。已有文献指出 *CDC73* 基因突变可引起 Parafibromin 失活，并进一步抑制 cyclin D1，引起细胞周期缩短，加速细胞增殖最终导致疾病的产生。

2. 基因遗传性甲状旁腺功能亢进症　约5%的原发性甲状旁腺功能亢进症为遗传性疾病，包括多发性内分泌肿瘤1型（MEN1）、多发性内分泌肿瘤2a型（MEN2a）、家族性低尿钙高钙血症。MEN1 为常染色体显性遗传综合征，其中约90%的患者存在甲状旁腺增生或多发腺瘤，其主要是由抑癌基因 *MEN1* 失活所致。约35%的 MEN2a 患者存在甲状旁腺腺瘤病变，其基因改变主要是 *RET* 基因在634号密码子上发生突变。

二、病理类型

甲状旁腺腺瘤是最常见的原发性甲状旁腺功能亢进症的病理类型，其次是甲状旁腺增生性病变，甲状旁腺癌极为罕见。

甲状旁腺腺瘤多发生于正常解剖部位，但约有10%发生于其他变异部位。一般呈椭圆形，红棕色，质软，体积大于正常甲状旁腺，大则可达4cm左右（图17-5-1）。显微镜下边界清楚，主细胞排列成索状、巢状、片状、滤泡状。散在深染多形多核细胞常见。偶见核分裂象。非典型腺瘤特征为：包膜不完全浸润、纤维束带增多、显著的小梁状生长、核分裂象每高倍视野大于1个、肿瘤性坏死及不典型分裂象。甲状旁腺腺瘤一般为单腺体病变，多腺体病变也有临床报道。

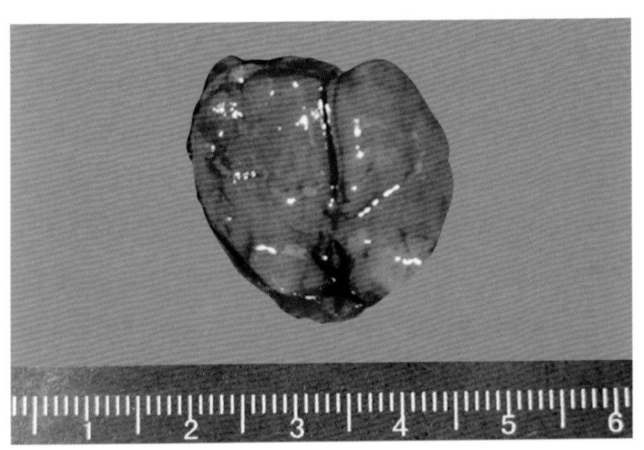

图17-5-1　甲状旁腺腺瘤伴功能亢进

甲状旁腺增生主要是实质细胞增生，可能是因为相关因素刺激甲状旁腺分泌而导致甲状旁腺主细胞、嗜酸性细胞增生而引发。腺体可呈对称性或非对称性分布。

甲状旁腺癌约占原发性甲状旁腺功能亢进症的1%左右。甲状旁腺癌与腺瘤在形态学上有重叠，是术中快速病理诊断的难点。

三、临床表现

PTPH的临床表现可以分为无症状型、有症状型及急性高钙危象型。一般而言，PHPT的临床表现和严重程度与其PTH及血钙水平呈明显正相关。甲状旁腺激素水平过高主要导致其靶器官的改变，主要为骨骼、肾脏、心血管系统、神经系统以及部分消化道系统的改变。

全身有关系统的表现

1. 神经精神肌肉系统　凡高钙血症均可引起神经或精神方面的障碍，轻者表现为抑郁或焦虑。疾病早期，神经精神症状不易察觉，晚期严重者可以引起精神失常。因骨骼严重脱钙，疼痛。有的患者有厌世的想法，此外还可以出现逆行健忘，嗜睡，嗅觉丧失等神经系统症状，在急性高钙血症危象时甚至可以出现昏迷。

肌肉系统方面，患者常有易疲劳及肌腱反射迟钝等表现。肌肉易疲劳主要是大腿肌肉无力。临床还可以出现肌肉痛，小腿放任何位置均感不适等。肌肉系统的症状常不易引起重视，临床医师亦易忽略。因此有该症状的患者应检测血钙，这样有利于尽早发现甲状旁腺功能亢进症，做进一步检查诊断。 17

2. 关节及软组织　关节软骨钙化发生率增高，易发生假性痛风，临床症状主要为关节疼痛。软组织钙盐沉着亦有报道，钙化性肌腱炎也时有发生。在有些出现危象的患者中，可以有内脏器官的钙化症，如心脏、血管、肾脏，严重者出现功能衰竭。

3. 泌尿系结石　虽然肾小管再吸收钙增加，但由于大量钙离子仍需通过肾脏而排到尿内，临床上出现高钙尿症，引起多饮多尿。高尿钙的结果是钙和磷酸根、草酸根结合成钙盐而形成结石，沉积于肾盂。沉积于输尿管内可以是双侧的，有的钙盐可沉积在肾实质内。泌尿系结石可引起上泌尿系梗阻，继发感染，肾功能受损以至发生肾衰竭，钙盐在肾实质内大量沉着亦可引发肾衰竭。

4. 骨骼系统　PTPH的骨骼表现常见为囊性纤维性骨炎、骨囊肿（图17-5-2）、棕色瘤、骨质疏松以及病理性骨折，随着疾病的进展可表现为全身骨骼的受累。双能X线吸收测定法（dual-energy X-ray absorptiometry，DXA）可测定某特定投射区的骨密度，它可监测到轻微的骨骼改变，通常用于评估腰椎、髋部、桡骨远端的骨密度。甲状旁腺激素可引起骨骼的密度减低，在桡骨远端其影响较大，骨密度明显降低，而对腰椎的骨密度影响则较小。由于骨质疏松的副作用，原发性甲状旁腺功能亢进症常存在更高的骨折风险，少数患者因为延误诊断可出现全身骨骼系统改变（图17-5-3）以及多次骨折的临床表现。

5. 消化道　患者常有厌食、腹胀、便秘等表现，部分患者因高钙血症引起促胃液素增加，出现消化道溃疡。

四、定性诊断

原发性甲状旁腺功能亢进的定性诊断主要依靠实验室检查，其中至少两次随机检测中出现血钙升高及血清甲状旁腺激素升高。由于生理状态下约 40%的血钙与白蛋白结合，如患者白蛋白较低，需使用公式进行校正：校正血清钙=实际测得的血清钙(mg/dl)+0.8×[4-血清白蛋白]。

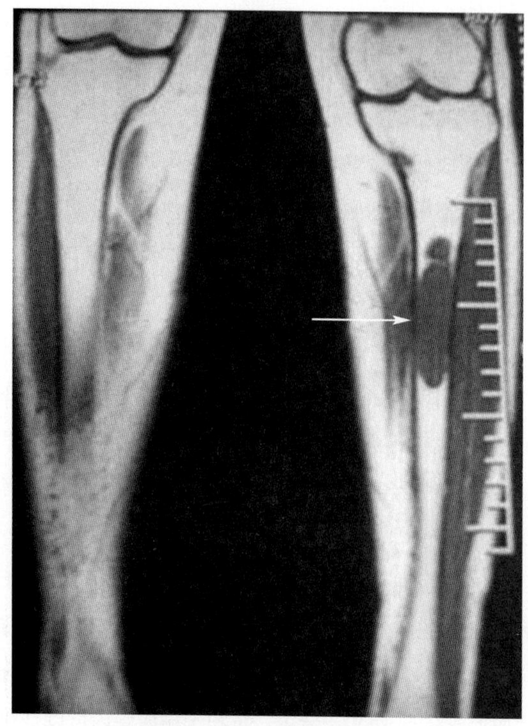

图 17-5-2 胫骨 CT 矢状面可见甲状旁腺功能亢进所致骨囊肿

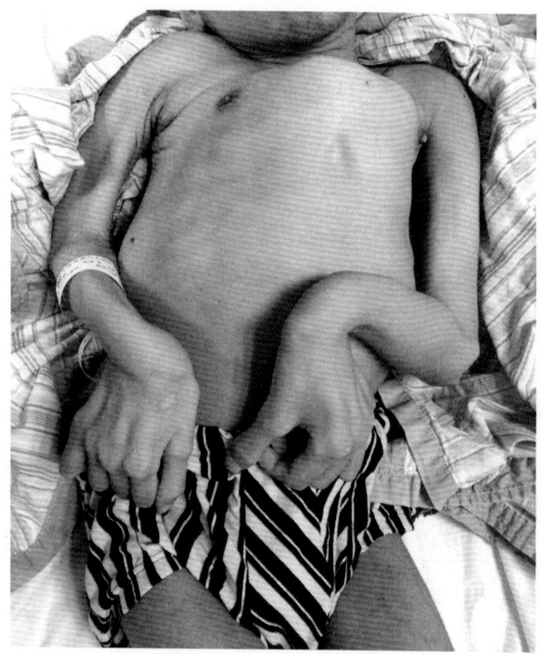

图 17-5-3 病程长，漏诊误诊的原发性甲状旁腺功能亢进患者全身骨骼改变

部分患者由于日晒较少导致 25-OH-维生素 D 降低，而 25-OH-维生素 D 减低可通过 D 受体的反馈作用进而导致机体分泌 PTH 轻度增高，因此临床上应对患者行 25-OH-维生素 D 检测以确定 PTH 继发性升高是否因 25-OH-维生素 D 缺乏而致，此时患者 24 小时尿钙总量偏低。

临床上也有血钙或 PTH 位于正常值上限附近的不典型患者，可请内分泌科做高钙抑制试验协助诊断。研究表明，PTH 升高的患者中，经钙抑制试验后，2 小时血清 PTH 浓度减少约 73%和血清钙水平高于 2.43mmol/L，可以用作阈值，需要注意的是该试验仅适用于 PTH 增高、血钙浓度略偏高的可疑患者。

五、定位诊断

1. 超声影像诊断　彩色多普勒超声具有方便、无创、价廉及可重复的优点，非常有助于甲状旁腺腺瘤的诊断，可作为推荐检查项目。甲状旁腺腺瘤超声下常表现为甲状腺背面均质、边缘清楚的圆形或椭圆形低回声肿块，大多数由一条动脉供血。但不典型或复杂疑难的病例，需参考其他影像学对比检查。

2. MIBI 显像　MIBI 甲状旁腺平面延迟显像对原发性甲状旁腺功能亢进症诊断的敏感性及特异性均较高，若能结合 CT 进行融合显像，能更好地完成立体定位诊断(图 17-5-4~图 17-5-6)，对微创或靶向手术更有参考价值。MIBI 功能显像是临床诊断甲旁亢的相对金标准，但该检查对甲状旁腺增生诊断的敏感度低于腺瘤，值得临床注意。

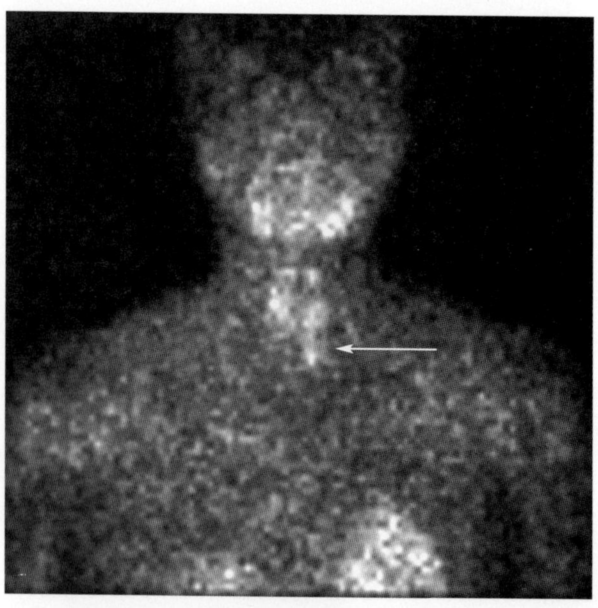

图 17-5-4 甲状旁腺核素扫描，可见左侧下极甲状旁腺功能显影（白色箭头）

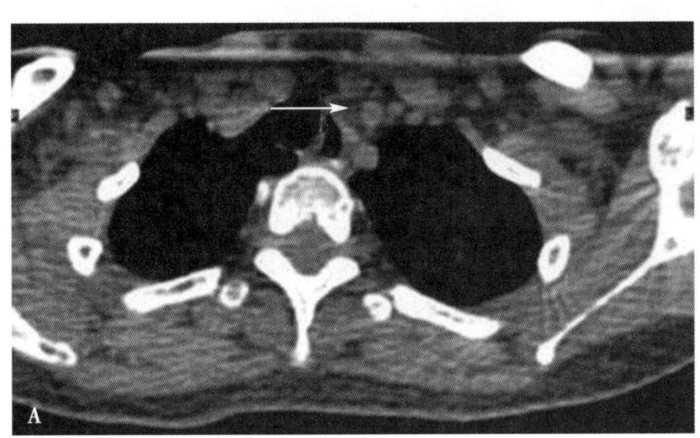
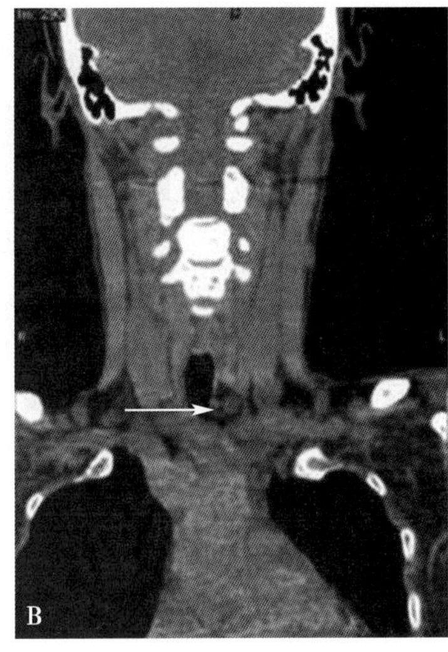

图 17-5-5　CT 左侧甲状腺下极可见肿瘤（白色箭头所指处）
A. 冠状面；B. 矢状面

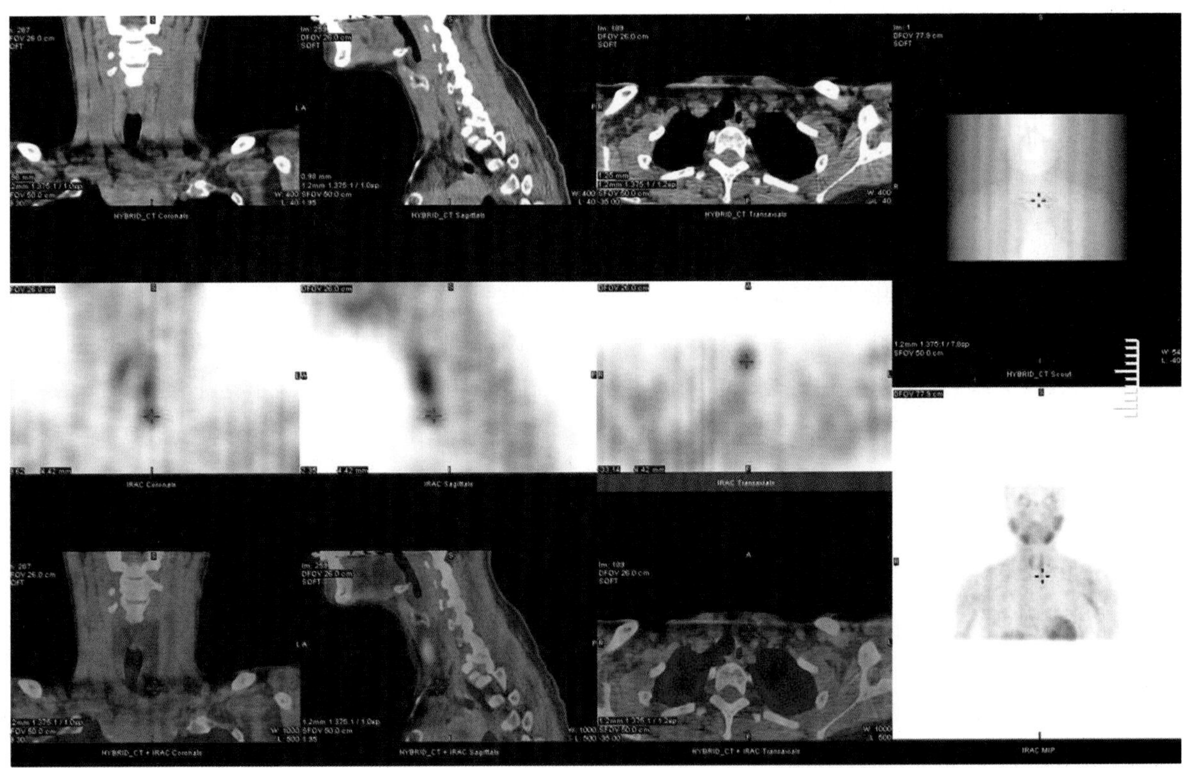

图 17-5-6　甲状旁腺融合显像

3. 其他影像学技术　对于超声和 MIBI 定位诊断困难的患者，特别是异位甲状旁腺病灶，需联合颈胸增强 CT（图 17-5-7）或磁共振检查进行诊断。复杂病例也需颈部增强 CT 以了解肿瘤是否为恶性，或存在淋巴结转移，或与周边器官如气管、食管的关系。

4. 术中诊断（术中快速冷冻，术中 PTH 测定，术中伽马探测）　对于所有甲状旁腺功能亢进症患者，均建议行术中快速冷冻检查和术中快速 PTH 检测，这两项检查可以明显提高手术成功率，减少误切以及多腺体疾病漏切的几率。对于再次手术患者，或者术前定位不明确患者，尚可行术中核素伽马探查辅助定位。术中伽马探测需注意排除舌下腺、颌下腺以及胸腺等干扰。

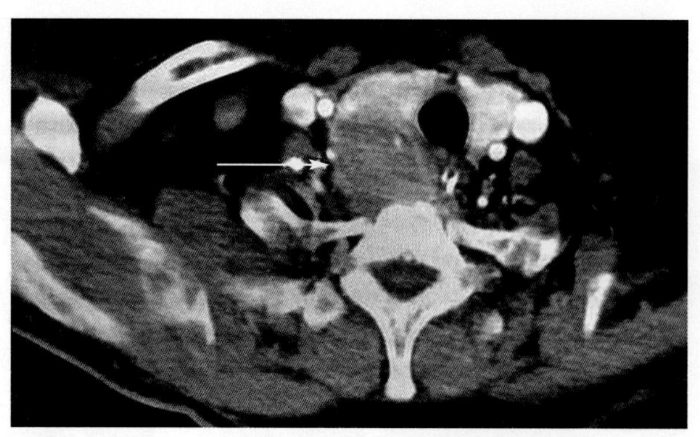

图 17-5-7 CT 所示甲状旁腺癌，右侧甲状腺背侧见肿块（白色箭头），边界不清，与甲状腺粘连致密

六、手术治疗

1. 原发性甲状旁腺功能亢进的手术适应证

1）症状明显的原发性甲状旁腺功能亢进（特别是合并泌尿系结石、纤维囊性骨炎、神经肌肉综合征）；

2）血清钙浓度超过正常值 0.25mmol/L，即大于 2.88mmol/L；

3）高尿钙大于 400mg/24h；

4）骨质疏松，任意部位 T 值小于-2.5；

5）肌酐清除率与同年龄组相比下降 30%；

6）年龄在 50 岁以下的患者。

一般认为，PHPT 只要定性、定位明确，无明显手术禁忌证，均应积极早期行手术治疗。因为手术治愈率高，创伤不大，并发症发生率很低，即使对无症状性 PHPT，与保守治疗和药物治疗相比，患者仍有获益。

2. 术前准备及麻醉选择　术前需完善定性定位诊断；对于二次手术、肿瘤较大、怀疑恶性肿瘤的患者，需术前行电子喉镜检查，排除肿瘤侵犯神经导致声带麻痹可能；根据患者合并疾病，应完善心肺功能等检查，排除手术禁忌证；对于血钙较高患者，术前应补液、利尿，降低血钙，防止高钙危象的发生；术前一般不需要预防性使用抗生素。

对于定位明确的甲状旁腺肿瘤，可选择神经阻滞麻醉，定向甲状旁腺肿瘤切除；而定位不明显或多发肿瘤必须双侧探查的患者，或者行内镜手术的患者，建议选择全身麻醉。

3. 术式选择

（1）双侧探查手术：双侧探查手术（bilateral neck exploration，BNE）主要应用于术前定位不是十分明确、多发病灶探查、再次手术或术前术中怀疑甲状旁腺癌的患者。手术一般于甲状腺峡部下方皮肤皱褶处取长度为 4～6cm 的切口，显露术野后直接切除病灶，或按照左上、左下、右上、右下的顺序逐一探查、暴露病灶（图 17-5-8）。切除病灶组织后，将标本送冷冻病理检查，并常规行术中快速 PTH 检查。由于术前精准定位技术的快速发展，现在 BNE 比例越来越少。甲状旁腺癌虽然少见，但是治疗难点，规范建议一般需行同侧甲状腺切除加颈部中央区甚至颈侧区淋巴结清除术，术中特别注意无瘤技术如整块切除，防止甲状旁腺肿瘤细胞种植。

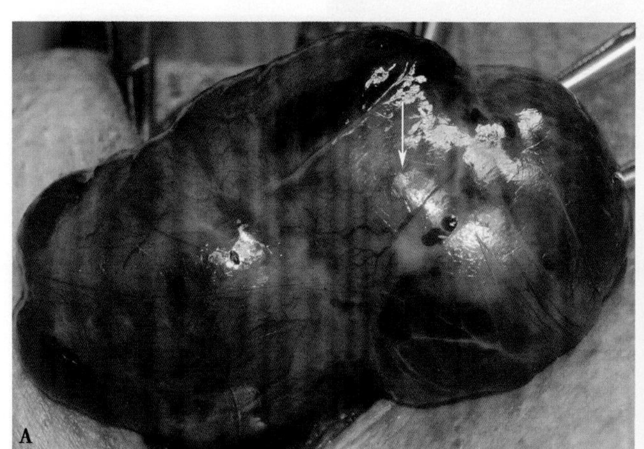

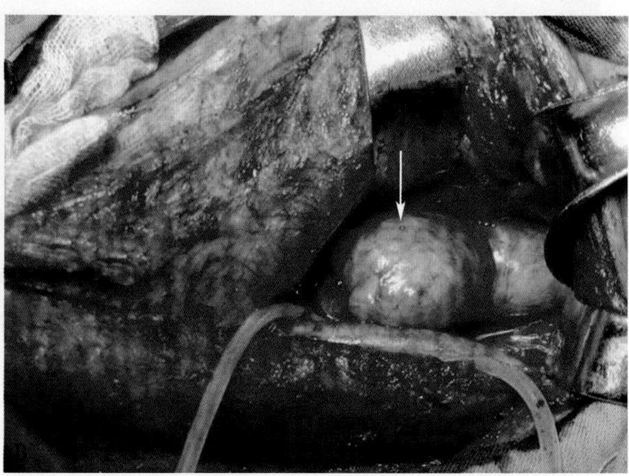

图 17-5-8 术中所见甲状旁腺腺瘤（白色箭头所示）

（2）靶向（定向）切除：术前精确定位患者可在病灶上方做好标记，在标记处做长约 1.5～2.0cm 切口直达病灶并完整靶向切除（focused parathyroidectomy）。下位甲状旁腺肿瘤一般取颈部正中低位小切口经白线切开前入路，上位甲状旁腺可取侧方小切口胸锁乳突肌与颈前肌群之间侧后入路。此手术方式简单，组织分离少，因此可于颈丛麻醉甚至局部麻醉下完成，必要时辅助静脉镇静止痛药物。

（3）内镜辅助下手术：和靶向切除一样，内镜辅助甲状旁腺手术（minimally invasive video-assisted parathyroidectomy，MIVAP）适用于术前定位明确、对美容要求较高的患者。术前触及甲状软骨喉结突起以确定和标记中点，在甲状腺峡部下方皮肤皱褶处定位切口，切口长度为 1.5～2.0cm。由于一般无法探查其他甲状旁腺，切除后的标本送冷冻病理检查，术中快速 PTH 检查，"双保险"确保手术成功。MIVAP 成功率高、创伤小，并发症低，恢复快，瘢痕小，美容效果好。

（4）经乳晕单孔内镜手术：经乳晕单孔内镜甲状旁腺切除术适用于术前已明确定位、单个腺瘤以及对美容要求非常高的年轻女性患者。术前精确定位并标记病灶准确位置，于患侧乳晕作长约 1.0cm 和 0.5cm 的不连续切口，分别置入内镜及操作杆。分离胸部皮下单个隧道进入颈前，切开颈白线，颈部外置特殊小拉钩牵引，良好暴露手术视野，切除肿瘤后套袋，经乳晕切口取出。

4. 手术并发症及防治

（1）暂时性低钙血症：大多数患者术后 12 小时内即可出现暂时性低钙血症，术后建议及时复查血钙，若患者出现口足麻木等症状需及时静滴葡萄糖酸钙，根据患者低钙情况逐渐转为口服钙剂或骨化三醇治疗。如患者症状较轻，可直接口服钙剂及骨化三醇治疗。对于术前甲状旁腺激素浓度极高的患者（通常 PTH>1000pg/ml）术后需严密监测血钙水平防止重度低钙血症引发死亡可能。

（2）声音嘶哑：同甲状腺手术一样，甲状旁腺手术也存在神经损伤可能，对于大多数甲状旁腺手术，建议先暴露喉返神经后再切除，但对于甲状旁腺位置较浅患者，可直接切除甲状旁腺肿瘤，但术中需注意喉返神经的神经走行位置。对于甲状旁腺癌或既往有颈部手术史的患者，建议行术中神经监测，防止神经损伤可能。对于上位甲状旁腺肿瘤，特别是与甲状腺上动脉关系密切者，同时应注意喉上神经的暴露及保护。

（3）手术失败或复发：对于异位甲状旁腺肿瘤或瘤体较小的患者，有术中探查失败无法寻找病灶可能，对于此类患者应重视术前定位诊断，如术前定位不明确需行术中伽马探查或术中超声联合定位协助手术，同时行术中快速 PTH 检测提高手术成功率。

即使是甲状旁腺良性肿瘤，手术中也极易因肿瘤种植导致术后 PTH 再次升高，因此术中应严格无瘤操作，保证肿瘤及包膜完整切除，切除后以蒸馏水冲洗术野。对于复发患者，再次手术时应联合多种辅助检查手段以完成术前或术中定位，保证完整彻底切除病灶。

第六节　继发性甲状旁腺功能亢进

一、发病机制

大多数慢性肾功能不全将最终发展为继发性甲状旁腺功能亢进。其发生的主要机制为：慢性肾功能不全导致血清 1,25-(OH)-D_3 降低，进而排磷障碍，在高磷血症、低钙血症、维生素 D 受体及钙敏感受体数量减少因素影响下，成纤维细胞生长因子（fibroblast growth factor 23，FGF23）增加导致原本正常的甲状旁腺弥漫性、多克隆增生和单克隆腺瘤形成，PTH 合成分泌明显增加，导致甲状旁腺功能亢进。

二、临床表现

继发性甲状旁腺功能亢进初期可表现为低钙血症以及高 PTH，随着疾病进一步发展，透析后期将呈现高钙血症、高磷血症、高 PTH 血症。其最重要的临床特点表现在骨异常、异位钙化、血管钙化等，如纤维囊性骨炎、骨痛、肌肉疼痛。疼痛呈发作性或持续性，部位以脚腕、双膝、髋、肘部或腰部为主，也可发生骨折和自发性肌腱断裂、胸椎和腰椎的压缩性骨折导致身高缩短；严重者表现为退缩人综合征和以腭、下颌骨改变为主的特殊面部畸形。还可表现为骨软化症以及混合型骨营养不良。

三、手术治疗

1. 手术指征　近年来，随着透析技术的不断优化和管理，降磷药物、骨化三醇、拟钙剂（西那卡塞特）的有效运用，临床上继发性甲状旁腺亢进患者疾病进展速度明显减慢，但长期的药物维持需要高昂的费用，因此甲状旁腺切除术仍是一种降低费用、快速控制症状的有效治疗选择。一般透析患者 PTH 推荐控制在 300pg/ml 左右，即正常值上限的 2～9

倍。2003 年改善全球肾脏病预后组织(KDOQI)对慢性肾型甲状旁腺功能亢进症手术指征定义为:①严重的甲状旁腺功能亢进,血清 PTH 持续大于 800pg/ml,难治性高钙血症或者高磷血症;②钙过敏患者并 PTH 大于 500pg/ml。

2. 术前检查　对于继发性或者散发性甲状旁腺功能亢进患者,术前单一影像学检查常足够,如甲状旁腺超声。但二次手术的患者,术前应进行 MIBI 显像、超声、CT 或者 MRI 联合检查以准确定位,明确是否存在异位甲状旁腺。同时在术中建议常规行术中快速 PTH 监测及术中快速冷冻检查。术中快速 PTH 监测在甲状旁腺切除移植后 10 分钟实施,必要时在切除后 20 分钟重新采血监测。术后 PTH 结果较初始值下降约 81%~82%通常提示手术切除效果可靠。对于二次手术患者术中快速 PTH 监测更为必要。

3. 手术方式　术前应重点检查心脏超声和心电图,术前一天应进行充分血液透析治疗,可增加围术期安全性。术前早晨监测血钾。常见的手术方式包括甲状旁腺次全切除术(subtotal parathyroidectomy, sPTX)、甲状旁腺全切除术(total parathyroidectomy, tPTX)、甲状旁腺全切除加自体移植术(total parathyroidectomy + autotransplantation, tPTX + AT)(图 17-6-1,图 17-6-2)。对于全身情况严重的继发性甲状旁腺功能亢进患者可考虑甲状旁腺次全切除术,手术时间短,疗效可靠,但患者术后复发率较高,留下大约 1/4 相对正常的甲状旁腺组织时术中需用粗黑线标记并做详细记录,以方便再次手术。甲状旁腺全切除术后往往会导致永久性低钙血症,难于调控,这一术式一般适用于激进型或长期透析没有肾移植可能的患者。甲状旁腺全切加移植术,一般适用于大部分患者,主要优点是手术彻底,手术后不易出现严重低钙血症,万一肿瘤复发,也方便从移植位置切取移植的甲状旁腺组织。

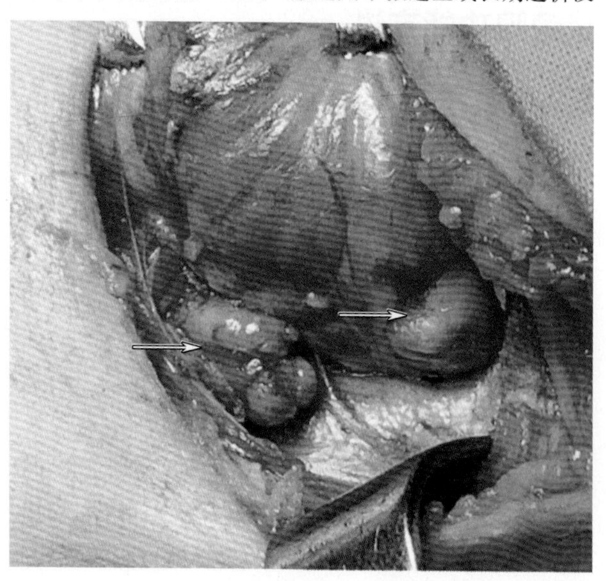

图 17-6-1　甲状旁腺肿瘤(白色箭头所示)

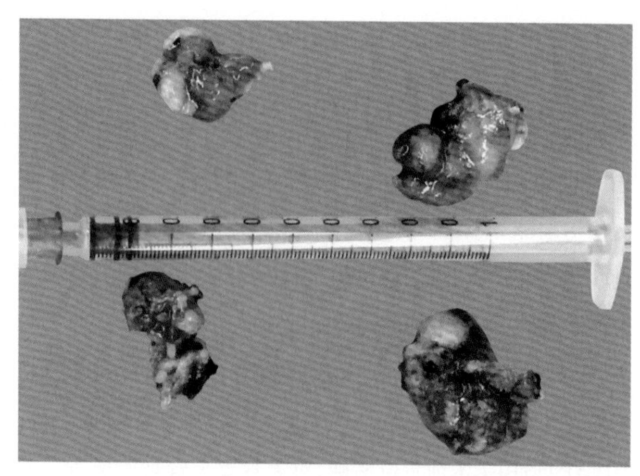

图 17-6-2　术中切除四枚甲状旁腺肿瘤标本

对于再次手术患者,一般选择甲状旁腺全切除术而非甲状旁腺全切加自体移植术,但建议对甲状旁腺组织低温保存以便再移植。低温保存甲状旁腺组织时间过长会导致组织坏死丧失活性,建议保存时间一般为 3~6 个月。

手术的关键是探查所有甲状旁腺组织,文献统计仅 3%患者只有 3 个甲状旁腺,但 14%患者有 5 个或 5 个以上甲状旁腺。一般残留一枚肿大甲状旁腺的复发率可高达 34%以上,常需再次手术切除。甲状旁腺切除术后早期肾移植可明显改善预后。

4. 术后管理　对继发性甲状旁腺功能亢进患者,术后应密切监测血钙水平,特别是术前 PTH 及血钙较高的患者,建议术后每 4~6 小时监测一次血钙水平,根据血钙水平调整静脉用钙剂量,同时监测患者血钾情况。对于血钙稳定的患者,需逐步以口服钙剂和活性维生素 D 替代静脉用药。甲状旁腺切除可有效、快速控制高钙、高磷血症以及骨痛、瘙痒等症状。也可改善远期预后,如降低心血管疾病发生,增加骨密度减少骨折的发生。对于甲状旁腺全切加前臂移植患者,可以通过监测颈静脉和双侧上肢静脉血中 PTH 水平,以了解是颈部原位复发还是移植组织复发。

总之,手术切除是继发性甲状旁腺功能亢进的有效治疗手段,手术方式的选择应根据医师经验和患者具体情况具体选择。术后规律随访和管理是继发性甲状旁腺功能亢进系统治疗不可或缺的部分。

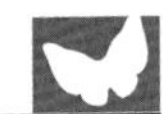

第七节　遗传性甲状旁腺功能亢进

一般原发性甲状旁腺功能亢进由单腺体疾病引起，而多腺体病变常见于家族遗传性疾病。最常见的家族遗传性疾病包括多发性内分泌肿瘤Ⅰ型（MEN1）、多发性内分泌肿瘤2A型（MEN2A）、多发性内分泌肿瘤4型（MEN4）以及家族性低尿钙性高钙血症（FHH）等其他少见疾病。

对于遗传性甲状旁腺功能亢进的患者进行基因检测目前尚无统一标准，一般建议以下情况应考虑行基因检测：小于45岁的原发性甲状旁腺功能亢进患者；合并其他内分泌肿瘤的患者；任何年龄甲状旁腺多发腺体疾病患者；任何年龄甲状旁腺癌患者，应根据相应临床表现、生理生化和基因检测进行系统分析。

一、多发性内分泌肿瘤综合征

与原发性甲状旁腺功能亢进相关的多发性内分泌肿瘤综合征包括MEN1、MEN2A、MEN4。MEN1常包括甲状旁腺腺瘤、胰肠来源的神经内分泌肿瘤和垂体瘤；2型包括甲状腺髓样癌和嗜铬细胞瘤，其中约25%的2A型患者可出现原发性甲状旁腺功能亢进，而2B型仅有个例报道。4型临床报道极为罕见。

1. MEN1　MEN1型原发性甲状旁腺功能亢进是最常见的家族遗传性原发性甲状旁腺功能亢进。发病年龄一般在20～30岁，在50岁时其发病率可达100%，但可长期处于无症状状态。随着疾病的进展可逐渐出现原发性甲状旁腺功能亢进的临床症状。

患者5岁时即可出现疾病进展，因此对于基因突变携带者建议每年进行血钙、PTH、嗜铬粒蛋白、泌乳素、胰岛素生长因子-1等监测，并需终身随访。

手术切除是首选治疗手段，手术方式可分为：病变甲状旁腺切除术、甲状旁腺次全切除术、单侧甲状旁腺切除术或者甲状旁腺全切加自体移植术。一般建议在进行甲状旁腺全切时需联合胸腺切除，因为胸腺中常可发现异位甲状旁腺腺体，联合切除可预防复发，预防胸腺类癌生长。具体手术方式的选择目前尚有争议，单侧甲状旁腺切除或者甲状旁腺次全切除术后复发率较高，而甲状旁腺全切加自体移植术后，永久性甲状旁腺功能减退发生率高。考虑到此种手术后永久性甲状旁腺功能减退的风险，有部分学者建议冷冻部分甲状旁腺组织以备后用，但值得注意的是冷冻时间较长的组织生物活性将会明显下降。术中快速PTH监测是该手术成功的有力保证，在切除最后一枚甲状旁腺后10分钟和20分钟分别监测PTH水平，若检测不到或者接近监测最低临界值即手术完全切除所有腺体组织。

2. MEN2A　与MEN1不同，MEN2患者不易发展为原发性甲状旁腺功能亢进，约25%的MEN2A可发展为原发性甲状旁腺功能亢进，MEN2B几乎不出现甲状旁腺功能亢进。大多数为无症状型，常因MTC或嗜铬细胞瘤术前检查发现血钙和PTH异常。许多患者在甲状腺手术后多年才出现原发性甲状旁腺功能亢进。以上患者至少出现2枚或者以上的甲状旁腺腺体增多，一般建议外科切除增大的甲状旁腺腺体，但需注意随访，而甲状旁腺全切或次全切除报道比较少见。这主要是因为MEN2A较少导致严重的高钙血症，腺体受累也较少，手术方式相对保守。

3. MEN4　在5%～10%的MEN1患者中未监测到*MEN1*基因突变，而监测到*CDKN1B*基因，这类患者称为MEN4型，其发病年龄较晚，大多数发生于女性更年期。与MEN1类似，其首发症状是原发性甲状旁腺功能亢进。通常由1到2枚甲状旁腺病变引起，对于该疾病的临床认识尚不足，目前手术仅行单一病变腺体切除。

二、家族性低尿钙性高钙血症

FHH常表现为低钙尿症、轻度高钙血症、PTH轻度升高。其最常见的变异为FHH1，主要是*CaSR*基因胞外结构域失活突变引起。CaSR是一种G蛋白偶联受体，它活化时可抑制PTH分泌，增加肾小管排泄钙。

FHH患者的特征为持续终身的高钙血症、低尿钙症、PTH不适当高分泌。临床表现通常无症状，少数病例可有胰腺炎、软骨钙质沉着症以及类似PHPT的临床表现。FHH的生化表现与PHFF极为相似，鉴于手术不能改变因FHH相关基因突变引起的血钙调定点的异常，因而此类患者应避免甲状旁腺手术，因此临床对FHH患者的鉴别十分重要。第一，尿钙/尿肌酐清除率是重要的鉴别指标，其在FHH患者中往往<0.01，而PHPT患者常伴有尿钙升高。需要注意的是，PHPT合并维生素D缺乏或肾功能不全的患者，其尿钙/尿肌酐清除率也可低于0.01。第二，FHH生化改变较轻，包括轻度高钙血症、PTH多在正常参考范围内或轻度增高、轻度低磷血症。第三，由于FHH患者甲状旁腺组织轻度增生，因此其术前定位检查常为阴性。最后，FHH患者无肾

17

脏及骨骼受累。大多数 FHH 无症状，因此不需要治疗。对于有高钙血症相关症状者，研究者发现调节 CaSR 构型的拟钙剂西那卡塞特能有效缓解高钙血症及高 PTH 血症。当 FHH 发展为 PHPT 时，尽管存在术后持续性高钙血症的风险，仍然推荐进行甲状旁腺次全切除术。

总之，对于家族遗传性原发性甲状旁腺功能亢进症患者需要基于临床、生化及基因检测以明确疾病类型，根据不同的疾病类型选择合适的治疗方式，尽可能为患者解除病患的同时减少副作用。

第八节　预　　后

17

甲状旁腺腺瘤经手术切除后甲状旁腺功能亢进症可以完全治愈。但如病期很晚已造成骨质改变或肾功能障碍者，术后病情仍存在。特殊情况的甲状旁腺腺瘤，有的是 MEN I 的表现，则预后要取决于 MEN I 的治疗结果。

大部分甲状旁腺癌患者的疾病发展过程比较缓慢，5 年生存率约为 44%～85%，肿瘤大小和淋巴结转移与否均不明显影响预后。手术的复发率约为 33%～78%，术后持续的高钙血症提示预后不良。60%的患者在 3 年内死于本病。再次手术切除转移灶的治疗效果优于姑息对症治疗。有学者研究认为，手术后复发及远处转移是影响甲状旁腺癌患者生存的主要因素。虽然甲状旁腺癌为一种生长较慢的肿瘤，但因其具有向周围侵犯的特点，即使肉眼下完全切除，局部复发往往不可避免，复发时间多发生在术后 3 个月至 10 个月的期间。因而有学者指出，局部切除仅起姑息作用，达不到根治目的，因而局部切除后的处理如包括放化疗的综合治疗尤为重要。

（樊友本　邓先兆　孙　滨）

参考文献

1. Herrera MF, Gamboa-Dominguez A, Clark OH. Parathroid embryology, anatomy, and pathology. Endocrine surgery, 2nd edn.2005.
2. Akerström G, Malmaeus J, Bergström R. Surgical anatomy of human parathyroid glands. Surgery, 1984, 95(1): 14-21.
3. Wang C. The anatomic basis of parathyroid surgery. Ann Surg, 1976, 183(3): 271-275.
4. Khan A, Bilezikian J. Primary hyperparathyroidism pathophsiolog and impact on bone. CMAJ, 2000, 163(2): 184-187.
5. Krebs LJ, Arnold A. Molecular basis of hyperparathyroidism and potential targets for drug development. Curr Drug Targets Immune Endocr Metabol Disord, 2002, 2(2): 167-179.
6. Panicker LM, Zhang JH, Dagur PK, et al. Defective nucleolar localization and dominant interfering properties of a parafibromin L95P missense mutant causing the hyperparathyroidism-jaw tumor syndrome. Endocr Relat Cancer, 2010, 17: 513-524.
7. Falchetti A, Marini F, Giusti F, et al. DNA-based test: when and why to apply it to primary hyperparathyroidism clinical phenotypes. J Intern Med, 2009, 266: 69-83.
8. Brandi ML, Gagel RF, Angeli A, et al. Guidelines for diagnosis and therapy of MEN type 1 and type 2. J Clin Endocrinol Metab, 2001, 6: 5658-5671.
9. Zhili Yang, Minggao Guo, Bo Wu, et al. Focused parathyroidectomy through an open-lateral approach for treating solitary parathyroid adenoma Surgical Practice, 2015, 19: 160-165.
10. 邓先兆，伍波，钟春林，等. 原发性甲状旁腺功能亢进的多学科联合诊治 120 例. 上海医学，2012，35(12)：931-934.
11. Kang J, Fan Y, Guo B, et al. Trans-areola single-site endoscopic parathyroidectomy: report of one case. Surg Innov, 2013, 20(6): 16-20.
12. 樊友本，孙滨，邓先兆，等. 原发性甲状旁腺功能亢进的诊治难点及策略. 中国普外基础与临床杂志，2017，24(10)：1186-1190.
13. 高明. 头颈肿瘤学. 第 3 版. 天津：科学技术文献出版社，2014.
14. 孔晶，王鸥，邢小平. 遗传性原发性甲状旁腺功能亢进症. 中华骨质疏松和骨矿盐疾病杂志，2016，9(3)：314-322.

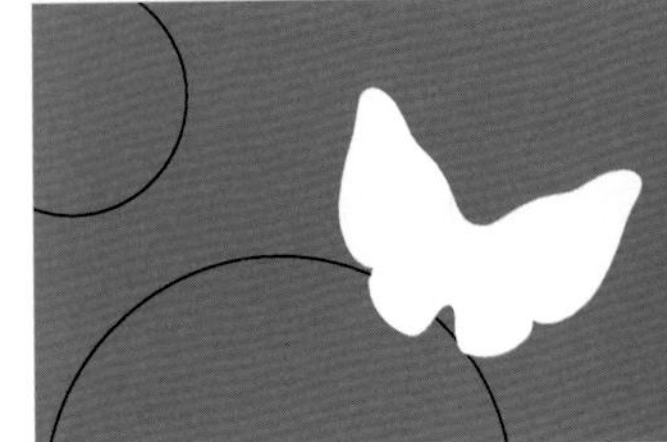

第十八章 甲状腺肿瘤手术治疗

第一节 甲状腺腺叶切除术

甲状腺腺叶切除是指一侧腺叶的完整切除。此术式是甲状腺外科目前最常采用的术式，临床实际应用中可根据患者情况一并行峡部切除术，既适用少数于良性肿瘤，也应用于局限于一侧的恶性肿瘤，本节主要对甲状腺癌手术切除的术式进行介绍。

一、适应证

对于甲状腺癌，一侧腺叶切除的适应证国内外经历了一系列变化。2009 版 ATA 指南建议，甲状腺腺叶切除的适应证必须符合以下所有条件：肿瘤<1cm、低危、单灶、局限于甲状腺内。同时患者无头颈部放射史，临床判断无颈部淋巴结转移。

2010 年，根据国外的指南原则，结合国内的经验及国情，中国抗癌协会头颈肿瘤专业委员会甲状腺癌学组制定了国内首部《分化型甲状腺癌诊治指南（2010 版）》，该诊治指南指出，甲状腺腺叶切除适应证条件如下：无颈部放射史、无远处转移、无甲状腺腺外侵犯、肿瘤直径<4cm、无其他不良病理亚型（高细胞型、柱状细胞型、弥漫硬化型、岛状细胞或分化程度低的变型）。

2012 年，由中华医学会内分泌学分会、中华医学会外科学分会、中国抗癌协会头颈肿瘤专业委员会、中华医学会核医学分会联合编撰了《甲状腺结节和分化型甲状腺癌诊治指南》，该指南建议甲状腺腺叶+峡部切除术的适应证为：局限于一侧腺叶内的单发 DTC，并且肿瘤原发灶≤1cm、复发危险度低、无童年期头颈部放射线接触史、无颈部淋巴结转移和远处转移、对侧腺叶内无结节。同时根据国情率先提出了甲状腺腺叶+峡部切除术的相对适应证：局限于一侧腺叶内的单发 DTC，并且肿瘤原发灶≤4cm、复发危险度低、对侧腺叶内无结节；微小浸润型 FTC。

2015 年版 ATA 指南中对甲状腺腺叶切除的适应证作了以下改变：肿瘤 1~4cm、无腺外侵犯、cN0 者可选择甲状腺全/近全切除或者腺叶切除术。术后选择 RAI 治疗者、根据疾病特点和（或）患者意愿可采取甲状腺全切或近全切术（强烈推荐，中等质量证据）。肿瘤<1cm、无腺外侵犯且 cN0 者，应该选择行甲状腺腺叶切除术（除非对侧腺叶有明确手术适应证）。直径小、单灶、局限于甲状腺内、无头颈部放射史、无甲状腺癌家族史和 cN0 者行一侧甲状腺腺叶切除术即可（强烈推荐，中等质量证据）。

纵观国内外甲状腺癌指南，甲状腺腺叶切除的适应证较过去相对宽泛，尤其是针对直径 1~4cm 的肿瘤，也可以选择性行甲状腺腺叶切除。根据国内外相关指南的治疗原则，笔者推荐甲状腺腺叶切除的适应证如下：局限于一侧腺叶内的单发病灶，且肿瘤原发灶≤1cm、无幼年头颈部放射线接触史、无颈部淋巴结转移和远处转移、对侧腺叶内无结节者。甲状腺腺叶切除的相对适应证：局限于一侧腺叶内的单发病灶，且肿瘤原发灶≤4cm、复发危险度低、对侧腺叶内无结节者。对于一侧甲状腺恶性肿瘤的腺叶切除术，外科处理应同时切除甲状腺峡部，即甲状腺叶及峡部切除。

二、麻醉

多采用全身麻醉，也可选用颈丛阻滞麻醉。

三、手术方法

在甲状腺叶切除过程中应强调外科操作顺序，暴露甲状腺一侧腺体后，可采用①处理甲状腺中静脉（同时探寻周围是否有下极甲状旁腺）→寻找保留下极甲状旁腺→分离上极→显露喉上神经→处理上极血管→寻找保留上极甲状旁腺→寻找保护喉返神经→处理下动脉→切除腺叶的外科顺

18

序；也可遵循②分离上极→显露保护喉上神经→处理上极血管→寻找保留上极甲状旁腺→处理甲状腺中静脉→寻找保留下极甲状旁腺→寻找保护喉返神经→处理下动脉→切除腺叶的顺序。前者的操作顺序更有利于下极甲状旁腺的有效保护。

1. 体位　患者取仰卧、肩下垫枕、颈过伸位，以充分显露颈部但注意对颈椎的保护，三角枕稳固头部（图 18-1-1）。

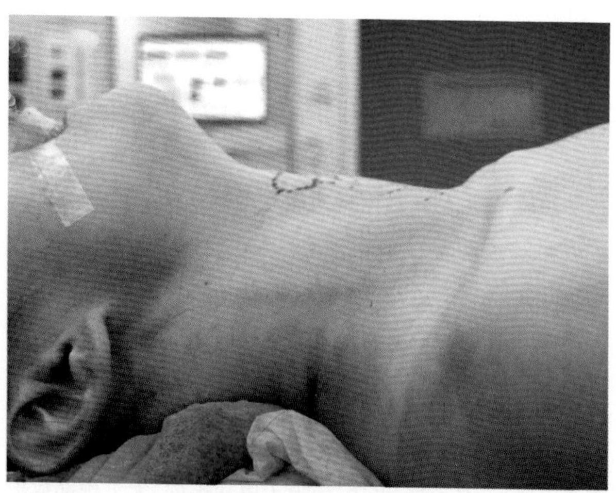

图 18-1-1　颈后仰过伸位

2. 切口　于胸骨切迹上 1～2cm 或循颈低位皮纹作领式切口，切口一般长约 4～5cm，根据患者具体情况可酌情向两端适度延长（图 18-1-2）。

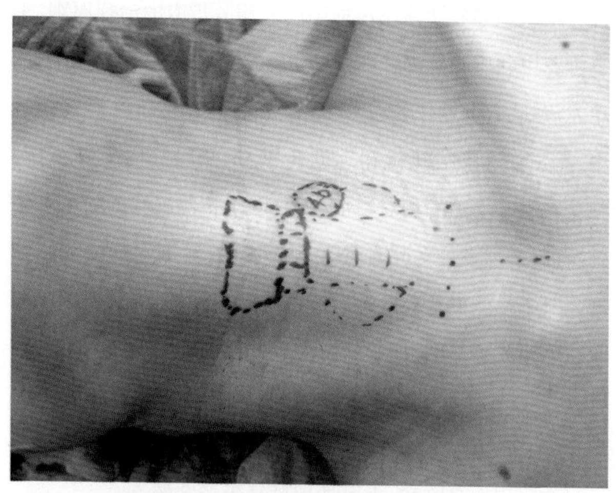

图 18-1-2　锁骨上沿皮纹取弧形切口

3. 分离皮瓣　切开皮肤后，以电刀逐层切开皮下组织及颈阔肌，达颈深筋膜浅层，期间避免损伤分布于颈深筋膜浅层表面的颈前静脉。严格在颈阔肌下分离皮瓣，一般情况下切口上端皮瓣分离高度达喉结水平，下端达胸骨切迹上缘，但根据肿瘤大小和切除范围可适当上下扩展皮瓣游离范围。两侧适当游离但不宜游离过多，中下端可显露出部分胸锁乳突肌附着端。游离充分后，皮瓣下端用缝线牵拉固定或皮钩固定，皮瓣上端用甲状腺拉钩牵拉。

4. 切开颈白线　正中切开颈白线，逐层分离直达甲状腺峡部（图 18-1-3）。

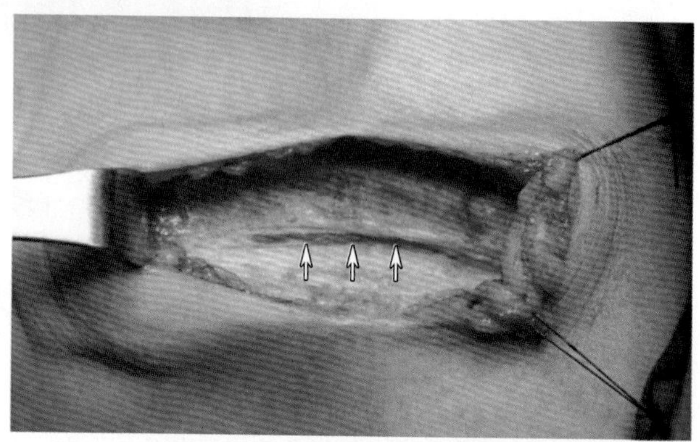

图 18-1-3　颈白线入路（箭头所示）

应该注意的是，若患侧肿瘤较大会使中线向健侧移位，但只要分辨清两侧舌骨下肌群，在其间进入即可见颈白线，操作过程中出血少且解剖清楚。颈白线上下端一定要分离充分。依笔者经验，即使肿瘤较大，也多由此入路完整切除肿瘤，一般不需要离断颈前肌，此时可上下充分分离颈白线，并向患侧牵拉颈前肌，均可充分暴露。加之一般当肿瘤较大时，颈前肌常受压变薄，利于牵拉暴露肿瘤。如果肿瘤较大或技术所限，采用上述方式仍不能满意暴露肿瘤时，亦可离断颈前肌以充分显露；一般应在舌骨下肌群的上、中 1/3 处钳夹后切断（因舌下神经袢支自舌骨下肌群中、下 1/3 处进入肌腹）以便于显露肿瘤，易于操作，减少手术难度和危险。若肿瘤侵犯颈前肌，应一并切除，尤其是胸骨甲状肌的处理应更加注意，避免肿瘤的残留。

5. 沿甲状腺真假被膜间解离腺叶　在甲状腺真假背膜间游离，用甲状腺拉钩向外侧牵拉颈前肌，充分显露甲状腺，然后将腺体轻轻牵向中线以便显露腺体后外侧方解剖结构，由甲状腺外侧假被膜内解离腺体并注意结扎周围血管。甲状腺中静脉的处理：一般在腺体外缘中部可见到甲状腺中静脉，单独分离出该静脉后钳夹、切断、结扎（图 18-1-4）。这样可以从侧面掀起腺体，并利于寻找下极甲状旁腺。

6. 下甲状旁腺的识别与保护　由于甲状腺下极的甲状旁腺存在较多的解剖变异，同时由于下极周围一般脂肪组织较多，甲状旁腺的识别与术者经验密切相关，专业培训十分重要。当然可采用纳米碳负显影技术（图 18-1-5）或利用 MIBI 核素显像技术进行甲状旁腺定位。对于少数难以确定为甲状旁腺或淋巴结者可采用术中冷冻病理进行鉴别，防止误切。

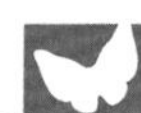

如采用先处理其他部位再寻找甲状旁腺的顺序，容易因创面渗血造成术区红染影响甲状旁腺辨别，所以一般建议先寻找出下极甲状旁腺，然后通过分支性保留技术将其血供连同甲状旁腺一并保留(图 18-1-6)。分离保留下极甲状旁腺后，处理甲状腺下极血管，此过程应注意因牵拉位置变浅的喉返神经，仔细识别后再行处理。在甲状腺下极处的软组织中有甲状腺下静脉和最下动脉经此进出腺体，应分别处理，钳夹和结扎要牢靠以免回缩和撕裂。对于位于腺体周围的甲状旁腺及甲状旁腺位于胸腺者，易于原位保留，甲状旁腺功能损伤小(图 18-1-7)。

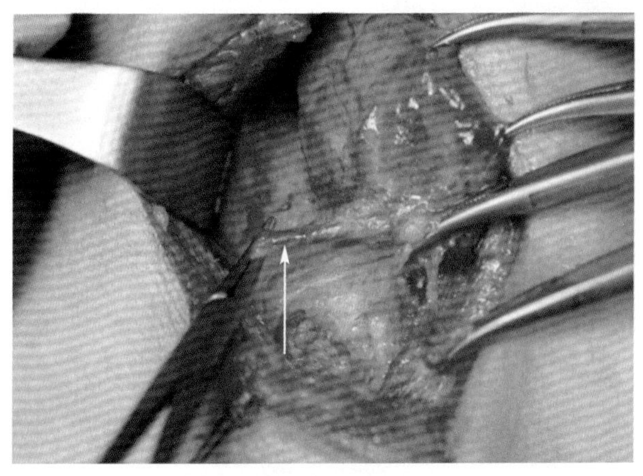

图 18-1-4　结扎甲状腺中静脉（箭头所示）

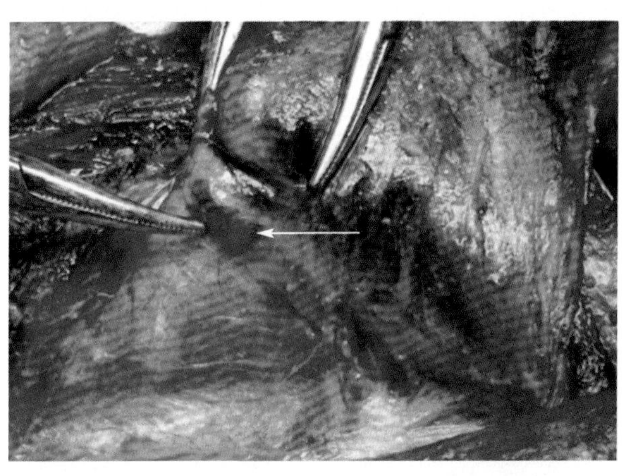

图 18-1-5　纳米碳负显影，箭头指示甲状旁腺

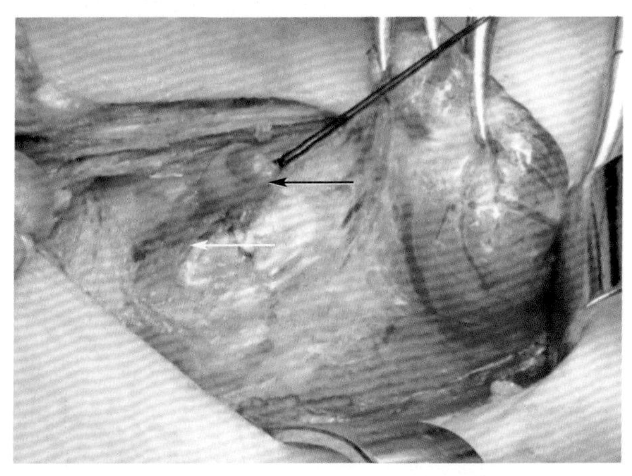

图 18-1-6　原位血管化保留下极甲状旁腺，白色箭头指示血管，黑色箭头指示甲状旁腺

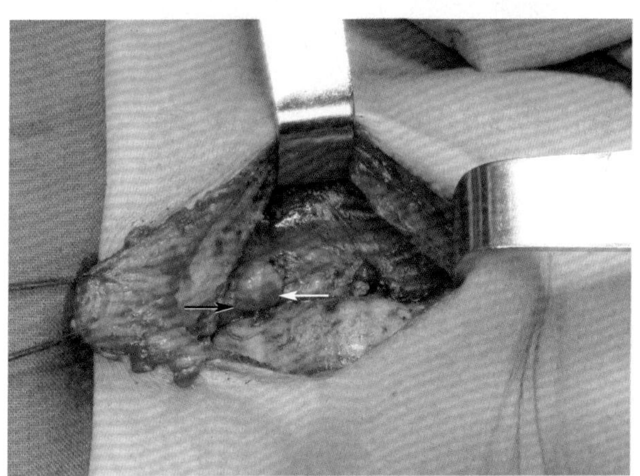

图 18-1-7　原位血管化保留位于胸腺内的下极甲状旁腺，白色箭头指示甲状旁腺，黑色箭头指示胸腺舌叶

7. 处理甲状腺上极及上极甲状旁腺的保护　于甲状腺真假被膜间分离甲状腺后，用甲状腺拉钩在甲状腺假包膜内侧牵开带状肌以显露甲状腺，然后处理甲状腺上极。由于甲状腺上极气管侧假被膜增厚(悬韧带的一部分)，可用电刀切断并打开与喉外肌之间的间隙，此间隙应注意喉上神经的分支，部分患者可经此处显示喉上神经外支，该支常由外上向内下斜行进入喉外肌内(图 18-1-8)。目前国内处理甲状腺上极一般采用两步法：①切断上极血管：处理上极然后将腺体牵向内下，清楚显露上极血管后，可先离断上极血管(多分为两个分支束；图 18-1-9)，②离断上极韧带：向下牵拉腺体(此时由于上极腺体没有血管而易于向下牵拉)显露悬韧带，予以离断结扎。然后采用“脱帽”法将甲状腺上极的甲状旁腺连同血供保留。由于这种手术方式是将颈前肌向前外侧牵开，将甲状腺上极向下牵拉，多数患者可达到较满意的显露效果，但少数患者由于胸骨甲状肌止点的阻挡，上极暴露不够满意，可造成出血、喉上神经喉外支的损伤及甲状腺上极组织的残留。因此有学者建议部分/全部切断胸骨甲状肌上端加以显露，这虽可充分暴露甲状腺上极，但却同时增加了手术损伤，不完全符合现代甲状腺外科间隙入路、膜解剖的微创理念。近年，秦建武教授提出了带状肌肌间入路来处理甲状腺上极，首先，将颈白线向上切开至舌骨下方，然后分离甲状腺外科囊的侧方至颈鞘，将胸骨舌骨肌牵向外

侧，将胸骨甲状肌向内牵拉（图 18-1-10），沿两肌之间向上分离（疏松的筋膜），这样可以充分地暴露甲状腺上极（图 18-1-11），便于显露和保护喉上神经（图 18-1-12）。笔者多次尝试，此技术实用可靠。

8. 喉返神经的解剖及保护　笔者认为，对于甲状腺外科医生而言，此操作是基本功必须掌握，并应该能熟悉从三个不同部位寻找喉返神经的方法：①甲状腺下动脉附近寻找喉返神经。处理完甲状腺上极后，继续将甲状腺向内侧掀起，于甲状腺下动脉自外向内在腺体中、下 1/3 交界处寻找与其交叉的喉返神经。此方法实用易掌握，笔者主推荐。一般是如下操作，术者和一助同时用蚊式钳提拉起气管食管沟

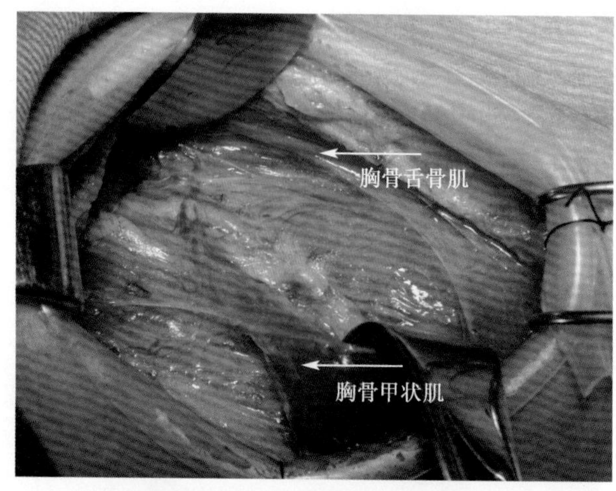

图 18-1-10　带状肌肌间入路：牵拉肌肉

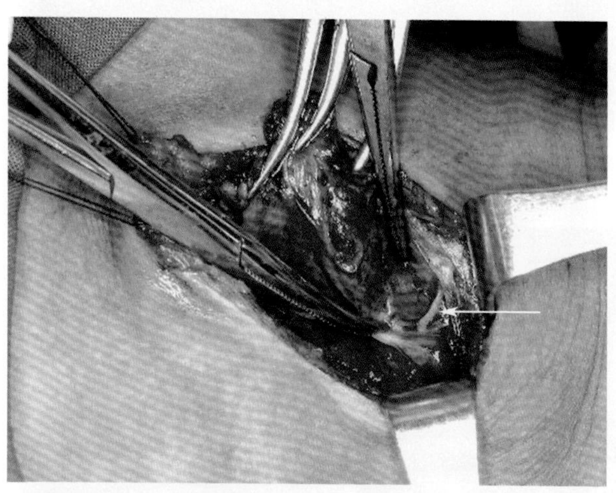

图 18-1-8　显露喉上神经

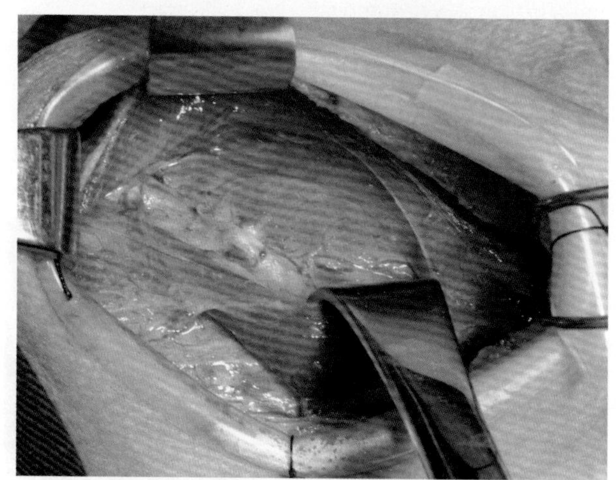

图 18-1-11　带状肌肌间入路：暴露上极血管

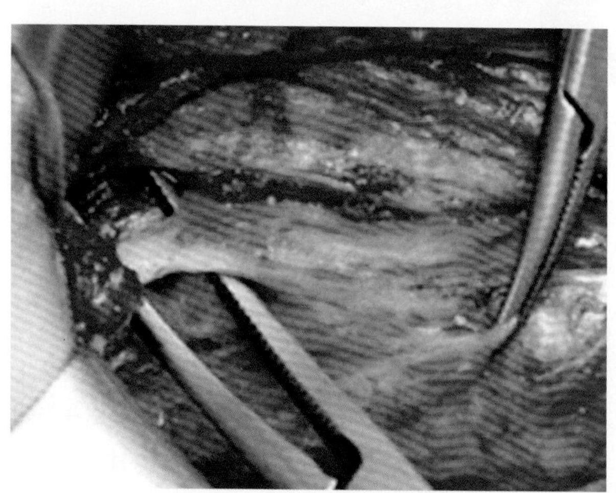

图 18-1-9　结扎甲状腺上动脉

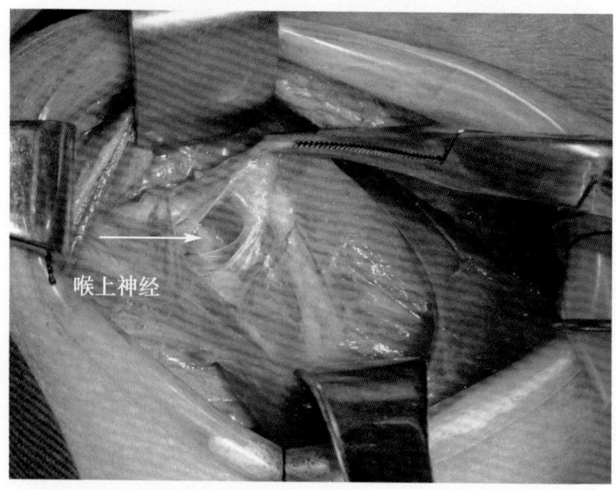

图 18-1-12　带状肌肌间入路：显露并保护喉上神经

的脂肪软组织，将软组织悬起，再由术者用小弯钳分离软组织，寻找其内的喉返神经。此操作方法相对不易出血及损伤神经，但神经位置相对不恒定，因此寻找期间应耐心操作。②入喉处找寻喉返神经。处理完甲状腺上极后，将腺体向内下牵拉，逐层离断甲状腺与喉外肌间的纤维组织，然后于喉返神经入喉处可寻找喉返神经，予以显露并加以保护。对于经验不足者，在此处找寻喉返神经，易误伤喉返神经。此操作方法优点是喉返神经位置相对固定，但操作易出血是其不足。此法找寻喉返神经，时常受甲状腺 Zuckerkandl 结节(ZT)的影响，其为甲状腺外侧缘向外、向后的突起，约 86% ZT 位于甲状腺的中 1/3 处。约 60% 患者可发现此结节的存在，右侧较左侧常见。而 91% 喉返神经位于其内下方。③甲状腺下极下方的气管食管沟位置寻找喉返神经，术者应熟练掌握此第三种寻找部位。同样，此处需要术者和一助同时用蚊式钳提拉起气管食管沟的脂肪软组织，将软组织悬起，再由术者用小弯钳分离捅穿软组织，寻找其内的喉返神经，然后离断其表面的软组织及脂肪，直至全程暴露喉返神经。尤其对于二次手术的患者，可以在上次手术尚未涉及的部位(更下端)寻找喉返神经，比在瘢痕中寻找喉返神经简便易行，优势突出。应当注意的是：左右侧喉返神经在气管食管沟内的走行有所不同，其中左侧喉返神经一般紧贴气管侧壁，右侧喉返神经稍远离气管壁而略呈由外下至内上的走行；显露喉返神经的长度应视术中可显露的程度及外科需要而定；当腺体向中线侧牵拉时，喉返神经多离开气管食管沟向气管侧面移位，小心误伤；同时，还应该注意喉返神经的变异情况，如喉不返神经(图 18-1-13A)、喉返神经分支(图 18-1-13B)、喉返神经异常支(图 18-1-13C)等，不可盲目操作或仅凭经验行事，以减少对喉返神经损伤。

术中神经探测仪的应用，可以帮助临床大夫更好地找寻喉返神经。目前应用于临床时，应综合考虑其性价比及患者的经济承担情况，未来应用空间较大。对于经过多次手术、中央区淋巴结转移较多、甲状腺肿物直径较大、术前考虑喉返神经可能受侵犯的患者，其应用价值较大。但笔者仍强调，作为头颈外科医师，应充分学习并掌握寻找喉返神经的基本技术，这是必备的外科基本功，不应过于依赖神经监测设备。

9. 处理峡部及悬韧带　用电刀(单/双极)或超声刀自气管前面由外而内分离附于第 2~4 气管环前面的峡部及气管前外侧的侧韧带后，分次钳夹、切断峡部侧悬韧带，直至整个腺体完全解离。

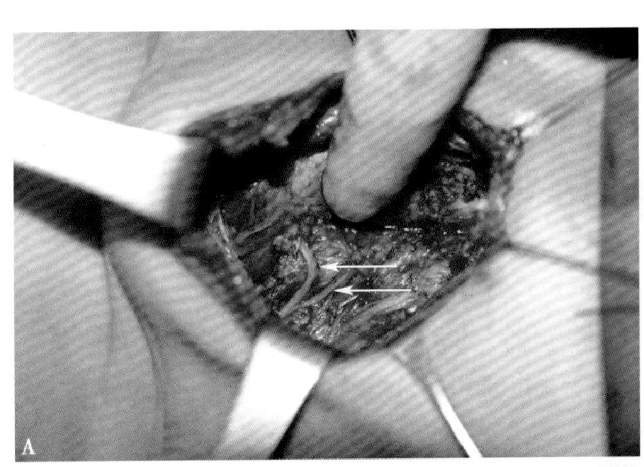

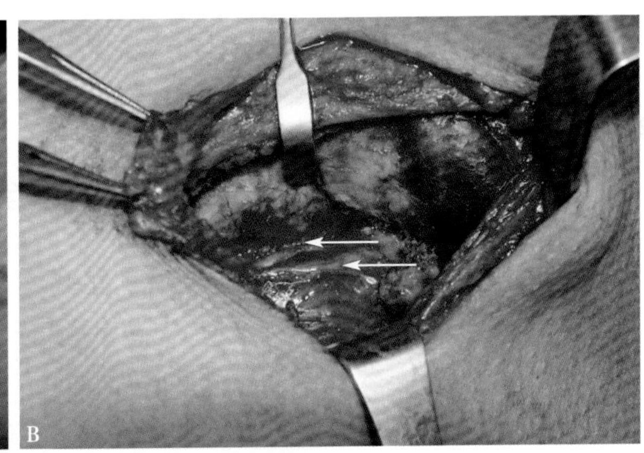

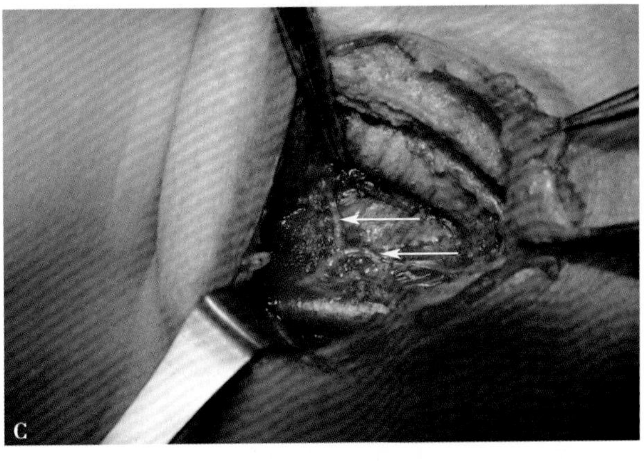

图 18-1-13　喉返神经异常情况

A. 右侧喉不返神经；B. 喉返神经分支；C. 喉返神经异常支

悬韧带断端需结扎或电凝止血，峡部残端则要缝扎，亦可采用超声刀钳夹离断峡部。尤其注意对侧上极血管分布到峡部的血管，丝线缝扎、超声刀钳夹要确切，避免出血。

10. 止血缝合

(1)止血：术中止血要彻底。在结束手术时，应再仔细检查一下血管断端结扎是否牢靠、甲状腺床、颈前肌有无渗血点，特别注意上极血管内侧分支的处理，以免术后渗血过多甚至二次手术止血可能。使用双极电凝止血更确切，尤其对于喉返神经入喉处的处理优势较明显，可减少对喉返神经的热损伤(图 18-1-14)。

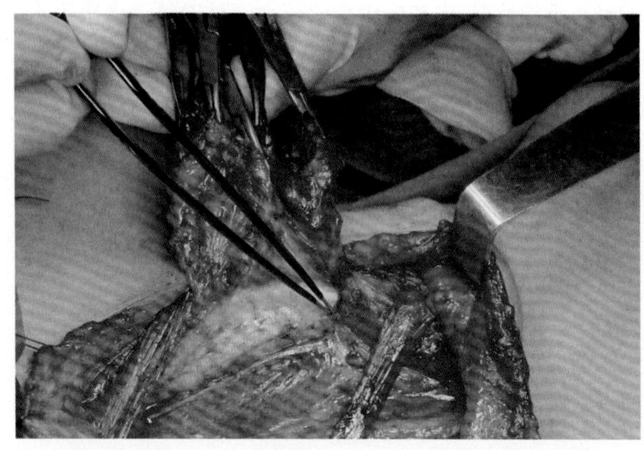

图 18-1-14　双极电凝处理喉返神经入喉处血管

(2)放置引流：一般建议甲状腺腺叶切除术后常规放置负压引流管或引流条以充分引流术区。可经切口引出或在胸骨切迹下方即切口下缘 3~4cm 处通过穿刺针将引流管引出皮肤外并加以固定。

(3)缝合伤口：先于中线处将颈深筋膜浅层缝合。皮下组织与颈阔肌作为一层行间断缝合或连续缝合，注意对位良好。皮肤多采用皮内缝合或粘合以减轻切口瘢痕形成。

四、术中注意事项

1. 暴露保护喉返神经及喉上神经应仔细、轻柔，减少干纱布直接接触磨损神经，减少电刀/超声刀在神经附近的使用，注意热损伤的最小范围，如有出血影响术野时可用盐水纱布蘸血。用双极电凝止血，减少对神经的热损伤。

2. 保留甲状旁腺同时应注意保留其营养血管，术后应注意观察甲状旁腺的颜色，若颜色发深考虑有淤血可能，可用组织剪剪破或针刺破其包膜以减轻淤血对功能的影响。

3. 上、下极血管处理一定要确切，必要时可缝扎加固；超声刀应采用慢档逐渐离断血管束以达到止血确切。

4. 甲状腺断端亦要缝扎牢固，也可应用超声刀离断，以免术后渗血。

5. 切除甲状腺腺叶的顺序可根据个人的习惯，但多采用从上到下，由外到内的顺序，达到出血少，解剖层次清晰的效果。

6. 细支血管及渗血点的处理，可采用双极电凝，凝血确切，周围副损伤小，尤其是神经附近。

第二节　全/近全甲状腺切除术

全甲状腺切除术即切除所有甲状腺组织，达到无肉眼可见的甲状腺组织残存。近全甲状腺切除术即切除几乎所有肉眼可见的甲状腺组织，保留<1g 的非肿瘤性甲状腺组织，如喉返神经入喉处或甲状旁腺处的非肿瘤性甲状腺组织。

一、适应证

2009 版 ATA 指南指出，甲状腺癌行全/近全甲状腺切除的适应证如下，符合任一条件即可：①直径>1 cm；②对侧存在甲状腺结节；③局部或远处转移；④头颈部放疗史；⑤一级亲属有 DTC 病史；⑥年龄较大(>45 岁)患者，即使肿瘤直径<1~1.5cm。

中国《分化型甲状腺癌诊治指南(2010 版)》建议，全/近全甲状腺切除指征(高危因素)：①颈部放射史；②已知远处转移；③双侧癌性结节；④甲状腺腺外侵犯；⑤肿瘤直径>4cm；⑥不良病理亚型(高细胞型、柱状细胞型、弥漫硬化型、岛状细胞或分化程度低的变型)；⑦双颈广泛淋巴结转移[注释中指出：对于微小癌，没有必要行甲状腺全切。必须结合本地外科技能，在减少复发与可能出现甲状旁腺功能低下症之间充分平衡考虑。年龄<15 岁建议行次全切除，谨慎行全甲状腺切除术。双颈部淋巴结广泛转移且包膜外侵犯，建议考虑甲状腺全切]。

2012 版中国《甲状腺结节和分化型甲状腺癌诊治指南》指出，全/近全甲状腺切除术的适应证为：①童年期有头颈部放射线照射史或放射性尘埃接触史；②原发灶最大直径>4cm；③多癌灶，尤其是双侧癌灶；④不良的病理亚型，如：PTC的高细胞型、柱状细胞型、弥漫硬化型、实体亚型，FTC的广泛浸润型，低分化型甲状腺癌；⑤已有远处转移，需行术后^{131}I治疗；⑥伴有双侧颈部淋巴结转移；⑦伴有腺外侵犯(如气管、食管、颈动脉或纵隔侵犯等)。全/近全甲状腺切

除术的相对适应证是：①肿瘤最大直径 1~4cm；②伴有甲状腺癌复发高危因素；③合并对侧甲状腺结节。

2015 版 ATA 指南中对全/近全甲状腺切除的适应证作了些改变：①直径>4cm；②明显腺外侵犯（临床 T4）；③淋巴结转移（临床 N1）；④远处转移（临床 M1）（强烈推荐，中等质量证据）。

纵观国内外甲状腺癌指南，全/近全甲状腺切除的适应证越来越严格，ATA 指南和国内指南一样，只有直径>4cm 的肿瘤才建议行全/近全甲状腺切除，这也是指南显著变化之处。总之，根据国内外相关指南的治疗原则，甲状腺乳头状癌行全/近全甲状腺切除的适应证如下：①童年期有头颈部放射线照射史或放射性尘埃接触史；②原发灶最大直径>4cm；③多癌灶，尤其是双侧癌灶；④不良的病理亚型，如：高细胞亚型、柱状细胞亚型、弥漫硬化型、实体/岛状亚型、嗜酸细胞亚型；⑤已有远处转移，需行术后 ^{131}I 治疗；⑥伴有双侧颈部淋巴结转移；⑦伴有腺外侵犯（如气管、食管、颈动脉或纵隔侵犯等）。全/近全甲状腺切除术的相对适应证是：①同侧颈淋巴结转移；②肿瘤最大直径 1~4cm；③伴有甲状腺癌复发高危因素；④合并对侧甲状腺结节。

二、麻醉

多采用全身麻醉。

三、手术方法

全甲状腺切除手术操作的每侧叶的处理可参阅本章甲状腺腺叶切除术部分。需要指出的是，术中应注意完整切除甲状腺锥状叶，部分患者的锥状叶位置较高，可达舌骨水平，应注意切除的彻底性（图 18-2-1）。

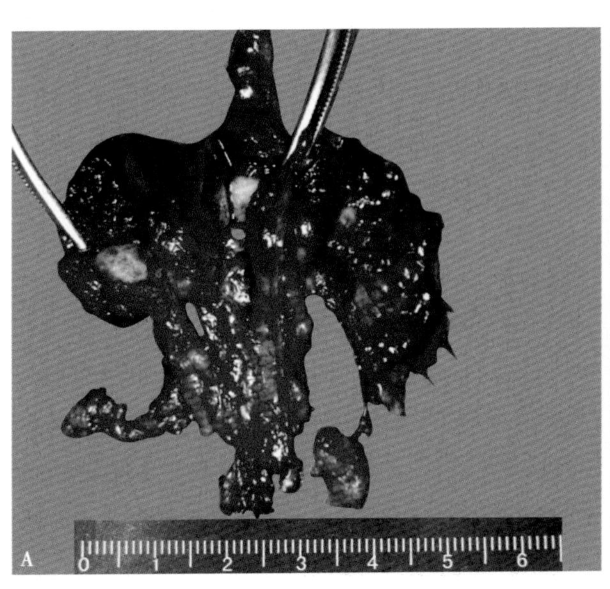

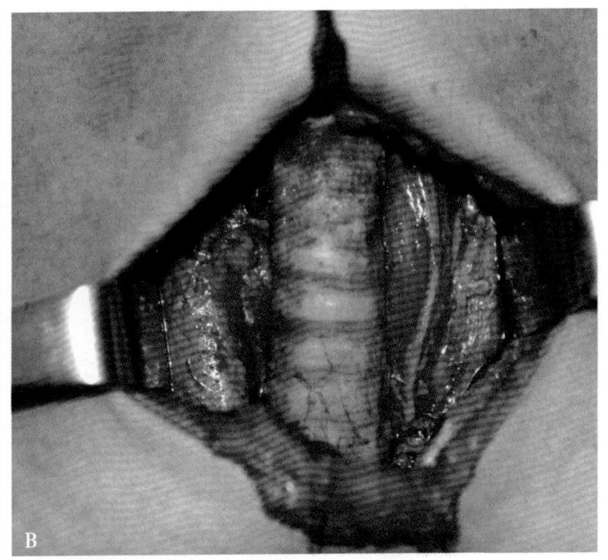

图 18-2-1　全甲状腺切除及预防性双颈中央区淋巴结清除术
A. 术后组织标本；B. 切除后术野

四、术中注意事项

全甲状腺切除术后甲状旁腺功能低下、喉返神经损伤的发生几率较其他术式为高，尤其是甲状旁腺功能低下的发生。故在行全甲状腺切除手术中，应充分注意甲状旁腺功能的有效保留，即甲状旁腺的血管化保留。对于术中未见到甲状旁腺或仅保留 1~2 枚甲状旁腺者，应对切下的甲状腺组织仔细检查，发现误切的甲状旁腺应将其切成碎块组织分别移植于胸锁乳突肌或颈前肌内。为减少甲状旁腺功能低下的发生，也应注意无癌侧或较轻侧腺体后背膜的保留。在寻找保留每一枚甲状旁腺时，都应该当做唯一且最后一枚甲状旁腺对待，认真解剖，仔细保护，不应该存在侥幸心理认为这枚甲状旁腺不易保留，等到下一枚甲状旁腺时再有效保留。肉眼辨认甲状旁腺需根据甲状旁腺的解剖部位、外观（颜色、色泽、形状、大小、厚度等）及对缺血的耐受性等综合判断。纳米炭负显影辨认保护技术有助于术中辨认及保护甲状旁腺，降低术后甲状旁腺功能低下发生率。

18

第三节　胸骨后及上纵隔甲状腺肿瘤处理

该类肿瘤定义为体积50%以上位于胸廓入口以下的甲状腺肿瘤或肿大的甲状腺原发于纵隔内。此类肿瘤因其部位隐蔽，早期发现困难，且多病程较长，与上纵隔关系密切，给外科手术治疗带来一定困难。天津医科大学肿瘤医院曾统计，此类肿瘤约占同期治疗甲状腺肿瘤患者总数的2%（图18-3-1）。其一般分为3型，Ⅰ型为不完全性胸骨后甲状腺肿；Ⅱ型为完全性胸骨后甲状腺肿；Ⅲ型为胸内迷走甲状腺肿。前两型是由于吞咽运动、甲状腺自身的重力和胸腔的负压作用，逐渐坠入胸腔内，尤其肿瘤在甲状腺下极时，一开始就可以完全生长在胸骨后，这样就形成了完全性胸骨后甲状腺肿，因此部分患者有发现颈前肿物而后消失的主诉。Ⅲ型胸内迷走甲状腺肿是由于胚胎期甲状腺邻近动脉球囊，甲状腺迷走纵隔所致。同时应指出的是基于胸骨后解剖结构的特点，左侧有主动脉弓和左侧颈总动脉，肿瘤不易向下生长，所以右侧的胸骨后良性甲状腺肿瘤要比左侧多见且平均位置要低。

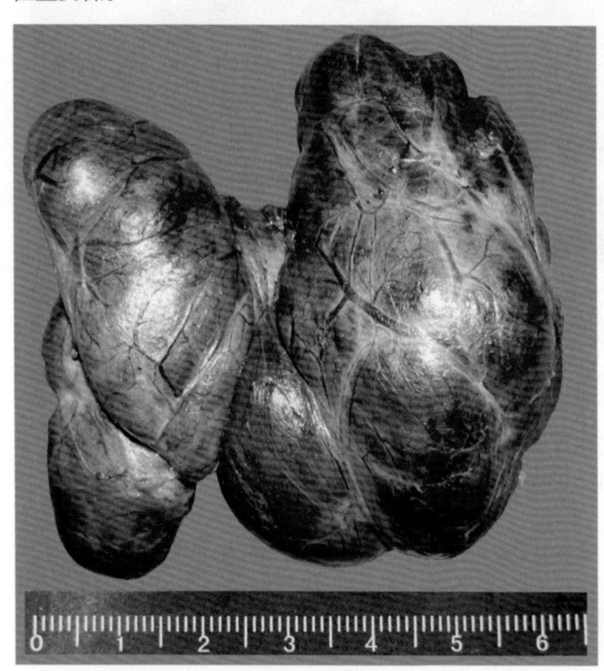

图18-3-1　胸骨后甲状腺肿瘤切除标本

胸骨后甲状腺肿瘤一旦诊断明确，不论有无症状，为了避免恶变、发生出血或压迫周围器官一般多应积极采取手术治疗。胸骨后甲状腺肿瘤手术入路有颈部和开胸两种，选择的关键是胸骨后甲状腺肿瘤在纵隔内是否有血供来源，胸科医师强调开胸或胸骨劈开入路，认为这一类甲状腺肿瘤在胸内有供应血管，而纵隔结构极其复杂，切除胸骨后甲状腺肿瘤必须在直视下进行，避免损伤胸骨后甲状腺肿瘤的血供或大血管造成大出血。而头颈肿瘤外科医生多强调经颈部低位领状切口入路，此观点的理论依据为：开胸或胸骨劈开入路虽可直视手术，但创伤明显增大。只有胸内迷走甲状腺与胸内血管有联系，但此种肿瘤很罕见，95%以上的胸骨后甲状腺肿为Ⅰ型和Ⅱ型甲状腺肿，此类型甲状腺肿是从颈部坠入纵隔，所以其血管供应仍保持来自甲状腺上、下动脉，并多有完整包膜，大多数情况下可从颈部完整切除胸骨后甲状腺肿瘤。采用此种手术入路，减少了不必要的创伤，缩短了手术时间。由于头颈外科医生对颈部及上纵隔的解剖比较熟悉，处理该种疾病较之普通外科和胸外科具有更大优势，采取经颈部低位领状切口入路，绝大多数胸骨后甲状腺肿瘤可获得满意切除，只有极少数患者需增加胸骨劈开入路。通过多年临床实践，笔者支持此观点，据天津医科大学肿瘤医院统计，约98%的胸骨后甲状腺肿瘤可经颈部低位领状切口入路切除，且多不需要离断颈前肌。

在进行胸骨后甲状腺肿瘤切除术时，有以下方面应引起注意。

一、术前准备要点

（一）影像学检查

1. 应常规行颈部和胸部正侧位X线检查，了解气管受压移位的整体情况，此项检查不应完全被CT或MRI代替，其对了解气管的总体走行，麻醉插管具有一定的指导意义。

2. 行上纵隔CT或MRI检查，了解肿瘤与颈根部及上纵隔大血管的关系，同时了解气管有无受压移位，管腔有无狭窄，尤其是经多次甲状腺手术，临床考虑恶性，呼吸困难的患者，均应行强化CT或MRI检查。通过此类检查如发现肿瘤和胸骨后大血管之间有一个比较完整的低密度区，说明肿瘤和纵隔的血管之间没有联系，而恶性肿瘤由于其侵犯性生长的特性，其与纵膈血管之间的低密度区往往不完整。如检查发现气管狭窄，应请麻醉医生会诊评估麻醉风险。

（二）麻醉选择

1. 采用颈丛麻醉　较少使用，主要用于对胸骨后甲状腺肿瘤考虑为良性的患者，尤其是肿瘤位于主动脉水平以上者可考虑采用颈丛麻醉，术中患者可配合做吞咽、鼓气动作，使肿块上抬以利暴露下极，与患者对话可预防喉返神经损伤。

2. 采用全身麻醉　对胸骨后甲状腺肿瘤临床检查考虑恶性，局部粘连明显的患者，以及肿块较大、位置较深，伴有呼吸困难，术前影像学检查证实有气管受压移位、气管软化的患者可选择全麻（图 18-3-2）。部分患者因气管长期受压，管腔极度狭窄，麻醉时可行支气管纤维镜引导下气管插管麻醉，但某些患者往往发生胸骨切迹以下的气管纵隔段移位伴气管管腔狭窄，支气管纤维镜引导亦不能奏效，此时需进行清醒状态下插管，麻醉风险巨大，插管可能不能通过狭窄处，此种情况下插管通过声门即可，但应注意术中加压给氧，注意手术操作轻柔，尽量避免挤压气管。

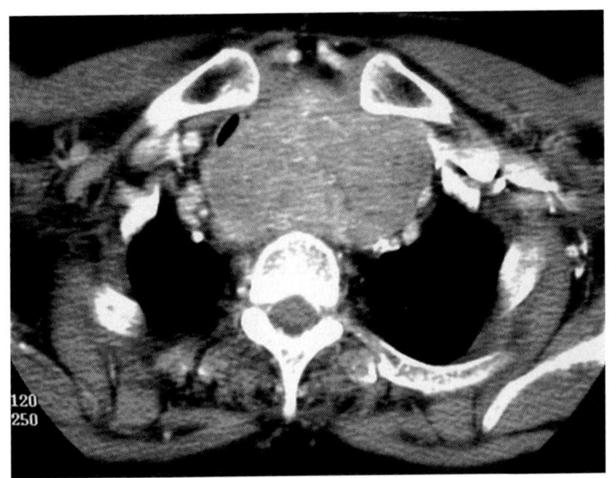

图 18-3-2　胸骨后甲状腺肿瘤压迫气管

（三）请胸外科会诊

对肿物较大，与胸骨后神经、血管分界不清，不除外存在癌变的患者，请胸外科会诊做好胸骨劈开和开胸的准备。

（四）术前置胃管

对于上述与周围结构分界不清的肿瘤，术前可置胃管，便于术中了解食管走行。

（五）备血

术前应充足备血，部分患者肿瘤与周围组织明显粘连需行胸骨劈开术，术中出血较多，输血量巨大。

二、手术操作要点

（一）此类手术患者的手术难度和出血情况变数较大，应建立多条静脉通路，必要时中心静脉通路，以保证快速输血、输液之急用。

（二）先取低位领状切口，沿颈阔肌深面分离皮瓣，自颈白线切开，分离肌层，根据需要决定是否切断一侧带状肌，分离胸锁乳突肌将其向外拉开，暴露甲状腺。首先处理甲状腺中静脉，然后游离腺体上极，结扎切断甲状腺上动脉、上静脉和悬韧带。若肿物较大，可先切断甲状腺峡部，将甲状腺与气管分离。

游离的关键是层次清晰，游离必须在甲状腺包膜内进行，多行钝性分离，遇有条索状粘连均应缝合结扎，不能用暴力硬撕。此类肿瘤的特点是血运丰富，营养血管常较粗大，此时处理的重要原则是逐层仔细结扎营养血管。虽然由于瘤体巨大，血液供应增加，瘤体的压迫症状导致血管的推移变位，活动度低，使手术难度增大，易引起大出血，但因为甲状腺肿瘤向胸内发展是在气管两侧下降，位于主动脉弓及其分支动脉的后方，而纵隔内的上腔静脉和头臂静脉及其属支位于以上大动脉的前下方，且甲状腺包膜内无重要的解剖结构，所以沿包膜向胸内作钝性分离，不会损伤胸腔内的重要结构。对肿物巨大，创面呈渗出性出血者，可准备好热盐水，以备采用热敷止血法启动内源性止血系统。若遇较大出血应尽快将肿块摘除并纱布填塞后，再行充分显露后止血。如此时仍不能满意止血，应果断劈开胸骨。如分离过程中肿物与纵隔结构有明显粘连，难于分离，或者难以从颈部将肿物完整取出，可增加胸骨正中劈开切口以充分暴露纵隔视野，在直视下将肿物安全分离。

肿物自胸廓内拖出后，将其连同甲状腺患侧叶牵向中线，沿气管食管沟解剖喉返神经，最后结扎甲状腺下动脉及甲状腺下静脉，将患侧甲状腺连同延伸至胸骨后的肿物整块切除。在此过程中应注意在直视下解剖喉返神经，需要指出的是由于肿瘤巨大，喉返神经常牵拉移位或粘连于肿瘤背面，此时应采用钝性和锐性分离相结合的原则加以分离保护，在未找到神经前不要急于移除标本，这样有助于降低喉返神经损伤几率。由于同样原因，下极甲状旁腺乃至上极甲状旁腺也经常发生移位，需仔细辨寻保留。

（三）由于胸骨后巨大瘤体对气管的长期压迫，可导致气管软骨软化，一旦解除压迫，可能出现气管软化塌陷，造成呼吸困难甚至窒息死亡。因此肿物切除后可将软化或疑有软化的气管悬吊固定于颈前肌群，这样可有效保持气管形状，避免因术后气管阻塞而危及患者生命。

术毕拔管前应使患者完全清醒，配合麻醉师尝试将导管退至受压部位的上方，观察无气管塌陷症状，方可拔出导管；若有通气不畅等气管塌陷症状，则不宜拔管，应立即将导管重新插入塌陷部位，并做气管切开术。

（四）肿物切除后做常规检查，一旦发现气胸应立即缝合修补，必要时行胸腔闭式引流，对单侧气胸行胸腔闭式引流后症状不见缓解的患者应常规检查对侧是否气胸。

18

三、术后注意要点

（一）作好预防和处理呼吸困难或窒息的工作

此类患者可因软化的气管塌陷而出现呼吸困难甚至窒息，术后患者均应在床边常规备急救用具，如气管插管、气管切开包、吸引器等，紧急状态下可行床旁气管切开术。

（二）保持呼吸道的通畅

术后应用激素，以防止喉头水肿，术后24~36小时为防护重点。对术前有呼吸道感染或老年患者，应防止痰多引起阻塞性呼吸困难。

（三）保持引流管的通畅

注意伤口的渗血情况，若有异常，应立即对症处理，防止大出血继发呼吸困难甚至窒息死亡的发生。

（高 明 赵敬柱）

参考文献

1. American Thyroid Association (ATA) Guidelines Taskforce on Thyroid Nodules and Differentiated Thyroid Cancer, Cooper DS, Doherty GM, et al. Revised American Thyroid Association management guidelines for patients with thyroid nodules and differentiated thyroid cancer. Thyroid, 2009, 19 (11):1167-1214.
2. 中国抗癌协会头颈专业委员会. 分化型甲状腺癌诊治指南. 中国实用外科杂志，2011，10(31):908-914.
3. Haugen BR, Alexander EK, Bible KC, et al. 2015 American Thyroid Association Management Guidelines for Adult Patients with Thyroid Nodules and Differentiated Thyroid Cancer: The American Thyroid Association Guidelines Task Force on Thyroid Nodules and Differentiated Thyroid Cancer. Thyroid, 2016, 26(1):1-133.
4. 高明，魏松锋，李亦工，等. 喉不返神经在甲状腺外科手术中的解剖特点及临床意义. 中国实用外科杂志，2008，28(07):567-568.
5. 魏松锋，高明，李亦工，等. 自体颈丛神经移植修复喉返神经缺损18例报告. 中华普通外科杂志，2008，23(9):169-170.
6. Testini M, Gurrado A, Lissidini G, et al. Emergency surgery for acute respiratory failure secondary to spontaneous thyroid hemorrhage. Int Surg, 2008, 93(3):158-162.
7. 李亦工，高明，郑向前，等. 原位保留甲状旁腺血供及甲状旁腺自体移植术. 中华普通外科杂志，2008，23(8):169-170.
8. Roh JL, Kim DH, Park CI. Prospective identification of chyle leakage in patients undergoing lateral neck dissection for metastatic thyroid cancer. Ann Surg Oncol, 2008; 15(2):424-429.
9. 郝伟静，于洋，郑向前，等. 甲状腺癌中央区淋巴结清除术后乳糜漏的防治. 中国肿瘤临床，2016，2:72-75.
10. 程小菊，于跃，盛湲. 50%葡萄糖注射液治疗颈淋巴结清除术后颈淋巴漏1例. 临床合理用药杂志，2013，6(6):58.
11. 李亦工，高明. 锐性分离颈静脉角预防颈淋巴结清除术后乳糜漏52例分析. 中国实用外科杂志，2009，29(2):169-170.
12. 赵敬柱，于洋，李亦工，等. 胸骨后甲状腺肿瘤的外科治疗. 中国肿瘤临床，2013，13:796-798.

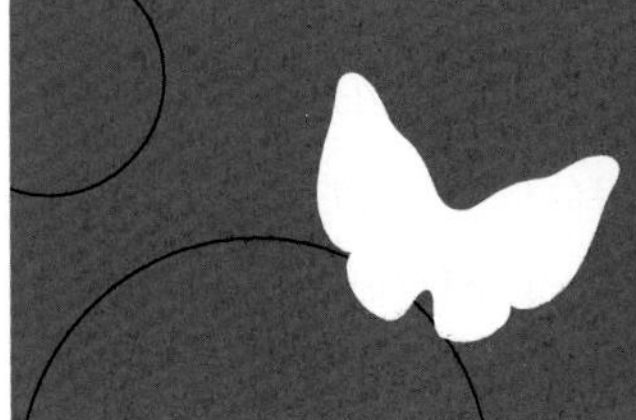

第十九章 颈淋巴结清除术

第一节　概述及颈淋巴结分区

一、颈淋巴结清除术发展历程

颈淋巴结清扫术，目前临床上亦称为颈淋巴结清除术，在头颈部恶性肿瘤的外科治疗中有着很重要的地位。问世100年来，伴随着历史的发展，它的内容也在不断地变化，特别是在不同的历史时期，它都有着不同的名称和不同的手术范围，客观上也造成了名称的多样性。

纵观头颈部恶性肿瘤颈部淋巴结转移的外科治疗史，可以基本勾画出头颈外科医生认识头颈部恶性肿瘤颈部淋巴结转移规律的全过程。早在1888年1月17日，波兰外科医师Jawdynski就已经完成了一项与后来Crile所描述的"根治性颈清扫术"相似的手术过程。Jawdynski在其文章中对手术经过作了相当详细的描写，但由于他的文献发表于影响局限的波兰语杂志上，因而他所作出的贡献几乎被埋没而不为世界所了解。Towpik在1990年所著的"首例广泛整块颈清扫切除术百年纪念"中指出，Jawdynski虽然不是首例完成整块颈清扫切除术，但他首先详细描述了此项手术技巧及切除范围。在Jawdynski之前，Volkman和Langenback至少完成了四例此项根治性颈清扫术。显然Jawdynski并没有意识到他所做手术的重要性和先进性，因而在他的文章中从未提及对于广泛整块切除转移性淋巴结的潜在意义。

对颈淋巴结清除术系统性的描述，由美国俄亥俄州克利夫兰的George W. Crile（图19-1-1）于1905年发表于美国"南方外科及妇产科学会学报（*Transactions of the Southern Surgical and Gynecological Association*）"上。此文章题为"头颈部恶性肿瘤的手术治疗：对于105名患者121例手术总结"，并附有12张清晰的图示和长达9页的讨论。此文是颈部转移性肿瘤治疗中具有纪念碑意义的文献，主要基于作者从1900年开展此项手术以来的个人经验总结。1906年Crile在美国医学协会杂志（*Journal of the American Medical Association*）上发表了另一篇关于整块切除颈清扫术的文章，报道了其治疗132例头颈部恶性肿瘤的结果，同样附有清晰的图示及短篇讨论。此两篇文章的贡献巨大，使Crile将全颈清扫术在头颈部恶性肿瘤治疗中的地位上升至几乎等同于Halsted手术用于治疗乳腺癌的高度。几乎所有人都将Crile的第二篇文章认为是首次系统性描述整块切除颈淋巴结的著作，而几乎忘记了之前更早的那篇。这个疏忽在之后医学文献的反复重复引用中被一直延续了下来。在1905至1906年间，Crile甚至还讨论了改良根治性颈清扫术和择区性颈清扫术的价值。同时他也推荐了对于没有触及淋巴结的颈部可进行选择性颈清扫术。Crile通常被认为是根治性颈清扫术的鼻祖，其实他同样也是各种形式的改良颈清扫术的开创者。

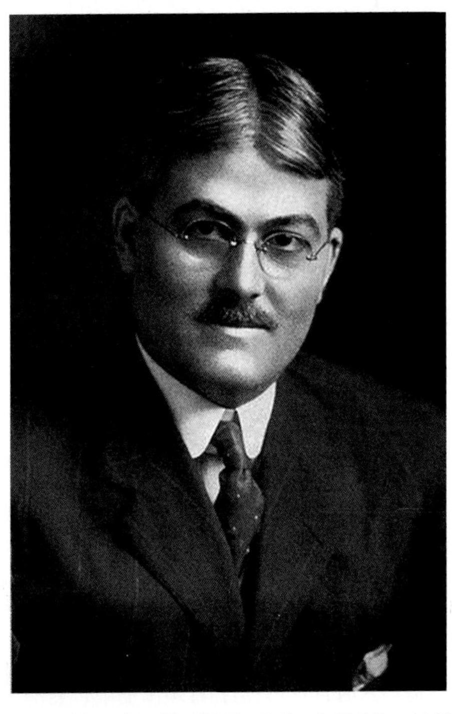

图19-1-1　美国头颈外科医生Crile（1864—1963年）

自Crile时代之后，关于头颈部肿瘤的颈淋巴结清除有了相当大的改良，其改良手术操作的规范化和手术的适应证也得以逐步建立。在1926年，Bartlett和Callander提出了被后人广为应用的保留性颈淋巴结清除术。在他们的手术中，副神经、颈内静脉、胸锁乳突肌、颈阔肌、茎突舌骨肌以及二腹肌均得以保留。但与之相反的是，Blair和Brown却在1933年提倡在颈清扫术中需将副神经同时切除，他们的理由是切除副神经可更广泛地进行颈淋巴结清除术，同时可减少手术时间。而Martin等则是根治性颈淋巴结清除术最有力的推动者，他们分析了20世纪20—50年代的大量进行放疗或手术治疗的头颈部肿瘤的治疗经验，在1951年发表文章报道了对1450例颈淋巴结清除术的总结。这一经典性的文献对于该项手术技术的确定以及其被最广泛地得以接受均具有深远的影响。Martin等提出"根治性颈清扫术"的过程必须整块全颈清扫，包括胸锁乳突肌、肩胛舌骨肌、颈内静脉及颌下腺等的整块切除。而当清扫区域局限于颈部某一特定部分时，如颌下腺区或肩胛舌骨上区时，则应使用"部分颈清扫术（partial neck dissection）"这一术语。Martin等改良了Crile的手术，在美国国内广为推广并在多年内为多数外科医师所推崇，直到20世纪后期才出现一些为大众所接受的技术上的改良。他们甚至断言"任何设计用于保留副神经的手术均应被明确谴责"，因为要进行保留副神经的手术则势必要进入切除范围，违反当时整块切除的原则。这样的手术方式虽然被认为是有效的并被作为治疗的金标准，但也同样导致了显著的感觉及功能上的缺失。Conley是另一个根治性颈清扫术的强烈拥戴者，并认为根治性颈清扫术是治疗和控制颈部转移性癌的关键所在。

为了预防根治性颈清扫术后显著的长期并发症，如肩部功能障碍、外观畸形、皮肤感觉异常以及慢性肩颈疼痛综合征等，Suarez于1952年起开始发展了功能性颈清扫术，并于1963年总结文章发表于西班牙语的文献中。此项手术保留了如胸锁乳突肌、颈内静脉及副神经等重要结构，从而避免了根治性颈清扫术所带来的上述并发症。并且对于颈部可触及的非固定的淋巴结转移患者，功能性颈清扫术可以达到与根治性颈清扫术相等的局部控制率。Suarez是功能性颈清扫术之父，但除了西班牙语文献外，其他语言的文献中少有提及。而Bocca和Gavilan等则一直致力于推广这一与根治性颈清扫术效果相当但后遗症明显减少的手术。他们指出在行颈清扫术时，可以只清扫有颈深筋膜包裹的Ⅰ～Ⅴ区的淋巴结，保留非淋巴性组织，如胸锁乳突肌、颈内静脉等，这一观点在颈清扫术的发展历史中有着重要的意义。此项手术在国外常被称为改良根治性颈清扫术三型（modified radical neck dissection，type Ⅲ）。根据保留的结构不同，改良根治性颈清扫术分为三种类型：Ⅰ型仅保留了副神经；Ⅱ型保留了副神经和颈内静脉；Ⅲ型保留了副神经、胸锁乳突肌和颈内静脉。功能性颈淋巴结清除术的提法已逐渐被改良根治性颈淋巴结清除术所替代，各类改良根治性颈淋巴结清除术有一个共同点，即进行了颈Ⅰ至Ⅴ区的淋巴结的清扫，而保留了至少一项在根治性颈淋巴结清除术中均被切除的非淋巴系统结构，如胸锁乳突肌、颈内静脉或副神经。

到20世纪60年代后期，美国休斯敦M. D. Anderson癌症中心的一些外科医师开始开展一项根据原发肿瘤部位进行的颈清扫术，即仅切除具有转移高危性的淋巴结群，这样的颈清扫术被称为改良性颈清扫术或择区性颈清扫术。美国外科医师常使用改良颈清扫术来指代任何非经典根治性颈清扫术的手术类型，这不仅指保留了一些组织结构（如颈内静脉、胸锁乳突肌或副神经等），也包括保留了一些颈部没有转移风险的淋巴结群。1980年后，择区性颈清扫术的概念开始被提出。择区性颈清扫术对于临床颈部淋巴结阴性的患者来说，与改良根治性颈清扫术效果是相同的。M. D. Anderson医院的外科医师Richard Jesse、Alando Ballantyne以及Robert Byers为此做出了很大的贡献，使改良颈清扫术的技术更为精细娴熟，并在美国国内加以推广，不过在他们所进行的颈淋巴结清除术中，大部分为肩胛舌骨上颈清扫术或颈前区清扫术。他们研究比较了择区性颈清扫术和治疗性颈清扫术的效果，使肿瘤外科医师们逐步接受了改良性颈淋巴结清除术同样符合肿瘤学原则这一理念。Franceschi等报道，美国纽约纪念Sloan-Kettering肿瘤中心1978—1987年在舌癌的外科治疗中，全颈淋巴结清除术的比例已经从77%下降到29%，而择区性颈淋巴结清除术从4%上升到48%。颈择区性清扫术主要针对cN_0及一部分cN_1（转移淋巴结在1cm以内）病变，即根据原发灶情况，解剖、清扫最有可能转移的部位、包括第一站淋巴结在内的区域淋巴结，不求全部淋巴结清除，减少了手术创伤及并发症。由巴西头颈肿瘤研究组进行的两项前瞻性的研究证实，接受择区性颈清扫术的患者与接受改良根治性颈清扫术的患者具有相似的局部复发率及长期生存率。

二、颈淋巴结清除术名称与规范

经典的根治性颈淋巴清除术术式是由Crile于1906年

提出的。自20世纪20年代以来,各国学者对该术式进行了许多改良尝试,改良术式的主要目的在于减少或避免根治性颈淋巴结清除术切除颈内静脉、副神经和胸锁乳突肌等功能性结构后导致的术后严重并发症和后遗症。在我国,金显宅于1943年成功地为下牙龈癌患者行颌、颈联合根治切除术,1947年开始舌癌的外科治疗及颈清扫术,1958年在国内首次报道舌癌根治性联合切除。

在过去的几十年中,颈部转移癌的治疗观念发生了相当大的变化,通过对淋巴结转移方式、头颈部肿瘤生物学行为、淋巴结结外侵犯重要性、淋巴结亚区分型如ⅠA、ⅠB、ⅡA、ⅡB、ⅤA、ⅤB区,以及择区性颈清扫术的进一步认识,作为多年来治疗标准的经典根治性颈清扫术已实际上被择区性颈清扫术甚至超择区性颈清扫术所替代。1962年李树玲率先在国内施行甲状腺乳头状癌功能性颈淋巴结清除术(FND),并分别于1965、1979及1992年发表了总结报告(图19-1-2)。目前随着国内医疗事业的发展,颈清扫术在各家大型医院已普遍开展。1993年天津医科大学肿瘤医院开始尝试多功能保留性颈淋巴结清除术,在原有基础上逐渐增加保留颈横动脉、颈外静脉、耳大神经、枕小神经、颈丛锁骨上皮神经及肩胛舌骨肌在内的多个解剖结构,进而在甲状腺癌治疗上提出了扩大中央区淋巴结清除术的术式,在保证治疗效果的基础上最大限度保留患者术区的功能。1997年,葛明华等对颈淋巴清扫也开展了相关工作,如颈部单一低位皮纹切口或改良Macfe切口行颈Ⅱ~Ⅴ区,保留多功能组织的改良性颈淋巴清扫术等。这一颈清扫术的发展显著地改善了患者的生活质量。更大块更广泛切除并不意味着更好的预后,很多时候"少"即是"多"。通过对伴有或不伴有颈部淋巴结转移的患者进行颈淋巴结清除术范围及程度的仔细选择,可以达到对患者治愈率及功能、美观保留的最优化。

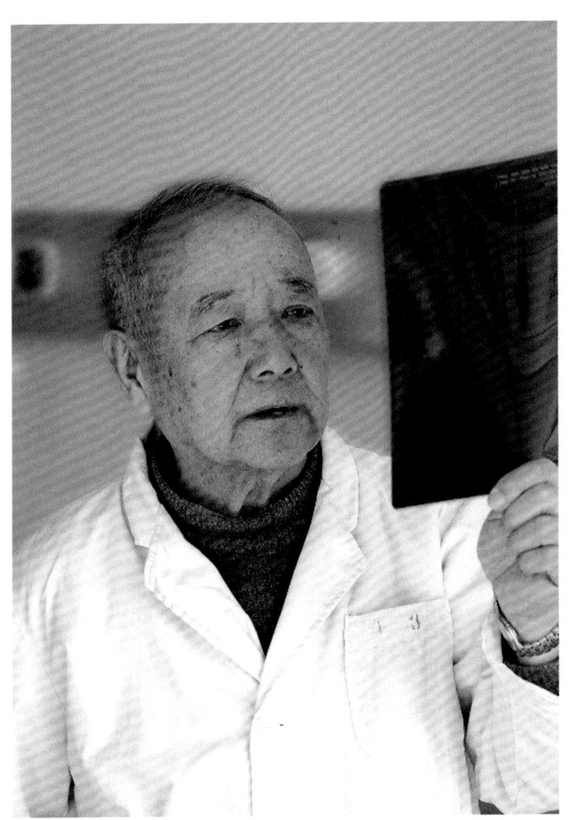
图19-1-2 我国著名头颈肿瘤专家——李树玲教授

由于意识到对于颈清扫术专业术语规范化的必要性,美国头颈外科委员会及耳鼻咽喉头颈肿瘤外科学会于1991年对颈清扫术的术语进行了规范化,并于2002年进行了后续的更新。目前对于颈清扫术依据手术术式、手术性质、手术范围以及是否一并切除原发灶进行了如下分类:

1. 根据术式分类

(1)根治性颈清术(radical neck dissection):亦称经典式或传统式颈清术,系将颈阔肌深面、椎前筋膜浅面,锁骨上、下颌骨下缘以下,斜方肌前缘至颈前带状肌群外侧范围内包括胸锁乳突肌、肩胛舌骨肌、颈内、外静脉、副神经、颈丛神经皮支、颌下腺、腮腺浅叶下极等结构在内的全部淋巴结、淋巴管、筋膜、脂肪结缔组织的整块切除,并视需要切除二腹肌及舌下神经降支,但应保留颈动脉、迷走神经及膈神经。清除范围包括Ⅰ、Ⅱ、Ⅲ、Ⅳ、Ⅴ区(图19-1-3)。

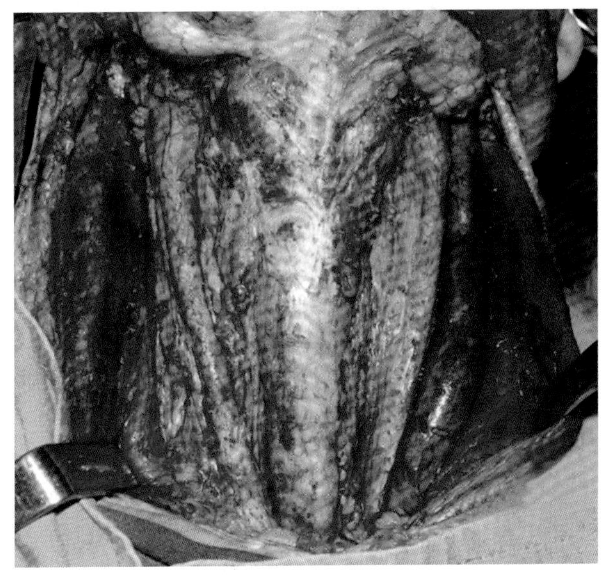
图19-1-3 根治性颈清术

(2)功能性颈清术(functional neck dissection):按根治性颈清术进行,但可行三保留(保留胸锁乳突肌、颈内静脉、副神经)以及多功能保留(在三保留基础上增加保留颈横动脉、颈外静脉、肩胛舌骨肌、耳大神经、枕小神经等颈丛神经在内的解剖结构)。清除范围包括Ⅰ、Ⅱ、Ⅲ、Ⅳ、Ⅴ区(图19-1-4)。

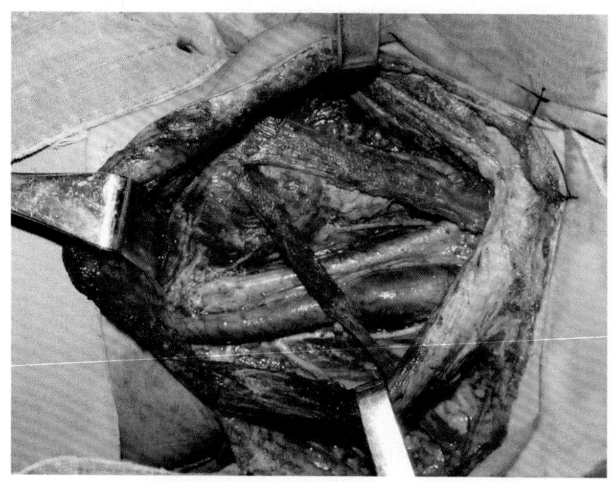

图 19-1-4 功能性颈清术

(3)功能根治性颈清术(functional-radical neck dissection):按根治性颈清术进行,但保留颈外静脉、颈丛深支神经、耳大神经,视情况保留胸锁乳突肌。清除范围包括Ⅰ、Ⅱ、Ⅲ、Ⅳ、Ⅴ区。

2. 根据手术范围分类 根据手术切除范围的不同,择区性颈清扫术(selective neck dissection)主要有以下几种:

(1)舌骨上颈清术(superahyoid neck dissection):清除范围为Ⅰ、Ⅱ区。

(2)肩胛舌骨肌上颈清术(superaomohyoid neck dissection):清除范围为Ⅰ、Ⅱ、Ⅲ区。

(3)侧颈清术(lateral neck dissection):Ⅱ、Ⅲ、Ⅳ区;若原发灶为甲状腺,可行扩大中央区淋巴清扫术(extended central compartment neck dissection),清除范围为Ⅱ、Ⅲ、Ⅳ、VI区。

(4)后侧颈清扫术(posterolateral neck dissection):Ⅱ、Ⅲ、Ⅳ、Ⅴ区。

(5)全颈清术:清除范围为Ⅰ、Ⅱ、Ⅲ、Ⅳ、Ⅴ区。

(6)双侧颈清术(bilateral neck dissection):双侧可同期亦可分期进行。

(7)扩大根治性颈清术(extended radical neck dissection):需切除根治性颈清术范围以外的淋巴结群及其他结构者(原发灶除外)。

3. 根据手术性质分类

(1)治疗性颈清术(therapeutic neck dissection):已有临床或病理证实转移者。

(2)选择性(预防性)颈清术(elective neck dissection):无确定的临床转移灶,但根据原发灶情况,估计转移可能性较大者,预防性地实施颈清除术。

4. 是否合并原发灶切除

(1)单纯颈清术:原发灶位于颈部以外区域或原发灶不同期处理,只行淋巴结清除。

(2)联合根治术(combined radical neck dissection):指原发灶与颈淋巴结一并切除。根据原发灶与颈清术可否连续,又可分为连续性联合根治术及非连续性联合根治术。

上述术式如原发灶涉及甲状腺、喉声门下、下咽、气管、食管等,颈清扫范围需加Ⅵ区淋巴结清除。

考虑到甲状腺癌的颈清扫术可能会增加喉返神经、甲状旁腺功能损伤及其他相关手术风险,国内外甲状腺学术组织制定的甲状腺手术相关指南均指出需掌握颈淋巴结清除术的手术指征。美国国立综合癌症网(NCCN)指南从2011年开始更新了淋巴结清除的意见,更新内容中对Ⅲ、Ⅳ区淋巴结的重视程度高于Ⅱ、Ⅴ区。中国2012版《甲状腺结节和分化型甲状腺癌诊治指南》对颈淋巴结清除术的建议比较积极,总体原则是在有效保护甲状旁腺和喉返神经的基础上,对DTC患者行中央区清扫术。2015版美国甲状腺协会(ATA)指南指出:对于没有淋巴结转移的T1、T2期DTC患者,临床判断中央区淋巴结未被累及(cN0)的和大多数的FTC,只行甲状腺腺叶切除术,不做预防性中央区清扫术。

临床上有必要提醒和注意的是,择区性颈清扫的范围必须规范化,手术清扫范围必须到位。一些术者在做择区性颈清扫术时,仅切除了颈静脉链上的一些软组织,常常忽略了ⅡB区即副神经上三角的清扫,这常常是造成术后复发的根源。择区性颈清扫术和经典性、改良性颈清扫术一样,是一种治疗性手术,其区别仅仅在于手术范围的大小,并不是颈部软组织的部分切除。择区性颈清扫术不仅保留了颈内静脉、胸锁乳突肌及副神经,还需要尽可能保留颈外静脉和颈丛神经及其分支,但清扫颈Ⅱ~Ⅳ区时术野的后界必须到达胸锁乳突肌的后缘。这样既能清扫可能发生的转移淋巴组织,又能够保存完好的颈部功能,既根治了癌症,又提高了生存质量。

随着科技水平的不断提高、辅助治疗手段和新技术的出现以及人民生活水平的提高,患者对手术的期望值也越来越高,颈清扫术也正经历着这一变化。目前颈淋巴结清除术的发展主要集中在以下几个方面:

1. 超择区性颈清扫术 通过分析前哨淋巴结或第一梯队淋巴结的活检标本,可以帮助手术者决定清扫哪一部位的

淋巴结,也就是超选择性颈淋巴结清除术。但也有人认为,前哨淋巴结可以是多发的,且位置也不容易预测,因此此项手术还有待进一步研究。

2. 内镜下颈清扫术　2000年,Dulguerov等在猪身上成功实行了Ⅰ～Ⅴ区的颈淋巴结清除术。2001年,Shimizu等报道在甲状腺内镜手术的同时,通过交替使用两个小切口成功进行了双侧气管旁、喉前、气管前的区域淋巴结清除术,但此项手术对于手术者的要求极高,要求熟悉颈部的解剖结构及熟练地掌握内镜操作技巧。在临床当中的应用也陆续有相关报道,如国内高力等陆续开展内镜下或内镜辅助下颈侧区淋巴结清除术。

3. 机器人辅助下颈侧区淋巴结清除术,具体见机器人手术章节。

总之,颈部淋巴结处理的规范与否对于临床治疗结果起着重要的作用,治疗原则是在保证根治癌症的基础上尽可能地提高患者的生存质量。为了达到此目的,尚需更多的临床前瞻性对比研究,以得出科学的结论。

三、颈淋巴结的评估

对甲状腺癌的颈部淋巴结进行评估,可以结合淋巴结转移情况制订手术方案,进行临床分期,并进一步决定综合治疗方案:如术后核素治疗及内分泌治疗、随访策略。

目前,颈部超声检查及增强CT为临床常用的、有效的检测颈部淋巴结病变的方法,尤其是超声影像学诊断技术近年发展迅速,但诊断符合率依赖于检查者的判断能力和水平。甲状腺癌颈部转移性淋巴结超声图像中有其自身特点:①形态倾向于圆形,淋巴结的长径/短径≥0.5;②淋巴结门消失或部分消失,原因可能是癌细胞的浸润取代了原有的淋巴结门;③淋巴结皮质内常出现高回声,这可能与癌细胞产生的甲状腺球蛋白在淋巴结中沉积有关,该特征极少出现于良性淋巴结;④转移性淋巴结内的癌细胞可因生长迅速加之血供不足而出现坏死,分为液化性坏死及凝固性坏死,液化性坏死更常见,超声表现为无回声,可表现为淋巴结内单发或多发无回声区,也可为整个淋巴结都表现为囊性;⑤淋巴结内出现点状钙化是诊断甲状腺乳头状癌转移性淋巴结的主要特征(图19-1-5)。

任何可疑的超声、CT影像特征(圆形、囊性变、高回声或微钙化、不规则血流等)独立使用,诊断淋巴结转移的特异度仍有其局限性。淋巴结细针穿刺(FNAC)细胞学检查已被逐渐应用在可疑病灶的进一步鉴别诊断上,虽然其诊断精确度距理想状态仍有差距。为了改进淋巴结FNAC细胞学(FNAC-C)的诊断效果,有学者提出测定FNAC的穿刺针洗脱液中的甲状腺球蛋白(FNAC-Tg),因为甲状腺球蛋白(Tg)是由甲状腺滤泡细胞产生的特异性分子,其在非甲状腺组织中的表达可作为分化型甲状腺癌转移的佐证。2009年美国甲状腺学会分化型甲状腺癌诊治指南中,推荐可联合使用FNAC-C和FNAC-Tg来评估可疑颈部淋巴结,特别是在分化型甲状腺癌术后随访中,此项技术的可行性和临床价值逐渐得到认可。但目前也存在不少问题:①FNAC-Tg测定诊断DTC淋巴结转移的切点值尚未确定;②血清TgAb是否对淋巴结FNAC-Tg测定产生影响;③血清TSH对淋巴结FNAC-Tg测定的影响尚待进一步研究;④甲状腺组织对淋巴结FNAC-Tg测定的影响仍需探讨。

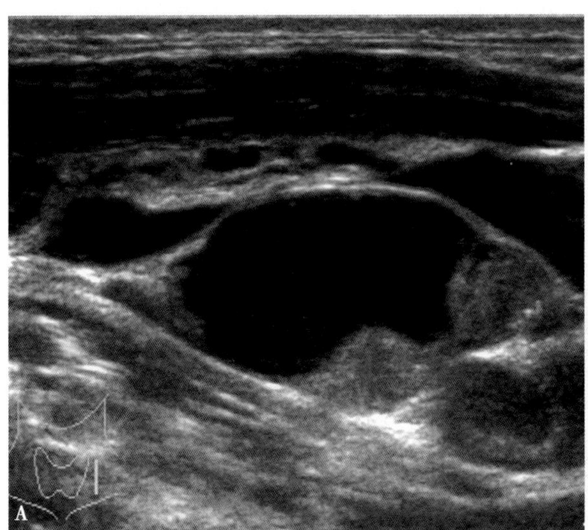

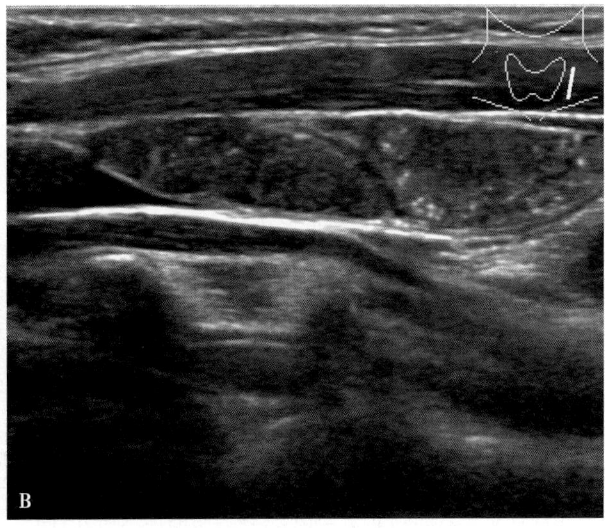

图19-1-5　甲状腺癌颈部转移性淋巴结超声声像图

A. 淋巴结形态饱满,内可见液性区;B. 淋巴结内可见强回声及点状强回声钙化

通过影像学评估或超声引导下的细针穿刺并不能发现所有的淋巴结转移病灶，但近来发展的技术可通过吸取极微量的肿瘤组织来发现病灶（免疫组织化学染色或聚合酶链反应），这有助于提高细胞学检查的敏感性。

在大部分的研究中，淋巴结转移的诊断是基于对颈清扫标本的传统的病理学检查。现已认识到，传统的光学显微镜常不能诊断出颈部淋巴结中的早期转移病灶。更为谨慎的淋巴结检查（使用免疫组织化学染色、分子水平检测以及连续切片等）可有助于发现术前或常规组织病理学容易忽视的亚临床灶或淋巴结微转移。在常规病理检查显示未见肿瘤转移病灶的患者中，使用免疫组织化学法检查结果显示微转移率可达5%～50%（平均15.2%）。而近来研究显示，使用分子学分析法则更可增加微转移率达20%。这些数据进一步证实了使用免疫组织化学分析或分子水平分析头颈部肿瘤患者颈部转移淋巴结的价值。正是由于这些微转移灶的发现，患者也被倾向于更高的临床分期。

生物标记物如蛋白、RNA、DNA水平的研究可提供有效的生物信息，但到目前为止尚未有数据报道适用于临床。由于各种原因所致生物标记物的差异性过大，因而仍不能可靠地预测淋巴结转移情况，也尚不能用以指导临床进行选择性的颈淋巴结清除术。2005年，Ferris等应用qRT-PCR技术分析PVA以确定头颈部鳞状细胞癌的颈部淋巴结转移状况，并发现转移性病灶和其原发部位的肿瘤表现出相似的生物学特性，由此进一步研究，则可根据原发肿瘤的基因表达方式来推测转移性病灶的存在。研究提示淋巴结转移情况可通过原发病灶肿瘤的基因表达方式来加以检测。

最近，来自马塞诸塞州总医院肿瘤生物研究所的Kamila Naxerova博士领导的团队在*Science*上发表了一项最新研究，颠覆了人们150多年来的认识。Naxerova博士发现，在结肠癌患者体内，只有35%的患者癌细胞的转移可能是通过淋巴结完成的，而剩下65%的患者，癌细胞的转移并不依赖淋巴结，而是直接由原位肿瘤转移至其他组织。此次研究的结果为人类提供了第一个证据，表明盛行150年的肿瘤转移模型并不适用于结肠癌，也意味着具有100多年历史的淋巴结清除术的价值也需要重新评估。这不仅为临床治疗带来了指导性意见，也有利于癌细胞转移机制的深入研究，同样，也为甲状腺癌的淋巴结转移及远处转移提供了新的研究思路。

四、颈淋巴结分区

1991年，美国耳鼻咽喉头颈外科学会将颈部淋巴结按Level分区法划分为6个区（即Ⅰ区、Ⅱ区、Ⅲ区、Ⅳ区、Ⅴ区、Ⅵ区）。2002年，美国头颈协会（AHNS）和美国耳鼻咽喉-头颈外科学会（AAOHNS）对颈部分区法做了更新，补充了Ⅶ区，并细化了Ⅰ区、Ⅱ区、Ⅴ区的分区。2009年美国甲状腺协会（ATA）外科组、美国内分泌外科医师协会（AAES）、美国耳鼻喉-头颈外科学会（AAOHNS）以及美国头颈学会（AHNS）一起讨论并进一步定义了Ⅵ区淋巴结的统一术语。2013年11月，欧洲放射肿瘤学协会（European Society of Radiotherapy & Oncology，ESTRO）官方杂志——*Radiotherapy & Oncology*在线发表了新的针对影像学及放射靶区的颈部淋巴结分区标准，与10年前所发表的旧标准相比，更科学合理，临床实用性更强，将对放射肿瘤学、肿瘤影像学和头颈肿瘤外科学等有重要的影响和临床意义。

当前国际学术交流多采用美国耳鼻咽喉头颈外科学会的颈部淋巴结分区法。美国头颈外科协会组织了一个颈清扫分类委员会，进一步确定了这一分区的价值，同时建议在Ⅵ区以外的手术，加用解剖部位名称称呼，如咽后颈淋巴结清除术、枕淋巴结清除术、腮腺区淋巴结清除术、上纵隔淋巴结清除术等。笔者建议国内亦应采用此方法，为便于掌握，现将颈部淋巴结分区法说明如下（图19-1-6、图19-1-7）：

Ⅰ区（Level Ⅰ）：包括颏下及下颌下区的淋巴结群，又分为ⅠA（颏下）和ⅠB（下颌下）两区。分布大约1～14枚淋巴结，收容颏、唇、颊、口底部、舌前、腭、舌下腺和颌下腺的淋巴引流。

Ⅱ区（Level Ⅱ）：为颈内静脉淋巴结上区，即二腹肌下，相当于颅底至舌骨水平，前界为胸骨舌骨肌侧缘，后界为胸锁乳突肌后缘上1/3，上界颅底，下界平舌骨下缘。主要包括颈深淋巴结群上组。以在该区中的副神经为界分为前下的ⅡA区和后上的ⅡB区。该区淋巴结往往是喉癌转移首发部位，在临床中有十分重要的地位。

Ⅲ区（Level Ⅲ）：为颈内静脉淋巴结中区，从舌骨水平至肩胛舌骨肌与颈内静脉交叉处，前界为胸骨舌骨肌外缘，后界为胸锁乳突肌后缘中1/3，下界为肩胛舌骨肌与颈内静脉交叉平面（环状软骨下缘水平），上接Ⅱ区，下接Ⅳ区。主要包括肩胛舌骨肌上腹以上的颈深淋巴结群中组。Ⅱ区和Ⅲ区常常是舌癌颈淋巴结转移的首发部位，在舌癌颈淋巴转

移的诊断和治疗中有重要地位。

Ⅳ区（Level Ⅳ）：为颈内静脉淋巴结下区。从肩胛舌骨肌与颈内静脉交叉处到锁骨上缘。为Ⅲ区向下的延续，下界为锁骨上缘，后界胸锁乳突肌后缘下1/3段。主要包括颈深淋巴结群下组。Ⅱ、Ⅲ、Ⅳ区共同构成颈内静脉淋巴结链，收容甲状腺、腮腺、颌下、颏下、咽后壁及颈前淋巴结的淋巴引流，是颈淋巴结清除术中的重点区域。

Ⅴ区（Level Ⅴ）：包括枕后三角区淋巴结或称副神经淋巴链及锁骨上淋巴结。前界为胸锁乳突肌后缘，邻接Ⅱ、Ⅲ、Ⅳ区后界，后界为斜方肌前缘，下界为锁骨。以环状软骨下缘平面（即Ⅲ、Ⅳ区分界）分为上方的ⅤA区（颈后三角区）和下方的ⅤB区（锁骨上区）。包括颈深淋巴结副神经链和锁骨上淋巴结群。沿副神经链分布的淋巴结有4~20枚，收容枕、乳突、项、侧颈及肩胛部的淋巴引流；锁骨上淋巴结群沿颈横动脉分布，淋巴结约1~10枚，收容口咽、声门下喉、梨状窝尖、颈段食管和甲状腺等的淋巴引流，该区发生淋巴结转移时，往往预示预后不佳。

Ⅵ区（Level Ⅵ）：为内脏周围淋巴结（juxta visceral nodes），或称前区（anterior compartment）。包括环甲膜淋巴结（喉前淋巴结又称为Delphian淋巴结）、气管周围（喉返神经）淋巴结、甲状腺周围淋巴结。有人把咽后淋巴结也归属这一区。这一区两侧界为颈总动脉，上界为舌骨，下界为胸骨上窝。前界为颈深筋膜的浅层，后界为颈深筋膜的深层。内脏旁淋巴结群约6~16枚淋巴结，收容声门上下区、梨状窝、甲状腺、颈部气管和食管的淋巴引流。

Ⅶ区（Level Ⅶ）：为胸骨上缘至主动脉弓上缘的上纵隔区。有学者认为，该区位于颈部以外区域，不属于颈淋巴结组，但该区的淋巴结与甲状腺癌、下咽癌以及颈段食管癌的转移密切相关，因此学术界已普遍接受该区分法。

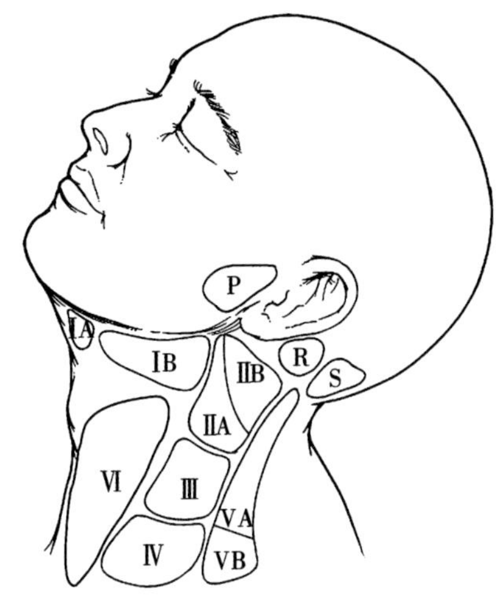

图19-1-6　颈淋巴结分区

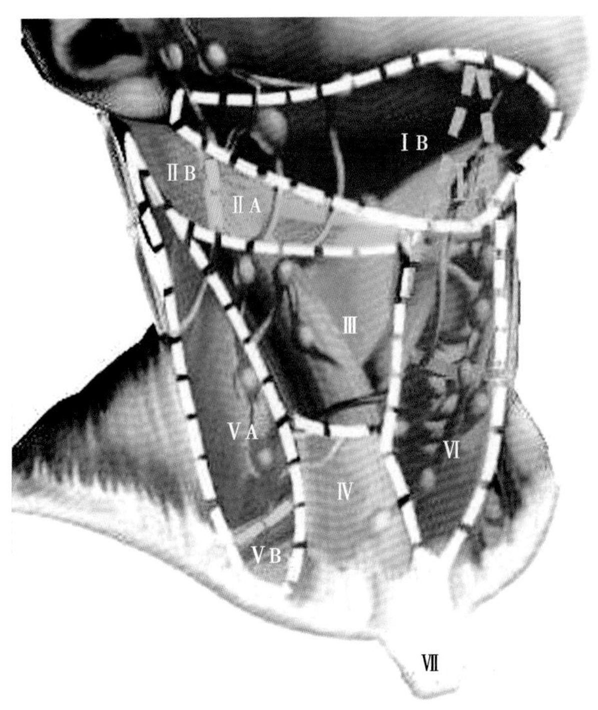

图19-1-7　颈淋巴结Ⅰ~Ⅶ分区及各亚区

（葛明华　郑传铭）

第二节　中央区淋巴结清除术

一、手术适应证

文献报道多数甲状腺乳头状癌患者在确诊时即存在颈部淋巴结转移，有报道多达90%的转移发生于中央区淋巴结，而且颈部淋巴结发生转移是甲状腺癌复发率增高和生存率降低的重要危险因素，所以在外科治疗甲状腺癌时，除原发灶切除外，进行彻底且合理的区域淋巴结清除应引起同道重视。

N1a颈淋巴结转移应该行颈中央区淋巴结清除术，清扫范围为颈Ⅵ区。目前并不主张对N0分化型甲状腺癌行预防性颈侧Ⅱ~Ⅴ区淋巴结清除术，但是否需要行预防性颈中央区淋巴结清除术，意见不一致。美国NCCN甲状腺癌临床实践指南关于分化型甲状腺癌是否行预防性Ⅵ区颈淋巴结清除术描述为：对有年龄、放射史、包膜外侵、肿瘤直径大于

4cm，病理学差异等风险因素的患者，考虑行Ⅵ区淋巴结清除术。美国甲状腺协会（ATA）甲状腺结节及分化型甲状腺癌指南则建议：T1～2、N0 分化型甲状腺癌可以不行预防性Ⅵ区淋巴结清除术，而推荐对 T3～4N0 的患者行Ⅵ淋巴结清除术。欧洲内分泌外科协会（ESES）共识认为：对于满足下面任何一项的甲状腺乳头状癌患者，考虑常规行单侧中央区淋巴结清除：T3、T4 期，年龄大于 45 岁或者小于 15 岁，男性，双侧癌结节或者多灶，有颈侧区淋巴结转移；并建议必须由具有专业能力、经验丰富的外科医师进行手术。2012 版《中国甲状腺结节和分化型甲状腺癌诊治指南》对淋巴结的处理意见为：DTC 术中在有效保护甲状旁腺和喉返神经情况下，行病灶同侧中央区淋巴结清除术。

关于甲状腺微小乳头状癌（PTMC）CN0 患者的淋巴结清除问题，有学者认为肿瘤直径>5mm 的 PTMC 的中央区淋巴结转移率明显升高。另外，PTMC 常为多发，比例可达 35%，即国外研究表明多灶性癌的中央区淋巴结转移率更高，可达 38%～42%。故建议 PTMC 也可考虑行中央区淋巴结清除。

对于甲状腺髓样癌，美国 ATA 指南推荐所有患者行全甲状腺切除和中央区淋巴结清扫术，对累及颈部及中央区淋巴结的 MTC 患者应行全甲状腺切除、中央淋巴结清除和患侧Ⅱ～Ⅴ区淋巴结的清除。

多项研究显示行预防性中央区淋巴结清除（prophylactic central lymph node dissection，PCND）能减低甲状腺癌患者的复发率。Barczynski 等人进行的一项随访期长达 10 年的研究结果显示，术中同期行 PCND 能降低甲状腺癌患者的局部复发率约 6.9%，行双侧 PCND 者的 10 年生存率较仅行全甲状腺切除者的 92.8%提高至 98.0%。Popadich 等人的多中心队列研究显示相对于单纯甲状腺全切者，行 PCND 的患者中央区复发率减少 4.6%。Tracy 等人开展的一项 Meta 分析结果也显示对原发灶>1cm 的 PTC 患者行标准的 PCND 可降低中央区复发率。

但行 PCND 也有一些弊端，比如 Mazzaferri 等人认为 PCND 可导致暂时性或永久性的喉返神经损伤，增加甲状旁腺功能低下的发生风险，这些并发症对患者的影响可能会超过肿瘤复发对患者的影响。国内的一项 Meta 分析结果显示 DTC 患者行 PCND 后发生暂时性低钙血症和喉返神经损伤的风险增加，但永久性低钙血症和喉返神经损伤的风险并没增加，该 Meta 分析提出 cN0 期 DTC 是否常规行 PCND，需要根据实际情况谨慎抉择。

综上，笔者认为，既要避免滥用预防性中央区淋巴结清除术，导致过度医疗之嫌；也不能因为 DTC 预后较好而忽视 cN0 的中央区淋巴结清除，影响根治效果。

二、中央区淋巴结的评估

目前，如何准确在术前评估颈部淋巴结是否存在转移是一临床难点。超声对识别侧颈淋巴结转移有一定的特异性及敏感性，但超声对明确判断中央区淋巴结是否存在转移相对困难，这与中央区和甲状腺的解剖关系有关，又与超声医师的经验水平密切相关。

术前单一的超声及 CT 检查对判断中央区淋巴结转移均存在一定的局限性，超声诊断符合率为 62.5%，CT 诊断符合率为 68.6%，而两者联合诊断的符合率约为 85.2%。超声引导下细针穿刺目前是术前诊断甲状腺结节及颈部淋巴结性质的有效方法，特异性高达 95%，但其前提是超声能探查并判断中央区淋巴结。

所以，建议在甲状腺癌术前完善颈部超声、颈部增强 CT（并非是常规检查）等辅助检查，对 T3/T4 期患者更应常规行颈、胸增强 CT 以便了解侧颈、中央区、纵隔及双肺是否有转移灶。临床上，通过术前综合评估原发灶及颈淋巴结情况，结合术中探查，是诊断患者 cN0 的有效方法，而评测分化型甲状腺癌的风险状态应该有利于手术范围的确定，利于减少手术并发症，保障术后生存质量。

三、手术步骤及方法

一般采用全身麻醉。在完成甲状腺腺叶切除后，一般近入喉处喉返神经已显露（图 19-2-1）。并已先分离保护了上位和（或）下位甲状旁腺及其营养血管。于甲状腺上极水平向下分离颈总动脉内侧达胸骨切迹水平或下方，沿已显露之喉返神经向下分离（图 19-2-2），同时离断喉返神经与颈总动脉间组织并翻向神经内侧（图 19-2-3）。沿气管壁分离气管前淋巴脂肪组织，自气管表面将气管前及喉前淋巴脂肪组织向对侧掀起，于气管对侧缘切下清扫标本（图 19-2-4）。

也可先清扫气管前淋巴结，经喉返神经表面翻向外侧，后清除喉返神经与颈总动脉间组织（图 19-2-5～图 19-2-9）。

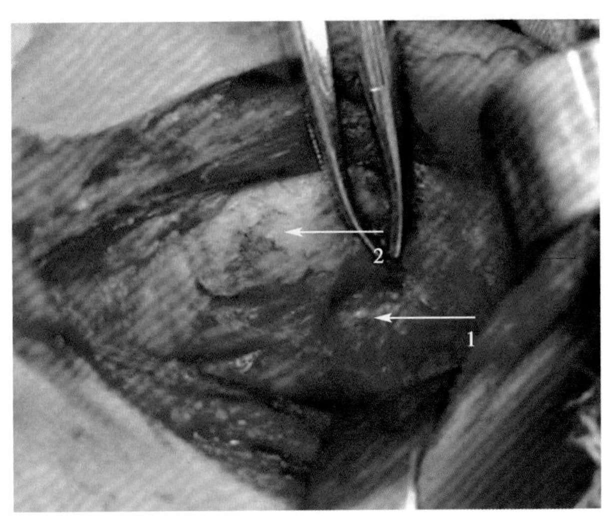

图 19-2-1　甲状腺腺叶切除后
1. 近入喉处喉返神经；2. 气管

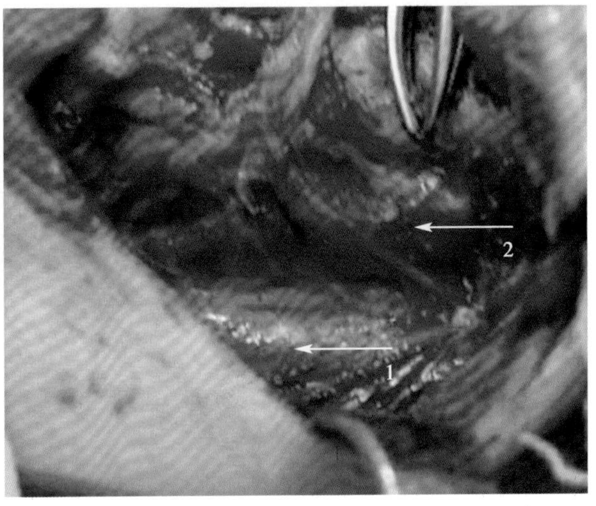

图 19-2-2　解剖颈内动脉
1. 颈总动脉；2. 食管

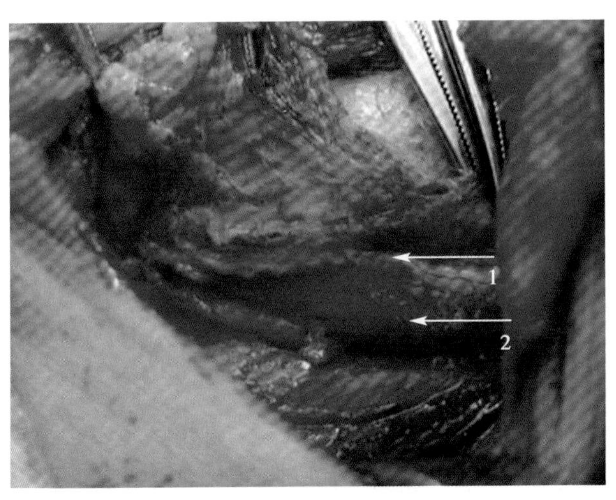

图 19-2-3　清扫标本翻向喉返神经内侧
1. 喉返神经；2. 食管

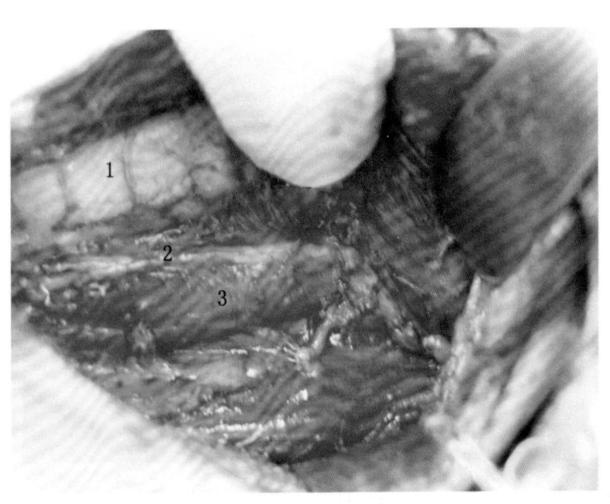

图 19-2-4　清扫完毕
1. 气管；2. 喉返神经；3. 食管

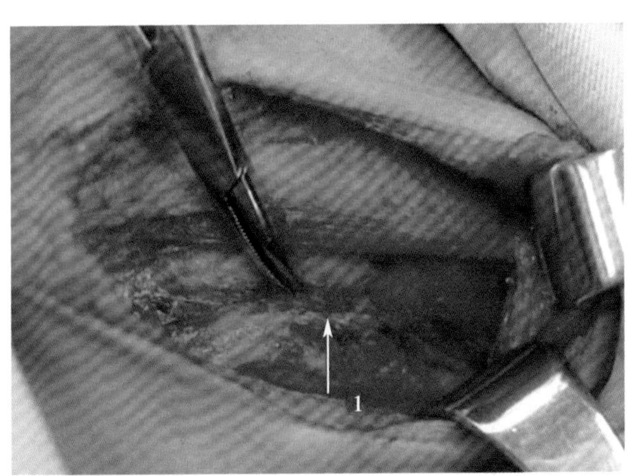

图 19-2-5　左甲状腺叶切除后，喉返神经已部分显露
1. 喉返神经

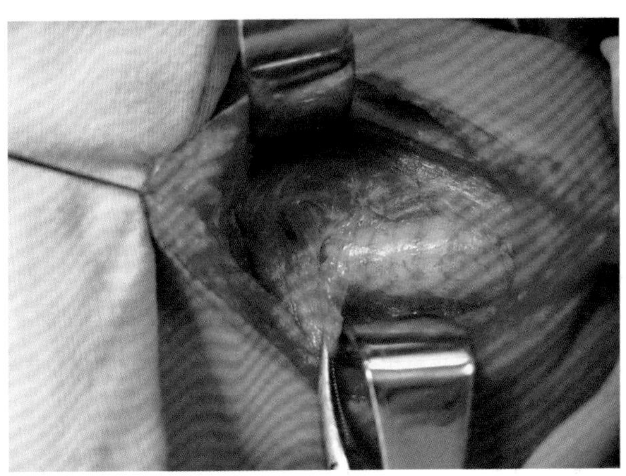

图 19-2-6　分离气管右侧

19

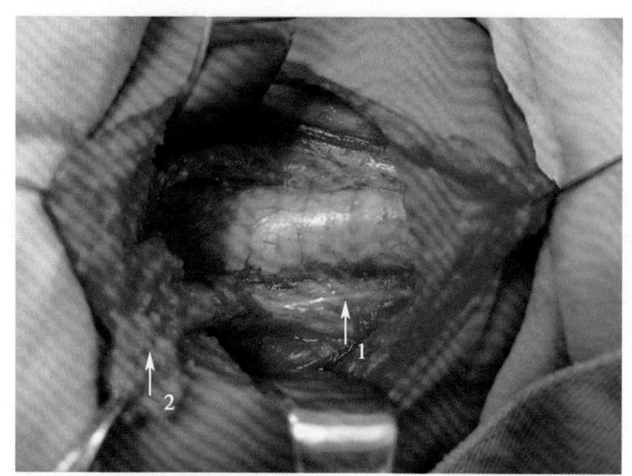

图 19-2-7　气管前组织经气管表面翻向喉返神经外侧
1. 喉返神经；2. 清扫标本

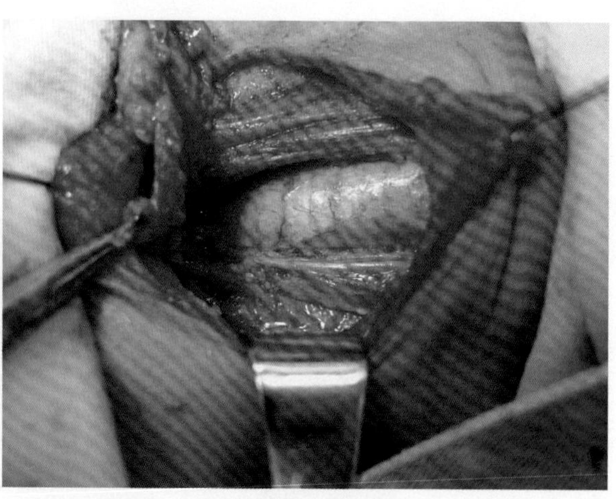

图 19-2-8　分离喉返神经外侧组织向下

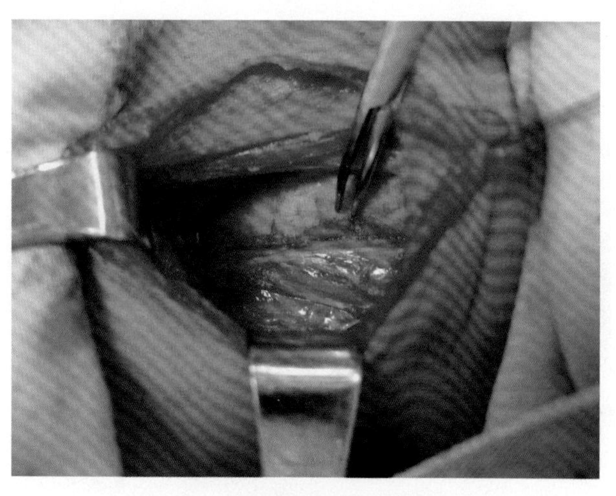

图 19-2-9　于胸骨上窝离断清扫标本

清扫右侧中央区时，应注意清扫喉返神经深面淋巴结（也有将其归为ⅥB 区淋巴结，而浅面者称为ⅥA），具体方法是将右侧喉返神经中下段解剖并游离，外侧界沿颈总动脉鞘内侧，内侧沿气管外侧食管表面清扫，可将清扫的纤维脂肪淋巴结组织从神经深面穿过，与喉返神经浅面清扫标本一起完整清扫下来。

双侧中央区清扫时，则可分别将双侧喉返神经外侧组织翻向内侧至气管前，最后于气管前切除整个Ⅵ区标本。

最后需注意的是，在清扫结束后，务必注意最后一次检查标本中是否有甲状旁腺组织，若有则可仔细辨认后或者在冷冻病理明确后将甲状旁腺组织移植回患者体内。同时注意防止淋巴漏出现，应仔细进行检查，并缝合结扎。

（葛明华　郑传铭）

第三节　扩大中央区颈淋巴结清除术

1906 年，Crile 讨论择区性颈清扫术的价值，并推荐对于颈部未触及淋巴结的患者可进行改良性颈清扫术。Martin 等提出当清扫区域局限于颈部某一特定部分时，则应使用“部分颈清扫术（partial neck dissection）”这一术语。1980 年后，择区性颈清扫术的概念开始被提出。根据甲状腺癌的生物学行为、肿瘤位置及淋巴结转移情况，可采用择区性淋巴结清除术，笔者单位将甲状腺癌手术过程中清扫Ⅱa、Ⅲ、Ⅳ及Ⅵ区淋巴结及软组织的择区性颈清扫的术式称为扩大中央区淋巴结清除术，其清除范围介于功能性全颈淋巴结清除和中央区淋巴结清除术的范围之间，目前尚未有明确的定义，笔者单位经验主要包括Ⅱa、Ⅲ、Ⅳ及Ⅵ区淋巴结软组织，亦可包括部分Ⅱb、Ⅴb 区。其清扫范围必须到位、操作必须规范。一些术者在做扩大中央区颈清扫术时，仅切除了颈静脉链上的一些软组织，常常忽略了ⅡB 区及颈静脉角处的清扫，这常常是造成术后复发的根源。

扩大中央区颈淋巴结清除术是在功能性全颈清术的基础上，为更好地保留功能和兼顾患者美容要求，在不影响彻底切除肿瘤的前提下而改进了的术式。近年来，此术式是分化型甲状腺癌外科常用术式之一。

一、手术适应证

1. 根据Ⅵ区转移淋巴结的数量和比例、患者年龄、DTC 原发灶的位置、大小、病理分型和术中侧颈区淋巴结的探查情况等，进行综合评估，对部分临床颈部中央区淋巴结转移

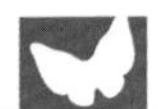

(cN1a)患者可行预防性扩大中央区颈淋巴结清除术。

2. 临床颈淋巴结阳性，主要位于Ⅲ、Ⅳ区，较少侵出淋巴结包膜者；

3. 全身情况尚好，无重要脏器严重器质性病变者。

二、手术步骤与方法

（一）麻醉

一般多采用全身麻醉。

（二）切除范围

一般单侧扩大中央区淋巴结清除术的常规切除范围应包括患侧气管旁、颈内静脉区淋巴结，主要包括Ⅵ、Ⅲ、Ⅳ、Ⅱa区淋巴结软组织，部分患者根据术中情况，亦可包括Ⅱb、Ⅴb区。应保留颈动脉（颈总动脉、颈内动脉、颈外动脉）、迷走神经、膈神经、舌下神经、舌神经及胸锁乳突肌、颈内静脉、副神经，可选择性保留耳大神经、枕小神经及颈外静脉。

（三）手术步骤

1. 切口　根据患者个体情况尽量沿皮纹走行设计，一般采用大弧形切口或改良单臂弧形切口（图 19-3-1）。上述术式皮瓣的纵切口起点较低，且落在隐蔽的颈项交界处，外观不明显，患者容易接受。

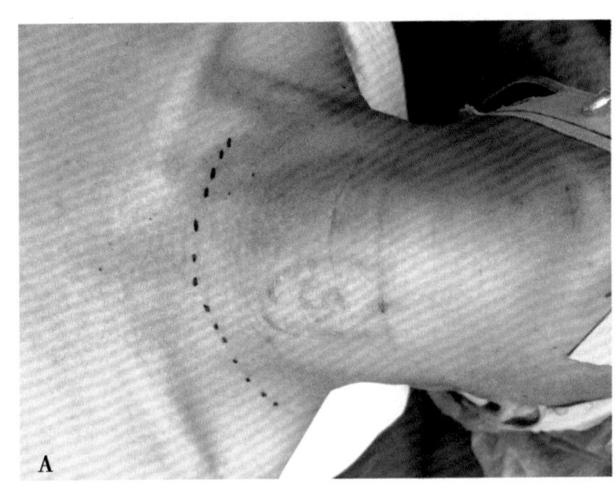
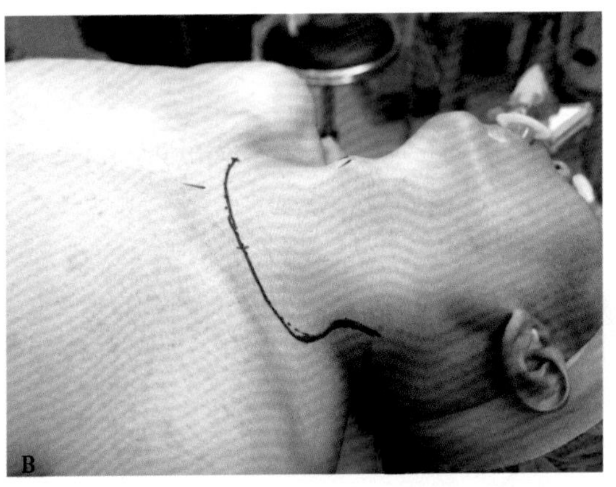

图 19-3-1　颈清切口
A. 示意图；B. 术中手术切口

2. 分离皮瓣　切开皮肤以及颈阔肌，在颈阔肌下进行皮瓣分离（保留颈阔肌浅层血管网，以保障愈合），解离范围：上至下颌骨下缘，下至锁骨，后方到胸锁乳突肌后缘，前方达对侧胸锁乳突肌前缘。在颌下区解剖时，需注意勿损伤从腮腺下极分出的面神经下颌缘支，此分支约经下颌角稍下方前行，跨面血管而分布于下唇。在游离皮瓣过程中，注意对颈外静脉的保护。

3. 解离颌下区　寻找颌下腺，于其下缘锐性解离，（尽量保留面静脉，以减少颜面水肿），向上拉开颌下腺，可暴露二腹肌（二腹肌为常规颈淋巴结清除的上界）。

4. 全程游离胸锁乳突肌　沿其前缘锐性分离，游离时应紧贴胸锁乳突肌，以避免误伤颈内静脉；于胸锁乳突肌上1/3游离时，应注意副神经中枢支，以避免误伤。胸锁乳突肌锁骨端与颈动脉鞘及颈前肌之间的软组织淋巴结，应一并清扫彻底，避免遗漏。

5. 清除Ⅱ、Ⅲ、Ⅳ区淋巴结

（1）将胸锁乳突肌拉向外侧，沿胸锁乳突肌向深层解离直达颈深筋膜表面，由助手向内侧牵拉软组织淋巴结，于肩胛提肌、斜角肌表面自外向内清除软组织直达颈Ⅳ、Ⅲ、Ⅱ神经根部。期间应注意保留膈神经，并尽量保留由颈丛发出的锁骨上皮神经。将颈内静脉外侧区软组织包括上至二腹肌后腹枢支，下至锁骨上，外至胸锁乳突肌后缘，内至颈内静脉这一区域内肩胛提肌、斜角肌浅侧的全部软组织淋巴结予以一并切除，并牵向内侧。可保留颈横动、静脉及肩胛舌骨肌。颈外静脉有时从颈内静脉中段汇入，此时是否保留视术中情况决定（图 19-3-2）。

（2）解剖颈内静脉：将胸锁乳突肌牵向外侧，于颈内静脉表面锐性分离（可用手术刀、剪刀、电刀，根据个人习惯不同），打开动脉鞘，将筋膜及其他软组织与静脉壁分开。清除颈静脉角时，对淋巴管应仔细钝性分离，采取“易疏勿断”原则，若无法保留淋巴管，则仔细结扎或使用无损伤线进行仔细缝扎，必要时用医用胶将肌肉筋膜覆盖粘连，以减少淋巴液的渗漏。继续将软组织淋巴结牵向内侧，清除颈动脉三角区域，要注意对舌下神经、喉上神经内外支及面静脉的保护。最后将Ⅱ、Ⅲ、Ⅳ区及中央区淋巴结软组织一并清除；

（3）如为甲状腺癌联合根治术，包括甲状腺切除、部分

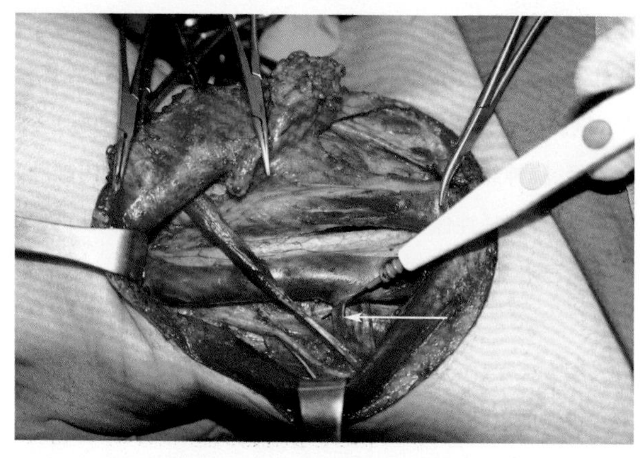

图 19-3-2 颈外静脉从颈内静脉中下段进入颈内静脉

(一般保留胸骨舌骨肌)或全部带状肌一并切除。手术时除应确保清除范围标准以外,特别需注意保护甲状旁腺、喉返神经、食管等重要结构。可以说中央区淋巴结清除术既是对中央区软组织及淋巴结的清除,也是对甲状旁腺及喉返神经仔细保护保留的过程(图 19-3-3)。

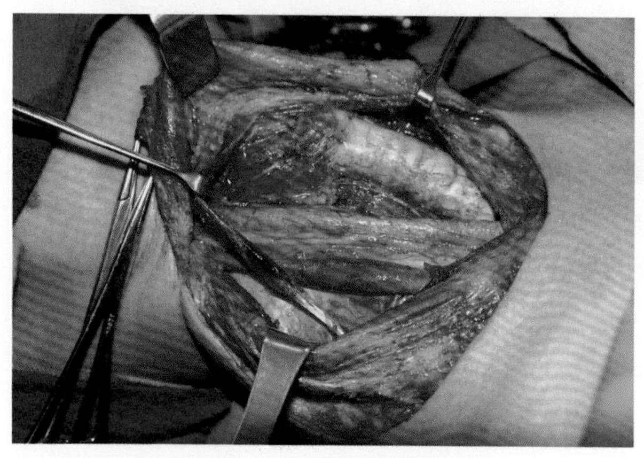

图 19-3-3 甲状腺癌联合根治术

一般采用颈内静脉内外侧软组织连同甲状腺等做整块切除,这更符合肿瘤外科"en-bloc"观念,但对操作要求较高。有学者采用颈内静脉内、外侧分块切除的方案,对于一些局部侵犯严重的患者,可采取此方案。

6. 置负压引流 温蒸馏水冲洗伤口,仔细止血,观察有无乳糜漏。经切口下方于颈前放置负压引流管 1~2 根,但应注意引流管的位置能否引流侧颈区域的渗出液。

7. 缝合伤口 可用 4-0 可吸收线连续缝合双侧颈前肌筋膜以及胸锁乳突肌筋膜与颈前肌筋膜,尽量恢复原解剖位置。然后用 4-0 可吸收线连续缝合皮下组织及颈阔肌,皮内缝合或无菌粘贴粘合皮肤切口,可减少因缝合皮肤所导致的瘢痕形成。

8. 伤口加压包扎固定 伤口加压包扎对于减少术后渗血,防止皮下积液以及防止乳糜漏发生十分重要。经过多年的实践,加压包扎从以往的全颈加压包扎改进为两区域包扎,即:颌下与锁骨上。

此方法优点在于将颌下及锁上两个重点着重包扎,并将颈部皮瓣展平,结合负压吸引,可使皮肤与深部组织贴紧,消灭空腔,可减少皮下积液的出现。同时应对颈静脉角处重点加压包扎。

以上为单侧扩大中央区操作步骤,倘需行双侧扩大中央区颈淋巴结清除术时,可分期或同期进行。分期进行可减少患者的不适症状及严重术后并发症。对于双侧颈淋巴结清除的患者,争取保留双侧的颈内静脉,尽量保留颈外静脉,以避免由于静脉回流受阻而产生的一系列并发症。

(高 明 赵敬杜)

第四节 功能性颈淋巴结清除术

功能性颈淋巴结清除术是在传统根治性颈清术的基础上,为保留功能和兼顾外观完美,在不影响彻底切除肿瘤的前提下而改进了的术式。从解剖学的观点看,颈部的颈深肌膜包绕胸锁乳突肌,也包绕颈动脉鞘,二者之间自然形成肌膜间隙,颈淋巴结主要位于该间隙内,它与胸锁乳突肌、颈内静脉之间,有筋膜相隔,在正常情况下,包绕这些器官的筋膜很容易从被覆的肌肉、血管上剥离下来,而使淋巴组织与之分离,因此不切除肌肉和静脉,也可做到颈淋巴结的全部切除。

甲状腺癌的淋巴结转移癌,大多为低度恶性,生长较慢,较少侵出淋巴结包膜,较少广泛侵犯周围组织器官,规范切除后较少复发,是行功能性颈淋巴结清除术的适应证。

李树玲教授于 1962 年设计改进功能性颈清术术式,并开始用于治疗甲状腺癌,首例患者是 11 岁女孩,左侧甲状腺乳头状癌伴左颈淋巴结转移,经施行甲状腺癌联合功能性颈清术后,已无瘤生存 50 余年,功能及外观均甚满意。

随着外科技术的逐渐成熟,天津医科大学肿瘤医院头颈外科进一步改进了术式,改进了手术切口,并提出了多功能保留颈淋巴结清除术,在功能性颈淋巴结清除的基础上,保留耳大神经、枕小神经、锁骨上皮神经、颈横动静脉及肩胛舌骨肌。在不影响彻底切除肿瘤的前提下,尽可能保留患者耳

部枕部及肩部的感觉功能。

分化型甲状腺癌颈淋巴结清除术在近百年的发展历程中，经历了手术范围由大到小，由重治疗、轻功能到功能与治疗兼顾的演变过程。现在功能性颈清术不只是传统的保留胸锁乳突肌、颈内静脉和副神经，而且是保留颈丛感觉神经和颈部血管的多功能保留性颈清术。既保留了患者外观的完整性、上肢运动功能和颈部皮肤感觉功能，又同时保证手术的彻底性，达到了根治而不影响预后的目的。

至今，天津医科大学肿瘤医院已行此术超过数千例，其远期疗效与传统根治性颈清术并无明显差异。

（一）病例选择

1. 临床颈淋巴结阳性且转移广泛和（或）淋巴结经穿刺或切除活检病理证实为转移者；

2. 全身情况尚好，无重要脏器严重器质性病变者。

（二）麻醉

一般多采用全身麻醉合并气管内插管。

（三）切除范围

一般单侧全颈淋巴结清除术的常规切除范围应包括患侧气管旁、颈内静脉区，副神经区及锁骨上区淋巴结，即Ⅱ、Ⅲ、Ⅳ、Ⅴ、Ⅵ区。一般保留颈动脉、迷走神经、膈神经、舌下神经、舌神经及胸锁乳突肌、颈内静脉、副神经。为了更好地保留功能，在不影响肿瘤切除彻底性的基础上，还可以保留耳大神经、枕小神经、锁骨上皮神经及颈外静脉等重要神经血管和肌肉。

（四）手术步骤

1. 切口　一般取单臂弧形切口。自乳突始，循斜方肌前缘以曲线形引向锁骨上 2cm 处，再沿锁骨水平向前跨越中线（图 19-4-1）。此术式皮瓣的纵切口落在隐蔽的颈项交界处，外观不明显，患者容易接受。但近年来临床上多对传统切口进行改良，根据患者个体情况尽量沿皮纹走行设计，更加美观（图 19-4-2）。

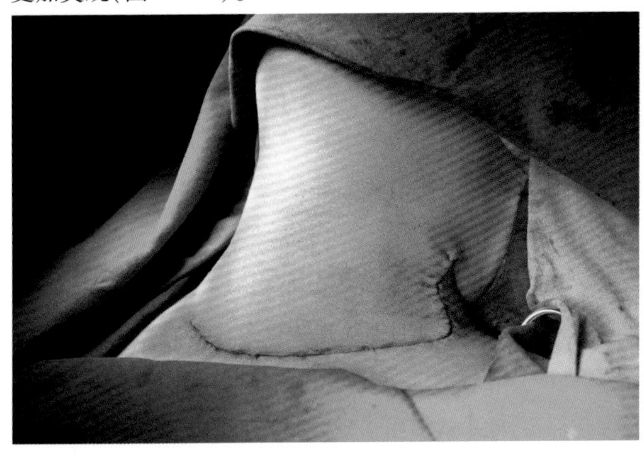

图 19-4-1　颈清单臂弧形切口

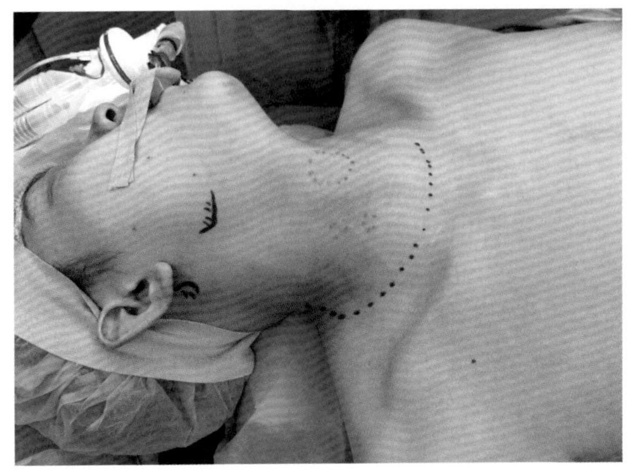

图 19-4-2　改良颈清单臂弧形切口

2. 分离皮瓣　切开皮肤以及颈阔肌，在颈阔肌下进行皮瓣分离（保留颈阔肌浅层血管网，以保障愈合）。解离范围：上至下颌骨下缘，下至锁骨，后方到斜方肌前缘，前方达对侧胸锁乳突肌前缘，在下颌角区解剖时，须注意勿损伤从腮腺下极分出的面神经下颌缘支，此分支约经下颌角稍下方前行，跨面血管而分布于下唇。注意对颈外静脉的保留。

3. 解离颌下区　找到颌下腺，于其下缘锐性解离，（尽量保留面静脉，以减少颜面水肿），向上拉开颌下腺，可暴露二腹肌（二腹肌为常规颈淋巴结清除的上界）。

4. 全程游离胸锁乳突肌　沿其前后缘锐性分离，游离时应紧贴胸锁乳突肌，以避免误伤颈内静脉；于胸锁乳突肌上 1/3 游离时，应注意副神经中枢支，以避免误伤；耳大神经、枕小神经也在此区横跨，在不影响颈清术进行的情况下，可予以保留。特别注意的是部分患者在胸锁乳突肌锁骨端与胸骨舌骨肌及颈内静脉间存在转移的淋巴结，其较为隐蔽，容易忽略，临床上时常发现术后该区域由于第一次手术时清扫不彻底导致复发的情况，因此对此位置的软组织淋巴结应清扫彻底，避免遗漏。

5. 清除Ⅴ区淋巴结

（1）切断结扎颈外静脉近、远心端及肩胛舌骨肌、颈横动静脉；对于无明显侵犯的病例可适当保留颈外静脉、肩胛舌骨肌和颈横动静脉。

（2）寻找副神经：于切口后缘向下切开软组织，暴露斜方肌前缘后，于斜方肌前缘中、下 1/3 处分离软组织，找到副神经，并追踪解离副神经至进入胸锁乳突肌后缘处，尽量保留副神经的血运。

（3）将胸锁乳突肌拉向内侧，沿锁骨上缘向深层解离直达臂丛神经表面，沿斜方肌前缘，于头夹肌、肩胛提肌、斜角肌表面自外向内清除软组织直达颈Ⅳ、Ⅲ、Ⅱ神经根部。最后，将颈内静脉外侧区软组织，包括上自二腹肌后腹、下至锁骨上、外至斜方肌、内至颈内静脉这一区域内斜角肌和肩胛提肌浅层的全部软组织淋巴结予以一并切除，并牵向内侧。

6. 清除Ⅱ、Ⅲ、Ⅳ区淋巴结

（1）解剖颈内静脉：将胸锁乳突肌拉向外侧，将Ⅴ区软组织淋巴结牵向内侧，沿椎前筋膜继续向内侧游离达颈内静脉，于颈内静脉表面锐性分离（可用手刀、剪刀、电刀，依据每人习惯不同），切开动脉鞘将筋膜及其他软组织与静脉壁分开达深层至迷走神经，向上直到二腹肌后腹，下达锁骨水平。

（2）将颈内静脉、迷走神经及颈总动脉拉向内侧，清除颈静脉角时，对淋巴管应仔细分离，采取“易疏勿断”原则，若无法保留淋巴管，则仔细结扎或精细缝扎，必要时用医用胶将肌肉筋膜覆盖粘连，以减少淋巴液的渗漏（图19-4-3）。继续将软组织淋巴结牵向内侧，清除颈动脉三角区域，要注意对舌下神经及喉上神经内外支的保护。最后将Ⅱ、Ⅲ、Ⅳ、Ⅴ区软组织淋巴结一并切除（图 19-4-4）。有时，颈外静脉会从颈内静脉中段汇入，是否保留视术中情况决定。

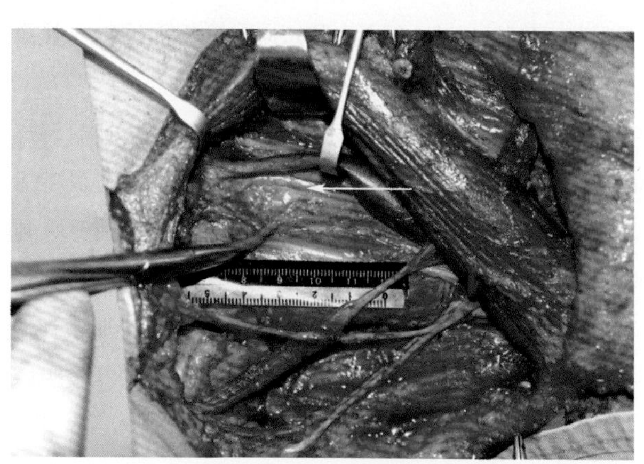

图 19-4-3 保留胸导管

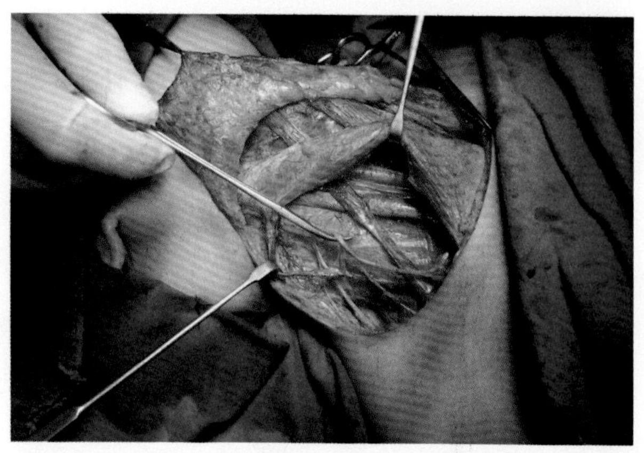

图 19-4-4 保留颈外静脉、副神经、锁骨上皮神经和肩胛舌骨肌

（3）如为甲状腺癌联合根治术，则包括甲状腺切除及患侧气管食管沟淋巴结、部分（一般保留胸骨舌骨肌）或全部带状肌一并切除。手术时除应确保清除范围标准以外，特别需注意保护甲状旁腺、喉返神经、食管等重要结构（图 19-4-5）。

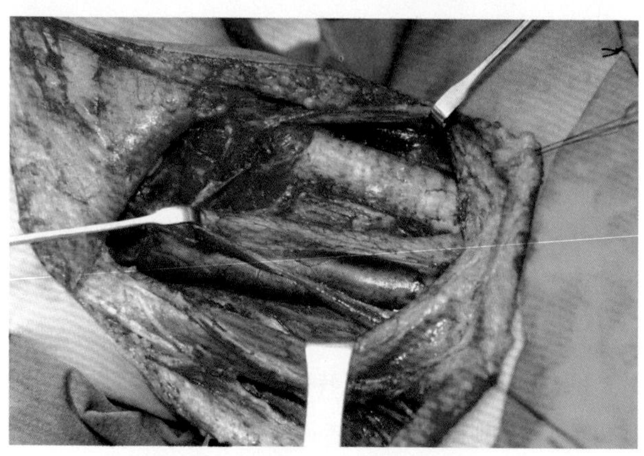

图 19-4-5 甲状腺癌联合根治术，注意保留甲状旁腺、喉返神经等

甲状腺癌除颈淋巴结广泛转移以外，一般不做二腹肌上淋巴结清除。一般采用颈内静脉内、外侧软组织连同甲状腺等做整块切除。

7. 置负压引流 仔细止血，观察有无乳糜漏。于颈前及颈外侧锁骨上窝外各放置负压引流管一根。

8. 缝合伤口 可用4-0可吸收线连续缝合颈前肌筋膜、皮下组织及颈阔肌，然后用4-0可吸收线连续皮内缝合皮肤切口。

9. 伤口加压包扎固定 伤口加压包扎对于减少术后渗血，防止皮下积液以及防止乳糜漏发生十分重要。经过多年的实践，加压包扎从以往的全颈加压包扎改进为两区域包扎，即：颌下与锁骨上。

此方法优点在于将颌下及锁骨上两个重点着重包扎，并将颈部皮瓣展平，结合负压吸引，可使皮肤与深部组织贴紧，消灭空腔，可减少皮下积液的出现。同时应对颈静脉角处重点加压包扎。

天津医科大学肿瘤医院自 1962 年开展此术以来，经历多次改进，取得了功能、外观及治疗均较满意的效果。

随着对疾病的不断认识及医学的发展，我们还提出了多功能保留性颈淋巴结清除术：此术式是在传统功能性颈淋巴结清除术基础上发展而来，在保留胸锁乳突肌、副神经及颈内静脉的同时多保留颈丛神经分支诸如耳大神经、枕小神经、锁骨上皮神经、舌下神经袢等以及肩胛舌骨肌、颈横动脉、颈外静脉等解剖结构，在根治肿瘤的前提下兼顾功能的最大化保留，此术式多用于分化型甲状腺癌发生颈淋巴结转移的处理（图 19-4-6）。

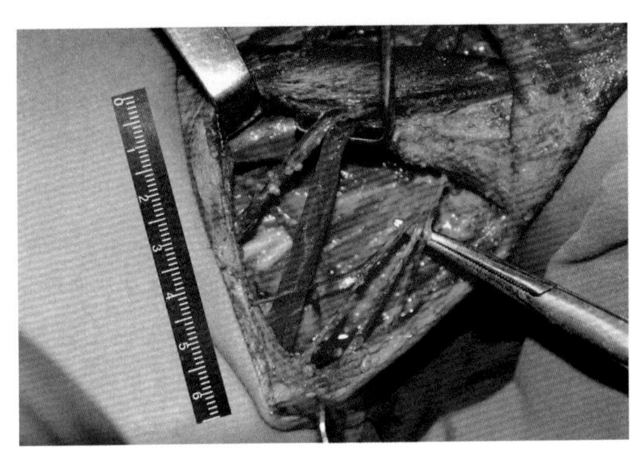

图 19-4-6 甲状腺癌联合根治术，多功能保留

以上为单侧颈清术操作步骤，倘需行双侧颈清术时，可分期或同期进行，一般建议分期进行，可减少患者的不适症状及术后并发症。对于双侧颈清的患者，争取保留双侧的颈内静脉，且尽量保留颈外静脉，以避免由于静脉回流受阻而产生的一系列并发症。

（高 明 赵敬柱）

第五节 并发症及其处理

一、术中并发症

1. 血管损伤

（1）颈内静脉损伤：静脉管壁一般较薄，损伤机会较多；另外转移淋巴结大多位于颈内静脉周围，在剥离时，较常发生颈内静脉撕裂现象。倘若发生颈内静脉损伤，不要盲目钳夹，应立即压迫止血，吸除手术区积血，在损伤处两端仔细解剖，各暴露出一段颈内静脉，可予以无损伤缝线进行缝合修补，若缺损较大，予以切断。

颈内静脉损伤后的危险性，除造成大出血外，还容易形成空气栓塞。因此，立即压迫止血非常重要。

（2）动脉损伤：主要指颈总动脉或颈内动脉损伤，颈外动脉结扎一般无碍。动脉损伤机会一般较少。仅在肿瘤或转移淋巴结与动脉严重粘连强行分离时发生。一旦发生动脉损伤，应保持镇静，切勿盲目钳夹，否则极易造成医源性扩大血管壁损伤范围，严重者损伤周围重要组织（如迷走神经、颈内静脉）。此时应先行压迫止血，快速输血，补足血容量，待血压稳定后，清除淤血，在明视下查明损伤部位，尽量争取修补。只有在无法修补的情况下才不得已进行结扎。结扎颈总动脉，尤其在失血的情况下结扎有相当大的危险性，有时能造成偏瘫甚至死亡。

2. 胸导管损伤 颈段胸导管前邻左颈动脉鞘，解剖左颈部内下角时，甚易损伤。胸导管从后纵隔沿锁骨下动脉内缘上升至锁骨上 3~5cm 时，横过左颈动脉鞘后侧，在斜角肌内缘形成向下弯曲的胸导管弓，进入左锁骨下静脉与左颈内静脉的交角处，颈动脉、迷走神经及颈内静脉常位于其前。胸导管和淋巴管可存在数支终支或交互重叠的解剖变异，虽经结扎，其他破裂支仍可继续出现乳糜漏，主要发生于左侧，少数亦可发生于右侧。临床证实有 1/3 的胸导管走行于颈内静脉的浅面，多数汇入颈内静脉。但也有少数进入锁骨下静脉、颈外静脉或无名静脉。为了避免胸导管和淋巴管损伤后发生乳糜漏，在清除颈内静脉下端和锁骨上淋巴结时，须仔细解剖，动作轻柔，对所切除的组织宜先用血管钳夹持再切断结扎。

3. 神经损伤

（1）迷走神经损伤：此神经位于颈动脉鞘内，处于颈总动脉及颈内静脉之后方，三者伴行于颈部，因此神经粗大，损伤机会不多，若与肿瘤粘连或术中暴露不佳则可能损伤。解离颈动脉鞘时，将其充分游离，在明视下认清并解剖迷走神经，可避免误伤迷走神经。迷走神经损伤所出现的症状，根据损伤部位而定。常见的症状为心率加快、呼吸不畅、声音嘶哑、呛咳、呃逆等。

术中应注意：①在行功能性颈清术中，有时牵拉颈内静脉可致迷走神经翻转至颈内静脉浅面，应在直视下认清解剖迷走神经，仔细操作，减少损伤。②因肿瘤累及必须切断迷走神经时，先在切断部位用 1% 普鲁卡因局部封闭后再切断，不会发生上述症状。

对迷走神经的机械性刺激，反而可能产生严重的症状甚至严重后果。如牵拉、钳夹、挫伤、误扎等，均可导致循环及呼吸障碍。循环障碍可表现为心动过速，心动过缓，甚至心搏骤停。呼吸障碍可表现为憋气或呼吸困难。因此，手术中应尽量避免牵拉迷走神经，以防意外。双侧迷走神经切断可导致严重后果，甚至死亡。

（2）面神经下颌缘支损伤：面神经下颌缘支自腮腺前下

端穿出后，经颈阔肌深面，约在下颌下缘平面自后向前依次越过下颌后静脉、下颌角、面静脉及面动脉的浅面。面神经下颌缘支一般约在下颌骨的下方约1cm处通过。分离皮瓣至颌下时位置宜略深，以免损伤该神经分支。因此，在甲状腺癌颈清扫术时应将颌下腺上提，然后沿颌下腺下缘深入达二腹肌，如需切除颌下腺时，应沿颌下腺被膜表面向上解剖，直达下颌骨下缘，这样均不致损伤面神经下颌缘支。

(3)舌神经损伤：做颈清扫术时，极少损伤舌神经。舌神经为三叉神经之下颌神经的分支。当其越过颏舌骨肌前缘附近时，与颌下腺导管发生紧密的、螺旋形的交叉关系，即舌神经先从导管的上方至其外侧，继而绕过导管下方至其内侧。甲状腺癌颈部淋巴结广泛转移，需要做Ⅰ区清除者，当结扎切断颌下腺导管时，注意勿切断舌神经，以免造成同侧及口底黏膜等感觉障碍。

(4)舌下神经损伤：舌下神经自舌下神经管出颅后，在二腹肌后腹的深面下行进入颈动脉三角，弓形向前，越过颈内、外动脉的浅面，再经二腹肌深面进入颌下三角。位于颌下腺深面，居颌下腺导管下方。舌下神经损伤的症状为：患侧舌肌麻痹并萎缩；伸舌时舌尖偏向患侧；舌在口内静止时舌尖偏向健侧。

(5)喉返神经损伤：喉返神经来自迷走神经，于主动脉弓下方水平分出喉返神经沿两侧气管旁达环甲膜入喉。左侧喉返神经较右侧位置固定，末端带有分支，且神经表面常有甲状腺中动脉越过，解剖时千万不要损伤分支。当原发癌或转移癌包绕喉返神经不能分离时，必须切除受侵犯的神经以保证肿瘤切除的彻底性。

(6)喉上神经损伤：喉上神经来自迷走神经的结状神经节，在舌骨平面上分为内支及外支。喉上神经的外支主要为运动支支配环甲肌，尚有分支到咽下缩肌、甲状腺。另外外支进入环甲肌之前分出一支经甲状软骨下缘入喉，并与喉返神经前支一同至甲杓肌和环杓侧肌。喉上神经由迷走神经分出后，在颈部行程较短，损伤较喉返神经少，且一般多为单侧，易伤及其外支。

4. 气胸与纵隔气肿　胸膜顶的高低因人而异，有的高出锁骨内段上缘2~3cm，在此区解剖时，若解离过深或严重粘连强行分离，有可能穿破胸膜造成气胸或纵隔气肿。纵隔气肿亦可在暴露气管前筋膜后，因患者强力呼吸而引起。当强力吸气时，胸腔负压增加，空气沿器官周围或肌肉间隙进入纵隔；呼气时颈根部形成活瓣性关闭，气体无法排出，随着气体的蓄积，压力越来越大，压力过大时可冲破胸膜，沿着大血管、气管周围进入胸腔，压迫上腔静脉及右心房，造成静脉回流障碍。胸膜穿破后，破裂处常出现气泡，患者发生憋气、发绀、烦躁、呼吸困难等。一旦证实胸膜穿破应立即用纱布堵压破裂处，及时行第二肋间穿刺抽气，必要时做胸腔闭式引流。非气管内插管麻醉者，应立即做气管插管，给氧，辅助呼吸，待患者平静后，仔细检查破裂的部位和大小。倘若裂口小，可就近将周围软组织拉拢做荷包缝合，切勿强行缝合，否则将造成胸膜更严重撕裂。破口若大，可用油纱布压迫，待其自然愈合，同时做胸腔闭式引流，7~10天后分次抽出纱布。

5. 颈动脉窦综合征　颈动脉窦为压力感受器，刺激颈动脉窦可导致心动过缓及血压下降，甚至意识消失，偶尔致死。因此，在颈动脉分叉处解剖时，慎勿挤压或强力牵拉。颈清术中发生颈动脉窦综合征的几率一般在10%左右，但大都不致造成严重后果，只是上述一过性症状而已。一般认为，在颈动脉分叉附近解剖时，先做局部封闭可避免或减少颈动脉窦综合征的发生。

二、术后并发症

1. 出血　术后出血主要有三个原因。一是术中结扎血管不牢，致线结滑脱；二是超声刀凝闭血管不确切；三是加压包扎无效，致伤口渗血较多。处理的办法是，若出血量较少，先试行加压包扎压迫止血，并给予止血药物。若压迫无效，则应再次手术，结扎出血点。

2. 声门水肿　常见原因为气管插管时损伤声门黏膜，反复插管或插管时间过长导致声门水肿。此外，术中损伤喉返神经，声带麻痹，也可引起此种后果。发生声门水肿导致窒息的先兆为烦躁不安、呼吸困难，应严密观察，随时做好气管切开的准备。

3. 乳糜漏及乳糜胸　乳糜漏一般发生于左颈清术后，少数出现在右侧，原因为胸导管损伤未及时发现结扎所致。此病系颈清术后常见的并发症，也是较难处理的并发症。

乳糜漏的诊断并不困难，颈清术后，引流液异常增多或呈乳白色，乳糜漏的诊断即可成立。多数患者在开始进食后，即术后2~3日被发现，但也有术后1周才出现症状的。24小时引流量少则100ml以内，多则4000ml以上。若不及时治疗会造成大量淋巴液的丢失，患者会因脱水、低氯血症、低钠血症、低蛋白血症、免疫功能下降及严重营养不良而导致衰竭死亡。应当指出，并不是所有颈部乳糜漏都表现为典型的乳白色液体，这还要取决于饮食中脂肪的含量。因此，术后乳糜漏的患者在早期或禁食的情况下引流液往往是黄色或淡红色血清样。故有人建议以测定引流液中甘油三酯的含量及有无乳糜颗粒作为诊断乳糜漏的标准。引流液中甘油三酯大于100mg/L或大于禁食时血清中的甘油三酯含量时可诊断为颈部乳糜漏。

乳糜漏的治疗应包括全身支持治疗和局部处理两个方面。全身支持治疗应维持患者的营养，同时又不增加乳糜外流，办法是使用高碳水化合物、高蛋白质和低脂肪饮食，必要时则补充液体、血浆、氨基酸、全血、维生素等，并严格卧床休息。有人建议用中链甘油三酯酸类，因其可直接进入静脉系统，故容易消化，迅速吸收，易于代谢利用，使淋巴液明显减少而导致乳糜漏自发性闭锁。具体按以下方案处理：①患者禁食可饮水，静脉输液；②伤口加压包扎；③使用负压引流；④局部注射50%葡萄糖注射液。

若保守治疗，仍不能很好地控制乳糜漏，则需要手术探查。手术探查的指征是：①乳糜漏溢量超过500ml/d，4天以上；②保守治疗失败者。手术方法是在瘘孔部位缝合结扎胸导管或淋巴管。如瘘孔部位不明确，可用附近肌肉旋转覆盖压迫，或用吸收性明胶海绵、碘仿纱条填塞，亦可用外科胶直接封闭瘘孔。对于右侧乳糜漏，因其淋巴液溢量一般较少，而且与进食关系不明显，可适量清淡饮食，主要以局部加压包扎为主，辅以局部注射高糖，必要时行手术探查。

4. 肩综合征

（1）临床表现：由于副神经和一些重要颈部解剖结构的损伤、斜方肌瘫痪、萎缩以及其悬吊和向上向内提拉肩胛骨的功能丧失，将会产生垂肩，肩向前内侧移位，耸肩不能或耸肩无力，肩胛骨向下向外侧移位，发生翼状肩胛。由于斜方肌瘫痪对肩胛骨、锁骨稳定作用减弱，肩部其他肌肉功能失调，手臂外展受限，上举困难，严重时手臂外展不能呈水平状态，上肢高举不能过头，患者洗头、梳理、穿衣等日常生活困难，患侧上肢无力，影响工作（图19-5-1）。由于附着于锁骨上的胸锁乳突肌的切除和斜方肌的瘫痪，锁骨异常移位，呈水平状，胸锁关节半脱位，锁骨内侧外翻，并发生骨质增生，甚至由于疲劳和负重过度，而发生骨折。此外，斜方肌悬吊和提拉肩部功能的丧失，造成臂丛和肩部其他肌肉的牵拉和过度紧张，可产生肩部和上肢的疼痛、麻木，甚至有肩部僵直等一系列表现。部分患者甚至认为肩部的后遗症比切除肿瘤本身更令人困扰。

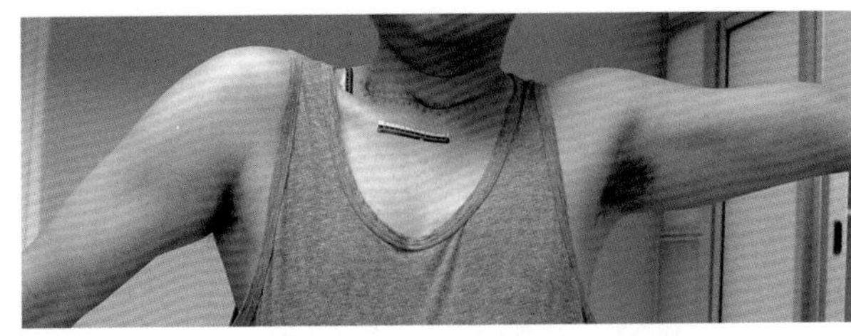

图19-5-1　副神经受损导致抬臂障碍

（2）防止出现和改善肩功能障碍：既往行根治性颈淋巴结清除术的患者都会出现不同程度的肩功能障碍。虽行保留副神经的功能性颈淋巴结清除术，但有时也可因神经缺血而出现一些功能障碍。故在行功能性颈淋巴结清除术时对副神经不要过度牵拉，更不能分离过重，特别要保留伴行它的营养血管，使副神经不致缺血。如在功能性颈淋巴结清除术中误将副神经切断，可即刻行端-端吻合术，能取得较高的成功率。

5. 皮瓣坏死　近年来，由于较多采用单臂弧形切口，大面积皮瓣坏死已甚少见。小的皮瓣坏死多发生在伤口边缘或拐角处。小的皮瓣坏死不需要特殊处理，可将坏死部分剪除，加强换药，待其自行愈合。伤口感染、术中不适当的钳夹皮缘和皮瓣的折叠不当等，均能影响皮瓣愈合或发生坏死。此外，手术轻巧、颈阔肌保留完整、引流通畅和包扎不要过紧都是防止出现皮瓣坏死的有效措施。

6. 感染　目前临床上伤口感染并不常见。若围术期处理不妥，术后引流管不通畅，可伴发伤口感染。一旦发生感染，应选用足量合适的抗生素，必要时拆除部分缝线，保持引流通畅，及时更换敷料，加强营养，增强体质。

（高　明　赵敬柱）

第六节　经验与技巧

颈淋巴结清除术作为甲状腺癌颈部转移的手术治疗方法在临床广泛应用，不同地区、不同医院、不同科室对于颈清术有着不同的理解和认识。天津医科大学肿瘤医院经过多年的实践与改进，已经将多功能保留的颈淋巴结清除术和扩大中央区颈淋巴结清除术作为分化型甲状腺癌的常规术式。在保证切除范围的同时，最大可能地保留功能及兼顾美观。对于转移不多的分化型甲状腺癌实施多功能保留性颈淋巴结清除术，主张尽可能保留所有术区的神经血管，除了传统的“三保留（保留颈内静脉、副神经、胸锁乳突肌）”，还包括锁骨上皮神经、颈横动静脉、耳大神经、

19

枕小神经、颈外静脉、肩胛舌骨肌等(图 19-6-1)。如果颈内静脉受累无法保留时,可保留颈外静脉以保证静脉回流,此点对于双侧颈内静脉均受累的患者尤其重要,但一定注意术后不要过度加压包扎,以免因静脉受压闭塞而丧失应有的功能。

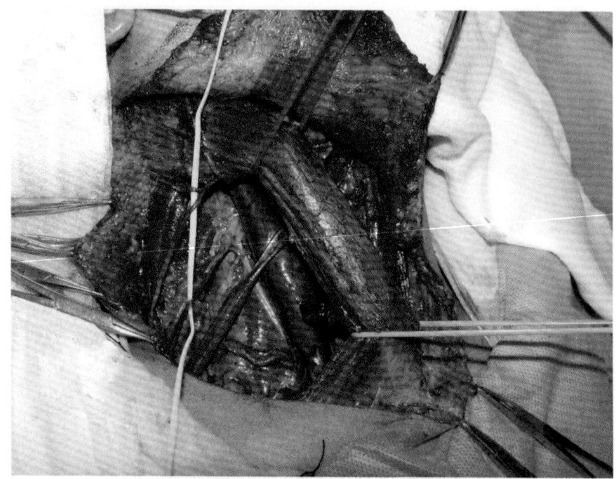

图 19-6-1 多功能保留性颈清术

对于双侧甲状腺癌双颈转移的病例,一般建议分期手术,可减轻因静脉回流不畅导致的头部水肿;可减少甲状旁腺功能低下引起的患者低钙不适症状;可减少因双侧喉返神经功能受损引起的呼吸不畅。若同期手术,应强调对喉返神经、甲状旁腺的保护,以及对颈内静脉、颈外静脉的保留,以降低术后患者的不适症状,加快术后恢复。对于一些行气管切开可能性较大的特殊病例,如术前一侧声带麻痹,或局部侵犯粘连严重者,术前应做好评估,术中应在气管切开前尽量做好保护措施,临床上常将胸锁乳突肌或颈前肌肌束内侧缘与气管侧壁浅层缝合以覆盖并保护颈总动脉,避免因痰液从气管切开处外流引起术区感染,长期感染可能会导致颈部大血管破裂等严重术后并发症的发生。

随着显微外科技术的广泛应用,对于累及喉、下咽、气管、颈段食管甚至颈总动脉的局部晚期分化型甲状腺癌仍主张广泛切除,然后应用带血管蒂或游离的肌皮瓣进行修复;对于累及颈总动脉的肿瘤可将受累颈总动脉切除后,以人造血管或自体血管进行移植,如果术前估计一侧颈总动脉断端位置较高,无法进行吻合,可术前进行颈动脉压迫锻炼,合格后可直接将颈总动脉切除。

对于双侧颈内、外静脉均受累的转移癌需同时切除双侧颈内、外静脉的病例,也可行血管移植,可大大提高晚期甲状腺癌的生存期以及生存质量。

(高 明 赵敬柱)

参考文献

1. Kocher T. Ueber Radicalheilung des krebses. Dtsch Z Chir, 1880, 13: 134-166.
2. Volkmann R. Das tiefe branchiogene Halskarcinom. Zentralbl Chir, 1882, 9: 49-51.
3. Butlin HT. Diseases of the tongue. London: Cassell & Company, 1885.
4. Towpik E. Centennial of the first description of the en bloc neck dissection. Plast Reconstr Surg, 1990, 85: 468-470.
5. Solis-Cohen J. The surgical treatment of laryngeal cancer. Trans Am Laryngol Assoc, 1901, 22: 75-87.
6. Crile GW. On the surgical treatment of cancer of the head and neck. With a summary of one hundred and twenty-one operations performed upon one hundred and five patients. Trans South Surg Gynecol Assoc, 1905, 18: 108-127.
7. Crile GW. Excision of cancer of the head and neck. With special reference to the plan of dissection based on one hundred and thirty-two operations. JAMA, 1906, 47: 1780-1786.
8. Fertilo A, Robbins KT, Rinaldo A. Neck dissection: historical perspective. J Laryngol Otol, 2004, 118: 403-405.
9. Bartlett EI, Callander CL. Neck dissections. Surg Clin North Am, 1926, 6: 481-505.
10. Blair VP, Brown JP. The treatment of cancerous or potentially cancerous cervical lymph nodes. Ann Surg, 1933, 98: 650-661.
11. Martin H, Del Valle B, Ehrlich H, et al. Neck dissection. Cancer, 1951, 4: 441-499.
12. Conley J. Radical neck dissection. Laryngoscope, 1975, 84: 1344-1352.
13. Bocca E, Pignataro O. A conservation technique in radical neck dissection. Ann Otol Rhinol Laryngol, 1967, 76: 975-987.
14. Bocca E, Pignataro O, Oldini C, et al. Functional neck dissection: an evolution and review of 843 cases. Laryngoscope, 1984, 94: 942-945.
15. Gavilan C, Gavilan J. Five-year results of functional neck dissection for cancer of the larynx. Arch Otolaryngol Head Neck Surg, 1989, 115: 1193-1196.
16. Gavilan J, Gavilan C, Herranz J. Functional neck dissection: three decades of controversy. Ann Otol Rhinol Laryngol,

1992,101:339-341.

17. Jesse RH, Ballantyne AJ, Larson D. Radical or modified neck dissection: a therapeutic dilemma. Am J Surg, 1978, 136:516-519.
18. Franceschi D, Gupta R, spiro RH, et al. Improved survival in the treatment of squamous carcinoma of the oral tongue. Am J Surg, 1993, 166:360-365.
19. Brazilian Head and Neck Cancer Study Group. End results of a prospective trial on elective lateral neck dissection vs type Ⅲ modified radical neck dissection in the management of supraglottic and transglottic carcinoma. Head Neck, 1999, 21:694-702.
20. Robbins KT, Medina JE, Wolfe GT, et al. Standardizing neck dissection terminology. Official report of the Academy's Committee for head and neck surgery and oncology. Arch Otolaryngol Head Neck Surg, 1991, 117:601-605.
21. Robbins KT, Clayman G, Levine P, et al. Neck dissection classification update. Revisions proposed by the American Head and Neck Society and the American Academy of otolaryngology-Head and Neck Surgery. Arch Otolaryngol Head Neck Surg, 2002, 128:751-758.
22. Rinaldo A, Elsheikh MN, Ferlito A, et al. Prospective studies of neck dissection specimens support preservation of sublevel IIB for laryngeal squamous carcinoma with clinically negative neck. J Am Coll Surg, 2006, 202:967-970.
23. Ferlito A, Silver CE, Suarez C, et al. Preliminary multi-institutional prospective pathologic and molecular studies support preservation of sublevel IIB and level IV for laryngeal squamous carcinoma with clinically negative neck. Eur Arch Otorhinolaryngol, 2007, 264:111-114.
24. Robbins KT, Doweck I, Samant S, et al. Effectiveness of superselective and selective neck dissection foe advanced nodal metastases after chemoradiation. Arch Otolaryngol Head Neck Surg, 2005, 131:965-969.
25. Shah JP. Patterns of cervical lymph node metastasis from squamous carcinomas of the upper aerodigestive tract. Am J Surg, 1990, 160:405-409.
26. Rinaldo A, Devaney KO, Fertilo A. Immunohistochemical studies in the identification of lymph node micrometastases in patients with squamous cell carcinoma of the head and neck. ORL J Otorhinolaryngol Relat Spec, 2004, 66:38-41.
27. Nieuwenhuis EJ, Leemans CR, Kummer JA, et al. Assessment and clinical significance of micrometastases in lymph nodes of head and neck cancer patients detected by E48(Ly-6D) quantitative reverse transcription-polymerase chain reaction. Lab Invest, 2003, 83:1233-1240.
28. Ferris RL, Xi L, Raja S, et al. Molecular staging of cervical lymph nodes in squamous cell carcinoma of the head and neck. Cancer Res, 2005, 65:2147-2156.
29. Chung CH, Parker JS, Karaca G, et al. Molecular classification of head and neck squamous cell carcinomas using patterns of gene expression. Cancer Cell, 2004, 5:489-500.
30. Roepman P, Wessels LFA, Kettelarij N, et al. An expression profile for diagnosis of lymph node metastases from primary head and neck squamous cell carcinomas. Nat Genet, 2005, 37:182-186.
31. Pitman KT, Fertilo A, Devaney KO, et al. Sentinel lymph node biopsy in head and neck cancer. Oral Oncol, 2003, 39:343-349.
32. 李树玲.甲状腺癌功能性颈淋巴结清除术.天津医药肿瘤学附刊,1979,6:130.
33. 李树玲.甲状腺乳头状癌551例外科治疗远期疗效观察.中国肿瘤临床,1992,19:5.
34. Dulguerov P, Vaezi AE, Belenger J, et al. Endoscopic neck dissection in an animal model: comparison of nodal yield with open-neck dissection. Arch Otolaryngol Head Neck Surg, 2000, 126:417-420.
35. Shimizu K, Kitagawa W, Akasu H, et al. Endoscopic hemithyroidectomy and prophylactic lymph node dissection for micropapillary carcinoma of the thyroid by using a totally gasless anterior neck skin lifting method. J Surg Oncol, 2001, 77:217-220.
36. Grebe SK, Hay ID. Thyroid cancer nodal metastases: biologic significance and therapeutic considerations. Surg Oncol Clin N Am, 1996, 5(1):43-63.
37. Mazzaferri EL. Management of a solitary thyroid nodule. N Engl J Med, 1993, 328(8):553-559.
38. Scheumann GF, Gimm O, Wegener G, et al. Prognostic significance and surgical management of locoregional lymph node metastases in papillary thyroid cancer. World J Surg,

1994,18(4):559-567.

39. Qubain SW,Nakano S,Baba M,et al.Distribution of lymph node micrometastasis in pN0 well-differentiated thyroid carcinoma.Surgery,2002,131(3):249-256.

40. Gimm O,Rath FW,Dralle H.Pattern of lymph node metastases in papillary thyroid carcinoma. Br J Surg, 1998, 85 (2):252-254.

41. 孙荣昊,李超,樊晋川,等.中央区淋巴清扫术对初治分化型甲状腺癌临床价值的 Meta 分析.中华耳鼻咽喉头颈外科杂志,2014,49(2):157-163.

42. TAN Wenyong,HU Desheng.Delineation Guideline of Neck Node Levels for Head and Neck Tumors: Introduction of Update Version in 2013. Cancer Res Prev Treat, 2014, 41 (1):90-93.

43. 龚艳萍,龚日祥,朱精强,等.cN0 甲状腺乳头状癌中央区淋巴结清除策略的临床研究.中华外科杂志,2013,51 (12):1081-1084.

44. Naxerova K,Reiter JG,Brachtel E,et al.Origins of lymphatic and distant metastases in human colorectal cancer.Science, 2017,357(6346):55-60.

45. 王平,王勇.完全腔镜下颈侧区清扫术.中华普外科手术学杂志(电子版),2013,7(4):23.

46. 高力.Miccoli 内镜术式与甲状腺手术.中华外科杂志, 2006,44(1):10-13.

47. Paolo Miccoli,Gabriele materazzi,Piero Berti.Minimally invasive thyroidectomy in the treatment of well differentiated thyroid cancers: indications and limitsJ. Current opinion in otolaryngology & head and neck surgery,2010,18:114-118.

48. 王平.分化型甲状腺癌的腔镜手术治疗.中国微创外科杂志,2009,9(5):444-447.

49. Uscherc S,Chiodini S,Napolitano C,et al.Endoscopic tight thyroid lobectomy.Sirg Endosc,1997,11:877.

50. 仇明,丁尔迅,江道振,等.颈部无瘢痕内镜甲状腺切除 1 例 J.中华普通外科杂志,2002,17(3):127.

51. 王存川,段立纪,陈均,等.腔镜下甲状腺部分切除.中国内镜杂志,2002,8(7):19-20.

52. 胡三元.腔镜甲状腺手术的研究进展.腹腔镜外科杂志. 2009,14(3):236-239.

53. Hee Yong Kwak,Sang Hoon Kim,Byung Joo Chae,et al. Learning curve for gasless endoscopic thyroidectomy using the trans-axillary approach:CUSUM analysis of a single surgeon's experience. International Journal of Surgery, 2014, 12:1273-1277.

54. Kandil E,Hammad AY,Walvekar RR,et al.Robotic Thyroidectomy Versus Nonrobotic Approaches:A Meta-Analysis Examining Surgical Outcomes. Surg Innov, 2016, 23 (3): 317-325.

55. 赵蕾,王存川.腔镜甲状腺手术的研究进展.腹腔镜外科杂志,2014,19(4):241-244.

56. Wang P,Zhao QZ.Endoscopic thyroid surgery:the past,the present,and the future.Zhonghua Wai Ke Za Zhi,2016,54 (11):815-818.

57. Tae K,Ji YB,Cho SH,et al.Initial experience with a gasless unilateral axillo-breast or axillary approach endoscopic thyroidectomy for papillary thyroid microcarcinoma;comparison with conventional open thyroidectomy.Surg Laparosc Endosc Percutan Tech,2011,21(3):162-169.

58. Tae K,Song CM,Ji YB,et al.Oncologic outcomes of robotic thyroidectomy: 5-year experience with propensity score matching.Surg Endosc,2016,30(11):4785-4792.

59. 谭卓,郑传铭,葛明华,等.经胸乳入路腔镜甲状腺手术的临床应用效果.中国现代医生,2016,54(13):55-58.

60. 葛明华.颈淋巴清扫术.第 1 版.北京:军事医学科学出版社,2009.

第二十章 内镜技术在甲状腺外科的应用

第一节 发 展 史

甲状腺肿瘤包括良性肿瘤及恶性肿瘤两大类，目前对于直径较大的甲状腺腺瘤或分化型甲状腺癌，绝大部分需手术治疗且效果明显。但传统的开放性手术或根治性手术常需采取较大切口以获得良好充分的暴露，在治愈疾病的同时对裸露的颈部可能造成一定的外观影响，若术后出现切口瘢痕增生，可能对多数患者产生较大的生理创伤和心理负担。随着经验的积累及高科技器械的发展，内镜手术已不再局限于腹腔、胸腔这样真实的腔隙间手术，而是可以在组织间"制造间隙"进行手术。甲状腺肿瘤传统的手术术式虽然安全有效，但甲状腺肿瘤多发于中青年女性，因交友结婚、升迁及隐私保护的需要，术后颈部良好的美容效果备受患者重视和渴求，具有"美容"效果的甲状腺内镜手术应运而生。

甲状腺区域不同于胸腹腔，需要人为地分离出筋膜间隙并加以维持，从而建立适用于内镜器械操作的工作空间。同时甲状腺组织血运丰富，质脆易出血，故此项技术从操作及器械上较内镜甲状旁腺手术都更为复杂及严格。1996 年 Gagner 等首次在内镜（辅助）下持续充气行甲状旁腺次全切除术，此种方法的手术切口明显缩小，但操作复杂，且分布在颈部不同部位的多个小切口瘢痕仍不能令人满意，尽管这种技术未能被广泛推广，但却是尝试在颈部"实性"结构中建立手术空间的先行者。1997 年 Huscher 等进行了首例内镜甲状腺腺叶切除并获得成功。意大利学者 Miccoli 于 1997 年报道了另外一种内镜甲状腺切除手术方法，在颈部做一个 2～3cm 切口，并在内镜辅助下切除甲状腺，该方法后来被称为 Miccoli 手术。同一时期，日本学者 Ohagmi 介绍了胸壁入路内镜甲状腺切除技术，即在乳晕等可以"隐蔽"瘢痕的部位做切口，钝性分离皮下深筋膜建立操作空间，然后进行甲状腺切除术，术后患者的颈部无任何瘢痕。随后，人们对这一技术进行了进一步的探讨和研究，如何将内镜技术应用于甲状腺则成为内镜外科的研究热点之一。

2000 年内镜甲状腺切除技术传入我国。2002 年仇明等报道了国内首例颈部无瘢痕内镜甲状腺切除术。随后王存川、樊友本陆续开展了胸壁入路、单侧乳晕入路以及颏下入路内镜甲状腺切除术。高力于 2002—2010 年间完成改良 Miccoli 手术 5600 例，应用范围包括 Graves 病在内的几乎所有的甲状腺良性病变。随着外科技术的不断发展及手术器械的改良创新，手术空间的建立及止血问题逐渐解决后，内镜甲状腺手术技术日趋完善。国内外许多学者和专家陆续报道了各自的研究结果，证明内镜甲状腺手术是安全、美观的手术。

从美国 Gagner（1996 年）等、意大利 Hüscher（1997 年）等首先完成内镜甲状旁腺、甲状腺手术以来，甲状腺内镜手术的发展已经历了 20 余年。通过内镜甲状腺手术技术不断地探索和研究改进，发展了多种手术方法和手术入路，从颈前入路的内镜辅助手术到胸乳或腋窝入路的完全内镜甲状腺手术，再到经口入路的内镜甲状腺手术，甚至采用机器人辅助的大样本内镜甲状腺手术，这些术式兼顾创伤与美容，将手术切口微小化，或隐藏起来，减少或消除了传统手术瘢痕对患者颈部美观的不良影响，具有良好美容和心理微创的效果。内镜甲状腺切除的颈部无瘢技术正逐渐被外科医生及患者接受并推广。

（樊友本）

20

第二节　甲状腺内镜手术的分类、入路及手术原则

一、内镜手术的分类及入路

目前内镜甲状腺手术主要有两种，根据颈部有无瘢痕分为：①颈部小瘢痕径路：即胸骨切迹上径路与胸骨上窝径路；②颈部无瘢痕径路：即锁骨下径路、腋窝径路、胸前径路、乳晕径路、腋窝乳晕径路及经口底径路。根据建立操作空间方法的不同分为：①完全内镜甲状腺手术即颈外途径入路手术：通过 CO_2 充气形成操作空间，包括锁骨上、胸前壁、腋窝、乳晕及口底等径路；②内镜辅助甲状腺手术即颈部途径入路手术（Miccoli 手术）：通过悬吊法建立操作空间，有胸骨切迹和锁骨下两种径路。

颈部途径内镜辅助甲状腺手术通过颈部较小切口入路切除肿瘤，不用术区充气，相对美容，与颈外途径入路手术相比微创性更佳。学习曲线较短，容易推广，适用范围较大。其入路主要包括胸骨切迹和锁骨下两种径路（此种术式兼顾微创价值及美容价值）。

完全内镜下、颈外途径、远程入路甲状腺手术基本上依靠充气维持操作空间，操作较难，需要较长的学习曲线和培训时间，但由于此类手术可实现颈部无疤，绝对美容，虽然颈外"打洞"建腔对机体有一定创伤，是否微创仍有争议，但是对一些年轻或特殊患者可以带来心理微创和隐私保护，有一定的临床意义。

颈外途径内镜甲状腺手术有 10 余种入路，包括锁骨下、耳后、前胸壁（胸乳、全乳晕、单乳晕）、腋窝（单侧、双侧）、腋乳（单侧、双侧）、口腔（口底、口腔前庭）、胸乳联合经口等入路（图 20-2-1）。

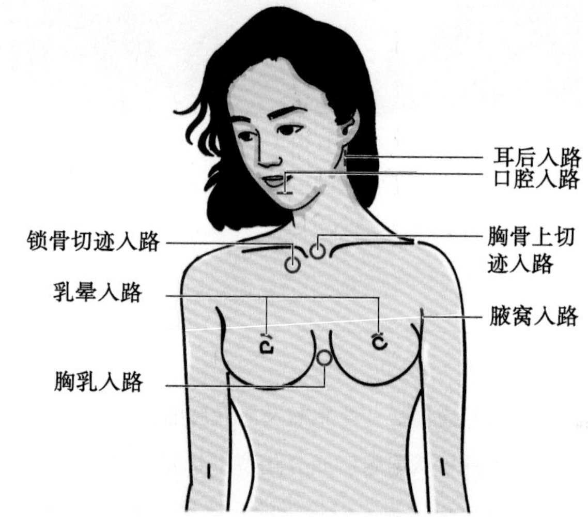

图 20-2-1　内镜甲状腺手术不同入路示意图

锁骨下附近入路的切口，因现代女性喜穿 V 型低领上衣，常无法掩盖，患者美容满意度低，应用很少；经口入路属经自然通道手术（natural orifice translumenal endoscopic surgery，NOTES）范畴，因整个体表绝对无疤，前景看好，但腔镜戳口将Ⅰ类切口变为Ⅱ切口，感染机会增加，有一定争议；单孔入路包括经单孔腋窝、单孔乳晕、单孔经口入路等，由于操作时筷子效应明显，手术技能要求很高，须严格选择适应证，目前仅限在少数中心开展。

目前临床上颈外途径最常用的是胸前壁乳晕入路，观察方位类同开放甲状腺手术，操作方便、易教易学，是初学者的首选。技术熟练后，转为全乳晕戳孔入路，避免了双乳晕之间胸壁戳孔瘢痕，是目前大家推行的主流术式。双侧腋乳入路主要用于机器人辅助甲状腺手术，其特点为三维视野、操作臂可以 7 个方向弯曲，便于较复杂的颈侧区淋巴结清扫和巨大的甲状腺肿块切除、手的颤抖可以滤过，术者可以坐着轻松实施手术，避免颈肩和腰背劳损等优势，其最大缺点是目前费用昂贵，我国少数几个单位开展几百例，美国全国 5 年期间总共不超过 500 例，可能由于特殊医保政策，在韩国发展很快。

总之，手术入路应根据患者病情和意愿、术者实际操作经验和技能、医院设备个体化地选择，达到根治效果不低于传统开放手术、并发症发生率不高于传统开放手术，治疗效果满意兼顾美容。

二、内镜手术的原则

（一）彻底性

内镜甲状腺手术能够开展的前提是肿瘤切除的彻底性。目前认为，对于有经验的内镜甲状腺外科医生，胸乳途径和开放手术一样能完成腺叶或全甲状腺切除，然而能否完全达到开放手术淋巴结清除要求，仍有一定争议。主要是Ⅵ区低位（也称Ⅶ区）转移淋巴结的清扫，对锁骨头不是很高、乳房不是过小、低位淋巴结不多不明显的患者，采用胸乳途径清扫该区域效果影响不大。对锁骨过高或低位中央区淋巴结过多的病例，可联合或直接采用经口途径，如仍采用胸乳途径，一定要有极好的操作技术，必要时借用弯镜弯钳。通过术前增强 CT 评估，直接采用传统术式或腔镜辅助，倘若术中发现清扫困难，需要中转为开放术式的必须中转，避免因

清扫不彻底再次手术。术中需重视的是：右侧喉返神经后方淋巴结的清扫注意环喉返神经360°清扫。

（二）无瘤原则

内镜手术中由于操作器械较长，通过器械抓或推甲状腺肿瘤的过程中，可能因钳夹或牵拉力量过大而引起肿瘤破裂而违反无瘤原则，因此手术中操作应轻柔，避免使用操作器械过度用力。切除的肿瘤标本一般装入标本袋后取出，理论上符合无瘤原则，但标本装袋过程中标本袋外易受到肿瘤细胞污染，取出过程中污染手术隧道，从而引起肿瘤种植转移。内镜甲状腺癌术后隧道内转移已有文献报道。因此，笔者建议在取出标本时尽量采用标本袋取标本，同时避免标本袋外部触碰可能存在肿瘤细胞的区域。极小的标本可直接经标本袋取出，而对于很大的标本可在标本袋内切开，分块取出或把两个戳孔合并扩大隧道，取尽标本后用蒸馏水彻底冲洗术野以及trocar内道，在内镜的监视下吸净可能残留在术野的微小组织碎块。

（三）无血原则

颈外途径内镜甲状腺手术需要从颈外建腔，建腔过程中需顺着潜在间隙仔细分离，防止出血渗血，颈部分离皮瓣时颈前静脉和侧区淋巴结清扫时颈鞘血管要预防损伤出血，甲状腺上下极血管离断都要可靠止血，如采用超声刀可采用“防波堤”式移行凝闭。因为腔镜的照明放大效果，出血渗血除影响手术美观外，更重要的是影响喉返神经、甲状旁腺及其血运的清晰观察和准确辨认，延长手术时间。由于术区出血干扰术野的观察，加之腔镜止血的相对不易，因此术中应该尽量自始至终预防出血为主。若术中意外遇到较大出血，不要慌张，可以先采用小纱布压迫，或吸引器吸引后，看清出血血管断端，夹持后超声刀凝闭止血。术中出血而难以止血时需及时中转开放手术止血，避免左右为难的尴尬局面。

（四）无菌原则

因为甲状腺手术属于Ⅰ类切口的无菌手术，一般不用抗生素。所以对腔镜器械的严格灭菌，术者和助手、患者术野的严格无菌消毒、无菌操作十分重要。一般主张术野术后通畅引流。但由于经口腔入路手术由Ⅰ类切口变为Ⅱ类切口，建议围术期使用抗生素和漱口液预防感染。

（樊友本）

第三节　颈部途径甲状腺内镜手术

近年来微创是外科发展的大趋势，但甲状腺手术如何微创化，目前尚无定论。1997年，意大利医生Paulo Miccoli报道了一种借助于内镜的手术设计（minimally invasive video-assisted thyroidectomy，MIVAT）。鉴于其设计初衷是微创，实际上也能达到大幅压缩切口和减少翻瓣的减创效果，故学术界认为该术式可称为微创内镜手术。然而，此术式运用具有一定难度，至今未能在临床上普及推广。究其原因，主要是器械方法发展滞后，相关理论也有些缺陷。自2002年起，国内开始对术式进行系统性改良。经过10年的适应性改进和创新，目前其相关技术已趋完善。而经典术式也从一种简单框架设计嬗变变成一个可为临床实用的微创手术操作平台（图20-3-1）。本节重点介绍颈部小切口内镜辅助甲状腺手术。

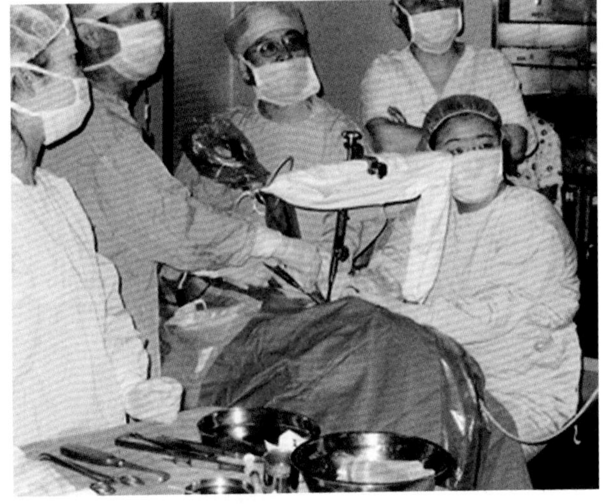

图20-3-1　小切口内镜或内镜辅助甲状腺手术操作场景

一、手术需用的技术

小切口内镜或内镜辅助甲状腺手术涉及三项新技术运用。

第一，层次间预分离+组织牵张成腔法（图20-3-2A）。此法建腔要用到一种特殊的提吊调节装置——建腔器。具体使用很简单，将一提吊钩插入带状肌下，然后上提，便可在腺体上方形成一个能为观察操作所用的工作空间（working space）。与一般提吊器不同，此器不仅能维系腔室稳定，而且有空间三维调节功用。后者的重要性在于：

一方面使得建腔操作变得十分灵活(于不同方位和(或)角度成腔。操作部位需要改变时,只需调整松锁紧钮,调一下吊钩,即可重建腔室),另一方面还使得有限的小腔室空间能被充分利用(总空间不变,经腔室变形和(或)空间挪移,不断形成能为观察操作所用的有效局部空间)。经典术式并无真正意义上的工作腔室,这在很大程度上限制了其应有潜能的发挥。因为,工作空间是实施内镜手术的先决条件。没有一个稳定的腔,就无法形成连续稳定的图像。没有稳定的腔和连续稳定的图像,术者就无法既从容又顺畅地观察操作。

第二,小腔室内的内镜解剖成像显示法(图 20-3-2B)。此法要用到高质量内镜设备。还涉及一些特殊的扶镜及成像要求(如切口上 1/4 象限处的镜端定位,三视野切换显示,操作点跟随显示,分区交叠显示等)。成像多在初步成腔后进行,而且一开始就将屏幕视野放大 4~6 倍(虚拟空间补偿。腔室实际不大,但空间感觉不小)。需要指出的是,图像的好坏会直接影响操作结果。因为,高质量的图像(能准确还原解剖形态和颜色,放大后仍能保持细节清晰)能让术者看清解剖,然后精准地控制分离层面和精细地实施重要结构分离;而低质量图像(形态、颜色失真或模糊不清)会使术者犹豫踌躇,甚至因误判、误切导致并发症。

第三,是小空间内基于高能器械使用的外科基本操作(图 20-3-2C)。主要借助于超声刀和(或)电挑牵钩。前者凝止血效果好,主要用于腺体切割,止血和较粗血管离断;后者分离操作灵活,主要用于进出腺体被膜的终末级细小血管离断,包括甲状旁腺和喉返神经周围区的精细分离。高能器械使用是手术实施的必要条件。正因为有了这些空间顺应性、解剖适配性俱佳,又系一械多能,可一械多用的器械,在如此小的腔室内操作才会有现实可能。

操作注意事项:除了器械设备和使用方法外,实际开展此手术时还应注意尽可能在镜下视野观察操作(能用内镜,就用内镜,实在困难,才转直视)。

具体手术方式最好是腔内全镜下视野的观察操作,腔内、外联合的内镜辅助式观察操作也行(部分在腔内镜下视野实施,部分在腔外于直视或直视-内镜混合视野下完成)。

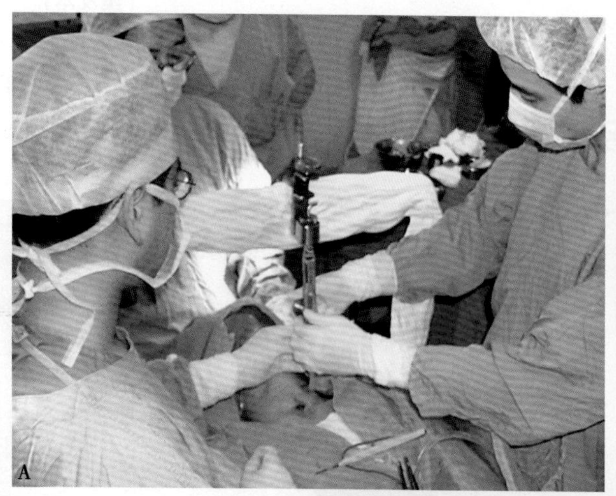
A

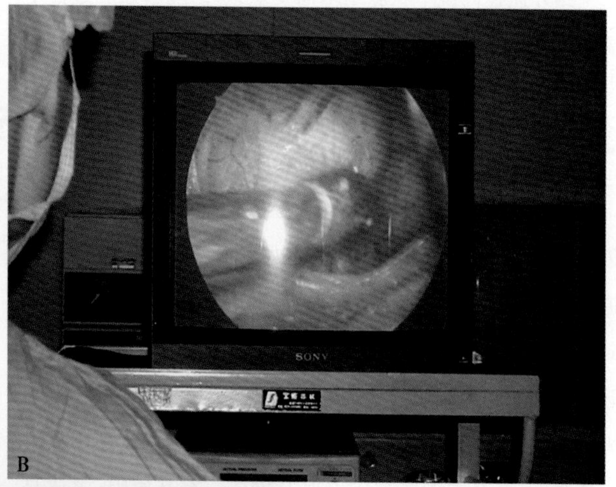

B

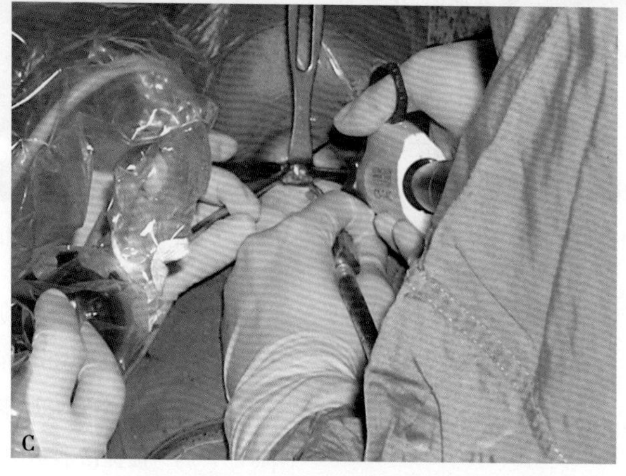
C

图 20-3-2　改良 Miccoli 内镜甲状腺手术操作

A. 组织牵张法建腔;B. 清晰放大镜下视野的解剖观察;C. 基于高能器械的外科基本操作

前一种方式很适合腺叶切除时的精细化背侧被膜解剖（甲状旁腺及其血供和喉返神经的分离保留）。

后一种方式多用于大腺叶，多结节融合团和胸骨后甲状腺肿物切除等空间局促场合（内镜成像能弥补或消除全直视观察时存在的一些缺陷。比如，操作点位置高和局部照明不足，因小切口和少翻瓣而产生的观察不便或局部死角等）。要理解并用好切口酌情定长原则。所谓“酌情定长”，就是切口能小则小，否则稍加延长。当然，稍加延长不等于随意延长。具体长度可根据超声检查给出的腺叶横径、厚度或占位长、短径来定（两数值相加后除以2作为欲行切口的基本长度，再根据皮层厚度和（或）腺体质地等因素稍作加减）。

应该指出的是，稍加延长后的切口还是小切口。但与硬性规定不同，此变通带来了以下结果：①操作难度显著降低（切口从2cm延长至3cm时，器械活动的限制性会陡然下降）；②术式适应证大幅拓宽（大而肥厚腺叶，大结节或腺瘤，多结节融合团，胸骨后延伸结节也能做）；③在技术上可与传统手术平滑衔接（当切口延长至3cm时，一些开放手术时常用的方式方法也能结合运用，如手指触摸定位、血管结扎缝扎等）。

手术过程中应采用精细化背侧被膜解剖法（fine capsule dissection，1973）和环甲间隙分离先导的上极梯次解离法（Coller-Boyden's Technique，1943）。前者的优点是“主分旁腺，兼分神经”，能同时保留两大重要器官；后者的优点是，既能避免喉上神经外支损伤，又能降低上极血管的分离难度。实践证明，两法分离顺序设计合理。在小腔室内镜视野下运用，不仅空间顺应性颇佳，而且诸多优势还可被进一步强化。

二、手术适应证

作为一个全新的观察操作平台，小切口内镜或内镜辅助手术可用于甲状腺各类疾病的各种腺体切除方案的具体实施。但最适用，也较常用的还是腺叶切除（比如甲状腺微小癌治疗）和最小化腺叶部分切除（minimally partial thyroidectomy，MPT）。

三、手术优缺点

本手术的优点是：①小切口（不仅能大幅减少显露性损伤和颈部外形毁损，而且可使内在操作趋于精准、精细）；②安全（入路同常规手术，遇困难时可转直视开放）；③相对易行（不需要腔镜手术基础，有常规手术经验者就能上手）；适用范围广（可用于包括Graves病和甲状腺癌在内几乎所有甲状腺基本的外科治疗）。其缺点主要是需添置一些贵重器械设备，初学入门会有个时间过程（各项技术的掌握和融会运用有一定难度）。

从敞开式显露到半封闭腔室内内镜观察，从直视下多械协同的粗放式操作到清晰放大内镜视野下的精细化操作，甲状腺手术的基本框架和观察操作历经了实质性改变。而方式方法变化的结果则是手术安全性更好，治疗效果更佳。现行的小切口内镜或内镜辅助操作平台是一种颈部入路内镜手术，更是一种微创手术。说其是内镜手术，是因为小腔室内的观察操作离不开内镜运用（不可或缺的“空间补偿效应”，“距离消弥作用”和细节化解剖显示）；说其微创手术，是因为其从框架设计到技术运用都符合微创理念和原则。

（高　力）

第四节　颈外途径甲状腺内镜手术

一、全乳晕入路内镜甲状腺手术

Ohgami等于2000年通过胸前壁/乳晕途径对5例甲状腺腺瘤患者施行了手术。国内仇明等于2001年开始开展该手术，认为人体颈部和胸前壁浅筋膜深面的独特膜状疏松结构的存在，是采用该手术途径的解剖基础，若偏离上述层面的皮下分离可能会明显加重手术创伤，因此正确辨别浅筋膜深面的膜状疏松结构，并在此解剖层面分离建立胸前壁皮下隧道和颈阔肌下操作空间，可有效地保证术后胸前壁和颈前平整的外观。手术过程中若将中间切口转移到一侧乳腺内侧边缘，可明显减少手术后胸部瘢痕。王存川等于2009年报道了28例完全乳晕入路内镜甲状腺切除术。手术时分别于患侧乳晕内外缘做长约10mm、5mm切口，对侧乳晕内侧做5mm切口置入镜头及操作器械；手术时间平均60.7分钟，平均出血量为5.8ml，术后住院时间3.1天，术后无明显甲状旁腺、喉返神经损伤等并发症出现。该术式将胸乳入路途径的乳沟处的切口移至患者乳晕，避免了乳沟处的小切口瘢痕，美容效果更佳。采用全乳晕入路的手术方式，具有手术操作相对简单、术后美容效果好等特点，逐渐成为首选的内镜甲状腺手术入路。

（一）适应证和禁忌证

本手术的适应证与禁忌证都不是绝对的，如同其他腹腔镜外科手术一样，其适应证范围也随着手术者技术水平的提高和手术器械的改进而不断拓展，但必须坚持“治病质控第一，美容微创第二”的原则。手术坚持彻底合理而术中出血、喉返神经损伤和甲状旁腺损伤不高于传统开放手术。近年来微创美容也不断在改进中，比如早期胸部中间戳孔(Trocar)，因为瘢痕大，逐渐内移到乳晕隐藏，“胸乳手术”演变成“全乳晕手术”。现在的戳卡加长5cm，经过前胸可直接延伸至颈部，不需要单独分离一个空间，手术时间、创伤和疼痛进一步减少，甚至采用单通道的经乳晕的单孔手术；另外手术过程中借助颈部侧方拉钩、细小颈部分离钳、可视Trocar、自动吸雾装置、弯钳弯镜等先进器械，可进一步提高手术操作的便利性和微创性。甲状腺内镜手术开展初期，仅限于切除单侧孤立型甲状腺良性病变。就目前而言，甲状腺内镜手术较为认同的适应证如下：①单侧或双侧良性甲状腺腺瘤，如甲状腺囊肿和结节增生，瘤体直径<5cm；②Ⅱ度肿大以下的甲状腺功能亢进需手术切除者；③肿瘤直径≤2cm的PTC，同时未侵犯邻近器官，无广泛淋巴结转移，中央区转移的淋巴结无融合固定；④患者有强烈的美容愿望。

患者既往有颈部手术史、甲状腺腺体Ⅲ度肿大、实质性甲状腺肿块直径>5cm或怀疑癌变者，属于相对禁忌证，仅适合于患者有强烈愿望、医师操作技能很好和经验丰富时。

患者同时伴有严重凝血功能障碍、心肺功能障碍失代偿等，属于绝对禁忌证。

（二）术前准备

术前准备同传统开放式甲状腺手术。术前检查包括：甲状腺功能检测、甲状腺超声检查、纤维喉镜检查等，必要时行甲状腺结节细针穿刺细胞学检查。

（三）手术方法

主要包括切口设计、建腔、显露甲状腺、暴露气管、显露颈总动脉、离断甲状腺上下极血管、保护喉返神经及甲状旁腺以及标本取出等步骤。其中切口设计要合理，建腔要充分，另外气管定位对于手术顺利操作至关重要，术中行神经监测以减少喉返神经损伤。

（四）并发症及预防

并发症包括CO_2相关并发症、建立空间相关并发症及与开放甲状腺手术相同的并发症。只要注气压力不超过0.8 kPa(6mmHg)，高碳酸血症、皮下气肿、纵隔气肿等相关并发症比较罕见。局部皮肤瘀斑、坏死等建腔并发症常见于初学者，只要正规培训，建腔层次正确，是可以避免的。作为一个全新入路的手术，不可避免会发生操作相关的并发症，尤其是初学者。常见的有出血、喉返神经损伤、甲状旁腺损伤等。使用高清内镜放大监视系统，可更清晰显露周围结构，减少损伤。另外，内镜手术可以发生手术创面的癌灶种植并发症，局部种植是一棘手的并发症，多发生在初学者，与术者缺乏无瘤原则及手术适应证选择不当有关，与内镜手术本身无关。肿瘤突破包膜、直径>2 cm、术中肿瘤撕破、直接取出标本、创面没有用蒸馏水反复冲洗是种植的主要原因。迄今为止，我们中心所开展的病例无种植发生。

二、单孔内镜甲状腺手术

近年单孔内镜手术技术逐渐成熟，应用范围日益扩大。该技术亦被用于内镜甲状腺手术。目前单孔内镜甲状腺手术包括两种途径：单孔腋窝入路以及单孔乳晕入路。Lee用单孔腋窝入路完成6例内镜甲状腺切除术，方法为在腋窝做一2.5cm切口，置入自制的手套样放漏气装置，从中置入操作套管及器械，分离皮瓣，达到手术野。由于腋窝在隐蔽部位，术后身体暴露部位无可见手术瘢痕。和传统内镜甲状腺切除术相比，由于器械呈平行状态置入，分离皮瓣范围较狭窄，该术式减轻了手术创伤。然而该术式需要一个2.5cm切口，从切口总长度来看，与传统3个套管的内镜甲状腺手术相同。但由于经腋窝途径的单孔内镜甲状腺手术，采用与患者身体正中线几乎垂直的内镜视角，手术入路为从侧方纵行切开带状肌、从侧方显露和切除甲状腺，这与传统开放手术以及胸乳途径内镜手术的视角、手术入路迥异，因此相对难于学习和掌握。此外，此术式由于不可能跨越颈白线实施对侧甲状腺手术，因此其适应证也较局限——单侧甲状腺的良性病变。

国内陆续有学者开展经乳晕单通道的单孔腔镜甲状腺手术，目前主要用于单侧直径<3cm的良性甲状腺结节行单侧腺叶切除术或次全切除术。手术过程简述如下：手术时仅在患侧乳晕上缘行1.5cm左右切口，建立一个皮下通道完成手术(图20-4-1)。先在胸前壁皮下注射膨胀液建立单个隧道，穿刺棒钝性穿刺后，充CO_2(压力6~8mmHg)，置镜，用超声刀逐渐分离到颈部建立操作空间。电钩切开颈白线后，缝线分别悬吊患侧腺体和带状肌。用超声刀逐渐游离患侧甲状腺腺体，可靠切断供血血管，尽量显露或躲避喉返神经，保留甲状旁腺及其血供，防止超声刀的热传导损伤。切除的标本套袋多能从置镜孔取出。间断缝合颈白线2~4针，用推结器体外推送打结。创面放置负压引流管，可吸收线皮下缝合trocar孔，胶水粘合皮肤，加压包扎颈胸部创面。

该手术术中运用颈前悬吊技术暴露颈部操作空间。该术式不需在对侧乳晕置入另一个套管放入抓钳或分离钳，减少一个皮下通道的建立，胸部皮下组织分离更少，创伤较三孔胸乳途径更小，美容效果更佳，且能通过该方法完成对侧甲状腺切除术，较单孔腋窝入路手术有更广的手术适应证。但由于手术操作是在单孔、单通道条件下进行，有限的手术空间，影响了术野的充分显露和操作。内镜和操作器械置入部位集中，几乎平行进入操作空间，呈管状视野，器械与镜头之间相互干扰，呈"筷子"效应，造成操作深度和距离判断上的困难。手术操作无辅助钳的牵引，暴露和操作较难，尤其缝合打结更难。

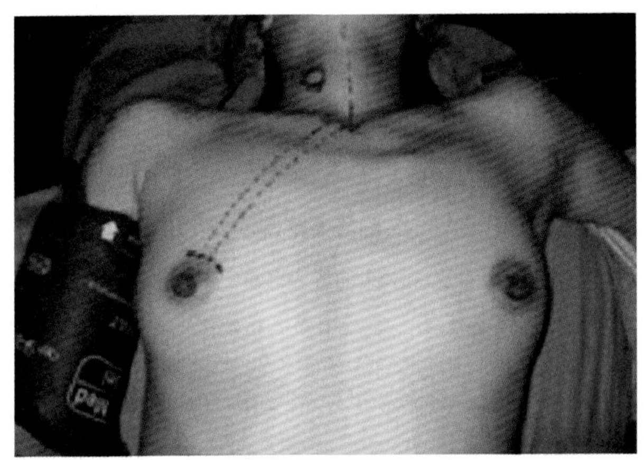

图 20-4-1　经乳晕单孔甲状腺手术，术前切口和分离隧道划线标记

三、经口腔前庭内镜甲状腺手术

随着经自然腔道内镜手术（naturalorifice transluminal endoscopic surgery，NOTES）的出现，国内外学者尝试将其引入甲状腺外科，产生了经口腔镜甲状腺手术。2009 年 Wilhelm 等成功地进行了世界首例经口内镜甲状腺切除术。

（一）适应证及禁忌证

本手术的适应证与禁忌证都不是绝对的，如同其他腹腔镜外科手术一样，其适应证范围也随着手术者技术水平的提高和手术器械的改进而不断拓展。根据文献资料目前该术式的适应证及禁忌证如下：

适应证：

1. 甲状腺腺瘤或结节性甲状腺肿等良性病变；
2. 甲状腺肿瘤为单侧，且最大径≤3 cm；
3. 患者有美容需求；
4. 对于甲状腺癌患者，可作为胸乳入路中央区淋巴结清除的补充。

禁忌证：

1. 甲状腺恶性肿瘤；
2. 既往有颈部手术史、放疗史；
3. 甲状腺功能亢进症、桥本甲状腺炎；
4. 口腔畸形、张口受限、口腔局部感染等；
5. 颈部疾病致后仰受限者；
6. 鼻腔畸形、感染、经鼻气管插管困难者；
7. 伴有严重凝血功能障碍、心肺功能障碍以及不能耐受全身麻醉和手术者。

（二）术前准备

同胸乳途径内镜甲状腺手术，但由于本手术切口为可能感染性切口，需术前 30 分钟预防使用抗生素。

（三）预防并发症

在预防该手术的并发症方面，笔者的经验：①熟悉甲状腺、口腔前庭及相邻组织的解剖结构；②熟练掌握内镜下操作技术和正确使用超声刀是避免手术出现并发症的主要条件；③在腺体分离时不要刻意暴露神经，完整切除腺体时，要紧贴腺体分离，保持腺体被膜完整，检查切下来的腺体，若有甲状旁腺，应植入胸锁乳突肌内；④放置引流管，通畅引流，预防感染。引流管的放置，可以通过 trocar 孔，从颏下穿出，引流口位置隐蔽，不影响美容；⑤在降低手术中转率方面，应根据术者的技术水平、器械设备条件进行严格的病例选择，避免因病例选择不当（如肿块过大）、术中大出血等原因造成不得不中转开放。

（四）经口内镜下甲状腺切除手术存在的问题和争议

由于临床应用尚处于早期，经口内镜下甲状腺切除手术仍存在不少问题和争议，主要包括：①将一类切口变为二类切口增加感染，口腔细菌多，围术期需使用抗生素预防感染；②由于人类口腔前庭组织疏松，取出标本过大时会导致切口撕裂，给继续手术操作带来困难，这就需要术者操作轻柔，如果标本确实较大，可以在标本袋中将其分块取出。

经口腔前庭入路的内镜甲状腺手术治疗是安全可行的，适用于下颌骨颏部扁平的患者，该术式最明显的优点是术后体表完全无瘢痕。但该术式对比其他内镜甲状腺手术，手术操作空间更小，手术时间长，对术者的内镜技术要求更高。经口底入路对口腔创伤较大，有损伤舌下腺、颌下腺及舌深血管等的可能，且肿物不宜过大，Wilhelm 等报道的 8 例经口底入路内镜甲状腺手术中有 3 例因切口过小、标本难以取出而中转为开放手术。

（樊友本）

四、机器人甲状腺手术

随着高科技器械的发展及甲状腺外科经验的逐渐丰富，机器人甲状腺手术已成为治疗甲状腺肿瘤尤其是良性肿瘤的常用方法。传统经颈部入路的甲状腺开放性手术的缺点之一是颈部留痕——颈低位长度不等的切口，而对亚洲人来说，手术后切口瘢痕增生又非常常见，而机器人甲状腺手术很好地避免或隐藏了颈部的瘢痕。

近年来，不同的机器人手术系统被开发并用于腹腔镜手术，特别是在泌尿外科中得到广泛应用。随着机器人手术系统技术创新得到了飞速发展，更加先进的机器人系统得以开发并应用于临床。例如，柔性机器人系统能在更小的空间进行更快的手术；Medrobotics Flex 系统（Medrobotics Corp.，Raynham，MA，USA）拥有柔性的内镜和柔性的机器手臂，可提供更好的手术视野，能够在狭窄的手术空间内操作；同样，单臂达芬奇机器人已经由 Intuitive surgical 公司开发，这套系统由一个 24mm 孔径的钢性单臂，其内包含三个柔性机械臂和一个柔性内镜组成，为机器人甲状腺手术提供了颇佳的设备支持。

2007 年韩国 Chung 完成了首例机器人甲状腺手术，并于 2009 年报道初步的手术经验。因内镜手术在颈根部存在视野和操作盲区，因此，在复杂甲状腺手术中内镜技术存在固有缺陷和技术瓶颈。机器人手术拥有更好的三维术野及可帮助术者消除手部震颤等功能，操作更加精确、更灵活，提高了甲状腺癌内镜手术的彻底性，在甲状腺癌的应用会有较大的前景。

（一）机器人甲状腺手术的发展历程与分类

自第 1 例颈部入路甲状腺内镜手术开展后，各种颈外入路的机器人手术亦逐步开展，如经腋窝、胸前、乳晕、耳后发迹及经口等入路方式，以求隐藏颈部瘢痕及降低手术并发症（表 20-4-1）。

表 20-4-1　机器人或内镜甲状腺手术发展历程

时间	人物	事件
1997	Hüscher	CO_2充气颈部入路
1999	Miccoli	小切口内镜辅助甲状腺切除术
2000	Ikeda	CO_2充气腋窝入路
2000	Ogami	CO_2充气乳晕入路
2000	Ikeda	CO_2充气胸前入路
2001	Kitano	无充气颈部悬吊入路
2002	Shimizu	内镜辅助颈部手术
2003	Shimazu	CO_2充气腋-乳入路
2004	Youn	CO_2 充气双侧腋窝双侧乳晕入路
2005	Tae	无充气单侧腋窝入路或单侧腋-乳入路
2010	Wilhelm	CO_2充气经口入路
2011	Terris	耳后发际入路

机器人甲状腺手术可以根据是否使用 CO_2 气体和切口部位进行分类（表 20-4-2）。术中需使用 CO_2 气体建腔的方法包括：颈部入路、腋窝入路、乳晕入路、胸前入路、经口入路和各种腋乳入路（如单侧或双侧腋乳入路，单侧腋窝双侧乳晕入路，双腋窝双乳晕入路）。无充气的手术方式包括小切口内镜辅助甲状腺手术，胸前入路、腋窝入路、耳后发际入路等。当然，还有对这些术式的各种各样的改良和组合。

表 20-4-2　机器人内镜甲状腺手术的分类

充 CO_2 气体手术方式
颈部入路
腋窝入路
乳晕及胸骨旁切口入路
腋-乳入路
单侧腋窝-双侧乳晕入路（ABBA）
双侧腋窝双侧乳晕入路（BABA）
单侧/双侧 腋-乳入路
胸前入路
经口入路
非充气手术方式
小切口内镜辅助甲状腺手术（MIVAT）
胸前入路
内镜辅助颈部手术（VANS）
腋窝入路
腋窝及胸前入路
腋窝单切口入路
非充气单侧腋-乳（GUAB）或单侧腋窝（GUA）入路
耳后（面部祛皱切口）入路
经口入路

持续 CO_2 充气腋窝入路由 Ikeda 最早开展，而无充气腋窝入路则由韩国 Chung 开展并推广。韩国 Tae 教授对无充气腋窝入路进行改良，开展了如无充气单侧腋窝入路（a gasless unilateral axillary approach，GUA）或者无充气单侧腋-乳入路（a gasless unilateral axillo-breast approach，GUAB）内镜甲状腺手术。无充气腋窝入路内镜甲状腺手术具有甲状腺区及颈侧区良好的显露以及更广的手术视野优势，可行双侧甲状腺全切和双侧中央区淋巴结清除手术，是目前韩国等地开展最多的颈外途径甲状腺手术术式。

持续 CO_2 充气乳晕入路由 Ogami 于 2000 年开始开展，此术式通过两个乳晕切口和一个胸骨旁切口进行肿瘤或腺叶切除。单侧或双侧腋乳入路、单侧腋窝-双侧乳晕入路和双腋窝双乳晕入路则是通过增加 1~2 个腋窝切口的改良术式。双腋窝双乳晕入路手术由 Youn 开展并推广，该术式比单侧腋窝-双侧乳晕入路增加了一个腋窝切口。双腋窝双乳晕入路需要四个切口：两个乳晕切口及两个腋窝切口，它的优势是具有传统颈前切口的手术视野——能从颈前方和下方窥视甲状腺，手术便于开展。

耳后发际入路内镜甲状腺手术由 Terris 在 2011 年利用机器人首次开展。由于头颈外科医师对耳后发际切口非常熟悉，此切口广泛应用于腮腺、颌下腺手术或颈部肿物手术。与腋窝入路相比，此术式皮瓣分离范围更小，且切口距甲状腺距离更短，同时，对头颈外科医师来说，此术式需要的学习曲线时间相比于腋窝入路的时间更短。由于该术式切口隐藏在耳后，因此该术式术后美容效果更佳。该术式的缺点是手术操作腔隙狭窄，另一个缺点就是可能造成耳大神经支配区域短暂性的感觉麻木，以及可能造成面神经分支的麻痹。

（二）机器人甲状腺手术步骤的比较

在各种颈外途径机器人甲状腺手术中，无充气腋窝入路、双腋窝双乳晕入路、耳后发际入路和经口入路等为临床常用的手术方式。这些手术操作方式各有优缺点，所以很难说清哪个入路方式是最好的。手术建腔过程中皮瓣分离创伤最小的是经口入路方式；手术操作腔隙最大的是经腋窝入路方式，因而容易放置并操控机器人手臂。手术视野方面，无充气经腋窝和耳后发际入路较 CO_2 充气的手术方式的视野更加清晰。双腋窝双乳晕入路和经口入路具有能够进行两侧甲状腺切除的优势，不过，经腋窝入路和耳后发际入路具有行颈侧区淋巴结清除的优势。

（三）手术适应证和禁忌证

机器人甲状腺手术的适应证可以根据手术医师的临床经验和手术入路方式的不同进行扩展。一般较为认同的手术适应证包括：①甲状腺滤泡性肿瘤或者良性结节直径≤5~6cm；②分化型甲状腺癌病灶直径≤4cm；③分化型甲状腺癌微小包膜外侵犯，或仅侵犯颈前带状肌如胸骨甲状肌，或仅有中央区淋巴结转移或颈侧区转移淋巴结较小（≤3cm）且无包膜外侵的淋巴结。同时患者应有颈部不留瘢痕的美容手术要求。

机器人甲状腺手术的禁忌证包括：①明显的甲状腺包膜外侵犯；②多发或者较大的中央区或颈侧区转移淋巴结；③患者有颈部手术病史或者放射治疗史；④有远处转移病灶。伴 Graves 病和桥本甲状腺炎的巨大甲状腺肿以及胸骨后甲状腺肿可以作为相对禁忌证。

（四）机器人甲状腺手术的优点和缺点

机器人甲状腺手术具有很多优点：良好的美容效果，能提供 10~12 倍放大 3D 手术视野，有利于辨认甲状旁腺和喉返神经。2007 年达芬奇机器人手术系统（Intuitive Surgical，Sunnyvale，CA）应用于甲状腺手术，克服了内镜甲状腺手术的一些缺点。与内镜甲状腺手术相比，机器人甲状腺手术显著的优势是：同时运用 3 个机器人手臂，操作更加精细，不受手臂抖动影响，器械臂可以非常灵活地转动，适合外科技术培训。其中最重要的优势是机器人手术中 3 个机械手臂的协同有效运作。另外，机器人手术中不需要助手扶镜，镜头的稳定性得到了提高，从而利于手术进度的流畅性。

然而，机器人手术也存在一些缺点或局限性。该术式为颈外切口入路，需要更大区域的皮瓣分离来达到甲状腺区域，因而它不是一个微创手术。另外较高的费用是机器人手术的另一个主要的劣势，技术操作的难度决定了需要较长的学习曲线，这也带来了患者安全性的问题。

（五）机器人甲状腺手术治疗效果

1. 手术时间　由于需要分离更大范围的皮瓣和需要额外时间安装机器手臂，所以机器人甲状腺手术时间比传统开放甲状腺手术时间明显延长，在全甲状腺切除方面机器人手术较传统开放手术的手术时间长约 30 分钟。由于分离皮瓣的复杂性和掌握机器人机械手臂操控等原因，机器人甲状腺手术学习曲线时间一般需要 30~50 例病例的积累。然而，随着术者手术经验的积累，机器人甲状腺手术的总体时间将逐渐缩短。

2. 安全性和并发症　一项 Meta 分析结果显示机器人甲状腺手术与传统甲状腺手术在喉返神经麻痹和甲状旁腺功能低下等并发症方面差异无统计学意义。然而，一过性喉返神经麻痹，机器人甲状腺手术组高于传统手术组，而术区积液方面机器人手术较传统手术组更为常见。

另外，颈外途径甲状腺手术还有一些不常见的并发症。有报道经腋窝入路机器人甲状腺手术出现一过性臂丛神经损伤，通过调整适当的手臂和肩膀体位可以减少此风险的发生。耳后发际入路可能损伤面神经下颌缘支，其原因可能为机械手臂在狭窄的耳后切口空间操作时对神经的挤压所致。同样，充入 CO_2 气体建腔时可发生 CO_2 相关并发症，如严重的 CO_2 气栓等。

3. 甲状腺癌治疗疗效 经腋窝入路机器人甲状腺手术的疾病相关生存率和复发率，与传统手术相比无统计学差异。通过 TSH 刺激后甲状腺球蛋白水平和全身碘扫描显影等指标评估，由经验丰富的外科医师完成的单侧腋窝入路机器人全甲状腺切除的彻底性，与传统手术相比差异无统计学意义，显示此类手术具有较好的疗效。

4. 术后生活质量和功能效果 患者术后的生活质量包括生理、心理、社会和精神健康方面，文献显示机器人甲状腺手术与接受传统甲状腺手术相比，患者的上述生活质量无统计学差异。良好的美容效果是患者和医生选择机器人甲状腺手术最重要的原因。与传统手术相比，无论是短期还是长期随访结果，机器人甲状腺手术的美容效果均明显好于传统手术。

术后患者嗓音方面，机器人甲状腺手术后患者声音恢复良好，并且在声音音高方面的参数与传统手术相比也有更好的结果。在术后吞咽功能和颈部皮肤感觉方面，机器人手术与传统手术也具有可比性。但是，机器人手术组在胸前皮肤感觉障碍恢复时间方面要比开放手术更长，这可以通过术中减少胸前区皮瓣的分离范围来减轻。

（六）机器人颈淋巴结清除术

机器人内镜甲状腺外科领域已经拓展至伴颈侧区淋巴结转移的甲状腺癌根治术。目前可以借助机器人通过腋窝入路或者耳后发际入路方式行颈侧区淋巴结清除手术。到目前为止，机器人辅助颈侧区淋巴结清除仍缺乏长期的随访研究，因此，它们的安全性仍需要更进一步评估。

对于高选择的患者来说，机器人甲状腺手术是一种安全、可行的手术方式，且与传统甲状腺手术相比，可获得出色的美容效果。但是，不是所有的患者都适合行机器人甲状腺手术，患者的选择是一个重要因素。因此临床医生需要了解各种机器人甲状腺手术方式的优缺点，并对每一例病例选择合适的手术方式，毕竟手术疗效是最重要的。但随着机器人手术系统的发展完善和推广应用，在未来的甲状腺手术领域中机器人手术仍会占有一席之地。

（Kyung Tae 韩国）

五、内镜手术辅助设备的应用

（一）超声刀的正确使用

利用超声刀使得内镜下血管离断及腺体切割止血成为可能，也是内镜甲状腺手术的关键。超声刀的止血效果优于电刀，产热低于电刀。但超声刀仍是“热兵器”，其功能杆需背离和躲避喉返神经，非功能杆距离喉返神经应保持至少3mm，以免热传导损伤神经。使用超声刀止血时，直径<2mm的血管不需要分离，可直接离断；较粗的甲状腺上、下动脉，切断前应于预断处两侧先用慢档移行凝闭再离断。使用超声刀时，要保证适当的夹持张力，夹持的组织不要过多，以保证凝固、切割的效果。由于超声刀持续使用时间越长，热损伤的范围越大，必须经常清洗刀头，以降低刀头温度，防止神经损伤，也可用湿纱布保护神经。

（二）喉返神经监测的合理应用

由于高清内镜及内镜的照明放大作用，甲状腺内镜手术中寻找 RLN 比较容易。同开放手术一样，术中喉返神经监测可以更快和更准确地寻找、定位、辨认、监测 RLN；亦可利用带有探测功能的分离钳在分离 RLN 周围组织的同时，可以进行实时的探寻和监测，避免颈部置入探针，监测更方便，也可缩短手术时间。对于初学者，IONM 能够明显缩短学习曲线；正确应用 IONM 不但可以预防喉返神经损伤的发生，对于双侧全切除的患者显得尤为重要。如果术中发现一侧 RLN 离断或信号丢失>50%，可以采取控制性的甲状腺手术，即根据具体情况，另一侧可以分期手术，或者同期谨慎继续完成内镜全切或近全切除，以确保这一侧 RLN 的功能完好，或直接中转手术缝合离断的神经。喉上神经的监测和保护，由于胸乳途径内镜良好的照明和暴露，相对不难。

（三）纳米碳的合理应用

在甲状腺内镜手术中，甲状旁腺的辨认相对容易，但原位保留其血供困难比较大，尤其是下位甲状旁腺。甲状腺内注射纳米碳可使甲状腺及甲状腺周围的淋巴结染成黑色，而甲状旁腺不会被染色（即负显影），使甲状旁腺更易于辨认。也有探索对可疑组织进行穿刺洗脱快速测定 PTH，来鉴别是否为甲状旁腺。如术中甲状旁腺无法原位保留、被意外切下或者失活的甲状旁腺，应该行自体移植。自体移植可以通过切碎甲状旁腺组织包埋缝合于胸锁乳突肌中，或制成混悬液，通过注射器注入到胸锁乳突肌中。

六、内镜手术治疗甲状腺癌的争议

内镜技术在甲状腺癌的应用有增多趋势，内镜下不但能够完成甲状腺腺叶切除，还可以完成甲状腺癌中央区淋巴结清除以及侧颈部淋巴结清除，从而在根治切除甲状腺癌的同时能够最大限度地保护患者的颈部外观和功能。但内镜甲状腺癌手术的适应证、彻底性、无瘤原则，以及属于微创手术还是单纯的美容手术等方面尚有争议。

由于黄色人种多为瘢痕增生体质，且年轻女性为甲状腺外科疾病的高发人群，尽管由于各种先进设备如专用头灯、头镜、超声刀等的应用，切口明显缩短，但其瘢痕仍明显影响美观，造成颈部感觉减退与异常，并造成患者心理压力和创伤。SET 胸部入路从胸颈部潜在的间隙直接进入颈部，颈阔肌完整，颈部无瘢痕，颈部感觉异常及吞咽不适感明显减少，胸部瘢痕可以很好隐藏，具有更好的美容效果。

内镜甲状腺手术主要优势在于尽量不损害颈部美观，从而减少颈部瘢痕粘连所致的心理负担，符合社会-心理-生物医学治疗模式。开展内镜甲状腺手术，不但需要熟练掌握开放甲状腺手术原则和技能，而且需要良好的内镜基本操作技巧。了解内镜甲状腺手术的美容特性、喉返神经监测技术及纳米碳的应用可以提高手术的安全性；应用内镜甲状腺的专用特殊设备，可以使手术更安全及进一步扩大甲状腺内镜手术适应证。但是，务必坚持“治病第一，美容第二”的手术原则。2016 年，美国甲状腺协会发表了关于颈外入路内镜甲状腺手术的声明，基于患者选择、技术难度、费用和医疗制度等原因，该声明对于此类手术特提出以下建议：①颈外入路内镜甲状腺手术在特定情况下具有重要临床意义。②应严格遵守操作规范以确保手术安全。③由于该手术需要更高的技术水平，应由经验丰富的甲状腺外科医生经过正规培训后开展。④建议继续评估颈外入路内镜甲状腺手术的治疗结局，以进一步修订其适应证。

本章在内镜甲状腺手术技术逐渐发展并陆续被有需求患者认可的背景下，特邀国内外在此领域经验丰富的专家介绍内镜甲状腺手术的适应证、禁忌证、手术步骤及技巧等相关知识，以丰富甲状腺外科领域。不可否认的是，该项技术仍有争议之处，但有理由相信，随着科技的进一步发展，如 3D 成像技术、人工智能、微型机器人、更好的内镜及操作器材、神经监测等应用于内镜甲状腺手术，内镜甲状腺手术会进一步在“更加微创美容”的基础上更好地治疗肿瘤，为有需求的甲状腺肿瘤患者谋求福利。

（樊友本）

参考文献

1. Gagner M.Endoscopic subtotal parathyroidectomy in patients with primary hyperparathyroidism. Br J Surg. 1996, 83(6):875.
2. Ohgami M, Ishii S, Arisawa Y, et al .Scarless endoscopic thyroidectomy: breast approach for better cosmesis. Surg Laparosc Endosc Percutan Tech, 2000, 10(1):1-4.
3. 仇明，丁尔迅，江道振，等.颈部无瘢痕内镜甲状腺腺瘤切除术一例.中华普通外科杂志，2002，17(2)：127.
4. 王存川，胡友主，赖贞吾，等.完全乳晕入路内镜甲状腺切除术.中华外科杂志，2009，14(7)：1067-1069.
5. 王平，燕海潮.完全内镜甲状腺癌手术并发症的防治.腹内镜外科杂志，2012，17(11)：806-809.
6. Abu-Hijleh MF, Roshier AL, Al-Shboul Q, et al. The membranous layer of superficial fascia: evidence for its widespread distribution in the body. Surg Radiol Anat, 2006. 28(6):606-619.
7. Duh QY. Robot-assisted endoscopic thyroidectomy: has the time come to abandon neck incisions?. Ann Surg, 2011, 253(6):1067-1068.
8. Kim JH, Choi YJ, Kim JA, et al.Thyroid cancer that developed around the operative bed and subcutaneous tunnel after endoscopic thyroidectomy via a breast approach.Surg Laparosc Endosc Percutan Tech, 2008, 18(2):197-201.
9. 樊友本，郭伯敏，伍波，等.单孔内镜甲状腺手术 2 例报告.中国微创外科杂志，2010；6(10)：512-514.
10. Youben F, Bomin G, Bo W.Trans-Areola Single-incision Endoscopic Thyroidectomy. Surgical Laparoscopy, Endoscopy & Percutaneous Techniques Surg Laparosc Endosc Percutan Tech, 2011, 21(4):e192-e196.
11. Youben F, Bo W, Chunlin Z, et al. Trans-Areola Single-Site Endoscopic Thyroidectomy: Pilot Study of 35 cases. Surg Endosc. 2012, 26(4):939-947.
12. Kang J, Fan Y, Guo B, et al. Trans-Areola Single-Site Endoscopic Parathyroidectomy: Report of One Case Surgical Innovation Surg Innov. 2013, 20(6):NP16-20.
13. Wilhelm T, Metzig A. Endoscopic minimal-invasive thyroid-

20

ectomy: first clinical experience. Surg Endosc, 2010, 24: 1757-1758.

14. Wilhelm T, Metzig A. Endoscopic minimally invasive thyroidectomy(eMIT): a prospective proof-of-concept study in humans. World J Surg, 2011, 35(3): 543-551.

15. Kang SW, Jeong JJ, Yun JS, et al. Robot-assisted endoscopicsurgery for thyroid cancer: experience with the first 100patients. Surg Endosc, 2009, 23(11): 2399-2406.

16. 贺青卿,周鹏,庄大勇,等.经腋窝与胸前径路 da Vinci Si 机器人甲状腺腺叶切除二例.国际外科学杂志,2014,41(2):104-107.

17. 范林军,姜军,马银斌,等.达芬奇机器人辅助的内镜甲状腺瘤切除 1 例.第三军医大学学报,2014,36(16):1669-1673.

18. 王平,王勇,曹利平.甲状旁腺自体移植手术方式与功能判断.中国实用外科杂志,2012,32(5):77-79.

19. Miccoli P, Materazzi G, Berti P. Minimally invasive thyroidectomy in the treatment of well differentiated thyroid cancers: indications and limits. Curr Opin Otolaryngol Head Neck Surg, 2010, 18(2): 114-118.

20. Berber E, Bemet V, Thomas J, et al. American Thyroid Association statement on remote-access tbyroid surgery. Thyroid, 2016, 26(3): 331-337.

21. Huscher CS, Chiodini S, Napolitano C, et al. Endoscopic right thyroid lobectomy. Surg Endosc, 1997, 11: 877.

22. Miccoli P, Bendinelli C, Conte M, et al. Endoscopic parathyroidectomy by a gasless approach. J Laparoendosc Adv Surg Tech A, 1998, 8(4): 189-194.

23. Miccoli P, Berti P, Conte M, et al. Minimally invasive surgery for thyroid small nodules: preliminary report. J Endocrinol Invest, 1999, 22: 849-851.

24. Ikeda Y, Takami H, Tajima G, et al. Total endoscopic thyroidectomy: axillary or anterior chest approach. Biomed Pharmacother, 2002, 1: 72s-78s.

25. Ikeda Y, Takami H, Sasaki Y, et al. Endoscopic neck surgery by the axillary approach. J Am Coll Surg, 2000, 191: 336-340.

26. Kitano H, Fujimura M, Kinoshita T, et al. Endoscopic thyroid resection using cutaneous elevation in lieu of insufflation. Surg Endosc. 2002, 16(1): 88-91.

27. Maeda S, Shimizu K, Minami S, et al. Video-assisted neck surgery for thyroid and parathyroid diseases. Biomed Pharmacother, 2002, 1: 92s-95s.

28. Shimazu K, Shiba E, Tamaki Y, et al. Endoscopic thyroid surgery through the axillo-bilateral-breast approach. Surg Laparosc Endosc Percutan Tech, 2003, 13: 196-201.

29. Gagner M, Inabnet WB Ⅲ. Endoscopic thyroidectomy for solitary thyroid nodules. Thyroid, 2001, 11: 161-163.

30. Yoon JH, Park CH, Chung WY. Gasless endoscopic thyroidectomy via an axillary approach: experience of 30 cases. Surg Laparosc Endosc Percutan Tech, 2006, 16: 226-231.

31. Choe JH, Kim SW, Chung KW, et al. Endoscopic thyroidectomy using a new bilateral axillo-breast approach. World J Surg, 2007, 31: 601-606.

32. Tae K, Kim SY, Lee YS, et al. Gasless endoscopic thyroidectomy by a axillary approach: preliminary report. Korean J Otolaryngol, 2007, 50: 252-256.

33. Tae K, Ji YB, Cho SH, et al. Initial experience with a gasless unilateral axillo-breast or axillary approach endoscopic thyroidectomy for papillary thyroid microcarcinoma: comparison with conventional open thyroidectomy. Surg Laparosc Endosc Percutan Tech, 2011, 21: 162-169.

34. Tae K, Ji YB, Jeong JH, et al. Robotic thyroidectomy by a gasless unilateral axillo-breast or axillary approach: our early experiences. Surg Endosc, 2011, 25: 221-228.

35. Tae K, Ji YB, Cho SH, et al. Early surgical outcomes of robotic thyroidectomy by a gasless unilateral axillo-breast or axillary approach for papillary thyroid carcinoma: 2 years' experience. Head Neck, 2012, 34: 617-625.

36. Wilhelm T, Harlaar J, Kerver A, et al. Transoral endoscopic thyroidectomy. Part 1: rationale and anatomical studies. Chirurg, 2010, 81(1): 50-55.

37. Singer MC, Seybt MW, Terris DJ. Robotic facelift thyroidectomy: I. Preclinical simulation and morphometric assessment. Laryngoscope, 2011, 121: 1631-1635.

38. Terris DJ, Singer MC, Seybt MW. Robotic facelift thyroidectomy: II. Clinical feasibility and safety. Laryngoscope, 2011, 121: 1636-1641.

39. Song CM, Ji YB, Bang HS, et al. Long-term sensory disturbance and discomfort after robotic thyroidectomy. World J

Surg,2014,38:1743-1748.

40. Song CM,Jung YH,Sung MW,et al.Endoscopic resection of the submandibular gland via a hairline incision:a new surgical approach.Laryngoscope,2010,120:970-974.

41. Grover N,D'Souza A.Facelift approach for parotidectomy: an evolving aesthetic technique. Otolaryngol Head Neck Surg,2013,148:548-556.

42. Sung ES,Ji YB,Song CM,et al. Robotic Thyroidectomy: Comparison of a Postauricular Facelift Approach with a Gasless Unilateral Axillary Approach. Otolaryngol Head Neck Surg,2016,154:997-1004.

43. Terris DJ,Singer MC.Qualitative and quantitative differences between 2 robotic thyroidectomy techniques. Otolaryngol Head Neck Surg,2012,147:20-25.

44. Anuwong A.Transoral Endoscopic Thyroidectomy Vestibular Approach:A Series of the First 60 Human Cases. World J Surg,2016,40(3):491-497.

45. Lee J,Nah KY,Kim RM,et al.Differences in postoperative outcomes,function,and cosmesis:open versus robotic thyroidectomy.Surg Endosc,2010,24:3186-3194.

46. Lee J, Yun JH, Nam KH, et al. The learning curve for robotic thyroidectomy:a multicenter study.Ann Surg Oncol, 2011,18:226-232.

47. Lang BH,Wong CK,Tsang JS,et al.A systematic review and meta-analysis comparing surgically-related complications between robotic-assisted thyroidectomy and conventional open thyroidectomy.Ann Surg Oncol,2014,21(3):850-861.

48. Tae K,Song CM,Ji YB,et al.Oncologic outcomes of robotic thyroidectomy: 5-year experience with propensity score matching.Surg Endosc,2016,30(11):4785-4792.

49. Tae K,Song CM,Ji YB,et al.Comparison of surgical completeness between robotic total thyroidectomy versus open thyroidectomy.Laryngoscope,2014,124:1042-1047.

50. Song CM,Ji YB,Bang HS,et al.Quality of life after robotic thyroidectomy by a gasless unilateral axillary approach.Ann Surg Oncol,2014,21:4188-4194.

51. Ji YB, Song CM, Bang HS, et al. Long-term cosmetic outcomes after robotic/endoscopic thyroidectomy by a gasless unilateral axillo-breast or axillary approach.J Laparoendosc Adv Surg Tech A,2014,24:248-253.

52. Song CM,Yun BR,Ji YB,et al.Long-Term Voice Outcomes After Robotic Thyroidectomy. World J Surg, 2016, 40: 110-116.

53. Tae K,Kim KY,Yun BR,et al.Functional voice and swallowing outcomes after robotic thyroidectomy by a gasless unilateral axillo-breast approach: comparison with open thyroidectomy.Surg Endosc,2012,26:1871-1877.

54. Song CM,Ji YB,Bang HS,et al. Postoperative Pain After Robotic Thyroidectomy by a Gasless Unilateral Axillo-Breast or Axillary Approach.Surg Laparosc Endosc Percutan Tech,2015,25:478-482.

55. Kang SW,Lee SH,Ryu HR,et al.Initial experience with robot-assisted modified radical neck dissection for the management of thyroid carcinoma with lateral neck node metastasis.Surgery,2010,148:1214-1221.

56. Song CM,Ji YB,Sung ES,et al. Comparison of Robotic versus Conventional Selective Neck Dissection and Total Thyroidectomy for Papillary Thyroid Carcinoma. Otolaryngol Head Neck Surg,2016,154:1005-1013.

57. Kim WS,Koh YW,Byeon HK,et al. Robot-assisted neck dissection via a transaxillary and retroauricular approach versus a conventional transcervical approach in papillary thyroid cancer with cervical lymph node metastases.J Laparoendosc Adv Surg Tech A,2014,24(6):367-372.

58. Song CM,Park JS,Park W,et al. Feasibility of Charcoal Tattooing for Localization of Metastatic Lymph Nodes in Robotic Selective Neck Dissection for Papillary Thyroid Carcinoma.Ann Surg Oncol,2015,22:S669-675.

59. Mandapathil M, Greene B, Wilhelm T. Transoral surgery using a novel single-port flexible endoscope system. Eur Arch Otorhinolaryngol,2015,272:2451-2456.

20

第二十一章 甲状腺外科术中/术后常见问题及处理

甲状腺外科已有一百多年的历史，早期的甲状腺手术风险巨大，术中及术后发生难以控制的出血、感染和甲状腺危象均可成为危及生命的并发症。最近发表在 *JCEM* 的一项研究显示，甲状腺癌手术后约 6.5%的患者术后一个月内发生感染、发热、血肿、心肺栓塞等一般并发症，12%的患者一年内出现甲状腺手术相关并发症，如甲状旁腺功能减退、低钙血症、声带麻痹等。这项研究观察了在 1998—2011 年间接受手术的 22 867 例甲状腺癌患者。在总体人群的术后并发症风险较高的基础上，在一些特殊人群中，术后并发症的风险进一步增加。一般并发症在 65 岁以上和 65 岁以下人群的发生率分别是 10.2%和 3.2%，甲状腺手术相关并发症分别是 19.1%和 6.1%，意味着高龄人群并发症发生率是较低年龄人群的三倍。随着临床和基础医学的发展与进步，甲状腺外科技术逐渐走向成熟，从而为减少上述并发症提供了安全保障。但甲状腺外科医生应该认识到甲状腺手术的风险依旧较高，不能掉以轻心，应该提高预防并发症的意识；同时熟悉甲状腺外科围术期并发症的特点，避免或降低其发生。

第一节 呼吸困难

呼吸困难（呼吸窘迫）是呼吸功能不全的临床表现，患者主观上感到空气不足、客观上表现为呼吸费力，重则出现鼻翼扇动、发绀、端坐呼吸，并可有呼吸频率、深度与节律的改变。呼吸困难是甲状腺外科术后严重且危急的并发症之一，多发生在术后 48 小时内。临床可表现为进行性加重的呼吸困难，患者可伴有烦躁、口唇发绀以及典型三凹征表现，处理不及时随时可引起脑缺氧、呼吸衰竭，甚至死亡。

一、发病原因及机制

引起呼吸困难的原因有很多，如呼吸道炎症、水肿、外伤、异物等，与甲状腺手术相关的主要原因为：

1. 颈部出血　术后颈部术腔出血导致气管外压迫是造成呼吸道梗阻最常见因素之一。导致术腔出血的最常见原因为甲状腺血管结扎或超声刀、能量刀凝闭处脱落，最多见者为甲状腺上动脉处置不当，如甲状腺上极位置较高、术中暴露不清、凝闭不足；其次为对甲状腺周围变异血管处理不当，如甲状腺下动脉不来自甲状颈干而直接发自锁骨下动脉，还有甲状腺下极下方的血管，术中未能妥善处理而缩回至上纵隔而不被发现。上述各种情况导致术腔内出血，均可在颈部及胸骨后间隙形成血肿而压迫气管。因颈前术腔空间较小，积血 50ml 即可造成呼吸压迫症状，积血超过 100ml 便可导致呼吸困难或窒息。同时积血压迫可刺激气管，引起气管黏膜水肿和喉腔分泌物增多，从而加重呼吸道梗阻。

2. 呼吸道水肿及分泌物　呼吸道水肿及分泌物增多是气道对外界刺激及手术创伤的一种急性反应，也是甲状腺手术后呼吸道梗阻的常见原因之一。首先是麻醉因素。全麻时，若因操作不当或插管困难情况下，反复气管插管，可造成会厌、声门区及气管黏膜损伤、水肿及分泌物增多。另外，若手术时间过长，气囊压力过大，也可能导致气管内壁的水肿。其次，甲状腺手术本身就在颈段气管周围操作，术中可能直接损伤气管，尤其在同期清扫中央区淋巴结时，可能导致喉返神经气管、食管分支的损伤以及气管壁外膜的毛细血管网的损伤，可能导致术后患者呼吸不畅。第三，患者自身呼吸系统疾病，如慢性气管/支气管炎、肺气肿、肺大疱，炎症未能很好控制，术后呼吸道分泌物增多，而且患者颈部手术后由于紧张、怕痛等不敢咳嗽、排痰，影响分泌物排出而加重呼吸道梗阻。

3. 气管狭窄、塌陷及痉挛　气管狭窄或塌陷，是指因为气管软骨支架受到甲状腺肿瘤压迫或侵犯所造成的机械性梗阻，如桥本甲状腺炎、巨大结节性甲状腺肿、胸骨后甲状腺

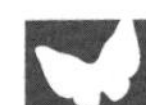

肿及分化型甲状腺癌等，在疾病的发展过程中，可逐渐造成气管受压迫、气管软骨变薄、弹性减弱甚至消失而成膜状，导致气管壁软化，当手术切除甲状腺及肿瘤组织后气道失去了外部的牵拉和支撑，容易随呼吸活动形成的气道负压而狭窄、塌陷。另外，甲状腺低、未分化癌进展较快，可迅速压迫气管或者直接侵犯气管壁而堵塞气道。

气管痉挛比较少见，可发生在任何全麻插管的手术。主要原因为气管对刺激、缺氧较敏感，尤其是甲状腺手术中操作粗暴，使气管受到强烈刺激后可诱发气管痉挛。另外一个值得重视的原因是β受体阻滞剂：普萘洛尔，当有支气管哮喘、交感神经兴奋性增加的患者，由于该药能竞争肾上腺素能β受体并拮抗儿茶酚胺的气管舒张作用，可诱发支气管平滑肌痉挛。

4. 双侧声带麻痹　双侧声带麻痹可分为：双侧不完全性麻痹、双侧声带完全麻痹和双侧声带内收性麻痹。产生原因多因甲状腺手术或喉外伤所致。

双侧声带不全麻痹者，双侧声带均不能外展而相互近于中线，声门呈小裂隙状，患者平静时可无症状，但在体力活动时常感呼吸困难。一旦有上呼吸道感染，可出现严重呼吸困难。

双侧声带完全性麻痹者，两侧声带居旁中位，既不能闭合，也不能外展，发声嘶哑无力，一般呼吸正常，但食物、唾液易误吸入下呼吸道，引起呛咳。

双侧声带内收性麻痹多见于功能性失声，发声时声带不能内收，但咳嗽有声，不会引起呼吸困难。

5. 膈神经损伤　膈神经系混合神经，其神经纤维主要来自第4颈神经，并接受第3和第5颈神经的小支，含有大量运动纤维及少量感觉纤维。三个颈丛神经根在前斜角肌外侧连接，膈神经在颈部不发任何分支，其自前斜角肌上部外缘沿该肌的前面于椎间筋膜的深面以近似垂直的方向下降，颈段膈神经的上端位于C_5横突结节外侧约0.5cm。在颈根部被胸锁乳突肌及颈内静脉遮盖，并有肩胛舌骨肌的中间腱、颈横动脉及肩胛上动脉横过其表面。自主干形成后于前斜角肌前面下行（图21-1-1），穿锁骨下静、动脉之间入胸腔，沿纵隔和纵隔胸膜之间下行入膈。膈神经自第二肋上缘平面向下与心包膈血管伴行至入肌点。膈神经的运动纤维支配膈肌，感觉纤维分布于胸膜、心包、膈下面的部分腹膜。所以，膈神经受损将导致患侧膈肌运动功能受影响，表现为腹式呼吸减弱或消失，严重者可有窒息感。膈神经受刺激时可发生呃逆。

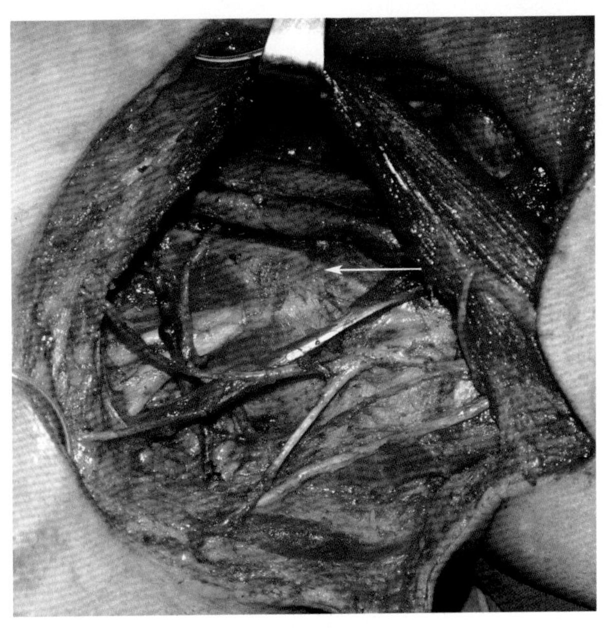

图21-1-1　膈神经解剖
箭头指示为膈神经

副膈神经大多起于$C_4 \sim C_6$，也有起于颈丛或臂丛的短支，以左侧为多见，常1条，偶尔可多至4条。副膈神经在第6颈神经根平面以下与膈神经连接，副膈神经位于膈神经内、外侧或与之交叉。此神经在膈神经外侧（或内侧、或交叉）下行，经前斜角肌表面，过锁骨下静脉前（或后）方入胸腔。大多数副膈神经在该静脉下方合于膈神经。

一侧膈神经失用性损伤，可出现同侧肩部放射性疼痛或有轻度呼吸困难，部分患者因有副膈神经的加入及对侧代偿作用，可不出现明显的症状，所以没有引起临床的足够重视。两侧膈神经损伤，则会出现重度呼吸困难、腹式呼吸消失、两下肺叶不张、低氧血症及高碳酸血症等严重的临床症状及体征。

6. 气胸、纵隔气肿　气胸、纵隔气肿的临床症状与肺脏萎缩程度和发病缓急有关，多数可出现呼吸困难。具体见本章胸膜顶损伤的原因及处理一节。

归纳起来，呼吸困难原因有两大类：①上呼吸道堵塞，通道不畅。需要去除堵塞原因，打开通道。②下呼吸道分泌物积累，需要及时排出分泌物，使氧气可以进入。

二、临床表现

不同的病因可出现不同类型的呼吸困难，主要有以下三种类型：

1. 吸气性呼吸困难　主要表现为吸气运动加强，吸气深而费力，重者吸气时头后仰。其发生机制为：声带上面较平坦，下面稍向外倾斜，当喉阻塞时患者用力吸气，将声门推向下方，两侧声带游离缘靠拢，使狭窄的喉腔更为狭窄；呼气时气流冲击声带下面，使之向两侧分开，声门较开大，故表现为吸气困难而呼气基本无碍。即吸气时呼吸肌非常用力，出现"三凹征或四凹征"：胸骨上窝、肋间隙、肋下及剑突下凹陷。常伴干咳与高调吸气性喉鸣。

2. 呼气性呼吸困难　主要表现为呼气费力，呼气时间明显延长而缓慢，听诊肺部常有干啰音。

3. 混合性呼吸困难　临床表现为吸气、呼吸都困难，呼吸频率加快、变浅，听诊肺常有呼吸音减弱或消失，可有病理性呼吸音。

甲状腺手术相关因素导致的呼吸困难，主要以吸气性呼吸困难为主要症状，可伴气道喘鸣音，声带麻痹者可出现声音嘶哑。缺氧后，患者可出现发绀、烦躁，严重者出现脉搏微弱、细数、心律不齐，心衰，最终昏迷而死亡。

三、治疗及预防

由于呼吸道梗阻导致呼吸困难是甲状腺手术后的严重并发症，关键在于预防，包括术前、术中及术后等各方面。

术前全面详细询问病史，了解患者既往史、过敏史及长期服药情况，尤其是有无呼吸系统疾病及心血管系统疾病。仔细体检，检查患者颈、胸部及气道生理情况，注意甲状腺病变的部位、大小和位置，病灶与气管及其周围组织的关系，病灶的发展病程。辅助检查：行喉镜（必要时气管镜）了解喉腔情况，声带活动情况，声门下气管情况，并行颈部及胸部CT扫描，了解气管有无受压、肿瘤是否侵犯气管及其程度，是否有气管软化等。术前做好充分准备，确定手术方案及应急预案。

麻醉插管时，选择合适的插管，充分麻醉后，动作轻柔、细致，避免损伤咽喉部黏膜，麻醉复苏需充分，吸除气道分泌物后，明确放出气囊内气体的前提下拔出麻醉插管，尽可能减少对气道的损伤和刺激，同时减少环杓关节脱位的风险。

手术中，要求能充分显露手术区域，让术者能在直视下（或腔镜辅助下）进行手术操作。

首先，术者操作须轻柔仔细，减少和避免对气道的牵拉、挤压，避免电刀、超声刀及能量器械等对气管壁的刺激和损伤；术中精准操作，甲状腺手术应在颈部的生理解剖间隙中，按解剖层次精细、准确地进行操作，由浅入深，在保证术野显露清晰的前提下，精确解剖和保护关键器官和组织，如喉返神经、喉上神经，并妥善处理甲状腺周围血管，对甲状腺部分切除者，应确保超声刀或能量器械对甲状腺残叶断面彻底凝闭止血，不主张对活动性出血仅行电凝止血，此时可考虑连同甲状腺断面外膜进行缝扎止血。

其次，术中发现气管塌陷、气管软化者可行气管悬吊，将软化气管悬吊于胸锁乳突肌、颈前肌或颈部皮肤，确保气道通畅，对严重气道软化者可放置气管支架，或者同期行气管切开术，术后2周气管与周围软组织紧密粘连后再考虑拔管。

第三，同期行颈部淋巴结清除者，注意保护膈神经勿损伤。根据膈神经的解剖特点，我们在甲状腺癌颈淋巴结清除术中，要尽量保持颈深筋膜深层的完整性。可在处理完颈静脉角及分离颈动脉鞘外侧后，将颈Ⅲ、Ⅳ区组织轻轻向外后方拉起，颈深筋膜深层即可清晰显示，用电刀或剪刀稍作分离即可见颈深筋膜深层深面的膈神经（一般在颈动脉鞘外侧1.0~1.5cm处）。颈淋巴结清除术后为了解是否存在膈神经损伤，可及时对患者进行胸部X线吸气位、呼气位透视或摄片检查，观察术侧膈肌位置有无向胸腔内升高及其运动有无异常。Fedullo等指出坐位时膈肌的位置比立位时高，所以检查时不要误认为是膈肌升高。床边便携式超声检查，可以清楚地观察膈肌的运动情况，比X线胸部透视的特异性高，能早期发现膈肌有无麻痹及其程度。出现呼吸困难或呼吸衰竭时，血气分析有助于低氧血症及高碳酸血症的判定及治疗。一旦发现颈廓清术后有膈神经损伤所致的膈肌麻痹，要立即进行以改善呼吸状态和神经肌肉传导障碍为主的综合治疗。

术后患者的监测及护理也是预防呼吸困难的重要环节。术后宜取半卧位，术后应严密观察病情变化，观察呼吸状态，心电监护，注意血氧饱和度，注意观察颈部切口情况，是否有皮下积血、皮肤瘀紫，引流是否通畅，引流液颜色及温度。判断术后出血的方法如下：引流液颜色加深、引流量迅速增加、引流液有明显热感、颈部皮肤短时间鼓起、患者主诉颈前区压迫感或心率加快或胸闷等。严重者可出现呼吸困难、血压下降、心率加快等。

术后可给予短期激素治疗及雾化治疗，减少气道水肿、分泌物，注意协助并鼓励患者咳嗽、排痰，同时防止呕吐物误吸。有轻度喉头水肿者及时吸氧、雾化，分泌物较多者可导管吸痰。必要时在床边准备气管切开包或气管插管器械。

第二节　喉上神经、喉返神经损伤

一、喉上神经

纵观喉上神经(SLN)的外科历史，1937 年 Coller 和 Boyden 结扎甲状腺上极分支血管以保护 SLN，1938 年由 Frank 提出在甲状腺手术中解剖暴露喉返神经，不难发现 SLN 与喉返神经的研究是同期的，可是 SLN 至今仍很少被关注，但 SLN 损伤可导致饮水呛咳、声音低沉，易疲劳，无法发高音，对于教师、律师、播音及话务人员，尤其是歌手，将是职业灾难。

1. 喉上神经解剖　喉上神经是迷走神经在结状神经节下缘发出的分支，下行约 2cm 左右到达舌骨大角平面处分为内外两支。内支主要司感觉，外支主要司运动。内支和喉上动静脉伴行穿过舌甲膜，分布于声门上区黏膜，司该处黏膜的感觉。外支是运动纤维、细小，在甲状腺上动脉背侧下行，在甲状软骨平面处位于咽下缩肌表面的气管旁筋膜，沿甲状腺上动脉外侧下行，并从动脉深面转向内侧，在胸骨甲状肌的止点深面斜行，穿行咽下缩肌的部分纤维，到达并支配环甲肌的运动(图 21-2-1)。

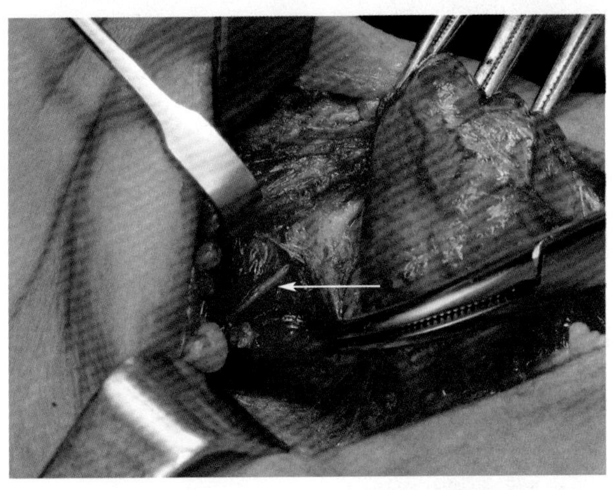

图 21-2-1　箭头指示为喉上神经

1998 年 Kiemer 等对 SLN 进行分类和统计：

Ⅰ：以喉上神经外支在甲状腺上动脉深面与该动脉交叉继而转向动脉内侧的交叉点为标准，该交叉点在同侧甲状腺上极水平以上，而距离>1cm 者约占 42%；

Ⅱ：交叉点在上极的水平以上，距离<1cm 者，约占 30%；

Ⅲ：交叉点在上极的水平以下，并在上极深面，约占 14%；

Ⅳ：EBSLN 不与甲状腺上动脉主干交叉，而在其背侧与之平行下行，这种类型约占 14%。

另外，根据 CERNEA 分级为：

1 型：与甲状腺的位置关系相当清楚，在甲状腺上极 1cm 处直接进入环甲肌。

2a 型：进入腺叶实质后经过甲状腺上极血管的邻近区。

2b 型：穿过甲状腺腺叶前部的表面。

2. 喉上神经损伤原因及临床表现　由于喉上神经内支支配感觉，损伤可造成呛咳，误吞误咽，特别是饮水或进食时。外支支配环甲肌运动，故损伤可造成音调降低、声音低钝。

文献报道，术中 SLN 损伤率在 0.3%~14.0%，原因主要是处理上极时解剖不清、分离不仔细或出血，盲目钳夹、结扎，将上极血管和神经一并结扎等。损伤有永久性和暂时性，前者为切断或结扎，后者为钳夹和牵拉所致。

喉上神经内支损伤所致的呛咳临床症状往往比较明显，所幸的是这种症状多在数周内因代偿而消失，而且内支损伤一般只发生在甲状腺上极过高或甲状腺肿块巨大者，这种情况临床不多见。与甲状腺癌手术相关的主要是外支损伤，临床并不少见，但由于症状和体征较轻微，常被医生误诊为麻醉和手术后咽喉部水肿，也易被患者忽略。对术后声音低钝者，可考虑喉镜检查，喉上神经外支损伤喉镜下常表现为声带松弛或运动受限，其音质变化与喉返神经损伤所致的声音嘶哑有一定的差异，经验丰富的头颈外科医师比较容易鉴别。

3. 喉上神经损伤的预防与处理　虽然喉上神经损伤的临床症状轻微，但对一个主要依靠嗓音工作的患者来说，喉上神经损伤的后果是严重的，同时因为喉上神经损伤至今没有比较有效的补救手段，因此手术者不应轻视喉上神经的保护。

喉上神经外支的术中损伤主要发生在处理甲状腺上极时，原因主要是结扎甲状腺上极过高或大把结扎上极等。在甲状腺手术中是否需要常规显露 SLN，目前尚存有争议，因 EBSLN 直径小，与上动脉关系密切、变异较多，缺乏精确定位指导下的解剖操作本身有误伤神经可能。有作者建议开放甲状腺手术中常规显露 SLN，以降低神经损伤率，亦有作者认为，手术中贴近甲状腺上极、精细化分支结扎血管同样可避免神经损伤。

总结浙江省肿瘤医院头颈外科50年来的临床实践经验，笔者的体会是尽可能探查、寻找并保护SLN，方法为：处理甲状腺上极血管时，首先应尽量充分暴露甲状腺上极，传统直角钳大把套扎的方法不宜提倡，最好将甲状腺上极血管前后支分离清楚，看清后逐支结扎，而且结扎位置尽量靠近甲状腺上极。将甲状腺上极血管向侧下方游离，必要时可离断部分胸骨甲状肌肌腱，解剖甲状腺上极与环甲肌之间的“无血管间隙”，在这个空间内由外侧向内侧进行精细的解剖，在SLN下方进行甲状腺上极血管的离断及结扎。另外，术中可运用神经监测对喉上神经同期进行监测和保护。

二、喉返神经

1938年Lahey首次提出了在甲状腺手术中常规显露喉返神经可以降低其损伤率，Riddecl报道手术显露喉返神经可使其损伤率由2.0%下降到0.6%。目前术中显露和保护喉返神经已成为甲状腺专科医师的精细化手术常规步骤。

1. 喉返神经解剖　左侧喉返神经(图21-2-2)起始于主动脉弓前，由迷走神经分出，绕主动脉弓下方，沿气管、食管间沟上行，在咽下缩肌下缘处、环甲关节后方进入喉部，又称为喉下神经。前支分布于喉内的内收肌，后支分布于喉内的外展肌。右侧喉返神经在右锁骨下动脉前方由右迷走神经分出向下，绕此动脉，然后沿气管、食管间沟上行，到环甲关节后方入喉。左侧较右侧长，且左侧易受累；右侧较左侧表浅。在人类进化历程中，生理学家称喉返神经的“弯路”为“是弯路，更是进步”。

喉返神经大多数分为前后两支，前支支配内收肌(环杓侧肌甲杓肌及会厌肌)，后支支配外展肌(环杓后肌、杓间肌)。

喉返神经与甲状腺下动脉的关系虽然很密切，但变异很大，根据Reed的研究，神经与血管的变异共有28种。后经Wade归纳有下列8种类型：

第1型：神经位于甲状腺下动脉与两分支浅部者占10.5%；

第2型：神经位于甲状腺下动脉与两分支深部者占49.5%；

此两型比较安全，因为神经未穿过血管网距离腺组织较远，在牵拉腺体时神经会滑到腺体背侧。

第3型：神经位于甲状腺下动脉两分支之间者占14.0%，损伤的可能性最大，神经滑动的距离受限制，当腺体较大时，误伤的机会多；

第4型：神经介于甲状腺下动脉下分支的腺体小支之间者占18.0%；

第5型：神经介于甲状腺下动脉上分支的腺体小支之间者占12.0%；

第6型：神经介于甲状腺下动脉上下分支的腺体小支之间者占0.5%；

4~6型由于神经部分被小分支固定，尤其是6型完全贴在腺体背侧，最易误伤；

第7型：甲状腺下动脉缺如者占5.5%；

第8型：神经本身的异常(喉不返神经 图21-2-3)。

从以上的动脉与神经的关系变异来看，第1、2型神经损伤的机会较少，第3、6型神经损伤的机会较多。

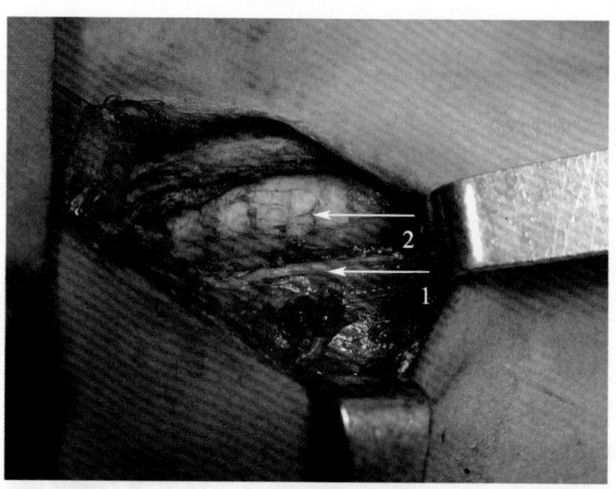

图21-2-2　喉返神经解剖
1. 喉返神经；2. 气管

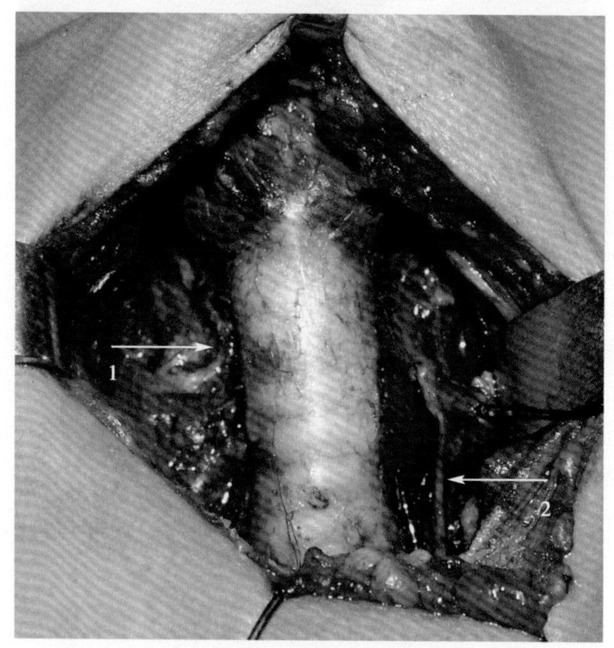

图21-2-3　喉返神经变异
1. 喉不返神经；2. 喉返神经

2. 喉返神经损伤的临床表现　单侧喉返神经损伤表现为一侧的声带外展肌及内收肌的瘫痪，但喉上神经功能仍正常，故环甲肌尚能维持外展及内收的功能。声嘶及发声无力是单侧喉返神经损伤的主要症状，待日后健侧声带于发声时可超过中线，并与患侧声带接触，则声音改善，此种瘫痪不致发生呼吸困难。咳嗽软弱与声嘶的程度一致。部分单侧喉返神经损伤的患者，只有轻度声嘶及发声无力，易被漏诊。

双侧喉返神经损伤（双侧喉返神经瘫痪）：绝大多数因局部晚期甲状腺癌行根治性手术损伤双侧喉返神经所致。双侧喉返神经受损伤后一般有短暂的声嘶病史，咳嗽无力。由于双侧声带近中线，吸气时不能外展，声音不受影响，但有严重的呼吸困难。

双侧喉返神经损伤导致双侧声带不全麻痹时可并发呼吸困难。

3. 喉返神经损伤的预防及处理　在甲状腺癌的外科手术中，应该常规解剖并显露喉返神经，一是可避免由于神经变异造成的副损伤，二是可保证颈Ⅵ区清扫的彻底性，三是可尽量少地残留甲状腺组织。对于清扫Ⅵ区淋巴结者，全程解剖颈段喉返神经并加以保护是甲状腺外科医师必须熟练掌握的技术。

（1）在实际手术操作中，我们主要采用以下两种做法显露喉返神经：一是于气管食管沟处解剖喉返神经；二是于喉返神经入喉处解剖寻找并显露。

从气管食管沟解剖喉返神经：将甲状腺组织向对侧牵拉，充分显露气管食管沟，于甲状腺中下极见横行隆起的甲状腺下动脉，在保持牵拉甲状腺呈张力状态下，可于下极附近气管食管沟内用示指指尖探及到纵向走行的琴弦样物，多为喉返神经。当然，指尖探及到后仍应仔细解剖，直至看到喉返神经（神经为白色，扁椭圆条索状纤维组织）。沿喉返神经表面向甲状软骨下角环甲膜入喉处解剖时常可见神经分支，应注意保护。为减少电刀的热刺激，在神经入喉处前方，可于神经与腺体间用蚊式钳分离钳夹离断。另外，在解剖喉返神经时要尽量保持其与深面组织的连接，以保持神经血供并减轻神经水肿（图 21-2-4）。

从入喉处解剖：结扎并离断甲状腺上极后，将甲状腺组织拉向对侧，用电刀将甲状腺外科被膜向外下剥离，若解剖过程中遇到甲状腺血管，则在直视下予切断结扎（微、小血管可用电刀或超声刀凝固离断），断离甲状腺悬韧带及侧韧带，至甲状软骨下角后下方入喉处，银白色的喉返神经即自然地显露在术者眼前，随后可自上而下解剖该神经。喉返神经入喉的位置较固定，一般位于甲状软骨下角下方约 0.5cm 处，位于甲状腺悬韧带的背外侧而不穿过它，甲状腺悬韧带是白色韧带组织，连接腺体和气管，比较容易识别，从此处向后下方 1～2cm 一般可发现神经。也可根据上甲状旁腺的位置来定位喉返神经入喉位置，喉返神经入喉处常与上甲状旁腺毗邻，术中常在分离保护上甲状旁腺后即可显露喉返神经近入喉段（图 21-2-5）。

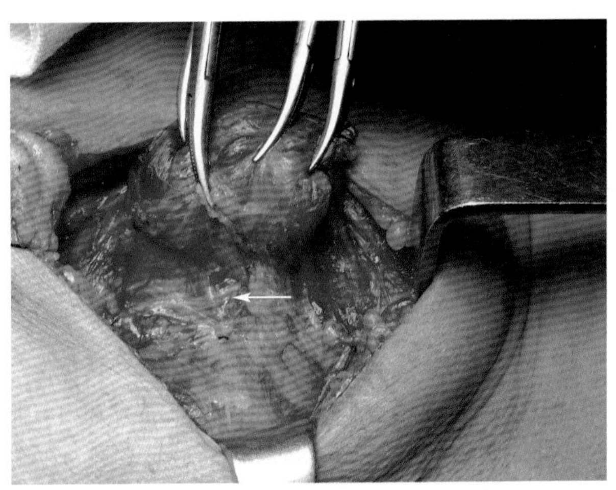

图 21-2-4　气管食管沟寻找喉返神经
箭头指示喉返神经

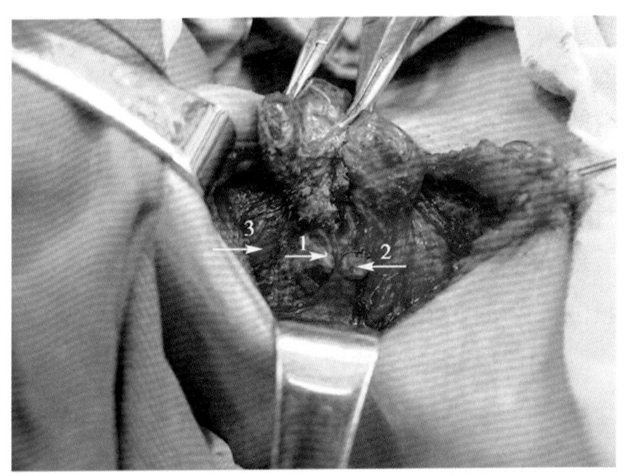

图 21-2-5　近入喉处寻找喉返神经
1. 喉返神经；2. 下位甲状旁腺；3. 上位甲状旁腺

（2）目前国内推广使用神经监测仪实时监测喉返神经电生理情况，具体见相关章节。另外，文献报道可利用纤支镜视频监护仪和神经刺激仪来查看术中声带的活动情况，进而判断喉返神经是否损伤，这在一定程度上可以减少术者对术中喉返神经损伤的担忧。

（3）非返性喉返神经是一种罕见的解剖异常，但应当提高认识。当颈部存在畸形（如右侧气管后异常起源的锁骨下动脉）时应当警惕可能并存有神经的变异；在正常解剖位置未发现喉返神经时，应高度怀疑非返性喉返神经存在的可

21

能，不要轻易切断甲状腺与颈血管鞘之间的条索状结构，预防非返性喉返神经的损伤。识别喉返神经应当兼顾神经的走行、色泽、直径，避免将下极血管、纤维束、迷走神经干或迷走神经干的颈部异常分支误认为喉返神经。

(4)损伤后处理方法：因术中医源性损伤喉返神经应即刻行Ⅰ期神经端-端吻合术，如缺损长，无法端-端吻合者可神经移植。文献报道Ⅰ期端-端吻合术部分效果不够理想，这与喉返神经前后支支配的复杂喉肌运动有关；另外再生神经轴突方向生长错乱后导致声带的连带运动，使声带出现矛盾运动或静止不动。

因肿瘤侵犯而行神经切除者，单侧者可不修复，也可行神经移植。双侧者则应先行气管切开，再同期或分期行杓状软骨切除术(激光切除更优)、声带外移固定术、声带切除术等(也有学者认为可不必行气管切开，直接行杓状软骨切除术、声带外移固定术、声带切除术也可解决呼吸问题)。当然，电生理及组织解剖学研究显示，膈神经是支配环杓后肌最理想的替代神经。近30年来的大量动物实验结果也显示，膈神经支配环杓后肌能恢复声带的外展功能，郑宏良教授采用膈神经与喉返神经吻合同时切断内收肌支并植入环杓后肌，恢复了声带生理性吸气性外展功能，展示了此术式的临床应用前景；天津医科大学肿瘤医院报道对于喉返神经缺损的患者术中可采用舌下神经袢、颈丛神经深支以及膈神经等神经移植修复喉返神经来恢复声带运动，临床均有一定效果(图21-2-6)。然而，笔者以为以牺牲膈神经来获取可能有效的喉返神经功能应非常慎重，且应仅限于双侧喉返神经损伤后的一侧重建。

临床上时而会遇到这样一种情况，术中神经无明显损伤，但术后却仍出现声音嘶哑及患侧声带活动受限，一般于术后第2~3天出现，文献报道甲状腺癌术后迟发性声音嘶哑发生率可达5.1%，浙江省肿瘤医院2008—2009年统计资料显示为1.0%(7/672)，结果与杨昆宪、何忠野等观点一致，即术后迟发性声音嘶哑主要因术后手术创腔内积液、积血、周围组织炎症、水肿、粘连压迫裸露之喉返神经所致。所以笔者结合临床经验及统计资料主张：

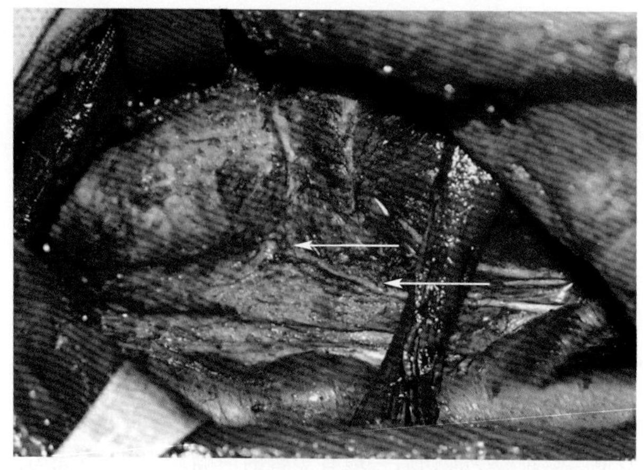

图21-2-6 舌下神经袢支移植修复喉返神经缺损
白色箭头指示移植的舌下神经袢支

1)甲状腺癌手术后应置放负压引流管，且引流管管径不宜过细，以免引流不畅，引流管也不宜过早拔除；

2)术后宜适量应用激素减轻神经水肿(有激素应用禁忌者除外)，笔者单位一般于术后当日及次日分别使用地塞米松5mg；

3)最好术后早期使用神经营养药，如维生素B_1、甲钴胺等。

经过积极的处理后，极大部分迟发性声音嘶哑将恢复，只有少部分转变为永久性声音嘶哑(声音嘶哑未恢复或声音嘶哑虽基本恢复但声带活动未恢复)，文献报道发生率在2.6%左右，浙江省肿瘤医院2008—2009年统计资料显示为0(0/7)。然而，文献报道，迟发性声音嘶哑如不予处理则可能导致16%的病例转变为永久性声音嘶哑。

第三节 低钙血症及甲状旁腺功能低下

低钙血症是指当血清白蛋白浓度在正常范围时，血钙低于2.2mmol/L(8.8mg/L)(正常值2.2~2.7mmol/L)，不同医院的血钙化验参考值略有差异。甲状旁腺素和降钙素是调节细胞外液中钙离子浓度的两种主要激素，甲状旁腺素通过促进肠道对钙离子(Ca^{2+})的吸收，促进肾小管对Ca^{2+}的重吸收而减少Ca^{2+}从尿中排泄，另外，甲状旁腺素通过活化维生素D3间接使肠道吸收的Ca^{2+}增加，甲状旁腺的分泌主要受血浆Ca^{2+}浓度的调节。

生理状态下，低钙血症刺激甲状旁腺合成和释放PTH；而低钙血症、PTH均可增强近端肾小管上皮细胞内1α羟化酶的活性，从而促进1,25$(OH)_2D_3$的合成。PTH可促进骨的吸收，同时PTH和1,25$(OH)_2D_3$又可增加远端肾小管钙的重吸收，1,25$(OH)_2D_3$还可增加肠道钙的回吸收，从而使血钙升高。当甲状旁腺功能减退、维生素D代谢障碍、肾衰竭时，PTH、1,25$(OH)_2$D3合成障碍，使机体正常的血钙平衡调节紊乱，从而出现低钙血症，并引起一系列临床症状。

一、低钙血症及甲状旁腺功能低下的临床表现

1. 低钙血症　低钙血症临床症状的轻重与血钙降低的程度不完全一致，而与血钙降低的速度、持续时间有关。当血钙下降速度较快时，即使血钙浓度为 2. 0mmol/L，也会引起临床症状。低钙血症的临床表现主要和神经肌肉的兴奋性增高有关。

（1）神经肌肉系统：由于钙离子可降低神经肌肉的兴奋性，低钙血症时神经肌肉的兴奋性升高，可出现肌痉挛，在周围神经系统早期为指/趾麻木。轻症患者可用面神经叩击试验（Chvostek 征）或束臂加压试验（Trousseau 征）诱发典型抽搐。严重的低钙血症能导致喉、腕、足、支气管等痉挛，癫痫发作甚至呼吸暂停。还可出现精神症状如烦躁不安、抑郁及认知能力减退等。

（2）心血管系统：主要为传导阻滞等心律失常，严重时可出现心室纤颤等，心力衰竭时对洋地黄反应不良。心电图典型表现为 QT 间期和 ST 段明显延长。

（3）骨骼与皮肤、软组织：慢性低钙血症可表现为骨痛、病理性骨折、骨骼畸形等。骨骼病变根据基本病因可以分为骨软化、骨质疏松、佝偻病、纤维囊性骨炎等。慢性低钙血症患者常有皮肤干燥、无弹性、色泽灰暗和瘙痒；还易出现毛发稀疏、指甲易脆、牙齿松脆等现象；低钙血症引起白内障较为常见。

（4）低钙血症危象：当血钙低于 0. 88mmol/L（3. 5mg/dl）时，可发生严重的随意肌及平滑肌痉挛，导致惊厥，癫痫发作，严重哮喘，症状严重时可引起喉肌痉挛致窒息，心功能不全，心搏骤停。

2. 甲状旁腺功能低下　甲状旁腺素的主要作用是维持血钙的平衡。甲状腺手术中不慎摘除或损伤甲状旁腺，或损伤了甲状旁腺营养血管，可导致术后低钙血症，可能出现暂时性或永久性的口周、手指、足趾麻木或刺痛，甚至手足抽搐症状，严重者可因喉喘鸣、呼吸困难而危及生命。据 Thomusch 等报道，甲状腺手术后出现暂时性甲状旁腺功能减退的发生率在 6. 9%～46%左右，尤其易发生于全甲状腺切除手术后。即使是双侧甲状腺次全切除术，术后也有可能出现永久性甲状旁腺功能低下，倪俊等曾报道此种并发症的发生几率在 0. 5%～2. 9%左右，笔者认为这可能与甲状旁腺的血供受损或甲状旁腺解剖变异有关。

低钙血症持续时间长，还可因脑血管壁钙盐沉着、动脉阻塞等而致智力下降、精神异常和情绪不稳定。另外，由于甲状旁腺功能低下，肾小管因缺少或缺乏 PTH 刺激，钙重吸收作用降低或消失，尿钙排出增多致尿路结石形成。其他与甲状旁腺功能低下、低钙血症有关的并发症有皮肤粗糙、毛发脱落、白内障等。

二、低钙血症及甲状旁腺功能低下的预防及处理

1. 甲状旁腺功能低下的预防及处理　为了避免或尽量减少甲状腺手术中甲状旁腺损伤，笔者主张结扎甲状腺下动脉时应尽量结扎甲状腺下动脉的分支或紧贴甲状腺真被膜结扎甲状腺下动脉，即“上近下也近”，除非癌灶已累及甲状腺真被膜。传统甲状腺外科手术主张的“上近下远”观点，可能仅考虑了喉返神经的保护问题。在分离甲状腺侧面及后方时，应始终紧贴甲状腺真被膜，且切忌钝性分离。在游离甲状旁腺和甲状腺真被膜间时，动作应十分轻柔，可用纹式血管钳轻轻提起甲状旁腺远端，将其间的毛细血管逐支用电刀离断或予以切断结扎，但在甲状旁腺近血管蒂处，不宜使用电刀，以免电刀热损伤蒂部细小血管。由于极大部分甲状腺癌需要同期行颈Ⅵ区清扫，下甲状旁腺及其血供的保护比较困难，非常见部位下甲状旁腺的损伤甚至难以避免，所以在甲状腺癌的外科手术中，上甲状旁腺及其血供的保护显得尤为重要。对于术中甲状旁腺的显露，有学者建议使用激光多普勒血流仪、亚甲蓝染色及染色前后接触式内镜观察等手段，但这些手段多处于实验阶段，临床应用方面还有很多问题需要探讨。

近年来利用纳米碳负显影技术，对甲状旁腺的定位、识别、保护等取得了良好的临床价值，具体见相关章节。

术中保留了甲状旁腺者，应常规于手术完毕后仔细检查保留之甲状旁腺的血供情况，正常血供的甲状旁腺呈扁平、类椭圆形、黄褐色或棕黄色，黄豆大小（图 21-3-1）。当回流受阻时腺体会逐渐变紫褐色（图 21-3-2），至完全阻塞时则呈紫黑色甚至黑色。在甲状腺腺叶切除或全甲状腺切除过程中，如没有发现明确的甲状旁腺，应在标本切下后，常规仔细检查甲状腺腺体表面及已清除的颈Ⅵ区淋巴脂肪组织有无被切除之甲状旁腺。资深的外科医师可凭经验鉴别甲状旁腺，亦可采用简便的“浮沉法”进行鉴别，即将可疑为甲状旁腺的组织放入温生理盐水中，如若是甲状旁腺，则组织将下沉，而脂肪颗粒因密度较低，漂浮于水面之上，此法的缺点在于无法鉴别甲状旁腺与淋巴结（图 21-3-3）。当然最可靠的鉴别手段是取小块疑似甲状旁腺组织送病理检查。对术中动脉血供明显障碍及被误切甲状旁腺者，进行Ⅰ期术中移植是甲状旁腺损伤的最

21

后补救措施。术中自体移植时，一般是将切下之甲状旁腺切成薄片后移植于胸锁乳突肌内以期恢复其正常生理功能，移植过程中须避免移植腔内出血，移植后须将肌肉及肌膜缝闭（图 21-3-4）。尽管对术中自体移植的效果也有学者表示怀疑，但笔者以为，术中自体移植除了增加几分钟的手术时间外，几乎没有其他缺点，所以应予以提倡。

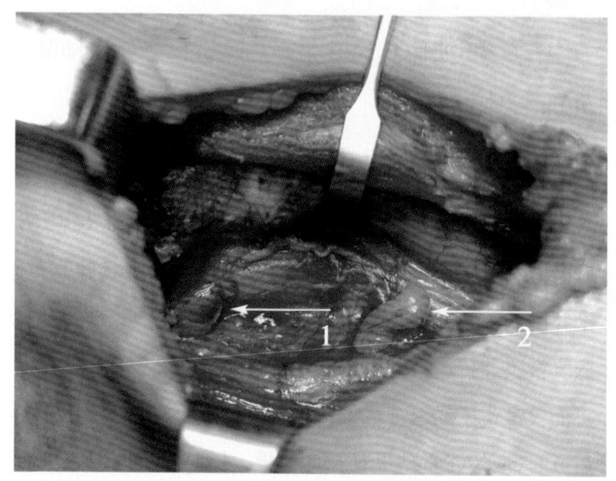

图 21-3-1 正常甲状旁腺

1. 上位甲状旁腺；2. 下位甲状旁腺

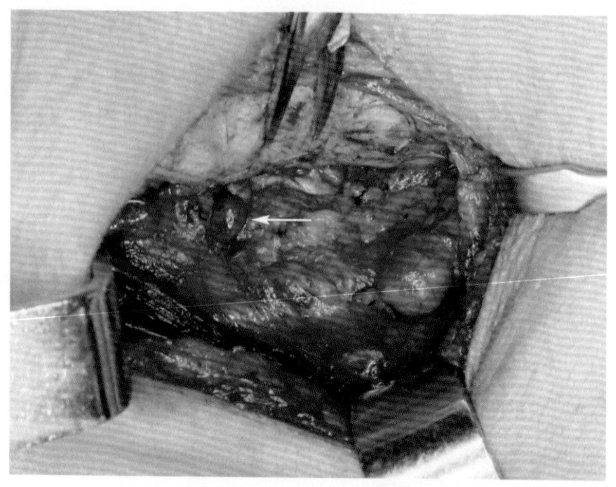

图 21-3-2 缺血之甲状旁腺

1. 上位甲状旁腺因缺血而成紫褐色

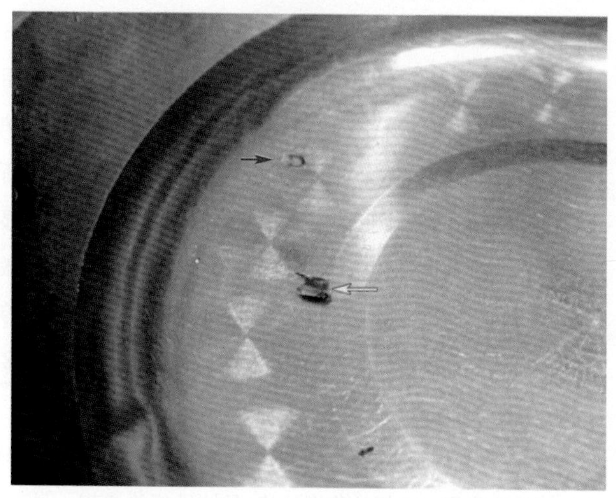

图 21-3-3 浮沉法鉴别甲状旁腺与脂肪组织

红箭头指示甲状旁腺，黄箭头指示漂在水面上的脂肪组织

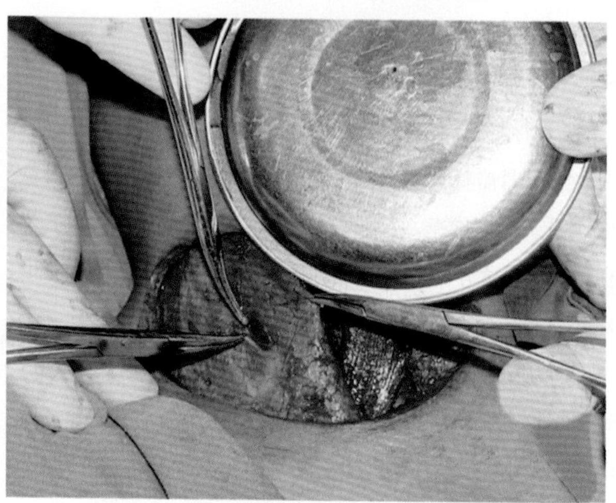

图 21-3-4 甲状旁腺移植于胸锁乳突肌内

在术中甲状旁腺保护方面，还需要注意几个细节：

（1）手术完毕冲洗创腔时，应刻意地对甲状旁腺加以保护；

（2）置负压引流管时，最好在引流管和甲状旁腺间衬以吸收性明胶海绵或止血纱布等；

（3）围术期如出血须打开创口清除凝血块时，切忌大块掏挖，以免误摘甲状旁腺或误伤甲状旁腺之营养血管。

2. 低钙血症的治疗 术后出现低钙血症，不论有无症状，饮食控制是必要的，应当给予如绿叶蔬菜、豆制品、海产品等高钙低磷食物，限制牛奶、瘦肉、蛋黄、鱼类等含磷较高食物。

甲状腺手术后短期内（3~5 天内）应常规监测血钙、磷、镁水平，建议每天 1 次，同时监测甲状旁腺素（PTH）水平。如果 PTH 水平在 10~15ng/L，血钙<2.0mmol/L，且患者无任何症状，可仅口服补钙；如果 PTH<10ng/L，患者有口周、四肢麻木，应及时予以静脉补钙，10%葡萄糖酸钙 10ml 加 50%葡萄糖 20ml 静推，每天 2~3 次。血钙上升后（一般升至 2.0mmol/L 以上）改口服。若患者术后短时间内就发生抽搐，则需立刻静脉补钙，10%葡萄糖酸钙 10ml 加 50%葡萄糖 20ml 静推，可重复执行至患者症状消失，其间可增加监测血钙、磷、镁的频度，血钙上升后（一般升至 2.0mmol/L 以上）改口服。补钙口服药以碳酸钙为佳，常用钙尔奇 D，因其同时含碳酸钙及维生素 D，每天 2 次，早饭后 2 片，晚饭后 1 片。如果伴有低镁血症，应同时补镁。如果低钙血症持续存在，口服维生素 D_2、D_3 效果不佳，可予活性维生素 D 治疗，如 $1\alpha(OH)D_3$ 或 $1,25\text{-}(OH)_2D_3$，每日 0.25~0.75μg，根据病情调节剂量，分 2~3 次口服。服药期间须严密监测血钙浓度，控制血钙浓度在正常低限，即维持血钙在 1.75~2.25mmol/L。

如维生素 D 治疗效果不佳，可给予双氢速甾醇（dihydrotachysterol，又名 DHT 或 AT10）治疗。AT10 的化学结构与骨化二醇相似，在肝脏羟化为具有活性的 25-羟基双氢速甾醇，是 1,25-二羟维生素 D 的类似物。其作用与其他维生素 D 类似，特点是作用缓慢、持久，较长期应用无耐受性。用于甲状旁腺功能低下及手足搐搦症。其作用介于维生素 D 和甲状旁腺素之间，首剂每日 0.15～3.00ml（每毫升含 1.25mg）。AT10 作用较快，2～3 天即可见疗效，10 天内血钙可升至正常水平。应及时调整剂量，维持血钙在 2.10～2.25mmol/L。AT10 半衰期短，停药后 1～3 周作用即消失。

浙江省肿瘤医院近年来对甲状腺手术后症状较为轻微的低钙血症者通常予口服钙片和骨化三醇片（阿法骨化醇软胶囊等），效果较好。具体用法：钙尔奇 D，口服，一次 1～2 片，一日 1～2 次；阿法迪三，口服，0.5～1μg/d，一日 1 次（成人）。因阿法骨化醇可以增加肠道钙磷吸收，所以应监测血清中的钙磷水平，尤其是对肾功能不全的患者。长期大剂量服用阿法骨化醇或患有肾损伤的患者可能出现恶心、头昏、皮疹、便秘、厌食、呕吐、腹痛等高钙血症征象，停药后即可恢复正常。在服用阿法骨化醇治疗的过程中，至少每三个月进行一次血浆和尿（24 小时收集）钙水平的常规检验。如果在服用期间出现高钙血症或高尿钙，应迅速停药直至血钙水平恢复正常（大约需一周时间），然后可以按末次剂量减半给药，当骨骼愈合的生化指标（如血浆中碱性磷酸酶水平）趋向正常时，如不适当减少阿法骨化醇的用量，则可发生高钙血症。

甲状腺手术相关的低钙血症分为一过性低钙血症、慢性低钙血症及低钙血症危象，严重者可危及生命，需积极治疗：

（1）10% 葡萄糖酸钙 10～20ml（10ml 葡萄糖酸钙含 90mg 元素钙），静脉缓慢推注。必要时可在 1～2 小时内重复一次。

（2）若抽搐不止，可 10% 氯化钙或 10% 葡萄糖酸钙 20～30ml，加入 5%～10% 的葡萄糖溶液 1000ml 中，持续静脉滴注。速度小于 4mg 元素钙/（h・kg），2～3 小时后查血钙，到 2.22mmol/L（9mg/dl）左右，不宜过高。

（3）补钙效果不佳，应注意有无低镁血症，必要时可补充镁。

（4）症状见好，可改为高钙饮食，口服钙剂加维生素 D（营养性维生素 D 或活性维生素 D）。

3. 甲状旁腺激素不足性甲状旁腺功能减退症的治疗存在以下问题

（1）目前无人甲状旁腺激素制剂，动物甲状旁腺激素制剂注入人体后很快引起抗体产生而将其作用破坏。

（2）人体摄入的维生素 D_2 在皮肤经阳光照射后形成维生素 D_3，其本身无生物活性，必须先在肝脏于其 25 位羟化成 25 羟维生素 D_3（25-OHD_3），然后在血浆中与一种蛋白结合后被运送至肾脏，再经肾内的 1α 羟化酶作用，进一步羟化成 1,25 二羟维生素 D_3（1,25$(OH)_2D_3$），才成为具有生物活性的维生素。甲状旁腺激素是 1α 羟化酶的刺激剂，当甲状旁腺激素不足时，1α 羟化酶相对失活。故甲状旁腺功能减退症患者的 1,25$(OH)_2D_3$ 的血液浓度很低，影响钙代谢。因此，如给予患者一般治疗剂量的维生素 D，往往不能改善症状。

（3）用维生素 D 和钙剂治疗本症虽可控制症状，但要获得正常钙磷代谢的生理调节却不容易。因为不同患者对维生素 D 制剂的反应性不同，且同一患者在不同病程中的反应性可有变化。维生素 D 中毒可在并没有改变维生素 D 制剂和钙制剂剂量的治疗过程中出现，一旦发生维生素 D 中毒就可产生不可逆的肾损害。

（4）持续足量的维生素 D 的治疗常使尿钙排出过多，可引起肾钙盐沉积症，而此时患者的血钙浓度却可在正常低值。

4. 甲状旁腺移植　低钙血症症状严重且口服药物治疗无效者，应考虑甲状旁腺移植。甲状旁腺移植依供体来源可分为自体移植、同种异体移植和异种移植；依移植方式可分为组织移植、带血管甲状腺-甲状旁腺移植、细胞输注移植。

Cristiani 和 Ferrori 为最早有记载的成功的甲状旁腺组织移植者。Leischer 在 1907 年首先用切除移植物产生痉挛证实了移植甲状旁腺组织的功能，明确移植成功与否在于移植器官是否保持原有功能。1973 年 Wells 等提供了犬甲状旁腺自体移植成功的可信证据。他们将 3 个自体腺体组织植入腹外斜肌，10 天后切除原位的另一个甲状旁腺，犬可以保持正常血钙，但切除移植的甲状旁腺组织后就发生了严重的抽搐，并且从切取的移植甲状旁腺中提取 PTH，初步探讨了 PTH 是判定移植成功的标准。1973 年 Wells 等人报道了在抗胸腺细胞球蛋白、甲泼尼松、硫唑嘌呤免疫抑制下对试验犬成功地进行了同种异体甲状旁腺移植，发现了腺体移植也有排斥反应，需用免疫抑制药物。真正把腺体移植用于临床并较成功的报道是在 20 世纪 80 年代初，Hickey 对 5 例 HPT 患者进行了甲状旁腺组织碎片自体移植于前臂肌肉的研究，术后经放免分析证实，有 4 例持续分泌 PTH，显示甲状

21

旁腺移植术的良好应用前景。

针对甲状腺癌手术后严重低钙血症，目前临床开展的甲状旁腺移植手术主要是同种异体移植，供体主要有尸体和胎儿组织，胎儿组织由于具备再生能力强、抗原性弱等优点，所以受到更多推崇，文献报道 16～24 周胚胎最佳。1987 年，王颜刚采用尸体及胎儿作为供体，将甲状旁腺切成小碎片，移植于受者前臂肌肉内，获得满意疗效。1994 年王颜刚以肾包囊为移植区，在 B 超定位下以 14 号针头注射器将引产胎儿的甲状旁腺注入肾包膜下，认为疗效满意。但组织移植后能维持存活多久和分泌多久，其判定指标如何，最终未见报道。也有学者认为，甲状旁腺腺瘤组织具有高分泌甲状旁腺素的功能，且较容易获得，故可作为供体，但肿瘤组织移植是否会导致移植组织恶变的问题必然制约其应用。

带血管甲状旁腺移植无疑是较为可靠的移植手段，尤其是胚胎组织。Kooreman 认为，在高级动物中，胚胎组织的同种移植比成熟组织有更好的耐受性。Leroger Alizon 发现，10 周以上的胚胎甲状旁腺细胞都具有分泌 PTH 功能。但要获得胚胎组织同种移植的成功有三项注意事项：①供体胎儿要大于 6 个月，此时甲状腺及甲状旁腺发育已较良好，血管口径已较大，能较顺利吻合。②熟悉胎儿甲状旁腺位置，移植的腺体需有良好的血液循环。③术后必须用免疫抑制药硫唑嘌呤及泼尼松或环孢素等。

尽管从理论上讲，带血管甲状腺-甲状旁腺移植会增加抗原性并导致失败，但目前报道较多见的移植方式还是带血管甲状腺-甲状旁腺移植或联合胸腺移植。移植部位主要有腹股沟区和腹腔内大网膜。1980 年，陈国锐等首次报道带血管蒂甲状腺-甲状旁腺同种异体移植成功治疗甲状旁腺缺失症 1 例，创手术方法治疗甲状旁腺功能减退症之先河，该法以引产胎儿为供体。从目前资料看，该治疗技术近期疗效不错，但远期疗效也缺乏大样本资料。

带血管移植技术由于受供体限制、手术复杂等因素制约，所以有学者推荐相对简便易行的细胞输注移植和组织移植技术。甲状旁腺细胞、胚胎干细胞或造血干细胞移植研究已显示了一定的短期效果。如 Nawrot 等报道，将甲状旁腺细胞进行 6 周的体外培养和冷冻后行甲状旁腺祖细胞输注移植，移植细胞平均存活期为(6.4±13.1)个月。Zhou 等用重组有 PTH 基因的浓缩病毒悬液感染人脐血造血干细胞，然后注入甲状旁腺功能低下症的模型小鼠血中，小鼠血 PTH 及血钙浓度逐渐上升，并维持于接近正常水平 3 个月。相比而言，胚胎干细胞或造血干细胞因可提供丰富的可进行移植治疗的细胞来源，故其发展前景可能更佳。近年来开展的微囊包埋细胞或组织移植技术，由于可有效减轻急性排斥反应，延长移植物存活时间，故有望使细胞或组织移植得到更好的发展。

5. 甲状旁腺研究进展　甲状旁腺功能低下症(HPT)的基因治疗国内外均未见报道，但随着分子生物学及相关领域技术的迅速发展，相关基因的克隆及表达成功使许多疾病的基因治疗成为可能，对 PTH 表达的研究已有散在报道。利用 RT-PCR 扩增出约 270bp 的 *PTH* 基因的完整编码序列，并构建了该基因的真核表达载体质粒，这为开展甲状旁腺激素 *PTH* 基因治疗的研究提供了物质基础。在人甲状旁腺激素(*PTH*)基因表达的基础上，能否采用基因手段对 HPT 进行治疗，是值得研究的课题。PTH 前体即前甲状旁腺激素(原为 115 肽)，在粗面内质网合成后，前体激素原部分被信号肽酶切去 25 个氨基酸而成为激素原，后者在高尔基复合体进一步被切去 6 肽而成为成熟的 84 肽活性分泌颗粒。PTH 在血中主要有 PTH1-84、PTH1-34 和 PTH56-84 三种形式，功能区集中于 N 端。研究表明，PTH1-34 与 PTH1-84 有相同的受体结合功能和生物活性，人与多数哺乳动物的 PTH 在此区同源性极高。*PTH* 基因有 2 个内含子和 3 个外显子，cDNA 全长 270bp。据文献报道，重组 PTH 作为融合蛋白或可分泌蛋白，在大肠埃希菌中得到高效表达且具有天然 PTH 活性。基因治疗的方法和思路为：以人胚甲状旁腺组织中提取的核酸(RNA)为模板，经反转录聚合酶链反应(PT-PCR)扩增出 *PTH* 基因片段，该片段经 EcoRI、Xba Ⅰ双酶切后，插入到 pcDNA3.1(+)载体中，得到了含 *PTH* 基因的重组质粒，将该质粒以脂质体转染法转染牛肾细胞(MDBK)获得成功，人甲状旁腺激素基因在 MDBK 细胞中得到表达。张伟辉等进一步将不同剂量的 pcDNA3.1PTH 注射于甲状旁腺功能低下的家兔骨骼肌内，结果表明该质粒对甲状旁腺功能低下家兔的治疗效果佳。此研究为甲状旁腺功能低下症的治疗提供了一条崭新的思路。

总之，对于 HPT 的治疗，无论是传统的内科药物治疗，还是后来的甲状旁腺组织移植治疗以及新兴的基因治疗，都存在一定的问题，但比较而言，人胚 *PTH* 基因治疗 HPT 的质粒无免疫性、无排斥反应，*PTH* 基因在动物体内相应表达，只涉及靶细胞，*PTH* 基因质粒可大量复制满足治疗需要，是其他治疗方法所无法比拟的。目前，HPT 基因治疗面临的主要任务是，需要首先通过动物实验找到注射 *PTH* 基因质粒的最佳剂量和药效维持时间以及甲状旁腺功能低下症基因治疗的安全性问题。

2015 年 1 月 23 日，美国 FDA 宣布批准 Natpara（甲状旁腺激素）用于控制甲状旁腺功能减退患者的低钙血症（血钙水平低）。Natpara 是一种甲状旁腺激素注射剂，一天注射一次，可帮助调节体内的钙水平。Natpara 的安全性及有效性在一项纳入 124 名参与者的临床试验中得到评估，参与者随机分组，给予 Natpara 的实验组或安慰剂治疗的对照组。该试验旨在确定 Natpara 是否可以作为活性形式维生素 D 或口服钙补充剂的替代品，或用来减少活性形式维生素 D 或口服钙的用量。结果显示，Natpara 治疗组有 42%的参与者在减少钙补充剂及活性形式维生素 D 剂量的情况下达到了正常血钙水平，而安慰剂治疗组的这一比例为 3%。Natpara 带有一项黑框警告，已在 Natpara 大鼠试验中观察到骨癌（骨肉瘤）的发生。目前尚不清楚 Natpara 是否会在人体内引起骨肉瘤，但由于潜在的骨肉瘤风险，Natpara 仅被推荐用于不能通过钙补充剂及活性形式维生素 D 来控制低钙血症的患者，以及使用 Natpara 后潜在收益大于潜在风险的患者。Natpara 治疗的最常见不良反应包括，酸麻感、瘙痒、刺痛感或皮肤灼热、低钙血症、头痛、高钙血症和恶心。Natpara 由美国的 NPS 制药公司生产。

第四节　乳糜漏及淋巴瘘

一、颈部淋巴结及胸导管的解剖

淋巴是淋巴管或淋巴结中的液体，沿各级淋巴管向心回流，经过诸多淋巴结的滤过，最后汇入静脉。淋巴系统不仅能协助静脉运送体液回归血液循环，而且能转运脂肪和其他大分子物质，这对维持血浆渗透压至关重要，淋巴器官和淋巴组织还可繁殖增生淋巴细胞、过滤淋巴液，参与免疫过程，是人体的重要防御屏障。

颈部的淋巴结，分为颈前和颈外侧淋巴结。颈前淋巴结，位于舌骨下方，喉、甲状腺及气管颈段的前方，收纳上述器官的淋巴，输出管注入颈外侧深淋巴结。颈外侧淋巴结可分为浅、深两群。颈外侧浅淋巴结，位于胸锁乳突肌表面，沿颈外静脉排列，收纳颈部浅层及头部淋巴结的输出管，其输出管注入颈外侧深淋巴结。颈外侧深淋巴结，位于胸锁乳突肌深面，沿颈内静脉排列，收集头颈部、胸壁上部及乳房上部的淋巴，其输出管汇合成左、右颈干，最后汇入静脉。

胸导管是全身最大的淋巴管，长 30~40cm，该管的直径约 3mm，管腔内瓣膜较少，收纳约占全身 3/4 部位的淋巴。胸导管起始膨大处为乳糜池，常位于第 1 腰椎前方，由左、右腰干和肠干汇成。胸导管自乳糜池上行于脊柱前方，在主动脉后方穿经膈主动脉裂孔入胸腔，在食管后、脊柱前方继续上行，至第 5 胸椎附近向左侧偏斜，出胸廓上口达颈根部后，向前弓状弯曲称胸导管弓，弓顶约平第 6~7 颈椎高度，多数继续向前下汇入左静脉角，少数可注入左颈内静脉。在汇入静脉角处收纳左支气管纵隔干、左颈干和左锁骨下干。胸导管通过上述 6 条淋巴干和某些散在的淋巴管收集两下肢、盆部、腹部、左肺、左半心、左半胸壁、左上肢和头颈左半部的淋巴。右淋巴导管（right lymphatic duct）为一短干，长约 1. 5cm，由右颈干、右锁骨下干和右支气管纵隔干汇合而成，注入右静脉角。右淋巴导管收集右头颈部、右上肢、右半胸壁、右肺和右半心的淋巴，即人体 1/4 的淋巴回流。

二、乳糜漏及淋巴瘘的临床表现

乳糜漏的发生基于外科医生临床专业水准的差异而发生率不同，但属于后果较严重的颈部手术并发症之一。一般多发生于侧颈淋巴结清除术后，极少数也发生于中央区淋巴结清除术后。颈淋巴结清除术后乳糜漏的发生率为 1%~3%。发生原因除术中解剖变异、手术操作不当等外，术后处理不当也是一个重要因素，术后若未放置负压引流管或引流不畅，造成皮下空腔、积液，进而会引发胸导管或淋巴导管破裂。乳糜漏 90%以上发生在左侧，发生在右侧的不足 10%。术后 1~2 天因没有进食，乳糜液量少且多呈浅黄色，且创面渗出液多，故易被忽视。

术后发现引流管内出现混浊乳白色液体，即应首先考虑乳糜漏（图 21-4-1），多在术后进食后发现。乳糜液短时放置可分为三层，从表层到底层为脂肪、乳状和细胞沉渣，培养无菌。乳糜漏是否表现为典型的乳白色液体，主要取决于饮食中脂肪的含量。早期及禁食情况下，引流液往往是黄色或淡红色血清样，甚至脂肪染色阴性。显微镜检查可发现游离的脂肪微粒，脂肪颗粒可被苏丹Ⅲ染色，乳白色液体加入乙醚振荡后即变为透明。

即使引流液未呈乳白色，原本较少量淡血性或黄色的引流液突然增多、混浊，进食以后更加明显者也应考虑乳糜漏。可行引流液甘油三酯检测，如 > 1. 1mmol/L，也可以明确诊断。

文献报道，颈部乳糜漏患者每日最小引流量 80ml，最大

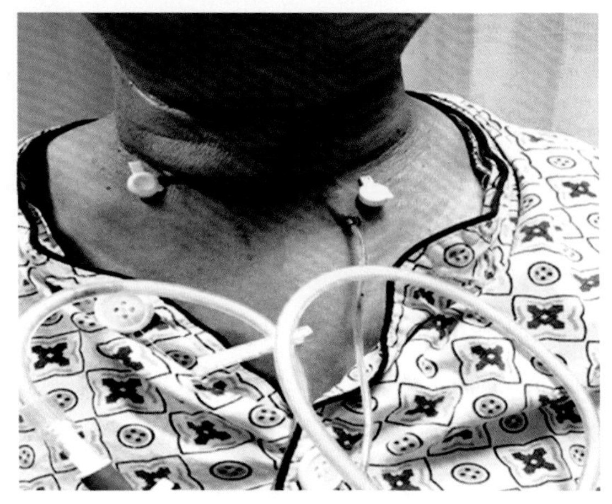

图 21-4-1 乳糜漏
引流管内见乳白色液

21

引流量可达 4300ml。根据 24 小时引流量的不同，一般将乳糜漏分为三个级别，即轻度：80～200ml，中度：200～400ml，重度：400ml 以上。

三、乳糜漏及淋巴瘘的预防和处理

1. 营养及药物治疗　乳糜漏诊断确立后，宜立即禁食，改静脉肠外营养。因禁食可保持胃肠道充分休息，大大减少淋巴液的产生和丢失，缩短破裂口闭合时间。报道显示：禁食状态淋巴流量为 0.9ml/min，而餐后则为 225ml/min。通过静脉途径提供人体每天必需的营养素，预防和减轻营养不良的发生，甚至可改善患者的营养状态，为组织修复和破裂口愈合创造必要的条件。肠外营养还可抑制胃肠液分泌，减少淋巴液的形成。研究表明，肠外营养支持或与其他措施联合应用可使约 60% 的患者乳糜漏得以改善或治愈。

也有学者认为，乳糜漏不严重时可给予高热量、高蛋白、低钠、低脂肪的饮食。当然，肠内营养中甘油三酯的应用务必选择中链甘油三酯，因中链甘油三酯不经过淋巴管道系统，可直接由门静脉吸收入血，为患者提供足够能量的同时又减少了淋巴液的产生。而长链甘油三酯经肠道吸收后进入淋巴系统，增加乳糜液的形成及淋巴液的丢失，不利于营养的维持和漏口闭合。

临床实践证明，生长抑素可抑制多种胃肠道激素的释放，抑制胃液、胰液的分泌，抑制胃和胆道的运动，从而抑制肠道吸收。此外生长抑素还有使内脏器官血管收缩、减少其血流量的作用。进而减少经肠道吸收入组织间质的液体量，减少肠道淋巴液的生成，最终可减少颈部乳糜液流量，促进漏口闭合。

2. 保守治疗及护理　局部处理手段，对于引流液量少的患者，多数学者主张首先保守处理，对保守治疗无效或量大者，则宜尽早手术探查。保守治疗的主要手段是：

（1）保持通畅引流。术区有效的引流对于治疗乳糜漏十分重要，对于轻度的乳糜漏，往往经单纯引流、术区加压包扎以及饮食调整就可达到治愈的目的。对于引流管的压力调节，目前观点尚不统一，有学者建议采用强负压持续引流，认为强负压能有效地促进排出乳糜液、闭塞淋巴管、组织贴合和愈合。多数学者认为引流系统如为强负压装置，胸导管或淋巴导管及其分支将在压力的作用下持续开放，不利于漏口的闭合，此时应在局部加压、清淡饮食配合下改用平压/半负压引流，利于控制乳糜漏。

（2）外加压。即用棉球或纱布压置于颈静脉角相应的锁骨上窝，再用阔胶布或绷带外加压。

（3）饮食控制。术后给予低脂肪饮食，食物中宜仅含中链甘油三酯，直接经门静脉吸收，减少胸导管乳糜液量。严重的病例可禁饮食，改为肠道外营养支持数周，保证完好的凝血功能，利于淋巴管的创口愈合，但此法应适用于左侧胸导管损伤所发生的乳糜漏患者。

（4）生长抑素。某些较严重的乳糜漏病例如静脉营养无效，联合使用生长抑素可取得明显治疗效果。此疗法的机制尚不清楚，可能是生长抑素与乳糜产生和淋巴系统腔内压力密切相关。用药后胸导管流量减少是生长抑素直接作用于肠壁的营养转运的结果，还是降低肠道血流而间接影响所致，至今还不明确。

（5）其他。有学者建议局部使用滑石粉等硬化剂可刺激机体产生免疫反应，导致无菌性炎症，促进皮肤与创面粘连等也有闭合淋巴管的作用。另有学者采用局部注射纤维蛋白凝胶，以预防和治疗颈部乳糜漏也取得较好效果。还有学者报道，从引流管向术腔注入 50% 葡萄糖溶液 20ml 左右有助于乳糜漏的愈合，但此举应严密预防感染。

在乳糜漏治疗期间，护士要密切观察患者生命体征的变化，记录每 24 小时的出入量，保持出入量平衡、水和电解质平衡。

3. 乳糜漏的临床处理及预防

（1）处理方法：颈部手术后发生乳糜液漏出量较多者（24 小时引流量多于 500ml）应尽早手术修补，同时对于保守治疗 3 天以上且颈部引流液量无减少却明显增多者亦可

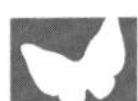

考虑尽早手术治疗，以免乳糜液大量流失导致严重营养不良等并发症的发生。手术治疗包括缝合修补瘘口和切开填塞两种方法。前者主要适用于引流量较多或经保守治疗无效者，具体方法是拆开缝线或颈根部切开后，寻找瘘口给予缝扎，有时取邻近的小块肌瓣、筋膜或脂肪组织给予加固。后者主要是在颈根部内侧切开，在可疑乳糜漏部位局部填塞碘仿、无菌纱布或纱条等以压闭瘘口。术前进食或鼻饲牛奶，手术时患者取头低仰卧位以利于手术探查。寻找到发生乳糜漏的瘘口，可应用不吸收的缝线予结扎或缝扎乳糜管，可达到较好的效果。如未发现瘘口，可据胸导管解剖位置予以缝扎并予外科凝胶局部封闭。由于一般术区组织水肿较重，均为两种手术治疗增加了处理难度和效果，目前一般建议乳糜漏的处理多采用保守治疗方法，二次外科手术治疗多用于保守治疗失败的严重病例。

至于颈淋巴清扫术后乳糜漏致乳糜胸的处理重点应在颈部，但建议请胸外科会诊。

(2)乳糜漏的预防：减少乳糜漏发生的核心在于预防。熟悉局部解剖、操作轻柔准确是预防乳糜漏发生的前提，术中、术后及时发现并妥善处理是治疗的关键。淋巴导管的损伤多发生于锁骨上颈静脉角区域，传统做法多采用钳夹缝扎的方式，但存在缝扎不确切以及缝合针刺破淋巴管的可能。

笔者经验：颈淋巴清扫处理颈静脉角时，如能轻松显露胸导管(图 21-4-2)，可切断后轻柔结扎，也可仅结扎分支而保留主干。不宜强求分离胸导管，该区域组织不可过度牵拉，也不可用电刀等直接切割，而应钝性分离、分块钳夹后切断、结扎或缝合。手术结束前应对重点区域再次检查，若颈静脉角处有无色透明液体积聚(多因患者术前禁食表现为清亮液体)，如用纱布轻拭后静观，仍有清亮反光样液体渗出，此时常可明确。如仍觉可疑，可在麻醉医师的配合下增加患者胸内压，使淋巴液漏出更为明显。如术中发现乳糜漏，可先行精确结扎，也可同时利用医用胶粘贴法减少术后乳糜漏的发生。天津医科大学肿瘤医院报道术中使用氰基丙烯酸酯系医用胶(耳脑胶)预防术后乳糜漏发生，效果明显，具体方法为取适量氰基丙烯酸酯系医用胶点于颈静脉角处，然后将事先取好大小合适的筋膜组织迅速展开并粘贴于此处(图 21-4-3)。操作应注意筋膜展开充分，平铺在滴有医用胶的位置，再沿肌膜四周点滴适当的医用胶，使筋膜完全封闭于静脉角处(图 21-4-4)。

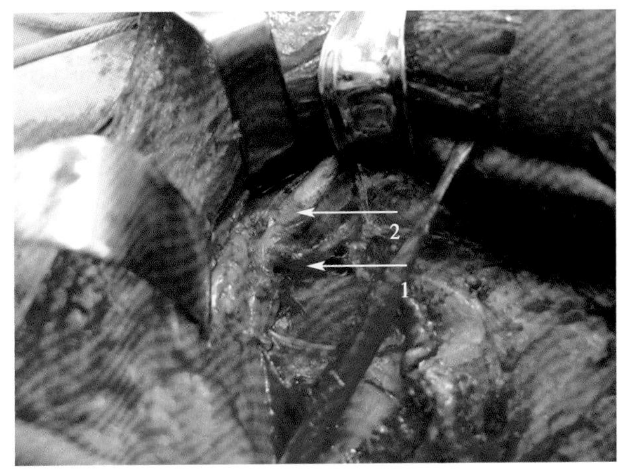

图 21-4-2　胸导管解剖
1. 胸导管；2. 颈内静脉

21

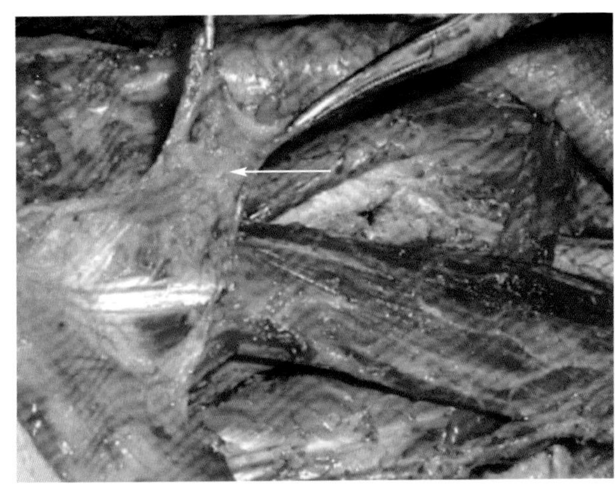

图 21-4-3　胸锁乳突肌肌膜的制备，箭头所示

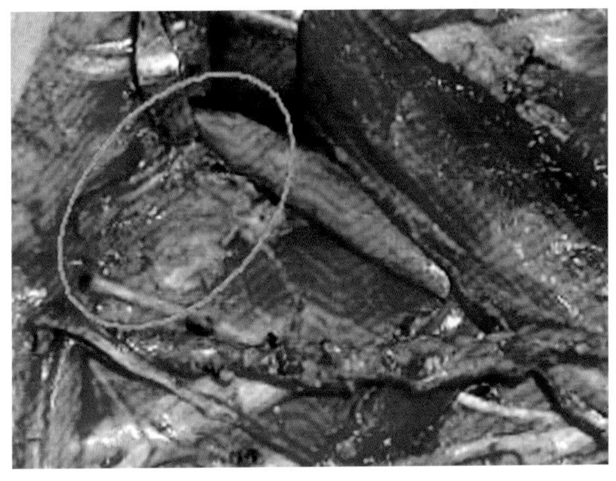

图 21-4-4　以肌膜粘贴于颈内静脉角

需要特别强调的是，甲状腺癌手术即使仅行颈Ⅵ区清扫，也可能发生术后乳糜漏，当然发生率很低。笔者近 30 年来仅遇 3 例，2 例分别经负压引流、禁食后 3 天、5 天好转；1 例引流量大，超过 200ml/d，行清创并结扎漏口后好转，术中

发现漏口位于胸骨上窝稍下方。颈Ⅵ区清扫出现乳糜漏的原因，笔者以为可能是胸导管或淋巴导管解剖异常或清扫位置较低有关。故甲状腺癌颈Ⅵ区清扫时，在清扫该区域下界时应予以结扎或超声刀凝闭，尽量避免乳糜漏的发生。

4. 乳糜胸　经胸导管回流的淋巴乳糜液外漏并积存于胸腔内称为乳糜胸。其发生与胸导管的损伤或闭塞有关。根据病因可分为原发性乳糜胸和创伤性乳糜胸。甲状腺及颈部淋巴结清除手术并发的颈部乳糜漏如不能得到有效控制，可能导致创伤性乳糜胸形成，尽管发生率极低，但一旦发生，后果极其严重，死亡率约为10%。

尽早发现并处理乳糜漏对乳糜胸的预后至关重要。由于患者术前禁食，故术中乳糜漏不易察觉。可通过术前口服牛奶、黄油增加乳糜流量，或术中经十二指肠管注射亚甲蓝观察乳糜液的颜色变化确定胸导管破口；也可通过胸管引流液的量、性状及相应的实验室检查确诊乳糜胸。此外，研究证实淋巴管造影术对于乳糜胸的诊断具有较高的敏感性与特异性，并且可有效堵塞引流量少于500ml/24h的乳糜胸。

一般认为，如胸腔引流量<400ml/24h，可通过禁食、静脉营养、充分胸腔引流加以处理。主要包括：减少口腔及肠内脂肪摄入以减少乳糜液的产生，药物治疗包括奥曲肽与生长抑素，可抑制生长激素、胰高血糖素、胰岛素的分泌及淋巴管排泄。

如胸腔引流量>500ml/24h（也有学者认为>1000ml/24h），或患者已存在严重营养不良和电解质紊乱，或出现压迫、出血等情况，应考虑手术治疗。对颈淋巴清扫导致的乳糜胸形成，最为有效的方法是胸导管结扎。较为常用的方法还有胸膜固定术，常用的胸膜固定药物包括四环素、诺环素、博来霉素、OK-432、聚维酮碘与滑石粉。其他如Denver转流管胸腹腔分流术和胸导管静脉吻合术，还有经皮淋巴管穿刺栓塞胸导管成功治愈乳糜胸的报道。

（1）胸导管结扎术：胸腔镜辅助（VATS）或开胸直视下直接结扎胸导管可有效治疗乳糜胸。若多部位发生乳糜漏或乳糜漏部位不能确定，可直接结扎主动脉裂孔近端的胸导管。

（2）胸腹分流术：主要用于处理难治性乳糜胸，包括Denver胸腹分流术和选择性被动LeVeen胸腹分流术，放置的胸导管分流器可将乳糜液引流至其可被吸收的腹腔。已有大量文献证明此法可有效治疗全肠外营养患者的乳糜胸。但因其并发症较多（包括分流闭塞、纤维蛋白凝块、感染、皮肤糜烂、气腹等），故需慎用。

（3）胸导管经皮栓塞术：可用于治疗已经确认乳糜漏位置的难治性乳糜胸。使用微导管连接胸导管并使用金属线圈进行栓塞治疗，虽然在技术上存在很大难度，但67%的置管成功率和高达90%的治愈率使其在乳糜胸的治疗领域有良好的前景。

第五节　胸膜顶损伤

一、胸膜顶解剖

胸膜顶包盖在肺尖上，胸膜顶外盖有一层胸膜上膜，突入颈根部，高出锁骨内侧1/3上缘2～3cm。前、中、后斜角肌覆盖其前、后及外方，上起自第7颈椎横突，呈扇形附于第一肋内侧，胸膜和肺尖前邻锁骨下动脉及其分支、前斜角肌、锁骨下静脉、膈神经及迷走神经。左侧有胸导管跨越。后方邻交感干、第一胸神经及最上动脉；外侧与中斜角肌毗邻；内侧右为头臂干、右头臂静脉和气管，左为锁骨下静脉及左头臂静脉、左颈总动脉、左颈内静脉。在颈部大血管后方有臂丛斜向下外。由于肋骨向前下倾斜，所以胸膜顶向上超过锁骨而伸入颈根部。在此部位胸膜顶位于前、中、后斜角肌所构成的“三角尖帽”的保护之下。换言之，这三块肌肉从前、外、后及上方保护胸膜顶。紧贴着胸膜顶尚有较致密的筋膜支持和保护，称为席氏筋膜（Sibson's fascia）。胸膜顶的体表投影为：位于锁骨内侧1/3段上方2.5cm，肺尖位于第7肋颈椎棘突平面，距正中平面2.5cm处。两侧胸膜的前缘位于胸锁关节的后方，至胸骨角平面（第2肋软骨水平）接近于正中线，向下至第4肋软骨平面，双侧胸膜前缘紧密相贴。

二、胸膜顶损伤的原因及临床表现

由于胸膜顶的解剖位置较深，表面有胸膜上筋膜的覆盖及斜角肌的保护，一般来说常规甲状腺手术不易损伤。

1. 甲状腺手术可能导致胸膜损伤的区域为

（1）胸膜顶前面：当颈部Ⅳ区淋巴结转移，或清扫此区域时操作过深、过低均可能损伤胸膜顶，导致气胸；

（2）胸膜顶内侧：局部晚期的甲状腺癌累及头臂干或锁骨下动脉、头臂静脉等，手术分离时容易损伤胸膜顶内侧壁，另外在中央区淋巴结清除时，位置过深至头臂干深面；

（3）上纵隔胸膜前缘：若甲状腺癌侵犯胸骨柄或锁骨头，手术切除骨质时会造成胸膜的破裂，部分胸骨后甲状腺肿，巨大的肿块在漫长的发展病程中，可能与胸膜粘连，手术

时易损伤胸膜。

另外，近年来随着腔镜甲状腺手术的普及，腔镜手术运用 CO_2 形成人工气腔，术中不小心损伤胸膜或者充气压力过高，容易造成 CO_2 气体进入胸腔造成气胸。

2. 气胸、纵隔气肿　临床症状与肺脏萎缩程度和发病缓急有关，轻者可无症状，重者可发生猝死。急性胸痛发生率为95%，其中95%以上患者为单侧胸痛；80%出现呼吸困难，并且提示为大量气胸。气体量多时，患侧胸廓饱满，叩诊鼓音，呼吸音降低或消失。如果出现气管向健侧移位、血流动力学不稳定提示张力性气胸，需要紧急处理。

三、胸膜顶损伤的预防和处理

预防胸膜顶破裂的关键在于术前准确评估病情，术中精细化操作，常规颈淋巴清扫应在颈深筋膜深层的浅面进行分离，从而避免损伤位于深面的胸膜顶。如果淋巴结侵犯较深时，应在淋巴结深面分离并适当结扎或缝扎，避免损伤胸膜顶。对于巨大胸骨后甲状腺肿，应耐心仔细剥离甲状腺包膜外组织后，将肿瘤从上纵隔拖出，避免撕拉。对于多次手术、侵犯纵隔或者纵隔淋巴结转移的患者，在合理评估后，可选择胸骨劈开手术。另外，完全腔镜下充 CO_2 气体时，气压宜控制在6~8mmHg，一般不宜超过10mmHg。

术中处理锁骨上窝转移且活动性差的淋巴结时，有时因清扫位置低或操作不当可导致胸膜顶破裂，裂口小时可直接缝合封闭。缝合后若感觉牢固度欠佳可用周围肌瓣覆被加固。

对胸膜顶破裂术中修复后或者术中疑似胸膜顶破裂的患者，术后均需密切观察呼吸情况，一旦出现胸痛、呼吸困难、心率加快、皮下气肿、血氧饱和度下降，应听诊肺部呼吸音是否减弱，必要时拍床边片，甚至急诊胸部CT，了解是否发生气胸。少量气胸会自行吸收，一般不会有严重后果，如有较多量积液积气（气胸致肺压缩大于30%），多半抽除即可，必要时可行胸腔闭式引流，一周内应复查胸片。

第六节　环杓关节脱位

环杓关节（cricoarytenoid joint）由杓状软骨底与环状软骨板上缘的关节面构成。杓状软骨在此关节上可沿垂直轴作旋转运动，使声带突向内、外侧移动，因而能开大及缩小声门。杓状软骨也可作左右滑行。

一、发病原因及机制

由于环杓关节是由内衬滑膜的关节囊所包绕的滑动关节，容易出现脱位或半脱位，同时损伤后关节腔出现水肿及纤维素性渗出，可造成关节固定。脱位后具体表现为声带运动不良及杓状软骨位置异常，声门闭合运动受到影响。

（一）环杓关节脱位的类型主要有

根据杓状软骨的左右解剖位置可分为：环杓关节左、右脱位；

根据脱位的方向可以分为：环杓关节前、后脱位；

根据脱位的程度可以分为：环杓关节全脱位、半脱位。

其中以左前半脱位最为常见，因为一般喉内操作都是操作者左手持器械（喉镜等），右手推进气管导管和胃管。

（二）环杓关节脱位的原因

1. 患者因素

（1）颈部短粗，声门暴露困难，视野不清；

（2）年老体弱、久病衰弱、肌张力减低或患有重症肌无力者；

（3）疾病引起环杓关节韧带退行性变者；

（4）喉部受肿瘤侵犯者；

（5）全身疾病，包括慢性肾衰竭（特别是糖尿病所致的肾衰竭）、溃疡性结肠炎、喉软化、肢端肥大症及长期服用糖皮质激素患者，因环杓关节变性及其韧带张力变弱而易发生环杓关节脱位。

2. 医源性操作因素

（1）麻醉插管：气管插管导致环杓关节脱位的发病机制目前仍不确切，可能与插管直接导致环杓关节损伤、脱位有关。

1）向前脱位：左侧杓状软骨前脱位多发，因操作者左手握喉镜，导管从右侧插入喉腔，具体因素可能为：①镜片置入过深；②喉镜显露声门，镜片牵拉会厌张力过大，碰撞杓状软骨；③寻求声门裂隙时导管尖端或导芯直接顶撞杓状软骨。

2）向后脱位：①麻醉时导管远端弯曲部向后外挤压杓状软骨；②拔管时导管气囊仍部分充盈，气囊将环杓关节面向后上方挤压。

上述情况主要与实施麻醉人员操作经验和技术熟练程度有关：如插管时机掌握欠佳；危重患者抢救插管时操作欠

轻柔和精准；清醒患者插管，动作过快，喉部反射明显时强行插管；插管失误以及助手在胸部或喉体按压；管芯使用不当；在诱导麻醉未充分下行气管插管，引起患者吞咽及呛咳过频等动作致喉头上下牵拉，易致杓状软骨脱位。气管插管拔管时，气囊放气不足，套囊仍有部分充盈时强行拔出，造成杓状软骨向后、外移位。应注意麻醉插管和拔管均有可能造成脱位！

(2)其他侵入性操作：①胃管的置入及留置：多次置入胃管，胃管质地较硬，胃管在声门口盘曲，牵拉杓状软骨。胃管长期位于环后中间位置，喉返神经后侧支受压或肌肉痉挛，可导致杓状软骨部分、环状软骨后溃疡形成、感染、声门功能障碍。②胃镜置入。③TEE 超声探头的置入。

上述因素中，全麻气管插管导致的环杓关节脱位是最为常见的原因，约占 80%。因麻醉插管属于轻度损伤，所以环杓关节一般表现为半脱位，即杓状软骨环面在关节囊内失去正常解剖位置，但与环状软骨杓面仍有部分接触。麻醉插管所致环杓关节脱位多为前下脱位和后上脱位(图 21-6-1～图 21-6-4)。

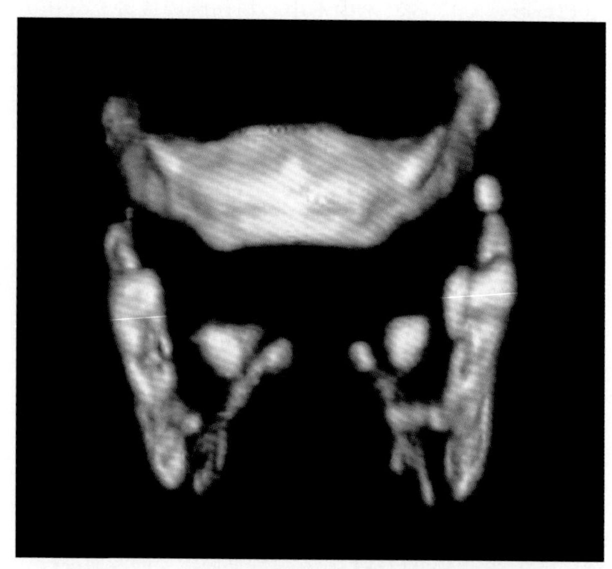

图 21-6-1 正常环杓关节及喉各软骨三维图

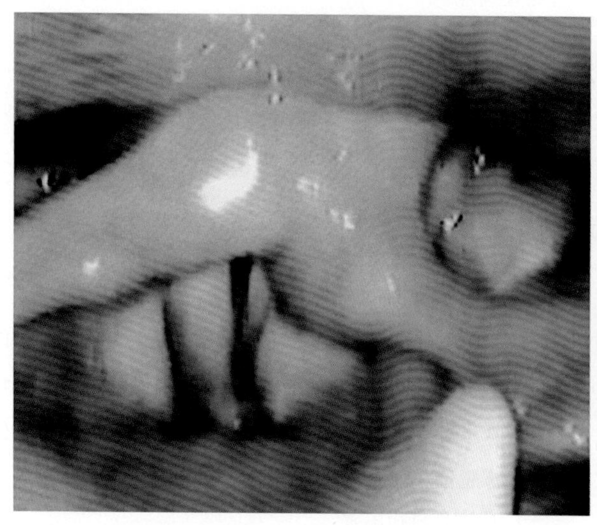

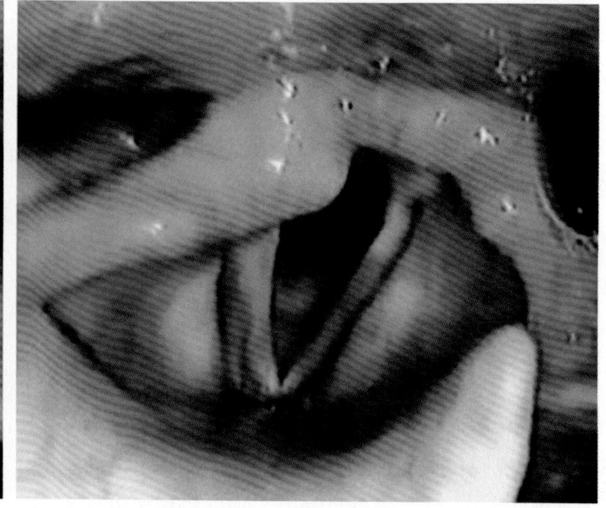

图 21-6-2 右侧杓状软骨后脱位喉镜图

二、临床表现及诊断

环杓关节脱位的临床表现为声音嘶哑、发声无力，严重者可合并进食呛咳，从而影响吞咽功能。

临床诊断环杓关节半脱位有一定困难，目前认为间接喉镜、电视频闪喉镜、肌电图、螺旋 CT 等是比较好的诊断手段。间接喉镜可显示患侧声带固定、声门闭合不全。电视频闪喉镜下环杓关节脱位者声带振动存在。肌电图检查可见环杓关节机械性运动障碍时电位正常。螺旋 CT 检查则可比较明确地提示两侧杓状软骨不对称、患侧杓区软组织增厚，声带固定，梨状窝及喉室腔扩大，3D 重建则可更清晰地显示环杓关节脱位发生的部位和脱位的方向。

环杓关节脱位应早期发现以便及时治疗。首先，根据杓状软骨脱位的症状进行初步诊断，主要为声嘶、喉痛、吞咽疼痛、进食呛咳等。其中声嘶是最主要的临床表现，有人提出了一个听话分析评分法。据此评估脱位和损伤的程度，即 RBH 评分法，包括 Roughness、Breathiness 和 Hoarseness。

其次，通过螺旋 CT 检查、纤维支气管镜、电子喉镜和食管镜等辅助检查进行诊断。通过螺旋 CT 进行三维重建，可从不同方位显示喉部软骨和关节的细微变化，可清楚判断环

杓关节脱位的解剖变化。而电子喉镜检查可直视下观察声带活动状态及声带位置，双侧杓状软骨位置变化等特征性变化，是判断脱位的有效方法。

第三，喉肌电图检查有助于对声带运动不良的原因进一步判断。麻醉插管后环杓关节脱位同时合并喉返神经损伤，约1/3患者伴喉返神经功能异常，其原因尚不明确，可能与损伤喉返神经浅表分支有关。Rubin及徐文等报道，约35.6%~39.7%患者伴有喉返神经功能异常，但是一般不影响治疗及预后，经过复位后喉肌电图参数明显改善。

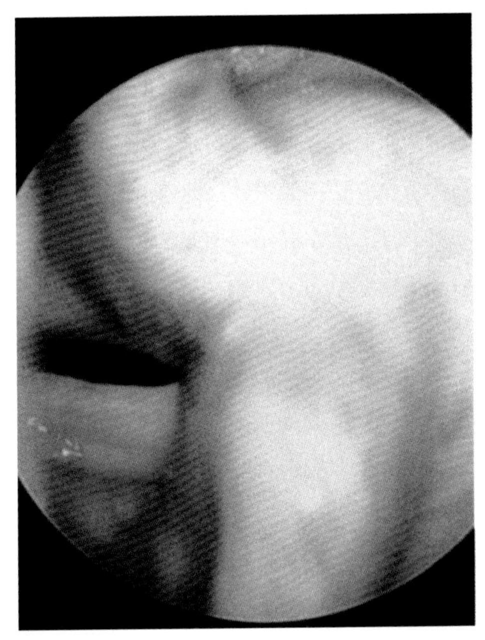

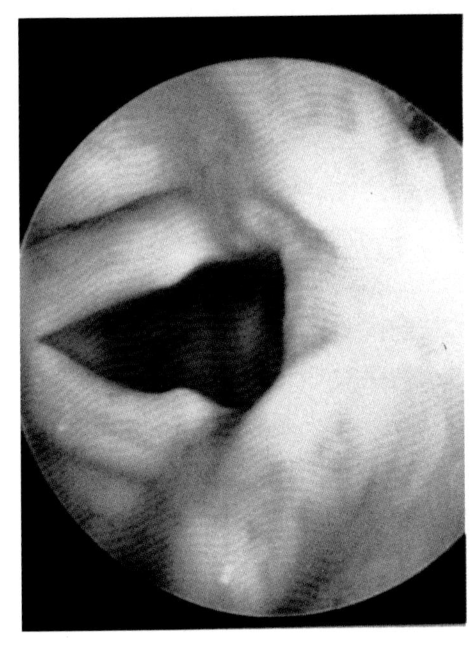

图21-6-3　左侧杓状软骨前脱位喉镜图
（此照片由浙江大学医学院附属第二医院林志宏主任提供）

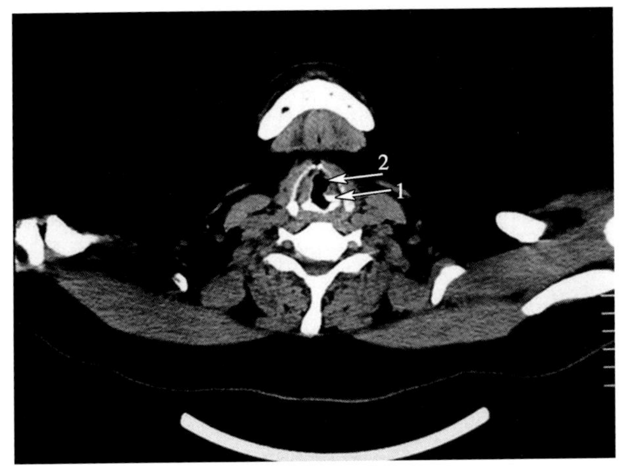

图21-6-4　左杓状软骨向前移位CT扫描
（此照片由浙江大学医学院附属第二医院林志宏主任提供）
1. 左杓状软骨向前移位；2. 左声带呈弧形

三、治疗与预防

环杓关节脱位的治疗效果与就诊时间关系密切，早期治疗对预后至关重要，一旦诊断环杓关节脱位应尽早复位，若进入慢性期关节纤维化后活动障碍、声带固定再行治疗效果不理想，甚至脱位关节完全固定而无法恢复。

（一）环杓关节脱位的治疗

根据关节脱位的类型进行相应处理，如是前下脱位，应由杓状软骨前外方向后内侧拨动杓状软骨；如为后上脱位，应从梨状窝由后向前拨动。可经间接喉镜或直接喉镜途径施行复位手术，相对而言经直接喉镜途径可以直接观察喉部，容易反复拨动，且常能一次复位成功。

1. 环杓关节闭合复位，即杓状软骨拨动术。

（1）时机：一般在发生脱位后24~48小时内进行，效果好，时机在越早越好前提下，视患者情况灵活掌握。

（2）效果：取决于手术者经验及患者脱位后时间长短，一般均需经2~3次，且需要患者密切配合。

（3）麻醉及方法：局麻下拨动紧密复位。

1）向后外方脱位：将复位器置于患侧梨状窝底部，顺着环杓关节运动轨迹向前向内拨动杓状软骨。

2）向前向内侧脱位：将复位器轻轻置于患侧杓状软骨前内方，在患者发声时向后外方拨动杓状软骨。

若发声良好或较术前明显改善；患侧劈裂与对侧相对

称，声带运动恢复，则认为拨动复位术成功，否则适当调整位置再次拨动。一般一次局麻可实施拨动操作1~5次。

2. 全麻下复位

(1)时机同上，早期进行，或者局麻无法实施者立即改为全麻下进行。

(2)操作方法：以支撑喉镜暴露劈裂和声门。判明杓状软骨脱位情况后，沿其运动轨迹实施拨动复位术，每完成一次拨动操作，观察劈裂位置，判断杓状软骨复位情况。调整麻醉深浅度，观察声带运动情况，评估疗效。若复位不理想，立即调整拨动手法，再次拨动复位。

3. 肉毒杆菌毒素注射，选择支持杓状软骨的特定喉肌，矫正杓状软骨复位到正常位置。

(1)仅适用于前中杓状软骨脱位。

(2)操作方法：在手法复位后，将肉毒杆菌毒素75U注射于复位侧甲杓肌和侧环甲肌内；为了平衡喉部肌肉力量，必须防止穿过肌膜注入其他肌肉。

(3)声带内特氟隆注射术(Teflon)，全麻下支撑喉镜下将Teflon直接注射使环杓关节固定而使一侧声带固定于中位。

(4)手术治疗，仅用于紧密复位失败或者检查环杓关节软骨后认为有必要手术治疗时。开放复位，如杓状软骨内收或旋转，甚至杓状软骨切除术。

(5)声带恢复治疗，部分患者经适当训练后，脱位的环杓关节可自动复位，或经对侧声带代偿后，其大部分功能均可恢复至正常。

(6)抗炎药物辅助治疗，如类固醇激素或非类固醇甾体药。

（二）环杓关节脱位的预防

充分了解患者的病情、既往史，对伴有糖尿病、慢性结肠炎、肢端肥大症等患者，或长期应用类固醇激素类药物者，应详细询问病史。熟悉喉部解剖结构，熟知操作过程，熟练应对各种意外情况，从而减少医源性损伤。

麻醉时注意适时、适当调节患者体位；避免过度后仰；选择合适气管导管，导管外用润滑油减少阻力摩擦，气管拔管时气囊应充分放气；正规气管插管操作，手法稳、准、轻、快。忌用暴力及不适当的管芯，喉镜不要插入过深；麻醉完全，准确判断插管时机，避免呛咳、吞咽，减少插管时喉肌张力；避免不适当的喉外施压。

对于颈部瘢痕挛缩、前屈畸形病例，声门显露不佳，须避免反复插管，必要时可行纤维支气管镜指引下插管。对气管插管过程困难的患者，术后要严密随访，及时发现环杓关节脱位情况，尽早治疗。对于需要留置胃管的患者，选用粗细适中柔软的胃管，插入时与患者密切配合。

第七节 甲状腺癌侵犯气管的处理

临床上分化型甲状腺癌侵犯颈段气管者约为1%~13%，由于解剖上甲状腺与气管关系紧密，甲状腺腺体依附在气管周围，一旦肿瘤突破甲状腺被膜就容易侵犯气管、喉及颈段食管，而且这些都是造成患者预后差的重要原因。数据显示上呼吸道受累是影响患者生存率的重要因素，如果气管管腔内受到肿瘤侵犯，则死亡率明显提高。外科处理的目的在于在彻底切除肿瘤的前提下恢复气道的完整通畅，即在保持手术效果(防止复发、延长生存)的同时保证患者的生活质量。因此如何处理受累的上呼吸道是治疗晚期甲状腺癌的关键问题。

一、气管与甲状腺毗邻关系

成年人气管长约11~13cm，为后壁略平的圆筒型管状，上端平第6颈椎下缘，与环状软骨相连，向下至第4,5胸椎体(相当于胸骨角平面)交界处，分左右主支气管。气管主要由14~16个半环状软骨构成，气管软骨为有弹性的C形软骨，缺口向后，各软骨环以韧带连接，环后方缺口处由平滑肌和致密结缔组织连接，保持了持续张开状态。气管可分为颈、胸两段。气管颈段，相当于第2、3软骨环的前方为甲状腺峡部，两侧为甲状腺侧叶。后面有食管，在食管与气管之间两侧有左右喉返神经。气管胸段的前方有左无名静脉、无名动脉、胸腺、主动脉弓、左颈总动脉及心神经丛等。右侧有肺及胸膜、右迷走神经、奇静脉等。左侧有主动脉弓、左颈总动脉等。

二、甲状腺癌侵犯气管的特点

资料显示气管是甲状腺癌常见侵犯部位，而同时侵犯气管和喉组织的患者约占甲状腺癌外侵患者的35%~60%，受侵部位以气管侧、前壁较为多见，而后壁很少发生甲状腺癌侵犯，其途径多由原发肿瘤直接或气管旁淋巴结转移灶侵犯引起。

由于气管环特殊结构的存在，肿瘤不但能沿着气管外膜纵向延伸，而且更容易沿着气管环间的环韧带横向扩展并侵及管腔。在早期阶段，肿瘤侵出腺体包膜与气管外膜形成癌

性粘连，随之穿透软骨膜侵犯气管的浅层和中层，病变继续进展至穿透软骨侵犯至气管黏膜下层形成黏膜下肿块。甲状腺癌侵犯气管分为腔外型、腔壁型以及腔内型，临床以前两型多见。晚期肿瘤侵出黏膜形成溃疡，并且可以出现肉眼可见的肿块，容易出现咯血、声嘶、呼吸困难等症状，可引起窒息、气道大出血等危急重症而威胁生命安全。

甲状腺癌对气管的侵犯可分为5个阶段和临床分期：①0期：肿瘤局限于甲状腺组织内；②Ⅰ期：肿瘤侵犯甲状腺被膜或紧贴气管外膜但尚未侵犯气管；③Ⅱ期：肿瘤侵入气管环韧带或轻度侵蚀气管软骨；④Ⅲ期：肿瘤浸透气管软骨或自气管环之间侵及气管黏膜固有层；⑤Ⅳ期：肿瘤浸透气管黏膜，气管内出现溃疡或结节状肿物。

三、甲状腺癌侵犯气管的处理

目前认为，DTC侵犯气管的处理方法仍以手术治疗为首选，术后辅助核素治疗、内分泌治疗等综合治疗，而肿瘤的手术切除彻底性是衡量治疗效果的金标准。

1. 手术方式　手术治疗的方式和切除范围与病变侵犯的深度和范围密切相关。

（1）0期和Ⅰ期病变的处理不存在任何问题，单纯切除肿瘤所在的甲状腺即可；Ⅳ期病变，因肿瘤突破气管黏膜层，应当行受累气管壁全层切除。

（2）对Ⅱ期和Ⅲ期病变，是实施保守的肿瘤剔除还是彻底的气管壁全层切除，在学者间还存在很大争议。

部分学者认为，由于大多数分化型甲状腺癌对气管浅表性、局限性侵犯，可采用将肉眼可见的肿瘤病变从气管外壁剔除的术式，必要时可同时切除部分气管外壁层，基本上保留了气管结构和功能的完整性，其最大优势在于可以在清除肿瘤的同时保留喉气管生理功能，对患者术后生活质量影响较小，若术后病理发现肿瘤有残留，可以依靠术后辅助治疗来消除，而不影响患者的生存率。临床研究结果也印证了其观点。Eun等回顾性分析了140例甲状腺乳头状癌患者的治疗资料，指出对无气管深层或腔内侵犯的患者行肿瘤剔除术与行气管根治性切除术的生存率比较无明显差异，建议只有在肿瘤侵犯至气管深层或者腔内时才行气管根治性切除术。对仅有软骨侵犯而没有明显的上呼吸道腔内侵犯的甲状腺癌患者，采用包括肿瘤剔除术在内的各种保存喉气管功能的缩小术式是可行的。

另一部分学者则认为，对于Ⅱ期和Ⅲ期的气管侵犯采用单纯的肿瘤剔除手术不能彻底切除病变组织，即使术后采用完善的辅助治疗，仍然容易复发，并对预后产生影响，所以应当采用更加积极的手术治疗方法即气管全层切除。Hart等回顾分析46例分化型甲状腺癌患者肿瘤切缘情况与预后的关系，发现切缘阴性的病例10年无瘤生存率为100%，而肿瘤削切术术后石蜡切片切缘阳性的病例10年无瘤生存率为75%。说明当单纯的肿瘤削切手术难以保证手术的阴性切缘时，对肿瘤控制的效果也明显降低。Kim等研究发现，对于侵犯上呼吸道的甲状腺癌患者，行肿瘤削切术后追加放疗也难以得到长期的无瘤生存率。

由于尚未有关于甲状腺癌侵犯气管后肿瘤削切手术患者预后的多中心大宗病例随访资料报道，目前多为单中心的随访资料，多个机构研究结果的差异可能由于：①病例数量较小，无法客观地反映实际情况；②不同医疗机构对于肉眼下削切肿瘤的范围和深度把握程度不同，气管表面的肿瘤组织是否切除干净并不统一。因此目前对于侵犯气管的分化型甲状腺癌是否行削切手术仍存在争议。

按照甲状腺癌的特点和生物学行为的特殊性，采用相对保守的策略可能对患者更加有利和易于接受。

（3）气管壁全层切除包括气管窗状部分切除和气管袖状切除两种方式。依据气管受侵的范围不同，常用的术式有：①气管楔形切除缝合；②气管窗式切除修复术（多用于气管前侧壁受侵、气管黏膜下受侵及全层受侵、不超过4个气管环、且腔内受侵范围小于环周50%的病例）；③气管袖状切除术加气管端-端吻合（针对气管腔内受侵范围大于环周50%的病例）；④喉气管部分切除修复术和喉全切除。

2. 修复方式　应根据不同的手术切除方式以及切除后气管缺损情况而决定修复方式：

（1）窗状切除后的气管壁缺损可采取合适的组织瓣单独或结合人工材料（钛网和羟基磷灰石等）进行修复，常选择邻近的带蒂肌瓣或骨瓣，如胸骨舌骨肌瓣、胸锁乳突肌锁骨骨膜瓣、舌骨带状肌皮瓣修复。近年来，有学者对气管窗状切除后行造瘘，二期将造瘘周围皮肤翻转重建气管缺损，在保证切除肿瘤的前提下同时取得良好的重建效果。

（2）气管袖状切除后，如果气管的节段性缺损长度在6～8个气管环（4～5cm）以内，可以通过气管端-端吻合的方式修复。相对于修补手术，气管袖状切除则更符合组织学和生理学要求，但更加强调修复气管缺损的手术技巧，术中多不需要气管切开（图21-7-1）。

21

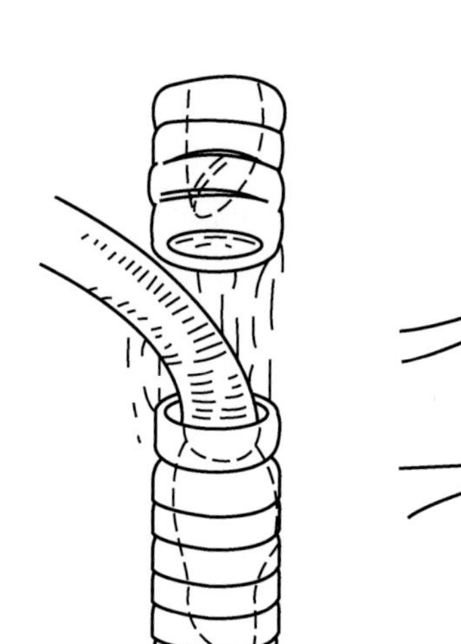

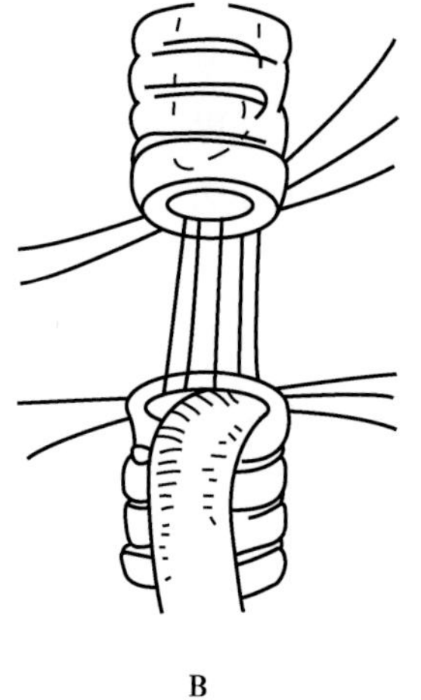

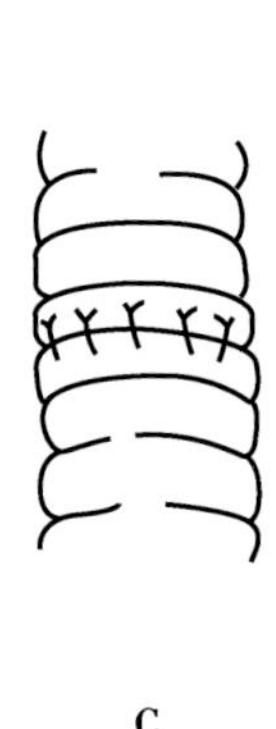

图 21-7-1 气管袖状切除——端-端吻合术示意图

A. 病变切除后远端插入气管套管；B. 间断缝合气管膜部及软骨部；C. 拉拢固定两断端

但气管供血的解剖特点及端-端吻合的原则均限制了气管袖状切除的范围。气管供血是分节段进入软骨或膜部的，对气管节段环形分离过多可导致去血管化，造成术后缺血坏死，但是如不充分游离气管残端，直接端-端吻合张力过大，容易造成吻合口断裂和坏死。所以，充分游离喉体尤为重要，对于气管缺损较长的患者行端-端吻合前切断舌骨与甲状软骨的连接，如切断甲状舌骨韧带，切断胸骨舌肌和甲状舌骨肌在舌骨的附丽，使喉体最大限度下降。通过对喉的充分游离，可以减少气管游离的程度。否则需要采用特殊的材料和技术进行重建，以恢复气道的结构和生理功能。随着组织工程技术及显微外科重建技术的发展，同种异体气管移植、自体干细胞组织工程、自体/异体组织复合气管重建等技术将不断研究、探索与完善，最终将运用于气管重建。

（3）对于侵犯气管范围广泛而喉腔无侵犯的病例，由于肿瘤根治性切除后修复困难，也只能选择牺牲喉功能的术式如喉全切除、颈前气管造瘘（图 21-7-2）。

（4）对于侵犯环状软骨的处理：甲状腺癌如果侵犯位置较高，将累及环状软骨。如何切除环状软骨并重建气道也是临床上十分棘手的问题。这是由于环状软骨在喉气管支架中起重要作用，同时由于这一区域紧邻喉返神经，容易影响杓状软骨功能和位置，可能引起气道狭窄。有术者报道采用胸骨舌骨肌瓣修复环状软骨及气管缺损，术后顺利拔管，随访未见肿瘤复发及气道狭窄。目前认为该术式是一种理想的修复环状软骨部分缺损的方法。

3. 其他治疗方法 核素治疗方面，由于侵犯气管的甲状腺癌已经有甲状腺体外侵犯，^{131}I 对此类患者同时具有诊断和治疗的意义。^{131}I 使用的前提是通过手术尽可能地剔除肿瘤组织，对于手术切除肿瘤组织较完全的患者应用^{131}I 治疗是为了控制局部复发和远处转移，而对于手术切除肿瘤组织不完全的患者则具有治疗性作用。具体见核素章节。另外甲状腺癌行放化疗的效果仍然不明确。部分行根治性手术及碘抵抗的患者，可选择靶向药物治疗。

案例 1：甲状腺乳头状癌侵犯气管侧壁术中行胸骨骨肌膜瓣修复（图 21-7-3～图 21-7-6）

案例 2：甲状腺乳头状癌广泛侵犯气管壁，术中行袖状切除后端-端吻合（图 21-7-7～图 21-7-10）

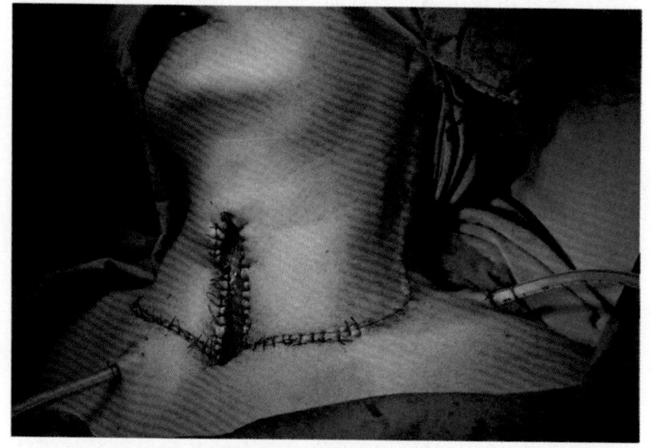

图 21-7-2 甲状腺乳头状癌大范围侵犯气管壁，术后颈前气管造瘘

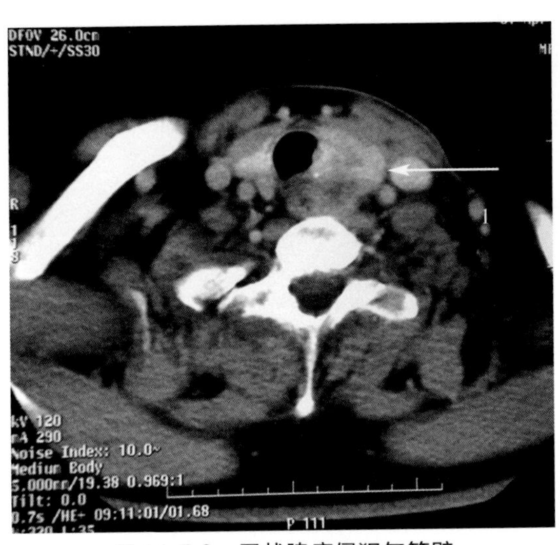

图 21-7-3　**甲状腺癌侵犯气管壁**

1. CT 示肿瘤侵犯气管左侧壁

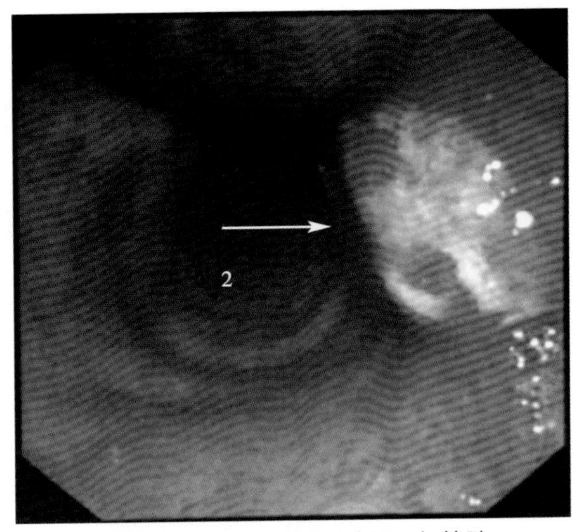

图 21-7-4　**气管镜示肿瘤侵犯气管壁**

2. 气管黏膜隆起，病理提示 PTC

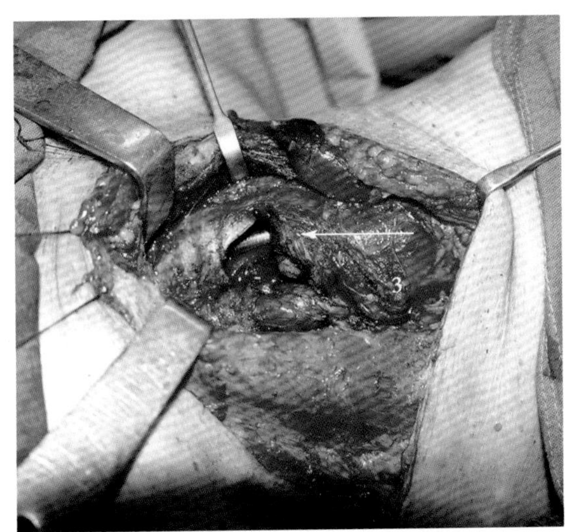

图 21-7-5　**肿瘤切除后气管壁缺损**

3. 气管壁左侧缺损

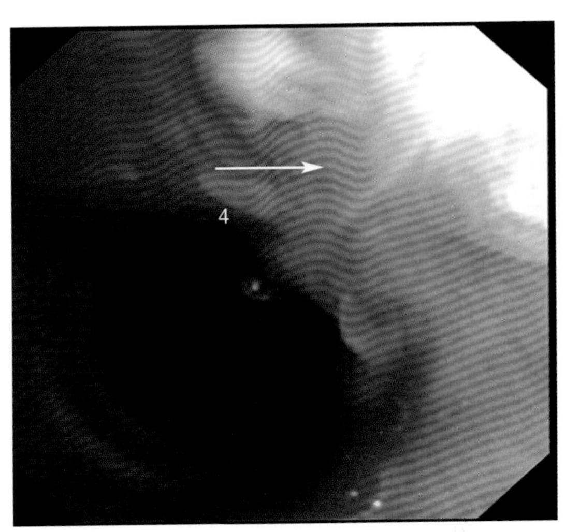

图 21-7-6　**骨肌膜瓣修复术后 6 个月后气管镜**

4. 已骨化的骨肌膜瓣

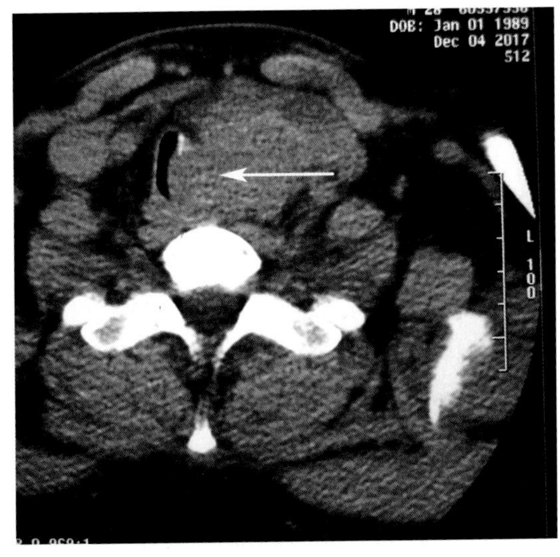

图 21-7-7　**甲状腺侵犯气管壁**

箭头示肿瘤已侵入气管内

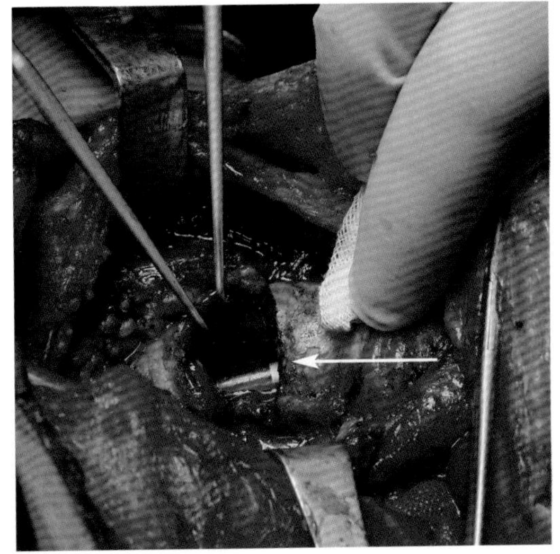

图 21-7-8　**术中气管缺损**

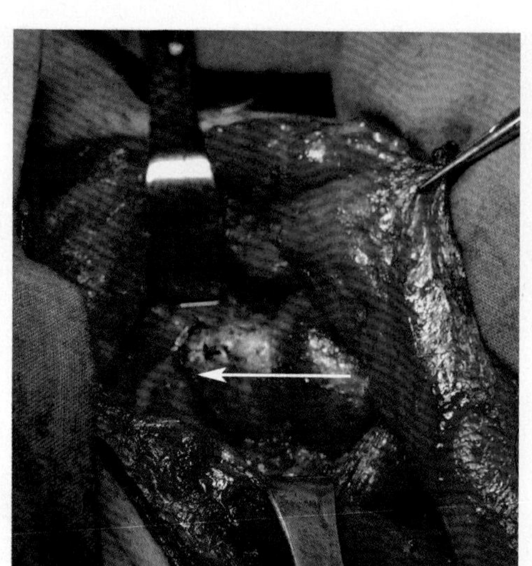

图 21-7-9 术中气管缺损袖状切除吻合后

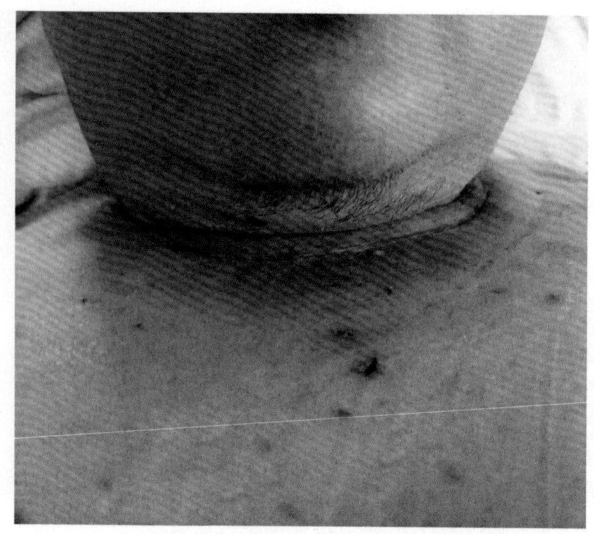

图 21-7-10 患者行气管袖状切除并端-端吻合术后一月

第八节 甲状腺危象

甲状腺危象主要是由于术前准备不足，甲亢症状未能很好控制而导致术后出现的一种危险并发症。

甲状腺危象的预防及抢救措施：①术前稳定患者情绪，减少心理刺激，充分了解其心理状况，针对性地解释，开导和安慰是预防甲状腺危象的关键。②患者术前常规服用 2 周卢戈液，对心率较快者给予普萘洛尔，精神紧张者给予安慰及一些对症处理，使术前患者心率稳定在 90 次/分以下，基础代谢率控制在适当范围内，腺体缩小变硬。③术后 48 小时内，应将体温控制在 38℃以下，以物理降温为主，可用温水浴或温酒精擦浴。④危象发生时，临床表现主要为高热（可达 40～42℃），脉搏快而弱（120 次/分以上），烦躁、大汗，谵妄，甚至昏迷。出现此种情况应立即行物理降温，还可用冰水 100～300ml 灌肠或冰水内加褪热药物保留灌肠，给予氧气吸入，静脉输入葡萄糖液，在严密监测的同时，根据医嘱给予口服复方碘化钾溶液，紧急时用 10%碘化钠 5～10ml 加入 10%葡萄糖液 500ml 中作静脉滴注，氧化可的松 200mg 或地塞米松 20mg 加入 10%葡萄糖液 500ml 静脉滴注，普萘洛尔 5mg 加入葡萄糖溶液 100ml 作静脉滴注等。

第九节 局部晚期甲状腺癌的外科处理

分化型甲状腺癌大多恶性程度低、生长缓慢、预后良好，经规范治疗其 10 年生存率多在 90%以上。但若肿瘤处理不规范造成多次复发或患者延误治疗，肿瘤仍可进展为晚期甲状腺癌，给临床治疗带来较大的困难。

由于甲状腺的解剖部位及肿瘤的生物学行为等原因，肿瘤可侵犯邻近的喉、颈段气管、喉返神经、食管、上纵隔等组织结构和器官，引起声嘶、呼吸困难、吞咽障碍等症状，对患者的生活质量和生命安全造成严重影响。此类肿瘤患者预后欠佳。分化好的局部晚期甲状腺癌通过手术和放射性碘治疗，辅以内分泌抑制治疗，长期生存率较高。因此，通过多学科联合的模式，进行规范的多学科诊治（MDT），是提高局部晚期甲状腺癌患者生存率的重要手段。

一、影像学诊断及评估

局部晚期甲状腺癌是指癌灶已穿透甲状腺被膜，累及周围组织及器官，甚至造成呼吸、吞咽困难，危及生命，或伴有广泛颈淋巴结转移和（或）远隔脏器转移。除由于患者就诊已晚外，也包括部分经手术治疗后复发的病例。多数未分化型甲状腺癌发展迅速，就医时已属晚期。局部晚期甲状腺癌的诊断一般较容易明确，通过影像学诊断必要时穿刺活检即可明确，局部晚期甲状腺癌就诊时大多伴有周围组织器官的侵犯，例如气管、食管、颈内静脉或颈总动脉，有的甚至侵犯梨状窦和喉腔，因此术前的影像学评估极为重要，可以为手术的实施提供非常有价值的信息。

强化 CT 是局部晚期甲状腺癌的常规检查手段，可以对

肿瘤进行分期，并评估肿瘤的侵犯范围，为外科治疗提供重要的信息（图 21-9-1）。CT 不仅可以帮助临床手术医生了解晚期甲状腺癌侵犯周围组织结构以及颈部和远处转移的情况，而且其三维成像和仿真内镜成像技术可以引导麻醉插管，规避手术风险。

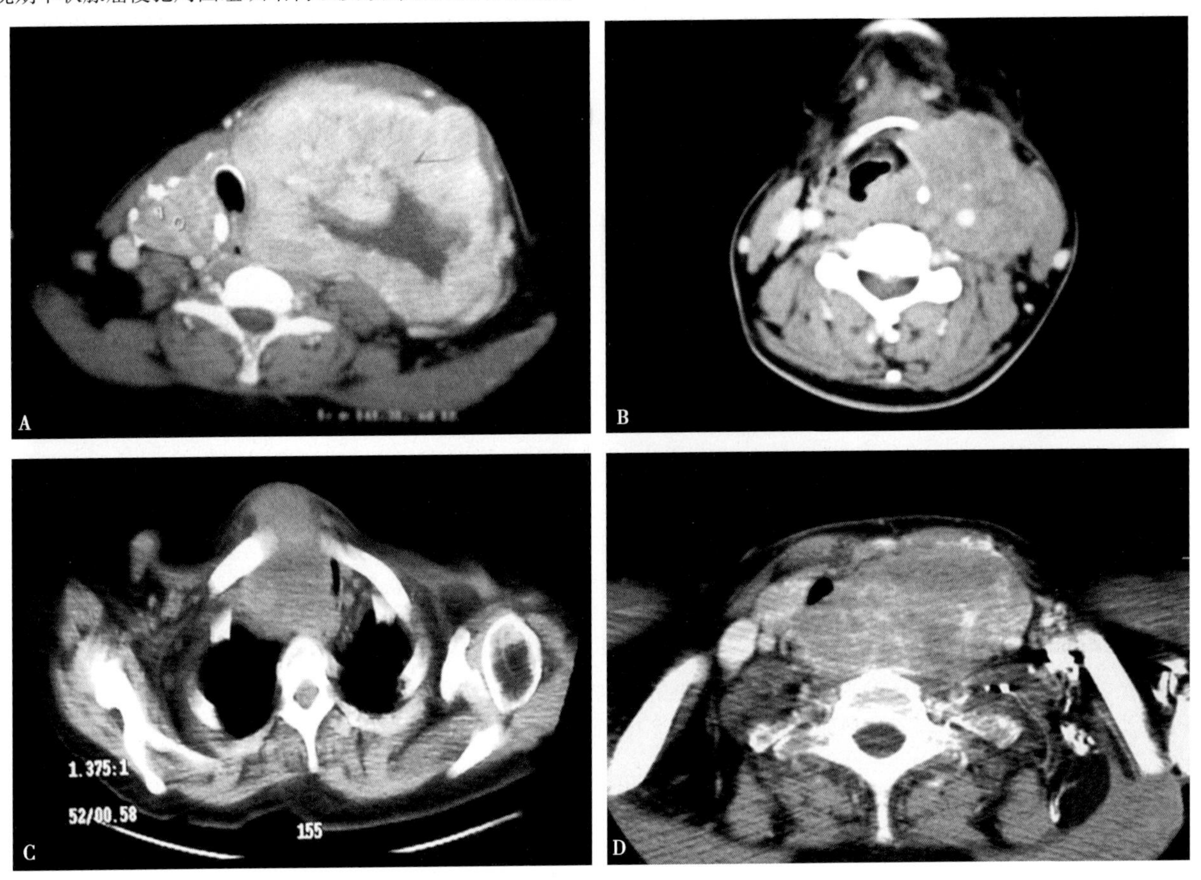

图 21-9-1　局部晚期甲状腺癌的不同表现

A. 甲状腺癌侵犯颈总动脉及颈内静脉；B. 甲状腺癌侵犯梨状窦；C. 甲状腺癌侵犯气管；D. 甲状腺癌侵犯食管

MRI 虽然在图像质量、分辨率方面不能与 CT 媲美，但是 MRI 没有辐射，对软组织分辨率极佳，能较好地显示病灶对邻近组织器官的侵犯，包括喉、气管、食管、血管的影像及淋巴结转移情况，对晚期甲状腺癌局部侵犯情况的精准诊断和手术抉择具有重要参考价值。

二、外科处理

局部晚期甲状腺癌的临床表现多为颈部形成较大、固定的包块，有的可侵破甲状腺前肌群达到皮下，甚至累及皮肤或破溃形成恶性溃疡。部分肿瘤能侵犯气管、食管及喉返神经等重要组织及器官，造成呼吸困难、吞咽困难及声音嘶哑，甚至颈部运动受限，也有一些肿瘤侵犯颈内静脉、锁骨下静脉甚至颈总动脉，临床出现颜面部或上肢水肿。对于这种局部晚期的甲状腺癌，尤其是分化型甲状腺癌，由于其病理多分化良好，即使出现远处转移现象，也在短期内不至于影响患者生命，而且积极行局部处理可以为以后的全身治疗提供可能，因此主张对局部晚期甲状腺癌采取积极态度，争取做扩大根治手术。局部晚期甲状腺癌的手术应由有经验的医生施行，并联合多学科专家共同手术，力争彻底切除原发及局部转移癌灶。

1. 肿瘤侵犯血管的处理　若肿瘤侵犯颈内静脉，范围不大者可部分切除静脉壁并行静脉缺损部位的修补；对于侵犯静脉严重者，术中可将原发灶及颈内静脉一并切除，如需切除双侧颈内静脉时，应保留双侧颈外静脉并尽可能保留颈前静脉；若肿瘤侵犯颈内动脉、颈总动脉者，若具备血管重建条件，可在彻底切除肿瘤后行血管重建术；若不具备血管重建条件者，可姑息切除肿瘤后采用其他内科或放疗等方法治疗。

2. 肿瘤侵犯气管的处理　应根据侵犯的水平和程度来决定切除和重建的类型，主要采取的方法包括窗式切除、袖状切除和全喉切除（详见本章第七节）。

21

3. 肿瘤侵犯喉、食管的处理　应根据侵犯的程度来决定如何处理。若肿瘤的侵犯较为局限，可将肉眼可见的肿瘤病变从受侵器官的外壁切除，必要时可同时切除部分组织器官的外壁，保留其基本结构和功能完整，无肉眼可见病变残留。若病变广泛侵犯喉者，需行全喉切除、气管造瘘。甲状腺癌侵犯喉、气管的同时，往往也侵犯食管，一般以侵犯外膜或肌层者多，少数病例可侵犯至食管腔内。食管肌层切除未达到黏膜下层可以拉拢缝合，如果切至黏膜下层，为防止缝合不全发生感染进而形成食管瘘，可用周围肌肉组织瓣等加固。如果食管全层受侵且范围较大，可采用胃上提代食管重建颈段食管、股前外侧皮瓣修复食管（图 21-9-2）或胃咽吻合术等手段进行处理。

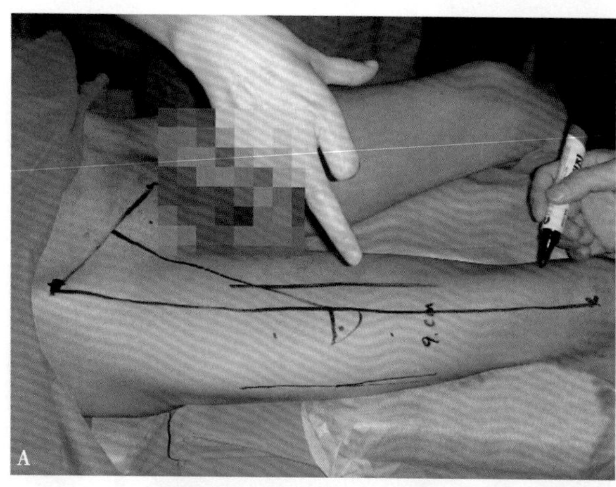

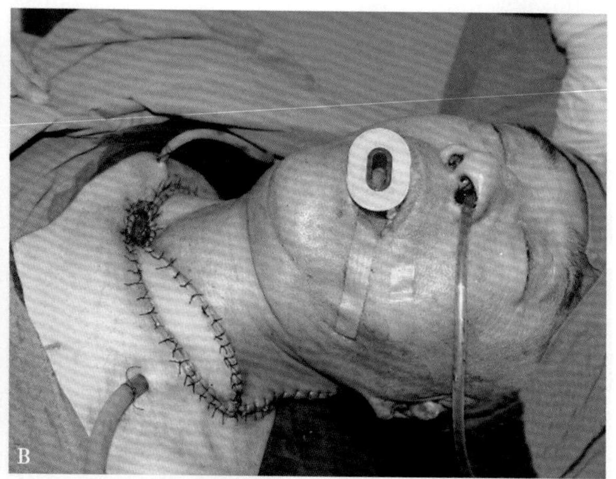

图 21-9-2　晚期甲状腺癌侵犯食管股前外侧皮瓣修复食管缺损

A. 股前外侧皮瓣设计；B. 股前外侧皮瓣修复食管缺损术后

4. 其他　若肿瘤侵犯喉返神经需切除时，可考虑取舌下神经袢神经进行神经移植；肿瘤广泛侵犯皮肤肌肉，可联合整形外科整块切除并行带蒂肌皮瓣转移，侵犯纵隔可联合胸外科行胸部劈开后完整切除肿瘤并行纵隔淋巴结清除（图 21-9-3）。

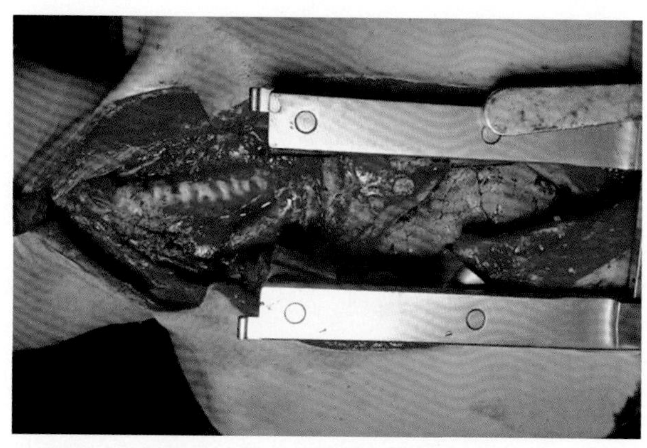

图 21-9-3　局部晚期甲状腺癌胸骨劈开行上纵隔淋巴结清除

因此，对局部晚期甲状腺癌应采取积极的外科处理态度，不应放弃，并应遵循以下原则：

1. 积极外科处理局部，因局部复发与死亡率密切相关，多为患者致死的主因；

2. 宁可牺牲受累组织器官也尽量彻底切除肿瘤，保证切缘的安全界；

3. 术后积极采取内分泌治疗及 ^{131}I 内放射治疗。

由此可见，对于局部晚期甲状腺癌的处理，在技术条件许可的情况下，不应轻易放弃手术治疗，需要联合头颈外科、耳鼻喉科、胸外科、血管外科甚至修复外科共同完成，从而体现了在外科处理方面多学科合作模式的优势。根据病理结果综合评估，辅以 ^{131}I 治疗、化疗、外放疗以及靶向治疗等措施，从而使患者有长期生存的机会。

（葛明华　郑向前　魏松锋）

参考文献

1. 王志斌，夏黎明，王承缘．螺旋 CT 在诊断环杓关节脱位中的应用．中华耳鼻咽喉科杂志，2002，37（3）：223-225.
2. 徐文，韩德民，胡蓉，等．改良杓状软骨复位术治疗环杓关节脱位．中华耳鼻咽喉科杂志，2013，48（6）：450-454.
3. 林志宏，王辉萼．气管插管后环杓关节半脱位的诊断和治疗．听力学及言语疾病杂志，2000，8（1）：18-20.
4. 王志斌，刘秋润．经间接喉镜和直接喉镜杓状软骨拨动术的比较研究．临床耳鼻咽喉科杂志，2002，16（9）：467-469.
5. 曹刚，周义成，贾清．环杓关节脱位的多层螺旋 CT 诊断．

中国医学影像技术,2004,20(8):1208-1210.

6. 何忠野,葛春林,郭克建,等.甲状腺术后迟发性声音嘶哑临床分析.中国普通外科杂志,2007,16(1):12-14.

7. 莫立根,许坚,李淑兰,等.喉返神经解剖异常2例.临床耳鼻咽喉科杂志,2003,17(1):46.

8. Marcus B,Edwards B,Yoo S,et al.Recurrent laryngeal nerve-monitoring in thyroid and parathyroid surgery:the University of Michigan experience.Laryngoscope,2003,113:356-361.

9. 李孟,郑宏良.甲状腺手术单侧喉返神经损伤手术探查与修复.中国实用外科杂志,2012,32(5):364-367.

10. 孙辉,刘晓莉.甲状腺手术中喉返神经和喉上神经的保护.中国实用外科杂志,2012,32(5):356-359.

11. 杨卫平,邵堂雷.甲状腺手术后出血预防和处理.中国实用外科杂志,2012,32(5):377-379.

12. Ardito G,Revelli L,D Alatri L,et al.Revisited anatomy of the recurrent.Laryngeal nerves.Am J Sury,2004,187(2):249-253.

13. Wagner HE,Seiler CH.Recurrent laryngeal nerve palsy after thyroid gland Surgery.Bri J Surg,1994,8(1):226-228.

14. 郑宏良,周水淼,李兆基,等.膈神经替代喉返神经修复治疗双侧声带麻痹.中华耳鼻咽喉科杂志,2002,37(3):210-214.

15. 范景斌.甲状腺手术中喉上神经损伤的特点及预防.黑龙江医学,2007,3(11):860-862.

16. 邢子英,高聿同,刘书涛,等.膈神经临床应用解剖学研究.山东大学学报(医学版),2003,41(2):139-144.

17. 邓兆宏,姚柏春,唐杰,等.膈神经阻滞入路相关解剖结构.中国临床康复,2005,9(45):102-104.

18. Beahrs OH.Complications of surgery of the neck.Surg Clin North Am,1997,57:823-824.

19. Smith KG,Robinson PP.Oral Maxillofac Surg,1995,53(9):1052.

20. Van Heerden JV,GrohMA,Grant ES.Early postoperative morbidity after surgical treatment of thyroid carcinoma1.Surgery,1987,101:224-227.

21. Jackson CG,Glasscock ME,Nissen AJ,et al.Glomus tumor surgery:the approach,results,and problems.Otolaryngol Clin North Am,1982,15:897-916.

22. 黄韬.全甲状腺切除术中甲状旁腺保护及并发症防治.中国实用外科杂志,2012,32(5):359-361.

23. Giordano D,Valcavi R,Thompson GB,et al.Complications of central neck dissection in patients with papillary thyroid carcinoma:results of a study on 1087 patients and review of the literature.Thyroid,2012,22(9):911-917.

24. Li Y,Jian WH,Guo ZM,et al.A Meta-analysis of carbon nanoparticles for identifying lymph nodes and protecting parathyroid glands during surgery.Otolaryngol Head Neck Surg,2015,152(6):1007-1016.

25. 房居高,李思忠,王超,等.颈淋巴清扫术后乳糜漏的处理.山东医大基础医学院学报,2002,16(2):84-86.

26. Rodger GK,Johnson JT,Petruzzelli GJ,et al.Lipid and volume analysis of the neck drainage in patients undergoing neck dissection.Am Jotolaryngol,1992,5:306-309.

27. 全竹富,鲍扬,倪小冬,等.肠外营养支持在腹部手术后乳糜腹水治疗中的应用.肠外与肠内营养,2000,7(3):130-131.

28. 黄永久,鲍学礼,孙旭辉,等.强负压吸引治疗颈清扫术后乳糜漏.山东医大基础医学院学报,2007,21(2):169-171.

29. Ambesh SP,Pandey JC,Dubey PK.Internal jugular veinocclusion test for rapid diagnosis of misplaced subclavianvein catheter into the internal jugular vein.Anesthesiology,95(6):1377-1379.

30. Stacey RJ,O' Leary ST,Hamlyn PJ.The innervation of the trapezius muscle:a cervical motor supply.J craniomaxillofac surg,1995,23(4):250-251.

31. Bocca E,Pignatraro O.A conservation technique in radical-neck dissection.Am Otol Rhinol Larynglo,1967,76(5):975-987.

32. Schuller DE,Hamaker RC,Lingeman RE,et al. Acomparative analysis of disability resulting from radical and modified neck dissection.Head Neck Surg,1983,6(8):551-554.

33. Bocca E,Pingnataro O,Oldini O,et al.Functional neck dissection:an evaluation and reviewof 843 cases. Laryngoscope,1984,94(7):942-945.

34. Krause HR,Bremerich A,Herrmann M.The innervation of the trapezius muscle in connection with radical neck dissection.J Craniomaxillofac Surg,1999,19(2):87-89.

35. Krause HR.Reinnervat ion of the t rapeziusmuscle after rad-

21

ical neck dissect ion. J Cranio-Maxillofac Surg, 1994, 22(4):323.

36. Krause HR, Ko rnhuberA, Dempf R.A technique for diagnosing the individual pat terns of innervat ion of the trapezius-muscle prior to neck dissection. J Cranio-Maxillofac Surg, 1993, 21(2):102.

37. 闫卫，张园.局部晚期分化型甲状腺癌的外科治疗.南京医科大学学报，2006，11(11):1120-1121.

38. 徐风雷，潘新良，张立强，等.累及喉气管的晚期甲状腺癌一期手术整复.临床耳鼻咽喉杂志，2003，17(3):141-142.

39. 李创伟，江远仕，杨楚，等.晚期甲状腺癌的手术治疗.临床耳鼻咽喉杂志，2003，17(12):718-719.

40. 于文斌，张乃嵩，曾宗渊，等.连续整块切除原则在甲状腺癌二次手术中的应用.中华耳鼻咽喉头颈外科杂志，2009，44(4):268-271.

41. 杭剑萍，孟东，李励琦，等.118例甲状腺癌局部切除术后再手术探讨.中国肿瘤临床，2006，33(4):223-225.

42. 高明，魏松锋，李亦工，等.喉不返神经在甲状腺外科手术中的解剖特点及临床意义.中国实用外科杂志，2008，28(07):567-568.

43. 魏松锋，高明，李亦工，等.自体颈丛神经移植修复喉返神经缺损18例报告.中华普通外科杂志，2008，23(9):169-170.

44. 李亦工，高明，郑向前，等.原位保留甲状旁腺血供及甲状旁腺自体移植术.中华普通外科杂志，2008，23(8):169-170.

45. 郝伟静，于洋，郑向前，等.甲状腺癌中央区淋巴结清除术后乳糜漏的防治.中国肿瘤临床，2016，2:72-75.

46. 李亦工，高明.锐性分离颈静脉角预防颈淋巴结清除术后乳糜漏52例分析.中国实用外科杂志.2009，29(2):169-170.

21

第二十二章
甲状腺外科新技术应用进展

第一节　术中神经监测技术

喉返神经(RLN)损伤是甲状腺手术常见并且严重并发症之一,可严重影响患者术后的长期生活质量,也是引起医患纠纷的重要原因。喉部神经保护始终是甲状腺手术的难点和焦点,起初外科医生通过保留甲状腺被膜而不去显露神经的"区域保护法"来实现 RLN 安全性;1938 年,Frank Lahey 首先提倡甲状腺术中全程或部分显露 RLN,以肉眼识别神经连续性来判断神经的完整性,"显露识别法"成为甲状腺术中 RLN 保护的"金标准"。然而由于 RLN 解剖变异复杂,即使解剖技巧日臻完善,损伤发生率仍在 2%~14%,尤其在复杂疑难甲状腺术中 RLN 损伤风险进一步增高。

随着喉部神经解剖学和功能学的研究深入以及现代科技的快速发展,加上患者对甲状腺术后声音质量的要求日益增高,更加精准有效地确保甲状腺术中喉部神经安全性的相关专科技术的研发应运而生。术中神经监测技术(IONM)作为主要代表并得以快速发展,其以电刺激神经诱发效应肌肉产生肌电信号的基本电生理原理,通过监测肌电信号变化,对神经是否发生损伤、损伤部位、损伤程度及功能状态进行及时分析,为外科医生在甲状腺术中及时评估和判断 RLN 功能状态提供有效保障。

一、原理与发展沿革

(一)术中神经监测技术的原理

神经监测的原理是通过对神经进行电刺激,使神经纤维去极化,形成神经冲动向下传导并使其支配的肌肉运动产生肌电信号,通过记录电极将肌电信号进行放大和处理,形成具有振幅、潜伏期和时程等参数的肌电图(electromypgraphy,EMG)波形及提示音。术中 RLN 监测技术(图 22-1-1)是在术中对 RLN 及其走行区域进行电刺激,使其支配的声带产生肌电信号,为提示神经功能完整性、评估神经损伤程度和预判术后声带麻痹提供了有效的量化依据。

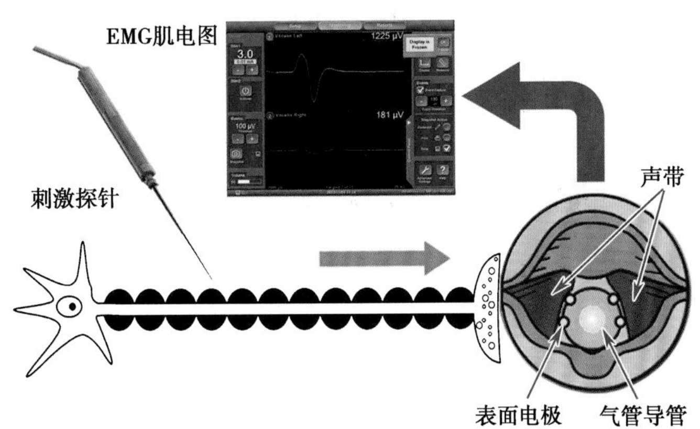

图 22-1-1　术中神经监测技术的原理示意图

(二)术中神经监测技术的发展沿革

1966 年,耶鲁大学的 Shedd 和 Durhan 首次在猪动物模型中通过电刺激 RLN 同时观察喉内球囊压的变化来监测 RLN 的电生理功能,并成功在 2 例患者中重复实验并取得成功，奠定了 IONM 的基石。1969 年，Flisberg 和 Lindholm 首先在手术中应用电刺激并描记肌电图的方法来监测和识别 RLN。1985 年，James 等报道，通过电刺激 RLN 后，术者能直接感受到环甲关节区肌肉的收缩和运动从而达到神经监测的目的。1988 年，Lipton 等提出改良方法，即借助喉镜将电极刺入声带，术者手持刺激探针进行局部探测，通过肌电仪记录装置，记录声带肌电活动。1996 年，Eisele 报道将表面电极随气管插管留置于声带处，当探针探测 RLN 时，由于 RLN 支配的肌肉产生动作电位，可观察到肌电图波形并监听到提示音，实现术中 RLN 监测。基于此工作原理的神经监测系统逐渐完善，随着监测设备的更新换代，监测步骤的不断标准化，此项技术已经成为甲状腺术中判定 RLN 功能、预防 RLN 损伤的有效手段。

自 20 世纪 80 年代以来，各种 IONM 技术设备得到快速发展，出现了各种监测设备和方法。RLN 监测主要有两种基本形式，即肌电图法与非肌电图法。非肌电图法包括：①喉部触诊；②观察声门运动；③声门压监测等。肌电图法主要基于记录电极的 EMG 监测，目前应用的记录电极只要分为 4 种：①内镜下置入式声带肌内电极；②环甲膜下肌内针状电极；③监测导管表面电极；④环状软骨后表面电极。出于安全、实用和操作简便等原因，目前临床以监测导管表面电极最为常用。

二、设备介绍

甲状腺 IONM 技术的设备由软件和硬件两个部分组成。基本软件主要指神经监测的主机系统，目前主流的主机系统均以 EMG 波形和音频双重提示为基础功能拓展应用模块，包括：美国 Medtronic 公司 NIM 神经监测系统、德国 Inomed 公司的 C2 神经监测系统、Dr. langer 公司的 AVALANCHE SI 和 XT 神经监测系统以及中国上海诺诚公司开发的 XP-1E 系统等。

IONM 系统的基本硬件设备包括：记录电极、刺激探针、EMG 监视器、界面盒、接地电极、抗干扰静音探测器等。简化而言，可分为两个部分：一是刺激端（stimulating side），发出刺激电流，使神经纤维去极化形成神经冲动，支配声带运动；二是记录端（recording side），接收肌电信号，通过 EMG 监视器显示肌电波形并释放提示音，提供神经功能信息。其余则是信号处理主机与信号连接装置（图 22-1-2）。

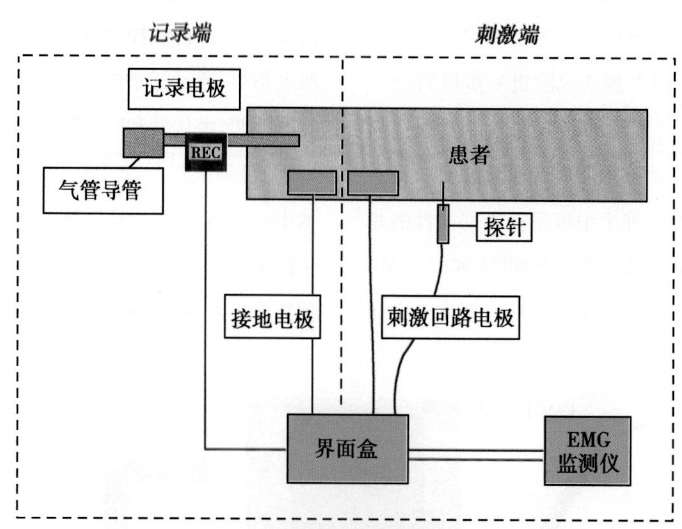

图 22-1-2 术中神经监测技术的设备模式图

三、应用方法

（一）麻醉管理

规范化的麻醉配合是神经监测下甲状腺手术顺利开展的关键之一，尤其在神经监测环路的建立和有效神经肌电信号的获取上至关重要，主要体现在肌松药的管理与气管插管的留置两个方面。

1. 麻醉诱导 麻醉诱导阶段，肌肉松弛药可以使喉部肌群松弛，声门开放，是气管插管常规使用药物，但常规使用剂量会造成 IONM 中神经肌电信号的减弱或消失，成为术中神经监测的重要干扰因素之一。推荐麻醉诱导中肌松药选用中短效非去极化类型，并只给予 1 倍 ED_{95} 剂量麻醉诱导（表 22-1-1）。术前肌松药过量或者术中追加肌松药，均可影响术中神经监测结果，甚至导致无法获得肌电信号使监测失败。

2. 神经监测导管的留置与固定 神经监测导管表面呈

梯形分布的蓝色部分即为记录电极，与双侧声带三角形解剖结构相契合，可有效接收肌电信号。神经监测气管导管的表面记录电极，与患者双侧声带的紧密接触，是确保获取稳定、有效肌电信号的基础。

(1)管径选择：为了避免神经监测导管型号不合适造成监测故障，原则上推荐尽可能选择大号的导管以保障电极与声带接触良好；但是过大的导管又可能造成喉部水肿等不良影响。一般男性选用内径 7.0mm，女性选用内径 6.0mm，青少年儿童和身材瘦小者选用更小型号。

(2)留置与固定：推荐摆放手术体位后，在可视喉镜下留置监测导管。通过可视喉镜观察监测导管表面电极的深度和角度：深度上，以气管导管蓝色区域即电极与声带接触区域过声带 1/3 为佳；角度上，应使气管导管上印有字母一侧垂直向上，以保证导管上四根电极与声带对称接触(图 22-1-3)。确认与双侧声带接触完好后，有效固定插管，尽可能保持术中深度不变、角度不发生旋转。

表 22-1-1 甲状腺术中神经监测麻醉诱导方案

甲状腺术中神经监测要求肌松药使用 1 倍 ED_{95}剂量，术中避免追加肌松药。因常规诱导肌松药量为 2~6 倍 ED_{95}，术中测不到信号时再给予拮抗剂(新斯的明)，但实际拮抗效果极不理想，影响手术前后神经监测信号对比。

推荐针对甲状腺术中行神经监测的术前诱导方案参考如下：

1. 非去极化肌松药：①顺阿曲库铵 0.05mg/kg
(任选一种) ②维库溴铵(万可松) 0.05mg/kg
③罗库溴铵(爱可松) 0.3mg/kg

2. 异丙酚 2mg/kg

3. 舒芬太尼 0.5μg/kg 或 芬太尼 0.2~0.3mg/kg

● 建议术中全吸入维持麻醉，深度在 1.2~1.4MAC

◆ 如患者体重 60kg，术前肌松诱导用量参考：

①顺阿曲库铵：0.05×60=3mg ②维库溴铵：0.05×60=3mg

③爱可松：0.3×60=18mg

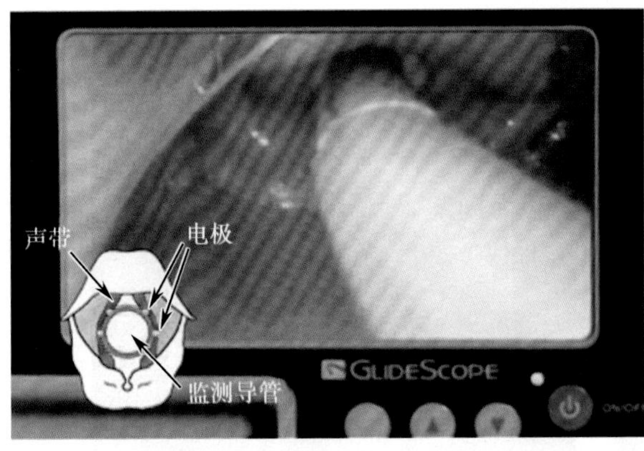

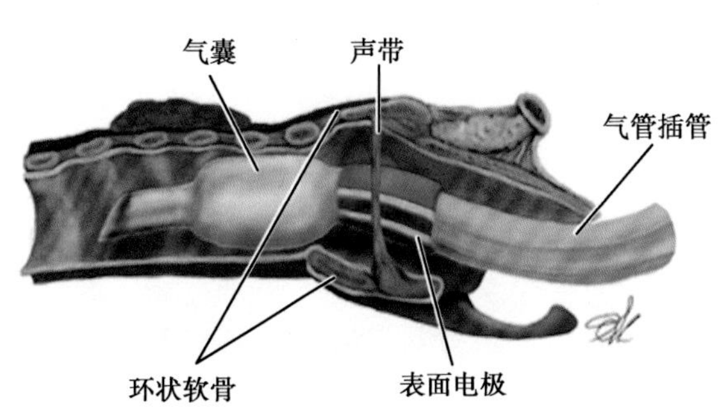

图 22-1-3 神经监测导管留置位置及表面电极与声带位置关系示意图

(二)监测系统建立

(1)设备连接：IONM 监测环路所需的回路电极和接地电极，可通过皮下电极留置患者体表。术野消毒前选取前胸部剑突下区域，间隔 1cm 左右分别置入两条电极，透明贴膜固定。内镜下甲状腺手术可视情况取不同留置区域，如肩部三角肌区域、前臂肌群区等。消毒铺单后，将监测导管记录电极、回路电极、接地电极、探针刺激电极的连线末端，依次按照颜色提示插入界面盒。将抗干扰电极夹持电刀输出线，避免干扰电信号。

(2)系统检测：在所有监测设备连接完成后，主机开机选择菜单“head neck”中子菜单“thyroid”选项，系统会自动检测记录电极阻抗，通过则显示绿色“√”，提示单电极阻抗 <5kΩ，同时阻抗间差值<1kΩ。而当显示红色“×”，提示记录电极与声带接触不良，需进一步调整。如所有阻抗偏高，应考虑检查接地电极连接等。

（3）系统设置：等待检测电极阻抗正常后，点击“monitoring”选项，即进入监测界面。默认事件阈值（event threshold）为 100μV，探针刺激频率 4Hz，推荐探针刺激电流为 1～3mA。可根据需要调整事件阈值、探针刺激频率、刺激电流强度等。游离皮瓣后，调节刺激电流 1mA 探测颈前肌组织，确认探针释放电流与设定电流相符。调节刺激电流 3mA，探测颈动脉鞘获得迷走神经（vagus nerve，VN）肌电信号振幅>500μV，提示监测系统建立成功。

（三）术中神经监测的标准化步骤

2011 年，国际神经监测研究小组基于文献和经验的总结，对 IONM 的应用提出标准化步骤。2013 年，中国医师协会外科医师分会甲状腺外科医师委员会结合中国实情制订了《甲状腺及甲状旁腺手术中神经电生理监测临床指南（中国版）》，该指南对我国神经监测技术的临床应用进行了规范和指导。为确保术中神经监测的科学性、准确性，提倡严格执行标准化六步法操作（表 22-1-2）。

表 22-1-2 甲状腺术中喉返神经监测的标准化“六步法”操作

缩写	步骤	备注
L1	术前喉镜录像记录声带运动情况	推荐应用纤维喉镜
V1	甲状腺区操作前，刺激同侧迷走神经	电流 3.0 mA，监测点：约平甲状腺下极水平的神经近端
R1	初次显露 RLN 时，刺激喉返神经	电流 1.0 mA，监测点：显露处最近端
R2	全程解剖 RLN 后，刺激喉返神经	电流 1.0 mA，监测点：显露处最近端
V2	术野彻底止血后，刺激同侧迷走神经	电流 3.0 mA，监测点：约平甲状腺上极水平的神经近端
L2	术后喉镜录像记录声带运动	如果发现声带运动异常，与术前喉镜录像比较

（1）术前和术后喉镜检查：IONM 标准化操作从术前开始，以术后的录像记录声带运动结束。术前喉镜检查，了解术前声带的运动状态，排除术前已存在声带麻痹风险。术后首日复查喉镜并与术前对比，观察术后声带有无变化，进而判断是否并发神经损伤及程度，推测可能原因及预后。

（2）监测核心步骤：四步法，第一步：V1 信号——在甲状腺区操作前，应用 3.0mA 电流探测甲状腺下极水平颈鞘（不需要解剖迷走神经），获取迷走神经肌电信号（图 22-1-4）。第二步：R1 信号——解剖游离喉返神经前，应用 1.0mA 电流探测喉返神经显露处获得的肌电信号（图 22-1-5）。第三步：R2 信号——喉返神经全程解剖游离后，应用 1.0mA 电流探测显露部最近端获得的肌电信号（图 22-1-6）。第四步：V2 信号——术野彻底止血后、关闭切口前，应用 3.0mA 电流探测迷走神经最近端获取的肌电信号（图 22-1-7）。

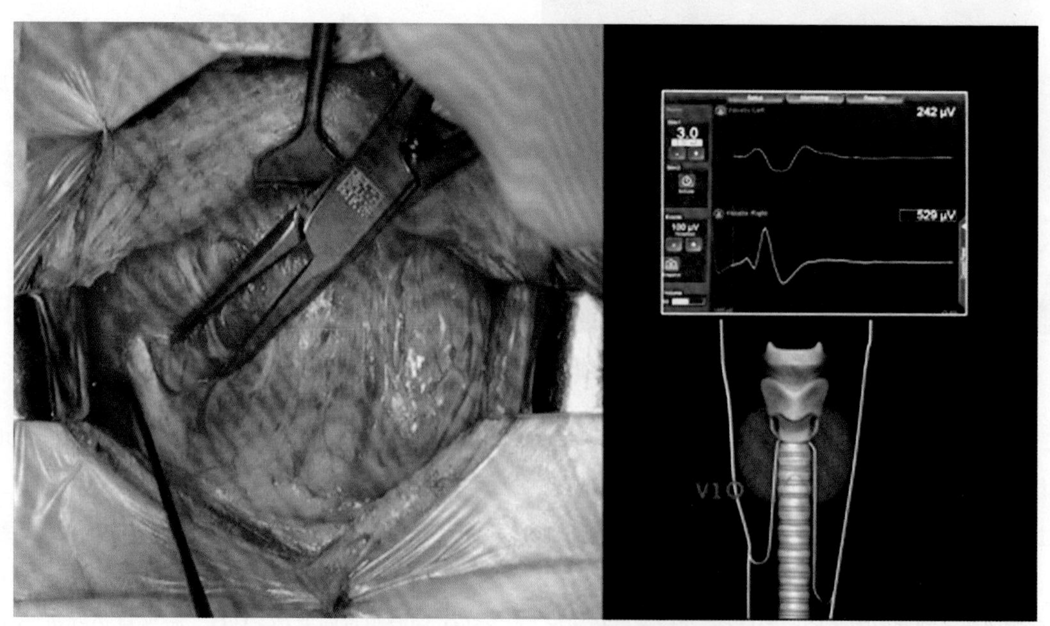

图 22-1-4 甲状腺区操作前 3.0mA 刺激迷走神经获取 V1 信号

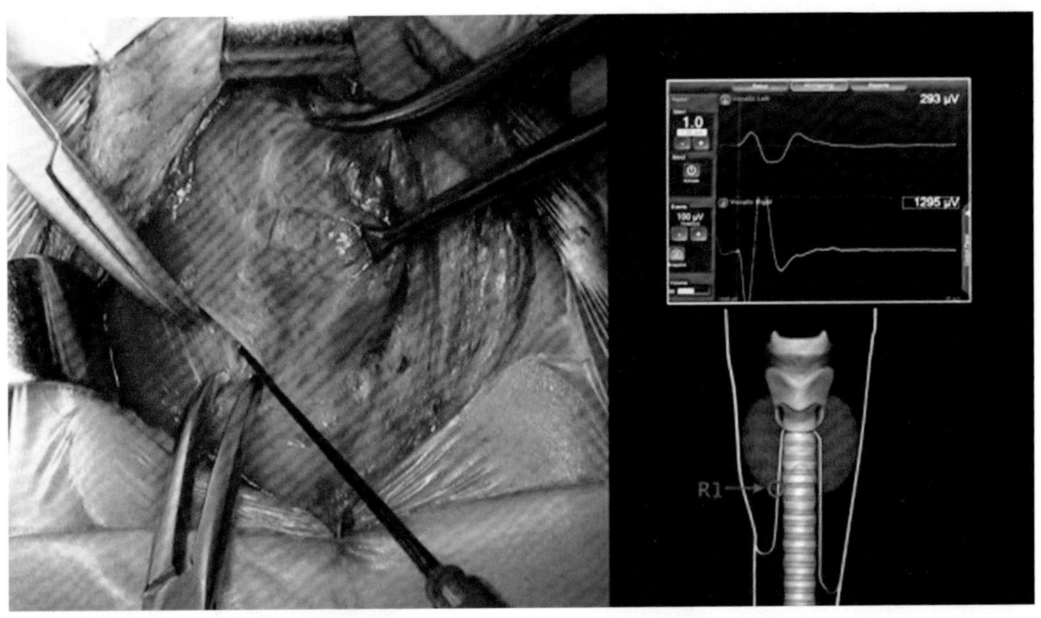

图 22-1-5　解剖游离喉返神经前 1.0mA 刺激喉返神经获取 R1 信号

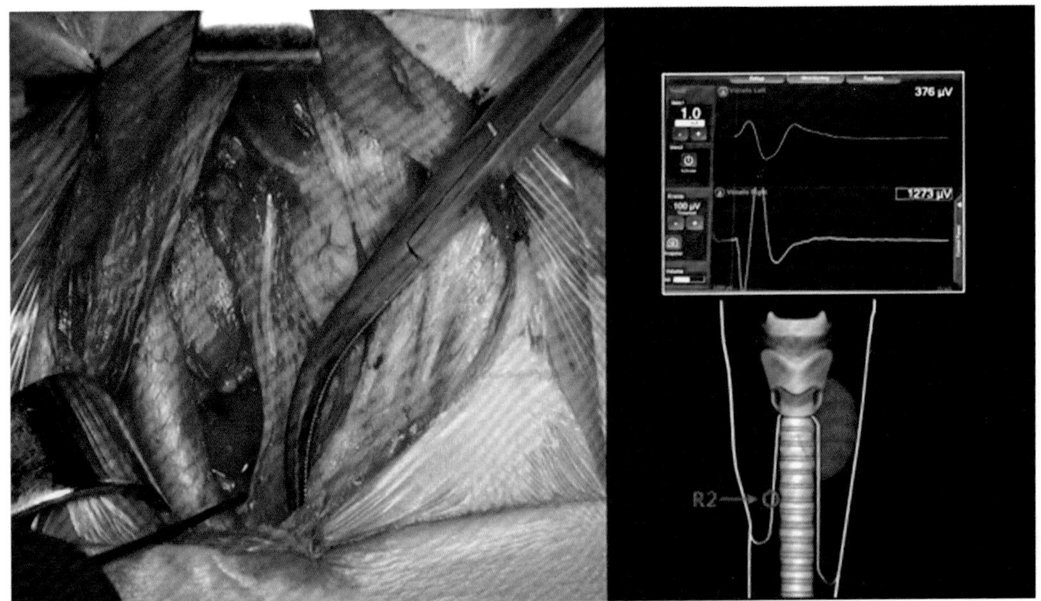

图 22-1-6　全程解剖游离喉返神经后 1.0mA 刺激喉返神经获取 R2 信号

（四）信号解读

（1）基本参数：术中神经监测肌电图的基本参数有振幅（amplitude）、潜伏期（latency）和时程（duration）（图 22-1-8），是描述信号强度的主要指标。振幅的测量结果可能与参与极化的肌纤维数量有关，潜伏期与刺激诱发去极化的速度以及刺激点距同侧声带的距离相关，因此具有较大的个体差异性（表 22-1-3）。

（2）RLN 功能完整性判断：解剖 RLN、切除甲状腺、术野止血后，V2 与 V1、R2 与 R1 相比，信号强度与各项参数均无明显下降。

（3）信号减弱或丢失：在干燥术野，当应用达到阈值的刺激电流（1~2mA）探测可获得满意的初始肌电信号，而术中肌电信号振幅下降至 100μV 以下时，则定义为肌电信号丢失（loss of signal，LOS）。

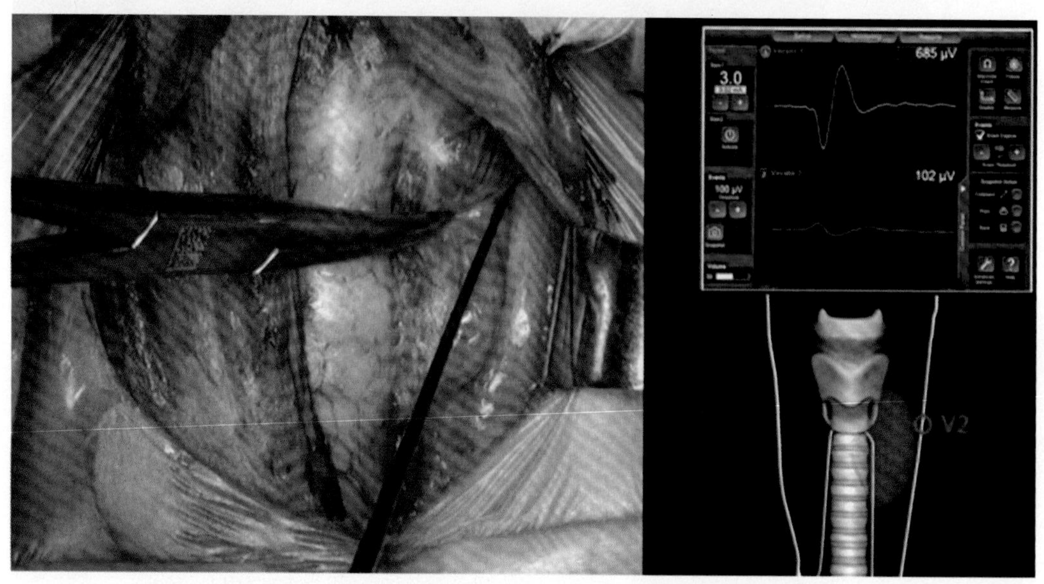

图 22-1-7 术毕止血后、关闭切口前 3.0mA 刺激迷走神经获取 V2 信号

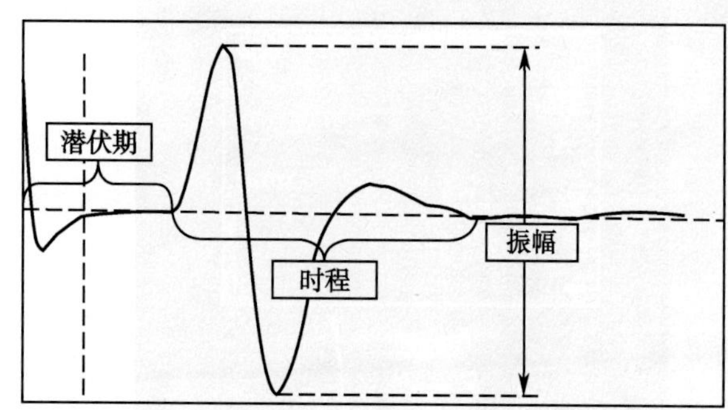

图 22-1-8 术中神经监测 EMG 波形的基本参数

表 22-1-3 EMG 参数值的参考范围

神经	振幅（μV）	潜伏期（ms）	时程（ms）
左侧迷走神经	460 （138~1240）	5.9 （5.0~7.0）	9.4 （7.4~11.7）
左侧喉返神经	719 （205~1766）	2.7 （2.0~3.9）	7.4 （5.5~9.8）
右侧迷走神经	511 （168~1592）	3.9 （3.1~4.7）	7.4 （5.5~9.8）
右侧喉返神经	622 （206~1986）	2.7 （2.0~3.9）	7.4 （5.5~10.2）

1）真性肌电信号丢失：当 RLN 受损，并且探测所得肌电信号<100μV 时，称为真性肌电信号丢失。RLN 损伤分为两型：① Ⅰ 型损伤，或称节段型损伤或点损伤（segmental injury），占 70%以上，常见原因为钳夹伤、牵拉伤、压迫伤或热损伤。当 RLN 入喉处存在肌电信号，而 RLN 近端或迷走神经信号丢失，提示发生 Ⅰ 型损伤（图 22-1-9）。自 RLN 入喉点向近端探测，信号丢失处定位为损伤点。② Ⅱ 型损伤，或称全程型损伤（global injury），表现为喉返神经显露部分全程均无肌电信号及损伤点，但对侧迷走神经信号正常（图 22-1-10）。

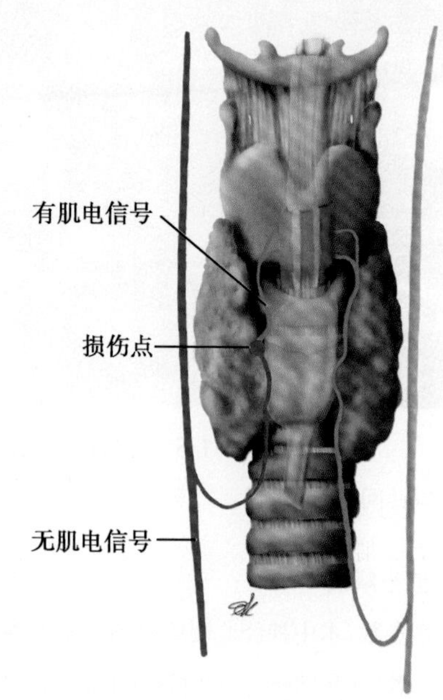

图 22-1-9 Ⅰ型损伤

2）假性信号丢失：术后声带运动正常可证实 RLN 功能正常，但术中肌电信号丢失而术后喉镜检查声带功能正常，称之为假性肌电信号丢失。表现为 RLN 显露部分无肌电信号及损伤点，且探测对侧迷走神经也无肌电信号。假性肌电信号丢失可由监测系统故障、气管导管电极与声带接触不良

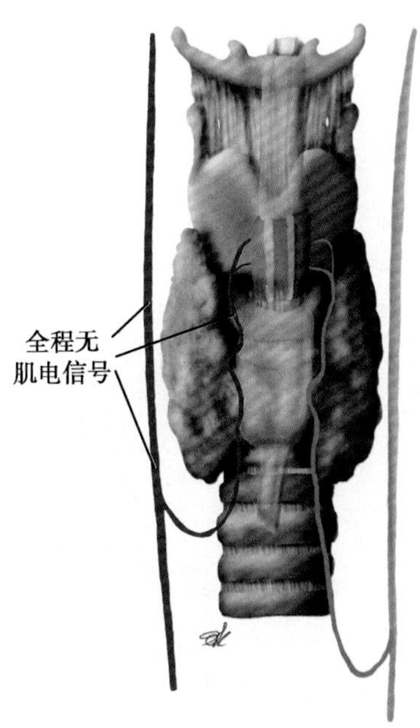

图 22-1-10　Ⅱ型损伤

或肌松药使用不当造成。

（五）常见系统故障与解决方案

甲状腺术中发生手术操作无法解释的信号丢失应考虑监测系统发生故障。机械本身和人为操作都可能引起系统故障，致无法测得肌电信号或信号不佳。掌握监测系统常见故障的分析及对策非常必要，以保证手术安全顺利进行。

1. 刺激端故障　当考虑发生系统故障时，首先确认主机显示器设定电流与实际释放电流是否一致。如果实际释放电流为显著降低，提示刺激端故障。电流刺激能够有效诱发产生肌电信号，需要“神经表面—刺激探针—连接回路—界面盒—主机设置”多个环节的有效整合，刺激端故障常见原因包括：

（1）探测神经表面覆盖其他组织：神经被组织、血液、组织液等覆盖，可影响电流传导或导致电流分流。

（2）刺激探针问题：刺激探针损坏或连接不当，例如，刺激探针针芯与针柄脱落或末端与界面盒接触不良；探针回路电极脱离患者或末端与界面盒接触不良等。

（3）主机系统设置问题：刺激电流设置过低。

（4）界面盒问题：术中电刀使用不当可导致保险丝熔断，界面盒背部备用保险丝，可进行更换；界面盒与主机接触不良。

（5）监测系统短路：当记录电极与刺激电极的导线相互缠绕、手术区内两个金属器械相互碰撞时、皮下电极相距过近或发生交叉时，均可能诱发假阳性信号或导致系统短路。

2. 记录端故障　当排除刺激端故障后，如故障仍未解除，需进一步排查监测系统记录端。肌电信号的有效记录和显示涉及“麻醉相关—监测导管留置—接地电极连接—系统设置”等多个环节。常见记录端故障的原因包括：

（1）麻醉相关：如肌松剂应用不当、声门水平唾液潴留、监测导管气囊漏气、记录电极表面导电不良等。

（2）记录电极与声带接触不良：当排除麻醉相关问题造成信号丢失时，点击主机阻抗选项，重复检测记录电极阻抗，单电极阻抗>5kΩ，阻抗差值>1kΩ，会显示红色，提示记录电极接触不良。可由监测导管留置的角度和深度不当所致。

角度上，当监测导管偏转时，出现一侧电极阻抗明显升高，提示该侧记录电极脱离声带。因为麻醉医师右利手，常见偏转方向为顺时针旋转。所以单电极阻抗过高时，常规逆时针旋转调整，双侧阻抗恢复绿色正常显示（图 22-1-11）。

深度上，当监测导管留置过浅时，记录电极无法与声带接触，双侧阻抗红色报警，应用 3.0mA 电流无法测得双侧迷走神经信号。此时，逐渐加深监测导管同时探测神经，可出现信号从无到有，由弱到强。当监测导管留置过深时，记录电极仅与声门水平以下气管壁相接触，阻抗可表现正常，但在神经和周围组织都会诱发假性肌电信号。所以，在神经肌电信号最强时，而且不会诱发周围组织假信号处，固定插管为最佳深度，双侧阻抗恢复绿色正常显示。

（3）接地电极连接不当：包括界面盒端连接是否松动，以及患者皮下接地电极是否脱落或接触不良。监测系统阻抗检查界面会显示“Ground”电极阻抗无法测得，重新连接接地电极可排除故障。

（4）主机系统设置不当：当监测系统事件阈值设置过高、提示音量过低或者部分监测系统具有屏蔽假性肌电信号的功能时，会发生即使监测系统生成有效肌电信号却无法显示的情况，可适当调低监测系统假性信号屏蔽区间，降低事件阈值，提高提示音量，增加神经监测敏感性。

（六）肌电信号丢失分析及对策

1. 定位损伤位置，明确损伤原因　当发生真性肌电信号丢失时，术者应自远端仔细向近端探测显露的 RLN 全程，定位导致肌电信号丢失的损伤位置。识别损伤点有助于术者回顾导致神经损伤的外科操作，提高手术技巧。

（1）RLN 解剖时肌电信号丢失：术中 RLN 解剖时肌电信号丢失，推荐首先探测对侧迷走神经。

1）探测对侧迷走神经无信号提示监测系统故障，考虑假性肌电信号丢失，需进一步排查监测系统刺激端及记录端故障，常见故障包括不当使用肌松药、监测导管移位、刺激探针相关故障等。

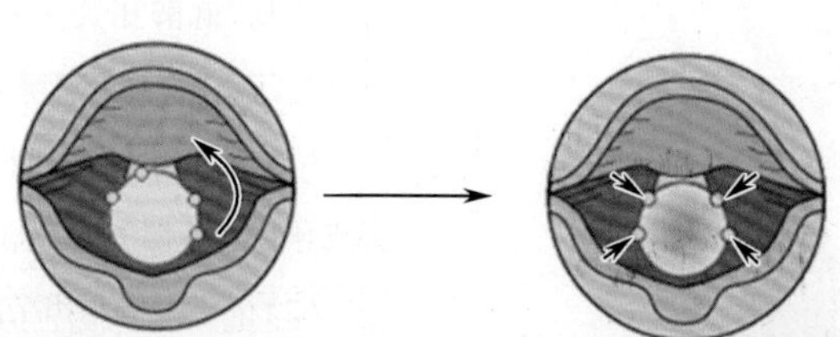

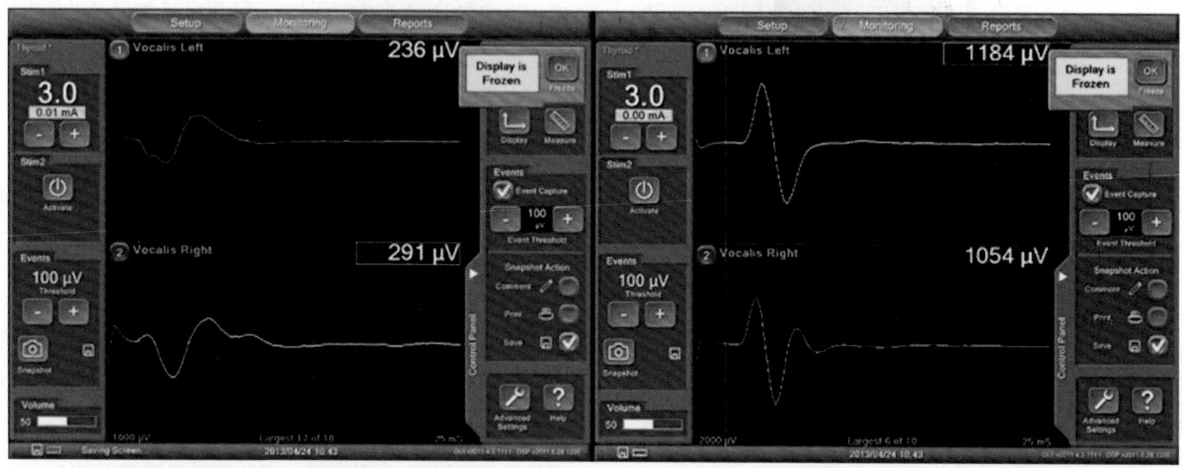

图 22-1-11　神经监测气管导管偏转修正后肌电信号变化

2)探测对侧迷走神经信号良好提示监测系统工作正常，考虑真性肌电信号丢失。

(2)RLN 全程解剖后的肌电信号丢失：术中 RLN 全程解剖结束或之后发生肌电信号丢失，RLN 入喉处已显露，推荐首先探测喉返神经入喉处。

1)当探测入喉处有肌电信号，而探测已显露的 RLN 近端或迷走神经无信号，提示Ⅰ型损伤。术者可沿神经走行自入喉处向近端探测定位损伤点。

2)当探测 RLN 入喉处无肌电信号，但探测对侧迷走神经有信号，可排除监测系统故障，提示Ⅱ型损伤(图 22-1-12)。

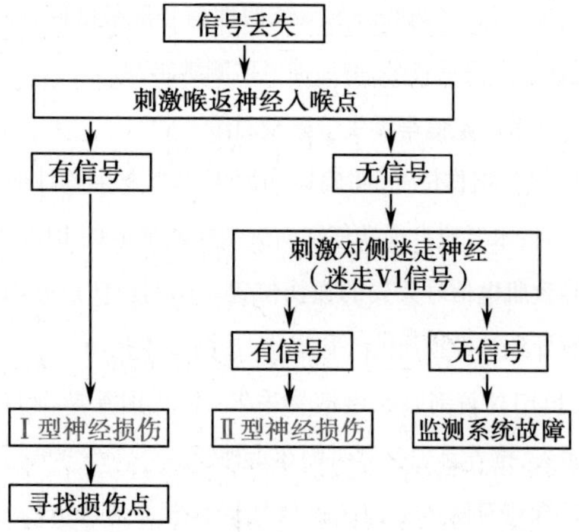

图 22-1-12　监测信号丢失的分析及对策

2. LOS 后肌电信号的恢复　手术结束时，术中真性肌电信号丢失恢复程度可分为 3 种，包括：①Ⅰ：肌电信号持续丢失(无恢复)；②Ⅱ：肌电信号部分恢复；③Ⅲ：肌电信号完全恢复。同样，相应的声带运动也分为固定、减弱和正常。最新研究显示，急性 RLN 牵拉伤造成的肌电信号严重下降甚至丢失，术中可一定程度地恢复，但恢复程度与损伤程度相关。Chiang 等报道了 13 条因术中牵拉或压迫伤导致肌电信号丢失的神经；其中 3 条肌电信号完全恢复，3 条部分恢复，7 条无恢复。全部肌电信号完全恢复和 2 例部分恢复的病例术后声带运动正常，1 例部分恢复病例术后声带运动减弱，所有术中信号丢失未恢复病例，术后均出现声带麻痹。SitgesSerra 等也报道了 16 条术中肌电信号丢失的 RLN，15 条信号恢复(比例>90%)，术后仅 3 例暂时性声带麻痹。因此，为了避免不必要的再次手术，推荐在术中肌电信号丢失决定行分期甲状腺手术前，等待 20 分钟观察信号恢复十分必要。

四、适应证

关于甲状腺术中是否常规应用 IONM 目前仍存在争议。有学者认为，甲状腺初次或者低危手术中使用 IONM，对 RLN 损伤率的改善并无显著影响。相反，却可能增大外科医师对仪器的依赖，影响手术警觉性与操作技巧。加之 IONM 技术的应用需特殊设备和麻醉配合，限制了其使用范围。因此，国内外各医疗机构关于 IONM 技术的应用情况有所区别。随着 IONM 的日臻成熟与推广，越来越多的临床应

用与研究证据指出，在高危险、再次、复杂甲状腺手术中应用IONM技术非常有必要，可使术者在术中实时判断神经功能，避免永久性神经损伤的发生。

中国版《甲状腺及甲状旁腺手术中神经电生理监测临床指南》对神经高损伤风险的甲状腺手术及特殊要求患者，推荐使用术中神经监测技术（表22-1-4）。需要指出的是，由于术前不可能预测所有的复杂病例，条件允许情况下可适当放宽神经监测指征。

表22-1-4　甲状腺术中神经监测技术的适应证

甲状腺肿物位于腺体背侧，可疑近期囊内出血或甲状腺癌者
甲状腺功能亢进患者，术前超声提示腺体大且内部血供丰富者
甲状腺恶性肿瘤需行颈部淋巴结清除，尤其有中央组淋巴结肿大者
甲状腺再次手术，解剖结构紊乱，组织粘连重者
胸骨后甲状腺肿，巨大甲状腺肿物，考虑喉返神经有移位者
术前影像学提示有内脏转位或锁骨下动脉变异，可疑非返性喉返神经者
已有单侧声带麻痹，对侧叶需行手术治疗者
需双叶全切，特别是内镜下手术
喉返神经损伤后的修复手术
甲状旁腺手术
对音质、音调有特殊要求者，要求术中应用IONM的患者等

五、应用技巧与临床评价

（一）协助识别与解离喉返神经，精准导航

神经监测技术改变了传统经验中“躲避”神经和“寻找”神经的操作习惯，以“探测神经”实现术中神经保护理念的革新。在RLN可能走行区域，调整刺激电流2.0mA先垂直于气管探测，信号呈现逐渐增强后减弱的变化过程，再沿肌电信号最强点平行气管探测——即“十字交叉法”，便可在解剖显露前描绘出神经走行区域，实现精准定位指导解剖操作（图22-1-13）。实践表明，IONM对RLN识别率可达98%～100%，更可帮助85%的初学者顺利寻找RLN。尤其在再次手术中，术区往往呈呈冰冻样瘢痕改变，喉返神经显露极为困难。利用神经监测“术中导航”，可快速定位神经走行，从而有效避免了盲目解剖操作造成的神经损伤。Barczynski等在对1000条RLN进行术中监测的前瞻性随机对照研究中提出，在高风险患者（甲状腺癌合并中央组肿大淋巴结、Graves病、胸骨后甲状腺肿、甲状腺炎）时，应用IONM可使暂时性RLN损伤发生率降低2.9%，低风险患者（非Graves病、胸骨后甲状腺肿）可降低0.9%。

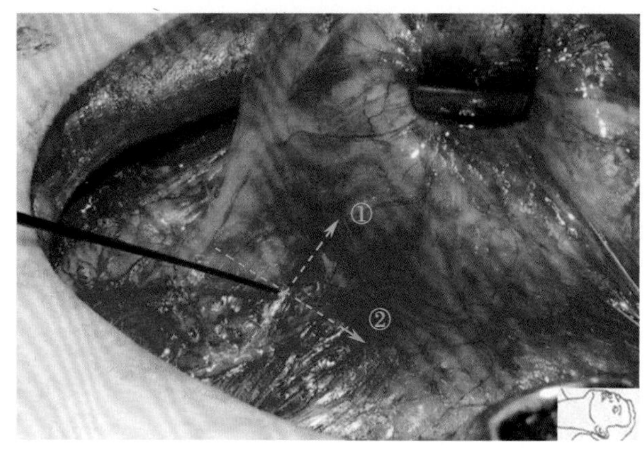

图22-1-13　喉返神经“十字交叉法”定位
①垂直气管方向；②平行气管方向

（二）协助判断神经功能完整性，预警风险

在临床实践中常有术中常规肉眼识别RLN解剖完整性存在，术后仍出现声带麻痹的情况，临床难以解释，RLN保护金标准面临挑战。应用术中神经监测可发现，医生在术中的某些习惯操作极易引起神经损伤，当肌电信号消失或下降幅度较大时，连续监测可及时提示损伤，规避风险操作。间断监测中，术者解剖操作同时，助手可对显露的喉返神经最近端（即Rp点）进行实时刺激，若肌电信号降低（提示音减弱），推荐立即终止手术，待神经肌电信号恢复后再继续操作。中央区淋巴结清除，胸骨后甲状腺肿无法显露病变区喉返神经近端时，可应用超阈值电流（3.0mA）直接探测颈动脉鞘，监测迷走神经以协助判断喉返神经全程功能完整性。

大量研究显示，与以往肉眼确认神经完整性相比，IONM技术对术后喉返神经功能预测的精确性有显著改善。Jatzko等报告如果发生RLN损伤，术中及时识别能提高喉返神经功能恢复率（57% vs. 34%）。Wu等人研究显示，在323例（522条RLN）甲状腺术中，29条RLN（5.6%）可探及损伤点，其中5条完全LOS，24条不完全LOS（EMG振幅下降22%～79%）。术后喉镜检查提示，5条完全LOS和4条不完全LOS（EMG振幅下降62%～79%）者，术后发生暂时性声带麻痹；其余20条不完全LOS（振幅下降≤53%）者术后声带运动正常。

（三）协助分析神经的损伤机制，预后评估

甲状腺术中RLN损伤原因诸多，除肉眼可见的切割、结

扎、钳夹、肿瘤侵犯等损伤原因外，还有牵拉、压迫、热损伤、缺血等肉眼难以察觉的致损原因。Lo 等通过喉镜检查发现术中肉眼识别神经连续性，术后声带麻痹的发生率 6.6%，其中只有 1.1%可在术中诊断为神经损伤。对于肉眼不可见的损伤因素，通过 IONM 可发现肌电信号减弱，提示 RLN 受损，并回顾分析肌电信号改变前后的操作，沿神经走行探查"损伤点"，可以帮助术者分析神经损伤原因，达到避免永久性神经损伤的目的，在预防双侧声带麻痹中也具有重大意义。

此外，术中实时或连续神经监测时，可发现部分神经损伤肌电信号振幅突然下降甚至丢失；而部分类型损伤时，肌电信号下降过程缓慢，在信号丢失前可被及时发现，引起国内外临床医生的广泛关注。大量研究表明，依据神经监测肌电信号振幅下降时程，RLN 损伤分为速发型损伤（以热损伤为代表）和迟发型损伤（以牵拉伤为代表）。组织病理学证实喉返神经牵拉伤主要是神经外膜和神经束膜改变，神经内膜结构（包括髓鞘和轴突）完好，而热损伤机制多伤及神经内膜甚至髓鞘。所以多数迟发型损伤（以牵拉伤为代表），术后声带麻痹为暂时性，肌电信号恢复时间较短，神经功能恢复率较速发型高。

22

（四）协助识别罕见的神经变异，有效预防

RLN 变异及分支情况复杂多变，特别是非返性喉返神经变异，虽然罕见，但是导致永久性 RLN 损伤的高危因素。以往难以术前判断，仅少数病例可通过 CT 检查到血管变异得以识别。术中应用神经监测技术，根据非返性喉返神经与 RLN 走行上的解剖变异特点，通过"监测点对比法"以及"潜伏期评估法"，在解剖 RLN 前及时有效预判，方法简便且特异性强（图 22-1-14）。

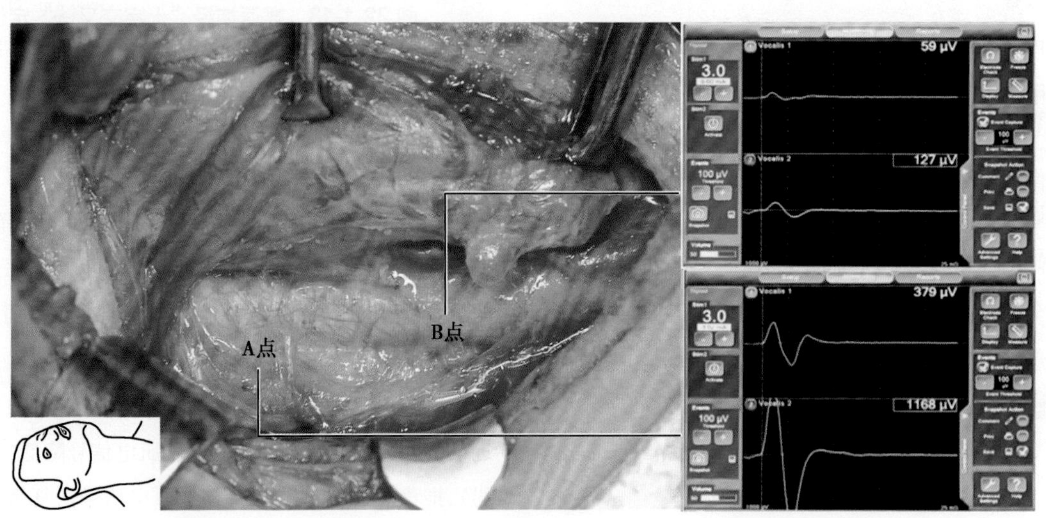

图 22-1-14 非返性喉返神经的"监测点对比法"与"潜伏期评估法"

术中解剖喉返神经之前，先于颈鞘探测迷走神经获取 V1 信号。分别在迷走神经远端（甲状腺下极水平）与近端（甲状腺上极水平）取监测点，若远端监测点（B 点）无信号，近端监测点（A 点）有信号，则提示存在非返性喉返神经可能并在 A、B 两点间由迷走神经发出。所得迷走神经肌电信号潜伏期明显缩短，进一步证实非返性喉返神经。

此外，RLN 走行区常伴行条索状结构，包括纤维结缔组织、细小的血管、淋巴管等；RLN 也常存在分支变异或主干走行变异等，不仅容易造成视觉混淆，而且常规 1.0mA 电流探测时，由于电流弥散，非神经结构亦可产生假阳性肌电信号，造成误判损伤真正神经结构。此时可降低刺激电流至 0.8mA 或 0.5mA，当探测条索样结构产生阴性结果，即探测非神经运动支无肌电信号时，可达到精准鉴别与保护 RLN 的目的。

（五）协助全面保护颈部神经，快捷安全

甲状腺术中神经监测不仅可对喉返神经、喉上神经、迷走神经的功能进行监测，也可拓展应用于颈部其他运动神经的初步探查、识别与保护，如副神经、膈神经、臂丛神经、面神经下颌缘支及舌下神经等，实现更为个体化的神经监测。此外，在腔镜甲状腺术中，由于手术操作空间小、无法获得触感及不同入路 RLN 走行的观察视角不同等原因，常规方法保护 RLN 难度较大。正确掌握腔镜甲状腺术中 RLN 的保护要点，联合腔镜放大成像的优势，辅助应用术中神经监测技术既可实时报警风险操作，又可发现 RLN 的损伤机制，将使得腔镜甲状腺手术中的 RLN 保护更具优势，有效降低 RLN 损伤风险。

综上,IONM 技术的应用为甲状腺术中喉返神经的保护提供了有力保障,应用 IONM 可使喉返神经识别率从 90.0% 提升至 99.3%。荟萃分析表明 IONM 能降低暂时性 RLN 损伤率,尤其在高危险组中更明显,因其可缩短手术时间、准确定位喉返神经,在高危险、复杂甲状腺手术中已逐渐成为外科医生应对复杂解剖结构的有力助手。

六、未来发展展望

(一)喉上神经监测

随着对 RLN 功能研究的不断深入,喉上神经(SLN)功能的研究及临床意义也逐渐明朗,国内外多部专业指南或专家共识均推荐外科医生在甲状腺术中保护喉上神经外支(external branch of superior laryngeal nerve,EBSLN)。

EBSLN 监测中,麻醉方案、设备设置、监测导管留置以及监测导管位置确认测试,与 RLN 监测相同。监测仪的事件阈值需适当,一般为 50~100μV(或更低);刺激电流应设定为 1~2 mA,可用 1mA 的电流辅助肉眼确认 EBSLN。然而,定位 EBSLN 时,电流值则应提高至 2mA;刺激脉冲时程设定在 100μs,频率 4Hz。EBSLN 监测步骤与 RLN 监测相结合(L1-V1-S1-R1-R2-S2-V2-L2),增加两个术中监测步骤,即 S1 信号:初次定位识别 EBSLN 时探测神经为 S1 信号。推荐在"胸骨甲状肌—喉三角"区域,应用 2mA 超阈值电流进行"十字交叉"定位,沿 EMG 最强区域进行精细解剖,将 EBSLN 与甲状腺上极血管分离后,再做血管离断处理。S2 信号:结扎甲状腺上极血管后,复测 EBSLN 显露最近端为 S2 信号。

由于在 EBSLN 监测中,所有病例(100%)均诱发可观察的环甲肌震颤,但仅 80% 的病例可获得 EMG,故 EBSLN 监测强调"环甲肌震颤评估法"与"肌电信号评估法"的结合分析,但波形的振幅等参数的测量及比较方法有待进一步优化(表 22-1-5)。

表 22-1-5　喉上神经外支监测监测要点

首字母	描述
E	Expose of the space harboring the EBSLN 区域显露:可横断胸骨甲状肌并向侧下方牵拉甲状腺上极以显露 EBSLN
B	Bluntly dissect tissues 钝性分离:分离环甲肌与甲状腺上极间的无血管区,便于识别 EBSLN 走行于下咽缩肌表面并进入环甲肌
S	Stimulate tissues during dissection 实时监测:协助识别定位与解剖游离 EBSLN
L	Look for cricothyroid twitch 关注震颤:环甲肌震颤是独立于肌电图的 EBSLN 功能评估方法
N	Navigate dissection using the technique of nerve mapping 术中导航:EBSLN 无法显露时,通过获得肌电反应提示神经走行区域,精细解剖肌电反应阴性区域,提高安全性

(二)连续术中神经监测

现阶段普遍应用的神经监测技术是基于间断电刺激诱发声带肌电图的方式来评估 RLN 功能。在有效识别和保护 RLN 的同时,存在不能对神经进行持续监测的弊端。因此,连续术中神经监测技术(continuous intraoperative neural nerve,C-IONM)应运而生,即通过持续刺激迷走神经从而连续监测术中 RLN 的功能变化。随着术中神经监测设备的不断发展和监测技术革新,连续术中神经监测技术正趋于成熟。

连续术中神经监测过程中,自动周期性刺激电极(automatic periodic stimulation,APS)需放置于迷走神经。手术过程中,APS 电极对迷走神经持续发出刺激电流(一般频率设定为 10 次/分,刺激电流为 1mA),在神经监测仪上显示肌电图波形并发出提示音。C-IONM 的术中标准化操作步骤不同于 IONM 的"六步法"操作程序,前后分为 10 步(表 22-1-6)。通过对比手术前后 EMG 潜伏期和振幅的变化,能够判断 RLN 的损伤程度并有效分析解读非肉眼可见的损伤机制。诱发电位潜伏期延长提示神经髓鞘受损,而肌电信号波幅降低提示神经轴突受损。迷走神经上成功放置 APS 电极后测定 EMG 振幅和潜伏期的基线。振幅和潜伏期的波形分别呈现在显示器上,当振幅下降超过 50% 和(或)潜伏期时程延长超过 10% 时,系统将发出报警信号,提示术者当前的操作可能会引起神经的损伤。

(三)简化神经监测技术操作

改良神经监测流程使其更加简便是目前监测技术的研发热点。多功能解剖探钳(stimulating dissecting instruments,SDI)将外科手术精细分离钳与监测探针完美结合,将钳体覆盖绝缘涂层,钳尖金属部分暴露,钳尾与监测系统连接构成环路,钳体传导电流到达神经(图 22-1-15)。解剖操作同时监测神经功能,伴随监测提示音和肌电信号,明显提高手术流畅性,缩短手术时长。腔镜及机器人术中,同样可与长杆器械或者机械壁相结合,实现微创术中解剖监测一体化。

22

进一步伴随能量器械在甲状腺术中的广泛应用，相信能量设备与神经监测功能的结合将成为趋势，包含解剖分离、凝切止血、电生理监测的多功能一体化神经监测刺激端理念转化临床指日可待。

表 22-1-6　连续术中监测标准化步骤

步骤	具体操作	监测位点	刺激电流
L1	术前喉镜检查		
V1	解剖喉返神经前刺激迷走神经		2mA
V1.1	解剖颈动脉鞘前，探测迷走神经	拟留置点近端	2mA
V1.2	游离迷走神经，留置连续刺激电极	留置点近端	1mA（APS）
V1.3	校准连续电极刺激产生初始化的 EMG 振幅和潜伏期	留置点近、远端	
R1	识别显露时，首次刺激喉返神经		2mA
R2	解剖完成后，刺激部分或完全解离的喉返神经		1mA
V2	切除标本并彻底止血后，刺激迷走神经		2mA
V2.1	移除连续监测电极后再次刺激迷走神经	显露部最近端	2mA
L2	术后喉镜检查		

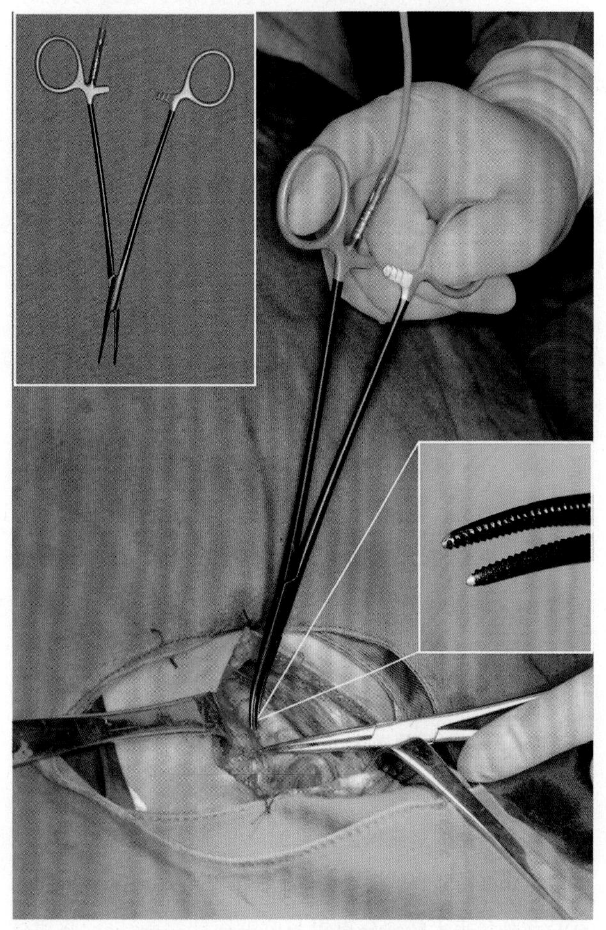

图 22-1-15　多功能解剖探钳

（四）推广在腔镜甲状腺术中的应用

与开放甲状腺手术相比，神经监测技术在腔镜甲状腺术中的应用起步较晚，相关主题的文献研究报道也较为少见。现已有报道证实，在腔镜甲状腺术中施行 I-IONM 的标准化流程（V1-R1-R2-V2）是简便可行且实用有效的。但是，C-IONM 在腔镜与机器人甲状腺手术中的研究报道尚为鲜见，主要原因在于难以置入连续性刺激电极。此外，就 I-IONM 而言，最佳的腔镜适用刺激探针还未明确，经皮穿刺探针、加长型探针、集成于解剖器械或能量设备的探针各具优缺点。腔镜甲状腺手术中神经监测技术的应用将进一步推动 IONM 技术、设备和应用模式发展，是一个令人期待的前景和方向。

（五）加强规范化培训、标准化应用

甲状腺术中神经监测在欧美国家已普及应用，美国内分泌外科协会积极推广“2010 年国际甲状腺及甲状旁腺手术中神经电生理监测临床指南”。应用神经监测技术揭示术中 RLN 损伤机制，也已成为甲状腺手术研究前沿，并逐步进入产品研发阶段。我国自 2008 年引入甲状腺术中神经监测技术，被广大外科医生逐步了解并认可，目前由于该技术要求特殊监测系统，并须遵守标准化规程，当务之急需要普及规范化培训，以避免既使用了术中神经监测技术，又出现 RLN 损伤的尴尬局面。

（孙　辉　李　芳）

第二节　甲状旁腺示踪技术

甲状旁腺损伤是甲状腺手术最主要的并发症之一，而甲状旁腺损伤导致的术后甲状旁腺功能低下则是影响甲状腺手术

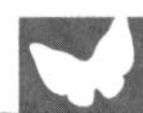

安全性的主要因素之一。暂时性甲状旁腺功能低下会造成一过性或暂时性低钙症状，对患者生活质量的影响是短暂的，不会造成终生的影响；但永久性甲状旁腺功能低下会造成永久性低钙症状，多以手足麻木和四肢抽搐为表现，严重影响患者的生活质量，病情严重时可伴有喉和膈肌痉挛，引起窒息死亡。

最初的甲状腺手术经历了一个高并发症、高死亡率阶段。为了减少手术并发症及死亡率，早期甲状腺手术以肿物切除术及腺体部分切除术为主，并持续了很长一段时间。对甲状旁腺的认识起源于1849年，而对甲状旁腺功能的认识可追溯到1891年。甲状旁腺的功能是产生甲状旁腺激素(PTH)，其主要靶器官为骨和肾，对肠道也有间接作用。PTH的生理功能是调节体内钙的代谢并维持钙和磷的平衡。随着对甲状旁腺解剖及其功能认识的全面深入，甲状腺手术方式变得越来越规范。甲状腺肿物切除术及腺体部分切除术这些不规范的术式逐渐被淘汰，甲状腺腺叶切除术成为甲状腺的最小手术方式。若术后诊断为甲状腺癌，肿瘤很容易复发，从而导致再次手术。而再次手术时，尤其是再次处理同侧肿瘤时，由于瘢痕粘连，喉返神经及甲状旁腺的损伤几率成几何级的增加。因此，2009年ATA指南及2012年国内指南都推荐将腺叶切除术作为甲状腺最小手术方式。

同时，随着2009年NCCN指南、ATA指南及2012年国内指南的发布，甲状腺手术由以往的以保护喉返神经为中心转变到以甲状旁腺保护为中心，甲状腺外科全面步入一定意义上的“甲状旁腺时代”。正是由于对甲状旁腺解剖及功能的全面认识，才使得甲状腺全切及双侧中央区淋巴结清除成为可能。早期过高的永久性甲状旁腺功能低下发生率大大限制了该手术方式的应用及推广。然而，对于具有危险因素及复发高危因素的甲状腺癌患者来说，甲状腺全切及双侧中央区淋巴结清除可有效降低术后复发率，甚至达到彻底治愈可能。近期一项研究显示，暂时性与永久性甲状旁腺功能低下的发生率，在甲状腺全切除术后分别为27.7%和6.3%，在甲状腺全切除及单侧中央区淋巴结清除术后分别为36.1%和7.0%，在甲状腺全切除及双侧中央区淋巴结清除术后分别为51.9%和16.2%。由此可见，即使在当前良好的手术条件下，永久性甲状旁腺功能低下仍不可忽视。随着甲状腺外科的发展，对甲状旁腺的辨认也提出了要求。要防止甲状旁腺损伤、保存甲状旁腺功能，首先必须能够准确辨认甲状旁腺。本节旨在总结近年来发展的甲状旁腺示踪技术，以期提高临床医生对甲状旁腺的辨认能力。

一、亚甲蓝

亚甲蓝应用范围较广，可用于镇痛及作为染色剂及解毒剂，临床中已用于多种恶性肿瘤的前哨淋巴结的染色定位，如对乳腺癌患者前哨淋巴结的染色辅助判断腋窝淋巴结是否存在转移，从而指导术中腋窝淋巴结的清扫。亚甲蓝用于甲状旁腺的辨认已有四十余年的历史，也是报道最多的甲状旁腺正显影剂。1971年，Dudley等首次介绍了在颈清扫时术前通过静脉注射亚甲蓝成功定位甲状旁腺的方法。该研究共纳入17例患者，其中7例甲状腺疾病，9例可疑甲状旁腺肿瘤及1例甲状旁腺增生性病变，术前1小时予以静脉注射亚甲蓝(5mg/kg)，结果在预期的68枚甲状旁腺中共找到并证实41枚，包括28枚正常甲状旁腺，4枚增生的甲状旁腺，9枚甲状旁腺腺瘤，从而缩短了手术时间，减少了损伤正常甲状旁腺的几率。该研究为临床定位甲状旁腺提供了一种全新的思路。随后大量临床研究也证实了上述结论。Kuriloff等回顾性分析了35例行双侧颈部探查的甲状旁腺功能亢进患者，术前平均17分钟(15~30分钟)予以静脉注射亚甲蓝(7.5mg/kg)，结果表明，异常甲状旁腺的染色率达到了97%(34/35)。Takei等对15例甲状旁腺功能亢进患者通过术前影像学检查及选择性静脉抽血进行甲状旁腺定位，其定位准确性最高达69%。然而，采用亚甲蓝染色定位，其准确率达到100%，同时还定位了术前影像学检查未发现的4枚甲状旁腺。文献报道，亚甲蓝染色定位甲状旁腺腺瘤及甲状旁腺增生的准确率分别为86%~100%及67%~100%。国内有学者还提出应用亚甲蓝染色结合术前核素扫描定位诊断原发性甲状旁腺功能亢进可以使甲状旁腺肿瘤切除更精准和微创。因此，在甲状旁腺功能亢进的外科治疗中，静脉注射亚甲蓝成为定位病变甲状旁腺最有效的方法之一。

目前大多数文献都是报道应用亚甲蓝对异常甲状旁腺的染色定位，对正常甲状旁腺染色率的报道较少，文献中报道的亚甲蓝对正常甲状旁腺组织的染色率为0~100%。因此，静脉注射亚甲蓝对于正常甲状旁腺组织染色率差异较大，效果较病变甲状旁腺组织差。同时静脉注射亚甲蓝可引起一些副作用，如恶心、血管疼痛、血栓性静脉炎、心律失常、皮肤和尿液染色等。最近一些研究报道了静脉注射亚甲蓝的患者出现神经系统毒性和术后精神状态的改变，如毒性代谢脑病。由于上述问题，应用静脉注射亚甲蓝染色辨认正常甲状旁腺这一方法的应用受到较大限制，近年来已少有用亚甲蓝静脉注射识别正常甲状旁腺的相关报道。为了减少亚甲蓝的副作用,有学者采用术中甲状腺下动脉注射亚甲蓝染色辨认正常甲状旁腺,其染色率达到 80.6%(29/36)。然而该方式仍没有改变亚甲蓝进入血液循环的本质,同时其对甲状旁腺的染色还与甲状旁腺的血供密切相关,部分甲状旁腺的血供可能主要来自甲状腺上动脉或甲状腺最下动脉,甚至来源于胸腺及纵隔,而非甲状腺下动脉,造成甲状旁腺轻度染色或不染色。近来还有学者采用甲状腺内注射亚甲蓝,由于其淋巴示踪性及甲状腺与甲状旁腺不相通的淋巴系统,可使甲状腺及甲状腺周围淋巴结染色,而甲状旁腺不能被染色,从而有利于甲状旁腺的辨认。但是甲状腺内注射亚甲蓝染色消退快,且易造成染色剂外渗,导致手术区域染色,反而增加了辨认甲状旁腺及喉返神经的难度。由此可见,亚甲蓝本身的特性及副作用限制了其在正常甲状旁腺辨认中的应用。

二、核素显像

甲状旁腺核素显像的研究也有很长的历史,一直未取得满意的效果。直至 20 世纪 80 年代初,Ferlin 等报道用$^{201}Tl/^{99}Tc^{m}O_4^-$双核素减影法,提高了对甲状旁腺腺瘤的定位准确率。该方法的敏感性为 44%~95%。在对 49 例甲状旁腺功能亢进患者术前进行$^{201}Tl/^{99}Tc^{m}O_4^-$显像的回顾性研究中,Hauty 等报道其敏感性为 78%,总体定位准确率为 73%。Basso 等报道,对重量小于 300mg 的腺瘤敏感性仅为 20%,对重量超过 1250mg 的腺瘤敏感性为 76%。1989 年,Coakley 等报道了将^{99m}TC-MIBI 用于甲状旁腺显像。^{99m}TC-MIBI 能被甲状腺和甲状旁腺摄取,但前者对^{99m}TC-MIBI 的清除速率快于后者,并且甲状旁腺对^{99m}TC-MIBI 的摄取比值随着时间的延长而增大,从而能清晰显示甲状旁腺。由于其更好的图像质量及更高的准确率,^{99m}TC-MIBI 很快取代了^{201}Tl,成为最常用的核素显像剂。近年来有多种基于^{99m}TC-MIBI 的甲状旁腺显像方法的报道,主要包括单核素(^{99m}TC-MIBI)双时相技术及双核素(^{99m}TC-MIBI/$^{99}Tc^{m}O_4^-$)减影技术。前者简单易行,然而一些甲状旁腺病灶并不滞留 MIBI,相反一些甲状腺病灶、颈部淋巴结却摄取并滞留 MIBI,因此会造成一些假阴性和假阳性。后者可排除上述原因,尤其适用于甲状旁腺合并甲状腺病变的患者。单核素(^{99m}TC-MIBI)双时相技术及双核素(^{99m}TC-MIBI/$^{99}Tc^{m}O_4^-$)减影技术对于定位甲状旁腺病灶均具有高度的敏感性。

然而,关于上述方法是否能显影正常甲状旁腺的报道较少。Dackiw 等发现可在术中应用伽马探头定位^{99m}TC-MIBI 标记的病变甲状旁腺,随后 Pederson 等将该方法用于识别定位正常的甲状旁腺。早期研究纳入 13 例甲状腺疾病患者,术前静脉注射^{99m}TC-MIBI 10mCi,术中应用伽马探头检测甲状旁腺,结果在 6 例手术标本中检测出甲状旁腺,8 例甲状旁腺被原位保留,但是外科医生通过肉眼也识别出这些甲状旁腺。该研究首次证实伽马探头能够识别^{99m}TC-MIBI 标记的正常甲状旁腺。值得注意的是,在 2 例甲状腺乳头状癌的中央区淋巴结清除标本中也检测到伽马射线活动,但最终未发现甲状旁腺。由此可见,该方法在辨别正常甲状旁腺时也存在假阳性可能。在随后的扩大样本量研究中,共纳入 54 例患者,术前静脉注射相同剂量的^{99m}TC-MIBI,结果成功识别出 20 例患者的甲状旁腺,其中包括 9 例原位保留的甲状旁腺及 11 例切除标本中的甲状旁腺,术后病理报告提示仅有 1 例误切的甲状旁腺。研究者认为此项技术对于需行中央区淋巴结清除或再次手术的患者更有帮助。从上述研究结果来看,术前注射^{99m}TC-MIBI,术中予以伽马探头可识别正常的甲状旁腺,尤其有利于检测标本中意外切除的正常甲状旁腺。然而,该方法存在假阳性,同时接触伽马射线可能会对医务人员及患者造成身体危害,因此该方法在临床中也受到一些限制,目前主要应用于病变甲状旁腺的定位诊断,对于正常甲状旁腺的辨别未获得大规模的应用。

三、纳米炭甲状旁腺负显影辨认保护技术

纳米炭作为一种淋巴示踪剂,早已广泛应用于乳腺癌、胃癌及结直肠癌手术中以指导淋巴结的清扫、前哨淋巴结活检及靶向化疗。在乳腺癌改良根治术的研究中发现,利用纳米炭进行术中淋巴显像可以指导外科医生进行合理的切除和彻底的淋巴结清除,既能有效地防止肿瘤细胞残留,又能避免手术过大引起的神经损伤、淋巴回流不畅等术后并发症。同时还能方便病理医师在脂肪组织中寻找淋巴结,提高病理分期的准确性。2009 年,纳米炭开始用于甲状腺手术,以提高淋巴结清除彻底性及甲状旁腺的辨认率。纳米炭混悬注射液为纳米级炭颗粒制成的混悬液,颗粒直径为 150nm,具有高度的淋巴系统趋向性,是目前我国唯一批准上市的淋巴示踪剂。由于毛细血管内皮细胞间隙为 20~50nm,而毛细淋巴管内皮细胞间隙为 120~500nm,且基膜发育不全。故将纳米炭注射到甲状腺组织内,其不会进入血管,可迅速进入淋巴管或被巨噬细胞吞噬后进入毛细淋巴管,滞留、聚集在淋巴结,从而使甲状腺及淋巴结黑染。由于

绝大多数甲状旁腺位于中央区，且其淋巴系统发育不佳（或缺少淋巴管），因此在甲状腺组织内注射纳米炭后，甲状腺及其引流区域的大多数淋巴管及淋巴结会被黑染，而甲状旁腺不会被黑染，使之与被黑染的甲状腺及淋巴结容易区分而被辨认（图 22-2-1）。同时，当甲状旁腺与甲状腺表面未被染色的小结节难以区分时，还可用纳米炭“追加注射法”来帮助鉴别，即在需要鉴别的结节附近的未黑染的甲状腺组织内缓慢注射少许纳米炭，如果结节被染黑，则其为甲状腺结节，否则为甲状旁腺的可能性很大（图 22-2-2）。由此可见，通过负显影技术，纳米炭可用于甲状旁腺的辨认。但由于在甲状腺组织及淋巴结组织内残留时间较长，临床上纳米炭较少应用于病变甲状旁腺的辨认及定位。

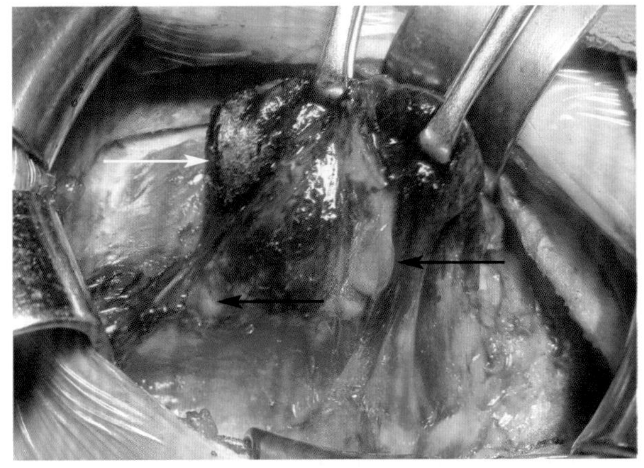

图 22-2-1　纳米炭甲状旁腺负显影辨认保护技术
（白色箭头所示为黑染甲状腺，黑色箭头所示为甲状旁腺）

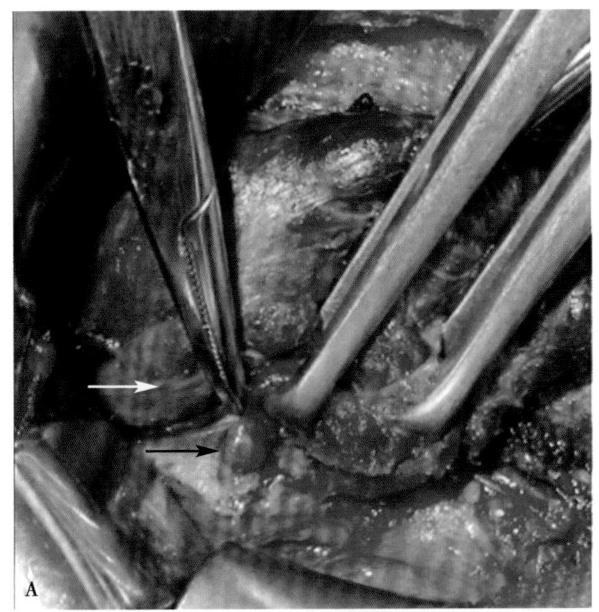

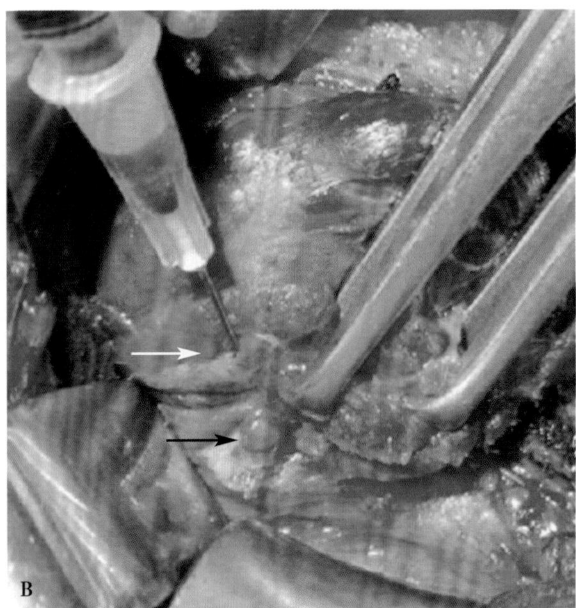

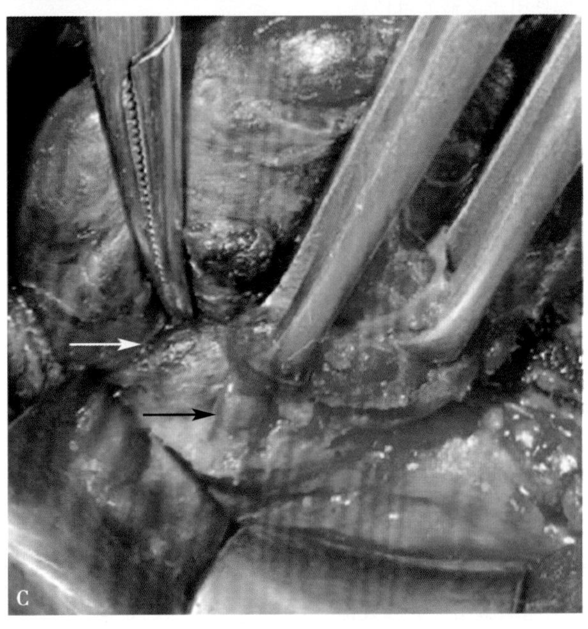

图 22-2-2　纳米炭追加注射法辨认甲状旁腺
A 追加注射前；B 追加注射中；C 追加注射后；白色箭头所示为甲状腺，黑色箭头所示为甲状旁腺

22

朱精强等首次将该方式称为“纳米炭甲状旁腺负显影辨认保护技术”，并根据该技术提出了甲状旁腺分型，为甲状旁腺的保护提供了丰富的理论基础。此后出现了大量关于纳米炭应用于甲状腺手术中的相关研究报道。曾玉剑等将80例甲状腺癌患者随机分为对照组和纳米炭组，由同组手术者施行甲状腺全切和中央区淋巴结清除术或甲状腺全切和改良式颈部淋巴结清除术，采用术中纳米炭甲状腺内注射，结果显示对照组误切甲状旁腺11枚，术后14例出现暂时性低钙血症症状。而纳米炭组无甲状旁腺误切，术后仅1例出现暂时性低钙血症症状。Huang等将72例拟行甲状腺全切或甲状腺全切和单/双侧中央区淋巴结清除术的甲状腺癌患者随机平均分为对照组和纳米炭组，也采用术中纳米炭甲状腺内注射，结果显示，对照组中10例患者出现低钙症状，而纳米炭组中仅3例出现低钙症状。纳米炭在手术中有助于甲状旁腺的辨认及预防术后甲状旁腺功能低下。最近一项系统评价也得到了相似的结论。由此可见，纳米炭可提高术中甲状旁腺辨认率及原位保留率，降低甲状旁腺自体移植率及误切率，从而减少术后甲状旁腺功能低下的发生。然而，上述研究主要集中于甲状腺初次手术中应用纳米炭。近年来有文献报道纳米炭在甲状腺再次手术中的应用，结果表明，对于有残余甲状腺的患者需再次手术时，纳米炭残余甲状腺内注射同样有利于辨认和保护甲状旁腺，从而降低再次手术后甲状旁腺功能低下的发生，提高甲状腺再次手术的安全性（图22-2-3）。与传统淋巴染料亚甲蓝等比较，纳米炭具有淋巴趋向性强、示踪速度快、黑染率高、持续时间长、与周围组织色彩对比度高的特点，可使癌灶引流区域的淋巴管与淋巴结黑染，容易被发现和清扫，同时使甲状旁腺得到保护。迄今为止，纳米炭已逐渐广泛应用于甲状腺手术，未见不良反应报告。因此，从医学原理及实践来看，纳米炭用于甲状腺手术是安全有效的措施，已被写入国内《甲状腺手术中甲状旁腺保护专家共识》，并得到国内专家学者的广泛认可。

22

四、光学相干断层扫描

相干光断层成像术（optical coherence tomography，OCT）是一种高分辨能力的投射性组织成像方法。OCT成像类似于临床上常用的超声波检查，但二者成像的根本原理是不同的。前者应用光，而后者用声波进行成像，因此在组织的定量测量方面，用光者明显优于用声者。OCT的成像原理是根据两种组织对光反射能力的不同对组织微结构进行成像。该方法不需要固定或染色就能从完整的组织表面获得与组

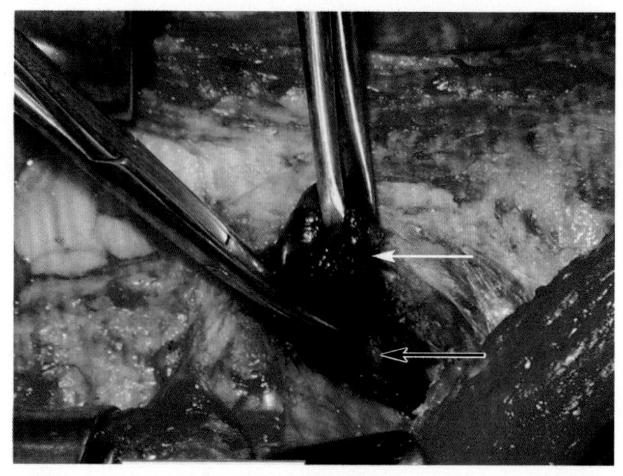

图22-2-3　纳米炭在甲状腺再次手术中对甲状旁腺的辨认（白色箭头所示为残余甲状腺，黑色箭头所示为甲状旁腺）

织学一样的图像结果，其结果的分辨率比超声更高。OCT具有非侵入性、不接触性、无损伤性、可量化、检查时间短及成本低廉等优点。自Huang等于1991年首次报道以来，OCT在眼科得到迅速而广泛的应用，主要应用于近视、黄斑病变、视网膜病变、青光眼等眼部检查。除此之外，其在胚胎、皮肤、牙齿、心脏冠状动脉等的无创组织活检中也得到越来越广泛的应用。2013年，Contide Freitas等首次描述了正常和病变甲状旁腺的OCT图像特征。Ladurner等通过对32例患者（甲状腺手术、甲状旁腺切除术或淋巴结切除术）术后标本的OCT图像与对应的组织学结果进行比较，OCT识别甲状旁腺的敏感性和特异性分别为84%和94%。OCT可以清晰地分辨出甲状旁腺、甲状腺、淋巴结及脂肪组织。近来，Hou等报道了通过OCT自动识别甲状旁腺、甲状腺、淋巴结及脂肪组织的方法，其准确率分别为99.2%、98.4%、97.7%及98.4%。因此，OCT鉴别甲状旁腺的功能有助于甲状腺及甲状旁腺手术的术中决策，有利于甲状旁腺的保护，从而减少术后甲状旁腺功能低下的发生。由于OCT探头尺寸及术中消毒方式的限制，上述研究都是在离体组织中进行的，因此未来OCT探头小型化并改善其灭菌模式可以实现在术中对甲状旁腺进行体内“光学活检”，从而做到动态识别并原位保留甲状旁腺。虽然目前关于OCT在甲状腺及甲状旁腺领域中的应用的相关研究报道较少，甚至还没有在病变甲状旁腺中的应用报道，但是其在辨认识别甲状旁腺方面具有良好的应用前景。

五、荧光显像

荧光显像是指荧光探针在特定波长红光激发下，发出近

红外荧光(700～900nm),通过显像系统再现出组织内部荧光分布的显像技术,是近年来的分子影像研究热点之一。该显像具有高时间敏感性、实时性、无辐射性、在体检测及长期监测可能性等诸多优势,成为体内显像的焦点。荧光物质是发生荧光的基本条件。在不使用外源性荧光物质的情况下,应用低功率激光(如蓝光、紫光或紫外光)照射组织,激发组织产生较激发光波长更长的荧光,即自体荧光,其来源为体内固有的内源性荧光团。组织内源性荧光物质激发的荧光称为固有荧光或自体荧光,也可引入外源性荧光物质,该物质被激发形成外源性荧光。因此,荧光显像主要包括外源性荧光显像及自体荧光显像两种。较常用于甲状旁腺荧光显像的外源性荧光物质包括5-氨基乙酰丙酸(5-aminolevulinic acid,5-ALA)和吲哚青绿(indocyanine green,ICG)。

5-ALA是存在于人体中并构成卟啉结构的一种氨基酸。在波长为405nm的紫蓝光线照射下,5-ALA在线粒体中催生出原卟啉X,其会发生典型的635nm的红色荧光。口服5-ALA后,在紫蓝光下,正常甲状旁腺显示红色荧光,而周围组织如甲状腺、肌肉和脂肪不显示荧光。2001年,Gahlen等首次报道了在5-ALA荧光引导下成功检测出小鼠的甲状旁腺。随后的动物实验也均证实5-ALA可用于检测小鼠正常和病变甲状旁腺,并且病变的甲状旁腺荧光强度更高。2006年,Akasu等使用5-ALA荧光检测在人体内成功辨认出病变甲状旁腺和正常甲状旁腺。2011年,Suzuki等将这一方法应用于甲状腺手术中识别甲状旁腺,选取甲状腺良性疾病8例,甲状腺癌5例,术前5小时给予口服5-ALA,剂量为20mg/kg,术中用405nm紫蓝光照射手术野;结果显示识别出2枚甲状旁腺的患者有10例,其余3例均只识别出1枚甲状旁腺。提示5-ALA荧光检测方法识别正常甲状旁腺的灵敏度不高。同时,在使用该方式之前需要患者避光48小时,因此大大限制了5-ALA荧光检测方法在甲状旁腺辨认中的应用。

ICG又称靛青绿或福氏绿,是一种水溶性三碳吲哚染料,最大吸收光谱795nm,最大激发波长为835nm。ICG注入体内后既不从消化道吸收,也不进入肝循环,而是由肝实质细胞从血浆中摄取后以整分子形式排泄至胆管,随粪排出体外。近年来,ICG造影除用于研究眼部血管外,还被用于烧伤深度的检测、胃肠道血管缺损、脑动脉急性梗死患者灌注的减少检测、恶性肿瘤诊断、微循环定量、脑部肿瘤边缘的确定和肿瘤前哨淋巴结检测等。2014年,Suh等首次报道了ICG荧光显像成功检测出狗的正常甲状旁腺。2015年,Sound等将ICG(8.8～10mg)应用于人甲状旁腺的辨认,该研究共纳入3名因原发性甲状旁腺功能亢进复发需再次手术的患者,结果表明,ICG荧光显像发现了所有病变甲状旁腺。在随后的扩大样本量研究中,共纳入了33例原发性甲状旁腺功能亢进患者,结果显示ICG荧光显像的准确率达到92.9%。然而,在Vidal Fortuny等的研究中表明ICG荧光显像不能有效地判断病变甲状旁腺。同时他们将ICG用于正常甲状旁腺的辨认,结果表明,83.3%(30/36)的患者可通过ICG荧光显像发现至少1枚甲状旁腺,且ICG荧光显像的强弱与术后甲状旁腺功能低下的发生率存在相关性。随后部分研究显示ICG荧光显像存在假阴性,可能与ICG的剂量和甲状腺血供相关。由于目前研究较少,ICG荧光显像在甲状旁腺辨认中的作用还有待进一步深入研究。

自体荧光物质主要有胶原、弹性蛋白、色氨酸等,是不同生物组织细胞、不同结构、不同生化特征等生物组织本质信息的真实反映。因此,近年来有学者将自体荧光显像用于甲状旁腺的辨认,并取得了不错的效果。2011年,Paras等首次将自体荧光显像用于甲状旁腺的辨认,描述了在820～830nm波长红光激发下甲状旁腺荧光强度明显高于甲状腺及周围组织,是甲状腺荧光强度的2～11倍。结果表明自体荧光显像有利于甲状腺术中甲状旁腺的定位。此后大量的研究证实了上述结论。Falco等共纳入28例患者,包括7例原发性甲状旁腺功能亢进、4例甲状腺功能亢进、3例结节性甲状腺肿、11例甲状腺癌、2例甲状腺功能亢进合并甲状腺癌及1例结节性甲状腺肿合并甲状腺癌,术中采用750nm波长红光激发,结果显示甲状旁腺、甲状腺及周围组织的荧光强度分别为40.6±26.5、31.8±22.3及16.6±15.4($P<0.05$),术后所有患者未出现低钙血症。由此可见,自体荧光显像适用于正常及病变甲状旁腺的辨认,能有效保护甲状旁腺,降低术后甲状旁腺功能低下的发生,是目前认为辨认甲状旁腺最有前景的方法之一。

综上所述,甲状旁腺辨认是影响甲状腺手术安全性的重要因素之一,多种方法可用于术中正常和病变甲状旁腺的辨认,然而只有充分了解这些方法的优点及缺点,并加以合理运用,同时努力训练提升医生自身能力,才能提高对甲状旁腺的辨认准确率,从而提高甲状腺及甲状旁腺手术的安全性,使患者真正获益。

(朱精强　苏安平)

22

第三节 外科器械及能量平台在甲状腺外科中的应用

近年国内外甲状腺癌发病率显著增高，各级医院临床诊治压力骤增因此对于甲状腺癌规范治疗尤为重要。国内外甲状腺癌指南在强调甲状腺癌治疗规范的同时也进一步强调了对喉返神经、喉上神经、甲状旁腺等的功能保护，甲状腺癌治疗理念的更新和变化除了要求甲状腺外科医师具备扎实的解剖基础、理论知识，精湛的外科操作技术及素质之外，还要求甲状腺外科医师擅长并合理应用现代外科器械技术发展带来的能量手术器械。

甲状腺手术因术区血管丰富、解剖结构致密、手术视野狭窄等特点，术中要求必须做到有效止血，避免术野渗血导致操作困难，因此能量外科器械的应用，让甲状腺外科医师的临床工作更具高效性，在一定程度上提高了手术安全性。甲状腺外科中最常见的能量外科应用为电能量和超声能量，主要包括单极电能量、双极电能量、超声能量等。甲状腺能量外科平台的使用要求术者必须熟知甲状腺及周围重要血管、神经、甲状旁腺的解剖及少数情况下的解剖变异特点，这是应用能量外科器械的基础，避免在使用相关能量外科器械时因手术操作原因带来的损伤。

一、电能量在甲状腺外科的应用

1. 单极电能量在甲状腺外科的应用

（1）单极电能量工作原理：单极电路由高频电刀内的高频发生器、患者极板、接连导线和电极组成，需要患者人体组织帮助完成整个电回路来切割和凝固组织（图 22-3-1）。电刀工作时，通过发生器产生 300~500Hz 高频正弦波电流，当电流连续流向组织时，电极释放的热能导致周围有限范围内的组织温度大幅度上升，对组织进行加热，使组织快速脱水、汽化，蛋白质变性，实现对组织的切离和血液的凝固，达到切割止血的目的。单极电刀在手术中的作用分为三方面：一是切割，通过电刀头对组织的快速加热，爆破细胞，对组织进行切割；二是电灼作用，电刀头瞬间放电凝结组织，烧灼而不发生切割，电刀在发挥电灼作用时产生的电压高，持续时间短；第三方面为干化作用，电流通过组织时产生热量，导致组织凝结。

（2）单极电能量与甲状腺外科：甲状腺血供丰富，在甲状腺手术中处理甲状腺上中下动静脉以及甲状腺断面时，彻底有效的止血对保持清晰手术视野和避免副损伤尤为重要，加之甲状腺和周围的神经、甲状旁腺、气管、食管等组织结构

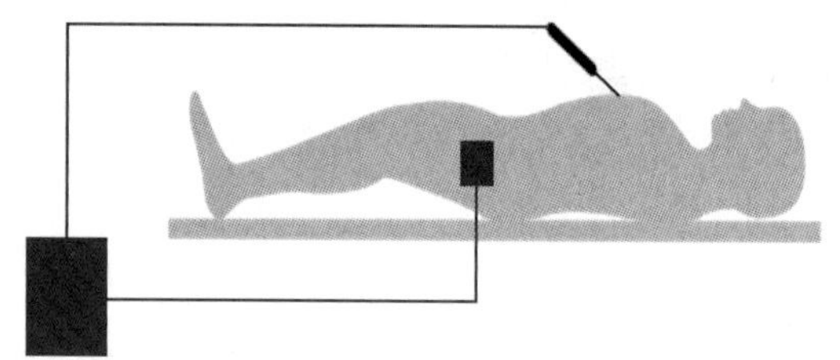

图 22-3-1 单极单路的完整电路组成示意图

关系密切，精细操作是甲状腺手术的基本要求。单极电刀在甲状腺的精细操作中具有传统手术外科不具备的优势，其在控制小血管出血方面效果良好，能有效减少术中小血管的出血和渗血，省却大量的结扎、缝扎，既能保证术野清晰，提高手术安全性，又能节约手术时间。

单极电刀在甲状腺手术具备应用优势的同时也有不能忽略的不良作用。首先，单极电刀对组织进行切割及止血时，可以将产生的热能传导至周围组织，容易造成周围重要组织器官的热损伤，尤其单极电刀造成的热损伤可达以刀头半径 15mm 的范围，因此在使用电刀进行切割和止血时，尽量缩短电刀的持续使用时间，以多次短时间切割为宜。其次，使用单极电刀进行止血时，高温形成的焦痂在术中、术后均有可能脱落，导致再次出血，外科医师必须充分评估每次止血效果，尤其对于大血管，单极电刀止血效果并不理想，不建议使用单极电刀对大血管进行止血。再者，单极电刀工作需患者极板形成回路，电流流经人体，容易产生电生理干扰，尤其对于植入心脏起搏器的患者，使用单极电刀时，电刀电流可能会干扰起搏器传出冲动，扰乱心脏电信号，因此在术前需充分询问患者既往病史，综合实际情况选择单极电刀的使用，如必须使用单极电刀应在密切监护下短暂使用，并且使用短脉冲。

（3）单极电刀的潜在风险及安全使用：由于单极电刀通过电流转化为热能工作，因此在使用过程中人为操作不当或器械故障均可引起电热损伤。单极电刀使用过程中常见的潜在危险包括直接耦合、电容性耦合、负极板部分/完全脱落或故障、绝缘失败等，为防范及避免术中单极电刀因素引起的危害及损伤，医护人员要严格做好防范措施，告知患者摘除金属及易导电物品，手术体位固定牢靠，避免肢体接触手术床边缘或金属物品，选择合适大小的负极板并紧密粘贴，术中正确合理使用单极电刀等，避免造成电灼伤等电损伤（表 22-3-1）。

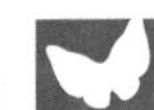

表 22-3-1　单极电刀的安全使用

使用方法的优化	使用注意事项
1. 尽可能使用切割电流	1. 术中避免形成开放回路
2. 使用隔绝的电发生器	● 未接触组织时不要激发
3. 使用最低功率设置	● 及时清理电极上的焦痂
4. 使用前检查所有设备的绝缘状况	2. 使用高电压凝血模式时不要使用金属和金属直接耦合的方式

尽管单极电刀存在一定的使用风险，但是由于该器械使用成本较低并且临床实用经验丰富，临床应用频率仍然较高，在合理及得当的使用下，不失为一种甲状腺手术中有效止血的精细操作工具。

2. 双极电能量在甲状腺外科的应用

(1)双极电能量工作原理：双极电能量系统由双瓣镊体和电极座组成，电极座上设有高频输入插头，通过双极电凝镊及导线的两个尖端向病灶组织提供高频电能，使双极镊子两端之间的血管脱水而凝固，达到止血的目的。双极电回路不同于单极电回路，其电流经过目标组织从一个电极流到另外一个电极(图 22-3-2)。

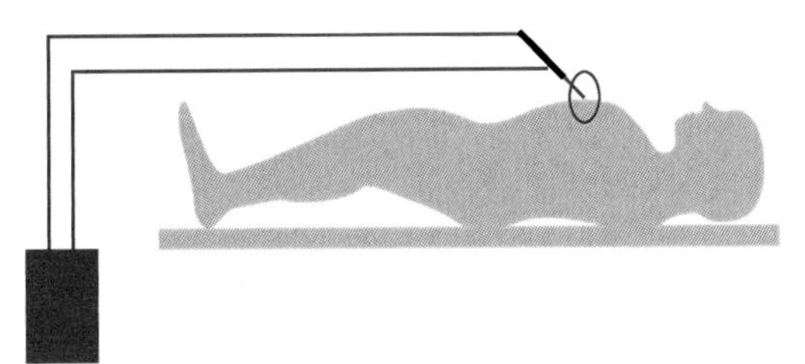

图 22-3-2　双极电回路示意图

(2)双极电能量与甲状腺外科：双极电能量发挥切割和止血功能的原理与单极电能量相似，但双极电能量系统电流不流经人体，解决了人体作为回路一部分的问题，并且双极电能量仅镊尖之间传导电流，电凝时电流从一镊尖到另外一镊尖，在两镊尖的组织受到电流的热效应作用，能够有效减少镊尖外组织受到影响，这一作用优势使得双极电能量可能更能满足甲状腺外科的精细操作的要求；此外，双极电能量工作时能够减少电容性耦合和直接耦合，外科医生能够在视觉上控制电极能量的输出，这一优势尤其适用于甲状腺手术中对喉返神经危险区域的操作和对甲状旁腺的保护。双极电能量经过技术进步，在能量输出可控、脉冲调制技术等方面进行了改善，整合了机械切割，提高了医生和设备的交互作用，使得外科手术更加有效。如 Ligasure 系统(结扎速血管闭合系统)是近年发展的能够同时进行组织切割和血管封闭的双极能量系统，与传统双极电刀相比血管封闭效果更好，对周围组织的热损伤范围小约 1~6mm，美国 FDA 允许使用 Ligasure 封闭直径 7mm 内的血管。Ligasure 系统在甲状腺手术中的应用也有很多报道，对比研究指出 Ligasure 在甲状腺手术中能够安全有效止血，缩短手术时间，不增加手术并发症；meta 分析结果指出其在减少出血和缩短手术时间的效果并不亚于超声刀。

22

二、超声能量在甲状腺外科的应用

1. 超声能量的工作原理　电流传导至超声刀刀头，激活刀头陶瓷片工作，将电能量转化为 55.5kHz 的高频振动机械能，产生纵向机械振动并经传导轴节点处扩大至刀头咬合处，当刀头与组织接触时，瞬间大量的转换能量使组织内水分低温汽化，蛋白质氢键断裂、结构重组，组织被凝固后断离(图 22-3-3)。

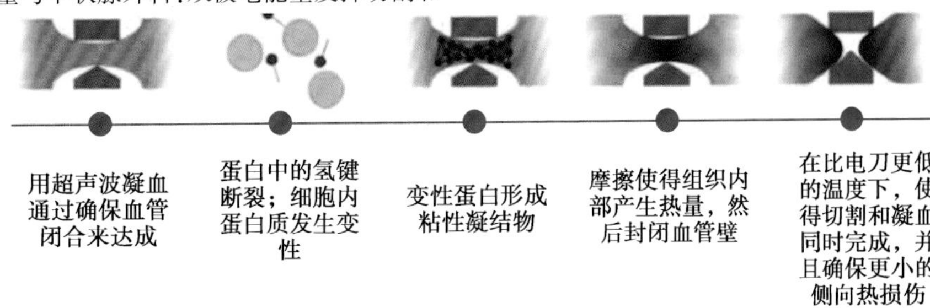

图 22-3-3　超声刀工作的组织效应——凝血过程

2. 超声刀与甲状腺外科　1991 年超声刀首次应用于外科手术并获得成功，起初多应用于腹腔镜手术，随后超声刀以其独特的切割效果和安全性的优势逐渐应用于各类外科手术中。1998 年 Voutilainen 首次将超声刀应用于开放性甲状腺手术，超声刀在甲状腺外科的应用实现了甲状腺的“无结扎手术”，并且随器械的改良进步，推动了腔镜甲状腺手术的迅速发展。

甲状腺手术为精细解剖手术，为满足甲状腺手术的要求，近年来FOCUS超声刀对刀头进行了改进，专门用于甲状腺手术，刀头直径缩小至5mm并增加了手控功能，大幅度提高了使用舒适度和安全指标，为手术带来了更多便利。目前美国FDA批准其用于凝闭5mm以下的血管。超声刀可用于凝闭动、静脉，并且超声刀凝闭动脉的效果好于静脉血管，因为动脉壁的胶原蛋白较多，超声刀使胶原蛋白变性产生更多的凝结物帮助血管闭合。虽然报道指出超声刀可明显减少手术出血，但在使用超声刀进行血管凝闭时仍应注意保留适当的血管蒂以减少牵拉导致血管出血，并且部分学者认为超声刀虽可确切凝闭5mm以下的血管，为了使止血效果更加牢靠，建议对近5mm的甲状腺上动脉凝闭后再结扎以保证安全。

甲状腺手术中，使用超声刀离断甲状腺腺体和清扫双侧喉返神经旁淋巴结时均应充分显露喉返神经，并保留安全操作距离，避免解剖不清误伤或热传导损伤。超声刀切除甲状腺组织时，保留甲状腺下动脉主干，分离出血管第2、3级分支，在第3级分支远端使用超声刀凝闭，保留下甲状旁腺血供，也有学者认为超声刀刀头比较粗大，容易对邻近的喉返神经和甲状旁腺产生热损伤，在使用超声刀切割甲状腺上下极血管分支时，对于甲状腺背侧靠近喉返神经和甲状旁腺处应采用传统结扎方法来处理三级血管分支以降低手术并发症。

3. 超声能量在外科应用中的优势　超声刀在工作时，能量器械热向周围传播距离<5mm，部分文献报道为1～3mm，因此在使用超声刀时，无功能端朝向需保护的重要组织结构，或者保持功能刀头与需保护的重要组织结构距离>5mm。对周围组织损伤范围小于电刀，以及精确的切割作用，使超声刀可安全地在重要的脏器和大血管旁边进行分离切割。超声刀的工作原理决定了在使用超声刀时极少产生烟雾、焦痂，而且无电火花，这一特点既能够保证手术视野的清晰，又能减少手术烟雾吸入对手术人员的危害；其次，超声刀使用时无电流通过人体，不会对机体产生电生理干扰，使手术更安全，减少了并发症的发生。与常规电刀手术相比，超声刀能够减少横向组织热量损伤，避免神经肌肉刺激，具有切割精确、止血牢固、可控性强等优点，在手术安全性与有效性方面更胜一筹。Adrienne L等对多项随机对照试验进行meta分析，对比超声刀与常规止血（包括结扎、电凝）在甲状腺手术中的应用效果，结果显示与常规止血手段相比，超声刀的应用能有效减少术中、术后出血，缩短手术时间，最长报道缩短时间达23分钟，并且超声刀在减少术后并发症方面具有绝对优势，大量对照研究报道超声刀能够降低术后暂时性低钙血症的发生率。有报道指出超声刀的应用能够有效降低喉返神经损伤的发生率，但因喉返神经损伤的发生率总体不高，亦有报道指出并未得到超声刀在降低暂时性喉返神经麻痹发生率方面优于常规止血手段的结果。另外，从原理角度，超声刀目前只能是“剪式”刀设计，手术过程中在某些操作上不如常规电刀方便，尚有提升空间。

4. 超声刀在甲状腺外科的优化使用　超声刀与喉返神经的关系主要涉及侧向热损伤的问题，使用不当可能造成喉返神经的热损伤。Megan K. 等分析设备操作距离分别为1mm、2mm时热扩散和喉返神经损伤的相关数据发现，在使用超声刀进行甲状腺手术时，只要设备距离喉返神经>2mm，就能显著降低喉返神经损伤发生率。因此无论超声刀对比其他能量手段是否能够有效减少喉返神经损伤的发生，术者在手术过程中只要严格把握操作安全距离（>5mm），就不会增加喉返神经的损伤几率。值得注意的是，虽然超声刀没有电流通过，局部热量传播有限，但超声刀对周围组织温度的影响随距离、档位和持续工作时间的不同而改变，即距超声刀工作刀头越近的组织温度越高，超声刀的档位越高、持续工作的时间越长，周围组织的温度越高，所以使用高档位工作时，激发时间不宜过长。

三、射频能量在甲状腺外科的应用

1. 射频消融的工作原理　在超声引导下将射频针插入组织内，通过频率为200～1200kHz的交替电流引起电场振荡，导致组织中的离子振荡，互相摩擦产热快速升温破坏病变组织，在短时间内即可使组织发生凝固坏死，从而灭活局部组织。

2. 射频消融与甲状腺疾病治疗　近年随甲状腺微创外科的发展，射频消融技术逐渐应用于甲状腺结节的治疗，其主要并发症有喉返神经损伤、皮肤烧伤、肿瘤破裂与穿刺点感染等。目前射频消融技术多应用于对甲状腺良性结节的治疗，但由于临床总结经验较少，适应证的择取存在较大的争议，尚不作为甲状腺结节的首选治疗方式；尤其在对甲状腺癌的治疗方面，射频消融技术是否能够达到治疗彻底性、是否符合治疗规范、如何界定适应证都存在极大争议和分歧，不推荐应用于甲状腺癌的治疗，内容详见本章第五节。

四、小结

Samuel Gross 曾描述甲状腺手术为“每一个步骤都充满着艰辛，每一个操作后都血流如注”，能量外科器械在甲状腺手术中的应用改变了甲状腺手术历史，使甲状腺手术更精细、安全。但不同的能量外科器械均有其合理的适用范围和优缺点，并且能量外科器械只能作为优化甲状腺外科治疗手术的一种辅助手段，重点仍在于甲状腺外科医师夯实的外科基本理论知识和扎实的手术技术功底，其次要求甲状腺外科医师具备能量管理科学知识，富有技巧地使用不同的能量器械，更好地开展甲状腺外科手术，提高甲状腺手术的精准安全性。

（王旭东）

第四节　介入治疗及其他技术

近十年来，随着介入治疗技术的发展和患者对于术后外观效果的更高要求，介入治疗技术在甲状腺肿瘤方面的治疗开展逐渐增多。借助影像介入技术的快速发展以及高分辨超声水平的不断提高和更新，甲状腺肿瘤方面的介入治疗具有有效减少甲状腺结节容积、减轻结节症状、消除因结节产生的容貌问题和因手术造成的颈部瘢痕、减少或避免甲状腺功能减退等特点，成为不愿接受手术患者的选择。目前国内的甲状腺肿瘤介入治疗主要以超声引导下的热消融为主，但仍有较多争议。现列举如下作简单介绍，供参考评价，是否科学与客观待未来的定论。

一、超声引导下的甲状腺肿瘤热消融

超声引导下的热消融治疗，作为一种新的治疗方法，具有操作简便、安全、有效、微创、治疗时间短、副作用小、并发症少且轻等优点，在甲状腺结节治疗中发挥了一定作用。国外也有专家称热消融治疗甲状腺结节具有创伤小、不留手术瘢痕、恢复快等特点，符合现代外科的发展需求。但总体来讲，热消融在我国还属于临床探索性研究。由于该技术在国内发展较快，不规范问题日渐显现、违背诊疗规范和医学伦理的隐患不容忽视，为了强化行业管理，保障患者安全和权益，2015 年，浙江省抗癌协会甲状腺肿瘤专业委员会专家经过多次讨论，起草了国内第一个区域性专家共识——《甲状腺良性结节、微小癌及颈部转移性淋巴结热消融治疗浙江省专家共识》，具体如下：

1. 甲状腺肿瘤热消融的分类

（1）甲状腺肿瘤的射频消融：射频消融（radiofrequency ablation，RA）是近些年来国内外开展的新技术，作为一种较为有效的治疗手段被应用于肺、肝、骨、肾、甲状腺等部位的治疗，RFA 的治疗原理如下：射频消融仪工作时通过射频针使周围组织中的极性分子和离子依照交流电的方向变化，从而在点击周围发生振动、摩擦进而转化为热能，当温度达到 45~50℃时组织即可发生蛋白质的凝固坏死，从而达到杀死肿瘤细胞的目的，同时坏死的组织形成保护网，阻断结节组织血供，最终消融区域体积逐渐缩小变软，失活组织被机体吸收（图 22-4-1）。

2001 年，Hajime Kanauchi 首先将射频消融应用到动物甲状腺的消融实验。2006 年 Kim 首次将 RFA 用于治疗甲状腺良性结节。国内 2005 年章建全教授等较早在国内开展超声引导 RFA 治疗甲状腺结节，该团队在 2011 年对 289 枚结节进行了热消融（微波或射频），结果显示微波、射频消融通过迅速升温使细胞核染色质、蛋白质凝固而致死。光镜下显示细胞变性、核固缩、核仁消失等，腺瘤细胞达完全灭活。

（2）甲状腺肿瘤的微波消融：经皮穿刺微波凝固治疗（percutaneous microwave coagulation therapy，PMCT）主要在中国及日本等亚洲国家使用，PMCT 的原理是在超声或 CT 引导下，把微波消融针直接穿刺到肿瘤部位，消融开始后微波针作为辐射天线使得肿瘤组织内的极性分子在微波场的作用下高速运动，互相摩擦产生热量，肿瘤内迅速升温，当温度升到 60℃左右时，癌细胞的蛋白质发生变性凝固，从而导致肿瘤组织发生不可逆的坏死。由于微波消融具有不受电流传导、组织干燥及炭化的影响，同时也很少受血流灌注的影响等特点，使得 PMCT 具有消融时间短、毁损灶范围大、肿瘤清除率高等优点。国内有学者在甲状腺结节微波消融后即刻对甲状腺结节进行病理活检，100 枚活检标本肉眼观可呈淡黑色或浅褐色，病理图片提示活检的结节细胞已变性、凝固、坏死、细胞核固缩。

（3）甲状腺肿瘤的激光消融：激光消融（laser ablation，LA）的概念最早由 Bown 提出，其原理是利用激光仪产生的光子与甲状腺局部组织间产生的热效应，使组织温度上升，当甲状腺组织被加热到 45~50℃时，组织内的蛋白质即可发生凝固变性直至坏死，进而进一步产生纤维化使结节变小，从而达到治疗的目的。在消融的过程中也会产生气化和炭化。

组织的炭化可以显著增加组织对热量的吸收，热量的扩散被阻止，所以激光消融的有效范围较小。临床工作中有时会以气化范围是否完全覆盖甚至超过病灶范围作为结束治疗的时机。多位研究者对良性甲状腺结节进行激光消融后结果显示，结节体积缩小49%~74%不等，另外，也有报道称，使用低频激光消融对无功能性甲状腺结节进行消融虽然在治疗效果上不如微波或射频消融这类高能量方案消融彻底，但是也为今后多次治疗提供了可能性。国外有学者将经激光消融有恶性征象的结节手术后进行病理分析，发现其组织学标本中观察到黑色无定形物质，这种物质与甲状腺组织炭化有关。激光消融后可见到结节收缩，主要是由于渐进性的巨噬细胞重新吸收坏死物质并用纤维素代替炎性组织瘢痕。

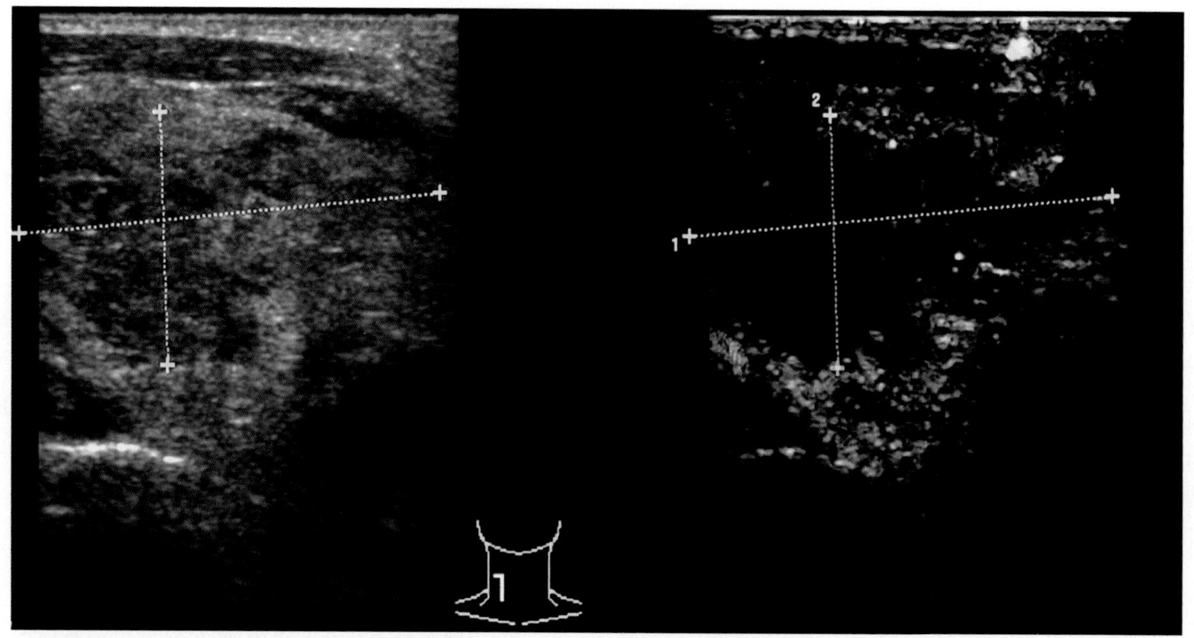

图 22-4-1 甲状腺结节射频消融术后

2. 甲状腺热消融的有效性和安全性　据 Yue. W 等报道，222 例患者的 447 个病灶进行微波消融，临床研究随访 6 个月后获得结节缩小率为 65%。Pacella CM 等对 1531 例患者的 1534 个良性甲状腺结节共进行了 1837 次治疗，治疗后 12 个月，结节的体积从治疗前的(27±24)ml 减少至(8±8)ml，平均体积减少量为 72%±11%，范围为 48%~96%。R Valcavi等对 122 例甲状腺良性结节患者行激光消融，结果显示甲状腺激光消融技术能缩小初始体积约 50%的良性甲状腺结节，同时局部症状和体征均得以改善。并认为激光消融可能是治疗良性甲状腺结节的新选择。Baek JH 等从 2002 年到 2009 年进行了大范围的射频消融多中心研究，结果显示，消融并发症发生率 3.3%，其中声音改变或嘶哑发生率 1.0%，Jeong W K 等对 236 例良性甲状腺结节进行射频消融，消融后 1、3 和 6 个月的平均 VRR 分别为 58.2%，74.4%和 84.8%。有 91.1%的结节体积减少大于 50%，仅有 3 例患者出现声音变化且在无特殊处理的情况下全部在 2 个月内恢复，以上均验证了甲状腺射频消融是一种安全有效的治疗甲状腺良性结节的手段。随着技术的发展和甲状腺热消融在良性结节中取得的令人欣慰的成绩，部分研究者也将此项技术应用于甲状腺恶性结节的消融。Dupuy 早在 2001 年就对复发的高分化甲状腺癌行射频消融，8 例患者未出现严重并发症，超声随访提示复发部位先前所检测到的血流消失，病变大量收缩及发生部分囊性变化。H. K. Lim 在 2015 年对 39 例患者共 61 个复发肿瘤进行了射频消融，82%的肿瘤完全消失。在一项使用射频消融对手术不可行的原发性甲状腺癌患者的治疗研究中 JH Baek 报道了一个较好疗效的结果，并且表示对于不适合手术的患者，使用射频消融可以有效地控制甲状腺癌的局部生长。在国内，也有众多学者进行了关于原发性甲状腺癌热消融的报道。刘晓岭等对 9 例甲状腺微小乳头状癌共 11 个病灶行热消融，经过 12~18个月的超声造影随访，所有患者均未出现并发症并且无异常癌组织与淋巴结复发征象。由此可见，虽然外科切除并辅以放射性碘和促甲状腺激素抑制治疗是甲状腺癌的标准治疗方法，但对于不能耐受手术、复发以及拒绝外科手术的患者，甲状腺热消融或许为一种有效的替代疗法，但是由于该技术仍处于一个临床探索阶段，其有效性和安全性以及能否广泛应用在业内还普遍存有争议，Kim 在 2010 年发文表示，不建议使用热消融方法治疗甲状腺乳头状癌，称其主要原因是消融过后会出现不可检测的癌性组织残留和淋巴结转移的可能性。董文武等学者在 2015 年报道了关于热消融治疗原发性甲状腺癌再手术的治疗体会，由于不规范的热消融操作，不仅使癌组织残留或复发，并且对甲状腺区域的组织损伤严重。因此，甲状腺恶性肿瘤的热消融还需严格把握其适应证，在今后的研究中还有赖于多中心、大样本的临床研究和全国乃至世界范围内的相关操作规范及专家共识的约束。

3. 甲状腺肿瘤热消融的适应证与禁忌证

（1）甲状腺良性肿瘤热消融的适应证与禁忌证

1）适应证：需同时满足 1、2、4 项并满足第 3 项之一者。①超声提示良性，FNAC 证实良性结节；②经评估，患者自身条件不能耐受外科手术治疗或患者主观意愿拒绝外科手术治疗的；③同时需满足以下条件之一：a. 自主功能性结节引起甲亢症状的；b. 患者思想顾虑过重影响正常生活且拒绝临床观察；c. 患者存在与结节明显相关的自觉症状（如：异物感、颈部不适或疼痛等）或影响美观，要求治疗的；④患者及家属术前充分了解病情及治疗经过并签署知情同意书。

2）禁忌证：符合下列任意一条即排除。①巨大胸骨后甲状腺肿或大部分甲状腺结节位于胸骨后方（相对禁忌，分次消融可考虑）；②甲状腺结节内存在粗大钙化灶；③病灶对侧声带功能不正常；④严重凝血机制障碍；⑤严重心肺疾病。

（2）甲状腺微小癌热消融的适应证与禁忌证

1）适应证：需同时满足以下 4 项。①超声提示单发结节，直径≤1.0cm，没有贴近包膜（距离>2mm），FNAC 证实为乳头状癌，颈部没有可疑淋巴结转移；（备注：对于肿瘤大小问题，也有学者提出，鉴于目前热销融技术在甲状腺癌中的应用还处于临床探索阶段，建议直径≤0.5cm 更为可靠）；②经评估，患者自身条件不能耐受外科手术治疗或患者主观拒绝外科手术治疗的；③患者思想顾虑过重影响正常生活且拒绝临床观察；④患者及家属术前充分了解病情及治疗经过并签署知情同意书。

2）禁忌证：符合下列任意一条即排除。①颈部发现可疑转移性淋巴结，并经穿刺证实；②甲状腺微小癌内存在粗大钙化灶；③病灶对侧声带功能不正常；④严重凝血机制障碍；⑤严重心肺疾病。

（3）颈部转移性淋巴结热消融的适应证与禁忌证

1）适应证：颈部转移性淋巴结需同时满足以下条件：①影像学提示转移性考虑，FNAC 证实转移性淋巴结；②行规范的根治性手术后，颈部淋巴结复发转移的，或甲状腺癌根治术后颈部复发转移性淋巴结行放射性碘治疗无效或拒绝行放射性碘治疗的；③经评估，患者存在手术困难且自身条件不能耐受外科手术或患者主观意愿拒绝外科手术治疗的；④Ⅱ~Ⅵ区淋巴结，每个颈部分区内转移性淋巴结数目不超过 1 枚，且颈部转移性淋巴结总数量不超过 3 枚；⑤淋巴结最大长径不超过 2cm；转移性淋巴结能够与大血管、重要神经分离且有足够安全的操作空间；⑥患者及家属术前充分了解病情及治疗经过并签署知情同意书。

2）禁忌证：符合下列任意一条即排除。①转移性淋巴结内存在粗大钙化或液化坏死；②病灶位于Ⅵ区的转移性淋巴结，其病灶对侧声带功能不正常；③严重凝血机制障碍；④严重心肺疾病。

4. 操作方法

（1）术前对病灶行多角度、多切面超声检查，明确病灶的位置及与周围组织的解剖关系。根据病灶大小、位置制订治疗方案和热消融模式、程序；

（2）取仰卧位、颈部后屈过伸，常规消毒、铺巾，超声引导下用麻醉药局部麻醉皮肤穿刺点至甲状腺前缘外周包膜；

（3）根据病灶的位置，相应地在超声引导下以 2%的利多卡因或其稀释液在甲状腺前包膜与颈前肌群间隙进行局部浸润麻醉及隔离，随后在甲状腺外包膜与颈动脉间隙、甲状腺后包膜与食管间隙及甲状腺后包膜与喉返神经穿行区域、转移性淋巴结与周围组织间隙中注射生理盐水或灭菌注射用水 30~40ml（或加 0.5mg 肾上腺素混合液）进行分离，以形成安全隔离区域，保护颈动脉、食管、甲状旁腺及喉返神经等相邻脏器及组织免受损伤；

（4）选取安全、较近的路径，在影像（推荐超声）引导下避开颈部血管、气管、神经等重要结构；

（5）消融大体积病灶推荐使用“移动消融技术”，将病灶分为多个小的消融单元，通过移动热源，逐个对单元进行热消融处理，需确保病灶于三维上能实现整体热消融。对于小体积病灶则可使用“固定消融技术”，将热源固定于病灶中持续将其热消融；

（6）热消融（射频、微波、激光）功率输出一般需要由小至大逐步调节，具体功率输出范围及启停时间需根据具体热消融选择形式、病灶大小、病灶周围毗邻、设备厂家推荐值等情况酌情控制；

(7)当实时超声显示病灶完全被热消融产生的强回声所覆盖，停止热消融。消融后再次行增强影像学（推荐超声造影）检查评估热消融情况，确保消融完全。

5. 注意事项

(1)需消融治疗的病灶术前需明确病理诊断或有相应可靠的影像学诊断支持；

(2)如患者在热消融过程中不能忍受疼痛或有明显不适，应减小消融功率或暂停消融；

(3)注射隔离液及穿刺操作的过程中需谨慎，避免损伤颈部血管、神经等；

22

(4)术中需监护并密切观察患者的心率、血压、呼吸、血氧饱和度等生命体征；

(5)术后6小时内禁食，并密切监护心率、血压、呼吸、血氧饱和度等生命体征；

(6)部分患者术后可出现轻度疼痛、发热(<39℃)、血肿及神经损伤等，应术前向患者及家属交代；

(7)少部分患者有发生声音嘶哑的可能，这当中大多数可在3个月内自行恢复，应术前向患者及其家属交代；

(8)因肿瘤较大或其他因素，部分患者可能存在消融不完全，可能需要多次或分次消融，部分患者甚至需要中转开放性手术，这些均应术前向患者及其家属交代；

(9)由于肿瘤的特殊性，消融后仍存在肿瘤复发增大的可能，术后需定期复查随访，这些也应术前向患者及其家属交代。

二、海扶刀

海扶刀又称高强度聚焦超声(high intensity focused ultrasound, HIFU)，其治疗原理为超声波，将体外低能量超声波聚焦于体内靶区，让组织瞬间产生高温，从而达到治疗目的。

临床的诊断超声，通常使用的频率为1～20MHz，在HIFU的临床应用中通常使用0.8～3.5MHz的频率，并且在HIFU波束中携带的能量水平比标准诊断超声波束的能级高出几个数量级。以类似于光的聚焦的方式，超声波可以在给定的点聚焦。因此，HIFU光束中承载的高能级可以进一步放大并精确地传送到小体积靶目标，同时保护周围的组织。当能量传导导致组织升高温度到56℃的阈值时持续至少1秒，组织间会发生即时热毒性，导致凝血性坏死和不可逆的细胞死亡。在HIFU治疗期间，焦点处的温度可以快速上升到80℃以上，即使在非常短的照射下也应该导致有效的细胞杀伤。

HIFU治疗后观察到的组织变化特征性为均匀凝固性坏死的表现。随后的炎症反应包括在大约7天后在坏死区周围形成肉芽组织以及多核白细胞，HIFU治疗后两周，治疗区域的外围被增殖修复组织代替。

三、超声引导下酒精硬化治疗

超声引导下的甲状腺硬化治疗主要针对于甲状腺囊性病变，使用这种方法可以使囊肿萎缩从而避免手术，但目前已很少使用。其具有损伤轻微，预后不留瘢痕、痛苦小、不需要住院的优点。但其在病例选择方面有较高要求，为了保证穿刺硬化的安全，需选择包膜完整的甲状腺囊肿，以免乙醇渗透到囊外损伤正常组织。另外，在明确诊断方面也应注意，部分甲状腺癌也可出现坏死、出血形成囊肿。对甲状腺癌进行无水乙醇注射硬化治疗之后，一旦发现病灶增大，应及时手术。

四、超声引导下32P胶体介入治疗

超声引导下32P胶体介入治疗是介入超声与核医学技术的结合，近年来国内多项报道证实32P交替囊腔注射治疗较大且孤立的甲状腺囊肿疗效确切且安全性高。其疗效与囊肿大小和治疗次数有关，囊肿<2cm者一次性治愈率较高，而>2cm者需再次治疗，大部分也可治愈。此项研究国外还鲜有报道。32P胶体颗粒的直径为0.6～2μm，由于其可释放β射线，并释放平均能量为0.7mev的能量，射线的生物效应会使囊壁发生无菌性炎症，局部血管及淋巴管闭塞，囊壁有分泌功能的细胞变性、萎缩，残留液逐渐被吸收，囊腔萎陷闭合、纤维化，从而达到治疗目的。由于β射线的穿透能力有限，在组织中的穿透距离为4～8mm，所以周围病变组织的辐射剂量很少，基本不引起正常组织的损伤。但此项治疗方法需要根据甲状腺内瘤体性质，囊性变腔内残留甲状腺组织的多少，或囊肿壁的薄厚来灵活选择32P胶体的治疗量，需要一定的临床经验。

五、放射介入

1. 经颈动脉治疗插管化疗或栓塞术　采用Seldinger技术，经过股动脉插管，将导管选择性地插入到颈外动脉或甲

状腺上、下动脉，向其内注射化疗药物或采用血管栓塞的方法造成肿瘤的缺血坏死。

2. 影像设备引导下肿瘤内植入^{125}I粒子植入术 计算患者的粒子需要量，在影像设备的引导下，将不同长度装有放射性粒子的穿刺针穿刺肿瘤，完成定位植入，利用碘粒子发出的放射线近距离杀死肿瘤细胞。

3. 金属支架气管扩张术 当甲状腺恶性肿瘤体积巨大或广泛转移压迫气管导致患者呼吸困难时，可使用金属支架扩张气管，解除呼吸困难。支架植入是目前治疗恶性肿瘤引起气道狭窄的十分有效的姑息治疗手段。

放射介入治疗在超声介入治疗发展之前，也曾对手术无法切除或术后复发无法再次手术的甲状腺肿瘤患者进行治疗，但因甲状腺属于浅表小器官，超声引导下热消融具有空间分辨率高的优势，放射介入治疗现已不作为甲状腺肿瘤介入治疗的临床首选方案。

六、介入治疗的风险

由于甲状腺是人体内血运较为丰富的腺体，毗邻结构相对复杂，因此在介入治疗过程中部分患者可能会出现相应并发症。其主要与结节所处的位置有关，因此要在术前对患者甲状腺肿瘤情况作全面评估。常见的并发症有以下几种：

1. 喉返神经损伤 当甲状腺肿瘤处于“危险三角区”区域，也就是甲状腺背侧、气管壁外侧缘、食管壁前缘所构成的区域时，喉返神经损伤可能性较高，射频、微波和激光消融后导致的暂时性喉返神经损伤的发生率分别为0~8%、0~3.6%、0~3.3%。该并发症常常出现在消融后早期，随着时间的推移大多数可恢复。在治疗开始前，对毗邻颈部“危险三角区”或甲状腺内侧被膜的结节应先注射局麻药物或生理盐水形成液体隔离带，再进行消融，可有效防止在消融过程中对神经的热损伤。

2. 疼痛 疼痛是在进行介入治疗中最常见的症状，尤其对肿块位于颈前肌群或皮肤处结节的消融时更为明显。在临床上，大多数疼痛都可忍受并且随着消融的停止而消失，但也有部分难以忍受的疼痛，可根据患者具体情况减小消融功率或立即终止消融。在操作中，严格按照规范实行“液体隔离法”可减少剧烈疼痛。另外，虽然液体隔离带可以有效减少喉返神经损伤及疼痛的发生率，但仍存在部分缺点，由于甲状腺周围组织存在间隙，在注射液体隔离带时，液体极易流向低处或被组织吸收，从而难以长时间停留在预计部位，因此在实际操作中也应关注此处。

3. 其他 由于甲状腺血运丰富，在行介入治疗时存在出血风险，大多数出血发生原因源于穿刺时甲状腺周围的小血管和腺体出血，发生此类情况可在术中点击灼烧出血点及局部压迫止血，待出血停止可继续治疗。

有研究提出，在进行甲状腺射频消融后，部分患者存在一过性甲亢或亚临床甲亢表现，也有极少数患者出现一过性甲状腺功能减低，还有极少数患者因热消融出现甲状腺自身免疫改变，其机制还有待进一步研究。但令人欣慰的是，WK Jeong等经过对甲状腺介入治疗安全性方面的研究后，认为在严格遵守操作规范的前提下，甲状腺射频消融是一种有效减少良性甲状腺结节体积的安全方式。即便如此，甲状腺射频消融技术还有赖今后更多的临床研究以评价其科学有效性。

（徐 栋 葛明华）

22

参考文献

1. Eid I, Miller FR, Rowan S, et al. The role of nerve monitoring to predict postoperative recurrent laryngeal nerve function in thyroid and parathyroid surgery. Laryngoscope, 2013, 123(10): 2583.

2. Chen P, Liang F, Li L Y, et al. Complications and Adverse Effects Associated with Intraoperative Nerve Monitoring During Thyroid Surgery Under General Anesthesia. Cell Biochemistry & Biophysics, 2015, 71(2): 1029-1033.

3. 孙辉. 甲状腺及甲状旁腺手术中神经电生理监测临床指南（中国版）. 中国实用外科杂志, 2013, 8(6): 1-3.

4. Randolph GW, Dralle H, International Intraoperative Monitoring Study Group, et al. Electrophysiologic recurrent laryngeal nerve monitoring during thyroid and parathyroid surgery: international standards guideline statement. Laryngoscope, 2011, 121 Suppl 1: S1-16.

5. Kim HY, Tufano RP, Randolph G, et al. Impact of positional changes in neural monitoring endotracheal tube on amplitude and latency of electromyographic response in monitored thyroid surgery: Results from the Porcine Experiment. Head & Neck, 2016, 38 Suppl 1(S1): E1004.

6. Wu CW, Wang MH, Chen CC, et al. Loss of signal in recurrent nerve neuromonitoring: causes and management. Gland Surgery, 2015, 4(1): 19-26.

7. Wu CW, Hao M, Tian M, et al. Recurrent laryngeal nerve

injury with incomplete loss of electromyography signal during monitored thyroidectomy-evaluation and outcome. Langenbecks Arch Surg,2017,402(4):691-699.

8. Chiang FY, Lu IC, Kuo WR, et al. The mechanism of recurrent laryngeal nerve injury during thyroid surgery-the application of intraoperative neuromonitoring. Surgery, 2008, 143(6):743-749.

9. Sitgesserra A, Fontané J, Dueñas JP, et al. Prospective study on loss of signal on the first side during neuromonitoring of the recurrent laryngeal nerve in total thyroidectomy. Br J Surg, 2013, 100(5):662.

10. 孙辉,刘晓莉,付言涛,等.术中神经监测技术在复杂甲状腺手术中的应用.中国实用外科杂志,2010(1):66-68.

11. Barczyński M, Konturek A, Cichoń S. Randomized clinical trial of visualization versus neuromonitoring of recurrent laryngeal nerves during thyroidectomy. British Journal of Surgery, 2009, 96(3):240.

12. Jatzko GR, Lisborg PH, Müller MG, et al. Recurrent nerve palsy after thyroid operations-principal nerve identification and a literature review. Surgery, 1994, 115(2):139.

13. Dionigi G, Wu CW, Kim HY, et al. Severity of Recurrent Laryngeal Nerve Injuries in Thyroid Surgery. World Journal of Surgery, 2016, 40(6):1373-1381.

14. 孙辉,刘晓莉,赵涛,等.术中神经监测识别非返性喉返神经 6 例经验. 中华内分泌外科杂志, 2012, 4(6): 402-404.

15. 李芳,周乐,刘晓莉,等.神经监测技术在甲状腺及颈部手术中应用及评价.中国实用外科杂志,2015,35(8): 901-903.

16. Barczyński M, Randolph GW, Cernea CR, et al. External branch of the superior laryngeal nerve monitoring during thyroid and parathyroid surgery: International Neural Monitoring Study Group standards guideline statement. Laryngoscope, 2013, 123(Supplement S4):S1-S14.

17. 孙辉,刘晓莉,赵诣深.2013 年国际神经监测学组甲状腺及甲状旁腺术中喉上神经外支监测指南解读.中国实用外科杂志,2016,36(11):1171-1174.

18. Dionigi G, Donatini G, Boni L, et al. Continuous monitoring of the recurrent laryngeal nerve in thyroid surgery: a critical appraisal. International Journal of Surgery, 2013, 11 Suppl 1 (13):S44.

19. Liu XL, Wu CW, Zhao YS, et al. Exclusive real-time monitoring during recurrent laryngeal nerve dissection in conventional monitored thyroidectomy. Kaohsiung Journal of Medical Sciences, 2016, 32(3):135.

20. Chiang FY, Lu IC, Chang PY, et al. Stimulating dissecting instruments during neuromonitoring of RLN in thyroid surgery. Laryngoscope, 2016, 125(12):2832-2837.

21. Cheah KW, Arici C, Ituarte PHG, et al. Complications of neck dissections for thyroid cancer. World J Surg, 2002, 26 (8):1013-1016.

22. Potts JT. Parathyroid hormone: past and present. J Endocrinol, 2005, 187(3):311-325.

23. Kim MK, Mandel SH, Baloch Z, et al. Morbidity following central compartment reoperation for recurrent or persistent thyroid cancer. Arch Otolaryngol Head NeckSurg, 2004, 130 (10):1214-1216.

24. American Thyroid Association (ATA) Guidelines Taskforce on Thyroid Nodules and Differentiated Thyroid Cancer, Cooper DS, Doherty GM, et al. Revised American Thyroid Association management guidelines for patients with thyroid nodules and differentiated thyroid cancer. Thyroid, 2009, 19 (11):1167-1214.

25. 中华医学会内分泌学分会,中华医学会外科学分会内分泌外科学组,中国抗癌协会头颈肿瘤专业委员会,等.甲状腺结节和分化型甲状腺癌诊治指南.中国肿瘤临床, 2012,39(17):1249-1272.

26. Laird AM, Gauger PG, Miller BS, et al. Evaluation of postoperative radioactive iodine scans in patients who underwent prophylactic central lymph node dissection. World J Surg, 2012, 36(6):1268-1273.

27. Giordano D, Valcavi R, Thompson GB, et al. Complications of central neck dissection in patients with papillary thyroid carcinoma: results of a study on 1087 patients and review of the literature. Thyroid, 2012, 22(9):911-917.

28. Dudley NE. Methylene blue for rapid indentification of parathyroids. BMJ, 1971, 3:680-681.

29. Kuriloff DB, Sanborn KV. Rapid intraoperative localization of parathyroid glands utilizing methylene blue infusion. Otolaryngol Head Neck Surg, 2004, 131(5):616-622.

30. Takei H, Iino Y, Endo K, et al. The efficacy of technetium-99m-MIBI scan and intraoperative methylene blue staining for the localization of abnormal parathyroid glands. Surg Today, 1999, 29(4): 307-312.

31. Patel HP, Chadwick DR, Harrison BJ, et al. Systematic review of intravenous methylene blue in parathyroid surgery. Br J Surg, 2012, 99(10): 1345-1351.

32. 袁时芳,马中,姚清,等.原发性甲状旁腺功能亢进症的定位诊断与手术治疗.中国普通外科杂志,2007,16(1):24-28.

33. Pollack G, Pollack A, Delfiner J, et al. Parathyroid surgery and methylene blue: a review with guidelines for safe intraoperative use. Laryngoscope, 2009, 119(10): 1941-1946.

34. Rowley M, Riutort K, Shapiro D, et al. Methylene blue-associated serotonin syndrome: a' green' encephalopathy after parathyroidectomy. Neurocrit Care, 2009, 11(1): 88-93.

35. 郭卫东,吴立刚.甲状旁腺染色定位在甲状腺手术中的应用.宁夏医学杂志,2009,31(7):633-634.

36. Ferlin G, Borsato N, Camerani M, et al. New perspectives in localizing enlarged parathyroids by technetium-thallium subtraction scan. J Nucl Med, 1983, 24(5): 438-441.

37. Hauty M, Swartz K, McClung M, et al. Technetium-thallium scintiscanning for localization of parathyroid adenomas and hyperplasia. A reappraisal. Am J Surg, 1987, 153(5): 479-486.

38. Basso LV, Keeling C, Goris ML. Parathyroid imaging. Use of dual isotope scintigraphy for the localization of adenomas before surgery. Clin Nucl Med, 1992, 17(5): 380-383.

39. Coakley AJ, Kettle AG, Wells CP, et al. 99Tcm sestamibi-a new agent for parathyroid imaging. Nucl Med Commun, 1989, 10(11): 791-794.

40. Dackiw AP, Sussman JJ, Fritsche HA, et al. Relative contributions of technetium Tc 99m sestamibi scintigraphy, intraoperative gamma probe detection, and the rapid parathyroid hormone assay to the surgical management of hyperparathyroidism. Arch Surg, 2000, 135(5): 550-555.

41. Pederson LC, Shapiro SE, Fritsche HA, et al. Potential role for intraoperative gamma probe identification of normal parathyroid glands. Am J Surg, 2003, 186(6): 711-717.

42. Grubbs EG, Mittendorf EA, Perrier ND, et al. Gamma probe identification of normal parathyroid glands during central neck surgery can facilitate parathyroid preservation. Am J Surg, 2008, 196(6): 931-935.

43. Yokota T, Saito T, Narushima Y, et al. Lymph-node staining with activated carbon CH40: a new method for axillary lymph-node dissection in breast cancer. Can J Surg, 2000, 43(3): 191-196.

44. Yang F, Jin C, Yang D, et al. Magnetic functionalised carbon nanotubes as drug vehicles for cancer lymph node metastasis treatment. Eur J Cancer, 2011, 47(12): 1873-1882.

45. Hagiwara A, Takahashi T, Sawai K, et al. Lymph nodal vital staining with newer carbon particle suspensions compared with India ink: experimental and clinical observations. Lymphology, 1992, 25(2): 84-89.

46. 朱精强,汪洵理,魏涛,等.纳米碳甲状旁腺负显影辨认保护技术在甲状腺癌手术中的应用.中国普外基础与临床杂志,2013,20(9):992-994.

47. 曾玉剑,钱军,程若川,等.甲状腺癌术中淋巴示踪剂应用对于甲状旁腺保护作用的研究.重庆医学,2012,41(11):1076-1077.

48. Huang K, Luo D, Huang M, et al. Protection of parathyroid function using carbon nanoparticles during thyroid surgery. Otolaryngol Head Neck Surg, 2013, 149(6): 845-850.

49. Li Y, Jian WH, Guo ZM, et al. A Meta-analysis of carbon nanoparticles for identifying lymph nodes and protecting parathyroid glands during surgery. Otolaryngol Head Neck Surg, 2015, 152(6): 1007-1016.

50. Chaojie Z, Shanshan L, Zhigong Z, et al. Evaluation of the clinical value of carbon nanoparticles as lymph node tracer in differentiated thyroid carcinoma requiring reoperation. Int J Clin Oncol, 2016, 21(1): 68-74.

51. Gao B, Tian W, Jiang Y, et al. Application of carbon nanoparticles for parathyroid protection in reoperation of thyroid diseases. Int J Clin Exp Med, 2015, 8(12): 22254-22261.

52. 中国医师协会外科医师分会甲状腺外科医师委员会.甲状腺手术中甲状旁腺保护专家共识.中国实用外科杂志,2015,35(7):731-736.

53. Huang D, Swanson EA, Lin CP, et al. Optical coherence tomography. Science, 1991, 254(5035): 1178-1181.

54. Conti de Freitas LC, Phelan E, Liu L, et al. Optical

22

coherence tomography imaging during thyroid and parathyroid surgery: a novel system of tissue identification and differentiation to obviate tissue resection and frozen section. Head Neck, 2014, 36(9): 1329-1334.

55. Ladurner R, Hallfeldt KK, Al Arabi N, et al. Optical coherence tomography as a method to identify parathyroid glands. Lasers Surg Med, 2013, 45(10): 654-659.

56. Hou F, Yu Y, Liang Y. Automatic identification of parathyroid in optical coherence tomography images. Lasers Surg Med, 2017, 49(3): 305-311.

57. Gahlen J, Winkler S, Flechtenmacher C, et al. Intraoperative fluorescence visualization of the parathyroid gland in rats. Endocrinology, 2001, 142(11): 5031-5034.

58. Akasu H, Igarashi T, Tanaka K, et al. Photodynamic identification of human parathyroid glands with 5-aminolevulinic acid. J Nippon Med Sch, 2006, 73(5): 246-247.

59. Suzuki T, Numata T, Shibuya M. Intraoperative photodynamic detection of normal parathyroid glands using 5-aminolevulinic acid. Laryngoscope, 2011, 121 (7): 1462-1466.

60. Suh YJ, Choi JY, Chai YJ, et al. Indocyanine green as a near-infrared fluorescent agent for identifying parathyroid glands during thyroid surgery in dogs. Surg Endosc, 2015, 29 (9): 2811-2817.

61. Vidal Fortuny J, Karenovics W, Triponez F, et al. Intra-Operative Indocyanine Green Angiography of the Parathyroid Gland. World J Surg, 2016, 40(10): 2378-2381.

62. Vidal Fortuny J, Belfontali V, Sadowski SM, et al. Parathyroid gland angiography with indocyanine green fluorescence to predict parathyroid function after thyroid surgery. Br J Surg, 2016, 103(5): 537-543.

63. Taheri A, Mansoori P, Sandoval LF. Electrosurgery: Part Ⅱ. Technology, applications, and safety of electrosurgical devices. J Am Acad Dermatol, 2014, 70(4): 607.e1-12.

64. Lang BH, Ng SH, Lau LL, et al. A systematic review and meta-analysis comparing the efficacy and surgical outcomes of total thyroidectomy between harmonic scalpel versus ligasure. Ann Surg Oncol, 2013, 20(6): 1918-1926.

65. Zarebczan B, Mohanty D, Chen H. A Comparison of the LigaSure and harmonic scalpel in thyroid surgery: a single institution review. Ann Surg Oncol, 2011, 18(1): 214-218.

66. 严杰，张云，吴婷婷，等. 钳式 Ligasure 和 FOCUS 超声刀在甲状腺癌手术中的应用比较. 中华普外科手术学杂志（电子版），2016，10(05): 387-389.

67. Ciftci F. The comparison of the harmonic focus shears device with conventional clamp binding in total thyroidectomy. Int J Clin Exp Med, 2015, 8(10): 19266-19273.

68. Siperstein AE, Berber E, Morkoyun E. The use of the harmonic scalpel vs conventional knot tying for vessel ligation in thyroid surgery. Arch Surg, 2002, 137(2): 137-142.

69. 魏涛，朱精强. 甲状腺手术理念进展与新型手术器械在甲状腺外科中的应用. 中国普外基础与临床杂志，2011，18(02): 220-224.

70. George Garas, Koji Okabayashi, Hutan Ashrafian. Which hemostatic device in thyroid surgery? A network meta-analysis of surgical technologies. Thyroid, 2013, 23(9): 1138-1150.

71. 檀谊洪，肖玉根，杜国能，等. FOCUS 超声刀在甲状腺开放手术中的应用及技巧. 中华临床医师杂志（电子版），2012，6(03): 639-641.

72. 高明，葛明华，嵇庆海，等. 甲状腺微小乳头状癌诊断与治疗中国专家共识（2016 版）. 中国肿瘤临床，2016，43(10): 405-411.

73. 冯冰，梁萍. 甲状腺结节局部消融治疗的现状及进展. 中华耳鼻咽喉头颈外科杂志，2011，46(8): 695-697.

74. Dupuy DE, Monchik JM, Decrea C, et al. Radiofrequency ablation of regional recurrence from well differentiated thyroid malignancy. Surgery 2001; 130: 971-977

75. Hajime Kanauchi YMMK. Percutaneous Radio-frequency Ablation of the Thyroid Guided by Ultrasonography. European Journal of Surgery, 2001, 167(4): 305.

76. Kim YS, Rhim H, Tae K, et al. Radiofrequency ablation of benign cold thyroid nodules: initial clinical experience. Thyroid, 2006, 16(4): 361-367.

77. 章建全，马娜，徐斌，等. 超声引导监测下经皮射频消融甲状腺腺瘤的方法学研究. 中华超声影像学杂志，2010，19(10): 861-865.

78. 王淑荣，章建全，徐庆玲，等. 甲状腺结节性病变经皮热消融治疗的近期疗效评价. 第二军医大学学报，2011，32(12): 1316-1320.

79. Dong BW, Liang P, Yu XL, et al. Long-term results of percu-

taneous sonographically-guided microwave ablation therapy of early-stage hepatocellular carcinoma. National Medical Journal of China,2006,86(12):797.

80. Simon CJ,Dupuy DE,Mayo-Smith WW.Microwave ablation:principles and applications.Radiographics A Review Publication of the Radiological Society of North America Inc,2005,25 Suppl 1(Suppl 1):S69.

81. 刘裕,黄汉伟,熊晓慧,等.微波消融治疗良性甲状腺结节对甲状腺自身抗体及甲状腺功能的影响.中国医学创新,2017,14(12):43-47.

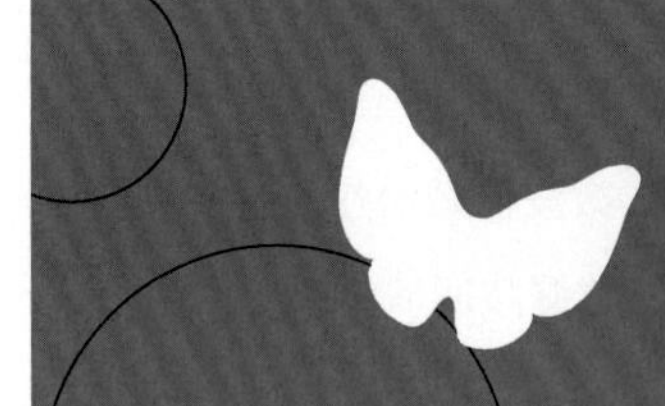

第二十三章 甲状腺癌放射治疗

肿瘤的放射治疗是利用放射性核素产生的α、β、γ射线以及X线治疗机或各类加速器产生的X射线、电子束、质子束、中子束、负π介子束和其他重粒子束等治疗肿瘤的方法。

放射治疗尤其是外放射治疗是头颈部恶性肿瘤的主要治疗手段之一,近年来,放疗技术得到了长足进展,出现了适形调强放射治疗,可实现肿瘤靶区放射剂量精确投照,并显著降低周围正常组织及重要器官的受照剂量,进一步提高了局部控制率、减少了放疗并发症的发生率。

甲状腺癌是头颈部常见恶性肿瘤,大多数为分化型甲状腺癌,发展较慢,手术为其主要治疗手段,单纯手术配合内分泌抑制治疗即可获得理想疗效。但对难以彻底切除的分化型甲状腺癌、部分髓样癌、甲状腺未分化癌或部分低分化癌,外放射治疗或同步放化疗可作为一种重要的治疗手段,提高患者局部控制率,改善患者生存时间。本章简要介绍外放射的作用原理及放射治疗在甲状腺癌治疗中的应用价值。

第一节 放射治疗基础

一、电离辐射对生物体的作用

放射对于生物体的作用是一个复杂的物理、化学和生物学过程。由放射产生电离辐射的生物效应主要由对DNA的损伤所致,DNA是关键靶。电离辐射作用于生物体组织可发生激发和电离,上述效应直接作用于DNA等靶分子,造成化学键断裂、分子破坏,这被称为辐射的直接作用。电离辐射也可先作用于水分子,造成水的电离,形成具有高度生物活性的自由基,继而作用于邻近的DNA分子,破坏化学键的完整性,这被称为电离辐射的间接作用(图23-1-1)。

DNA被电离辐射击中后,会发生突变、缺失、转位等变化,导致细胞分裂受阻或细胞死亡,即分子水平变化导致细胞水平变化。

二、肿瘤的剂量-效应关系

从放射生物学的角度,没有绝对严格的“灭癌剂量”,只有肿瘤控制几率。肿瘤控制几率与肿瘤中细胞数M和放射造成的存活分数SF有关,用TCP(tumor control probability)表示肿瘤控制几率,则公式为:

$$TCP=e^{-(SF\times M)}$$

上述数值用曲线来表示,该曲线为肿瘤控制几率(TCP)曲线。

如图23-1-2放射剂量与肿瘤控制几率的关系所示,当给予剂量A时,肿瘤控制几率很低,无正常组织损伤;给予剂量B时,肿瘤控制几率明显提高,正常组织损伤几率在允许范围内;给予剂量C时,虽可提高肿瘤控制几率,但正常组织损伤几率急剧增加(图23-1-2)。

在某些情况下,如早期声门癌,单纯放疗可达到90%左右的5年存活率,靠再增加剂量的方法来提高存活率是不可取的,因为正常组织并发症几率曲线很靠近TCP曲线。靠单纯增加剂量来提高肿瘤控制,反而大大增加了正常组织并发症的发生率。

三、亚临床病变

亚临床病灶指的是用一般临床检查方法不能发现的、肉眼看不到的病灶,通常位于肿瘤主体的周围或局部淋巴结等部位。一般认为亚临床病灶为直径约1mm的恶性肿瘤(含有10^6个肿瘤细胞)。此种病变的特点为:①几乎不含乏氧细胞,对放射敏感;②实验室和临床资料表明,常规分割5000cGy/5周几乎可以完全消灭亚临床病变(TCP>90%)。

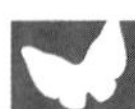

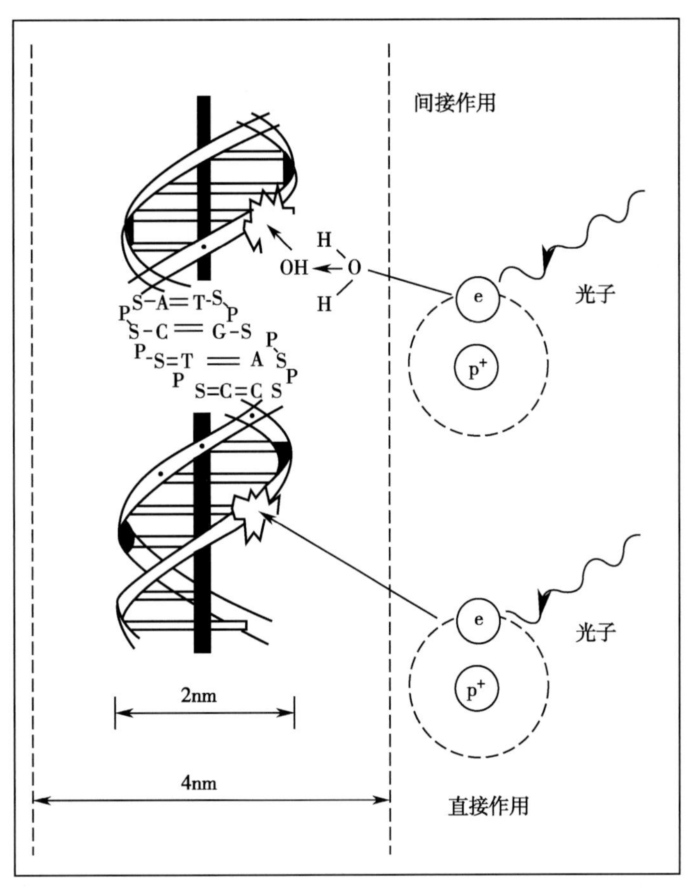

图 23-1-1　电离辐射的直接作用与间接作用

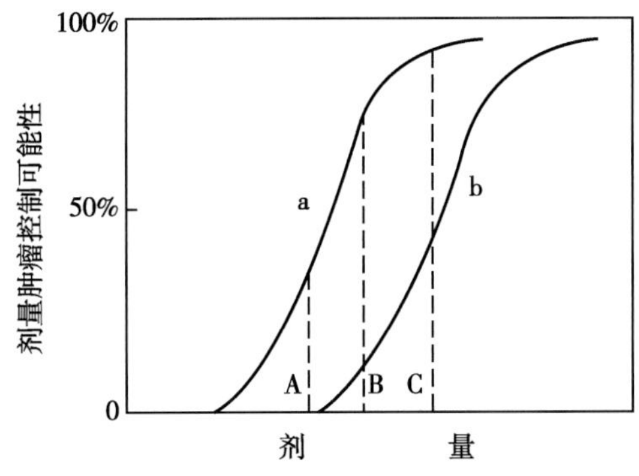

图 23-1-2　放射剂量与肿瘤控制几率的关系

对于头颈部恶性肿瘤，亚临床病灶特指临床评估阴性但有潜在转移风险的淋巴引流区以及完整切除肿瘤后切口边缘以外一定范围的区域。对于颈淋巴结阴性的患者，根治性切除术后 5000cGy/5 周可消灭亚临床病变。如果颈淋巴结阳性，该淋巴引流亚临床病变的范围也要高于颈淋巴结阴性者。对于存在以下情况者，为达到 90% 的 TCP，需将亚临床病变剂量增加到 6000cGy/6 周：

1. T3、T4 期肿瘤切除术后；
2. 淋巴引流区阳性淋巴结切除术后；
3. 由于手术操作（挤压、牵拉）造成淋巴引流区及肿瘤邻近组织内亚临床病变密度增加；
4. 术后瘢痕造成瘤床乏氧，增加肿瘤的放射抵抗性。

四、靶区定义

（一）肿瘤区

肿瘤区（gross tumor volume，GTV）指肿瘤病灶，为一般的诊断手段（包括 CT 和 MRI）能够诊断出的、可见的、具有一定形状和大小的恶性病变的范围，包括转移的淋巴结和其他转移病变。

（二）临床靶区

临床靶区（cinical target volume，CTV）指肿瘤的临床病灶、亚临床灶以及肿瘤可能侵犯的范围。

（三）计划靶区

计划靶区（planning target volume，PTV）患者坐标系通过摆位转移到治疗机坐标系中，以及治疗机照射野位置的变化等因素引起的 GTV 或 CTV 的变化范围，即摆位边界（setup margin，SM）的范围。

23

23

五、靶区勾画

（一）GTV

根据影像学提示，勾画大体肿瘤靶区，包括原发灶、转移淋巴结及其他病理学证实的残留区，或术后明显残留的肿瘤。如果肿瘤已经被根治切除，则没有 GTV。

（二）CTV

临床靶区是一个临床解剖学概念，根据 ICRU-62 报告，它是根据 GTV 的范围及肿瘤的生物学行为来决定的。CTV 包括两部分：一部分是原发肿瘤周围极有可能受侵的邻近区域或极有可能转移的区域（高危区，CTV1），包括甲状腺床，区域淋巴结引流区，病理学证实的淋巴结阳性区；另一部分是根据肿瘤的生物学行为推断出的可能出现转移的区域（低危区，CTV2），包括除 CTV1 以外的颈部淋巴结引流区和上纵隔淋巴结，对于高度可疑或甲状腺未分化癌还应适当包括咽后淋巴结。因为目前影像学无法发现病灶的镜下受侵范围，确定各 CTV 的范围是非常困难的，主要根据医师对疾病生物学行为的认识来勾画。

（三）勾画危及器官计划体积

头颈部重要器官众多，为避免严重不良反应，需逐一勾画各危及器官（organ at risk，OAR），如脑干、脊髓、腮腺、下颌骨、喉、气管、内耳、颞下颌关节等。

六、常用射线剂量分布特点

（一）X（γ）射线百分深度剂量的特点

图 20-1-3 显示了不同能量 X（γ）射线百分深度剂量分布特点。随射线能量的增加，模体表面剂量下降，最大剂量点深度增加，百分深度剂量（最大剂量点后）增加。中低能 X 射线，最大剂量点基本位于或接近模体表面，随着深度增加，深度剂量逐渐减少；而高能 X（γ）射线，表面剂量比较低，随着深度的增加，深度剂量逐渐增加，直至达到最大剂量点，过最大剂量点后，深度剂量才逐渐下降，其速率依赖于射线能量，能量越高，下降速率越慢，表现出较高的穿透能力。从表面到最大剂量点深度称为剂量建成区（图 23-1-3）。

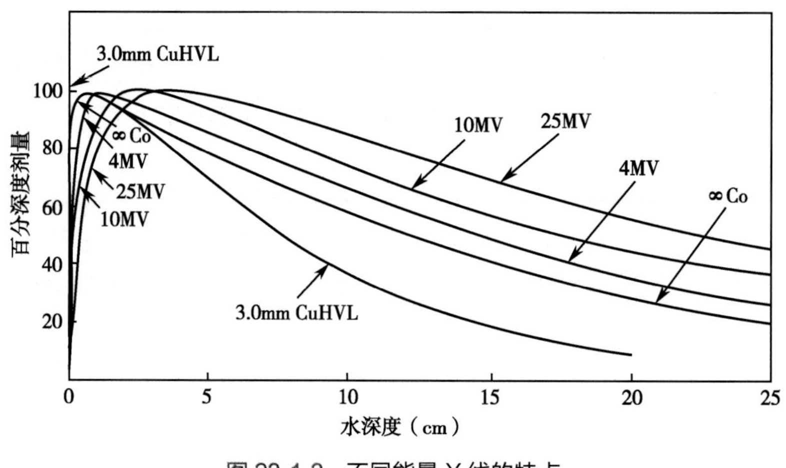

图 23-1-3　不同能量 X 线的特点

（二）高能电子束剂量分布特点

高能电子束具有射程有限的特点，可以有效地避免对靶区后深部组织的照射。但高能电子束易于散射，皮肤剂量较高。随着电子束能量的增加，表面剂量增加，高剂量坪区变宽，剂量梯度减小，X 线污染增加，电子束的临床剂量学优点逐渐消失。下图表示了不同能量电子束的特点（图 23-1-4）。

七、手术联合放化疗的综合治疗

（一）影响综合治疗的因素

①解剖部位；②肿瘤的组织学类型；③肿瘤的分期（范围）；④患者的全身情况。在某些情况下，手术治疗的效果并不令人满意，这主要是因为：①大块肿瘤无法切净，尤其部分分化型甲状腺癌；②亚临床病变散在的范围超出手术切除范围；③区域淋巴结存在亚临床病变，临床阴性的区域淋巴结并不排除有亚临床病变的存在；④甲状腺低分化癌及甲状腺未分化癌，手术时可能因手术操作而增加周围组织内亚临床病灶数目及外周血液中癌巢数目的几率；⑤当为保存功能而行保守性手术时。

放射治疗的优点为治疗体积可包括全部亚临床病变，并且较低的剂量即可控制亚临床病变。放疗也适用于甲状腺低分化癌、未分化肿瘤的治疗，对患者的身体条件要求也较低。对于邻近重要器官的恶性肿瘤，可通过多种技术手段提高肿

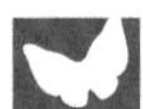

瘤受量,减少正常组织受量。放射治疗的限制因素主要为肿瘤体积。大肿瘤即使给予高剂量,肿瘤控制几率也较低,并且由于肿瘤周围正常组织的限制,不可能给予过高的剂量。

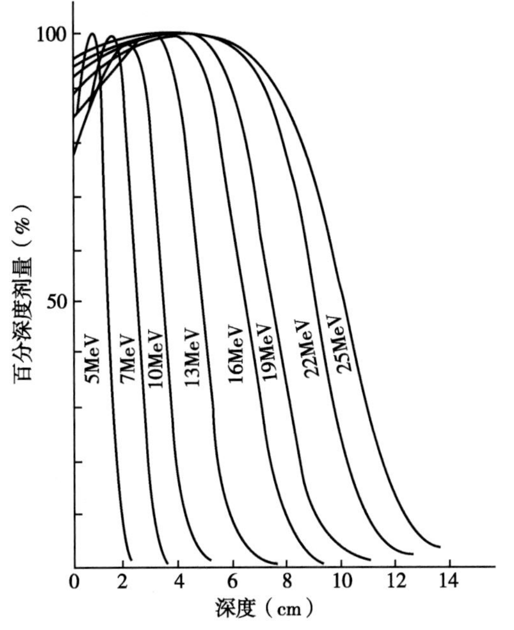

图 23-1-4　不同能量电子束的特点

一般放疗联合手术综合治疗的指征为:①无论是手术或放疗均难以单独治愈的肿瘤;②恶性肿瘤侵犯范围较广(如甲状腺未分化癌);③区域或局部复发几率大的肿瘤;④手术可能难以彻底切除的肿瘤;⑤需保存功能,不得已而缩小手术范围。

甲状腺癌治疗首选手术切除,少数术后放疗的价值在于:①已知病理,术后残留的部位和范围都很清楚,有利于放疗方案的制订;②可消灭术后遗留的亚临床病变;③消灭手术范围之外由于手术而造成的亚临床病变;④可对高危险区域给予较高的剂量。

（二）放疗与化疗药物的相互增敏作用

某些化疗药物与放疗同时使用可出现协同作用。例如5-Fu 主要通过抑制放射所致的亚致死损伤的修复来增加放射对细胞的杀伤作用。顺铂可抑制潜在性致死损伤的修复,同时增加乏氧细胞的放射敏感性,顺铂加超分割放疗治疗晚期头颈肿瘤如鼻咽癌,完全反应率(CR)为 87%,2 年存活率60%~70%。多柔比星是线粒体和肿瘤细胞呼吸抑制剂,可使肿瘤外层细胞氧耗减少,中心乏氧细胞的氧浓度增加。对于甲状腺未分化癌,放化疗联合治疗优于单纯治疗,目前临床一些相关研究正在进行中。

第二节　甲状腺癌放射治疗

甲状腺癌可以起源于滤泡上皮细胞、滤泡旁的 C 细胞和间质细胞。主要病理类型包括分化型甲状腺癌、甲状腺髓样癌、甲状腺未分化癌。临床上大多数甲状腺癌的治疗首选手术切除,根据手术切除程度和术后病理类型,少部分考虑放射治疗。

一、甲状腺未分化癌

甲状腺未分化癌临床少见,既往统计约占甲状腺癌的5%,近年来其比例呈逐渐下降趋势。病理类型主要包括小细胞型、大细胞型和梭形细胞型等。甲状腺未分化癌恶性程度高,生长较快,常广泛侵犯甲状腺周围组织,颈部淋巴结转移及血行转移较多见。对于甲状腺未分化癌,放疗可作为术前和(或)术后综合治疗的一部分,在治疗中占有重要地位。

（一）甲状腺未分化癌放疗适应证

对于可手术切除的甲状腺未分化癌患者,手术切除后行术后放疗可降低复发率,提高生存率。由于此种病理类型恶性程度高,肿瘤进展快,因此建议患者术后尽快放疗。一旦患者术后身体条件达到可接受放疗的水平(一般术后 2~3 周内)建议外放射治疗。

对于手术不可切除的甲状腺未分化癌,若患者身体一般状态较好,且无远处转移,建议行根治性高剂量放疗或同步化疗,以期达到根治性治疗目的,提高患者生存率。若患者一般状况较差,且伴有广泛远处转移,建议行姑息性放疗,减轻患者痛苦,提高生活质量。肿物巨大压迫气道致明显呼吸困难者,若有可能,可先行气管切开后再给予放疗。

甲状腺未分化癌放疗范围包括:全部甲状腺床和颈内静脉淋巴结链,上界包括上颈淋巴结及咽后淋巴结,下界至气管隆嵴水平包括上纵隔淋巴结,手术切缘阳性部位必须包括在内。

（二）放疗技术

1. 放疗定位　治疗体位及体位固定是外照射治疗计划设计与执行过程中极其重要的一个环节。高精度的肿瘤定位、高精度的治疗计划设计以及高精度的治疗都需要患者在整个治疗过程中确保体位一致性。甲状腺癌放疗定位应采用热成型头颈肩网作为体位固定装置,体位取仰卧位,下颌尽量上仰,根据病情,颈前适当给予组织补偿物以提高甲状腺瘤床区剂量建成。

2. 常规照射　应充分利用治疗计划系统评估，采用不同的剂量权重分配，配合楔形板使用，保证达到满意的剂量分布，给予高危区足够的照射，并保证脊髓等危及器官的安全。放疗计划应依据定位 CT 完成，以确保能够准确地评价各个区域照射剂量。确认放疗计划后，需要在 CT 模拟机或模拟定位机上进行计划验证核对。常用的照射野如下：

（1）两前斜野交角楔形照射技术；

（2）电子线单前野照射：根据 TPS 颈前选用合适厚度的蜡块、油纱等充填物可保证甲状腺及颈淋巴结得到满意的剂量分布，而脊髓处于低剂量区，但该方法皮肤反应较大，一般不单独给至根治剂量，可以与高能 X 线配合使用达到根治剂量；

（3）X 线与电子线的混合照射：先高能 X 线前后大野对穿照射，或单前野 X 线照射，DT36～40Gy 时颈前中央挡铅 3cm 继续 X 线照射，而挡铅部分用合适能量的电子线照射，既保证了靶区足够的剂量又使脊髓的受量安全；

（4）小斗篷野照射：用高能 X 线前后对穿，前野颈髓不挡铅后野颈髓挡铅，两野每日均照，前后野的剂量比例为 4∶1，剂量参考点选在颈椎椎体前缘左右。DT40Gy 时，脊髓受量仍在耐受剂量范围内，且甲状腺、颈部及上纵隔均可得到满意的剂量分布。最后加量时将下界上移至胸切迹水平，改为双侧水平野对穿或两前斜野楔形照射，使总量达到根治剂量。

（5）适形调强放疗：甲状腺未分化癌往往需要大野照射，常规放疗往往难以得到满意的剂量分布，建议使用适形调强放射治疗。二维常规放疗与调强放疗相比较，靶区平均剂量从 57.6Gy 提高到 59.8Gy，区域淋巴结平均剂量从 39.6Gy 提高至 45.7Gy，脊髓最大剂量从 46.0Gy 降低到 40.7Gy，容积弧形调强较静态调强可以获得更好的剂量分布和更短的治疗时间。

（三）剂量与分割

Mayo 研究显示，甲状腺癌术后放疗剂量由 5000cGy 提高到 6000cGy，中位生存期可由 8.5 个月延长至 14.1 个月，存在明显的剂量效应关系。对于常规放疗技术，每日一次，分次剂量 200cGy，每周照射 5 天，照射 5000cGy/25 次/5 周后，针对残留肿瘤高危区追加 1000～2000cGy，总剂量达到 6000～7000cGy。

调强放疗可以在靶区形成更加均匀合理的剂量分布，投照更加准确，可以采用同步加量技术，提高 GTV 单次照射剂量至 2.1～2.2cGy，GTV 总量应达 6600～7000cGy，对于镜下阳性区应给予 6600cGy，高危区 CTV1 剂量 6000cGy，低危区 CTV2 剂量 5400cGy，靶区内避免剂量冷点。

危及器官限量：脊髓全程最大剂量应不超过 4000cGy，喉最高剂量不超过 7000cGy，腮腺平均剂量 2500cGy，颞下颌关节最高剂量不超过 2500cGy。

（四）治疗计划评估

现代放射治疗技术依托于治疗计划系统，可以对体内各个部位受照射后吸收剂量清晰展示，评估计划应注意避免出现剂量冷点和热点，靶区剂量均匀性、危及器官照射剂量应该在可接受范围内，特别要关注各个层面的剂量分布适形性。

（五）化疗放疗联合治疗

由于化疗药物可以抑制肿瘤细胞放射损伤的修复，干扰细胞周期，消灭潜在的亚临床病灶，同步放化疗广泛应用于头颈部鳞癌的治疗。对于甲状腺未分化癌，放化疗联合治疗优于单纯治疗。研究显示化疗序贯放疗治疗甲状腺未分化癌，有效率可达 50%，中位生存 220 天，Abe 采用放疗序贯化疗，使晚期间变癌达到完全缓解。对于甲状腺未分化癌术后，行序贯放化疗还是同步放化疗，目前缺少高级别证据支持。

（六）天津医科大学肿瘤医院典型病例

1. 女性患者，83 岁，主诉：甲状腺肿物 10 余年，迅速增大 2 月。门诊行肿物穿刺，病理为甲状腺未分化癌。TNM 分期：T4bN0Mx。由于手术难以切除，行单纯放疗：肿瘤区 63Gy/35 次，放疗终末疗效评估为 PR（图 23-2-1）。

2. 女性患者，45 岁，因发现甲状腺肿物 3 年伴进行性增大入院。入院后行全甲状腺切除及颈清扫术，病理为甲状腺鳞癌，淋巴结未见转移。TNM 分期：T4aN0Mx。术后予以放疗：甲状腺床 60Gy/30 次，区域淋巴结 54Gy/30 次，随访 3.5 年无病生存（图 23-2-2）。

二、分化型甲状腺癌

分化型甲状腺癌包括乳头状癌和滤泡癌。乳头状癌最常见，颈部淋巴结转移较多见，血行转移少见。滤泡癌较少出现颈部淋巴结转移，但血行转移较多见。分化型甲状腺癌一般肿瘤生长缓慢，预后好。治疗方式以手术治疗为主，肿瘤放射敏感性较差，不做常规术后放疗。术后存在微小残存病灶或复发转移者可行 ^{131}I 内照射治疗，即使是术后局部复发者也可再做手术或颈清扫术，仍能达到根治或长久的生存

23

时间。对于年轻的分化型甲状腺癌患者，应慎用大面积高剂量外照射放疗。因这些患者多数进展缓慢，出现复发后也可长期带瘤生存，或者可以再次手术切除，若采用放疗不仅效果有限，而且影响下一步其他治疗，同时可能会出现放疗后遗症，如放射致第二原发癌等。因此对于分化型甲状腺癌应合理选择放射治疗。

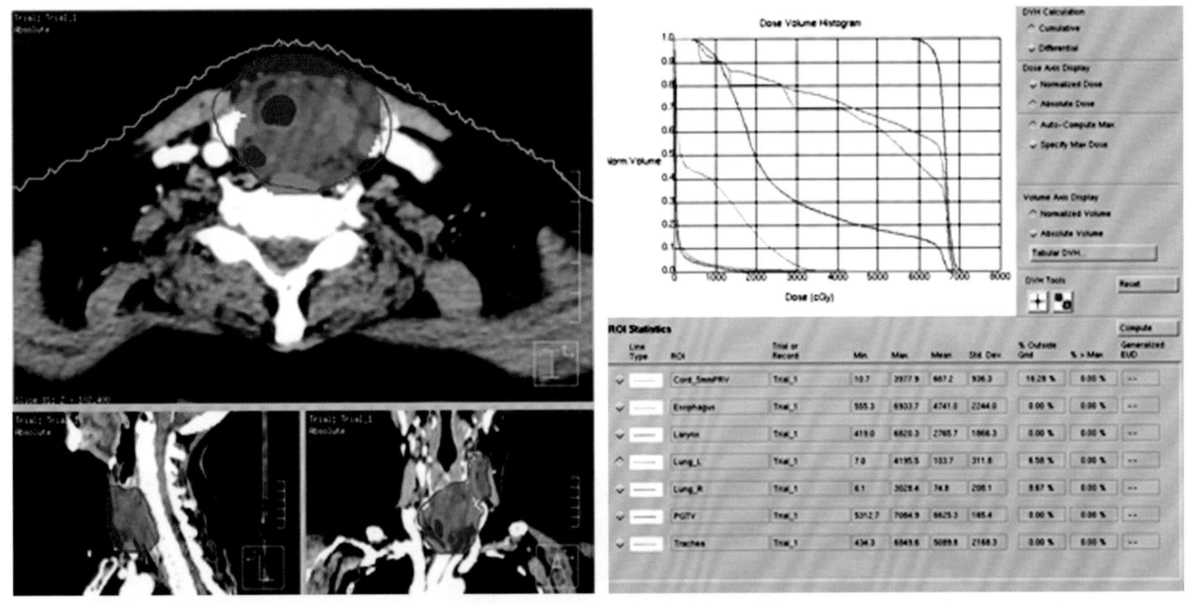

图 23-2-1　甲状腺未分化癌姑息性放疗

所行放疗为调强放疗，GTV 包括左侧甲状腺肿瘤病灶，GTVnd 包括左颈 4 区转移淋巴结，PGTV 以 GTV、GTVnd 为中心外放，予以处方剂量 63Gy/35f（左图所示蓝色区域范围）。危及器官受量均在可接受范围内（右图所示）。

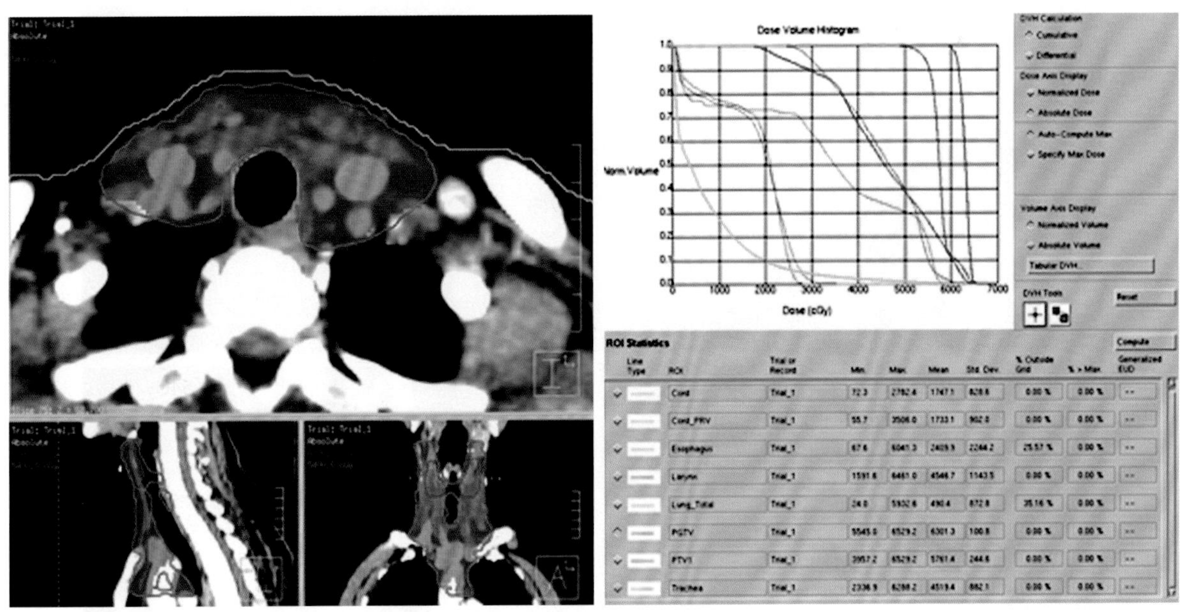

图 23-2-2　甲状腺未分化癌术后放疗

术后调强放疗，放疗范围 GTVtb 包括原甲状腺肿瘤区，PGTVtb 以 GTVtb 为中心外放 5mm，予以处方剂量 60Gy/30f（左图所示蓝色区域范围），CTV 在 GTVtb 基础上并包括双侧颈部部分 2 区、3 区、4 区淋巴引流区及上纵隔淋巴引流区，PTV 以 CTV 为中心外放 3mm，予以处方剂量 54Gy/30f（右图所示红色区域范围）。危及器官受量均在可接受范围内（右图所示）。

（一）放疗适应证

①病变穿透包膜并侵及邻近器官，术后局部复发的危险性大；②肿瘤累及重要的部位如气管壁、气管食管沟、喉、动脉壁或静脉内有瘤栓等而手术无法切除干净，单纯依靠放射性核素治疗控制不佳；③术后残存病灶不吸碘；④^{131}I 治疗后复发者；⑤因体质差或肿块过大无法行手术治疗者。

（二）放疗范围

由于甲状腺床位居舌骨至气管分叉水平之间，且颈部淋巴结很少发生舌骨水平以上的转移，因此放疗上界位于舌骨水平，下界依据影像判定的具体范围而定。不可手术的大肿块分化型甲状腺癌仍有可能通过放疗得到控制，照射范围应包括全部甲状腺床、区域淋巴结和上纵隔。

（三）放疗技术

可针对术后高危区域给予小野照射，因此常规照射及调强放疗均可。对于无法行手术治疗的患者照射范围较大，建议行调强放疗。

（四）天津医科大学肿瘤医院典型病例

患者男性，63 岁，因双侧甲状腺肿物考虑恶性入院。后行全甲状腺切除+双颈中央区淋巴结清除术，术中见峡叶肿瘤病灶与气管紧密粘连。术后病理：左、右叶及峡叶甲状腺乳头状癌，侵犯脂肪。中央区淋巴结转移（+）；气管切缘阳性。术后行^{131}I 治疗。由于患者气管受侵且切缘阳性，予以术后小野放疗。放疗范围主要包括甲状腺水平的气管前壁，予以放疗 CT 定位后行常规照射，采用 6MV-X 线两前斜野交角楔形照射技术，照射剂量为 60Gy/30 次（图 23-2-3）。

23

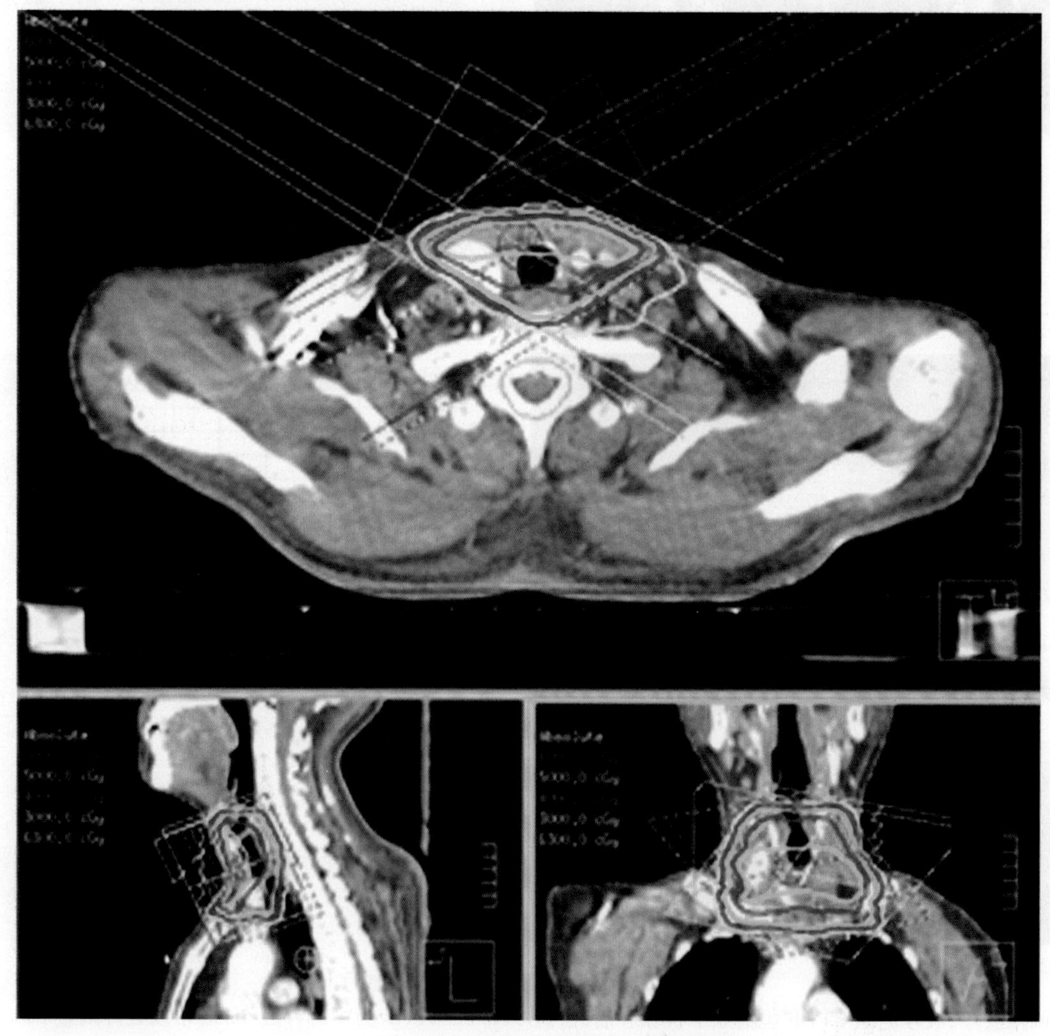

图 23-2-3　分化型甲状腺术后放疗

所行放疗为基于 CT 的普通放疗，放疗范围包括甲状腺瘤床区、气管前壁、气管食管沟淋巴引流区（上图所示红线范围），予以两前斜野夹角放疗，并于两侧置楔形板，放疗剂量为 60Gy/30f，脊髓剂量<10Gy。

三、甲状腺髓样癌及低分化癌

甲状腺髓样癌来源于分泌降钙素的甲状腺滤泡旁细胞，属于神经内分泌细胞，呈缓慢的浸润性生长，较易侵犯甲状腺邻近器官，易发生颈部淋巴结转移。甲状腺髓样癌预后介于分化型甲状腺癌和甲状腺未分化癌之间，长期生存率可达70%以上，不良预后因素包括：高龄、非根治性手术、分期、生化复发等。

甲状腺髓样癌治疗以手术治疗为主，对于手术残留、甲状腺邻近组织侵犯、广泛淋巴结转移者可以补加术后放疗，靶区范围同其他甲状腺癌，局部控制率可由52%提高到86%，但对总生存无明显提高。

甲状腺低分化癌的临床预后介于分化型甲状腺癌与未分化甲状腺癌之间，其主要的死亡原因为远处转移及肿瘤复发。由于外放射治疗对于分化类型较差的恶性肿瘤较为敏感，因而也可用于部分甲状腺低分化癌患者的治疗。由于放射治疗是一种局部治疗，可考虑用于要求积极治疗的患者或初次手术不彻底、颈部病灶残余的低分化癌患者，以期降低肿瘤的局部复发。目前术后辅助外放射治疗的作用仍不明确，有回顾性研究发现术后辅助放射治疗并不能延长低分化癌患者的总生存期。

第三节　放射治疗并发症

放射线在杀伤肿瘤组织的同时，也会对正常组织产生影响，会产生放疗反应，严重时发生放疗并发症。头颈部肿瘤放疗时不良反应相对常见，且有时是不可避免的。

一、皮肤损伤

皮肤放疗反应较常见。在急性期皮肤表现为红斑反应，随剂量增加而加重，并相继出现色素沉着、脱毛和脱皮反应，剂量足够大时可出现湿性脱皮，这些都与分割剂量和总剂量有关，分割剂量增大，则皮肤的晚期反应加重。在严重的病例，显著的改变可以导致板样纤维化、坏死以及手术或损伤后的伤口愈合困难。采用单纯电子线照射过大剂量时，发生严重皮肤反应的危险增加，因此应用常规普通放疗技术时，应采用电子线和X线混合照射，减少皮肤损伤。

二、唾液腺损伤

甲状腺未分化癌射野较大，主要的唾液腺区都包括在放射野内，唾液量可因放射损伤而减少，且其成分与物理性质也发生改变，如唾液黏性增加、pH降低等。唾液分泌减少的程度与放疗的总剂量、唾液腺受照的总体积及患者的耐受性有关，应控制腮腺受照射平均剂量低于2500cGy。

三、牙齿和颌骨损伤

腮腺损伤后，唾液分泌减少、黏性增加，加上pH减低，便于细菌繁殖，从而为放射性龋齿的形成提供了条件；另外，射线对牙槽骨及供血血管的直接损伤也促进了龋齿的形成。龋齿进一步发展，可致牙齿松动、崩解、脱落，继发感染形成牙槽溢脓、牙龈肿痛、颌下淋巴结炎，甚至发生颌骨骨髓炎。

在常规放疗50～80Gy的剂量范围内、随访4～8年，放射性骨坏死的发生率为4%～22%。为了预防放射性龋齿和颌骨坏死，应尽量避免在放疗后3年内拔牙，如确需拔牙，拔牙前后各一周常规应用抗生素，以降低放射性骨坏死的发生几率。一旦出现放射性骨坏死，可先保守治疗，应用抗生素及高压氧舱治疗，保守治疗无效者行手术治疗。

23

四、喉反应

喉部最常见的放射性损伤是喉水肿、喉软骨炎和喉软骨坏死。水肿的发生随着分次照射量、总量和放射野面积的增加而加重。持续性喉水肿的发生率一般小于10%。放疗最严重的并发症为软骨坏死。喉的放射性坏死和喉的功能丧失与大野高剂量的放疗有关，喉软骨受侵时更易出现喉软骨坏死。为避免此种并发症，对巨大喉病变及软骨受侵者，不宜单纯放疗，而应手术切除后放疗。

喉水肿大多在放疗后3个月内消退，超过3个月仍不消退者应注意早期喉软骨坏死的危险。喉软骨坏死一旦发生，多需手术切除。

五、食管损伤

食管受照射60Gy以上可造成管腔狭窄，需要食管扩张或管饲饮食，因此在照射甲状腺瘤床时应尽量保护食管，避免高剂量照射，特别是食管全周照射，平均剂量控制在45Gy以下。

六、脊髓损伤

放射性横断性脊髓炎较少，可表现为Lhermitte综合征，应尽量将脊髓的受量控制在4000cGy以下。

七、辐射致癌

头颈部肿瘤放疗后，可能会有放射诱导的恶性肿瘤发生，其发生率随着生存时间延长而增高，对于年轻的分化型甲状腺癌患者，应慎重给予外照射治疗。

随着适形、调强放疗等先进技术的应用，计算机辅助的治疗计划系统已能充分预防大多数放疗不良反应的发生，将放疗并发症的出现几率降至较低水平。

总之，分化型甲状腺癌采用以手术为主，术后辅以碘131治疗及内分泌抑制治疗的方法，多数患者可达到临床治愈；放射治疗仅作为手术难以彻底切除和碘131治疗失败患者的挽救方法。目前甲状腺未分化癌的治疗是一个临床难点，尽管采用综合治疗模式，使部分患者改善了生存状况，但总生存期仍然很短，预后差。由于甲状腺未分化癌发病率低，需要多中心、多学科协作设计临床试验方案。调强放疗技术成为甲状腺癌外放射治疗的常规治疗方式，亟待解决的问题是规范物理师专业队伍的建设和培训、规范的放射治疗等。通过合理的放疗技术应用以及恰当适应证的选择，希望为晚期甲状腺癌患者带来治愈的曙光。

（王佩国）

参考文献

1. 李树玲.新编头颈肿瘤学.科学技术文献出版社.2002.
2. 殷蔚伯.肿瘤放射治疗学(第4版).中国协和医科大学出版社.2007.
3. Dinapoli N, Parrilla C, Galli J, et al. Multidisciplinary approach in the treatment of T1 glottic cancer.The role of patient preference in a homogenous patient population.Strahlenther Onkol.2010,186(11):607-613.
4. Zhang L,Zhao C,Ghimire B,et al.The role of concurrent chemoradiotherapy in the treatment of locoregionally advanced nasopharyngeal carcinoma among endemic population: a meta-analysis of the phase Ⅲ randomized trials. BMC Cancer,2010,10:558.
5. Semrau S,Waldfahrer F,Lell M,et al.Feasibility,toxicity, and efficacy of short induction chemotherapy of docetaxel plus cisplatin or carboplatin(TP)followed by concurrent chemoradio-therapy for organ preservation in advanced cancer of the hypopharynx, larynx, and base of tongue. Early results. Strahlenther Onkol,2011,187(1):15-22.
6. McMillan AS, Pow EH, Kwong DL, et al. Preservation of quality of life after intensity-modulated radiotherapy for early-stage nasopharyngeal carcinoma:results of a prospective longitudinal study.Head Neck,2006,28(8):712-722.
7. Ellis F.Nominal standard dose and the ret.Br J Radiol.1971, 44(518):101-108.
8. Tucker SL.Tests for the fit of the linear-quadratic model to radiation isoeffect data.Int J Radiat Oncol Biol Phys,198,10 (10):1933-1939.
9. Paterson R. Radiotherapy for Cancer. Br Med J, 1939, 2 (4113):904-907.
10. Flickinger JC,Schell MC,Larson DA.Estimation of complications for linear accelerator radiosurgery with the integrated logistic formula.Int J Radiat Oncol Biol Phys,1990,19(1): 143-148.
11. Potten CS, Owen G, Roberts SA.The temporal and spatial changes in cell proliferation within the irradiated crypts of the murine small intestine.Int J Radiat Biol,1990,57(1): 185-199.
12. Baumann M, Suit HD, Sedlacek RS. Metastases after fractionated radiation therapy of three murine tumor models. Int J Radiat Oncol Biol Phys,1990,19(2):367-370.
13. Fenwick JD, Pardo-Montero J, Nahum AE, et al. Impact of schedule duration on head and neck radiotherapy: accelerated tumor repopulation versus compensatory mucosal proliferation.Int J Radiat Oncol Biol Phys, 2012, 82(2): 1021-1030.
14. Meade S,Sanghera P,McConkey C,et al.Revising the radiobiological model of synchronous chemotherapy in head-and-neck cancer:a new analysis examining reduced weighting of accelerated repopulation. Int J Radiat Oncol Biol Phys, 2013,86(1):157-163.
15. Dörr W. Modulation of repopulation processes in oral mucosa: experimental results. Int J Radiat Biol, 2003, 79 (7):531-537.
16. Douglas JG, Laramore GE, Austin-Seymour M, et al. Treatment of locally advanced adenoid cystic carcinoma of the head and neck with neutronradiotherapy. Int J Radiat Oncol Biol Phys,2000,46(3):551-557.
17. Schmitt G, Wambersie A. Review of the clinical results of

fast neutron therapy.Radiother Oncol,1990,17(1):47-56.

18. Austin-Seymour M, Munzenrider J, Linggood R, et al. Fractionated proton radiation therapy of cranial and intracranial tumors.Am J Clin Oncol,1990,13(4):327-330.
19. Egger E,Schalenbourg A,Zografos L,et al.Maximizing local tumor control and survival after proton beam radiotherapy of uveal melanoma. Int J Radiat Oncol Biol Phys, 2001, 51 (1):138-147.
20. Miyamoto T, Yamamoto N, Nishimura H, et al. Carbon ion radiotherapy for stage I non-small cell lung cancer. Radiother Oncol,2003,66(2):127-140.
21. Kawaguchi K,Yamada H,Horie A,et al.Radiosurgical treatment of maxillary squamous cell carcinoma.Int J Oral Maxillofac Surg.2009,38(11):1205-1207.
22. Voynov G,Heron DE,Burton S,et al.Frameless stereotactic radiosurgery for recurrent head and neck carcinoma.Technol Cancer Res Treat,2006,5(5):529-535.
23. Heron DE, Rajagopalan MS, Stone B, et al. Single-session and multisession CyberKnife radiosurgery for spine metastases-University of Pittsburgh and Georgetown University experience.J Neurosurg Spine,2012,17(1):11-18.
24. Roh KW, Jang JS, Kim MS, et al. Fractionated stereotactic radiotherapy as reirradiation for locally recurrent head and neck cancer.Int J Radiat Oncol Biol Phys,2009,74(5):1348-1355.
25. Rwigema JC, Heron DE, Ferris RL, et al. The impact of tumor volume and radiotherapy dose on outcome in previously irradiated recurrent squamous cell carcinoma of the head and neck treated with stereotactic body radiation therapy.Am J Clin Oncol,2011,34(4):372-379.
26. Unger KR,Lominska CE,Chanyasulkit J,et al.Risk factors for posttreatment edema in patients treated with stereotactic radiosurgery for meningiomas. Neurosurgery,2012,70(3):639-645
27. Lartigau E, Mirabel X, Prevost B, et al. Extracranial stereotactic radiotherapy: preliminary results with the CyberKnife.Onkologie,2009,32(4):209-215.
28. Inoue HK,Seto K,Nozaki A,et al.Three-fraction CyberKnife radiotherapy for brain metastases in critical areas:referring to the risk evaluating radiation necrosis and the surrounding brain volumes circumscribed with a single dose equivalence of 14 Gy(V14).J Radiat Res,2013,54(4):727-735.
29. Cengiz M, Özyiğit G, Yazici G, et al. Salvage reirradiaton with stereotactic body radiotherapy for locally recurrent head-and-neck tumors.Int J Radiat Oncol Biol Phys,2011, 81(1):104-109.

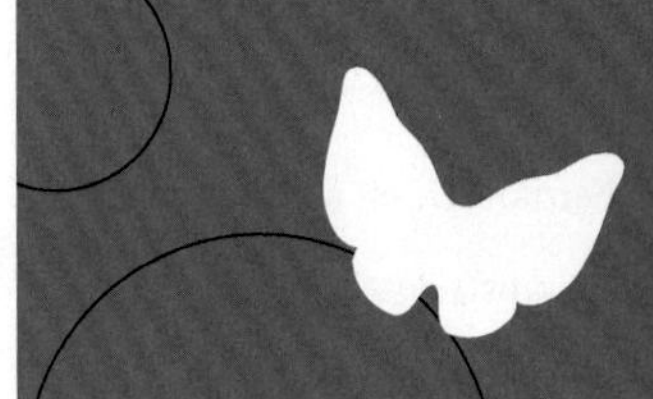

第二十四章 甲状腺癌化学治疗

各种类型甲状腺癌对化疗的整体反应率低，全身化疗的敏感性欠佳。但对于核素碘(^{131}I)及放射治疗不敏感、手术后复发或伴远处转移的患者，化疗或同步放化疗是姑息治疗的重要组成部分。尽管新型细胞毒药物如抗血管药物紫杉醇、多西他赛，抗代谢药物吉西他滨等越来越多地应用于临床，但以多柔比星为主的单药或联合方案仍然是甲状腺癌的主要化疗方案。

第一节 分化型甲状腺癌

尽管大多数分化型甲状腺癌患者预后良好、死亡率较低，但是仍有约30%的分化型甲状腺癌患者会出现^{131}I抵抗、局部复发或转移，其中2/3发生于手术后的10年内，这些患者中位生存时间不足3年。对于无法手术切除、^{131}I抵抗、不能接受EBRT(体外放射线治疗)、SBRT(体部立体定向放疗)或IMRT(调强放疗)的局部晚期、伴远处转移或标准治疗失败的患者，尽管化疗的有效率不高，亦没有标准方案，但仍然是这部分患者有效的治疗手段之一。国内外已有多项体内外研究对多种细胞毒药物单药或联合方案的有效性及安全性进行了分析报道，并取得了一定的治疗经验。

博来霉素是第一个尝试在甲状腺癌患者中应用的细胞毒药物。17名晚期甲状腺乳头状癌患者经过每周2~3次(总剂量达到300mg)博来霉素静脉输注治疗后，9名患者的原发病灶明显缩小，25个区域淋巴结中23个得到控制，1例肺转移病灶也有缩小。但是后续多项小样本研究并没有取得类似的有效率，却发现博来霉素引起的皮肤黏膜反应明显增加，因此目前不推荐博来霉素单药作为甲状腺癌患者的常规治疗方案。

美国M. D. Anderson癌症中心采用多柔比星单药对19名转移性分化型甲状腺癌患者进行了治疗，7名患者(37%)疗效达到PR，6名患者疗效SD，肺转移患者的疗效优于骨转移者。德国的一项研究同样采用多柔比星单药对22名分化型甲状腺癌患者进行治疗，经过6个月的治疗周期，5%的患者疗效达到PR，42%的患者疗效达到SD，中位疾病缓解时间为7个月(范围1~22个月)。后续的多项研究也证实，多柔比星可以提高分化型甲状腺癌患者的局部控制率，改善患者生存。基于这些研究的阳性结果，多柔比星成为目前唯一经美国食品与药品监督管理局(FDA)批准用于转移性甲状腺癌的细胞毒药物。在多柔比星最佳剂量的探索方面，与15mg/m^{2}单周剂量相比，60mg/m^{2}三周方案的疾病缓解率更高，并且肺转移患者的治疗有效率高于骨转移或淋巴结转移的患者。因此，目前多柔比星在甲状腺癌患者中的推荐剂量及用法是：60~75mg/m^2(连续静脉输注48~72小时可以降低心脏毒性)三周方案，最大耐受剂量为450mg/m^2，其主要毒性包括中性粒细胞缺乏相关感染、恶心呕吐及脱发。

其他可能有效的细胞毒药物包括顺铂、卡铂、依托泊苷、长春碱类、米托蒽醌、阿柔比星、甲氨蝶呤、氟尿嘧啶等，单药有效率约9%~30%。这些细胞毒药物单药有效率并不能令人满意，因此更多研究进行了联合方案的探索，但多为Ⅱ期临床研究，目前尚缺乏Ⅲ期临床研究的可靠数据。

目前疗效最好的化疗方案是以多柔比星为基础的联合方案。一项系统性分析回顾了化疗在甲状腺癌患者中的疗效，化疗方案包括单药多柔比星或顺铂、多柔比星联合顺铂、多柔比星联合博来霉素、放线菌素、长春新碱、5-FU、米托蒽醌、GEMOX(吉西他滨+奥沙利铂)等。这项分析共纳入了40年内开展的16项研究的473名患者，其中13项研究可以进行疗效分析，4项研究包含的70名患者诊断为分化型甲状腺癌。结果显示13项研究的总体化疗有效率为22%(0~57%)，176名患者的有效率为25%，70名分化型甲状腺癌患者的化疗有效率略高，为27.1%，其中完全有效率(CR)为

 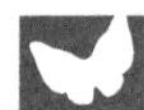

2.8%。Shimaoka 等进行的前瞻性、随机临床研究在 84 名各类型进展期甲状腺癌患者中对比了多柔比星($60mg/m^2$)联合顺铂($40mg/m^2$)和多柔比星($60mg/m^2$)单药的有效性及安全性。方案每三周重复一次,直至多柔比星剂量达到 $550mg/m^2$,或 3 周期治疗后肿瘤大小无变化,或 2 周期化疗后疾病进展。在 84 名可以进行疗效评价的患者中,42 名患者接受多柔比星单药化疗,并取得了 17% 的部分有效率(PR);42 名患者接受了联合化疗,取得了 26%的有效率(包括 5 例 CR 及 6 例 PR),这 5 名 CR 患者中有 4 例生存时间超过 2 年。在 35 名分化型甲状腺癌患者中,联合化疗组有 2 名患者达到 CR,维持有效的时间达到 33 个月和 40 个月,另 1 名患者达到 PR,总有效率为 16%(3/19),单药化疗组的 PR 率为 31%(5/16)。多柔比星联合顺铂化疗组患者整体耐受性较好,仅呕吐反应更常见。Williams 等采用同样剂量、每四周重复的多柔比星联合顺铂两药方案治疗进展期分化型甲状腺癌患者,但研究取得的有效率更低,7 名患者中仅有 1 名达到 PR。表柔比星是多柔比星的同分异构体,干扰转录过程,对拓朴异构酶Ⅱ也有抑制作用,与多柔比星相比,疗效相等或略高,但对心脏的毒性作用较小。Biganzoli 等评估了表柔比星联合卡铂在放射碘抵抗的甲状腺癌患者中的疗效,1 名患者取得 PR(11%,1/9),6 名患者达到稳定(SD)(67%),中位缓解时间为 10 个月。不到 1/4 的患者存在Ⅲ度不良反应,提示这一方案耐受性良好。另一项Ⅱ期临床研究评估了内源或外源性提高 TSH 后应用表柔比星($75mg/m^2$)联合卡铂($400mg/m^2$)每 4~6 周重复的方案疗效,结果发现 14 名分化型甲状腺癌患者中有 1 名患者(6%)疗效达 CR,5 名患者(31%)疗效 PR,7 名患者达到 SD。其中仍然存活的 9 名患者(64.3%)中位生存时间达到 21 个月。

在双药联合方案基础上再增加细胞毒药物是否可以进一步提高疗效呢? De Besi 等的临床研究纳入了 22 名各类型进展期甲状腺癌患者,并给予博来霉素(30mg,d1~3)、多柔比星($60mg/m^2$,d5)联合顺铂($60mg/m^2$,d5)方案的治疗。共有 9 名患者治疗有效,其中包括 2 名持续 CR 和 7 例 PR,另有 4 名患者维持 SD。治疗效果最好的病理类型是甲状腺髓样癌和未分化大细胞癌。中位疾病缓解时间为 12 个月(范围:6~29 个月),全部患者的中位生存时间为 11 个月(范围:1~57 个月)。此方案进展后,共有 8 名患者接受了长春新碱、5-FU、卡莫司汀及甲氨蝶呤联合方案的二线化疗,其中有 3 名患者治疗有效,包括 2 例 CR 和 1 例 PR,3 名患者维持有效的时间分别为 42 个月、6 个月和 12 个月。在 18 名进展期甲状腺癌患者中,多柔比星($50mg/m^2$)、顺铂($60mg/m^2$)联合长春地辛($3mg/m^2$)的三药联合方案没有取得很好疗效:只有 1 例获得 PR(甲状腺髓样癌),3 例获得略微缩小的疗效,4 例患者维持有效的时间分别为 15、9、13 和 22 个月。有研究评估了多柔比星($60mg/m^2$)、长春新碱(2mg)、博来霉素(30mg)每四周重复的三药联合方案的有效性和安全性。结果发现 8 名患者中有 3 名肿瘤病灶达到了 50%以上的缩小,但化疗相关毒性明显,常见的不良反应包括中性粒细胞减少、呕吐及感觉异常。8 名转移性分化型甲状腺癌患者并没有从多柔比星($40mg/m^2$,d1)、依托泊苷($16mg/m^2$,d1)、5-FU($500mg/m^2$,d3~5)、环磷酰胺($300mg/m^2$,d3~5)每四周重复的四药联合方案中获益,并且出现了不同程度的毒副作用。5 名 DTC 患者接受了多柔比星($40mg/m^2$,d1)、长春新碱($1mg/m^2$,d1,8,15)、博来霉素($15units/m^2$,d1,d8,15)、美法仑(4mg,d1~4)每四周重复的四药联合方案治疗,其中仅有 1 名患者疗效 PR,中位生存时间仅为 4 个月。患者在治疗过程中出现了不同程度的中性粒细胞减少、呕吐、充血性心力衰竭严重的毒副作用。总之,目前比较一致的观点是,三药或四药联合方案并不能在双药方案基础上进一步提高疗效,反而明显增加了化疗相关毒性。因此,三种或更多细胞毒药物的联合方案在甲状腺癌患者中的应用仍需更多的探索。

近年来,一些新药尝试应用于分化型甲状腺癌患者,但最佳方案、最优疗效等方面尚缺乏一致性报道。9 名甲状腺癌患者(5 名滤泡癌、2 名乳头状癌、2 名髓样癌)接受了紫杉醇($90\sim100mg/m^2$)联合吉西他滨($1000mg/m^2$)三周方案化疗,但全部患者治疗后均出现疾病进展。另外,多西他赛双周方案化疗也以失败而告终。Hanauske 等评估了培美曲塞在分化型甲状腺癌患者中的疗效。15 名患者接受了培美曲塞联合紫杉醇治疗,有 3 名患者(20%)疗效达到 PR。随后的Ⅱ期研究推荐分化型甲状腺癌患者的化疗剂量为:培美曲塞 $500mg/m^2$,d8,紫杉醇 $90mg/m^2$,d1,d8,每三周重复。有小样本研究报道吉西他滨联合奥沙利铂(GEMOX)方案在 6 例转移性碘耐受分化型甲状腺癌患者中取得了 2 例 PR、1 例 CR 和 3 例 SD 的疗效。未来以紫杉醇或吉西他滨为主的高效低毒的化疗方案可能会受到越来越多的重视。

化疗联合生物免疫等其他治疗手段也逐步应用于临床,但前期的探索性研究并没有取得较好的疗效。一项两阶段的Ⅱ期临床研究尝试应用干扰素联合多柔比星的方案治疗进展期或转移性以及碘抵抗的甲状腺癌患者。在第一阶段中，17 名患者(15 名分化型甲状腺癌患者及 2 名未分化型甲状腺癌患者)接受了干扰素 α-2b(12 万/m^2，d1～5)联合多柔比星($40mg/m^2$，d3)每四周重复的方案治疗，在可进行疗效评价的 16 名患者中，有 1 名患者(甲状腺滤泡癌)疗效 PR(6%)，10 名患者疗效 SD(62.5%)。患者的中位疾病进展时间为 5.9 个月，中位生存时间为 26.4 个月。但研究过程中，近 3/4 的患者出现了 3～4 度中性粒细胞减少、乏力、恶心呕吐、食欲下降、黏膜炎及神经系统损伤等明显毒副作用。因此，研究小组决定在未达到预期样本量时即暂停了第二阶段研究。

第二节 甲状腺髓样癌

甲状腺髓样癌发生于滤泡旁细胞(C 细胞)，可分泌降钙素，是少见的甲状腺癌类型。髓样癌的生物学特性与未分化癌不同，属中等恶性程度，常发生颈淋巴结转移和血运转移。少数甲状腺髓样癌患者初诊时即存在远处转移，一般存在多器官受累情况，如肝脏、肺、骨骼等。据文献统计，远处转移是甲状腺髓样癌患者的主要死因，1 年、5 年和 10 年的平均生存率分别为 51%、26%和 10%。目前甲状腺髓样癌没有标准的化疗方案推荐，多参照分化型甲状腺癌患者进行治疗，但单药或联合化疗在甲状腺髓样癌患者中的疗效很差，有效率通常不足 20%，肝脏转移者可能对化疗的反应率更高一些。Matuszczyk 等对 9 名甲状腺髓样癌患者给予了 6 个月的多柔比星单药治疗，结果 11%的患者疗效达到 PR(缓解时间 3 个月)，11%的患者疗效达到 SD(缓解时间超过 7 个月)。由于化疗疗效欠佳以及靶向药物的应用前景，临床上一般不考虑将传统的细胞毒药物作为一线治疗方案。

第三节 低分化甲状腺癌及甲状腺未分化癌

甲状腺低分化及未分化癌患者的病情发展迅速，恶性程度高，通常诊断时已属进展期，并丧失手术机会。约有 20%～50%的患者诊断时即存在远处转移，另外 25%的患者在疾病迅速进展过程中出现转移，最常见的转移部位是肺。对于不能手术的局部晚期或转移性 ATC 患者，可以尝试全身化疗。

低分化及甲状腺未分化癌患者对化疗不敏感，FDA 唯一批准的单药多柔比星的有效率不足 20%。体外研究发现低分化及甲状腺未分化癌患者的化疗疗效欠佳可能与内源性或获得性多药耐药(MDR)有关：未分化型甲状腺癌细胞株过表达 ATP 结合蛋白家族(ABC)的药物转运载体，如 P-糖蛋白及 MDR 相关蛋白(MRPs)。脂质体多柔比星在传统脂质体外经聚乙二醇(PEG)修饰，PEG 高度亲水性，可阻止血浆蛋白吸附，调理于脂质体表面，减少吞噬吸收，逃避免疫系统的拦截，延长药物在体内的循环时间。另外，相比普通多柔比星，脂质体多柔比星不易诱导 P 糖蛋白或直接干预 P 糖蛋白活性。所以，脂质体多柔比星可能部分克服 Pgp/MDR1 的不良影响，提高化疗疗效。

浙江省肿瘤医院报道采用脂质体多柔比星($35mg/m^2$，d1)联合顺铂($25mg/m^2$，d1～3)三周化疗方案治疗晚期甲状腺低分化癌，取得了 1 例 CR，另 1 例接近 CR 的疗效(初诊时此患者有上腔静脉压迫综合征，无法平卧)。至今 1 例患者维持完全缓解状态达 2 年，另 1 名患者仍然存活。此后，研究团队继续扩大研究样本量，8 例患者取得了 2 例 CR，2 例 PR，1 例 SD 的疗效，总有效率达 62.5%，中位 PFS 达到 8 个月。因此，脂质体多柔比星可能成为低分化甲状腺癌中另一安全有效的用药。

近年来，不少研究尝试探索新的细胞毒药物在低分化及甲状腺未分化癌患者中的疗效。临床前研究检测了拓扑替康、奥沙利铂、长春瑞滨、吉西他滨以及紫杉醇单药或联合在低分化及甲状腺未分化癌细胞株中的活性，结果发现紫杉醇、吉西他滨及长春瑞滨单药可以在低分化及甲状腺未分化癌细胞株中保持活性，并产生肿瘤抑制作用。同时，联合应用长春瑞滨及吉西他滨、紫杉醇及吉西他滨可以产生协同作用。这些基础研究数据也促进了相关药物在临床上的应用。单药多西他赛($60mg/m^2$)三周方案在 7 名患者中取得了 1 例 CR 和 2 例 SD 的疗效，整体有效率为 14%，疾病控制率为 43%。中位至疾病进展时间为 6 周(范围：1～50 周)。肿瘤健康干预研究组(CATCHIT)开展的一项Ⅱ期临床研究中，甲状腺未分化癌患者接受了紫杉醇单药持续静滴 96 小时的一线化疗，总体有效率达 53%，其中包括 5%CR 率及 47%PR 率，SD 患者占 5%，中位生存时间为 6 个月。治疗过程中没

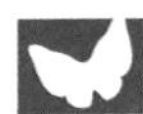

有患者出现Ⅱ度以上毒性，但需要特别关注外周神经毒性的发生。采用紫杉醇单药常规静滴治疗模式也能取得相似疗效，Voigt W等进行的前瞻性Ⅱ期临床研究中，20名转移性ATC患者紫杉醇单药取得了53%的有效率，9名ⅣB期ATC患者紫杉醇单周单药化疗后取得了1例CR、2例PR的疗效，与未接受化疗的患者相比，化疗能明显改善生存。4名ⅣC期ATC患者中有1例疗效PR，但4名患者均在8个月内死于肿瘤进展。目前，对于紫杉醇单药的最佳给药剂量、治疗周期、给药方式等均没有明确推荐，美国甲状腺协会（ATA）推荐单周紫杉醇的剂量为60~90mg/m^2。

尽管多项研究比较了不同化疗方案的疗效与毒性的差别，但是目前尚无标准的联合化疗方案。Voigt等研究发现，紫杉醇联合长春瑞滨、吉西他滨的化疗方案相比多柔比星单药，明显提高了有效率（5% vs 18%）。对于进展期碘抵抗甲状腺未分化癌患者，多柔比星联合顺铂化疗可以维持CR状态长达10个月，出现疾病进展后，再接受紫杉醇联合卡铂方案化疗，仍然可以维持有效时间为5个月。目前，美国甲状腺协会（ATA）推荐的联合化疗方案包括紫杉类（紫杉醇、多西他赛）联合蒽环类药物（多柔比星）或铂类（顺铂、卡铂）等。

如果患者体力状况允许，推荐患者接受同步放化疗等综合治疗模式，以提高局部控制率，改善患者生存时间。原发灶放疗期间给予低剂量多柔比星单药同步化疗者，2年局部控制率达到68%，中位生存时间达到1年。荷兰Swaak-Kragten等对1972年至2003年间治疗的75名甲状腺未分化癌患者进行了回顾性分析，36名患者接受了原发灶手术，其中53%为R0/R1切除。1988年以前，传统治疗模式包括放疗及全身化疗。1988年以后，有30名患者接受了全新模式的辅助治疗：原发灶放疗总剂量达46Gy，单次分割剂量为1.1Gy，每天两次，之后行预防性肺部放疗（1.5Gy，连续5天）。放疗期间给予小剂量多柔比星（15mg/m^2，每周重复一次）化疗，辅助治疗阶段多柔比星剂量增加至50mg/m^{2}每三周重复。另外25名患者接受了传统模式治疗。结果发现，全组患者整体中位生存时间为3个月，1年生存率仅为9%。但接受了R0/R1切除或放化疗的患者，局部控制率明显更高，同时接受两种治疗的患者CR率达到89%，中位生存时间延长到7个月，1年生存率为32%。但接受综合治疗的患者毒性反应更明显，包括3度喉炎或食管炎（46% vs 11%）。放疗（60Gy/30f）联合多西他赛（100mg，每3周重复，共6周期）的同期放化疗治疗模式在6名ATC患者中取得了4例CR和2例PR的疗效，经过中位21.5个月的随访，5名患者仍然存活。治疗期间的常见毒副作用包括口腔黏膜炎、皮炎及肺部感染。若调整同期放化疗期间多西他赛的剂量强度，也能取得相似的疗效。Naoyoshi等采用放疗（45~50Gy）联合单周小剂量多西他赛（10mg/m^2）对6名甲状腺未分化癌患者进行了治疗，结果2名患者获得CR，分别维持了166天和257天。3名患者获得PR，维持有效的时间分别为58天，107天和194天。另一例患者SD状态维持了382天，并且治疗过程中没有3度以上的毒副作用出现。

但放疗期间给予双药联合化疗是否可以进一步提高局部控制率、改善生存，目前尚无定论。Vrbic等认为，多柔比星（60mg/m^2）与顺铂（40mg/m^2）联合化疗方案并没有进一步提高生存率：16名患者的总反应率为25%，中位生存时间为11个月，平均生存时间为12.3个月。没有出现致死性毒性及4度以上不良反应。但De Crevoisier R等研究中，30名甲状腺未分化癌患者中有24名接受了手术，患者接受总剂量40Gy放疗（EBRT）及同期顺铂（120mg/m^2）联合多柔比星（60mg/m^2）治疗，经过45个月的随访，7名取得CR的患者仍然存活，3年总生存率为27%，中位生存时间为10个月。Koussis等的回顾分析也显示，全甲状腺切除术联合放疗（36Gy/18f）、化疗（多柔比星联合博来霉素）的治疗模式可以改善患者生存期。19名患者取得了5例CR的疗效，其中4名患者无疾病生存时间分别为6个月、8个月、11个月和32个月，总生存时间分别为14个月、15个月、24个月和41个月。

甲状腺癌患者的治疗方式取决于组织学类型、病变范围、症状及疾病进展的速度。手术、放射治疗-放射性碘治疗仍然是常用的治疗手段，对于无法手术、多种手段治疗后疾病进展或伴远处转移的患者可以尝试全身化疗。目前唯一获批的细胞毒药物是多柔比星，但单药有效率低，多柔比星联合顺铂的双药联合方案可以取得更高的有效率，脂质体多柔比星可能部分克服Pgp/MDR1的不良影响，进一步提高疗效。三药或四药联合方案并不能取得更好的治疗疗效，却明显增加了毒副作用。未来可以尝试吉西他滨、紫杉类为基础的化疗药物。如果患者体力状况允许，同步放化疗等综合治疗模式可能成为另一种高效的治疗模式。

（杨海燕　葛明华）

参考文献

1. Shoup M, Stojadinovic A, Nissan A, et al. Prognostic

24

indicators of outcomes in patients with distant metastases from differentiated thyroid carcinoma.J Am Coll Surg,2003,197:191-197.

2. Pittas AG, Adler M, Fazzari M, et al. Bone metastases from thyroid carcinoma: clinical characteristics and prognostic variables in one hundred forty-six patients. Thyroid, 2000, 10:261-268.

3. Harada T, Nishikawa Y, Suzuki T, et al. Bleomycin treatment for cancer of the thyroid.Am J Surg,1971,122:53-57.

4. Poster DS, Bruno S, Penta J, et al. Current status of chemotherapy in the treatment of advanced carcinoma of the thyroid gland.Cancer Clin Trials,1981,4:301-307.

5. Gottlieb JA, Hill CS.Chemotherapy of thyroid cancer with adriamycin.Experience with 30 patients.N Engl J Med, 1974, 290:193-197.

6. Matuszczyk A, Petersenn S, Bockisch A, et al. Chemotherapy with doxorubicin in progressive medullary and thyroid carcinoma of the follicular epithelium. Horm Metab Res, 2008, 40:210-213.

7. Ahuja S, Ernst H.Chemotherapy of thyroid carcinoma.J Endocrinol Invest,1987,10:303-310.

8. Sherman SI.Cytotoxic chemotherapy for differentiated thyroid carcinoma.Clin Oncol(R Coll Radiol),2010,22:464-468.

9. Durante C, Haddy N, Baudin E, et al. Long-term outcome of 444 patients with distant metastases from papillary and follicular thyroid carcinoma: benefits and limits of radioiodine therapy. J Clin Endocrinol Metab, 2006, 91: 2892-2899.

10. Pacini F, Schlumberger M, Dralle H, et al. European consensus for the management of patients with differentiated thyroid carcinoma of the follicular epithelium.Eur J Endocrinol,2006,154:787-803.

11. Shimaoka K, Schoenfeld DA, DeWys WD, et al. A randomized trial of doxorubicin versus doxorubicin plus cisplatin in patients with advanced thyroid carcinoma. Cancer, 1985,56:2155-2160.

12. Bonadonna G, Monfardini S, De Lena M, et al. Phase I and preliminary phase Ⅱ evaluation of adriamycin (NSC 123127).Cancer Res,1970,30:2572-2582.

13. Hoskin PJ, Harmer C. Chemotherapy for thyroid cancer. Radiother Oncol,1987,10:187-194.

14. Samonigg H, Hossfeld DK, Spehn J, et al. Aclarubicin in advanced thyroid cancer: a phase Ⅱ study. Eur J Cancer Clin Oncol,1988,24:1271-1275.

15. Scherubl H, Raue F, Ziegler R.Combination chemotherapy of advanced medullary and differentiated thyroid cancer. Phase Ⅱ study.J Cancer Res Clin Oncol,1990,116:21-23.

16. Ekman ET, Lundell G, Tennvall J, et al. Chemotherapy and multimodality treatment in thyroid carcinoma. Otolaryngol Clin North Am,1990,23:523-527.

17. Schlumberger M, Parmentier C. Phase Ⅱ evaluation of mitoxantrone in advanced non anaplastic thyroid cancer. Bull Cancer,1989,76:403-406.

18. Suzumura K, Koike A, Naruse T, et al. [Antitumor effect of UFT against differentiated thyroid cancer]. Gan To Kagaku Ryoho,1994,21:2485-2489.

19. De Besi P, Busnardo B, Toso S, et al. Combined chemotherapy with bleomycin, adriamycin, and platinum in advanced thyroid cancer. J Endocrinol Invest, 1991, 14: 475-480.

20. Gilliam LK, Kohn AD, Lalani T, et al. Capecitabine therapy for refractory metastatic thyroid carcinoma: a case series. Thyroid,2006,16:801-810.

21. Albero A, Lopez JE, Torres A, et al. Effectiveness of chemotherapy in advanced differentiated thyroid cancer: a systematic review.Endocr Relat Cancer,2016,23:71-84.

22. Williams SD, Birch R, Einhorn LH. Phase Ⅱ evaluation of doxorubicin plus cisplatin in advanced thyroid cancer: a Southeastern Cancer Study Group Trial. Cancer Treat Rep, 1986,70:405-407.

23. Biganzoli L, Gebbia V, Maiorino L, et al. Thyroid cancer: different outcomes to chemotherapy according to tumour histology.Eur J Cancer,1995,31A:2423-2424.

24. Santini F, Bottici V, Elisei R, et al. Cytotoxic effects of carboplatinum and epirubicin in the setting of an elevated serum thyrotropin for advanced poorly differentiated thyroid cancer.J Clin Endocrinol Metab,2002,87:4160-4165.

25. Droz JP, Schlumberger M, Rougier P, et al. Chemotherapy in metastatic nonanaplastic thyroid cancer: experience at the Institut Gustave-Roussy.Tumori,1990,76:480-483.

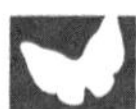

26. Bukowski RM, Brown L, Weick JK, et al. Combination chemotherapy of metastatic thyroid cancer. Phase Ⅱ study. Am J Clin Oncol, 1983, 6:579-581.
27. Matuszczyk A, Petersenn S, Voigt W, et al. Chemotherapy with paclitaxel and gemcitabine in progressive medullary and thyroid carcinoma of the follicular epithelium. Horm Metab Res, 2010, 42:61-64.
28. Ikeda M, Tanaka K, Sonoo H, et al. Docetaxel administration for radioiodine-resistant patients with metastatic papillary thyroid carcinoma. Gan To Kagaku Ryoho, 2007, 34: 933-936.
29. Hanauske AR, Dumez H, Piccart M, et al. Pemetrexed combined with paclitaxel: a dose-finding study evaluating three schedules in solid tumors. Invest New Drugs, 2009, 27: 356-365.
30. Spano JP, Vano Y, Vignot S, et al. GEMOX regimen in the treatment of metastatic differentiated refractory thyroid carcinoma. Med Oncol, 2012, 29: 1421-1428.
31. Argiris A, Agarwala SS, Karamouzis MV, et al. A phase Ⅱ trial of doxorubicin and interferon alpha 2b in advanced, non-medullary thyroid cancer. Invest New Drugs, 2008, 26: 183-188.
32. American Thyroid Association Guidelines Task F, Kloos RT, Eng C, et al. Medullary thyroid cancer: management guidelines of the American Thyroid Association. Thyroid, 2009, 19:565-612.
33. Kebebew E, Greenspan FS, Clark OH, et al. Anaplastic thyroid carcinoma. Treatment outcome and prognostic factors. Cancer, 2005, 103: 1330-1335.
34. Carcangiu ML, Steeper T, Zampi G, et al. Anaplastic thyroid carcinoma. A study of 70 cases. Am J Clin Pathol, 1985, 83: 135-158.
35. Pierie JP, Muzikansky A, Gaz RD, et al. The effect of surgery and radiotherapy on outcome of anaplastic thyroid carcinoma. Ann Surg Oncol, 2002, 9:57-64.
36. Smallridge RC, Ain KB, Asa SL, et al. American Thyroid Association guidelines for management of patients with anaplastic thyroid cancer. Thyroid, 2012, 22: 1104-1139.
37. Satake S, Sugawara I, Watanabe M, et al. Lack of a point mutation of human DNA topoisomerase Ⅱ in multidrug-resistant anaplastic thyroid carcinoma cell lines. Cancer Lett, 1997, 116:33-39.
38. Lehnert M. Clinical multidrug resistance in cancer: a multifactorial problem. Eur J Cancer, 1996, 32A:912-920.
39. Yang H, Chen Z, Wu M, et al. Remarkable response in 2 cases of Advanced Poorly Differentiated Thyroid Carcinoma with liposomal doxorubicin plus cisplatin. Cancer Biol Ther, 2016, 17:693-697.
40. Voigt W, Kegel T, Weiss M, et al. Potential activity of paclitaxel, vinorelbine and gemcitabine in anaplastic thyroid carcinoma. J Cancer Res Clin Oncol, 2005, 131:585-590.
41. Perri F, Lorenzo GD, Scarpati GD, et al. Anaplastic thyroid carcinoma: A comprehensive review of current and future therapeutic options. World J Clin Oncol, 2011, 2: 150-157.
42. Kawada K, Kitagawa K, Kamei S, et al. The feasibility study of docetaxel in patients with anaplastic thyroid cancer. Jpn J Clin Oncol, 2010, 40:596-599.
43. Ain KB, Egorin MJ, DeSimone PA. Treatment of anaplastic thyroid carcinoma with paclitaxel: phase 2 trial using ninety-six-hour infusion. Collaborative Anaplastic Thyroid Cancer Health Intervention Trials (CATCHIT) Group. Thyroid, 2000, 10:587-594.
44. Higashiyama T, Ito Y, Hirokawa M, et al. Induction chemotherapy with weekly paclitaxel administration for anaplastic thyroid carcinoma. Thyroid, 2010, 20:7-14.
45. Crouzeix G, Michels JJ, Sevin E, et al. Unusual short-term complete response to two regimens of cytotoxic chemotherapy in a patient with poorly differentiated thyroid carcinoma. J Clin Endocrinol Metab, 2012, 97:3046-3050.
46. Kim JH, Leeper RD. Treatment of anaplastic giant and spindle cell carcinoma of the thyroid gland with combination Adriamycin and radiation therapy. A new approach. Cancer, 1983, 52:954-957.
47. Swaak-Kragten AT, de Wilt JH, Schmitz PI, et al. Multimodality treatment for anaplastic thyroid carcinoma--treatment outcome in 75 patients. Radiother Oncol, 2009, 92: 100-104.
48. Troch M, Koperek O, Scheuba C, et al. High efficacy of concomitant treatment of undifferentiated (anaplastic) thyroid cancer with radiation and docetaxel. J Clin Endocrinol Metab, 2010, 95:54-57.

49. Onoda N, Kashiwagi S, Noda S, et al. High efficacy of chemoradiation therapy sensitized by weekly docetaxel for anaplastic thyroid cancer. Anticancer Res, 2013, 33:3445-3448.
50. Vrbic S, Pejcic I, Vrbic M, et al. Therapy of stage IV B anaplastic thyroid carcinoma: single institution experience. J BUON, 2009, 14:41-44.
51. De Crevoisier R, Baudin E, Bachelot A, et al. Combined treatment of anaplastic thyroid carcinoma with surgery, chemotherapy, and hyperfractionated accelerated external radiotherapy. Int J Radiat Oncol Biol Phys, 2004, 60: 1137-1143.
52. Koussis H, Scola A, Tonello S, et al. Multimodality therapeutic approach in anaplastic thyroid cancer(ATC): Study of 56 patients. Journal of Clinical Oncology, 2006: 5571.

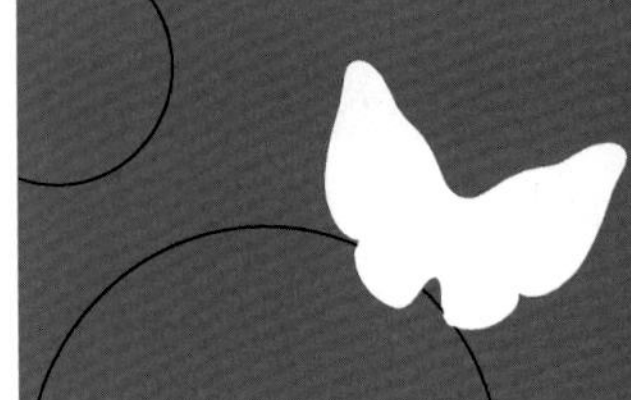

第二十五章 甲状腺癌分子靶向治疗

尽管多数甲状腺癌患者可通过传统的规范化治疗方案治愈，但对晚期或者分化程度较差的甲状腺癌，目前仍缺少有效治疗方法。随着甲状腺癌分子生物学研究的蓬勃发展，许多有效的药物分子作用靶标相继被发现。基于一个或多个靶点研发出的小分子抑制剂在体内体外实验中已被证实可调控多条重要的信号通路并影响肿瘤细胞的生物学行为，其中多种分子靶向药物已经完成或正在进行相关的临床试验，并展现出良好的发展和应用前景。甲状腺癌分子靶向治疗显著地延长了晚期甲状腺癌患者的生存期，使广大患者从中受益。

第一节　甲状腺癌发生发展相关靶点及其信号通路

当前认可的发生发展相关靶点及其信号通路主要包括：①甲状腺癌相关基因改变：包括鼠类肉瘤滤过性毒菌致癌同源体 B1(*BRAF*)、*RAS* 基因突变和 *RET/PTC* 重排，其中 RAS→RAF→丝裂原细胞外激酶(MEK)→MAP 激酶/细胞外信号调节激酶(ERK)通路(MAPK 信号转导通路)的持续活化是甲状腺癌发病的主要机制。②较早的研究表明，细胞膜上的酪氨酸激酶受体基因突变和过度表达，下游激酶路径的异常激活同样是甲状腺癌进展的重要机制。与甲状腺癌变有关的过度表达的因子包括表皮生长因子(EGF)、血管内皮生长因子(VEGF)以及血小板源性生长因子(PDGF)等。③mTOR信号通路的异常激活、DNA 甲基化异常等均为甲状腺癌发生发展的重要机制。根据上述分子机制及肿瘤发生发展的特定靶点，研究的甲状腺癌靶向药物能够和靶点特异性结合，阻止肿瘤的进一步进展。研究较为广泛的甲状腺癌相关分子靶向药物包括酪氨酸激酶抑制剂(TKIS)、细胞生长因子及其受体抑制剂、抗血管内皮生长因子药物、表皮生长因子抑制剂、DNA 甲基化抑制剂、哺乳动物西罗莫司靶蛋白(mTOR)抑制剂等(表 25-1-1)。

表 25-1-1　甲状腺癌相关分子靶向药物汇总

药物	英文名	靶点	进展阶段
索拉非尼	Sorafenib	VEGFR；CRAF；BRAF；c-Kit；PDGFR；RET	FDA 批准
凡德尼布	Vandetanib	RET；VEGFR；EGFR ；RET-KIF5B 重排	FDA 批准
乐伐替尼	Lenvatinib	VEGFR； FGFR； PDGFR； RET； c-KIT； BRAFV600E； RET-KIF5B，CCDC6-RET，NcoA4-RET 重排	FDA 批准
卡博替尼	Cabozantinib	VEGFR；Met；RET；c-Kit；FLT3；Tie2；MET，RET- KIF5B 重排	FDA 批准
阿西替尼	Axitinib	VEGFR；c-Kit；PDGFR	Ⅱ
司美替尼	Selumetinib	MEK	Ⅲ
帕唑帕尼	Pazopanib	VEGFR；PDGFR； c-KIT；	Ⅱ
莫替沙尼	Motesanib	VEGFR；c-KIT；PDGFR； RET	Ⅱ
威莫非尼	Vemurafenib	BRAFV600E；CRAF	Ⅱ
尼达尼布	Nintedanib	VEGFR；PDGFR；FGFR	Ⅱ

续表

药物	英文名	靶点	进展阶段
吉非替尼	Gefitinib	EGFR	Ⅱ
伊马替尼	Imatinib	PDGFR;c-KIT;RET;Bcr-Abl	Ⅱ
莫替沙尼	Motesanib	VEGFR;c-KIT;PDGFR; RET	Ⅱ
索凡替尼	Selumetinib	MEK	Ⅲ
尼达尼布	Ponatinib	RET;PDGFR;FGFR; Bcr-Abl,FLT3,KIT	Ⅱ
贝伐单抗	Bevacizumab	PI3K/mTOR	Ⅱ
依维莫司	Everolimus	mTOR	Ⅱ
西罗莫司	Temsirolimus	mTOR	Ⅱ
莫特塞尼	Motesanib	VEGFR;PDGFR;RET; c-KIT;	Ⅱ

第二节　主要靶向药物介绍

一、已被美国食品药品监督管理局批准的甲状腺癌治疗药物

1. 索拉非尼　索拉非尼(Sorafenib)是世界上第一个被批准用于临床的多靶点靶向治疗药物,其最初的研究目的是用于治疗对标准疗法效果不佳或不能耐受的胃肠道基质肿瘤和转移性肾细胞癌,对晚期肝癌也有较好的治疗效果。索拉非尼可用于治疗碘难治性甲状腺癌(radioactive iodine-refractory DTC,RAIR DTC),药物半衰期为25~48个小时。在一项关于治疗局部晚期/转移性放射碘抵抗性分化型甲状腺癌患者的Ⅲ期临床试验中,索拉非尼延缓了疾病的进展,延长了疾病的无进展生存期。基于此,索拉非尼在2013年11月份被批准用于转移性DTC的治疗。但也有学者通过研究认为,虽然索拉非尼很大程度上提高了转移性放射碘抵抗性DTC患者的无进展生存期,但未证实对总的生存情况有益,尚需要继续随访。一项多中心、随机、双盲、安慰剂对照的Ⅲ期临床试验对索拉非尼在治疗局部进展/转移性放射碘难治性DTC中的有效性和安全性进行了评估,结果显示与安慰剂组对比,索拉非尼组中位存活期延长了5个月(10.8个月 vs. 5.8个月),中位无进展生存期明显提高。在该试验中,索拉非尼组的207人中有204人发生不良反应(98.6%),对照组的210人中有183人发生不良反应(87.6%)。不良反应主要表现为手足综合征、腹泻、秃头症和皮疹。

2. 凡德尼布　凡德尼布(Vandetanib)可有效治疗RAIR DTC和晚期MTC,药物半衰期为19天,而它对侵袭性MTC最主要的作用是延长无进展生存期和提高了患者生存质量。在一项随机Ⅲ期临床试验中,60例晚期MTC患者口服凡德尼布治疗(其中6例为遗传性MTC),56例患者(93%)在纵隔(82%)、骨骼(65%)、肝脏(53%)或者肺脏(53%)中存在转移。中位随访期为20个月,中位治疗期为9.7个月,中位无进展生存期是16.1个月,25位患者由于疾病进展终止了治疗。1例患者完全缓解,12例(20%)部分缓解,33例(55%)病情稳定,7例(12%)疾病发生进展。凡德尼布常见的副作用包括腹泻、结肠炎、皮疹、皮炎、恶心、高血压、头痛、乏力、厌食、腹痛、低钙血症、血糖降低及谷丙转氨酶(alanine aminotransferase,ALT)增高等。严重的不良反应(发生率≥5%)包括腹泻/结肠炎、高血压和高血压危象、QT间期延长、乏力和皮疹。尖端扭转性室性心动过速和猝死亦在接受凡德尼布治疗的患者中有报道。凡德尼布是治疗晚期MTC的有效方法,但是应该严密观察不良反应,必要时应减少用药剂量。

3. 乐伐替尼　乐伐替尼(Lenvatinib)可有效治疗RAIR DTC以及晚期MTC,其药物半衰期为28小时。Ⅰ期临床试验证实乐伐替尼最大用药剂量为每天25mg,在空腹患者中很快被吸收达最大效应并可维持3小时。在RAIR DTC中,乐伐替尼被证实有良好的临床应用价值,且疗效优于索拉非尼。一项Ⅲ期临床试验报道乐伐替尼组RAIR DTC患者的中位无进展生存期是18.3个月,对比安慰剂组患者的3.6个月延长了近15个月。与治疗相关的不良反应在乐伐替尼组的发生率大于40%,包括高血压(67.8%)、腹泻

(59.4%)、疲劳或衰弱(59.0%)、食欲下降(50.2%)、体重降低(46.4%)和恶心(41.0%)。在乐伐替尼组中,有37例(14.2%)由于出现严重的不良反应而终止用药,在对照组中则为3例(2.3%)。基于这些数据,FDA批准其用于RAIR DTC的治疗。在另一项Ⅱ期临床试验中,58例无法手术切除的进展期MTC患者服用乐伐替尼(24mg,1次/天)治疗,客观有效率36%,疾病控制率80%,44%的患者疾病稳定。中位反应期3.5个月,中位无进展生存期9个月,因此乐伐替尼对于治疗进展期MTC具有较高的客观有效率和疾病控制率,并且中位反应期较低,同样具有较好的治疗效果。

4. 卡博替尼　卡博替尼(Cabozantinib)对上皮细胞和间叶细胞起源的肿瘤(前列腺癌、非小细胞肺癌、MTC、DTC、肾细胞癌等)显示出良好的抗癌作用,其药物半衰期为55个小时。在一项临床试验中,卡博替尼组与安慰剂组相比明显提高了MTC患者的无进展生存期(11.2个月VS.4.0个月),虽然卡博替尼组与安慰剂组的总体生存率并无差异,但其在有*RET M918T*突变的亚群中总生存期有显著差异(44.3个月VS.18.9个月)。因此认为卡博替尼可以作为有*RET* M918T突变的MTC亚群的有效治疗方法,并可延长无进展生存期。近期开展的一项Ⅲ期临床试验进一步研究了卡博替尼针对*RAS*突变以及*RET* M918T突变的MTC亚群的疗效。该实验纳入330名患者,其中51.2%患者携带*RET*基因突变(38.2%为*RET* M918T突变),34.8%患者*RET*突变情况未知,13.9%的患者未携带*RET*突变。16名患者携带*RAS*基因突变。卡博替尼可延长*RET*突变组、*RET*突变未知组以及*RAS*突变组的无进展生存期。而*RET* M918T组无进展生存期改善最为明显。*RET*突变组、*RET*未突变组以及*RAS*突变组治疗的客观有效率分别为32%,22%以及31%。但是,该研究认为对于*RAS*以及*RET*基因均为野生型的患者,其无进展生存期无明显改善,因此认为卡博替尼针对携带*RET*以及*RAS*基因突变的患者疗效显著,而上述两种基因为野生型的患者其疗效还有待观察。卡博替尼的不良反应与其他血管生成抑制剂相似,而手足综合征是一种重要的剂量限制性皮肤不良反应。在一项Ⅲ期临床试验中,831例服用卡博替尼的患者,手足综合征的发病率是9.5%,与对照组比较提高了28.1%。可见服用卡博替尼后手足综合征的发生率较高,在治疗中应该注意这种不良反应。

二、尚未被美国食品药品监督管理局批准的靶向药物

1. 阿西替尼　阿西替尼(Axitinib)近年来已被用于多种恶性肿瘤的治疗。在一项2014年完成的Ⅱ期临床试验中,研究者纳入60例RAIR甲状腺癌患者,予以阿西替尼(5mg,2次/天)治疗。结果显示中位随访期长达34个月,患者的中位存活期为35个月,中位无进展生存期15个月,中位反应期21个月。阿西替尼的常见不良反应包括高血压(13%)、蛋白尿(8%)、腹泻(7%)、体重下降(7%)、疲乏(5%)等,不良反应的发生率整体较其他靶向药物低,可能成为治疗晚期甲状腺癌的新选择。

2. 司美替尼　司美替尼(Selumetinib)是一种小分子MEK抑制剂(分裂原活化抑制剂),被证明可以用于控制低级别浆液性卵巢癌或腹膜癌的进展,最常见的不良反应有皮疹、疲劳、腹泻和外周水肿。近期研究表明它在甲状腺癌中也有治疗作用。一项司美替尼治疗碘难治性晚期甲状腺癌的Ⅱ期临床试验纳入了39例患者,其中1例有部分缓解,21例患者病情稳定,11例患者肿瘤发生进展。疾病稳定时间持续16周的占49%,持续24周的占36%,中位无进展生存期是32周。*BRAF*^{V600E}发生突变的患者与患有*BRAF*野生型(WT)肿瘤的患者相比,具有更长的中位无进展生存期(33周VS.11周)。但是,该研究同样指出司美替尼没有提高疾病的客观缓解率。近期另有一项研究显示,司美替尼可以提高碘抵抗性甲状腺癌,尤其是有*BRAF*突变者的放射性碘摄取率。因此,司美替尼在甲状腺癌治疗中的作用和价值还有待进一步的研究和探讨。

25

3. 帕唑帕尼　近期研究表明帕唑帕尼(Pazopanib)在MTC以及RAIR DTC中存在一定治疗作用,而不良反应主要有高血压、疲乏、腹泻和肝功能异常等。一项Ⅱ期临床试验纳入35例晚期MTC患者并给予帕唑帕尼(800mg 1次/天)治疗,并评估治疗效果和此药的安全性。所有患者被随访至治疗终止或最少治疗4个周期后,平均治疗8个周期。5例患者病情得到稳定。中位无进展生存期和总体生存期分别是9.4个月和19.9个月。因此可认为帕唑帕尼可能成为转移性MTC治疗的新方法。另一项Ⅱ期临床试验纳入39例RAIR DTC患者并给予帕唑帕尼治疗。在接受完整治疗的37人之中,18人部分缓解,其中12人缓解期超过一年,而在第一疗程中患者血浆中帕唑帕尼的浓度与患者对放射碘疗法的反应程度显著相关。

4. 莫替沙尼　莫替沙尼(Motesanib)有可能成为治疗晚

期 MTC 的新药物。一项Ⅱ期临床试验纳入 91 例 MTC 患者，并给予莫替沙尼（125mg/d）口服治疗，直至治疗时间达到 48 周或出现不可控制的毒性反应或疾病发生进展为止。结果显示：2 例患者（2%）出现了目标反应，81%的患者病情得到稳定，8%的患者疾病发生进展，9%的患者没有评估，中位无进展生存期是 48 周。主要不良反应有腹泻、疲劳、甲状腺功能减低、高血压和厌食等。虽然此研究的目标反应率较低，但是 81%的患者在服用莫替沙尼后病情得到稳定。

5. 威莫非尼　*BRAF*^{V600E}突变在包括 PTC 在内的许多肿瘤中发挥着重要的致癌作用，而威莫非尼（Vemurafenib）是 *BRAF*^{V600E}突变的选择性抑制剂。一项临床试验纳入了 17 例发生 *BRAF*^{V600E}突变的晚期 PTC 患者，并给予威莫非尼治疗。最终结果分析为：部分缓解率 47%，疾病稳定率 53%，持久应答率 67%。试验过程中需要停药、药物中断和减少剂量的患者分别为 5 例（29%），13 例（76%）和 10 例（59%）。最常见的不良反应为疲劳（71%），体重下降（71%），厌食（65%），关节痛（59%），脱发（59%），皮疹（59%）和手足综合征（53%）等。对于 *BRAF*^{V600E}突变的晚期 PTC 患者，威莫非尼很有可能成为一种有效的并且具有很好耐受性的治疗方法。

三、国产靶向药物

1. 安罗替尼　盐酸安罗替尼（Anlotinib）是一个多靶点的受体酪氨酸激酶抑制剂，能针对血管形成相关的激酶，如 VEGFR1、VEGFR2、VEGFR3、FGFR1、FGFR 2、FGFR 3 以及其他与细胞增殖等肿瘤相关激酶 PDGFRα/β、c-Kit、RET 相互作用而产生明显的抑制活性；同时，其抑制血管形成激酶抑制谱更广（如对 MET、FGFR1、FGFR 2、FGFR 3 均有抑制作用）。另外，安罗替尼对正在处于研究中的部分激酶靶点，如 Aurora-B、c-FMS、DDR1 等，也具有明显抑制活性。对多种激酶突变体具有明显抑制活性，如 PDGFRα、cKit、MET、EGFR 等，对突变体的抑制活性甚至强于对野生型的抑制活性。基础研究显示，安罗替尼对于 MEK/ERK 信号通路有着较强的抑制作用，显著抑制甲状腺癌细胞系的生长。

一项单臂多中心Ⅱ期临床研究评估了安罗替尼对甲状腺髓样癌患者的有效性和安全性。结果显示，平均 PFS 为 20.32 个月，24 周和 48 周时的疾病控制率（DCR）分别为 92.16%和 85.46%，且耐受性良好（图 25-2-1）。目前正在进行的盐酸安罗替尼临床试验还包括：盐酸安罗替尼胶囊对于碘治疗抵抗的局部晚期或转移性分化型甲状腺癌患者的疗效与安全性的随机双盲、安慰剂对照、多中心Ⅱ期临床试验，也显示出良好的临床效果（图 25-2-2）。常见不良反应有：高血压、手足综合征、乏力、蛋白尿、胸腔积液加重、气胸、血甘油三酯升高、高胆固醇血症、血胆红素升高、谷丙转氨酶/谷草转氨酶升高、肌酐升高、白细胞降低、血淀粉酶升高、甲状腺功能减退、腹泻、头晕、咽痛、声音嘶哑、肌肉酸痛、耳鸣、牙痛、发热等。

2. 阿帕替尼　阿帕替尼（Apatinib）是一种口服小分子酪氨酸激酶抑制剂，其作用靶点为血管内皮生长因子受体（vascular endothelial growth factor receptor，VEGFR），可高度选择性抑制细胞内 VEGFR-2 的 ATP 结合位点，阻断下游信号转导，调控血管内皮细胞的增殖、迁移、存活及通透性的改变，抑制肿瘤组织血管生成。通过与 VEGFR-2 结合，阿帕替尼能够抑制和阻断 VEGF/VEGFR-2 的结合与 VEGFR-2 的自身磷酸化，同时还可阻断下游细胞外信号相关的激酶磷酸化，达到抗肿瘤的效果。

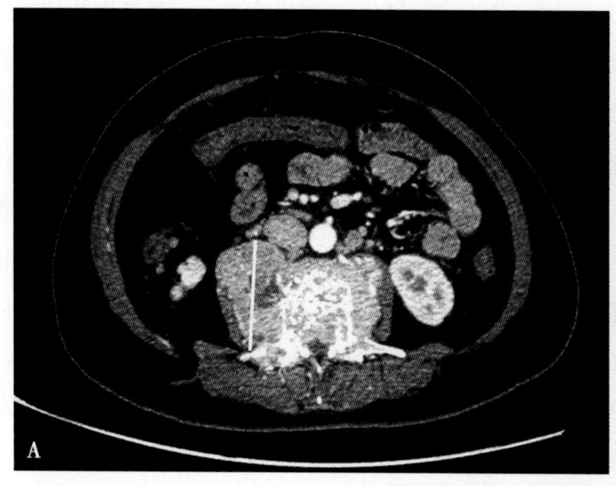

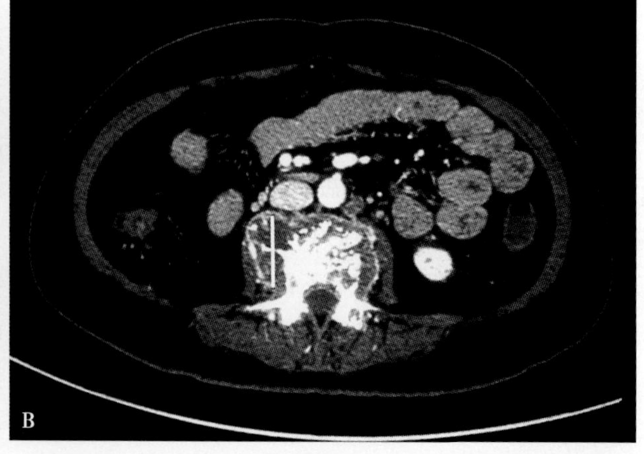

图 25-2-1　晚期 MTC 椎体转移安罗替尼治疗前后 CT 对比

A. 治疗前转移灶直径 6.3cm；B. 治疗后转移灶缩小至 3.8cm

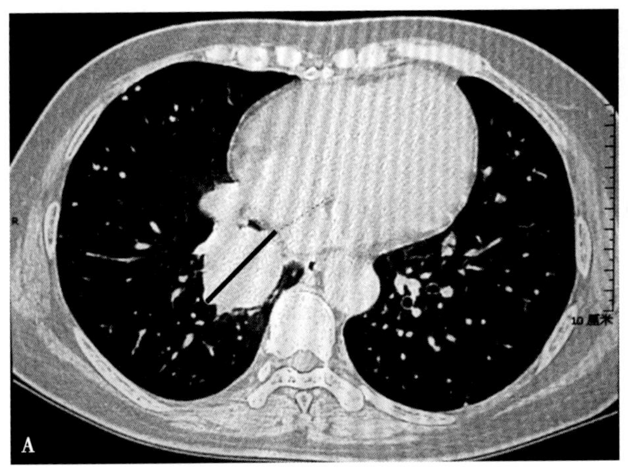

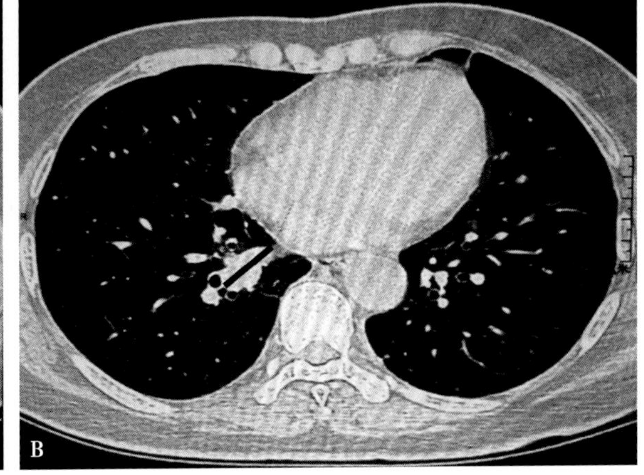

图 25-2-2　晚期 PTC 肺转移安罗替尼治疗前后 CT 对比

A. 治疗前转移灶直径 4. 5cm；B. 治疗后转移灶缩小至 2. 5cm

2014 年 10 月，阿帕替尼被批准上市，用于晚期胃癌或胃食管结合部腺癌三线及三线以上治疗，同时也在开展晚期肺癌、肝癌和乳腺癌的Ⅱ期临床研究。北京协和医院核医学科进行的一项单中心研究显示，入组 10 例碘抵抗难治性分化型甲状腺癌，经过 8 周阿帕替尼单药治疗，9 例患者达 PR，1 例患者 SD，目前国内多家医院已开展一项Ⅲ期的临床研究，显示出较好的临床疗效（图 25-2-3）。阿帕替尼的药物不良反应种类较多，但比较容易耐受或可以通过临床手段来缓解。目前报道的药物不良反应主要为高血压、蛋白尿和手足综合征，其他的有疼痛、血小板减少症、疲劳、高胆红素血症、肝功能异常、出血、中性粒细胞减少、腹泻、黏膜溃疡、感染、呼吸困难、呕吐、贫血及皮疹。

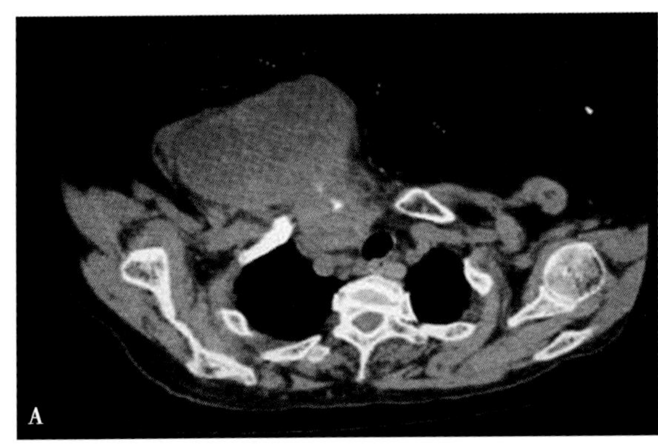

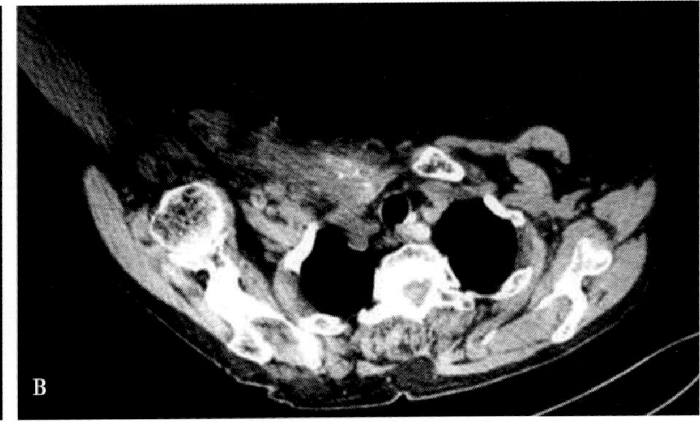

图 25-2-3　晚期甲状腺癌阿帕替尼治疗前后 CT 对比

A. 治疗前；B. 治疗后

此外，还有尼达尼布、吉非替尼、伊马替尼以及莫替沙尼等靶向药物也被证实对甲状腺癌具有一定疗效，笔者在此不一一赘述。随着甲状腺癌的靶向药物不断涌现以及对于 FDA 批准的靶向药物和已通过Ⅱ期临床试验的药物研究的不断深入，晚期甲状腺癌以及进展期髓样癌的治疗有了新的选择。这些靶向药物具有特异性强、副作用较小、疗效好等优点，在甲状腺癌的治疗中具有广阔的前景。

（郑向前　孙　蓓）

参考文献

1. Ferrari SM, Politti U, Spisni R, et al. Sorafenib in the treatment of thyroid cancer. Expert Rev Anticancer Ther, 2015, 15(8): 863-874.
2. White PT, MS Cohen. The discovery and development of sorafenib for the treatment of thyroid cancer. Expert Opin Drug Discov, 2015, 10(4): 427-439.
3. Brose MS, Nutting CM, Jarzab B, et al. Sorafenib in radioactive iodine-refractory, locally advanced or metastatic differentiated thyroid cancer: a randomised, double-blind, phase 3 trial. Lancet, 2014, 384(9940): 319-328.
4. Chougnet CN, Borget I, Leboulleux S, et al. Vandetanib for the treatment of advanced medullary thyroid cancer outside a

25

clinical trial: results from a French cohort. Thyroid, 2015, 25(4): 386-391.

5. Lorusso L, K Newbold. Lenvatinib: a new option for the treatment of advanced iodine refractory differentiated thyroid cancer? Future Oncol, 2015, 11(12): 1719-1727.

6. Schlumberger M, Jarzab B, Cabanillas ME, et al. A Phase Ⅱ Trial of the Multitargeted Tyrosine Kinase Inhibitor Lenvatinib(E7080) in Advanced Medullary Thyroid Cancer. Clin Cancer Res, 2016, 22(1): 44-53.

7. Krajewska J, T Olczyk, B Jarzab. Cabozantinib for the treatment of progressive metastatic medullary thyroid cancer. Expert Rev Clin Pharmacol, 2016, 9(1): 69-79.

8. Sherman SI, Clary DO, Elisei R, et al. Correlative analyses of RET and RAS mutations in a phase 3 trial of cabozantinib in patients with progressive, metastatic medullary thyroid cancer. Cancer, 2016, 122(24): 3856-3864.

9. Belum VR, Serna-Tamayo C, Wu S, et al. Incidence and risk of hand-foot skin reaction with cabozantinib, a novel multikinase inhibitor: a meta-analysis. Clin Exp Dermatol, 2016, 41(1): 8-15.

10. Cohen EE, Tortorici M, Kim S, et al. A Phase Ⅱ trial of axitinib in patients with various histologic subtypes of advanced thyroid cancer: long-term outcomes and pharmacokinetic/pharmacodynamic analyses. Cancer Chemother Pharmacol, 2014, 74(6): 1261-1270.

11. Hayes DN, Lucas AS, Tanvetyanon T, et al. Phase Ⅱ efficacy and pharmacogenomic study of Selumetinib (AZD6244; ARRY-142886) in iodine-131 refractory papillary thyroid carcinoma with or without follicular elements. Clin Cancer Res, 2012, 18(7): 2056-2065.

12. Ho AL, Grewal RK, Leboeuf R, et al. Selumetinib-enhanced radioiodine uptake in advanced thyroid cancer. N Engl J Med, 2013, 368(7): 623-632.

13. Bible KC, Suman VJ, Molina JR, et al. A multicenter phase 2 trial of pazopanib in metastatic and progressive medullary thyroid carcinoma: MC057H. J Clin Endocrinol Metab, 2014, 99(5): 1687-1693.

14. Bible KC, Suman VJ, Molina JR, et al. Efficacy of pazopanib in progressive, radioiodine-refractory, metastatic differentiated thyroid cancers: results of a phase 2 consortium study. Lancet Oncol, 2010, 11(10): 962-972.

15. Schlumberger MJ, Elisei R, Bastholt L, et al. Phase Ⅱ study of safety and efficacy of motesanib in patients with progressive or symptomatic, advanced or metastatic medullary thyroid cancer. J Clin Oncol, 2009, 27(23): 3794-3801.

16. Dadu R, Shah K, Busaidy NL, et al. Efficacy and tolerability of vemurafenib in patients with BRAF(V600E)-positive papillary thyroid cancer: M. D. Anderson Cancer Center off label experience. J Clin Endocrinol Metab, 2015, 100(1): 77-81.

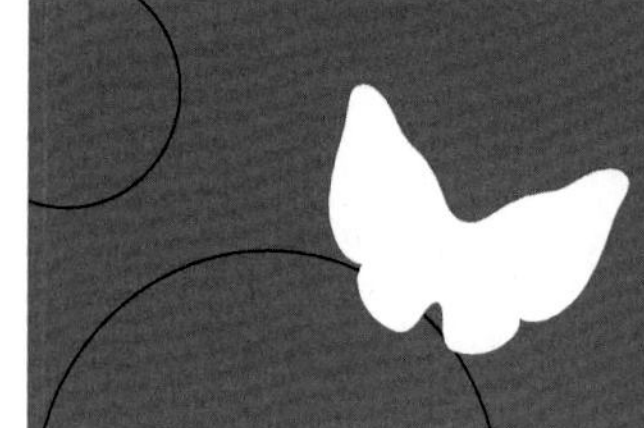

第二十六章 甲状腺肿瘤中医治疗

第一节　中医古籍对甲状腺肿瘤的记载及认识

甲状腺肿瘤属于中医学“瘿”病范畴。正如春秋时期的《脉书》所说：“（病）在颐下，为瘿。”指出了颈部肿块称为瘿。通过在临床实践中的长期探索，古代医家对于瘿病的病因、病机和诊治策略已经有了相当深刻的认识。

一、甲状腺肿瘤（瘿瘤）与水土饮食的关系

古代医家通过长期观察，注意到甲状腺肿瘤（瘿瘤）的发生与水土饮食的关系非常密切。唐王焘《外台秘要》曰：“长安及襄阳蛮人，其饮沙水喜瘿，有核瘰瘰耳，无根浮动在皮中，其地妇人患之。”金张子和《儒门事亲》说：“颈如险而瘿，水土之使然也。”明江瓘《名医类案》述：“汝州人多病颈瘿，其地饶风沙，沙入井中，饮其水则生瘿。”隋巢元方的《诸病源候论》说：“瘿者……亦曰饮沙水，沙随气入于脉，搏颈下而成之……诸山水黑土中，出泉流者，不可久居，常食令人作瘿病，动气增患”。清沈金鳌《杂病源流犀烛》中指出：“西北方依山聚涧之民，食溪谷之水，受冷毒之气，其间妇女，往往生结囊如瘿”。上述众多医家的论述均说明甲状腺肿瘤（瘿瘤）的发生与水土饮食因素有密切关系。

二、甲状腺肿瘤（瘿瘤）与情志失调的关系

中医学十分重视情志的条畅，认为情志的失调往往伴随着气机的郁结，从而导致疾病的发生。甲状腺肿瘤（瘿瘤）也是如此。隋巢元方的《诸病源候论》指出：“瘿者由忧恚气结所生”，提示瘿病的发生与情志内伤有关。晋皇甫谧的《针灸甲乙经》说：“气有所结发瘤瘿。”宋严用和《严氏济生方》曰：“夫瘿瘤者，多由喜怒不节，忧思过度，而成斯疾焉。”宋陈无择《三因极一病证方论》云：“因喜怒忧思有所郁而成也。”明薛己在《外科发挥》中说：“此七情所伤，气血所损之证也”。明李梴的《医学入门》说“原因忧恚所致，故又曰瘿气”。可见，情志失调在甲状腺肿瘤（瘿瘤）的发生过程中起到了至关重要的作用。

三、甲状腺肿瘤（瘿瘤）终由痰瘀热毒凝结而成

依据中医理论，气机的失调会导致痰湿阻滞，瘀血内停，郁久化火等变化，最终导致甲状腺肿瘤（瘿瘤）的形成。明李梴在《医学入门》中说：“因七情劳欲，复被外邪，生痰聚瘀，随气留注，故生瘤赘，总皆气血凝滞结成。惟忧恙耗伤心肺，故瘿多着颈项及肩。”明陈实功所撰《外科正宗》提出：“夫人生瘿瘤之症，非阴阳正气结肿，乃五脏瘀血、浊气、痰滞而成。”清林佩琴《类证治裁》提出“瘿瘤其症属五脏，其原由肝火”的说法。清吴谦《医宗金鉴》认为，瘿瘤“多外因六邪，荣卫气血凝郁；内因七情，忧恚怒气，湿痰瘀滞，山岚水气而成”。清·邹岳《外科真诠》云：“瘿瘤多外因六邪，营卫气血凝郁，内因七情，郁恚怒气湿痰瘀滞，山岚水气而成。”可见，甲状腺肿瘤（瘿瘤）的最终形成必然有痰瘀热毒等诸多病理因素的参与。

综上所述，古代医家通过长期的临床探索，总结出甲状腺肿瘤（瘿瘤）的发生主要是由于水土因素、饮食失宜、情志失调等所致，并和体质有关，最终在上述病因的作用下导致痰瘀热毒等诸多病理因素的凝结而成。

第二节 中医治疗甲状腺肿瘤理论的总结与拓展

一、痰气学说

中医学认为，气属于阳，津液属于阴。津液的生成、输布和排泄，全赖于气的升降出入运动和气的气化、温煦、推动和固摄作用。在气的升降出入运动不利时，则津液的输布和排泄亦往往随之而受阻，从而可形成内生水、湿、痰、饮等种种病理变化；反之，若由于某种原因，津液的输布和排泄受阻，导致水液发生停聚时，则气的升降出入运动，亦会随之而不利。因此痰湿停聚和气机不利常常伴随发生，并形成恶性循环，中医学称为“痰气交阻”。

所以在甲状腺肿瘤的辨证治疗中，尤其重视“痰气”的辨识。中医学对痰邪的认识非常深刻。素有“百病皆由痰作祟”、“怪病多痰”之说。并认为痰为有形实邪，其性重浊黏腻，具有全身上下、筋骨皮肉无处不到的特点，且易兼夹他邪，阻滞经脉，日久则凝结成块，变生肿瘤。同时气机的条畅更是中医学最重要的特色理论之一，中医学认为气机的升降出入是与生命活动相伴随的，正如《内经》所认为的：(气的)“出入废，则神机化灭；升降息，则气立孤危。”

综上，痰气交阻在甲状腺肿瘤的形成与发展过程中扮演着重要的角色，故而理气化痰在甲状腺肿瘤的治疗中也有着相当重要的地位。

二、壅毒学说

壅毒是指由外感六淫、内伤七情、饮食劳倦等各种病因长期作用于机体，导致脏腑功能失调，而大量的病理产物如痰浊、瘀血、热毒等壅聚不散，进而所化生的一种强烈致病物质。正如《金匮要略心典》对于毒的解释：“毒者，邪气蕴蓄不解之谓”。当此特异的毒邪形成并继续稽留时，机体就开始患有恶性肿瘤。而聚集于甲状腺的部位就形成甲状腺肿瘤。

壅毒虽然是滞气、痰浊、瘀血、火热的结合，但又不等同于上述各种病理因素的简单相加，而是上述各种病理因素相互联系、相互影响，胶结难解的一种状态。而且壅毒形成之后必然对周围组织产生压迫以阻碍经络通道，反过来也可导致津血运行的不畅，从而使痰浊、瘀血形成或加重。总之，形成壅毒的各种病理因素是互为因果、互相促进、交互为病的共进关系，增加了疾病的顽缠性和疑难性，才使得肿瘤症成为百病之王。

三、从肝阴论治学说

甲状腺肿瘤多属虚实夹杂，在机体气阴两虚、气血不足甚或阴阳虚衰的基础上夹有气滞、痰凝、瘀毒内结等实邪内阻的情况。甲状腺位于颈部，而《黄帝内经·灵枢》指出“肝足厥阴之脉，起于大指丛毛之际……上贯膈，布胁肋，循喉咙之后，上入颃颡，连目系，上出额，与督脉会于巅”。可见甲状腺肿瘤的发生发展和肝经关系密切。而中医学认为肝的主要生理功能是主疏泄和主藏血，“体阴而用阳”，其生理特性是主升主动，喜条达而恶抑郁，故称之为“刚脏”。所以在甲状腺肿瘤治疗中，需要十分重视肝阴亏虚的调治。通过养肝柔肝可以调节肝脏的气机使其通畅，从而发挥疏泄气机的作用。在此基础上，配合化痰祛湿、软坚散结、活血化瘀、清热解毒等方法，可以做到事半功倍，可以提高中医调治甲状腺肿瘤的总体疗效。

第三节 中医辨证论治甲状腺肿瘤

经过古今医家的临床探索，已经基本形成了一套针对甲状腺肿瘤的辨证论治的治疗体系。具体阐述如下。

一、肝气郁滞型

证候：颈前肿块增大较快，常伴瘰疬丛生，咳唾黄痰，声音嘶哑，咳喘面红，有时腹泻，小便黄，舌质红绛，舌苔黄，脉弦数。

治法：疏肝泄火，软坚消瘿。

方药：清肝芦荟丸加减。川芎 9g，当归 6g，熟地、芦荟各 10g，白芍 15g，昆布、海蛤粉各 12g，青皮 10g，天花粉 20g，瓜蒌、鱼腥草各 20g，紫河车、野菊花、土贝母各 12g。

二、气滞血瘀型

证候：颈前肿块活动受限且质硬，胸闷气憋，心烦易怒，头痛目眩，舌质紫黯，脉弦数。

治法：理气散瘀破结。

 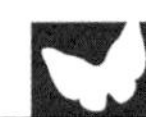

方药：通气散坚汤加减。当归、天花粉、黄芩、贝母各15g，川芎、胆南星、炮山甲、海藻、三棱、莪术、丹参各12g，夏枯草、龙葵、丹参各20g，猪茯苓、石菖蒲各10g。

三、气郁痰凝型

证候：胸闷痰多、肢体倦怠、胃纳不佳、颈部肿块质硬，不随吞咽上下；舌质淡暗，苔白腻、脉滑或濡细。

治法：理气解郁，化痰软坚。

方药：四海舒郁丸加减。柴胡15g，青木香10g，青皮、陈皮、海蛤粉各9g海带，海藻、昆布、海螵蛸各60g，浙贝母10g，制半夏10g，山慈菇10g，白术10g。

四、痰凝毒聚型

证候：颈前肿块有时胀痛，咳嗽多痰，瘰疬丛生，舌质灰黯，苔厚腻，甚则筋骨疼痛，大便干，脉弦滑。

治法：化痰软坚，消瘿解毒。

方药：海藻玉壶汤加减。海藻、夏枯草、海带各15g，陈皮、川芎、黄药子各12g，海浮石、海螵蛸、忍冬藤各12g，黄芩10g，黄连6g，黄芪20g，猫爪草10g。

五、痰瘀交阻型

证候：颈前肿块活动受限且质硬，胸闷气憋，心烦易怒，头痛目眩，胸闷痰多、肢体倦怠、胃纳不佳、舌质紫黯或瘀斑，苔白腻、脉弦滑数或弦涩。

治法：化痰散结，活血化瘀

方药：十全流气饮加减。陈皮、茯苓、乌药、川芎、当归、白芍各10g，香附6克，青皮6克，甘草6克，木香10g，三棱、莪术10g，胆南星、山慈菇各10g

六、阴虚火郁型

证候：焦躁不安、多疑易怒，失眠多梦，头晕目眩，眼干睛胀，舌颤手抖，舌质红，苔黄，脉弦细数。

治法：滋阴养血、平肝潜阳、兼以软坚散结

方药：天王补心丹和一贯煎加减。酸枣仁12g，柏子仁10g，当归10g，天冬9g，麦冬10g，生地15g，人参10g，丹参9g，玄参10g，云苓12g，五味子8g，远志肉9g，桔梗8g，北沙参9g，枸杞子9g，川楝子6g。

（潘战宇）

参考文献

1. 唐・王焘．外台秘要方．太原：山西科学技术出版社，2011.
2. 金・张子和．儒门事亲．北京：人民卫生出版社，2005.
3. 明・江瓘．名医类案．北京：人民卫生出版社，2005.
4. 隋・巢元方．诸病源候论．北京：人民军医出版社，2006.
5. 清・沈金鳌．杂病源流犀烛．北京：人民卫生出版社，2006.
6. 隋・巢元方．诸病源候论．北京：人民军医出版社，2006.
7. 晋・皇甫谧．针灸甲乙经．北京：人民卫生出版社，2006.
8. 宋・严用和．严氏济生方．北京：中国医药科技出版社，2012.
9. 宋・陈无择．三因极一病证方论．北京：中国中医药出版社，2007.
10. 明・薛己．外科发挥．北京：人民卫生出版社，2006.
11. 明・李梴．医学入门．北京：人民卫生出版社，2006.
12. 明・陈实功．外科正宗．北京：人民卫生出版社，2007.
13. 清・林佩琴．类证治裁．北京：人民卫生出版社，2005.
14. 清・吴谦．医宗金鉴．北京：人民卫生出版社，2006.
15. 清・邹岳．外科真诠．中华医书集成．北京：中医古籍出版社，1999.

Thyroid Oncology

甲状腺肿瘤学

附录

附录一　分化型甲状腺癌诊治指南（2010）

附录二　甲状腺结节和分化型甲状腺癌诊治指南（2012）

附录三　甲状腺微小乳头状癌诊断与治疗中国专家共识（2016 版）

附录四　甲状腺癌血清标志物临床应用专家共识（2017 版）

附录一

分化型甲状腺癌诊治指南(2010)

分化型甲状腺癌诊治指南

2010 年 10 月 · 成都

中国抗癌协会头颈肿瘤专业委员会

中国抗癌协会头颈肿瘤专业委员会甲状腺癌学组

专家组成员名单

姓　名	单　　位
高　明	天津医科大学肿瘤医院
吴　毅	复旦大学附属肿瘤医院
李树业	陕西省肿瘤医院
徐震纲	中国医学科学院肿瘤医院
李晓明	石家庄白求恩国际和平医院
陈建超	四川省肿瘤医院
赵代伟	贵州省肿瘤医院
王可敬	浙江省肿瘤医院
高　力	浙江大学医学院附属邵逸夫医院
葛正津	天津医科大学肿瘤医院

甲状腺结节的处理

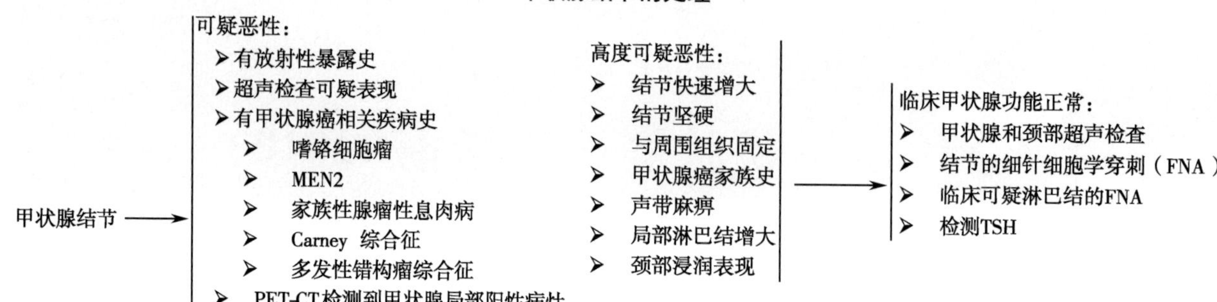

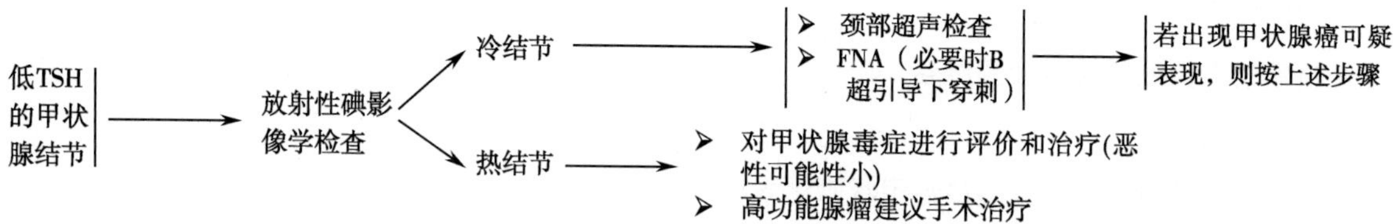

甲状腺乳头状癌处理

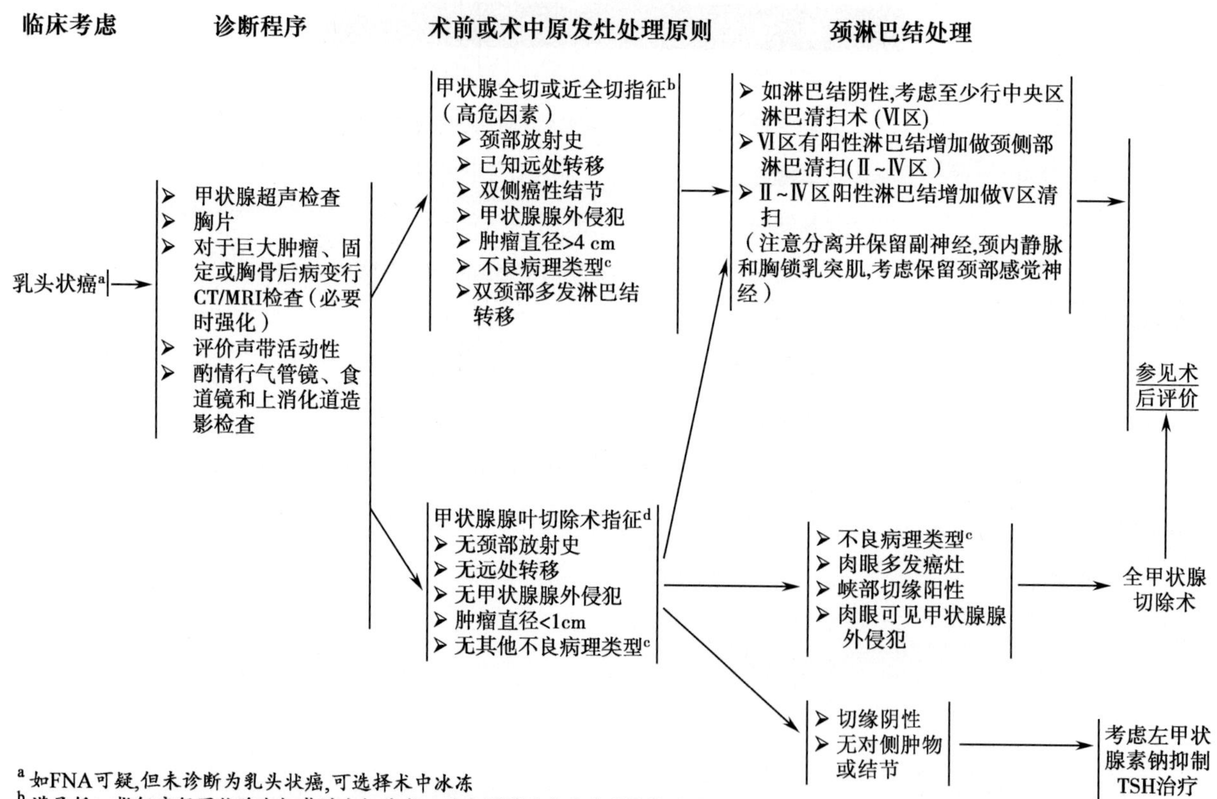

[a] 如FNA可疑,但未诊断为乳头状癌,可选择术中冰冻

[b] 满足任一指征应行甲状腺全切或近全切除术。结合国情及本地外科技能差异，减少复发与可能出现甲状旁腺功能低下症，年龄<15岁建议行近全切除术，谨慎行全甲状腺切除术。双颈部淋巴结多发转移且包膜外侵犯建议考虑行全甲状腺切除术

[c] 高细胞型、柱状细胞型、弥漫硬化型、岛状细胞或分化程度低的变型

[d] 甲状腺叶切除的适应征应需满足所列出的所有4条指征；如1cm<肿物直径<4cm,可根据病人情况及当地技术条件采取甲状腺全切或近全切除术

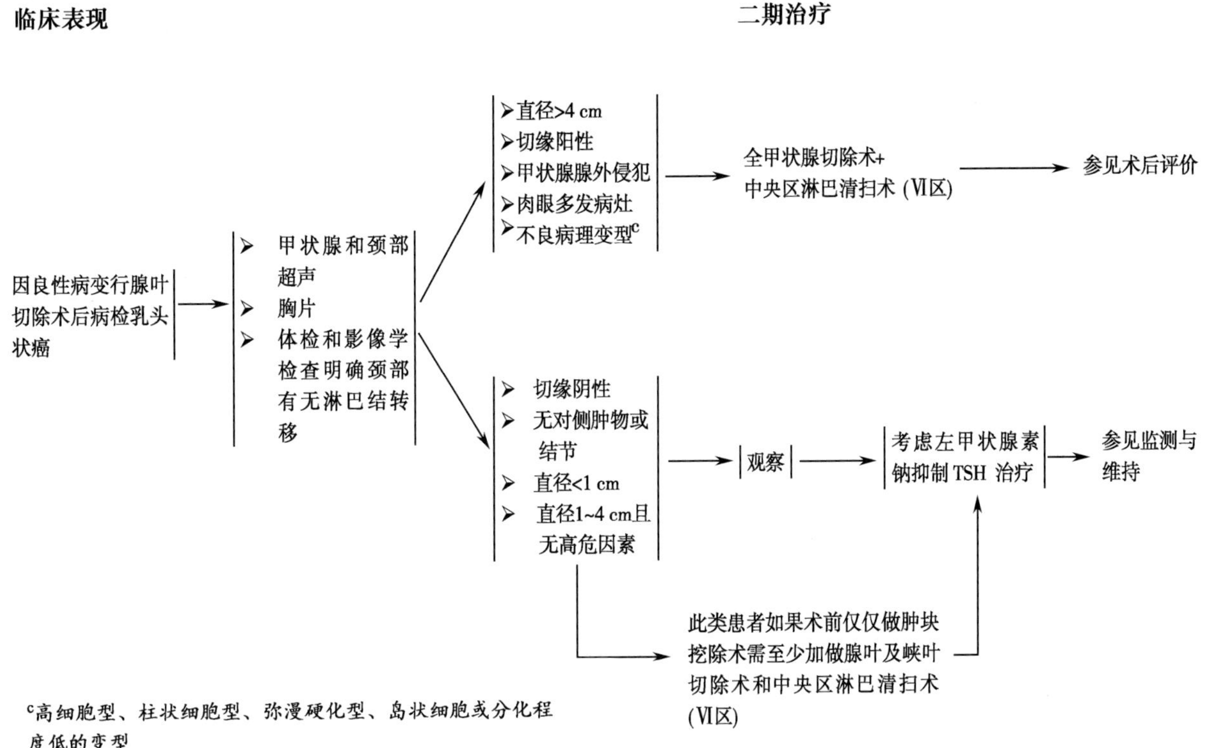

[c]高细胞型、柱状细胞型、弥漫硬化型、岛状细胞或分化程度低的变型

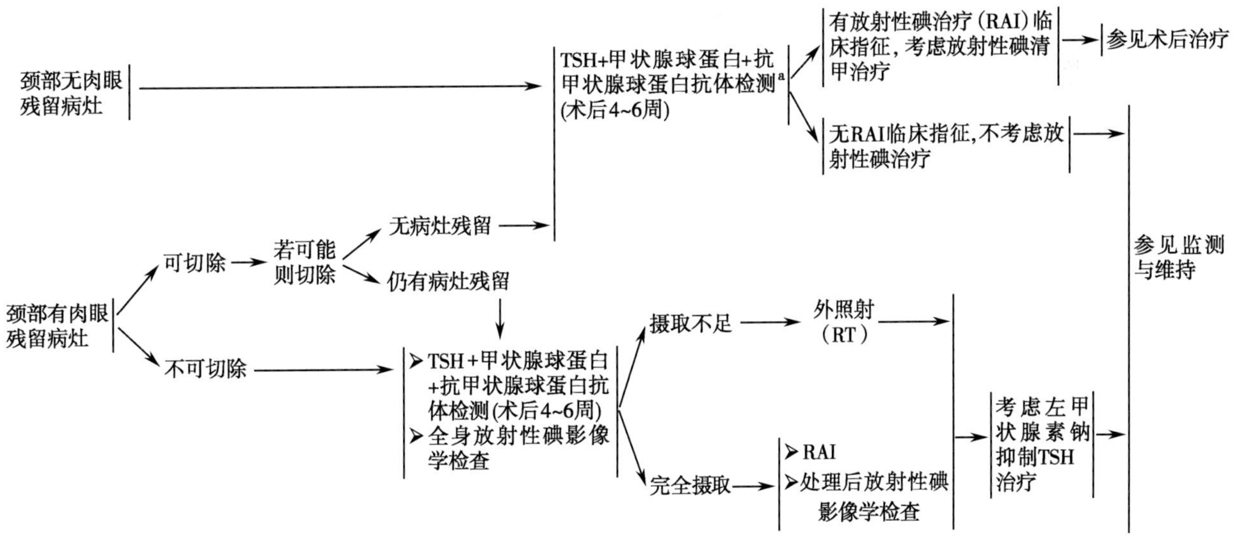

[a]甲状腺全切后测抗甲状腺球蛋白抗体更有意义

术后治疗

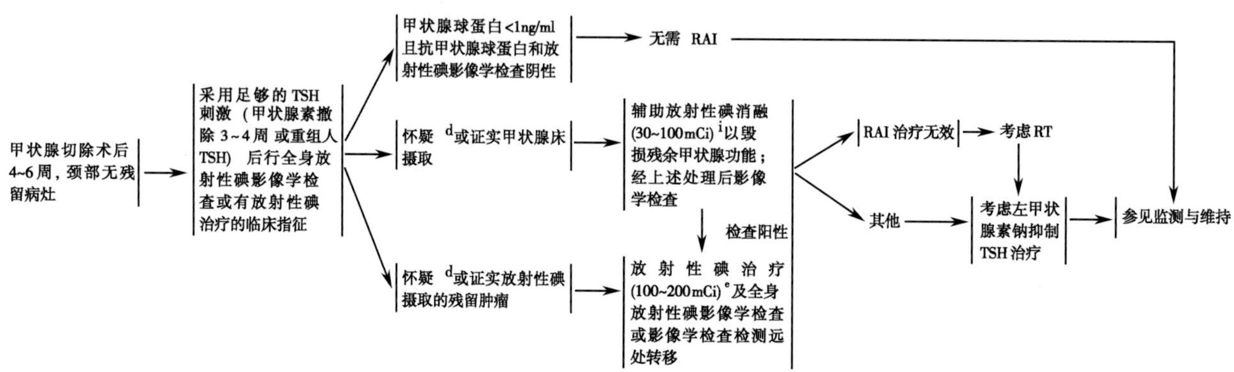

[d]基于高危因素（p4）可考虑RAI治疗

[e]RAI给予的剂量在儿童需调节

监测与维持

- 术后6个月和12个月进行体检,TSH和甲状腺球蛋白+抗甲状腺球蛋白抗体检测,如处于无瘤状态,每年复查一次
- 周期性颈部超声检查[f]
- 对于之前采用RAI治疗,同时TSH抑制治疗，甲状腺球蛋白和抗甲状腺球蛋白抗体阴性的患者,采用TSH刺激甲状腺球蛋白[g](甲状腺素撤除或重组TSH治疗)
- 对于在初诊$T_{3\sim4}$或M_1病例，或异常甲状腺球蛋白及抗甲状腺球蛋白抗体(TSH抑制或刺激后)或监测期间异常超声表现的患者,建议TSH刺激后的放射性碘影像学检查[h]
- 若初始阶段能检测到甲状腺球蛋白或有远处转移或软组织浸润,每12个月行放射性碘影像学检查,直到RAI治疗后碘阳性肿瘤无反应
- 如果刺激后Tg>2~5ng/ml, 且放射性碘影像学检查阴性考虑采用其他非放射性碘影像学检查(如果Tg>10ng/ml，可选用PET-CT)

疾病复发

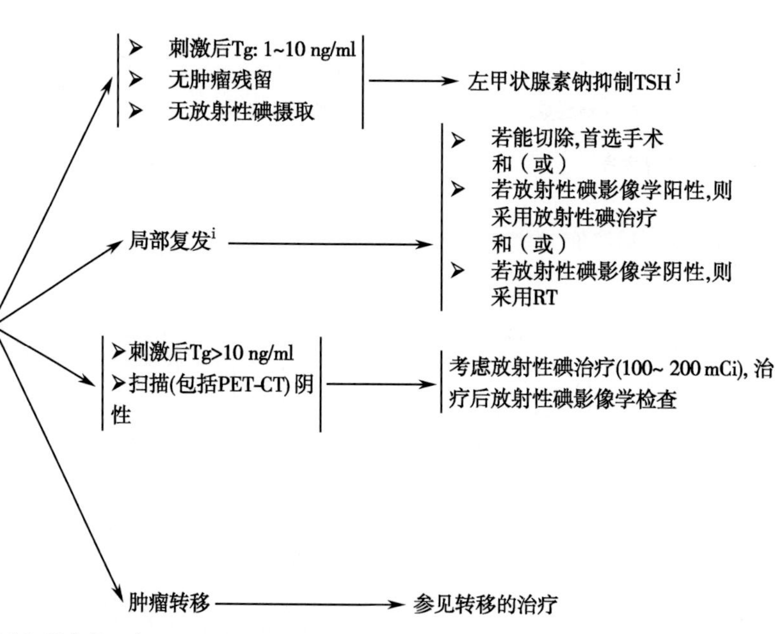

[f]低风险患者仅需超声检查第一年3~6月一次,以后6~12个月一次

[g]某些复发风险较高的患者,刺激甲状腺球蛋白,并同时考虑诊断性RAI影像学检查。于刺激Tg阳性患者,同时采用RAI影像学检查有助于判断是否采取RAI治疗(如RAI对吸碘的患者有效,而对不吸碘的患者则无效)

[h]如果治疗的可能性高,可采用甲状腺素撤除或重组TSH治疗

[i]注意对声带进行评价

[j]见抑制TSH原则

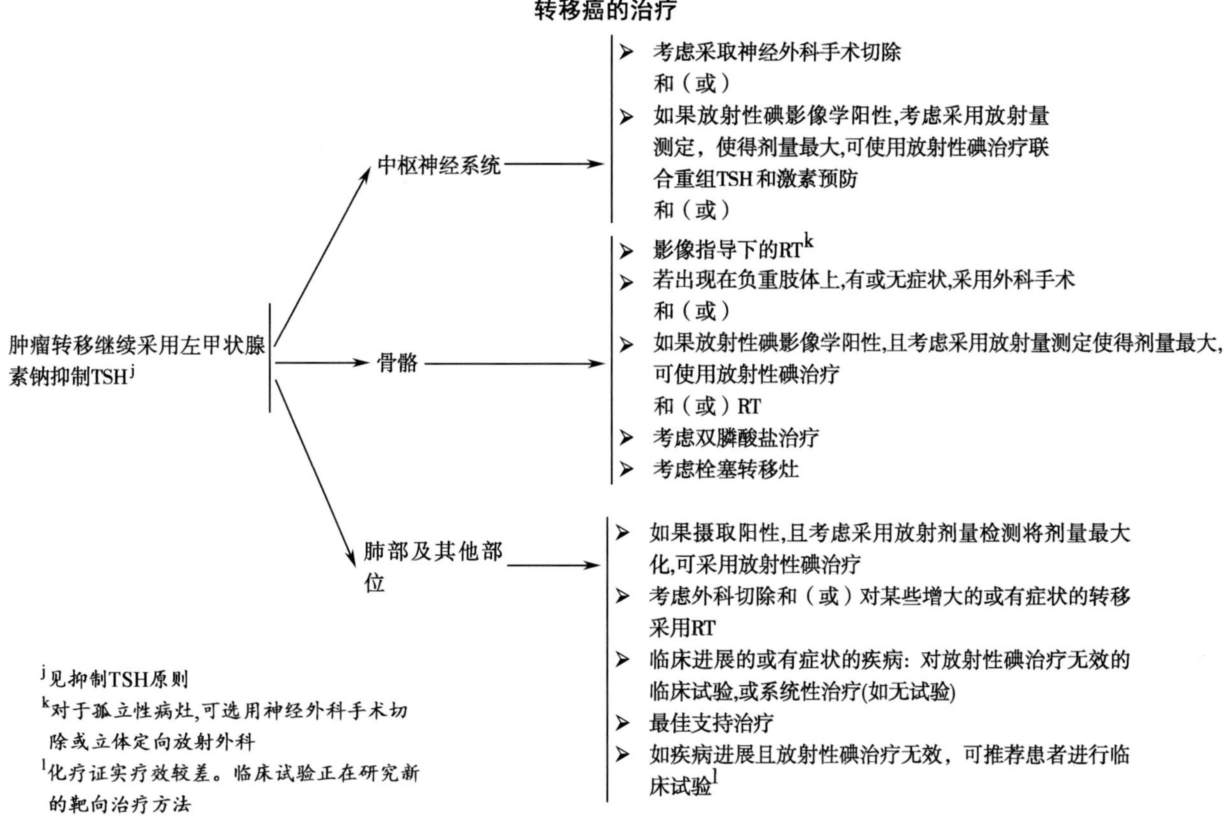

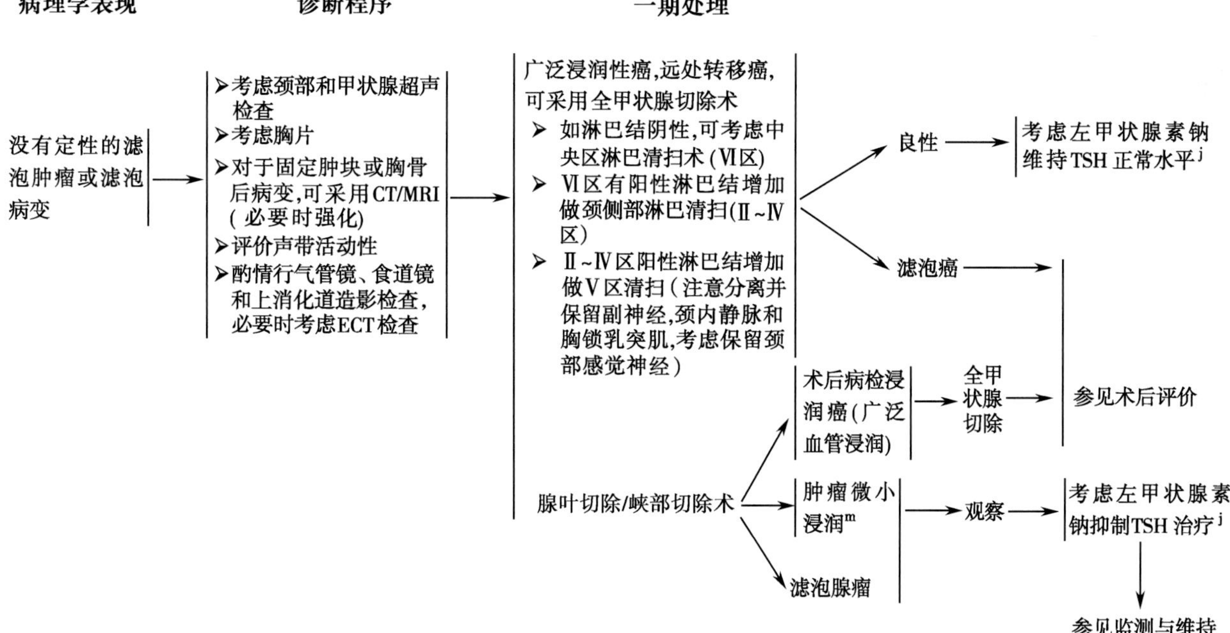

[m]微小浸润指肿瘤边界清,显微镜下有包膜和/或少许血管浸润,至少需要观察10个组织切片

[j]参见抑制TSH的原则

甲状腺切除术术后评价

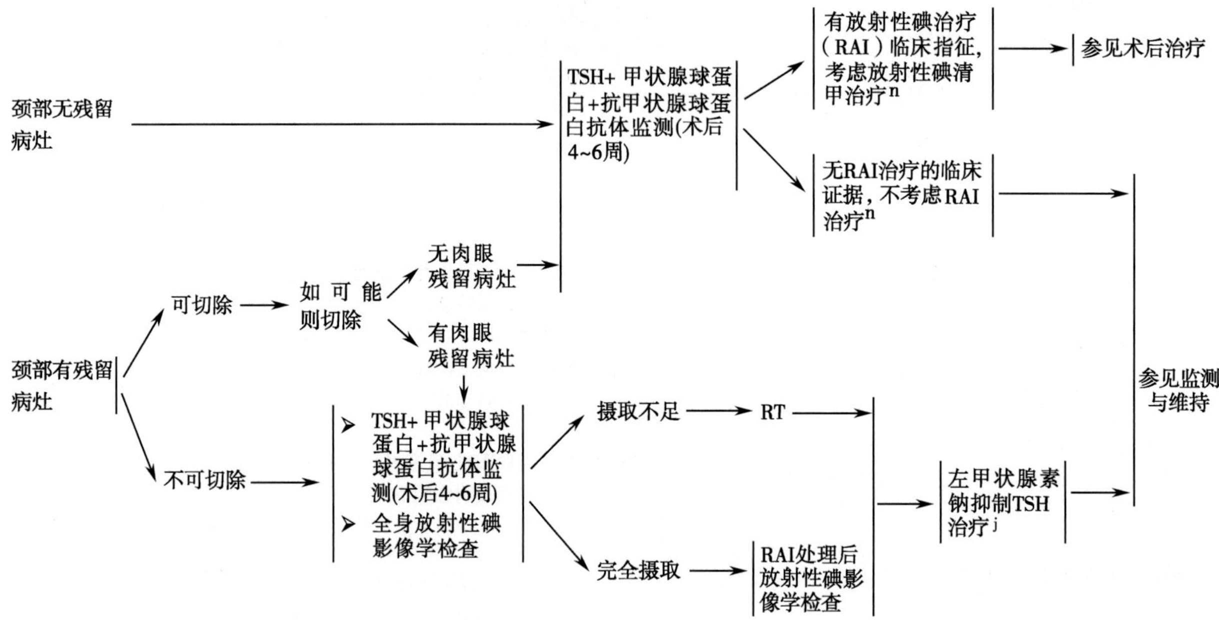

[j]参见抑制TSH原则

[n]基于病理学,术后甲状腺球蛋白和术中表现

术后治疗

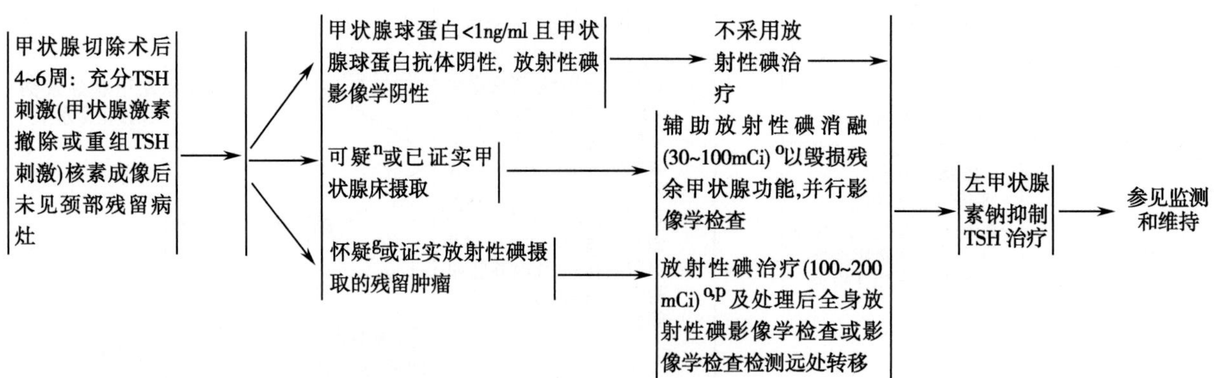

[n]可疑基于病理学,术后甲状腺球蛋白和术中表现

[o]RAI治疗给予的剂量在儿童患者需调整

[p]在放射性碘治疗所有患者都需检查,可触及的颈部疾病治疗前需手术切除

复发性疾病

监测与维持

- 术后6个月和12个月进行体检,TSH和甲状腺球蛋白检测+抗甲状腺球蛋白,如处于无瘤状态,每年复查一次
- 周期性颈部超声检查[f]
- 对于之前采用RAI治疗,同时TSH抑制治疗,甲状腺球蛋白和抗甲状腺球蛋白抗体阴性的患者,采用TSH刺激甲状腺球蛋白[g](甲状腺素撤除或重组TSH治疗)
- 对于在初诊$T_{3\sim4}$或M_1病例，或异常甲状腺球蛋白及抗甲状腺球蛋白抗体(TSH抑制或刺激后)或监测期间异常超声表现的患者,建议TSH刺激后的放射性碘影像学检查[h]
- 若初始阶段能检测到甲状腺球蛋白或有远处转移或软组织浸润,每12个月行放射性碘影像学检查,直到RAI治疗后碘阳性肿瘤无反应
- 如果放射性碘影像学检查阴性，且刺激后Tg>2~5 ng/ml，考虑采用其他非放射性碘影像学检查如果Tg ≥10 ng/ml,可选用PET-CT

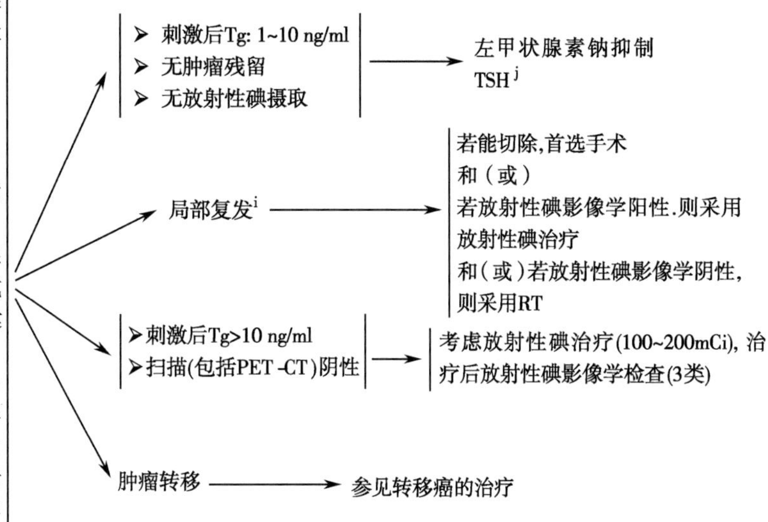

[f]低风险患者仅需超声检查第一年3~6月一次,以后6~12个月一次;
[g]某些复发风险较高的患者,刺激甲状腺球蛋白,并同时考虑诊断性RAI影像学检查。于刺激Tg阳性时采用RAI影像学检查有助于判断是否采取RAI治疗(如RAI对碘活性的患者有效,而对无碘活性的患者则无效)
[h]如果治疗的可能性高,可采用甲状腺素撤退或重组TSH
[i]注意对声带进行评价
[j]见抑制TSH原则

转移癌的治疗

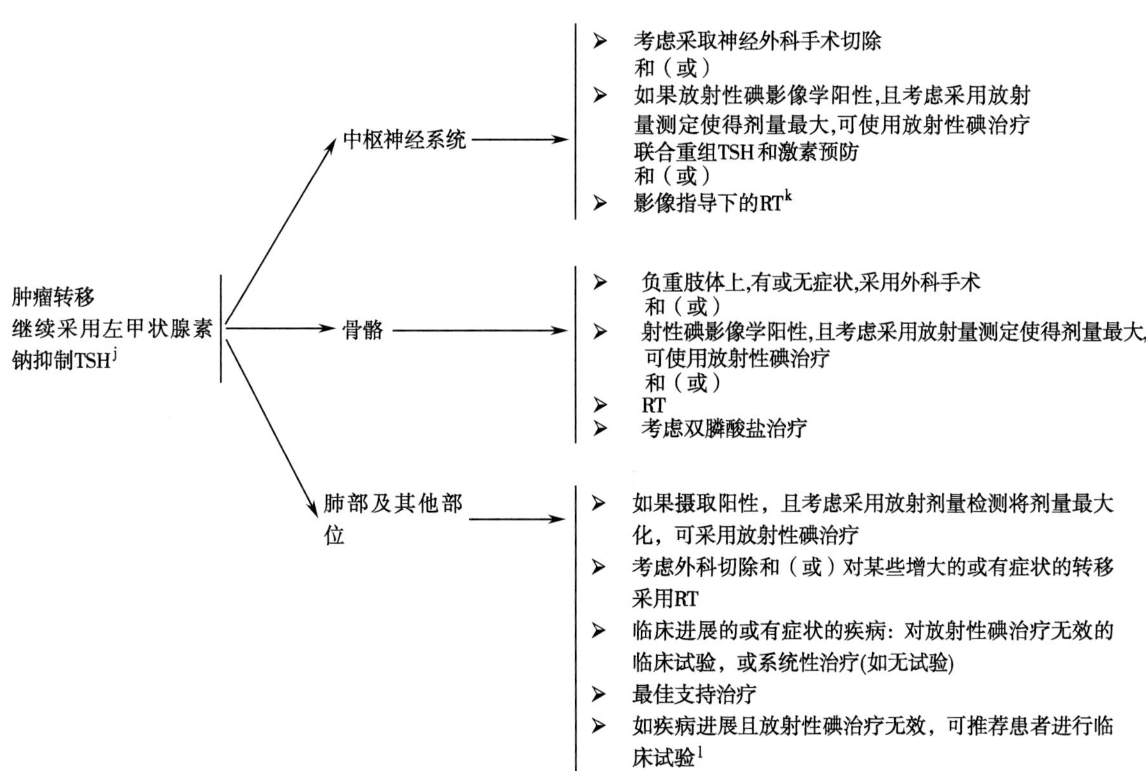

[j]见抑制TSH原则
[k]对于孤立性病灶，可选用神经外科手术切除或立体定向放射外科
[l]化疗证实疗效较差，临床试验正在研究新的靶向治疗方法
Hürthle细胞癌参照滤泡性腺癌处理，该病理类型生物学行为较滤泡性腺癌差，对核素治疗相对不敏感，建议积极外科治疗。

分化型甲状腺癌TSH抑制治疗的原则

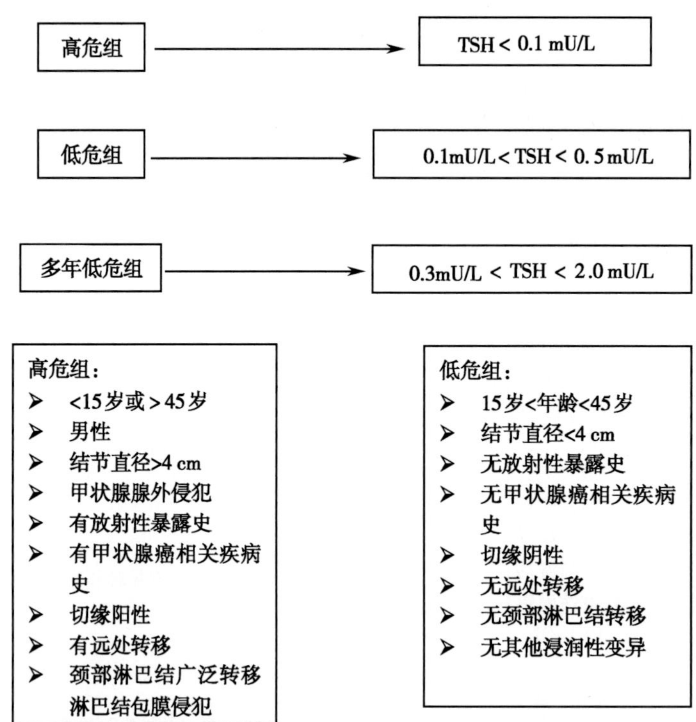

注意:由于抑制 TSH 可对机体造成一定毒性作用,如快速性心率失常(特别在老年人)、骨质脱钙(特别是在绝经后的女性)以及甲状腺毒症相关表现。因此,对于每名患者,都需考虑抑制 TSH 治疗的利弊。对于 TSH 长期抑制的患者,需保证每日摄取一定量的钙(1.200mg/d)和维生素 D(1.000U/d)。

注:1 考虑到篇幅有限,本指南列出与指南相关的重要参考文献 10 余篇,以体现该指南的科学性

2 由于国情以及不同地区的差异,青少年患者行全甲状腺切除容易出现甲状旁腺功能低下等并发症,导致不必要的医疗纠纷,因此专家讨论后建议谨慎行全甲状腺切除术;

3 参考 NCCN 及国内文献,VI 区淋巴结阳性患者需清除侧颈淋巴结(Ⅱ~Ⅳ区),减少因淋巴结转移而采取的二次手术。

4 由于含碘造影剂在较长时间内引起结合血清蛋白结合碘增高,导致放射性碘摄取减少,势必影响 ^{131}I 治疗效果,因此部分限制了含碘对比剂的应用。

参考文献

1. Leonard Wartofsky.Highlights of the American Thyroid Association Guidelines for Patients with Thyroid Nodules or Differentiated Thyroid Carcinoma:The 2009 Revision.Thyroid,2009,19(11):1139 -1143.

2. CooperDS,Doherty GM,Haugen BR,et al.The American Thyroid Association Guidelines Taskforce.Management guidelinesfor patientswith thyroid nodules and differentiated thyroid cancer.Thyroid,2006,16(2):109 -142.

3. King WW,Li AK1 What is the optimal treatment of nodalmetastases in differentiated thyroid cancer ? Aust N Z L Surg ,1994 , 64:815-817.

4. 李树玲.甲状腺外科的现状与展望.中国普外基础与临床杂志,2003 ; 10(3):209-211.

5. R.Michael Tuttle,Douglas W.Ball,David Byrd,et al.NCCN Guidelines for Treatment of Thyroid Cancer.Version .1.2011@ National Commprehensive Cancer Network.Inc.

6. 高明,李小龙,于洋,等.甲状腺癌的临床病理及PET-CT的诊断价值.中华耳鼻咽喉头颈外科,2006,41(6):419-424.

7. 屠规益.甲状腺外科的国际动向及评价.中华耳鼻咽喉科杂志.2003,38(4):310-313.

8. 高明.甲状腺癌的诊疗进展和策略.中华耳鼻喉科头颈外科杂志.2010,21(8):588-590.

9. 吴毅.分化性甲状腺癌外科治疗的有关问题.中国实用外科杂志,2004,24(10):577-578.

10. 高明,魏松锋.甲状腺癌的诊治规范.中国医刊,2007,42(12):25-29.

11. 张乃嵩,贾深汕,孙冰.分化型甲状腺癌的外科治疗策略.耳鼻咽喉头颈外科杂志,1996 ,3 :172-175.

12. 连小兰.美国《甲状腺结节和分化型甲状腺癌诊治指南(2006)》解读.中国实用外科杂志,2007,27(12):933-936.

附录二

甲状腺结节和分化型甲状腺癌诊治指南(2012)

中华医学会内分泌学分会　　中华医学会外科学分会
中国抗癌协会头颈肿瘤专业委员会　中华医学会核医学分会

编审委员会

主　编

滕卫平　刘永锋　高　明　黄　钢

副主编

赵家军　单忠艳　吴　毅　蒋宁一

编写委员会(按姓氏拼音排序)

陈建超　樊友本　高燕明　郭朱明　黄　韬　李　林　李晓曦
林岩松　陆汉魁　施秉银　孙　辉　谭　建　王　坚　王　曙
肖海鹏　徐振纲　张　浩

审阅委员会(按姓氏拼音排序)

白　耀　陈璐璐　高　鑫　葛家璞　葛明华　郭晓蕙　洪天配
匡安仁　李彩萍　李　方　李光伟　李亚明　廖二元　刘　超
刘志民　母义明　宁　光　邱明才　屈婉莹　田嘉禾　童南伟
王深明　王卫庆　邢家骝　邢小平　严　励　张德恒　张永学
曾正陪　朱精强

秘书

关海霞

前 言

甲状腺结节和甲状腺癌是内分泌系统的多发病和常见病。触诊获得的甲状腺结节患病率为3%~7%,高分辨率B超检查获得的甲状腺结节的患病率为20%~76%。甲状腺结节中的甲状腺癌的患病率为5%~15%。近年来我国甲状腺癌的发病率呈现增高的趋势,非必要的甲状腺结节的手术率也显著升高。甲状腺癌的术式、放射性碘治疗、TSH抑制疗法和甲状腺癌复发的监测等方面都缺乏共识和规范。

甲状腺结节和甲状腺癌的诊断和治疗涉及内分泌学、头颈外科学、普通外科学、核医学等多个临床学科,是一个典型的跨学科疾病。为了规范我国甲状腺结节和甲状腺癌的诊断和治疗,提高临床治愈率,2011年4月,中华医学会内分泌学分会、中华医学会普通外科学分会、中国抗癌协会头颈肿瘤专业委员会、中华医学会核医学分会决定联合编撰我国首部《甲状腺结节和分化型甲状腺癌诊治指南》。编撰工作历时一年,四个学会共56位专家参加了编写和审阅工作。编写委员会本着"立足国情、循证为本、求新求实、趋同存异"的原则,认真总结了我国甲状腺结节和分化型甲状腺癌诊断治疗的实践经验,充分汲取国际多个指南和国内各个学科现有指南的精华,编撰了这部目前四个学科都能够接受和认可的《指南》。

本指南包括甲状腺结节和分化型甲状腺癌两个章节,采取问题条款和推荐条款并进的模式,共计54项问题条款,72项推荐条款。推荐条款标示推荐强度。内容包括甲状腺结节的良恶性鉴别、细针穿刺活检(FNAB)结果判定、甲状腺结节手术治疗的适应证;分化型甲状腺癌(DTC)甲状腺手术术式的选择和受累淋巴结的处理、TNM分期和复发风险评估、^{131}碘清甲治疗的适应证和具体方法、DTC转移的^{131}碘清灶疗法、DTC的TSH抑制疗法、DTC复发的血清Tg浓度的监测等。

编写委员会以2009年美国甲状腺学会(ATA)的《甲状腺结节和分化型甲状腺癌诊治指南》为蓝本,参考了2010年欧洲肿瘤内科学会(ESMO)《甲状腺癌诊治和随访指南》和2010年美国临床内分泌医师协会(AACE)/意大利临床内分泌医师协会(AME)/欧洲甲状腺学会(ETA)《甲状腺结节诊治指南》等权威文献,采用了这些指南提供的丰富的循证医学证据,使得本《指南》能够反映本领域的最新进展和普遍共识。根据甲状腺结节和分化型甲状腺癌基础和临床领域的进展情况,我们将适时修订本指南。

《甲状腺结节和分化型甲状腺癌诊治指南》编写委员会

2012年8月8日

缩写注释

缩写	英文全称	中文全称
AJCC	American Joint Committe on Cancer	美国癌症联合委员会
ATA	American Thyroid Association	美国甲状腺学会
CEA	carcinoembryonic antigen	癌胚抗原
CT	computed tomography	计算机断层扫描
Ct	calcitonin	降钙素
DTC	differentiated thyroid cancer	分化型甲状腺癌
Dx-WBS	diagnostic whole body scan	诊断性全身显像
ETA	European Thyroid Association	欧洲甲状腺学会
FT_3	free triiodothyronine	游离三碘甲腺原氨酸
FT_4	free thyroxine	游离甲状腺素
FTC	follicular thyroid cancer	甲状腺滤泡状癌
^{18}F-FDG	2-Deoxy-2-fluoro-D-glucose	2-氟-2-脱氧-D-葡萄糖
FNAB	fine needle aspiration biopsy	细针穿刺抽吸活检
L-T_4	levo-thyroxine	左甲状腺素
MEN	multiple endocrine neoplasia	多发性内分泌腺瘤病
MRI	magnetic resonance imaging	磁共振成像
MTC	medullary thyroid cancer	甲状腺髓样癌
NIS	sodium iodide symporter	钠碘协同转运体
OP	osteoporosis	骨质疏松症
PEI	percutaneous ethanol injection	经皮无水酒精注射
PET	positron emission tomography	正电子发射断层成像
PLA	percutaneous laser ablation	经皮激光消融术
PTC	papillary thyroid cancer	甲状腺乳头状癌
QOL	quality of life	生存质量
RAI	radioactive iodine	放射性碘
RFA	radiofrequency ablation	射频消融
rhTSH	recombinant human thyrotropin	重组人促甲状腺激素
Rx-WBS	posttreatment whole body scan	治疗后全身显像
SPECT	single-photon emission computed tomography	单光子发射计算机断层成像
TgAb	thyroglobulin antibody	甲状腺球蛋白抗体
TKI	tyrosine kinase inhibitor	酪氨酸激酶抑制剂
TPOAb	thyroid peroxidase antibody	甲状腺过氧化物酶抗体
TSH	thyroid stimulating hormone	促甲状腺激素
WBS	whole body scan	全身显像

推荐分级

强度分级	推荐强度涵义
A	强力推荐。循证证据肯定，能够改善健康的结局，利大于弊
B	推荐。循证证据良好，能够改善健康的结局，利大于弊
C	推荐。基于专家意见
D	反对推荐。基于专家意见
E	反对推荐。循证证据良好，不能改善健康结局或对于健康结局弊大于利
F	强力反对推荐。循证医学肯定，不能改善健康结局或对于健康结局弊大于利
I	不做推荐或者不作为常规推荐。推荐或反对推荐的循证证据不足、缺乏或结果矛盾，利弊无法评判

推荐条款

序号	推荐内容	推荐级别
一、甲状腺结节		
1-1	甲状腺结节的评估要点是良恶性鉴别。	A
1-2	所有甲状腺结节患者均应检测血清促甲状腺激素（TSH）水平。	A
1-3	不建议用血清甲状腺球蛋白（Tg）来评估甲状腺结节的良恶性。	F
1-4	不建议也不反对在甲状腺结节的良恶性评估中使用血清降钙素（Ct）检测。	I
1-5	所有甲状腺结节患者均应行颈部超声检查。	A
1-6	超声检查可协助鉴别甲状腺结节的良恶性，鉴别能力与超声医师的临床经验相关。	C
1-7	直径>1cm且伴有血清TSH降低的甲状腺结节，应行甲状腺^{131}I或^{99m}Tc核素显像，判断结节是否有自主摄取功能。	A
1-8	不建议将CT、MRI和^{18}F-FDG PET作为评估甲状腺结节的常规检查。	E
1-9	术前评估甲状腺结节良恶性时，细针穿刺抽吸活检（FNAB）是敏感度和特异度最高的方法。	A
1-10	超声引导下FNAB可以提高取材成功率和诊断准确率。	B
1-11	经FNAB仍不能确定良恶性的甲状腺结节，可对穿刺标本进行甲状腺癌分子标记物（如BRAF突变、Ras突变、RET/PTC重排等）检测。	C
1-12	多数甲状腺良性结节的随访间隔为6~12个月；暂未接受治疗的可疑恶性或恶性结节，可以缩短随访间隔。	C
1-13	体积增大超过50%的甲状腺结节，是FNAB的适应证。	B
1-14	符合手术适应证的良性甲状腺结节患者可选择手术治疗。	B
1-15	手术治疗良性甲状腺结节后如发生甲状腺功能减退（甲减），应及时给予左甲状腺素（L-T_4）替代治疗。	A
1-16	良性甲状腺结节术后，不建议用TSH抑制治疗来预防结节再发。	E
1-17	不建议常规使用非手术方法治疗良性甲状腺结节，包括TSH抑制治疗、^{131}I治疗、超声引导下经皮无水酒精注射（PEI）、经皮激光消融术（PLA）和射频消融（RFA）。	E
1-18	^{131}I主要用于治疗具有自主摄取功能并伴有甲状腺功能亢进症（甲亢）的良性甲状腺结节。妊娠和哺乳期禁忌^{131}I治疗。	A
1-19	如^{131}I治疗4~6个月后甲亢仍未缓解、结节无缩小，应结合患者的临床表现、相关实验室检查结果和甲状腺核素显像复查情况，考虑再次给予^{131}I治疗或采取其他治疗方法。	B

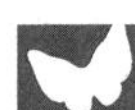

续表

序号	推荐内容	推荐级别
1-20	^{131}I 治疗良性甲状腺结节后如发生甲减，应及时给予 L-T_4 替代治疗。	A
1-21	对儿童甲状腺结节患者的评估和治疗，与成年患者基本一致。	B
1-22	儿童甲状腺结节中的“热结节”也要进一步评估。	B
1-23	甲状腺结节患儿如有 MTC 或 MEN2 型的家族史，建议进行 *RET* 基因突变检测。	A
二、分化型甲状腺癌（DTC）		
2-1	DTC 手术中，选择性应用全/近全甲状腺切除术或甲状腺腺叶+峡部切除术。	C
2-2	DTC 术中在有效保留甲状旁腺和喉返神经情况下，行病灶同侧中央区淋巴结清扫术。	A
2-3	对临床颈部非中央区淋巴结转移（cN1b）的 DTC 患者，行侧颈区淋巴结清扫术。	B
2-4	对部分临床颈部中央区淋巴结转移（cN1a）的 DTC 患者，行择区性颈淋巴结清扫术。	C
2-5	对所有 DTC 患者均应进行术后 AJCC TNM 分期和复发危险度低、中、高危分层，以助于预测患者预后、指导个体化的术后治疗和随访方案、交流患者医疗信息。	A
2-6	按照良性甲状腺疾病手术、但术后病理诊断为 DTC 者，应根据肿瘤的 TNM 分期和复发危险度分层、再次手术的风险、随访的便利性、患者的意愿和依从性等因素，进行综合分析，确定是否再次手术。	C
2-7	DTC 手术后，选择性应用^{131}I 清甲治疗。	A
2-8	妊娠期、哺乳期、计划短期（6 个月）内妊娠者和无法依从辐射防护指导者，禁忌进行^{131}I 清甲治疗。	F
2-9	^{131}I 清甲治疗前评估发现有再次手术指征者，应先行手术治疗；仅在患者有再次手术的禁忌证或拒绝再次手术时，可考虑直接进行清甲治疗。	A
2-10	清甲治疗前，停用 L-T_4 至少 2～3 周或使用重组人 TSH（rhTSH），使血清 TSH 升高至>30mU/L。	A
2-11	不建议也不反对进行清甲治疗前的诊断性全身核素显像（Dx-WBS）。	I
2-12	^{131}I 清甲治疗前低碘饮食（<50μg/d）至少 1～2 周，避免应用含碘造影剂和药物（如胺碘酮等）。	B
2-13	^{131}I 清甲治疗前对患者进行辐射安全防护指导。	B
2-14	非高危 DTC 患者清甲治疗的^{131}I 剂量为 1.11～3.7GBq（30～100mCi）。	B
2-15	中、高危 DTC 患者兼顾清灶目的时，清甲治疗的^{131}I 剂量为 3.7～7.4GBq（100～200mCi）^{131}I。	C
2-16	^{131}I 清甲治疗后出现的短期副作用多可自行缓解，无需特殊处置。	B
2-17	^{131}I 清甲治疗后 2～10 天之间应进行治疗后 WBS（Rx-WBS）检查。	B
2-18	DTC 患者^{131}I 清甲治疗后 24～72 小时内开始（或继续）L-T_4 治疗。	B
2-19	对无法手术切除的摄碘性 DTC 转移灶，可选择性应用^{131}I 清灶治疗。	B
2-20	首次^{131}I 清灶治疗应在^{131}I 清甲后至少 3 个月后进行。重复清灶治疗宜间隔 4～8 个月。	C
2-21	单次^{131}I 清灶治疗的经验剂量为 3.7～7.4GBq（100～200mCi）。	C
2-22	尚无^{131}I 治疗剂量（包括单次剂量和累积剂量）的明确上限，但随^{131}I 治疗次数增多和^{131}I 累积剂量加大，辐射副作用的风险增高	C
2-23	女性 DTC 患者在^{131}I 治疗后 6～12 个月内避免妊娠。	C
2-24	DTC 患者术后应及时给予 TSH 抑制治疗。	B
2-25	DTC 术后 TSH 抑制治疗首选 L-T_4 口服制剂。	A

续表

序号	推荐内容	推荐级别
2-26	基于 DTC 患者的肿瘤复发危险度和 TSH 抑制治疗的副作用风险，设立 DTC 患者术后 TSH 抑制治疗的个体化目标。	C
2-27	TSH 抑制治疗的 L-T_4 剂量需根据 TSH 抑制目标调整，存在个体差异。	A
2-28	L-T_4 的起始剂量因患者年龄和伴发疾病情况而异。L-T_4 应当清晨空腹顿服。	B
2-29	L-T_4 剂量调整期间，每 4 周左右测定血清 TSH。	A
2-30	对需要将 TSH 抑制到低于 TSH 正常参考范围下限的 DTC 患者，评估治疗前基础骨矿化状态并定期监测。	C
2-31	绝经后女性 DTC 者在 TSH 抑制治疗期间应接受骨质疏松症（OP）初级预防；达到 OP 诊断标准者，启动正规抗 OP 治疗。	B
2-32	对需要将 TSH 抑制到低于 TSH 正常参考范围下限的 DTC 患者，评估治疗前基础心脏情况并定期监测。	C
2-33	TSH 抑制治疗期间，可选择性应用 β 受体阻滞剂预防心血管系统副作用。	C
2-34	不建议在 DTC 治疗中常规使用外照射治疗或化学治疗。	F
2-35	在常规治疗无效且处于进展状态的晚期 DTC 患者中，可以考虑使用新型靶向药物治疗。	C
2-36	对 DTC 患者应当进行长期随访。	A
2-37	对已清除全部甲状腺的 DTC 患者，随访血清 Tg 变化是判别患者是否存在肿瘤残留或复发的重要手段。	A
2-38	随访血清 Tg 应采用同种检测试剂，每次测定血清 Tg 时均应同时检测 TgAb。	A
2-39	随访期间可根据 DTC 患者的复发危险度，选择性应用血清基础 Tg（TSH 抑制状态下）或 TSH 刺激后（TSH >30mU/L）的 Tg 检测。	C
2-40	对已清除全部甲状腺的 DTC 患者，提示其无病生存的 Tg 切点值可设定为：基础 Tg（TSH 抑制状态下）1ng/mL；TSH 刺激后（TSH>30mU/L）的 Tg 2ng/mL。	C
2-41	未完全切除甲状腺的 DTC 患者，术后每 6 个月检测血清 Tg（同时检测 TgAb）。对 Tg 有持续升高趋势者，应考虑甲状腺组织或肿瘤生长，需结合颈部超声等其他检查进一步评估。	C
2-42	DTC 随访期间应定期（间隔 3～12 个月）进行颈部超声检查。	B
2-43	对可疑淋巴结可行穿刺活检和（或）穿刺针冲洗液的 Tg 检测。	B
2-44	对已清除全部甲状腺的 DTC 患者，可在随访中根据复发危险度，选择性应用 Dx-WBS。	C
2-45	不建议在 DTC 随访中常规使用 ^{18}F-FDG PET、CT 或 MRI 检查。	E
2-46	DTC 的长期随访内容中，应纳入 ^{131}I 治疗的长期安全性、TSH 抑制治疗效果和某些伴发疾病（如心脏疾病、其他恶性肿瘤等）的病情变化。	C
2-47	针对 DTC 复发或转移病灶，可选择的治疗方案依次为：手术切除（可能通过手术治愈者）、^{131}I 治疗（病灶可以摄碘者）、外放射治疗、TSH 抑制治疗情况下观察（肿瘤无进展或进展较慢，并且无症状、无重要区域如中枢神经系统等受累者）、化学治疗和新型靶向药物治疗（疾病迅速进展的难治性 DTC 患者）。	B
2-48	甲状腺已完全清除的 DTC 患者，如在随访中血清 Tg 水平持续增高（>10ng/mL）、但影像学检查未发现病灶，可经验性给予 3.7～7.4GBq（100～200mCi）^{131}I 治疗；如治疗后 Rx-WBS 发现 DTC 病灶或血清 Tg 水平减低，可重复 ^{131}I 治疗，否则应停止 ^{131}I 治疗，以 TSH 抑制治疗为主。	C
2-49	应根据随访过程中获得的新数据，建立 DTC 的动态危险度评估模式，并积极探索评估时需纳入的参数、评估间隔时间和后续的处理方案。	C

一、甲状腺结节

问题 1. 甲状腺结节的定义

甲状腺结节是指甲状腺细胞在局部异常生长所引起的散在病变[1]。虽能触及、但在超声检查中未能证实的“结节”，不能诊断为甲状腺结节。体检未能触及、而在影像学检查偶然发现的结节称作“甲状腺意外结节”[2]。

问题 2. 甲状腺结节的患病率

甲状腺结节很常见。一般人群中通过触诊的检出率为 3% ~7%，借助高分辨率超声的检出率可高达 20%~76%[3]。

问题 3. 甲状腺结节的评估要点

5%~15%的甲状腺结节为恶性，即甲状腺癌[2]。良恶性甲状腺结节的临床处理不同，对患者生存质量（quality of life，QOL）的影响和涉及的医疗花费也有显著差异。因此，甲状腺结节评估的要点是良恶性鉴别。

推荐 1-1：甲状腺结节的评估要点是良恶性鉴别。（推荐级别 A）

问题 4. 甲状腺结节的临床表现

大多数甲状腺结节患者没有临床症状。合并甲状腺功能异常时，可出现相应的临床表现。部分患者由于结节压迫周围组织，出现声音嘶哑、压气感、呼吸/吞咽困难等压迫症状。

下述病史和体格检查结果是甲状腺癌的危险因素[4]：①童年期头颈部放射线照射史或放射性尘埃接触史；②全身放射治疗史；③有分化型甲状腺癌（differentiated thyroid cancer，DTC）、甲状腺髓样癌（medullary thyroid cancer，MTC）或多发性内分泌腺瘤病 2 型（MEN2 型）、家族性多发性息肉病、某些甲状腺癌综合征（如 Cowden 综合征、Carney 综合征、Werner 综合征和 Gardner 综合征等）的既往史或家族史；④男性；⑤结节生长迅速；⑥伴持续性声音嘶哑、发音困难，并可排除声带病变（炎症、息肉等）；⑦伴吞咽困难或呼吸困难；⑧结节形状不规则、与周围组织粘连固定；⑨伴颈部淋巴结病理性肿大。

问题 5. 甲状腺结节的实验室检查

所有甲状腺结节患者均应检测血清促甲状腺激素（TSH）水平。研究显示，甲状腺结节患者如伴有 TSH 水平低于正常，其结节为恶性的比例低于伴有 TSH 水平正常或升高者[5,6]。

甲状腺球蛋白（Tg）是甲状腺产生的特异性蛋白，由甲状腺滤泡上皮细胞分泌。多种甲状腺疾病均可引起血清 Tg 水平升高[7]，包括 DTC、甲状腺肿、甲状腺组织炎症或损伤、甲状腺功能亢进症（甲亢）等，因此血清 Tg 不能鉴别甲状腺结节的良恶性。

降钙素（Ct）由甲状腺滤泡旁细胞（C 细胞）分泌。血清 Ct >100pg/mL 提示甲状腺髓样癌（MTC）[8]。但是，MTC 的发病率低，血清 Ct 升高但不足 100ng/mL 时，诊断 MTC 的特异性较低[9]，因此不建议也不反对应用血清 Ct 指标筛查 MTC。

推荐 1-2：所有甲状腺结节患者均应检测血清 TSH 水平。（推荐级别 A）

推荐 1-3：不建议用血清 Tg 来评估甲状腺结节的良恶性。（推荐级别 F）

推荐 1-4：不建议也不反对在甲状腺结节的良恶性评估中使用血清 Ct 检测。（推荐级别 I）

问题 6. 超声检查在甲状腺结节评估中的作用

高分辨率超声检查是评估甲状腺结节的首选方法[10]。对触诊怀疑，或是在 X 线、计算机断层扫描

(CT)、磁共振成像(MRI)或2-氟-2-脱氧-D-葡萄糖(^{18}F-FDG)正电子发射断层成像(PET)检查中提示的“甲状腺结节”,均应行颈部超声检查。颈部超声可证实“甲状腺结节”是否真正存在,确定甲状腺结节的大小、数量、位置、质地(实性或囊性)、形状、边界、包膜、钙化、血供和与周围组织的关系等情况,同时评估颈部区域有无淋巴结和淋巴结的大小、形态和结构特点。

某些超声征象有助于甲状腺结节的良恶性鉴别。下述两种超声改变的甲状腺结节几乎全部为良性[11]:①纯囊性结节;②由多个小囊泡占据50%以上结节体积、呈海绵状改变的结节,99.7%为良性。而以下超声征象提示甲状腺癌的可能性大[12,13]:①实性低回声结节;②结节内血供丰富(TSH正常情况下);③结节形态和边缘不规则、晕圈缺如;④微小钙化、针尖样弥散分布或簇状分布的钙化;⑤同时伴有颈部淋巴结超声影像异常,如淋巴结呈圆形、边界不规则或模糊、内部回声不均、内部出现钙化、皮髓质分界不清、淋巴门消失或囊性变等。通过超声检查鉴别甲状腺结节良恶性的能力与超声医师的临床经验相关。

近年来,弹性超声和甲状腺超声造影技术在评估甲状腺结节中的应用日益增多,其临床价值有待进一步研究[14]。

推荐1-5:所有甲状腺结节患者均应行颈部超声检查。(推荐级别A)

推荐1-6:超声检查可协助鉴别甲状腺结节的良恶性,鉴别能力与超声医师的临床经验相关。(推荐级别C)

问题7. 甲状腺核素显像在甲状腺结节评估中的作用

受显像仪分辨率所限,甲状腺核素显像适用于评估直径>1cm的甲状腺结节。在单个(或多个)结节伴有血清TSH降低时,甲状腺^{131}I或^{99m}Tc核素显像可判断某个(或某些)结节是否有自主摄取功能(“热结节”)。“热结节”绝大部分为良性,一般不需细针穿刺抽吸活检(fine needle aspiration biopsy, FNAB)[2,3,15]。

推荐1-7:直径>1cm且伴有血清TSH降低的甲状腺结节,应行甲状腺^{131}I或^{99m}Tc核素显像,判断结节是否有自主摄取功能。(推荐级别A)

问题8. 其他影像学手段在甲状腺结节评估中的作用

在评估甲状腺结节良恶性方面,CT和MRI检查不优于超声[16]。拟行手术治疗的甲状腺结节,术前可行颈部CT或MRI检查,显示结节与周围解剖结构的关系,寻找可疑淋巴结,协助制订手术方案。为了不影响术后可能进行的^{131}I显像检查和^{131}I治疗,CT检查中应尽量避免使用含碘造影剂。

^{18}F-FDG PET显像能够反映甲状腺结节摄取和代谢葡萄糖的状态。并非所有的甲状腺恶性结节都能在^{18}F-FDG PET中表现为阳性,而某些良性结节也会摄取^{18}F-FDG[17],因此单纯依靠^{18}F-FDG PET显像不能准确鉴别甲状腺结节的良恶性。

推荐1-8:不建议将CT、MRI和^{18}F-FDG PET作为评估甲状腺结节的常规检查。(推荐级别E)

问题9. 细针穿刺抽吸活检(FNAB)在甲状腺结节评估中的作用

术前通过FNAB诊断甲状腺癌的敏感度为83%(65%~98%),特异度为92%(72%~100%),阳性预测率为75%(50%~96%),假阴性率为5%(1%~11%),假阳性率为5%(0%~7%)[18]。FNAB不能区分甲状腺滤泡状癌和滤泡细胞腺瘤。术前FNAB检查有助于减少不必要的甲状腺结节手术,并帮助确定恰当的手术方案。

凡直径>1cm的甲状腺结节,均可考虑FNAB检查。但在下述情况下,FNAB不作为常规:①经甲状腺

核素显像证实为有自主摄取功能的“热结节”[19]；②超声提示为纯囊性的结节；③根据超声影像已高度怀疑为恶性的结节。

直径<1cm的甲状腺结节，不推荐常规行FNAB。但如存在下述情况，可考虑超声引导下FNAB[20]：①超声提示结节有恶性征象；②伴颈部淋巴结超声影像异常；③童年期有颈部放射线照射史或辐射污染接触史；④有甲状腺癌或甲状腺癌综合征的病史或家族史；⑤^{18}F-FDG PET显像阳性；⑥伴血清Ct水平异常升高。

与触诊下FNAB相比，超声引导下FNAB的取材成功率和诊断准确率更高[21,22]。为提高FNAB的准确性，可采取下列方法：在同一结节的多个部位重复穿刺取材；在超声提示可疑征象的部位取材；在囊实性结节的实性部位取材，同时进行囊液细胞学检查。此外，经验丰富的操作者和细胞病理诊断医师也是保证FNAB成功率和诊断准确性的重要环节。

根据国际相关标准[23]和国内相关报道，本指南建议在判定FNAB结果方面采用以下分类（附表1）。

附表1 FNAB结果判定

FNAB结果	结节为恶性的可能性	可能的病变类型
取材无法诊断或不满意	1%～4%	细胞成分太少或仅为炎性成分
良性	0～3%	胶质结节、桥本甲状腺炎、亚急性甲状腺炎或囊性病变等
不确定	5%～30%	细胞增生较活跃或滤泡性病变
可疑恶性	60%～75%	可疑乳头状癌、髓样癌、转移癌或淋巴瘤
恶性	97%～99%	乳头状癌、髓样癌、转移癌或淋巴瘤

推荐1-9：术前评估甲状腺结节良恶性时，FNAB是敏感度和特异度最高的方法。（推荐级别A）

推荐1-10：超声引导下FNAB可以提高取材成功率和诊断准确率。（推荐级别B）

问题10. 协助评估甲状腺结节良恶性的其他方法

前瞻性研究证实：经FNAB仍不能确定良恶性的甲状腺结节，对穿刺标本进行某些甲状腺癌的分子标记物检测，例如BRAF突变、Ras突变、RET/PTC重排等，能够提高确诊率[24]。检测术前穿刺标本的BRAF突变状况，还有助于甲状腺乳头状癌（papillary thyroid cancer，PTC）的诊断和临床预后预测，便于制定个体化的诊治方案[25,26]。

推荐1-11：经FNAB仍不能确定良恶性的甲状腺结节，可对穿刺标本进行甲状腺癌分子标记物（如BRAF突变、Ras突变、RET/PTC重排等）检测。（推荐级别C）

问题11. 甲状腺结节的随访

对甲状腺结节的最佳随访频度缺乏有力证据。对多数甲状腺良性结节，可每隔6～12个月进行随访。对暂未接受治疗的可疑恶性或恶性结节，随访间隔可缩短。每次随访必须进行病史采集和体格检查，并复查颈部超声。部分患者（初次评估中发现甲状腺功能异常者，接受手术、TSH抑制治疗或^{131}I治疗者）还需随访甲状腺功能。

如随访中发现结节明显生长，要特别注意是否伴有提示结节恶变的症状、体征（如声音嘶哑、呼吸/吞咽困难、结节固定、颈部淋巴结肿大等）和超声征象。“明显生长”指结节体积增大50%以上，或至少有2条径线增加超过20%（并且超过2mm），这时有FNAB的适应证[27]；对囊实性结节来说，根据实性部分的生长情况决定是否进行FNAB。

推荐 1-12：多数甲状腺良性结节的随访间隔为 6 ~12 个月；暂未接受治疗的可疑恶性或恶性结节，可以缩短随访间隔。(推荐级别 C)

推荐 1-13：体积增大超过 50%的甲状腺结节，是 FNAB 的适应证。(推荐级别 B)

问题 12. 良性甲状腺结节的治疗方法

多数良性甲状腺结节仅需定期随访，无需特殊治疗。少数情况下，可选择手术治疗、TSH 抑制治疗、放射性碘(radioiodine，RAI)即^{131}I 治疗，或者其他治疗手段。

问题 13. 良性甲状腺结节的手术治疗

下述情况下，可考虑手术治疗甲状腺结节[4]：①出现与结节明显相关的局部压迫症状；②合并甲状腺功能亢进，内科治疗无效者；③肿物位于胸骨后或纵隔内；④结节进行性生长，临床考虑有恶变倾向或合并甲状腺癌高危因素。因外观或思想顾虑过重影响正常生活而强烈要求手术者，可作为手术的相对适应证。

良性甲状腺结节的手术原则为：在彻底切除甲状腺结节的同时，尽量保留正常甲状腺组织。建议慎重使用全/近全甲状腺切除术式。后者的适应证为：结节弥漫性分布于双侧甲状腺，导致术中难以保留较多正常甲状腺组织。术中应注意保护甲状旁腺和喉返神经。

内镜甲状腺手术因其良好的术后外观效果，可作为良性甲状腺结节的手术手段之一。手术径路包括胸骨切迹上径路、锁骨下径路、前胸壁径路、腋窝径路和其他径路。建议选择手术径路时，应尽量减少创伤，并且避免非 I 类切口入路。

手术治疗后，应观察手术并发症(如出血、感染、喉返神经损伤、甲状旁腺损伤等)的发生情况。如果术者有丰富的甲状腺手术经验(年甲状腺手术量超过 100 例)，并发症的发生率会明显降低。由于切除了部分或全部甲状腺组织，患者术后有可能发生不同程度的甲状腺功能减退(甲减)，伴有高滴度甲状腺过氧化物酶抗体(TPOAb)和(或)甲状腺球蛋白抗体(TgAb)者更易发生甲减。接受甲状腺全切术者，术后即应开始左甲状腺素($L\text{-}T_4$)替代治疗，此后定期监测甲状腺功能，保持 TSH 水平在正常范围；保留部分甲状腺者，术后也应定期监测甲状腺功能(首次检测时间为术后 1 个月)，如监测中发现甲减，要及时给予 $L\text{-}T_4$ 替代治疗。良性甲状腺结节术后，不建议采用 TSH 抑制治疗来预防结节再发[28]。

推荐 1-14：符合手术适应证的良性甲状腺结节患者可选择手术治疗。(推荐级别 B)

推荐 1-15：手术治疗良性甲状腺结节后如发生甲减，应及时给予 $L\text{-}T_4$ 替代治疗。(推荐级别 A)

推荐 1-16：良性甲状腺结节术后，不建议用 TSH 抑制治疗来预防结节再发。(推荐级别 E)

问题 14. 良性甲状腺结节的非手术治疗

TSH 抑制治疗的原理是：应用 $L\text{-}T_4$ 将血清 TSH 水平抑制到正常低限甚至低限以下，以求通过抑制 TSH 对甲状腺细胞的促生长作用，达到缩小甲状腺结节的目的。疗效方面：在碘缺乏地区，TSH 抑制治疗可能有助于缩小结节、预防新结节出现、缩小结节性甲状腺肿的体积；在非缺碘地区，TSH 抑制治疗虽也可能缩小结节，但其长期疗效不确切，停药后可能出现结节再生长；TSH 部分抑制方案(TSH 控制于正常范围下限，即 0.4~0.6mU/L)与 TSH 完全抑制方案(TSH 控制于< 0.1mU/L)相比，减小结节体积的效能相似[29-31]。副作用方面：长期抑制 TSH 可导致亚临床甲亢(TSH 降低，FT_3 和 FT_4 正常)，引发不适症状和一些不良反应(如心率增快、心房颤动、左心室增大、心肌收缩性增加、舒张功能受损等)，造成绝经后妇女的骨密度(BMD)降低[32]。权衡利弊，不建议常规使用 TSH 抑制疗法治疗良性甲状腺结节；可在小结节性甲状腺肿的年轻患者中考虑采用；如要使用，目标为 TSH 部分抑制。

^{131}I主要用于治疗有自主摄取功能并伴有甲亢的良性甲状腺结节。对虽有自主摄取功能但不伴甲亢的结节，^{131}I可作为治疗选择之一。出现压迫症状或位于胸骨后的甲状腺结节，不推荐^{131}I治疗。处于妊娠期或哺乳期是^{131}I治疗的绝对禁忌证。疗效方面：^{131}I治疗后2~3月，有自主功能的结节可逐渐缩小，甲状腺体积平均减少40%；伴有甲亢者在结节缩小的同时，甲亢症状、体征和相关并发症可逐渐改善，甲状腺功能指标可逐渐恢复正常[33]。如^{131}I治疗4~6个月后甲亢仍未缓解、结节无缩小，应结合患者的临床表现、相关实验室检查和甲状腺核素显像复查结果，考虑再次予^{131}I治疗或采取其他治疗方法[34]。^{131}I治疗后，约10%的患者于5年内发生甲减，随时间延长甲减发生率逐渐增加。因此，建议治疗后每年至少检测一次甲状腺功能，如监测中发现甲减，要及时给予L-T_4替代治疗。

其他治疗良性甲状腺结节的非手术方法包括[3]：超声引导下经皮无水酒精注射（percutaneous ethanol injection，PEI）、经皮激光消融术（percutaneous laser ablation，PLA）和射频消融（radiofrequency ablation，RFA）等。其中，PEI对甲状腺良性囊肿和含有大量液体的甲状腺结节有效，不适用于单发实质性结节或多结节性甲状腺肿。采用这些方法治疗前，必须先排除恶性结节的可能性。

推荐1-17：不建议常规使用非手术方法治疗良性甲状腺结节，包括TSH抑制治疗、^{131}I治疗、PEI、PLA和RFA。（推荐级别E）

推荐1-18：^{131}I主要用于治疗具有自主摄取功能并伴有甲亢的良性甲状腺结节。妊娠和哺乳期禁忌^{131}I治疗。（推荐级别A）

推荐1-19：如^{131}I治疗4~6个月后甲亢仍未缓解、结节无缩小，应结合患者的临床表现、相关实验室检查结果和甲状腺核素显像复查情况，考虑再次给予^{131}I治疗或采取其他治疗方法。（推荐级别B）

推荐1-20：^{131}I治疗良性甲状腺结节后如发生甲减，应及时给予L-T_4替代治疗。（推荐级别A）

问题15. 儿童甲状腺结节的处理

儿童甲状腺结节的患病率低于成人。美国儿童（触诊诊断）甲状腺结节的患病率约为2%，年发病率约7‰[35]。国内报道儿童（超声诊断）甲状腺结节的患病率为7.04%，多发结节占66.7%，男女比为1∶1.4[36]。

儿童的甲状腺恶性结节多为DTC，另有约5%为MTC。10岁以上的患儿中，女性甲状腺癌的发病率高于男性[37]。

对儿童甲状腺结节的评估，包括病史采集、体格检查、实验室指标检测、影像学检查和FNAB，均与成年患者基本相同。FNAB诊断儿童甲状腺癌的敏感性为86%~100%，特异性为65%~90%。对儿童甲状腺结节的治疗，也与成年患者基本相同。手术是儿童甲状腺恶性/可疑恶性结节的主要治疗手段。[2,3]

对儿童甲状腺结节的诊治处理，在下述几个方面与成年患者有所不同：

（1）慎行颈部CT检查，因为大剂量的放射线暴露可能增加儿童甲状腺结节的恶变几率。

（2）儿童甲状腺结节中，恶性结节的比例高于成人，可高达20%左右[38]，经甲状腺核素显像证实的“热结节”也存在恶性风险。因此，对儿童的“热结节”要进一步评估。

（3）儿童的恶性结节通常为多病灶，且伴有淋巴结转移、甚至远处转移的几率更高[39,40]。因此，较大比例的DTC患儿治疗上宜选择全或近全甲状腺切除术、术后进行^{131}I治疗。

（4）甲状腺结节患儿如有MTC或MEN2型的家族史，建议进行RET基因突变检测[41]。突变阳性者，MTC发病率显著增高。此类患者应行预防性全甲状腺切除，切除的年龄视MTC发病风险的高低（根据RET基因突变位点评估）而定。

(5)儿童恶性甲状腺结节即便伴有转移,仍有较好的预后[39,40]。DTC的长期生存率超过90%;MTC的5年和15年生存率均超过85%,但30年生存率较低(约15%)。儿童甲状腺癌的复发率约为10%~35%。

推荐1-21:对儿童甲状腺结节患者的评估和治疗,与成年患者基本一致。(推荐级别A)

推荐1-22:儿童甲状腺结节中的"热结节"也要进一步评估。(推荐级别B)

推荐1-23:甲状腺结节患儿如有MTC或MEN2型的家族史,建议进行RET基因突变检测。(推荐级别A)

问题16. 妊娠妇女甲状腺结节的处理

参见《妊娠与产后甲状腺疾病诊治指南》。

问题17. 甲状腺结节的临床评估和处理流程

见附图1。

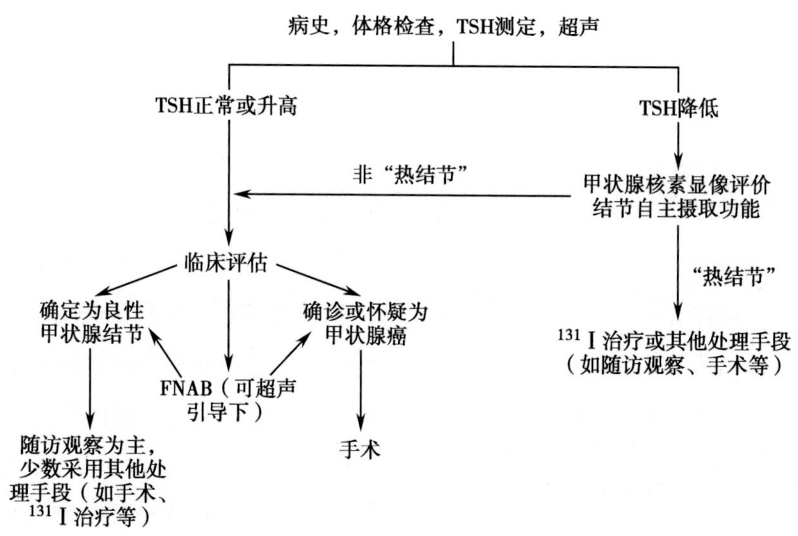

附图1 成人甲状腺结节的临床评估和处理流程

二、分化型甲状腺癌(DTC)

问题18. DTC概述

超过90%的甲状腺癌为DTC。DTC起源于甲状腺滤泡上皮细胞,主要包括PTC和甲状腺滤泡状癌(follicular thyroid carcinoma,FTC),少数为Hŭrthle细胞或嗜酸性细胞肿瘤。大部分DTC进展缓慢,近似良性病程,10年生存率很高,但某些组织学亚型(PTC的高细胞型、柱状细胞型、弥漫硬化型、实体亚型和FTC的广泛浸润型等)的DTC容易发生甲状腺外侵犯、血管侵袭和远处转移,复发率高、预后相对较差。

低分化型甲状腺癌(poorly differentiated thyroid cancer)也属于DTC范畴。此类肿瘤相对少见,有岛状、梁状或实性结构[42],但不具备典型PTC的细胞核特点,且至少有下列三个形态学特征之一:核扭曲、核分裂象≥3/10高倍镜视野、坏死。该类型肿瘤的临床生物学特点为高侵袭性、易转移、预后差,是目前DTC治疗的难点之一。

DTC的治疗方法主要包括:手术治疗、术后^{131}I治疗和TSH抑制治疗。其中,手术治疗最为重要,直接影响本病的后续治疗和随访,并与预后密切相关[43,44]。DTC治疗的总体发展趋势是个体化的综合治疗。

问题19. 如何确定DTC手术的甲状腺切除术式

确定DTC手术的甲状腺切除范围时,需要考虑以下因素:肿瘤大小;有无侵犯周围组织;有无淋巴结

和远处转移；单灶或多灶；童年期有无放射线接触史；有无甲状腺癌或甲状腺癌综合征家族史；性别、病理亚型等其他危险因素。应根据临床 TNM(cTNM)分期、肿瘤死亡/复发的危险度、各种术式的利弊和患者意愿，细化外科处理原则，不可一概而论。

DTC 的甲状腺切除术式主要包括全/近全甲状腺切除术和甲状腺腺叶+峡部切除术。全甲状腺切除术即切除所有甲状腺组织，无肉眼可见的甲状腺组织残存；近全甲状腺切除术即切除几乎所有肉眼可见的甲状腺组织(保留<1g 的非肿瘤性甲状腺组织，如喉返神经入喉处或甲状旁腺处的非肿瘤性甲状腺组织)。

全/近全甲状腺切除术可为 DTC 患者带来下述益处：①一次性治疗多灶性病变；②利于术后监控肿瘤的复发和转移；③利于术后 ^{131}I 治疗；④减少肿瘤复发和再次手术的几率(特别是对中、高危 DTC 患者)，从而避免再次手术导致的严重并发症发生率增加；⑤准确评估患者的术后分期和危险度分层。另一方面，全/近全甲状腺切除术后，将不可避免地发生永久性甲减；并且，这种术式对外科医生专业技能的要求较高，术后甲状旁腺功能受损和(或)喉返神经损伤的概率增大[45]。

建议 DTC 的全/近全甲状腺切除术适应证包括：①童年期有头颈部放射线照射史或放射性尘埃接触史；②原发灶最大直径>4cm；③多癌灶，尤其是双侧癌灶；④不良的病理亚型，如：PTC 的高细胞型、柱状细胞型、弥漫硬化型、实体亚型，FTC 的广泛浸润型，低分化型甲状腺癌；⑤已有远处转移，需行术后 ^{131}I 治疗；⑥伴有双侧颈部淋巴结转移；⑦伴有腺外侵犯(如气管、食管、颈动脉或纵隔侵犯等)。全/近全甲状腺切除术的相对适应证是：肿瘤最大直径介于 1~4cm 之间，伴有甲状腺癌高危因素或合并对侧甲状腺结节。

与全/近全甲状腺切除术相比，甲状腺腺叶+峡部切除术更有利于保护甲状旁腺功能、减少对侧喉返神经损伤，也利于保留部分甲状腺功能；但这种术式可能遗漏对侧甲状腺内的微小病灶[46]，不利于术后通过血清 Tg 和 ^{131}I 全身显像监控病情，如果术后经评估还需要 ^{131}I 治疗，则要进行再次手术切除残留的甲状腺。因此，建议甲状腺腺叶+峡部切除术的适应证为：局限于一侧腺叶内的单发 DTC，并且肿瘤原发灶≤1cm、复发危险度低、无童年期头颈部放射线接触史、无颈部淋巴结转移和远处转移、对侧腺叶内无结节。甲状腺腺叶+峡部切除术的相对适应证为：局限于一侧腺叶内的单发 DTC，并且肿瘤原发灶≤4cm、复发危险度低、对侧腺叶内无结节；微小浸润型 FTC。

推荐 2-1：DTC 手术中，选择性应用全/近全甲状腺切除术或甲状腺腺叶+峡部切除术。(推荐级别 C)

问题 20. DTC 手术中如何处理颈部中央区（Ⅵ区）淋巴结

颈部淋巴结转移是 DTC 患者(尤其是≥45 岁者)复发率增高和生存率降低的危险因素[47,48]。20%~90%的 DTC 患者在确诊时即存在颈部淋巴结转移，多发生于颈部中央区(Ⅵ区，附图 2)。28%~33%的颈部淋巴结转移在术前影像学和术中检查时未被发现，而是在预防性中央区淋巴结清扫后得到诊断，并因此改变了 DTC 的分期和术后处理方案[49]。因此，建议 DTC 术中在有效保留甲状旁腺和喉返神经情况下，行病灶同侧中央区淋巴结清扫术。

中央区淋巴结清扫术的范围上界至甲状软骨，下界达胸腺，外侧界为颈动脉鞘内侧缘，包括气管前、气管旁、喉前(Delphian)淋巴结等[50]。

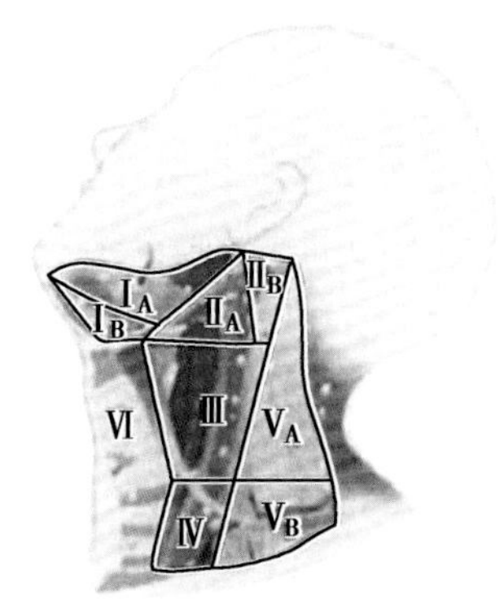

附图 2　国际颈部六区分区法

推荐 2-2：DTC 术中在有效保留甲状旁腺和喉返神经情况下，行病灶同侧中央区淋巴结清扫术。(推荐级别 A)

问题 21. DTC 手术中如何处理颈部非中央区淋巴结

DTC 患者的颈部淋巴结转移也可累及侧颈部淋巴结（Ⅱ～Ⅴ区）和Ⅶ区（前纵隔），罕见情况下还可出现于Ⅰ区[51]。手术切除这些转移的淋巴结可降低肿瘤的复发率和死亡率；按分区切除优于仅切除受累淋巴结[52,53]。

建议对临床颈部非中央区淋巴结转移（cN1b）的 DTC 患者，行侧颈区淋巴结清扫术。建议根据Ⅵ区转移淋巴结的数量和比例、DTC 原发灶的位置、大小、病理分型和术中对非Ⅵ区淋巴结的探查情况等，进行综合评估，对部分临床颈部中央区淋巴结转移（cN1a）患者行择区性颈部淋巴结清扫术[2]。

侧颈区淋巴结清扫术的范围上至二腹肌，下至锁骨上，内侧界为颈动脉鞘内侧缘，外界至斜方肌前缘，包括Ⅱ～Ⅴ区的淋巴结和软组织[54]。

推荐 2-3：对 cN1b 的 DTC 患者，行侧颈区淋巴结清扫术。（推荐级别 B）

推荐 2-4：对部分 cN1a 的 DTC 患者，行择区性颈淋巴结清扫术。（推荐级别 C）

问题 22. DTC 手术的并发症

DTC 手术的并发症包括[55]：出血、切口感染、呼吸道梗阻、甲状旁腺损伤（一过性或永久性低钙血症）、喉返神经损伤、喉上神经损伤和麻醉相关的并发症等。

国外数据显示全甲状腺切除术后，喉返神经损伤率为 4.3%，双侧喉返神经损伤率为 0.6%（其中半数患者行气管切开），有症状的低钙血症发生率为 14.0%（永久性低钙血症为 2.2%），术后出血发生率为 8.0%，切口感染率为 0.4%。手术并发症的发生率与术者经验有关。

为尽量避免发生手术并发症，建议：术前做好充分的手术风险评估（如呼吸功能如何、是否存在呼吸道感染、声带是否正常、气管是否受压、是否伴发其它基础疾病等）。术中做到切口良好暴露、注意甲状旁腺和喉返神经保护，对气管受压软化者应将软化气管被膜悬吊于胸锁乳突肌或颈前肌群上，严重者应及时行气管切开；如不小心将甲状旁腺切除，确认后将切除甲状旁腺组织切成薄片或颗粒，种植于术区范围内的胸锁乳突肌或带状肌内。

问题 23：DTC 的术后分期和复发危险度分层

DTC 的术后分期和复发危险度分层有助于：①预测患者的预后；②指导个体化的术后治疗方案，包括^{131}I 碘治疗和 TSH 抑制治疗等，以减少复发率和死亡率；③指导个体化的随访方案；④交流患者医疗信息。

目前最常使用的肿瘤术后分期系统是美国癌症联合委员会（AJCC）的 TNM 分期，这是基于病理学参数（pTNM）和年龄的分期系统，适用于包括 DTC 在内的所有类型肿瘤（见附表 2 和附表 3）。

附表 2　AJCC 第七版（2010）甲状腺癌 TNM 分类[56]

T	原发灶 注：所有的分类可再分为 s（单个病灶），m（多发病灶，以最大的病灶确定分期）
TX	不能评价原发肿瘤
T0	无原发肿瘤的证据
T1	局限于甲状腺内的肿瘤，最大直径≤2cm
T1a	肿瘤局限于甲状腺内，最大直径≤1cm
T1b	肿瘤局限于甲状腺内，最大直径>1cm，≤2cm

续表

T2	肿瘤局限于甲状腺内,最大直径>2cm,≤4cm
T3	肿瘤局限于甲状腺内,最大直径>4cm;或有任何大小的肿瘤伴有最小程度的腺外浸润(如侵犯胸骨甲状肌或甲状腺周围软组织)
T4a	较晚期的疾病。任何大小的肿瘤浸润超出甲状腺包膜至皮下软组织、喉、气管、食道或喉返神经
T4b	很晚期的疾病。肿瘤侵犯椎前筋膜、或包绕颈动脉或纵隔血管
N	区域淋巴结转移 区域淋巴结包括颈正中部淋巴结、颈侧淋巴结、上纵隔淋巴结
NX	不能评价区域淋巴结
N0	无区域淋巴结转移
N1	区域淋巴结转移
N1a	转移至Ⅵ区淋巴结(包括气管前、气管旁、喉前(Delphian)淋巴结)
N1b	转移至单侧、双侧或对侧颈部(Ⅰ、Ⅱ、Ⅲ、Ⅳ、Ⅴ区)、咽后或上纵隔淋巴结
M	远处转移
M0	无远处转移
M1	有远处转移

附表3 AJCC第七版(2010)DTC的TNM分期[56]

	T	N	M
年龄小于45岁			
Ⅰ期	任何T	任何N	M0
Ⅱ期	任何T	任何N	M1
年龄大于或等于45岁			
Ⅰ期	T1	N0	M0
Ⅱ期	T2	N0	M0
Ⅲ期	T3	N0	M0
	T1	N1a	M0
	T2	N1a	M0
	T3	N1a	M0
Ⅳa期	T4a	N0	M0
	T4a	N1a	M0
	T1	N1b	M0
	T2	N1b	M0
	T3	N1b	M0
	T4a	N1b	M0
Ⅳb期	T4b	任何N	M0
Ⅳc期	任何T	任何N	M1

但是,AJCC TNM分期系统预测的仅是死亡危险度而非复发危险度。对于DTC这种长期生存率很高的恶性肿瘤,更应对患者进行复发危险度分层。目前尚无公认的"最佳"分层系统。本指南建议采用下述的3级分层(附表4):

附表 4 分化型甲状腺癌（DTC）的复发危险度分层

复发危险度组别	符合条件
低危组	符合以下全部条件者 -无局部或远处转移 -所有肉眼可见的肿瘤均被彻底清除 -肿瘤没有侵犯周围组织 -肿瘤不是侵袭型的组织学亚型，并且没有血管侵犯 -如果该患者清甲后行全身碘显像，甲状腺床以外没有发现碘摄取
中危组	符合以下任一条件者 -初次手术后病理检查可在镜下发现肿瘤有甲状腺周围软组织侵犯 -有颈淋巴结转移或清甲后行全身^{131}I 显像发现有异常放射性摄取 -肿瘤为侵袭型的组织学类型，或有血管侵犯
高危组	符合以下任一条件者 -肉眼下可见肿瘤侵犯周围组织或器官 -肿瘤未能完整切除，术中有残留 -伴有远处转移 -全甲状腺切除后，血清 Tg 水平仍较高 -有甲状腺癌家族史

但是应当注意到，上述 DTC 的分期和危险度分层方案的制定，还没有充分结合病理学所详细描述的预后因素（如癌细胞频发性核有丝分裂、肿瘤坏死区域等），也没有考虑原发病灶的分子特征及其去分化状态。因此，还应该进一步完善形成更加合理的分期和复发危险度分层系统，并对患者进行动态评估[57]。

推荐 2-5：对所有 DTC 患者均应进行术后 AJCC TNM 分期和复发危险度低、中、高危分层，以助于预测患者预后、指导个体化的术后治疗和随访方案、交流患者医疗信息。（推荐级别 A）

问题 24. 按照良性甲状腺疾病手术、但术后病理诊断为 DTC 者，是否进行再次手术?

根据已有的临床资料评估 DTC 的 TNM 分期和复发危险度分层，确定手术应切除的甲状腺和颈部淋巴结范围。然后结合再次手术的风险、随访的便利性、患者的意愿和依从性等因素，在与患者充分沟通的基础上，决定后续处理方案：①需要进行再次手术者，建议在患者自身条件允许的情况下及早或待术区水肿消退后（3 个月后）施行。鉴于再次手术的严重手术并发症风险较首次手术增高，因此再次手术时应特别注意保护甲状旁腺和喉返神经。②复发危险度低的患者，若首次手术已行患侧腺叶切除，可予以随访。③复发危险度低的患者，首次手术方式为患侧腺叶部分切除（仅保留少量非肿瘤腺体组织），如随访方便、患者依从性好，也可暂不手术，在 TSH 抑制治疗下密切随访，一旦发现异常，再次外科处理。

推荐 2-6：按照良性甲状腺疾病手术、但术后病理诊断为 DTC 者，应根据肿瘤的 TNM 分期和复发危险度分层、再次手术的风险、随访的便利性、患者的意愿和依从性等因素，进行综合分析，确定是否再次手术。（推荐级别 C）

问题 25. DTC 术后^{131}I 治疗的含义

^{131}I 是 DTC 术后治疗的重要手段之一。^{131}I 治疗包含两个层次：一是采用^{131}I 清除 DTC 术后残留的甲状腺组织（^{131}I ablation for thyroid remnant），简称^{131}I 清甲；二是采用^{131}I 清除手术不能切除的 DTC 转移灶，简称^{131}I 清灶。

问题 26. ^{131}I 清甲治疗的适应证

DTC 术后^{131}I 清甲的意义包括[2,58]：①利于通过血清 Tg 和^{131}I 全身显像（whole body scan，WBS）监测疾

病进展。②是^{131}I 清灶治疗的基础。③清甲后的 WBS、单光子发射计算机断层成像(SPECT)/CT 融合显像[59]等有助于对 DTC 进行再分期。④可能治疗潜在的 DTC 病灶。

目前对术后^{131}I 清甲治疗的适应证尚存争议，主要问题集中于低危患者是否从中获益。结合 ATA 的推荐[2]、国内的实际情况和临床经验，建议对 DTC 术后患者进行实时评估，根据 TNM 分期，选择性实施^{131}I 清甲治疗(附表 5)。总体来说，除所有癌灶均<1cm 且无腺外浸润、无淋巴结和远处转移的 DTC 外，均可考虑^{131}I 清甲治疗。妊娠期、哺乳期、计划短期(6 个月)内妊娠者和无法依从辐射防护指导者，禁忌进行^{131}I 清甲治疗。

附表 5 根据 TNM 分期对 DTC 患者是否^{131}I 清甲治疗的推荐

TNM 分期	对^{131}I 清甲治疗的推荐强度	临床解读
T1 ≤ 1cm，癌灶局限于甲状腺内	E	不建议^{131}I 清甲治疗
1~2cm，癌灶局限于甲状腺内	I	不建议也不反对^{131}I 清甲治疗
T2 >2~4cm，癌灶局限于甲状腺内	C	可行^{131}I 清甲治疗
T3 >4cm		
<45 岁	B	应行^{131}I 清甲治疗
≥45 岁	B	应行^{131}I 清甲治疗
癌灶有显微镜下的甲状腺外浸润(不考虑癌灶大小和年龄)	I	不建议也不反对^{131}I 清甲治疗
T4 癌灶有肉眼可见的甲状腺外浸润(不考虑癌灶大小和年龄)	B	应行^{131}I 清甲治疗
Nx，N0 无淋巴结转移	I	不建议也不反对^{131}I 清甲治疗
N1 有淋巴结转移		
<45 岁	C	可行^{131}I 清甲治疗
≥45 岁	C	可行^{131}I 清甲治疗
M1 有远处转移	A	应行^{131}I 清甲治疗

推荐 2-7：DTC 手术后，选择性应用^{131}I 清甲治疗。(推荐级别 A)

推荐 2-8：妊娠期、哺乳期、计划短期（6 个月）内妊娠者和无法依从辐射防护指导者，禁忌进行^{131}I 清甲治疗。(推荐级别 F)

问题 27. ^{131}I 清甲治疗前准备

如患者有清甲治疗的适应证，但在治疗前的评估中发现残留甲状腺组织过多，应建议患者先接受再次手术，尽量切除残余甲状腺组织，否则清甲的效果较难保证[60]。清甲治疗虽有可能清除残余甲状腺腺叶，但不推荐以此替代手术[61]。如在清甲治疗前的评估中发现可采用手术方法切除的 DTC 转移灶，也应先行再次手术。仅在患者有再次手术的禁忌证或拒绝再次手术时，可考虑直接进行清甲治疗[62]。一般状态差、伴随有其他严重疾病或其他高危恶性肿瘤者，优先纠正一般状态、治疗伴随疾病，之后再考虑清甲治疗。

正常甲状腺滤泡上皮细胞和 DTC 细胞的胞膜上表达钠碘协同转运体(sodium iodide symporter，NIS)，在 TSH 刺激下可充分摄取^{131}I。因此，清甲治疗前需要升高血清 TSH 水平。血清 TSH >30mU/L 后可显著增加 DTC 肿瘤组织对^{131}I 的摄取[63]。升高 TSH 水平可通过两种方式实现——①升高内源性 TSH 水平：全/近全甲状腺切除术后 4~6 周内暂不服用 L-T_4，或(已开始 TSH 抑制治疗者)停用 L-T_4 至少 2~3 周，使血清 TSH 水平升至 30mU/L 以上[64]。②使用重组人 TSH(rhTSH):在清甲治疗前,每日肌肉注射 rhTSH 0.9 mg,连续两日,同时无需停用 L-T_4。rhTSH 尤其适用于老年 DTC 患者、不能耐受甲减者和停用 L-T_4 后 TSH 升高无法达标者。目前,欧、美、亚多国及中国的香港和台湾地区等均已批准 rhTSH 用于辅助清甲治疗,但此药尚未在大陆地区注册上市[65]。

清甲治疗前可进行诊断性全身核素显像(Dx-WBS),其作用包括:①协助了解是否存在摄碘性转移灶;②协助计算^{131}I 治疗剂量;③预估体内碘负荷对清甲治疗的影响。然而,也有观点认为无需在清甲治疗前进行 Dx-WBS,因为 Dx-WBS 所用的低剂量^{131}I 几乎全部被残留甲状腺组织摄取[66],不能有效显示摄碘性转移灶,并且可能造成"顿抑"现象[67]。"顿抑"是指诊断用途的低剂量^{131}I 使正常甲状腺组织和摄碘性转移灶减低了对随后用于治疗的高剂量^{131}I 的摄取。减少"顿抑"现象的方法包括:使用低剂量^{131}I(<5mCi),且在诊断用药后 72 小时内实施清甲治疗;以^{123}I 替代^{131}I 作为 DxWBS 的诊断用药,但^{123}I 来源困难且价格昂贵[68-70]。

^{131}I 的疗效有赖于进入残留甲状腺组织和 DTC 病灶内的^{131}I 剂量。人体内的稳定碘离子与^{131}I 竞争进入甲状腺组织和 DTC 病灶,所以^{131}I 清甲治疗前要求患者低碘饮食(<50μg/d)至少 1~2 周[71]。治疗等待期内须避免应用含碘造影剂和药物(如胺碘酮等)。如清甲治疗前曾使用含碘造影剂或摄入含大剂量碘的食物或药物,治疗宜暂缓。有条件可监测尿碘含量[2]。

实施清甲治疗前,育龄妇女需进行妊娠测试。此外,还应向患者介绍治疗目的、实施过程、治疗后可能出现的副作用等,并进行辐射安全防护指导[72]。

推荐 2-9:^{131}I 清甲治疗前评估发现有再次手术指征者,应先行手术治疗;仅在患者有再次手术的禁忌证或拒绝再次手术时,可考虑直接进行清甲治疗。(推荐级别 A)

推荐 2-10:清甲治疗前,停用 L-T_4 至少 2~3 周或使用重组人 TSH(rhTSH),使血清 TSH 升高至>30mU/L。(推荐级别 A)

推荐 2-11:不建议也不反对进行清甲治疗前的 Dx-WBS。(推荐级别 I)

推荐 2-12:^{131}I 清甲治疗前低碘饮食(<50μg/d)至少 1~2 周,避免应用含碘造影剂和药物(如胺碘酮等)。(推荐级别 B)

推荐 2-13:^{131}I 清甲治疗前对患者进行辐射安全防护指导。(推荐级别 B)

问题 28. ^{131}I 清甲治疗的^{131}I 剂量

目前首次清甲治疗多采用固定剂量,即 3.7GBq(100mCi)的^{131}I。在部分患者中(尤其是低、中危患者),较低剂量(如 30~75mCi)也能有效完成清甲治疗,但单次治疗成功率可能偏低[73-75]。残留甲状腺组织多、合并肾功能异常者,首次清甲治疗剂量要酌减。儿童 DTC 患者需根据体重或体表面积来调整清甲治疗剂量[76]。

下述情况可直接应用 3.7~7.4GBq(100~200mCi)^{131}I:残留较多手术不能切除的 DTC 病灶;伴发颈部淋巴结或远处转移,但无法手术或患者拒绝手术;不明原因的血清 Tg 水平明显升高。此时,清甲治疗同时兼顾清灶目的。

推荐 2-14:非高危 DTC 患者清甲治疗的^{131}I 剂量为 1.11~3.7GBq(30~100mCi)。(推荐级别 B)

推荐 2-15:中、高危 DTC 患者兼顾清灶目的时,清甲治疗的^{131}I 剂量为 3.7~7.4GBq(100~200mCi)^{131}I。(推荐级别 C)

问题 29. ^{131}I 清甲治疗的短期副作用

治疗剂量的^{131}I 对 DTC 病灶、残留甲状腺组织、邻近组织和其他可摄碘的正常组织器官形成直接辐射损伤，导致不同程度的放射性炎症反应。清甲治疗后短期（1～15 天）内常见的副作用包括：乏力、颈部肿胀和咽部不适、口干甚至唾液腺肿痛、味觉改变、鼻泪管阻塞、上腹部不适甚至恶心、泌尿道损伤等。上述症状多出现于清甲治疗 1～5 天内，常自行缓解，无需特殊处置。有研究显示在^{131}I 治疗期采用服用酸性糖果、嚼无糖口香糖、按摩唾液腺或补液等措施，可减轻唾液腺的辐射损伤[77,78]。但近期一项前瞻性、随机、双盲、对照研究报道：使用^{131}I 后不同时间含服维生素 C 未明显改变唾液腺的辐射吸收剂量[79]。大量饮水、多排尿和服用缓泻剂等措施可有助于减轻腹腔和盆腔的辐射损伤，但需注意引发电解质紊乱的可能性。合并其他慢性疾病和（或）高龄 DTC 患者，持续甲减加上清甲后^{131}I 的损伤，基础疾病病情可能在短期内加重，需密切观察、及时处理。另外，清甲治疗后短期内患者可能出现一些心理方面的改变，如无聊感、焦虑、失眠、恐惧等，这并非^{131}I 的直接损伤，而是源于治疗实施过程的一些因素（如辐射防护隔离、甲减逐渐加重和其他疾病影响等）。

推荐 2-16：^{131}I 清甲治疗后出现的短期副作用多可自行缓解，无需特殊处置。（推荐级别 B）

问题 30. ^{131}I 清甲治疗后 WBS（Rx-WBS）的意义

一般在^{131}I 清甲治疗后 2～10 天之间进行 Rx-WBS。因为清甲所用的^{131}I 剂量远高于 Dx-WBS 中应用的^{131}I 剂量，所以在 Dx-WBS 时未见 DTC 转移病灶的患者中，10%～26%可通过 Rx-WBS 发现 DTC 转移病灶，10%会因为发现新病灶而改变清甲治疗前的肿瘤分期，9%～15%会根据 Rx-WBS 结果调整后续的治疗方案[80,81]。因此，Rx-WBS 是对 DTC 进行再分期和确定后续^{131}I 治疗适应证的基础。采用^{131}I SPECT 并组合 CT 检查可能进一步提高 Rx-WBS 诊断的准确性[59]。

推荐 2-17：^{131}I 清甲治疗后 2～10 天之间应进行 Rx-WBS 检查。（推荐级别 B）

问题 31. ^{131}I 清甲治疗后的甲状腺激素治疗

通常清甲治疗后 24～72 小时开始（或继续）口服甲状腺激素，常规用药为 L-T_4。清甲前残留较多甲状腺组织者，因清甲所用的^{131}I 破坏甲状腺组织使甲状腺激素不同程度释放入血，故 L-T_4 治疗的起始时间可适当推迟，补充 L-T_4 的剂量也宜逐步增加。

推荐 2-18：DTC 患者^{131}I 清甲治疗后 24～72 小时内开始（或继续）L-T_4 治疗。（推荐级别 B）

问题 32. 再次^{131}I 清甲治疗的指证

部分病人单次清甲治疗不能将残留甲状腺完全清除[58]。多见于清甲治疗前残留甲状腺组织较多，或残留甲状腺组织和 DTC 病灶摄取^{131}I 不充分（多因体内存在较大量的稳定碘），或清甲所用^{131}I 剂量不足，或对^{131}I 辐射敏感性低等。清甲治疗 4～6 个月以后，可进行清甲是否完全的评估。如 TSH 刺激后的 Dx-WBS 图像中无甲状腺组织显影，甲状腺吸^{131}I 率$<1\%$，提示^{131}I 清甲完全。血清 Tg 检测和甲状腺超声检查也可协助判别清甲是否完全。

首次清甲后仍有残留甲状腺组织者，为达到完全清甲的治疗目标，可进行再次清甲治疗。再次清甲的^{131}I 剂量确定原则与首次治疗相同。但也有研究者认为：若此类患者首次清甲后 Rx-WBS 未见甲状腺外异常^{131}I 摄取，动态监测血清 Tg 持续<1ng/mL，并且颈部超声无明显异常，则无需进行再次清甲。

问题 33. ^{131}I 清灶治疗的适应证

^{131}I 清灶治疗适用于无法手术切除、但具备摄碘功能的 DTC 转移灶（包括局部淋巴结转移和远处转

移)[2,15,62]。治疗目的为清除病灶或部分缓解病情。清灶治疗的疗效与转移灶摄取^{131}I 的程度和^{131}I 在病灶中的滞留时间直接相关,还受到患者年龄、转移灶的大小和部位,以及病灶对^{131}I 的辐射敏感性等因素的影响。年轻患者获得治愈的可能性较大,软组织和肺部的微小转移灶易被清除;已形成实质性肿块的转移灶或合并骨质破坏的骨转移,即使病灶明显摄取^{131}I,清灶治疗的效果也往往欠佳[82]。高龄、伴随其他严重疾病或无法耐受治疗前甲减者,不宜采用^{131}I 清灶治疗。位于关键部位的转移灶(如颅内或脊髓旁、气道内、性腺旁转移等),如果无法手术,即使病灶显著摄取^{131}I,也不适合^{131}I 清灶治疗,而应采用其他方法处理。

推荐 2-19：对无法手术切除的摄碘性 DTC 转移灶，可选择性应用^{131}I 清灶治疗。(推荐级别 B)

问题 34. ^{131}I 清灶治疗的实施和随访

首次^{131}I 清灶治疗应在^{131}I 清甲至少 3 个月后进行。对单次清灶治疗的^{131}I 剂量尚有争议。经验剂量为 3.7~7.4GBq(100~200mCi)。治疗剂量还有另外两种确定方法:根据血液和全身的辐射耐受上限计算剂量,根据肿瘤病灶所需的辐射量计算剂量[83]。无前瞻性研究说明上述三种方法中,哪一种为最佳。围清灶治疗期的处理基本与清甲治疗相同。^{131}I 清灶治疗后 2~10 天进行 Rx-WBS,预估治疗效果和后续清灶治疗的必要性。

清灶治疗 6 个月后,可进行疗效评估。如治疗有效(血清 Tg 持续下降,影像学检查显示转移灶缩小、减少),可重复清灶治疗,两次清灶治疗间宜相隔 4-8 个月。若清灶治疗后血清 Tg 仍持续升高,或影像学检查显示转移灶增大、增多,或^{18}F-FDG PET 发现新增的高代谢病灶,则提示治疗无明显效果,应考虑终止^{131}I 治疗。

推荐 2-20：首次^{131}I 清灶治疗应在^{131}I 清甲后至少 3 个月后进行。重复清灶治疗宜间隔 4-8 个月。(推荐级别 C)

推荐 2-21：单次^{131}I 清灶治疗的经验剂量为 3.7 ~7.4GBq (100 ~200mCi)。(推荐级别 C)

问题 35. 重复^{131}I 治疗的最大剂量和安全性

^{131}I 治疗属于相对安全的治疗方法[84]。迄今为止,尚无法通过前瞻性临床研究确定^{131}I 治疗剂量的上限(包括单次剂量和累积剂量)。但回顾性统计分析提示,随^{131}I 治疗次数增多和^{131}I 累积剂量加大,辐射副作用的风险也会增高。较常见的副作用包括慢性唾液腺损伤、龋齿、鼻泪管阻塞或胃肠道反应等[85,86]。^{131}I 治疗罕见引起骨髓抑制、肾功能异常,可通过治疗前后监测血常规和肾功能及时发现。^{131}I 治疗与继发性肿瘤的关系无一致结论[87-90]。没有足够证据表明^{131}I 治疗影响生殖系统[91],但建议女性在^{131}I 治疗后 6~12 个月内避免妊娠。

推荐 2-22：尚无^{131}I 治疗剂量(包括单次剂量和累积剂量)的明确上限，但随^{131}I 治疗次数增多和^{131}I 累积剂量加大，辐射副作用的风险增高。(推荐级别 C)

推荐 2-23：女性 DTC 患者在^{131}I 治疗后 6 ~12 个月内避免妊娠。(推荐级别 C)

问题 36. 手术后行^{131}I 治疗的 DTC 患者，如何评估肿瘤是否临床治愈

手术后行^{131}I 治疗的 DTC 患者,如满足下列标准,可被认定为"肿瘤临床治愈":

①没有肿瘤存在的临床证据。

②没有肿瘤存在的影像学证据。

③清甲治疗后的 Rx-WBS 没有发现甲状腺床和床外组织摄取^{131}I。

④TSH 抑制状态下和 TSH 刺激后,在无 TgAb 干扰时,测不到血清 Tg(一般为 Tg<1ng/mL)。

问题 37. DTC 术后 TSH 抑制治疗的作用和副作用

DTC 术后 TSH 抑制治疗是指手术后应用甲状腺激素将 TSH 抑制在正常低限或低限以下、甚至检测不到的程度，一方面补充 DTC 患者所缺乏的甲状腺激素，另一方面抑制 DTC 细胞生长[92]。TSH 抑制治疗用药首选 L-T_4 口服制剂。干甲状腺片中甲状腺激素的剂量和 T_3/T_4 的比例不稳定，可能带来 TSH 波动，因此不建议在长期抑制治疗中作为首选。

TSH 抑制水平与 DTC 的复发、转移和癌症相关死亡的关系密切，特别对高危 DTC 者，这种关联性更加明确。TSH>2 mU/L 时癌症相关死亡和复发增加[93]。高危 DTC 患者术后 TSH 抑制至<0. 1 mU/L 时，肿瘤复发、转移显著降低。低危 DTC 患者术后 TSH 抑制于 0. 1～0. 5mU/L 即可使总体预后显著改善，而将 TSH 进一步抑制到<0. 1mU/L 时，并无额外收益[94]。某些低分化 DTC 的生长、增殖并非依赖于 TSH 的作用，对此类患者，即便将 TSH 抑制到很低的水平，仍难以减缓病情进展[95]。

长期使用超生理剂量甲状腺激素，会造成亚临床甲亢。特别是 TSH 需长期维持在很低水平（<0. 1mU/L）时，可能影响 DTC 患者的 QOL，加重心脏负荷和心肌缺血（老年者尤甚），引发或加重心律紊乱（特别是心房颤动），引起静息心动过速、心肌重量增加、平均动脉压增大、舒张和（或）收缩功能失调等，甚至导致患者心血管病相关事件住院和死亡风险增高。减少甲状腺素剂量后则上述诸多受损情况可逆转。TSH 长期抑制带来的另一副作用是增加绝经后妇女骨质疏松症（OP）的发生率，并可能导致其骨折风险增加。[32,96]

推荐 2-24：DTC 患者术后应及时给予 TSH 抑制治疗。（推荐级别 B）

推荐 2-25：DTC 术后 TSH 抑制治疗首选 L-T_4 口服制剂。（推荐级别 A）

问题 38. TSH 抑制治疗的目标

TSH 抑制治疗最佳目标值应满足：既能降低 DTC 的复发、转移率和相关死亡率，又能减少外源性亚临床甲亢导致的副作用、提高 QOL。迄今为止，对这一最佳目标值尚无一致意见。

近年来，TSH 抑制治疗的理念发生了转变，提倡兼顾 DTC 患者的肿瘤复发危险度和 TSH 抑制治疗的副作用风险，制定个体化治疗目标，摒弃单一标准[96]。本指南借鉴这一理念，根据双风险评估结果，建议在 DTC 患者的初治期（术后 1 年内）和随访期中，设立相应 TSH 抑制治疗目标（附表 6 和附表 7）。

推荐 2-26：基于 DTC 患者的肿瘤复发危险度和 TSH 抑制治疗的副作用风险，设立 DTC 患者术后 TSH 抑制治疗的个体化目标。（推荐级别 C）

附表 6　TSH 抑制治疗的副作用风险分层

TSH 抑制治疗的副作用风险分层	适应人群
低危	符合下述所有情况： （1）中青年；（2）无症状者；（3）无心血管疾病；（4）无心律失常；（5）无肾上腺素能受体激动的症状或体征；（6）无心血管疾病危险因素；（7）无合并疾病；（8）绝经前妇女；（9）骨密度正常；（10）无 OP 的危险因素
中危	符合下述任一情况： （1）中年；（2）高血压；（3）有肾上腺素能受体激动的症状或体征；（4）吸烟；（5）存在心血管疾病危险因素或糖尿病；（6）围绝经期妇女；（7）骨量减少；（8）存在 OP 的危险因素
高危	符合下述任一情况： （1）临床心脏病；（2）老年；（3）绝经后妇女；（4）伴发其他严重疾病

附表 7　基于双风险评估的 DTC 患者术后 TSH 抑制治疗目标（mU/L）

		DTC 的复发危险度			
		初治期（术后 1 年）		随访期	
		高中危	低危	高中危	低危
TSH 抑制治疗的副作用风险	高中危*	<0.1	0.5#~1.0	0.1~0.5#	1.0~2.0（5~10 年）***
	低危**	<0.1	0.1~0.5#	<0.1	0.5#~2.0（5~10 年）***

*：TSH 抑制治疗的副作用风险为高中危层次者，应个体化抑制 TSH 至接近达标的最大可耐受程度，予以动态评估，同时预防和治疗心血管和骨骼系统相应病变；

**：对 DTC 的复发危险度为高危层次、同时 TSH 抑制治疗副作用危险度为低危层次的 DTC 患者，应定期评价心血管和骨骼系统情况；

***：5~10 年后如无病生存，可仅进行甲状腺激素替代治疗；

#：表格中的 0.5mU/L 因各实验室的 TSH 正常参考范围下限不同而异

问题 39. TSH 抑制治疗的 L-T_4 剂量和调整

对患者个体而言，抑制治疗的 L-T_4 剂量就是达到其 TSH 抑制目标所需的剂量。对已清除全部甲状腺的 DTC 患者，抑制治疗的 L-T_4 剂量通常高于单纯替代剂量，平均约为 1.5~2.5μg/kg/d；老年（尤其 80 岁以上）患者中，达到 TSH 抑制的 L-T_4 剂量较年轻人低 20%~30%，原因在于老年人甲状腺激素外周降解率的降低大于口服吸收率的下降[97]。

L-T_4 的起始剂量因患者年龄和伴发疾病情况而异。以甲状腺已完全清除者为例：年轻患者直接启用目标剂量；50 岁以上的患者，如无心脏病及其倾向，初始剂量 50μg/d；如患者有冠心病或其它高危因素，初始剂量为 12.5~ 25μg/d，甚至更少，增量更缓、调整间期更长，并严密监测心脏状况。L-T_4 最终剂量的确定有赖于血清 TSH 的监测。L-T_4 剂量调整阶段，每 4 周左右测定 TSH，达标后 1 年内每 2~3 个月、2 年内每 3~6 个月、5 年内每 6~12 个月复查甲状腺功能，以确定 TSH 维持于目标范围。

早餐前空腹顿服 L-T_4 最利于维持稳定的 TSH 水平[98]。如有漏服，应服用双倍剂量，直至补足全部漏服剂量。部分病人需要根据冬夏季节 TSH 水平的变化调整 L-T_4 用量（冬增夏减）。应在间隔足够时间后服用某些特殊药物或食物：与维生素、滋补品间隔 1 小时；与含铁、钙食物或药物间隔 2 小时；与奶、豆类食品间隔 4 小时；与消胆胺或降脂树脂间隔 12 小时。每次调整 L-T_4 剂量后 4 周左右（年长者较久），TSH 可渐达稳态。妊娠期间切不可盲目停药（参见《妊娠与产后甲状腺疾病诊治指南》）。

推荐 2-27：TSH 抑制治疗的 L-T_4 剂量需根据 TSH 抑制目标调整，存在个体差异。（推荐级别 A）

推荐 2-28：L-T_4 的起始剂量因患者年龄和伴发疾病情况而异。 L-T_4 应当清晨空腹顿服。（推荐级别 B）

推荐 2-29：L-T_4 剂量调整期间，每 4 周左右测定血清 TSH。（推荐级别 A）

问题 40. TSH 抑制治疗期间 OP 的防治

对需要将 TSH 抑制到低于 TSH 正常参考范围下限的 DTC 患者（特别是绝经后妇女），评估治疗前基础骨矿化状态并定期监测：根据医疗条件酌情选用血清钙/磷、24 小时尿钙/磷、骨转换生化标志物和 BMD 测定。

由于长期亚临床甲亢是绝经后女性 OP 的危险因素，因此绝经后 DTC 患者在 TSH 抑制治疗期间，应接受 OP 初级预防：确保钙摄入 1000mg/d，补充维生素 D 400~800U（10 ~20μg）/d。对未使用雌激素或双

膦酸盐治疗的绝经后妇女、TSH抑制治疗前或治疗期间达到OP诊断标准者，维生素D应增至800~1200U（20~30μg）/d，并酌情联合其他干预治疗药物（如双膦酸盐类、降钙素类、雌激素类、甲状旁腺激素、选择性雌激素受体调节剂类等）[99]。

推荐2-30：对需要将TSH抑制到低于TSH正常参考范围下限的DTC患者，评估治疗前基础骨矿化状态并定期监测。（推荐级别C）

推荐2-31：绝经后女性DTC者在TSH抑制治疗期间应接受OP初级预防；达到OP诊断标准者，启动正规抗OP治疗。（推荐级别B）

问题41. TSH抑制治疗期间心血管系统副作用的防治

对需要将TSH抑制到低于TSH正常参考范围下限的DTC患者，评估治疗前基础心脏情况；定期监测心电图，必要时行动态心电图和超声心动图检查；定期进行血压、血糖和血脂水平监测，必要时可测定颈动脉内膜中层厚度以协助评估动脉粥样硬化的危险性。使用肾上腺素受体阻滞剂（β受体阻滞剂）3~4月后，外源性亚临床甲亢带来的心脏舒张功能和运动耐力受损可以得到显著改善，并能控制心血管事件（尤其是心房颤动）的相关死亡率[100]。因此，TSH抑制治疗期间，对附表8中列出的DTC患者，如无β受体阻滞剂禁忌证，应考虑给予该类药物预防心血管系统副作用。TSH抑制前或治疗期间发生心房颤动者，应给予规范化治疗。有心脏基础疾病或心血管事件高危因素者，应针对性地给予地高辛、血管紧张素转换酶抑制剂或其他心血管药物治疗，并适当放宽TSH抑制治疗的目标[96]。

附表8　DTC患者TSH抑制治疗期间β受体阻滞剂的治疗指征

	TSH <0.1mU/L	TSH　0.1~0.5*　mU/L
≥65岁	治疗	考虑治疗
<65岁，有心脏病	治疗	治疗
<65岁，有心血管疾病危险因素	治疗	考虑治疗
<65岁，有甲亢症状	治疗	治疗

*：0.5mU/L因各实验室的TSH正常参考范围下限不同而异

推荐2-32：对需要将TSH抑制到低于TSH正常参考范围下限的DTC患者，评估治疗前基础心脏情况并定期监测。（推荐级别C）

推荐2-33：TSH抑制治疗期间，可选择性应用β受体阻滞剂预防心血管系统副作用。（推荐级别C）

问题42. DTC的辅助性外照射治疗或化学治疗

侵袭性DTC经过手术和^{131}I治疗后，外照射治疗降低复发率的作用尚不明确[101]，不建议常规使用。下述情况下，可考虑外照射治疗：①以局部姑息治疗为目的；②有肉眼可见的残留肿瘤，无法手术或^{131}I治疗；③疼痛性骨转移；④位于关键部位、无法手术或^{131}I治疗（如脊椎转移、中枢神经系统转移、某些纵隔或隆突下淋巴结转移、骨盆转移等）。

DTC对化学治疗药物不敏感[102]。化学治疗仅作为姑息治疗或其他手段无效后的尝试治疗。多柔比星（Doxorubicin，阿霉素）是唯一经美国FDA批准用于转移性甲状腺癌的药物，其对肺转移的疗效优于骨转移或淋巴结转移[103]。

推荐2-34：不建议在DTC治疗中常规使用外照射治疗或化学治疗。（推荐级别F）

问题43. DTC的靶向药物治疗

肿瘤的靶向治疗药物包括细胞生长因子及其受体抑制剂、多靶点激酶抑制剂、抗血管内皮生长因子药物、表皮生长因子受体抑制剂、DNA甲基化抑制剂、环氧化酶-2抑制剂、NF-κB路径靶向药物和细胞周期调控药物等多种类药物。随着对甲状腺癌分子机制研究的不断深入，越来越多的靶向药物开展了针对甲状腺癌的临床试验。酪氨酸激酶抑制剂（tyrosine kinase inhibitors，TKIs）是目前在甲状腺癌中研究最多的靶向治疗药物[104]。对^{131}I难治性DTC，包括索拉非尼、舒尼替尼、凡得替尼、阿昔替尼、莫替沙尼和吉非替尼等在内的多个TKIs已开展了临床试验，证实TKIs在一定程度上可以缓解疾病进展。但是，至今尚无一例患者出现完全治愈，部分缓解率最高也不到50%，而且这种缓解率难以长期维持；有相当一部分病人因为并不少见的副作用或者肿瘤进展而终止用药。因此，目前仅在常规治疗无效且处于进展状态的晚期DTC患者中，可以考虑使用这类药物。

推荐2-35：在常规治疗无效且处于进展状态的晚期DTC患者中，可以考虑使用新型靶向药物治疗。（推荐级别C）

问题44. 为什么需要对DTC患者进行长期随访

尽管大多数DTC患者预后良好、死亡率较低，但是约30%的DTC患者会出现复发或转移，其中2/3发生于手术后的10年内，有术后复发并有远处转移者预后较差[105]。对DTC患者进行长期随访的目的在于：①对临床治愈者进行监控，以便早期发现复发肿瘤和转移；②对DTC复发或带瘤生存者，动态观察病情的进展和治疗效果，调整治疗方案；③监控TSH抑制治疗的效果；④对DTC患者的某些伴发疾病（如心脏疾病、其他恶性肿瘤等）病情进行动态观察。

推荐2-36：对DTC患者应当进行长期随访。（推荐级别A）

问题45. 对已清除全部甲状腺的DTC患者，血清Tg在长期随访中的应用

对已清除全部甲状腺（手术和^{131}I清甲后）的DTC患者而言，体内应当不再有Tg的来源；如果在血清中检测到Tg，往往提示DTC病灶残留或复发。基于这个原理，对已清除全部甲状腺的DTC患者，应定期检测血清Tg水平。这是判别患者是否存在肿瘤残留或复发的重要手段。

DTC随访中的血清Tg测定包括基础Tg测定（TSH抑制状态下）和TSH刺激后（TSH >30mU/L）的Tg测定。TSH是正常甲状腺细胞或DTC细胞产生和释放Tg的最重要的刺激因子。TSH抑制状态下，肿瘤细胞分泌Tg的能力也会受到抑制。为更准确地反映病情，可通过停用L-T_4或应用rhTSH的方法，使血清TSH水平升高至>30mU/L，之后再行Tg检测，即TSH刺激后的Tg测定[106]。停用L-T_4和使用rhTSH后测得的Tg水平具有高度的一致性[65]。

TgAb存在时，会降低血清Tg的化学发光免疫分析方法检测值，影响通过Tg监测病情的准确性[107]。如果DTC细胞的分化程度低，不能合成和分泌Tg或产生的Tg有缺陷，则也无法用Tg进行随访[108]。Tg检测结果应采用CRM-457国际标准来校准。不同种Tg检测试剂的测定结果可能存在较大差异，随访中应使用同一种Tg检测试剂[109]。

对血清Tg的长期随访宜从^{131}I清甲治疗后6个月起始，此时应检测基础Tg（TSH抑制状态下）或TSH刺激后（TSH >30mU/L）的Tg。^{131}I治疗后12个月，宜测定TSH刺激后的Tg[110]。随后，每6~12个月复查基础Tg。如无肿瘤残留或复发迹象，低危DTC患者在随访过程中复查TSH刺激后的Tg的时机和必要性不确定[111]，而复发危险度中、高危者可在清甲治疗后3年内复查TSH刺激后的Tg。

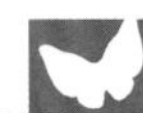

推荐 2-37：对已清除全部甲状腺的 DTC 患者，随访血清 Tg 变化是判别患者是否存在肿瘤残留或复发的重要手段。（推荐级别 A）

推荐 2-38：随访血清 Tg 应采用同种检测试剂，每次测定血清 Tg 时均应同时检测 TgAb。（推荐级别 A）

推荐 2-39：随访期间可根据 DTC 患者的复发危险度，选择性应用血清基础 Tg（TSH 抑制状态下）或 TSH 刺激后（TSH >30mU/L）的 Tg 检测。（推荐级别 C）

问题 46. 对已清除全部甲状腺的 DTC 患者，提示无病生存的 Tg 切点值

普遍认为，DTC 患者经手术和 ^{131}I 清甲治疗后，TSH 抑制状态下提示无病生存的 Tg 切点值为 1ng/mL。但是，对预测 DTC 肿瘤残留或复发的 TSH 刺激后血清 Tg 切点值尚存在较大争议。已有的证据表明，TSH 刺激后（TSH >30mU/L）的 Tg>2ng/mL 可能是提示癌细胞存在的高度敏感指标，其阳性预测值几乎为 100%，阴性预测值也较高[112]。如果把 TSH 刺激后的 Tg 切点值降低到 1ng/mL 时，阳性预测值约为 85%[113]；降低到 0.5ng/mL 时，阳性预测值进一步降低，但阴性预测值可高达 98%[111,114]。

推荐 2-40：对已清除全部甲状腺的 DTC 患者，提示其无病生存的 Tg 切点值可设定为：基础 Tg（TSH 抑制状态下）1ng/mL；TSH 刺激后（TSH>30mU/L）的 Tg 2ng/mL。（推荐级别 C）

问题 47. 未完全切除甲状腺的 DTC 患者，能否用血清 Tg 进行随访

未完全切除甲状腺的 DTC 患者，残留的正常甲状腺组织仍是血清 Tg 的来源之一，区分正常甲状腺和甲状腺癌组织的 Tg 切点值不详。因此，以血清 Tg 测定为随访手段，发现 DTC 残留或复发的敏感性和特异性均不高。尽管如此，仍然建议术后定期（每 6 个月）测定血清 Tg，同时检测 TgAb。对术后血清 Tg 水平呈持续升高趋势者，应考虑甲状腺组织或肿瘤生长，需结合颈部超声等其他检查进一步评估。对此类患者无需进行 TSH 刺激后的 Tg 测定。

推荐 2-41：未完全切除甲状腺的 DTC 患者，术后每 6 个月检测血清 Tg（同时检测 TgAb）。对 Tg 有持续升高趋势者，应考虑甲状腺组织或肿瘤生长，需结合颈部超声等其他检查进一步评估。（推荐级别 C）

问题 48. DTC 随访中颈部超声的应用

随访期间进行超声检查的目的是：评估甲状腺床和颈部中央区、侧颈部的淋巴结状态。超声对早期发现 DTC 患者的颈部转移具有高度的敏感性，是随访中的重要内容[115-117]。建议 DTC 随访期间，颈部超声检查的频率为：手术或 ^{131}I 治疗后第 1 年内每 3~6 个月一次；此后，无病生存者每 6~12 个月一次；如发现可疑病灶，检查间隔应酌情缩短。

对超声发现的可疑颈部淋巴结，可进行穿刺活检。研究显示：在对可疑淋巴结进行穿刺后，测定穿刺针冲洗液的 Tg 水平，可提高发现 DTC 转移的敏感度[118.119]。

推荐 2-42：DTC 随访期间应定期（间隔 3 ~12 个月）进行颈部超声检查。（推荐级别 B）

推荐 2-43：对可疑淋巴结可行穿刺活检和（或）穿刺针冲洗液的 Tg 检测。（推荐级别 B）

问题 49. Dx-WBS 在 DTC 随访中的应用

DTC 患者在手术和 ^{131}I 清甲治疗后，可根据复发危险度，在随访中选择性应用 Dx-WBS[58]。低危复发风险度的 DTC 患者如 Rx-WBS 未提示甲状腺床以外的 ^{131}I 摄取，并且随访中颈部超声无异常、基础血清 Tg 水平（TSH 抑制状态下）不高，无需进行 Dx-WBS[120.121]。对中、高危复发危险度的 DTC 患者，长期随访中

应用 Dx-WBS 对发现肿瘤病灶可能有价值，但最佳的检查间隔不确定。如果患者在随访中发现 Tg 水平逐渐升高，或者疑有 DTC 复发，可行 Dx-WBS 检查，但有研究显示其诊断效率有限。检查时最好采用低剂量(不超过 5mCi)^{131}I，以免对可能施行的后续^{131}I 治疗造成"顿抑"。对^{131}I 治疗反应欠佳者，提示病灶摄取^{131}I 的能力受损和(或)对^{131}I 的辐射治疗作用不敏感，因此长期随访中使用 Dx-WBS 的价值有限。

推荐 2-44：对已清除全部甲状腺的 DTC 患者，可在随访中根据复发危险度，选择性应用 Dx-WBS。(推荐级别 C)

问题 50. ^{18}F-FDG PET、CT 和 MRI 在 DTC 长期随访中的应用

恶性病灶在^{18}F-FDG PET 中可呈阳性显像。PET 图像可以与 CT 图像融合，即^{18}F-FDG PET/CT 显像，更好地显示组织结构与代谢之间的关系。目前不推荐在 DTC 随访中常规使用^{18}F-FDG PET 显像，但在下述情况下可考虑使用[122,123]：①血清 Tg 水平增高(>10ng/mL)而^{131}I -WBS 阴性时，协助寻找和定位病灶；②对病灶不摄碘者，评估和监测病情；③对侵袭性或转移性 DTC 者，评估和监测病情。由于炎性淋巴结、切口肉芽肿、肌肉活动度增加等因素可能导致^{18}F-FDG PET 假阳性结果，因此，对^{18}FDG-PET 阳性显像部位，宜通过细胞学、组织学等其他检查手段进一步确认是否为 DTC 病灶。

CT 和 MRI 也不是 DTC 随访中的常规检查项目。当疑有 DTC 复发或转移时，可考虑施行。如可能进行后续^{131}I 治疗，检查时应避免使用含碘造影剂。

推荐 2-45：不建议在 DTC 随访中常规使用^{18}F-FDG PET、CT 或 MRI 检查。(推荐级别 E)

问题 51. DTC 的长期随访中包括的其他内容

^{131}I 治疗的长期安全性：包括对继发性肿瘤、生殖系统的影响。但应避免过度筛查和检查。

TSH 抑制治疗的效果：包括 TSH 抑制治疗是否达标、治疗的副作用等。

DTC 患者的伴发疾病：由于某些伴发疾病(如心脏疾病、其他恶性肿瘤等)的临床紧要性可能高于 DTC 本身，所以长期随访中也要对上述伴发疾病的病情进行动态观察。

推荐 2-46：DTC 的长期随访内容中，应纳入^{131}I 治疗的长期安全性、TSH 抑制治疗效果和某些伴发疾病(如心脏疾病、其他恶性肿瘤等)的病情变化。(推荐级别 C)

问题 52. 发现 DTC 复发或转移后的处理

随访期间发现的复发或转移，可能是原先治疗后仍然残留的 DTC 病灶，也可能是曾治愈的 DTC 再次出现了病情的进展。局部复发或转移可发生于甲状腺残留组织、颈部软组织和淋巴结，远处转移可发生于肺、骨、脑和骨髓等。针对复发或转移病灶，可选择的治疗方案依次为[2]：手术切除(可能通过手术治愈者)、^{131}I 治疗(病灶可以摄碘者)、外放射治疗、TSH 抑制治疗情况下观察(肿瘤无进展或进展较慢，并且无症状、无重要区域如中枢神经系统等受累者)、化学治疗和新型靶向药物治疗(疾病迅速进展的难治性 DTC 患者)。特殊情况下，新型靶向药物治疗可在外放射治疗之前。最终采取的治疗方案必须考虑患者的一般状态、合并疾病和既往对治疗的反应。

部分甲状腺已完全清除的 DTC 患者，在随访中血清 Tg 水平持续增高(>10ng/mL)，但影像学检查未发现病灶。对这类患者，可经验性给予 3.7~7.4GBq(100~200mCi)^{131}I 治疗[124]；如治疗后 Rx-WBS 发现 DTC 病灶或血清 Tg 水平减低，可重复^{131}I 治疗，否则应停止^{131}I 治疗，以 TSH 抑制治疗为主。

出现远处转移的 DTC 患者，其总体生存率降低，但个体的预后依赖于原发灶的组织学特征、转移灶的数目、大小和分布(如脑部、骨髓、肺)、诊断转移时的年龄、转移灶对^{18}F-FDG 和^{131}I 的亲和力，以及对治疗

的反应等多重因素。即使无法提高生存率，某些疗法仍可能明显缓解症状或延缓病情进展。[125,126]

推荐 2-47：针对 DTC 复发或转移病灶，可选择的治疗方案依次为：手术切除（可能通过手术治愈者）、^{131}I 治疗（病灶可以摄碘者）、外放射治疗、TSH 抑制治疗情况下观察（肿瘤无进展或进展较慢，并且无症状、无重要区域如中枢神经系统等受累者）、化学治疗和新型靶向药物治疗（疾病迅速进展的难治性 DTC 患者）。（推荐级别 B）

推荐 2-48：甲状腺已完全清除的 DTC 患者，如在随访中血清 Tg 水平持续增高（>10ng/mL）、但影像学检查未发现病灶，可经验性给予 3.7 ~7.4GBq（100 ~200mCi）^{131}I 治疗；如治疗后 Rx-WBS 发现 DTC 病灶或血清 Tg 水平减低，可重复^{131}I 治疗，否则应停止^{131}I 治疗，以 TSH 抑制治疗为主。（推荐级别 C）

问题 53. DTC 的动态危险度评估

以往对 DTC 死亡和复发危险度的评估，多为初始治疗结束时的单时点静态评估。近年来美国学者将患者对治疗的反应划分为“很好”、“可接受”和“不完全”三类，并提出根据患者对治疗的反应，进行“连续危险度评估”，以决定后续的随访和治疗方案[127,128]。本指南也推荐建立动态危险度评估模式，根据随访过程获得的新数据，适时调整 DTC 的分期和复发危险度分层，修订后续的随访和治疗方案。鉴于目前尚无如何进行 DTC 动态危险度评估的共识，也缺乏对这种评估模式利弊的长期研究，未来需积极探讨动态危险度评估应纳入的参数、评估间隔时间和后续的处理方案。

推荐 2-49：应根据随访过程中获得的新数据，建立 DTC 的动态危险度评估模式，并积极探索评估时需纳入的参数、评估间隔时间和后续的处理方案。（推荐级别 C）

问题 54. DTC 的临床处理流程

见附图 3。

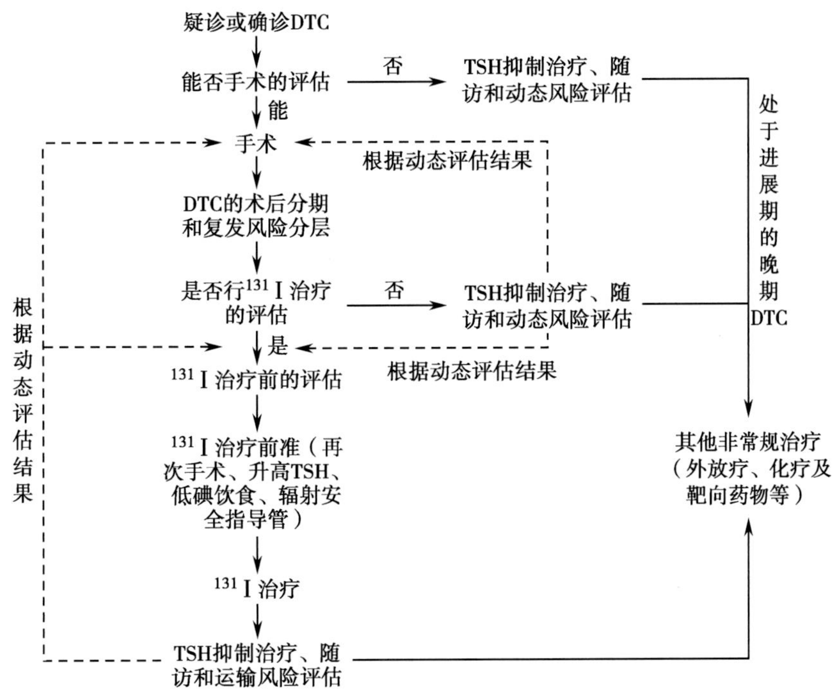

附图 3　DTC 的临床处理流程

参考文献

1. Schlumberger M et al.Non toxic goiter and thyroid neoplasia.In Williams' Textbook of Endocrinology, edn 10, 2003: 457-490(Eds Larsen PR et al.) Philadelphia: WB Saunders.

2. American Thyroid Association(ATA) Guidelines Taskforce on Thyroid Nodules and Differentiated Thyroid Cancer, Cooper DS, Doherty GM, et al.The American Thyroid Association Guidelines Taskforce.Revised management guidelines for patients with thyroid nodules and differentiated thyroid cancer.Thyroid, 2009, 19: 1167-1214.

3. Gharib H, Papini E, Paschke R, Duick DS, et al.AACE/AME/ETA Task Force on Thyroid Nodules.American Association of Clinical Endocrinologists, Associazione Medici Endocrinologi, and EuropeanThyroid Association Medical Guidelines for Clinical Practice for the Diagnosis and Management of Thyroid Nodules.Endocr Pract.2010, 16 Suppl 1: 1-43.

4. Hegedüs L.Clinical practice.The thyroid nodule.N Engl J Med.2004, 351: 1764-1771.

5. Fiore E, Vitti P.Serum TSH and Risk of Papillary Thyroid Cancer in Nodular Thyroid Disease.J Clin Endocrinol Metab.2012, 97: 1134-1145.

6. McLeod DS, Watters KF, Carpenter AD, et al. Thyrotropin and thyroid cancer diagnosis: a systematic review and dose-response meta-analysis.J Clin Endocrinol Metab.2012, 97: 2682-2692.

7. Pacini F, Pinchera A, Giani C, et al. Serum thyroglobulin in thyroid carcinoma and other thyroid disorders. J Endocrinol Invest. 1980, 3: 283-292.

8. Gagel RF, Hoff AO, Cote GJ.Medullary thyroid carcinoma.In: Werner and Ingbar's The Thyroid.Lippincott Williams and Wilkins, Philadelphia, 2005: 967-988.

9. Costante G, Meringolo D, Durante C, et al.Predictive value of serum calcitonin levels for preoperative diagnosis of medullary thyroid carcinoma in a cohort of 5817 consecutive patients with thyroid nodules.J Clin Endocrinol Metab.2007, 92: 450-455.

10. Baskin HJ.Ultrasound of thyroid nodules.In: Baskin HJ, ed.Thyroid Ultrasound and Ultrasound-Guided FNA Biopsy.Boston, MA: Kluwer Academic Publishers, 2000: 71-86.

11. Moon WJ, Kwag HJ, Na DG.Are there any specific ultrasound findings of nodular hyperplasia("leave me alone" lesion) to differentiate it from follicular adenoma? Acta Radiologica.2009, 50: 383-388.

12. Moon WJ, Jung SL, Lee JH, et al.Thyroid Study Group, Korean Society of Neuro- and Head and Neck Radiology.Benign and malignant thyroid nodules: US differentiation—multicenter retrospective study.Radiology.2008, 247: 762-770.

13. Cappelli C, Castellano M, Pirola I, et al.The predictive value of ultrasound findings in the management of thyroid nodules.QJM. 2007, 100: 29-35.

14. Rago T, Santini F, Scutari M, et al.Elastography: new developments in ultrasound for predicting malignancy in thyroid nodules.J Clin Endocrinol Metab.2007, 92: 2917-2922.

15. Pacini F, Castagna MG, Brilli L, et al.ESMO Guidelines Working Group.Thyroid cancer: ESMO Clinical Practice Guidelines for diagnosis, treatment and follow-up.Ann Oncol.2010, 21 Suppl 5: v214-9.

16. Shetty SK, Maher MM, Hahn PF, et al.Significance of incidental thyroid lesions detected on CT: Correlation among CT, sonography, and pathology.AJR Am J Roentgenol.2006, 187: 1349-1356.

17. 关志伟,徐白萱,陈英茂,等。大规模人群 FDG PET/CT 意外发现甲状腺高代谢结节的回顾性分析。中华核医学与分子影像杂志.2012,32:32-35.

18. Carmeci C, Jeffrey RB, McDougall IR, et al. Ultrasound-guided fine-needle aspiration biopsy of thyroid masses.Thyroid.1998, 8: 283-289.

19. Boelaert K, Horacek J, Holder RL, Watkinson JC, Sheppard MC, Franklyn JA.Serum thyrotropin concentration as a novel predictor

of malignancy in thyroid nodules investigated by fine-needle aspiration.J Clin Endo Metab.2006,91:4295-4301.

20. Noguchi S, Yamashita H, Uchino S, et al. Papillary microcarcinoma. World J Surg.2008, 32:747-753.
21. Can AS, Peker K. Comparison of palpation-versus ultrasound-guided fine-needle aspiration biopsies in the evaluation of thyroid nodules. BMC Res Notes.2008, 1:12.
22. Danese D, Sciacchitano S, Farsetti A, et al. Diagnostic accuracy of conventional versus sonography-guided fine-needle aspiration biopsy of thyroid nodules. Thyroid.1998, 8:15-21.
23. Baloch ZW, LiVolsi VA, Asa SL, et al. Diagnostic terminology and morphologic criteria for cytologic diagnosis of thyroid lesions: a synopsis of the National Cancer Institute Thyroid Fine-Needle Aspiration State of the Science Conference. Diagn Cytopathol.2008, 36:425-437.
24. Nikiforov YE, Steward DL, Robinson-Smith TM, et al. Molecular testing for mutations in improving the fine-needle aspiration diagnosis of thyroid nodules. J Clin Endocrinol Metab.2009, 94:2092-2098.
25. Lee ST, Kim SW, Ki CS, et al. Clinical Implication of Highly Sensitive Detection of the BRAF V600E Mutation in Fine-Needle Aspirations of Thyroid Nodules: A Comparative Analysis of Three Molecular Assays in 4585 Consecutive Cases in a BRAF V600E Mutation-Prevalent Area. J Clin Endocrinol Metab.2012, 97:2299-2306.
26. Rossi M, Buratto M, Bruni S, et al. Role of Ultrasonographic/Clinical Profile, Cytology, and BRAF V600E Mutation Evaluation in Thyroid Nodule Screening for Malignancy: A Prospective Study. J Clin Endocrinol Metab.2012, 97:2354-2361.
27. Oertel YC, Miyahara-Felipe L, Mendoza MG, et al. Value of repeated fine needle aspirations of the thyroid: ananalysis of over ten thousand FNAs. Thyroid.2007, 17:1061-1066.
28. Hermus AR, Huysmans DA. Treatment of benign nodular thyroid disease. N Engl J Med.1998, 338:1438-1447.
29. Castro MR, Caraballo PJ, Morris JC. Effectiveness of thyroid hormone suppressive therapy in benign solitary thyroid nodules: a meta-analysis. J Clin Endocrinol Metab.2002, 87:4154-4159.
30. Sdano MT, Falciglia M, Welge JA, et al. Efficacy of thyroid hormone suppression for benign thyroid nodules: meta-analysis of randomized trials. Otolaryngol Head Neck Surg.2005, 133:391-396.
31. Koc M, Ersoz HO, Akpinar I, et al. Effect of low- and high-dose levothyroxine on thyroid nodule volume: a crossover placebo-controlled trial. Clin Endocrinol (Oxf).2002, 57:621-628.
32. Biondi B, Cooper DS. The clinical significance of subclinical thyroid dysfunction. Endocr Rev.2008, 29:76-131.
33. Nygaard B, Hegedüs L, Nielsen KG, et al. Long-term effect of radioactive iodine on thyroid function and size in patients with solitary autonomously functioning toxic thyroid nodules. Clin Endocrinol (Oxf).1999, 50:197-202.
34. Ross DS. Radioiodine therapy for hyperthyroidism. N Engl J Med.2011, 364:542-550.
35. Rallison ML, Dobyns BM, Keating FR Jr, et al. Thyroid nodularity in children. JAMA.1975, 233:1069-1072.
36. 王珉，吕宏彦，罗艳华，等。吉林省 1 193 例 8-10 岁儿童甲状腺容积及结节调查。中国地方病防治杂志.2011，26:57-59.
37. Zhu C, Zheng T, Kilfoy BA, et al. A birth cohort analysis of the incidence of papillary thyroid cancer in the United States, 1973-2004. Thyroid.2009, 19:1061-1066.
38. Raab SS, Silverman JF, Elsheikh TM, et al. Pediatric thyroid nodules: Disease demographics and clinical management as determined by fine needle aspiration biopsy. Pediatrics.1995, 95:46-49.
39. Rachmiel M, Charron M, Gupta A, et al. Evidence-based review of treatment and follow up of pediatric patients with differentiated thyroid carcinoma. J Pediatr Endocrinol Metab.2006, 19:1377-1393.
40. Hogan AR, Zhuge Y, Perez EA, et al. Pediatric thyroid carcinoma: incidence and outcomes in 1753 patients. J Surg Res.2009, 156:167-172.
41. American Thyroid Association Guidelines Task Force, Kloos RT, Eng C, et al. Medullary thyroid cancer: management guidelines of

the American Thyroid Association.Thyroid.2009,19:565-612.

42. Volante M,Landolfi S,Chiusa L,et al.Poorly differentiated carcinomas of the thyroid with trabecular,insular,and solid patterns:a clinicopathologic study of 183 patients.Cancer.2004,100:950-957.

43. Mazzaferri EL,Jhiang SM.Long-term impact of initial surgical and medical therapy on papillary and follicular thyroid cancer.Am J Med.1994,97:418-428.

44. Bilimoria KY,Bentrem DJ,Ko CY,et al.Extent of surgery af-fects survival for papillary thyroid cancer.Ann Surg.2007,246:375-381.

45. Sosa JA,Bowman HM,Tielsch JM,et al.The importance of surgeon experience for clinical and economic outcomes from thyroidectomy.Ann Surg.1998,228:320-330.

46. Pacini F,Elisei R,Capezzone M,et al.Contralateral papillary thyroid cancer is frequent at completion thyroidectomy with no difference in low- and high-risk patients.Thyroid.2001,11:877-881.

47. Podnos YD,Smith D,Wagman LD,et al.The implication of lymph node metastasis on survival in patients with well-differentiated thyroid cancer.Am Surg.2005,71:731-734.

48. Zaydfudim V,Feurer ID,Griffin MR,et al.The impact of lymph node involvement on survival in patients with papillary and follicular thyroid carcinoma.Surgery.2008,144:1070-1077.

49. Moo TA,McGill J,Allendorf J,et al.Impact of prophylactic central neck lymph node dissection on early recurrence in papillary thyroid carcinoma.World J Surg.2010,34:1187- 1191.

50. The ATA Surgery Working Group.Consensus Statement on the Terminology and Classification of Central Neck Dissection for Thyroid Cancer.Thyroid.2009,19:1153-1158.

51. Machens A,Hinze R,Thomusch O,et al.Pattern of nodal metastasis for primary and reoperative thyroid cancer.World J Surg.2002,26:22-28.

52. Gemsenjager E,Perren A,Seifert B,et al.Lymph node surgery in papillary thyroid carcinoma.J Am Coll Surg.2003,197:182-190.

53. Goropoulos A,Karamoshos K,Christodoulou A,et al.Value of the cervical compartments in the surgical treatment of papillary thyroid carcinoma.World J Surg.2004,28:1275-1281.

54. Robbins KT,Shaha AR,Medina JE,et al.Committee for Neck Dissection Classification,American Head and Neck Society.Consensus statement on the classification and terminology of neck dissection.Arch Otolaryngol Head Neck Surg.2008,134:536-538.

55. Röher HD,Goretzki PE,Hellmann P,et al.Complications in thyroid surgery.Incidence and therapy.Chirurg.1999,70:999-1010.

56. NCCN guidelines:Thyroid carcinoma.Version 3,2011.

57. Tuttle RM,Leboeuf R.Follow up approaches in thyroid cancer:a risk adapted paradigm.Endocrinol Metab Clin North Am.2008,37:419-435.

58. Schlumberger MJ.Papillary and follicular thyroid carcinoma.N Engl J Med.1998,338:297-306.

59. Chen L,Luo Q,Shen Y,et al.Incremental value of 131I SPECT/CT in the management of patients with differentiated thyroid carcinoma.J Nucl Med.2008,49:1952-1957.

60. 张桂芝,谭建,刘雪辉,等。131I 治疗分化型甲状腺癌术后患者疗效影响因素研究。中华核医学杂志.2010,30:259-263.

61. Randolph GW,Daniels GH.Radioactive iodine lobe ablation as an alternative to completion thyroidectomy for follicular carcinoma of the thyroid.Thyroid.2002,12:989-996.

62. Luster M,Clarke SE,Dietlein M,et al.European Association of Nuclear Medicine(EANM).Guidelines for radioiodine therapy of differentiated thyroid cancer.Eur J Nucl Med Mol Imaging.2008,35:1941-1959.

63. Edmonds CJ,Hayes S,Kermode JC.,et al.Measurement of serum TSH and thyroid hormones in the management of treatment of thyroid carcinoma with radioiodine.Br J Radiol.1977,50:799-807.

64. Grigsby PW, Siegel BA, Bekker S, et al. Preparation of patients with thyroid cancer for 131I scintigraphy or therapy by 1-3 weeks of thyroxine discontinuation. J Nucl Med. 2004, 45: 567-570.

65. 关海霞，陆汉魁。重组人促甲状腺激素在甲状腺疾病诊治中的应用。中华核医学和分子影像杂志. 2012, 32.

66. Carril JM, Quirce R, Serrano J, et al. Total-body scintigraphy with thallium-201 and iodine-131 in the follow-up of differentiated thyroid cancer. J Nucl Med. 1997, 38: 686-692.

67. Muratet JP, Giraud P, Daver A, et al. Predicting the efficacy of first iodine-131 treatment in differentiated thyroid carcinoma. J Nucl Med. 1997, 38: 1362-1368.

68. Morris LF, Waxman AD, Braunstein GD. The nonimpact of thyroid stunning: remnant ablation rates in 131I-scanned and non-scanned individuals. J Clin Endocrinol Metab. 2001, 86: 3507-3511.

69. Lassmann M, Luster M, Hanscheid H, et al. Impact of (131) I diagnostic activities on the biokinetics of thyroid remnants. J Nucl Med. 2004, 45: 619-625.

70. Silberstein EB. Comparison of outcomes after (123) I versus (131) I pre-ablation imaging before radioiodine ablation in differentiated thyroid carcinoma. J Nucl Med. 2007, 48: 1043-1046.

71. Pluijmen MJ, Eustatia-Rutten C, Goslings BM, et al. Effects of low-iodide diet on postsurgical radioiodide ablation therapy in patients with differentiated thyroid carcinoma. Clin Endocrinol (Oxf). 2003, 58: 428-435.

72. American Thyroid Association Taskforce On Radioiodine Safety, Sisson JC, Freitas J, et al. Radiation safety in the treatment of patients with thyroid diseases by radioiodine 131I: practice recommendations of the American Thyroid Association. Thyroid. 2011, 21: 335-346.

73. Maenpaa HO, Heikkonen J, Vaalavirta L, et al. Low vs. high radioiodine activity to ablate the thyroid after thyroidectomy for cancer: a randomized study. PLoS ONE 2008, 3: e1885.

74. Schlumberger M, Catargi B, Borget I, et al. Tumeurs de la Thyro de Refractaires Network for the Essai Stimulation Ablation Equivalence Trial. Strategies of radioiodine ablation in patients with low-risk thyroid cancer. N Engl J Med. 2012, 366: 1663-1673.

75. Mallick U, Harmer C, Yap B, et al. Ablation with low-dose radioiodine and thyrotropin alfa in thyroid cancer. N Engl J Med. 2012, 366: 1674-1685.

76. Jarzab B, Handkiewicz-Junak D, Wloch J. Juvenile differentiated thyroid carcinoma and the role of radioiodine in its treatment: a qualitative review. Endocr Relat Cancer. 2005, 12: 773-803.

77. Mandel SJ, Mandel L. Radioactive iodine and the salivary glands. Thyroid. 2003, 13: 265-271.

78. Nakada K, Ishibashi T, Takei T, et al. Does lemon candy decrease salivary gland damage after radioiodine therapy for thyroid cancer? J Nucl Med. 2005, 46: 261-266.

79. Liu B, Kuang A, Huang R, et al. Influence of Vitamin C on Salivary Absorbed Dose of I-131 in Thyroid Cancer Patients: A Prospective, Randomized, Single-Blind, Controlled Trial. J Nucl Med. 2010, 51: 618-623.

80. Fatourechi V, Hay ID, Mullan BP, et al. Are posttherapy radioiodine scans informative and do they influence subsequent therapy of patients with differentiated thyroid cancer Thyroid. 2000, 10: 573-577.

81. Souza Rosario PW, Barroso AL, Rezende LL, et al. Post I-131 therapy scanning in patients with thyroid carcinoma metastases: an unnecessary cost or a relevant contribution Clin Nucl Med. 2004, 29: 795-798.

82. Schlumberger M, Challeton C, De Vathaire F, et al. Radioactive iodine treatment and external radiotherapy for lung and bone metastases from thyroid carcinoma. J Nucl Med. 1996, 37: 598-605.

83. Robbins RJ, Schlumberger MJ. The evolving role of (131) I for the treatment of differentiated thyroid carcinoma. J Nucl Med. 2005, 46: 28S-37S.

84. Zhu R, Yu Y, Lu H, et al. Clinincal study of 312 cases with metastatic differentiated thyroid cancer treated with large doses of

131I.Chin Med J.2005,118:425-428.

85. Walter MA,Turtschi CP,Schindler C,et al.The dental safety profile of highdose radioiodine therapy for thyroid cancer:long-term results of a longitudinal cohort study.J Nucl Med.2007,48:1620-1625.

86. Kloos RT,Duvuuri V,Jhiang SM,et al.Nasolacrimal drainage system obstruction from radioactive iodine therapy for thyroid carcinoma.J Clin Endocrinol Metab.2002,87:5817-5820.

87. Rubino C,de Vathaire F,Dottorini ME,et al.Second primary malignancies in thyroid cancer patients.Br J Cancer.2003,89:1638-1644.

88. Brown AP,Chen J,Hitchcock YJ,et al.The risk of second primary malignancies up to three decades after the treatment of differentiated thyroid cancer.J Clin Endocrinol Metab.2008,93:504-515.

89. Sawka AM,Thabane L,Parlea L,et al.Second primary malignancy risk after radioactive iodine treatment for thyroid cancer:a systematic review and meta analysis.Thyroid.2009,19:451-457.

90. Chen AY,Levy L,Goepfert H,et al.The development of breast carcinoma in women with thyroid carcinoma.Cancer.2001,92:225-231.

91. Sawka AM,Lakra DC,Lea J,et al.A systematic review examining theeffects of therapeutic radioactive iodine on ovarian function and future pregnancy in female thyroid cancer survivors.Clin Endocrinol(Oxf).2008,69:479-490.

92. Brabant G.Thyrotropin suppressive therapy in thyroid carcinoma:what are the targets J Clin Endocrinol Metab.2008,93:1167-1169.

93. Hovens GC,Stokkel MP,Kievit J,et al.Associations of serum thyrotropin concentrations with recurrence and death in differentiated thyroid cancer.J Clin Endocrinol Metab.2007,92:2610-2615.

94. Jonklaas J,Sarlis NJ,Litofsky D,et al.Outcomes of patients with differentiated thyroid carcinoma following initial therapy.Thyroid.2006,16:1229-1242.

95. Biondi B,Filetti S,Schlumberger M.Thyroid hormone therapy and thyroid cancer:a reassessment.Nat Clin Pract Endocrinol Metab.2005,1:32-40.

96. Biondi B,Copper DS.Benefits of thyrotropin suppression versus the risks of adverse effects in differentiated thyroid cancer.Thyroid.2010,20:135-146.

97. Mariotti S,Franceschi C,Cossarizza A.The aging thyroid.Endocrine Rev.1995,16:686-715.

98. Bach-Huynh TG,Nayak B,Loh J,et al.Timing of levothyroxine administration affects serum thyrotropin concentration.J Clin Endocrinol Metab.2009,94:3905-3912.

99. 中华医学会骨质疏松和骨矿盐疾病分会。原发性骨质疏松诊治指南(2011年)。中华骨质疏松和骨矿盐疾病杂志.2011,4:2-18.

100. Bahn RS,Burch HB,Cooper DS,et al.American Thyroid Association; American Association of Clinical Endocrinologists.Hyperthyroidism and other causes of thyrotoxicosis:management guidelines of the American Thyroid Association and American Association of Clinical Endocrinologists.Thyroid.2011,21:593-646.

101. Sanders LE,Silverman M.Follicular and Hurthle cell carcinoma:predicting outcome and directing therapy.Surgery.1998,124:967-974.

102. Middendorp M,Grünwald F.Update on recent developments in the therapy of differentiated thyroid cancer.Semin Nucl Med.2010,40:145-152.

103. Matuszczyk A,Petersenn S,Bockisch A,et al.Chemotherapy with doxorubicin in progressive medullary and thyroid carcinoma of the follicular epithelium.Horm Metab Res.2008,40:210-213.

104. Ye L,Santarpia L,Gagel RF.The evolving field of tyrosine kinase inhibitors in the treatment of endocrine tumors.Endocr Rev.

2010,31:578-599.

105. Shoup M,Stojadinovic A,Nissan A,et al.Prognostic indicators of outcomes in patients with distant metastases from differentiated thyroid carcinoma.J Am Coll Surg.2003,197:191-197.

106. Eustatia-Rutten CF,Smit JW,Romijn JA,et al.Diagnostic value of serum thyroglobulin measurements in the follow-up of differentiated thyroid carcinoma,a structured meta-analysis.Clin Endocrinol(Oxf).2007,61:61-74.

107. Spencer CA.Challenges of serum thyroglobulin(thyroglobulin) measurement in the presence of thyroglobulin autoantibodies.J Clin Endocrinol Metab.2004,89:3702-3704.

108. Bachelot A,Leboulleux S,Baudin E,et al.Neck recurrence from thyroid carcinoma:serum thyroglobulin and highdose total body scan are not reliable criteria for cure after radioiodine treatment.Clin Endocrinol(Oxf).2005,62:376- 379.

109. Woodmansee WW,Haugen BR.Uses for recombinant human TSH in patients with thyroid cancer and nodular goiter.Clin Endocrinol(Oxf).2004,61:163-173.

110. Schlumberger M,Berg G,Cohen O,et al.Follow-up of lowrisk patients with differentiated thyroid carcinoma:a European perspective.Eur J Endocrinol.2004,150:105-112.

111. Castagna MG,Brilli L,Pilli T,et al.Limited value of repeat recombinant thyrotropin(rhTSH)- stimulated thyroglobulin testing in differentiated thyroid carcinoma patients with previous negative rhTSHstimulated thyroglobulin and undetectable basal serum thyroglobulin levels.J Clin Endocrinol Metab.2008,93:76-81.

112. Mazzaferri EL,Robbins RJ,Spencer CA,et al.A consensus report of the role of serum thyroglobulin as a monitoring method for low-risk patients with papillary thyroid carcinoma.J Clin Endocrinol Metab.2003,88:1433-1441.

113. Pacini F,Molinaro E,Castagna MG,et al.Recombinant human thyrotropin-stimulated serum thyroglobulin combined with neck ultrasonography has the highest sensitivity in monitoring differentiated thyroid carcinoma.J Clin Endocrinol Metab.2003,88:3668-3673.

114. Kloos RT,Mazzaferri EL.A single recombinant human thyrotrophin-stimulated serum thyroglobulin measurement predicts differentiated thyroid carcinoma metastases three to five years later.J Clin Endocrinol Metab.2005,90:5047-5057.

115. Kouvaraki MA,Shapiro SE,Fornage BD,et al.Role of preoperative ultrasonography in the surgical management of patients with thyroid cancer.Surgery.2003,134:946-954.

116. Torlontano M,Crocetti U,Augello G,et al.Comparative evaluation of recombinant human thyrotropin-stimulated thyroglobulin levels,131I whole-body scintigraphy,and neck ultrasonography in the follow-up of patients with papillary thyroid microcarcinoma who have not undergone radioiodine therapy.J Clin Endocrinol Metab.2006,91:60-63.

117. Pacini F,Molinaro E,Castagna MG,et al.Recombinant human thyrotropin-stimulated serum thyroglobulin combined with neck ultrasonography has the highest sensitivity in monitoring differentiated thyroid carcinoma.J Clin Endocrinol Metab.2003,88:3668-3673.

118. Snozek CL,Chambers EP,Reading CC,et al.Serum thyroglobulin,highresolution ultrasound,and lymph node thyroglobulin indiagnosis of differentiated thyroid carcinoma nodal metastases.J Clin Endocrinol Metab.2007,92:4278- 4281.

119. Cunha N,Rodrigues F,Curado F,et al.Thyroglobulin detection in fine-needle aspirates of cervical lymph nodes:a technique for the diagnosis of metastatic differentiated thyroid cancer.Eur J Endocrinol.2007,157:101-107.

120. Pacini F,Capezzone M,Elisei R,et al.Diagnostic 131-iodine whole-body scan may be avoided in thyroid cancer patients who have undetectable stimulated serum thyroglobulin levels after initial treatment.J Clin Endocrinol Metab.2002,87:1499-1501.

121. Torlontano M,Crocetti U,D'Aloiso L,et al.Serum thyroglobulin and 131I whole body scan after recombinant human TSH stimulationin the follow-up of low-risk patients with differentiated thyroid cancer.Eur J Endocrinol.2003,148:19-24.

122. Larson SM,Robbins R.Positron emission tomography in thyroid cancer management.Semin Roentgenol.2002,37:169-174.

123. Leboulleux S,Schroeder PR,Busaidy NL,et al.Assessment of the incremental value of recombinant TSH stimulation before FDG PET/CT imaging to localize residual differentiated thyroid cancer.J Clin Endocrinol Metab.2009,94:1310-1316.

124. van Tol KM,Jager PL,de Vries EG,et al.Outcome in patients with differentiated thyroid cancer with negative diagnostic whole-body scanning and detectable stimulated thyroglobulin.Eur J Endocrinol.2003,148:589-596.

125. Sampson E,Brierly JD,Le LW,et al.Clinical management and outcome of papillary and follicular(differentiated)thyroid cancer presenting with distant metastasis at diagnosis.Cancer.2007,110:1451-1456.

126. Durante C,Haddy N,Baudin E,et al.Long term outcome of 444 patients with distant metastases from papillary and follicular thyroid carcinoma:benefits and limits of radioiodine therapy.J Clin Endocrinol Metab.2006,92:450-455.

127. Tuttle RM.Risk-adapted management of thyroid cancer.Endocr Pract.2008,14:764-774.

128. Tuttle RM,Tala H,Shah J,et al.Estimating risk of recurrence in differentiated thyroid cancer after total thyroidectomy and radioactive iodine remnant ablation:using response to therapy variables to modify the initial risk estimates predicted by the new American Thyroid Association staging system.Thyroid.2010,20:1341-1349.

附录三

甲状腺微小乳头状癌诊断与治疗中国专家共识(2016版)

近年,甲状腺乳头状癌(papillary thyroid carcinoma,PTC)发病趋势呈全球化激增,其中甲状腺微小乳头状癌(papillary thyroid microcarcinoma,PTMC)所占比重逐渐上升,其诊治热点与争议日益凸显。为进一步提高我国PTMC的诊治水平,并提供更加合理及规范的诊治方案,中国抗癌协会甲状腺癌专业委员会(Chinese Association of Thyroid Oncology,CATO)就目前PTMC的诊治现状制定了2016版中国《甲状腺微小乳头状癌诊断与治疗专家共识》,内容涵盖外科、病理、影像、内分泌、核医学等专业领域,结合近年来PTMC领域的最新临床研究成果和国内的实际情况,达成以下共识。本专家共识共23条推荐条款,鉴于目前国内外可供参考的资料尤其是前瞻性资料有限,疏漏在所难免,也希望专业人士多提宝贵意见,以便今后定期修订(推荐等级、条款见附表1、附表2)。

附表1　推荐等级

Table 1 Grade of recommendation

强度等级	推荐强度涵义
A	强烈推荐。循证证据肯定,能够改善预后,利大于弊。
B	推荐。循证证据良好,能够改善预后,利大于弊
C	推荐。基于专家意见
D	反对推荐。基于专家意见
E	反对推荐。循证证据良好,不能改善预后或对于预后弊大于利
F	强力反对推荐。循证证据良好,不能改善预后或对于预后弊大于利
I	不推荐或者不作为常规推荐。推荐或反对的循证证据不足、缺乏或结果矛盾,利弊无法评估

附表2　推荐条款

Table 2 Recommendating terms

序号	推荐内容	推荐级别
1	PTMC患病率上升明显,占据甲状腺癌诊治的重要权重	A
2	PTMC首选的影像学诊断方法推荐采用高分辨率超声影像检查	A
3	为进一步确诊PTMC,可采取超声引导下FNAB	B
4	超声造影及超声弹性成像可以作为超声诊断PTMC的补充手段但不建议常规应用	D
5	强化CT/MRI对于评估转移灶较大且或怀疑有周围组织侵犯的PTMC患者有一定价值	B
6	PET-CT不推荐作为PTMC的常规检查	E
7	直径≥5mm的PTMC可行FNAB,并建议应用Bethesda诊断系统进行分类	B
8	辅助分子标志物检测可使PTMC术前诊断的准确率得到进一步的提高	C

续表

序号	推荐内容	推荐级别
9	在评估患者可疑颈部淋巴结时，FNA 穿刺针洗脱液 Tg 检测可作为辅助诊断方法但不常规推荐	I
10	建议 PTMC 病理诊断时进行亚型分类	C
11	对于具有高危因素的 PTMC 患者，建议外科手术治疗	B
12	对于低危的 PTMC 患者，严格选择指征并充分结合患者意愿，可考虑密切观察随访	C
13	临床观察的 PTMC 应有严格的观察时限与记录，复查首选高分辨率超声影像检查	B
14	PTMC 术式应根据病灶临床特性及危险评估合理选用甲状腺腺叶+峡叶切除或全/近全甲状腺切除术	A
15	PTMC 手术时应重视喉返神经、甲状旁腺及喉上神经的保护	A
16	cN+期的 PTMC 患者应常规行相应区域的淋巴结清扫	A
17	对于 cN0 期的 PTMC 患者，建议在有技术保障的条件下行预防性中央区淋巴结清扫	B
18	PTMC 患者不建议行预防性颈侧区淋巴结清扫	E
19	不建议将 ^{131}I 清甲作为 PTMC 术后的常规处理手段	E
20	PTMC 术后 ^{131}I 治疗应根据病情选择性应用	B
21	PTMC ^{131}I 治疗的剂量及相关注意事项与 DTC 基本一致	A
22	PTMC 术后仍需要 TSH 抑制治疗，应根据 PTMC 患者的肿瘤复发危险度和 TSH 抑制治疗的副作用风险实施个体化治疗	B
23	PTMC 患者无论手术与否均应进行长期随访	A

1. PTMC 的流行病学　世界卫生组织(WHO)定义甲状腺微小乳头状癌(PTMC)指肿瘤最大直径≤10mm 的甲状腺乳头状癌。近年来的 SEER(surveillance epidemiology and end results)数据库显示：甲状腺癌的患病率显著增加，其中以 PTMC 的增长为主且增速最快，但是其死亡率并无明显增加。2014 年 WHO 公布的全球癌症报告指出，甲状腺癌新发病例中超过 50%为 PTMC。目前 PTMC 在国内外许多临床中心占据甲状腺癌诊疗的重要权重。

专家推荐：

(1)PTMC 患病率上升明显，占据甲状腺癌诊治的重要权重；推荐等级：A

2. PTMC 的影像诊断　PTMC 影像学定性诊断的首选方法推荐采用高分辨率超声影像检查，而计算机断层扫描(CT)、磁共振成像(MRI)及正电子发射断层扫描(PET-CT)对于 PTMC 的定性效果均不及超声，因此不建议将 CT、MRI 和 PET-CT 作为诊断 PTMC 的常规检查方法。高分辨率超声影像检查建议应用二维成像(横切面加纵切面成像)并对多灶性 PTMC 进行分别定义，描述结节的位置和数量，进行“定位”与“定量”诊断，同时对颈部淋巴结情况进行评估。对于转移灶较大和(或)怀疑有周围组织侵犯的 PTMC，强化 CT/MRI 可以作为评估手段。

目前在国内许多医院已应用甲状腺影像报告和数据系统分级(thyroid imaging-reporting and data system，TI-RADS)。超声科医师应在 PTMC 的 TI-RADS 分级方面统一认识(改良 TI-RADS 分级系统见表 3)，同时为进一步明确诊断，可采取超声引导下细针穿刺活检(fine needle aspiration biopsy，FNAB)，必要时辅助分子标志物检测，可使 PTMC 术前诊断的准确率得到进一步的提高。超声造影及超声弹性成像对于高分辨率超声影像检查诊断困难的病例，可作为补充手段，但不建议常规使用。

专家推荐：

(2)PTMC 首选的影像学诊断方法推荐采用高分辨率超声影像检查；推荐等级：A

(3)为进一步确诊 PTMC，可推荐采取超声引导下 FNAB；推荐等级：B

(4)超声造影及超声弹性成像可以作为超声诊断 PTMC 的补充手段但不建议常规应用；推荐等级：D

(5)强化 CT/MRI 对于评估转移灶较大和(或)怀疑有周围组织侵犯的 PTMC 患者有一定价值；推荐等级：B

(6)PET-CT 不推荐作为 PTMC 的常规检查；推荐等级：E

附表 3　甲状腺影像报告和数据系统分级（TI-RADS）

Table 3 Grading of thyroid imaging-reporting and data system（TI-RADS）

分级		解释
0 级		影像学评估不完全，需要进一步评估
1 级		阴性发现
2 级		良性发现
3 级		可能良性发现(恶性可能<5%)
4 级	4a 级	低度可疑恶性(恶性可能 5%~45%)
	4b 级	中度可疑恶性(恶性可能 45%~75%)
	4c 级	高度可疑恶性(恶性可能 75%~95%)
5 级		典型恶性征象(恶性可能≥95%)
6 级		已行活检证实的恶性肿瘤

3. PTMC 的病理诊断

1)PTMC 的细胞学诊断：目前对于 PTMC 行穿刺活检的直径标准并未统一。根据国内外研究显示，直径≥5mm 的 PTMC 可进行 FNAB，建议在超声引导下行细针穿刺活检，无影像学引导的盲穿准确率低。FNAB 的细胞学诊断报告多采用 Bethesda 诊断系统，该系统共分为 6 类：①不能诊断或标本不满意；②良性；③意义不明确的细胞非典型病变或意义不明确的滤泡性病变；④滤泡性肿瘤或怀疑滤泡性肿瘤；⑤可疑恶性；⑥恶性。一次穿刺活检未能明确诊断的 Bethesda Ⅰ类及Ⅲ、Ⅳ类患者必要时可于 3 个月后重复穿刺活检。

2)PTMC 的分子病理诊断：辅助分子标志物的检测可使 PTMC 术前诊断准确率得到进一步的提高。推荐 FNAB 细胞学结果不确定的患者可以联合检测分子标志物(如 BRAF、RAS、TERT、RET/PTC、Pax8-PPAR 及 Galectin-3)。有研究已经证实了手术前 BRAF 检测对手术方案具有指导意义，并对复发、随访有一定的临床价值。

在评估 PTMC 患者可疑颈部淋巴结时，可选择性将 FNA 穿刺针洗脱液 Tg 检测(FNA-Tg)作为辅助诊断方法。

3)PTMC 的病理诊断：与甲状腺乳头状癌相同，PTMC 亦可依据形态学表现分为诸多亚型，主要包括：滤泡亚型、实性亚型、包膜内亚型、弥漫硬化亚型、高细胞亚型、柱状细胞亚型及嗜酸细胞亚型等。其中 PTMC 最常见的亚型为：包膜内亚型、滤泡亚型、柱状细胞亚型、嗜酸细胞亚型及弥漫硬化亚型等。免疫组织化学染色对于 PTMC 的诊断具有一定的辅助作用，细胞角蛋白(CK)、甲状腺球蛋白(Tg)和甲状腺转录因子-1(TTF-1)呈免疫阳性反应。CK19、Galectin-3 和 HBME-1 在 PTMC 中亦有较高的表达率。

专家推荐:

(7)直径≥5mm的PTMC可行FNAB,并建议应用Bethesda诊断系统进行分类;推荐等级:B

(8)辅助分子标志物检测可使PTMC术前诊断的准确率得到进一步的提高;推荐等级:C

(9)在评估患者可疑颈部淋巴结时,FNA穿刺针洗脱液Tg检测可作为辅助诊断方法但不常规推荐;推荐等级:I

(10)建议PTMC病理诊断时进行亚型分类;推荐等级:C

4. PTMC的外科处理　目前,关于PTMC的治疗方案仍然不统一,国内外争议的焦点主要是PTMC手术的必要性和手术范围。有文献报道虽然PTMC预后良好,但并非均倾向于不进展的亚临床状态,任何晚期PTC均由PTMC进展而来。且部分PTMC可合并高侵袭性组织学变型,甚至早期就出现局部侵犯或淋巴结及远处转移。同时因为PTMC的总体治疗效果较好,多数患者经过外科治疗即可根治,所以更应该积极手术治疗,并注重手术的彻底性和规范性,这样可以有效降低复发率和转移率。也有文献报道部分PTMC处于亚临床状态,很少发展成为具有临床意义的甲状腺癌,有些患者甚至终生无症状,即使有些病例出现临床症状或颈部淋巴结转移,但对生存率影响不大,提出对于无转移、无症状的PTMC可不给予任何治疗,密切观察即可。本共识专家认为PTMC是否需要手术治疗应该综合危险评估、超声二维成像特征、肿瘤的组织学特性(浸润性、多灶性、淋巴结转移等),并适当考虑患者意愿及依从性等方面而决定。对于需要外科手术的PTMC,主要的争议在于原发灶和颈部淋巴结的处理范围等方面。本共识专家认为原发灶的术式应该在腺叶+峡叶切除和全/近全甲状腺切除术中合理选择,继发灶(颈部淋巴结)的清除范围也应遵循个体化治疗原则,一般建议行中央区淋巴结清除,侧颈淋巴结处理建议在选择性颈淋巴结清扫术式中合理选定。

1)PTMC手术亦或观察:对于采取积极治疗的PTMC患者,手术切除是首选的治疗方式。本共识专家认为肿瘤的大小并非评判肿瘤侵袭和转移的唯一指标,临床常见PTMC侵出被膜或侵犯周围重要组织,也可出现中央区甚至颈侧区淋巴结转移。因此,目前对于有符合下列任一条高危因素的PTMC患者均建议行手术治疗(PTMC手术治疗的适应证):①青少年或童年时期颈部放射暴露史;②甲状腺癌家族史;③已确定或高度怀疑颈淋巴结转移甚至远处转移;④癌灶有腺外侵犯(如侵犯喉返神经、气管、食管等);⑤病理学高危亚型(高细胞亚型、柱状细胞亚型、弥漫硬化型、实体/岛状型、嗜酸细胞亚型);⑥穿刺标本检测BRAF基因突变阳性;⑦癌灶短期内进行性增大(6个月内直径增大超过3mm)。

本共识专家建议PTMC手术治疗的相对适应证包括:①癌灶直径≥6mm;②多灶癌,尤其双侧癌;③患者心理负担大,要求手术;④TSH水平持续高于正常。

对于腺内型PTMC(尤其直径≤5mm)是否可以采用密切观察的方式,目前争论较多。在未完全了解PTMC的临床生物学行为之前,应结合临床分期、危险评估综合分析,并与患者及家属充分沟通后决定。PTMC有以下情况也可以考虑密切观察:①非病理学高危亚型;②肿瘤直径≤5mm;③肿瘤不靠近甲状腺被膜且无周围组织侵犯;④无淋巴结或远处转移证据;⑤无甲状腺癌家族史;⑥无青少年或童年时期颈部放射暴露史;⑦患者心理压力不大、能积极配合。满足以上全部条件的患者可建议密切观察(同时具备①~⑥属于低危PTMC)。初始观察周期可设为3~6个月,后根据病情进行调整,如病情稳定可适当延长,患者应签署知情同意书并最好有统一规范的观察记录。密切观察过程中出现下列情况应考虑手术治疗:①肿瘤直径增大超过3mm;②发现临床淋巴结转移;③患者改变意愿,要求手术。

专家推荐：

(11)对于具有高危因素的 PTMC 患者，建议外科手术治疗；推荐等级：B

(12)对于低危因素的 PTMC 患者，严格选择指征并充分结合患者意愿，可考虑密切观察随访；推荐等级：C

(13)临床观察的 PTMC 应有严格的观察时限与记录，复查首选高分辨率超声影像检查；推荐等级：B

2)原发灶的切除范围：对于 PTMC 临床上多采用一侧腺叶+峡叶切除的手术方式，不宜强调全甲状腺切除，因为大多数 PTMC 为早期病变，全甲状腺切除可能会对许多患者造成不必要的治疗过度，建议根据临床分期、危险评估及各种术式的利弊，同时一定程度上结合部分患者的意愿，细化外科处理原则，制订个体化治疗方案。本共识专家建议 PTMC 行甲状腺腺叶+峡叶切除的适应证包括：①局限于一侧腺叶内的单发 PTMC；②复发危险度低；③无青少年或童年时期颈部放射暴露史；④无甲状腺癌家族史；⑤无颈淋巴结转移和远处转移；⑥对侧腺叶内无结节。

部分 PTMC 需行全/近全甲状腺切除术，全/近全甲状腺切除术具有以下优点：①最大限度地保证原发灶切除的彻底性；②利于术后放射性碘(^{131}I)治疗；③利于术后监测肿瘤的复发和转移；④可以切除隐匿病灶。本共识专家建议 PTMC 行全/近全甲状腺切除术的适应证包括：①青少年或童年时期颈部放射暴露史；②甲状腺癌家族史；③多灶癌，尤其是双侧癌；④双侧颈淋巴结转移或远处转移；⑤癌灶有腺外侵犯，不能保证手术能彻底切除，术后需行^{131}I 治疗。

本共识专家建议 PTMC 行全/近全甲状腺切除术的相对适应证包括：①同侧颈淋巴结转移；②伴有甲状腺癌复发高危因素；③合并对侧甲状腺结节；④病理学高危亚型（高细胞亚型、柱状细胞亚型、弥漫硬化型、实体/岛状型、嗜酸细胞亚型）。

本共识专家建议外科医生应参加专业培训、规范手术方式、掌握手术技巧，在行 PTMC 手术时，应熟悉喉返神经及喉上神经的解剖及保护，重视甲状旁腺的识别和原位血管化功能保留，以减少术后并发症的发生。

专家推荐：

(14)PTMC 术式应根据病灶临床特性及危险评估合理选用甲状腺腺叶+峡叶切除或全/近全甲状腺切除术；推荐等级：A

(15)PTMC 手术时应重视喉返神经、甲状旁腺及喉上神经的保护；推荐等级：A

3)颈部淋巴结清扫术：颈部淋巴结转移是 PTMC 患者复发率增高的危险因素，文献报道影响 PTMC 颈部淋巴结转移的因素较多，包括年龄、肿瘤直径、甲状腺被膜侵犯等。部分 PTMC 患者诊断时即存在颈部淋巴结转移，还有相当部分 cN0 期患者术后发现隐匿性颈淋巴结转移，而中央区淋巴结是 PTMC 最常见的转移部位。本共识专家建议应该结合术前及术中的危险评估，在有技术保障的情况下，原发灶手术同时行预防性中央区淋巴结清扫，要求手术医师熟练掌握喉返神经以及甲状旁腺的显露及保留技巧，这是减少中央区淋巴结清扫术后并发症的关键。同时建议在行中央区淋巴结清扫时注意左右侧解剖结构的区别，右侧喉返神经深面的区域清扫时不应遗漏。

颈侧区淋巴结一般不建议进行预防性清扫，PTMC 颈侧区清扫的适应证为术前或术中证实有颈侧区淋巴结转移。相对适应证包括：①中央区转移淋巴结有结外侵犯或淋巴结转移数≥3 枚；②癌灶位于甲状腺上极且存在被膜侵犯者。

专家推荐:

(16)cN+期的PTMC患者应常规行相应区域的淋巴结清扫;推荐等级:A

(17)对于cN0期的PTMC患者,建议在有技术保障的条件下行预防性中央区淋巴结清扫;推荐等级:B

(18)PTMC患者不建议行预防性颈侧区淋巴结清扫;推荐等级:E

5. PTMC的放射性碘治疗　大多数PTMC不需要后续的^{131}I清除手术后残留的甲状腺组织(简称^{131}I清甲)。因此不建议将^{131}I清甲作为PTMC术后的常规处理手段。不过,根据长期的临床实践以及国内外的相关研究报道显示,有些PTMC可有不同程度的颈淋巴转移,个别病例甚至存在远处转移。对合并有转移(尤其远处转移)的PTMC患者,^{131}I治疗有助于消除手术残留的病灶或不能通过手术切除的转移灶,有助于缓解病情并减低PTMC复发的风险。PTMC术后(全/近全甲状腺切除术)^{131}I清甲的适应证包括:①检查明确有远处转移灶;②肿瘤未能完整切除、术中有残留;③仍存在不易解释的异常血清Tg持续升高。针对PTMC合并转移的患者,如需实施^{131}I治疗,其方法学、治疗过程中的相关注意事项以及^{131}I治疗后的长期TSH抑制治疗及随访观察等,与PTC的^{131}I治疗通则基本一致。

专家推荐:

(19)不建议将^{131}I清甲作为PTMC术后的常规处理手段;推荐等级:E

(20)PTMC术后^{131}I治疗应根据病情选择性应用;推荐等级:B

(21)PTMC^{131}I治疗的剂量及相关注意事项与DTC基本一致。推荐等级:A

6. PTMC的术后抑制治疗和随访

1)PTMC的TSH抑制治疗:总体而言,PTMC术后TSH抑制治疗的原理、用药、控制目标和不良反应,均与非微小PTC的TSH抑制治疗相同,可参照2012版中国《甲状腺结节和分化型甲状腺癌诊治指南》。因为PTMC不完全等同于低危DTC,故术后治疗也需根据复发风险度进行分层管理。根据近年的研究结果,TSH抑制治疗的策略出现了下述变化趋势:①根据患者的双风险-肿瘤复发风险和抑制治疗不良反应风险评估结果,制订TSH抑制治疗目标;②对低危PTMC患者而言,与TSH轻度抑制(0.1~0.5 mU/L)相比,激进的TSH抑制治疗目标(<0.1 mU/L)无更多获益;③部分低危PTMC患者经过手术治疗后,如Tg水平低至检测不到且TgAb(抗甲状腺球蛋白抗体)阴性,相关影像学检查未见明确的复发或转移病灶等情况,则其TSH抑制的目标值可设定为0.5~2.0 mU/L;④抑制治疗的TSH目标并非从一而终,宜通过动态评估患者对治疗的反应进行调整。

专家推荐:

(22)PTMC术后仍需要TSH抑制治疗,应根据PTMC患者的肿瘤复发危险度和TSH抑制治疗的副作用风险实施个体化治疗;推荐等级:B

2)PTMC的随访:对PTMC患者应进行长期随访。根据PTMC手术与否,随访的目标和内容有所不同。针对选择严密观察的PTMC患者,随访的目的在于确定是否发生肿瘤进展,是否需要及时行手术治疗。高分辨率超声影像检查是常用的监测手段,但目前监测的频度尚无定论,初始观察周期可设为3~6个月,后根据病情进行调整,如病情稳定可适当延长(如2~3年后改为6~12个月复查)。针对手术治疗后的PTMC患者,长期随访的目的为:①早期发现肿瘤复发和转移,动态观察病情的进展和治疗效果,调整治疗方案;②监控TSH抑制治疗的效果和不良反应,对某些伴发疾病(如心脏疾病、其他恶性肿瘤等)病情进行动态观察。

专家推荐：

（23）PTMC 患者无论手术与否均应进行长期随访；推荐等级：A

7. 展望

1）需要发现更多分子标志物用于诊断、预后评估以及治疗靶点：随着基础医学研究的不断进展，越来越多的分子标志物被应用于甲状腺癌的诊断、预后评估及治疗靶点中。美国学者已经组建 CancerGenome Atlas Research Network 并针对甲状腺乳头状癌进行了基因分析。*BRAF*、*TERT*、*TP53* 等基因突变的检测有助于进一步对甲状腺乳头状癌进行风险分层。我们希望发现更多的分子标志物并转化于 PTMC 的诊治，从而进一步细化 PTMC 的风险分层、预后预测及治疗靶点等问题。

2）期待更多 PTMC 患者的前瞻性多中心临床研究：国外学者对于 PTMC 患者的非手术观察性研究为 PTMC 的治疗决策提供了重要参考资料，但目前仍存在较多问题，如患者选择的非随机性、PTMC 的观察指标、随访的科学性、TSH 控制目标等。期待更多有价值的前瞻性临床研究的出现，全国多中心的大数据临床试验可能会为研究 PTMC 的生物学特性提供更准确、更有力的依据。

3）对于消融技术治疗 PTMC 的评价：由于消融技术（射频、微波等）属于局部治疗，不能保证 PTMC 治疗的彻底性且不符合最小治疗单位为侧叶的原则，属复发高危；同时即便是临床 cN0 期的 PTMC 也存在一部分隐匿性的颈淋巴结转移，但消融技术不能解决；且经消融治疗后的病灶再行手术的难度增大，故目前不推荐将消融技术作为治疗 PTMC 的常规手段。未来对于消融技术是否能在严格选择腺内型病例、患者充分知情、并在有资质专业人员规范操作下治疗 PTMC 还有待更多的科学观察。

参加共识撰写的专家：

编写组组长：

高　明（天津医科大学肿瘤医院）

副组长：

葛明华（浙江省肿瘤医院）

嵇庆海（复旦大学附属肿瘤医院）

徐震纲（中国医学科学院肿瘤医院）

陆汉魁（上海交通大学附属第六人民医院）

程若川（昆明医科大学附属第一医院）

关海霞（中国医科大学附属第一医院）

编写组成员：（按姓名首字母顺序排列）

高　力（浙江大学医学院附属邵逸夫医院）

郭朱明（中山大学肿瘤医院）

黄　韬（华中科技大学同济医学院附属协和医院）

黄晓明（中山大学孙逸仙纪念医院）

李晓明（白求恩国际和平医院）

林岩松（北京协和医院）

刘勤江（甘肃省肿瘤医院）

倪　鑫（首都医科大学附属北京儿童医院）

潘　毅（天津医科大学肿瘤医院）

秦建武(河南省肿瘤医院)

单忠艳(中国医科大学附属第一医院)

孙　辉(吉林大学中日联谊医院)

王旭东(天津医科大学肿瘤医院)

于　洋(天津医科大学肿瘤医院)

赵代伟(贵阳医学院第二附属医院)

张乃嵩(北京大学肿瘤医院)

张　晟(天津医科大学肿瘤医院)

郑　颖(吉林省肿瘤医院)

朱精强(四川大学华西医院)

编写组秘书:

郑向前(天津医科大学肿瘤医院)

李大鹏(天津医科大学肿瘤医院)

参考文献

1. American Thyroid Association(ATA)Guidelines Taskforce on ThyroidNodules and Differentiated Thyroid Cancer, Cooper DS, Doherty GM, et al. Revised American thyroid association managementguidelines for patients with thyroid nodules and differentiated thyroid cancer[J]. Thyroid, 2009, 19(11): 1167-1214.
2. Haugen BR, Alexander EK, Bible KC, et al.2015 American thyroid association management guidelines for adult patients with thyroid nodules and differentiated thyroid cancer: the American thyroid association guidelines task force on thyroid nodules and differentiated thyroid cancer[J]. Thyroid, 2016, 26(1): 1-133.
3. Tuttle RM, Haddad RI, Ball DW, et al. Thyroid carcinoma, version 2.2014[J]. J NatlComprCancNetw, 2014, 12(12): 1671-1680.
4. Chinese Society of Endocrinology, Chinese Society of Surgery endocrinology team, Chinese anti-cancer association head and neck tumor professional committee, etal. Clinical management guidlines for throid nodules and differentiated thyroid carcinoma[J]. Chinese Journal of Neuclear Medicine and Molecular Imaging, 2013, 33(2): 96-115.[中华医学会内分泌学分会,中华医学会外科学分会内分泌学组,中国抗癌协会头颈肿瘤专业委员会,等.甲状腺结节和分化型甲状腺癌诊治指南[J].中华核医学与分子影像杂志,2013,33(2):96-115.]
5. Liu YQ, Zhang SQ, Chen WQ, et al. Trend of incidence and mortality on thyroid cancer in China during 2003-2007[J]. Chinese Journal of Epidemiology, 2012, 33(10): 1044-1048.[刘玉琴,张书全,陈万青,等.中国 2003-2007 年甲状腺癌发病死亡现状及流行趋势分析[J].中华流行病学杂志,2012,33(10):1044-1048.]
6. Chen WQ, Zhang SW, Zheng RS, et al. Report of cancer incidence and mortality in China, 2009[J]. China Cancer, 2013, 22(1): 2-12.[陈万青,张思维,郑荣寿,等.中国 2009 年恶性肿瘤发病和死亡分析 [J].中国肿瘤,2013,22(1):2-12.]
7. Xing MZ. Molecular pathogenesis and mechanisms of thyroid cancer[J]. Nat Rev Cancer, 2013, 13(3): 184-199.
8. De Biase D, Gandolfi G, Ragazzi M, et al. TERT promoter mutations in papillary thyroid microcarcinomas[J]. Thyroid, 2015, 25(9): 1013- 1019.
9. Ito Y, Miyauchi A, Inoue H, et al. An observational trial for papillary thyroid microcarcinoma in Japanese patients[J]. World J Surg, 2010, 34(1): 28-35.
10. Ito Y, Uruno T, Nakano K, et al. An observation trial without surgical treatment in patients with papillary microcarcinoma of the thyroid [J]. Thyroid, 2003, 13(4): 381-387.

11. Xing M, Alzahrani AS, Carson KA, et al. Association between BRAF V600E mutation and recurrence of papillary thyroid cancer [J]. J ClinOncol, 2015, 33(1): 42-50.

12. Jiang LH, Chen C, Tan Z, et al. Clinical characteristics related to central lymph node metastasis in cN0 papillary thyroid carcinoma: a retrospective study of 916 patients[J]. Int J Endocrinol, 2014, 2014: 385787.

13. Ito Y, Fukushima M, Higashiyama T, et al. Tumor size is the strongest predictor of microscopic lymph node metastasis and lymph node recurrence of N0 papillary thyroid carcinoma[J]. Endocr J, 2013, 60(1): 113-117.

14. Glenn JA, Yen TW, Fareau GG, et al. Institutional experience with lateral neck dissections for thyroid cancer[J]. Surgery, 2015, 158(4): 972-978.

15. Zheng X, Wei S, Han Y, et al. Papillary microcarcinoma of the thyroid: clinical characteristics and BRAF(V600E) mutational status of 977 cases[J]. Ann SurgOncol, 2013, 20(7): 2266-2273.

16. Zhang L, Wei WJ, Ji QH, et al. Risk factors for neck nodal metastasis in papillary thyroid microcarcinoma: a study of 1066 patients [J]. J ClinEndocrinolMetab, 2012, 97(4): 1250-1257.

17. Soares P, Celestino R, Gaspar Da Rocha A, et al. Papillary thyroid microcarcinoma: how to diagnose and manage this epidemic[J] Int J SurgPathol, 2014, 22(2): 113-119.

18. Peng C, Wei SF, Zheng XQ, et al. Clinicopathological features and risk factors for central compartment nodal metastasis in papillary thyroid microcarcinoma: a study of 1 401 patients[J]. Chinese Journal of Clinical Oncology, 2016, 43(3): 95-99. [彭琛，魏松锋，郑向前，等.1401 例甲状腺微小乳头状癌临床病理特征及中央区淋巴结转移危险因素分析[J].中国肿瘤临床，2016，43(3):95-99.]

19. Torre LA, Siegel RL, Ward EM, et al. Global cancer incidence and mortality rates and Trends-An update[J]. Cancer Epidemiol Biomarkers Prev, 2016, 25(1): 16-27.

20. Howlader N, Noone AM, Krapcho M, et al. 2015 SEER Cancer Statistics Review 1975-2012[DB/OL] Bethesda, MD: National Cancer Institute.

21. Yu Y, Dong L, Li D, et al. Targeted DNA sequencing detects mutations related to susceptibility among familial non- medullary thyroid cancer[J]. Sci Rep, 2015, 5: 16129.

22. Li D, Gao M, Li X, et al. Molecular aberrance in papillary thyroid microcarcinoma bearing high aggressiveness: identifying a "tibetan mastiff dog" frompuppies[J]. J Cell Biochem, 2016, 117(7): 1491-1496.

23. Chen W, Zheng R, Baade PD, et al. Cancer statistics in China, 2015[J]. CA Cancer J Clin, 2016, 66(2): 115-132.

24. Siegel RL, Miller KD, Jemal A. Cancer statistics, 2015[J]. CA Cancer J Clin, 2015, 65(1): 5-29.

25. Leenhardt L, Erdogan MF, Hegedus L, et al. 2013 European thyroid association guidelines for cervical ultrasound scan and ultrasoundguided techniques in the postoperative management of patients with thyroid cancer[J]. Eur Thyroid J, 2013, 2(3): 147-159.

26. Moses W, Weng J, Kebebew E. Prevalence, clinicopathologic features, and somatic genetic mutation profile in familial versus sporadic nonmedullary thyroid cancer[J]. Thyroid, 2011, 21(4): 367-371.

27. Moon HJ, Sung JM, Kim EK, et al. Diagnostic performance of grayscale US and elastography in solid thyroid nodules[J]. Radiology, 2012, 262(3): 1002-1013.

28. Horvath E, Majlis S, Rossi R, et al. An ultrasonogram reporting system for thyroid nodules stratifying cancer risk for clinical management[J]. J Clin Endocrinol Metab, 2009, 94(5): 1748-1751.

29. Russ G, Royer B, Bigorgne C, et al. Prospective evaluation of thyroid imaging reporting and data system on 4550 nodules with and without elastography[J]. Eur J Endocrinol, 2013, 168(5): 649-655.

30. Crippa S, Mazzucchelli L, Cibas ES, et al. The bethesda system for reporting thyroid fine-needle aspiration specimens[J]. Am J Clin Pathol, 2010, 134(2): 343-344.

31. Bongiovanni M, Spitale A, Faquin WC, et al. The bethesda system for reporting thyroid cytopathology: a meta-analysis[J]. ActaCytol, 2012, 56(4): 333-339.

32. Wu HH, Rose C, Elsheikh TM. The bethesda system for reportingthyroid cytopathology: an experience of 1,382 cases in a community practice setting with the implication for risk of neoplasm and risk of malignancy[J]. DiagnCytopathol, 2012, 40(5): 399-403.

33. Hay ID, Hutchinson ME, Gonzalez-Losada T, et al. Papillary thyroid microcarcinoma: a study of 900 cases observed in a 60-year period [J]. Surgery, 2008, 144(6): 980-987.

34. Niemeier LA, KuffnerAkatsu H, Song C, et al. A combined molecularpathologic score improves risk stratification of thyroid papillary microcarcinoma[J]. Cancer, 2012, 118(8): 2069-2077.

35. Xing M, Liu R, Liu X, et al. BRAF V600E and TERT promoter mutations cooperatively identify the most aggressive papillary thyroid cancer with highest recurrence[J]. J ClinOncol, 2014, 32(25): 2718- 2726.

36. Nikiforov YE, Steward DL, Robinson-Smith TM, et al. Molecular testing for mutations in improving the Fine-Needle aspiration diagnosis of thyroid nodules[J]. J Clin Endocrinol Metab, 2009, 94(6): 2092-2098.

37. Kim E, Park JS, Son KR, et al. Preoperative diagnosis of cervical metastatic lymph nodes in papillary thyroid carcinoma: comparison of ultrasound, computed tomography, and combined ultrasound with computed tomography [J]. Thyroid, 2008, 18 (4): 411-418.

38. Adam MA, Pura J, Gu L, et al. Extent of surgery for papillary thyroid cancer is not associated with survival: an analysis of 61,775 patients[J]. Ann Surg, 2014, 260(4): 601-605.

39. Randolph GW, Duh QY, Heller KS, et al. The prognostic significance of nodal metastases from papillary thyroid carcinoma can be stratified based on the size and number of metastatic lymph nodes, as well as the presence of extranodalextension[J]. Thyroid, 2012, 22(11): 1144-1152.

40. Adam MA, Pura J, Goffredo P, et al. Presence and number of lymph node metastases are associated with compromised survival for patients younger than age 45 years with papillary thyroid cancer[J]. J Clin Oncol, 2015, 33(21): 2370-2375.

41. Raffaelli M, De Crea C, Sessa L, et al. Prospective evaluation of total thyroidectomy versus ipsilateral versus bilateral central neck dissection in patients with clinically node-negative papillary thyroid carcinoma[J]. Surgery, 2012, 152(6): 957-964.

42. Barbesino G, Goldfarb M, Parangi S, et al. Thyroid lobe ablation with radioactive Iodine as an alternative to completion thyroidectomy after hemithyroidectomy in patients with follicular thyroid carcinoma: long-term follow-up[J]. Thyroid, 2012, 22(4): 369-376.

43. Nascimento C, Borget I, Al Ghuzlan A, et al. Persistent disease and recurrence in differentiated thyroid cancer patients with undetectable postoperative stimulated thyroglobulin level[J]. EndocrRelat Cancer, 2011, 18(2): R29-R40.

44. Al- Saif O, Farrar WB, Bloomston M, et al. Long- term efficacy of lymph node reoperation for persistent papillary thyroid cancer [J]. J Clin Endocrinol Metab, 2010, 95(5): 2187-2194.

45. Lamartina L, Durante C, Filetti S, et al. Low-risk differentiated thyroid cancer and radioiodine remnant ablation: a systematic review of the literature[J]. J Clin Endocrinol Metab, 2015, 100(5): 1748-1761.

46. Han JM, Kim WG, Kim TY, et al. Effects of low-dose and high-dose postoperative radioiodine therapy on the clinical outcome in patients with small differentiated thyroid cancer having microscopic extrathyroidal extension[J]. Thyroid, 2014, 24(5): 820-825.

47. Sugitani I, Fujimoto Y. Does postoperative thyrotropin suppression therapy truly decrease recurrence in papillary thyroid carcinoma? A randomized controlled trial[J]. J ClinEndocrinolMetab, 2010, 95(10): 4576-4583.

48. Goetz MP, Callstrom MR, Charboneau JW, et al. Percutaneous image-guided radiofrequency ablation of painful metastases involving bone: a multicenter study[J]. J ClinOncol, 2004, 22(2): 300-306.

49. Ito Y, Tomoda C, Uruno T, et al. Clinical significance of metastasis to the central compartment from papillary microcarcinoma of the thyroid[J]. World J Surg, 2006, 30(1): 91-99.

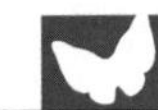

50. Haymart MR, Banerjee M, Stewart AK, et al. Use of radioactive Iodine for thyroid cancer[J]. JAMA, 2011, 306(7): 721-728.

51. Untch BR, Palmer FL, Ganly I, et al. Oncologic outcomes after completion thyroidectomy for patients with well-differentiated thyroid carcinoma[J]. Ann SurgOncol, 2014, 21(4): 1374-1378.

附录四

甲状腺癌血清标志物临床应用专家共识(2017版)

中国抗癌协会甲状腺癌专业委员会（CATO）
甲状腺癌血清标志物临床应用专家共识（2017版）

参加共识撰写的专家：

编写组组长：

高 明

副组长：

葛明华 嵇庆海 程若川 陆汉魁 关海霞

编写组成员：（按姓名首字母排列）

高 力 高再荣 郭 林 郭朱明 黄 韬 黄晓明 林岩松 刘勤江 倪 鑫
秦建武 任 丽 单忠艳 孙 辉 王旭东 徐震纲 于 洋 赵代伟 张 彬
朱精强 郑 颖 郑向前

前　言

甲状腺癌临床发病率近年来逐年上升，其风险评估和临床管理方法也随之发生着变化并不断完善。国内不同医疗机构在甲状腺癌的临床诊疗模式和疾病管理上存在较大差异，尤其是甲状腺癌血清标志物的临床应用方面。针对于此，中国抗癌协会甲状腺癌专业委员会组织编写《甲状腺癌血清标志物临床应用专家共识》，旨在帮助和推进各相关临床机构及专业人员在甲状腺癌临床诊疗和长期管理方面的规范化建设，合理应用甲状腺癌血清标志物，科学辅助甲状腺癌术前、术后的临床诊断和评估。本专家共识就甲状腺癌血清标志物检测共提出 14 条推荐条款，鉴于目前国内外可供参考的资料尤其是前瞻性资料有限，疏漏在所难免，也希望专业人士多提宝贵意见，以便今后定期修订。（推荐分级见附表 1，推荐条款见附表 2）

推荐级别的设定标准

本《专家共识》根据循证医学证据和专家意见对甲状腺癌血清标志物临床应用提出推荐意见，推荐级别如下：

附表 1　推荐分级

强度分级	推荐强度涵义
A	强烈推荐。循证证据肯定，临床应用利大于弊。
B	推荐。循证证据良好，临床应用利大于弊。
C	推荐。基于专家意见。
D	反对推荐。基于专家意见。
E	反对推荐。循证证据良好，临床应用弊大于利。
F	强烈反对推荐。循证医学肯定，临床应用弊大于利。
I	不作为常规推荐。推荐或反对推荐的循证证据不足、缺乏或结果矛盾，利弊无法评判。

附表 2　推荐条款

序号	推荐内容	推荐级别
1	所有考虑行手术治疗的甲状腺肿瘤患者，术前均应检测甲状腺功能且包括血清 TSH 水平。	A
2	Tg 不推荐用于甲状腺肿瘤良恶性的诊断鉴别。	E
3	Tg 与 TgAb 可作为甲状腺癌术前常规检测，且建议两者同时检测来作为初始临床状态及血清学指标基线的评估。	A
4	DTC 术前颈部检查发现可疑转移淋巴结，FNA 洗脱液中 Tg 值测定可作为辅助方法选择性用于转移性淋巴结的判定。	B
5	DTC 全甲状腺切除术后应常规检测 Tg 与 TgAb，且选择同一厂商的 Tg 和 TgAb 检测试剂，建议连续检测用于持续评估术后复发风险及治疗反应。	A

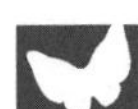

续表

序号	推荐内容	推荐级别
6	DTC 行腺叶切除术后，非刺激下 Tg 与 TgAb 检测可作为治疗反应评估基线值，Tg 水平持续增高则需进一步检查明确是否存在复发转移。	B
7	术后持续监测血清 Tg 与 TgAb，对动态风险分层进行持续评估，指导 DTC 随访方案及治疗决策的调整。	A
8	TgAb 阳性的 DTC 患者，通过检测血清 Tg 及 TgAb 水平的变化趋势，来持续评估 DTC 患者术后的疾病状态。	C
9	怀疑甲状腺恶性肿瘤的患者，术前应常规检测血清 Ctn 对 MTC 进行鉴别筛查，Ctn 升高或考虑 MTC 的患者应同时检测 CEA。	B
10	升高的血清 Ctn 值可反映患者体内 MTC 瘤负荷水平，作为指导 MTC 临床评估的有力依据。	A
11	确诊 MTC 的患者多应行全甲状腺切除，并参考影像学及血清 Ctn 值对颈部淋巴结转移和清扫范围进行初步判断。	B
12	对于 HMTC 家系突变基因携带者，从婴幼儿即可定期进行血清 Ctn 监测，有利于早期发现病情变化并根据患者情况酌情考虑是否行手术治疗。	B
13	对于 MTC 的患者，不建议在术中进行血清 Ctn 及 CEA 的检测来判断手术切除的彻底性。	F
14	Ctn 及 CEA 可作为 MTC 术后管理、预后预测的重要监测指标。	A

甲状腺癌血清标志物的临床实验室检测目前多采用免疫学检测方法,包括甲状腺球蛋白(thyroglobulin,Tg)和降钙素(calcitonin,Ctn)。Ctn为甲状腺髓样癌(medullary thyroid carcinoma,MTC)血清检测标志物,Tg可成为分化型甲状腺癌(differentiated thyroid carcinoma,DTC)血清检测标志物。抗甲状腺球蛋白抗体(anti-thyroglobulin antibodies,TgAb)是针对Tg产生的自身免疫性抗体,血清TgAb的存在和量化改变对血清Tg值测定有直接影响。癌胚抗原(carcino-embryonic antigen,CEA)与部分甲状腺髓样癌患者的诊断及临床进展存在相关性,可与Ctn一起应用于甲状腺髓样癌的血清检测。

1. 分化型甲状腺癌(DTC)

1.1　DTC术前血清学检测评估

推荐1:所有考虑行手术治疗的甲状腺肿瘤患者,术前均应检测甲状腺功能且包括血清TSH水平。(推荐等级:A)

需采取手术治疗的甲状腺肿瘤患者均应检测甲状腺功能包括血清促甲状腺激素(thyroid stimulating hormone,TSH)水平。评估甲状腺功能有助于帮助外科及麻醉医生判断患者行手术治疗的安全性,术前甲状腺功能的检测应该作为常规检查。对于甲状腺功能不合格的患者,应酌情进行内科治疗,将甲状腺功能调整至可手术的范围内。有研究显示[1],甲状腺肿瘤患者如TSH水平低于正常,其结节为恶性的比例低于TSH水平正常或升高者。因此,TSH水平在一定程度上对于恶性肿瘤的评估有参考意义,建议常规检测。

推荐2:Tg不推荐用于甲状腺肿瘤良恶性的诊断鉴别。(推荐等级:E)

Tg是甲状腺产生的特异性蛋白,由甲状腺滤泡上皮细胞分泌。多种甲状腺疾病均可引起血清Tg水平升高,包括DTC、甲状腺肿、甲状腺炎症或损伤、甲状腺功能亢进等,目前检测试剂无法区分"正常组织源性"和"肿瘤源性"的Tg,因此血清Tg不能鉴别甲状腺肿瘤的良恶性[2~4]。关于术前血清Tg检测对甲状腺癌诊断及预后影响的价值有待更多研究。

推荐3:Tg与TgAb可作为甲状腺癌术前常规检测,且建议两者同时检测来作为初始临床状态及血清学指标基线的评估。(推荐等级:A)

术前血清Tg高水平可预测其在术后监测中具有更好的敏感度,术前Tg和TgAb基线值检测,理论上能够评价Tg和TgAb在术后评估中的可靠性。Trimboli等[5]针对甲状腺结节血清Tg水平进行大样本分析,认为术前血清Tg水平可以作为甲状腺癌初始临床状态评估的指标,应作为术前常规检测。专家组建议同时检测Tg与TgAb来作为初始临床状态及血清学指标基线评估。

1.2　DTC术前淋巴结细针穿刺洗脱液中标志物检测

推荐4:DTC术前颈部检查发现可疑转移淋巴结,FNA洗脱液中Tg值测定可作为辅助方法选择性用于转移性淋巴结的判定。(推荐等级:B)

DTC常见颈部淋巴结转移,超声影像、CT是评估颈部淋巴结转移的常用方法,但仍有其局限性。部分影像检查不明确的可疑转移淋巴结,可使用超声引导下细针穿刺(fine needle aspiration,FNA)病理学诊断和(或)洗脱液Tg值测定辅助诊断[6,7]。如淋巴结细胞学评估证据不足或细胞学诊断与影像学表现不一致时,洗脱液Tg具有一定的检测价值。研究显示FNA联合洗脱液Tg检测的敏感度、特异性及准确率分别为:87.0%、100%和92.2%[8~10]。因此使用细针穿刺洗脱液中Tg值测定可作为辅助手段用于淋巴结转移灶的确定。但Tg洗脱液检测也可能会出现少数假阳性,尤其是在甲状腺仍存在的情况下检测中央区淋巴结[11,12]。

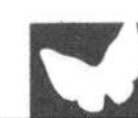

生理盐水中不含 Tg 且临床最常用，因此建议用生理盐水进行穿刺针冲洗形成洗脱液。研究显示，在血清分离管（促凝管）和肝素抗凝管中 FNA-Tg 水平较普通血清管中有明显的下降，因此在采集 FNA 穿刺洗脱液时，推荐使用普通血清管。淋巴结 FNA-Tg 检测试剂与血清 Tg 检测试剂要求一致，同时使用灵敏度高的试剂，以保证检测到洗脱液中很少量的 Tg。

1.3. DTC 术后评估、随访中血清学检测

推荐 5：DTC 全甲状腺切除术后应常规检测 Tg 与 TgAb，且选择同一厂商的 Tg 和 TgAb 检测试剂，建议连续检测用于持续评估术后复发风险及治疗反应。（推荐等级：A）。

血清 Tg 在全甲状腺切除后（特别在放射性碘清甲治疗后）可成为分化型甲状腺癌的肿瘤标志物，其水平高低与患者体内 DTC 瘤负荷存在正相关，可作为评估肿瘤复发转移的临床标志物。但血清学 Tg 检测受到体内 TgAb 水平的影响，不同临床研究人群和检测方法显示可有 25%～30% 的 DTC 患者首诊时发现 TgAb 阳性[13]。为实现精准评估，在检测患者血清 Tg 的同时应常规检测 TgAb。首次检测时间一般应在术后或清甲后 3～4 周，专家组建议连续检测 Tg 与 TgAb，通过其变化趋势来评估肿瘤术后复发风险及治疗反应。

DTC 治疗反应分类包括：①良好反应：无疾病相关证据，包括无临床、生化指标，或结构相关证据；②生化不完全反应：血清 Tg 或 TgAb 持续性升高，而缺乏局部病灶存在的证据；③结构不完全反应：持续性或新发的局部/远处转移灶；④不确定反应：非特异性生化或结构异常，无法确认良恶性病变。患者可有稳定的或降低的 TgAb 值，而无确定病灶存在的相关证据。

DTC 的复发风险和疾病相关死亡率会在疾病临床病程和治疗反应的作用下随时改变，因此初始的复发风险分层不能始终不变，而应在随访过程中持续修正[14]。全甲状腺切除术后动态危险分层汇总总结见附表 3，附表 4[15]

附表 3　DTC 患者全甲状腺切除和清甲后的动态风险分层[15]

项目	良好反应	生化不完全反应	结构不完全反应	不确定反应
TSH 抑制治疗下的 Tg 水平	<0.2ng/mL*	>1ng/mL*	任何情况	0.2～1ng/mL*
TSH 刺激后的 Tg 水平	<1ng/mL*	>10ng/mL*	任何情况	1～10ng/mL*
TgAb 水平	测不到	高于正常	任何情况	稳定或逐渐下降
影像学检查	阴性结果	阴性结果	提示有结构性或功能性病灶	非特异发现，或碘扫提示甲状腺床有微量核素摄取

注：* TgAb 阴性情况下

附表 4　DTC 患者仅行全甲状腺切除后的动态风险分层[15]

项目	良好反应	生化不完全反应	结构不完全反应	不确定反应
TSH 抑制治疗下的 Tg 水平	<0.2ng/mL*	>5ng/mL；或 TSH 水平相似的情况下逐渐增高*	任何情况	0.2～5ng/mL*
TSH 刺激后的 Tg 水平	<2ng/mL*	>10ng/mL；或 TSH 水平相似的情况下逐渐增高*	任何情况	2～10ng/mL*
TgAb 水平	测不到	升高趋势	任何情况	稳定或逐渐下降
影像学检查	阴性结果	阴性结果	提示有结构性或功能性病灶	非特异发现，或碘扫提示甲状腺床有微量核素摄取

注：* TgAb 阴性情况下

推荐6：DTC行腺叶切除术后，非刺激下Tg与TgAb检测可作为治疗反应评估基线值，Tg水平持续增高则需进一步检查明确是否存在复发转移。（推荐等级：B）

DTC行腺叶切除术后，精确评估治疗反应的血清Tg水平截断值尚无明确定义。但根据目前可获得的数据，术后1个月行非刺激下血清Tg检测，可作为Tg长期随访及动态风险评估的基线值[16,17]。非刺激下血清Tg水平持续增高的患者，多存在临床可见的病灶，建议进一步行影像学检查以明确病灶[18]；稳定的或下降的非刺激下血清Tg值是"无病状态"很好的预测指标，其预测准确率可达到80%以上[19]。DTC腺叶切除术后动态危险分层汇总总结见附表5[15]

附表5　DTC患者仅行甲状腺腺叶切除术后的动态风险分层[15]

项目	良好反应	生化不完全反应	结构不完全反应	不确定反应
TSH抑制治疗下的Tg水平	稳定，<30ng/mL*	>30ng/mL，或TSH水平相似的情况下逐渐升高*	任何情况	—
TSH刺激后的Tg水平	不适用	不适用	不适用	不适用
TgAb水平	测不到	升高趋势	任何情况	无结构或功能性病灶情况下稳定或逐渐下降
影像学检查	阴性结果	阴性结果	提示有结构性或功能性病灶	非特异性发现

注：* TgAb阴性情况下

推荐7：术后持续监测血清Tg与TgAb，对动态风险分层进行持续评估，指导DTC随访方案及治疗决策的调整。（推荐等级：A）

DTC全甲状腺切除术后，多数患者术后1个月Tg浓度达到最低点[20,21]。作为术后早期评价指标及重要的预测因子，血清Tg和TgAb值可用于指导临床治疗方案选择。主要指导方案如下：

①良好反应：应降低随访强度和频率，放宽TSH抑制治疗目标（正常下限~2.0mU/L）。全甲状腺切除术后：低危患者，术后刺激或抑制Tg<1ng/ml，预后可靠。中危患者，术后Tg<1ng/ml，预后可靠，但不排除微转移灶存在。低危和中危患者全甲状腺切除术后未行碘治疗，非刺激下术后Tg<1ng/ml，提示治疗良好反应，复发风险<1%[22]。

②生化不完全反应：若Tg值稳定或逐渐降低，大多可在持续TSH抑制治疗（0.1mU/L~正常下限）的前提下继续观察，不推荐立即行探查/预防性手术或碘治疗，若Tg或TgAb不断升高，则与复发风险密切相关，应考虑增加随访频率，进行其他检查或给予可能的其他治疗。全甲状腺切除术后，当抑制或刺激下Tg处于5~10ng/ml[23~26]，提示治疗后碘扫描发现并确认局部或远处转移灶的概率增高。术后Tg>10ng/ml很可能需要其他评估以及治疗。但必须引起注意的是，一旦肿瘤发生去分化或失分化（dedifferentiated），Tg也可很低或检测不到。

③结构不完全反应：全甲状腺切除术后Tg>10~30ng/ml，影像学检查显示疾病持续存在或复发，多发生在初始清甲治疗失败，局部或远处转移的患者。结构不完全反应可导致死亡率增加[27,28]，因此建议多学科联合诊治。

④不确定反应：TSH抑制治疗目标略放宽（正常下限~1.0mU/L），可通过影像检查、血清Tg/TgAb检查的检测结果重新进行治疗反应分类评估。影像学及血清Tg/TgAb的初始检查周期为1~2次/年，如病情的稳定可适当延长检测周期。

推荐 8：TgAb 阳性的 DTC 患者，通过检测血清 Tg 及 TgAb 水平的变化趋势，来持续评估 DTC 患者术后的疾病状态。（推荐等级：C）

免疫学检测 TgAb 阳性常指血清 TgAb 值大于人群正常参考范围的上限。但针对 DTC 术后患者，有学者认为选择 TgAb 检测下限作为 TgAb 干扰的阳性截断值更为合适[29,30]。术前 TgAb 阳性的 DTC 患者在随访过程中必须进行 TgAb 水平监测。TgAb 作为替代指标，其趋势比数值更为重要。血清 TgAb 水平持续下降提示该患者疾病缓解。与此相反，血清 TgAb 水平持续上升应怀疑可能疾病复发。血清 TgAb 水平持续不变被视为无法确定。DTC 全甲状腺切除术后 TgAb 阳性患者的随访建议见附图 1[30]

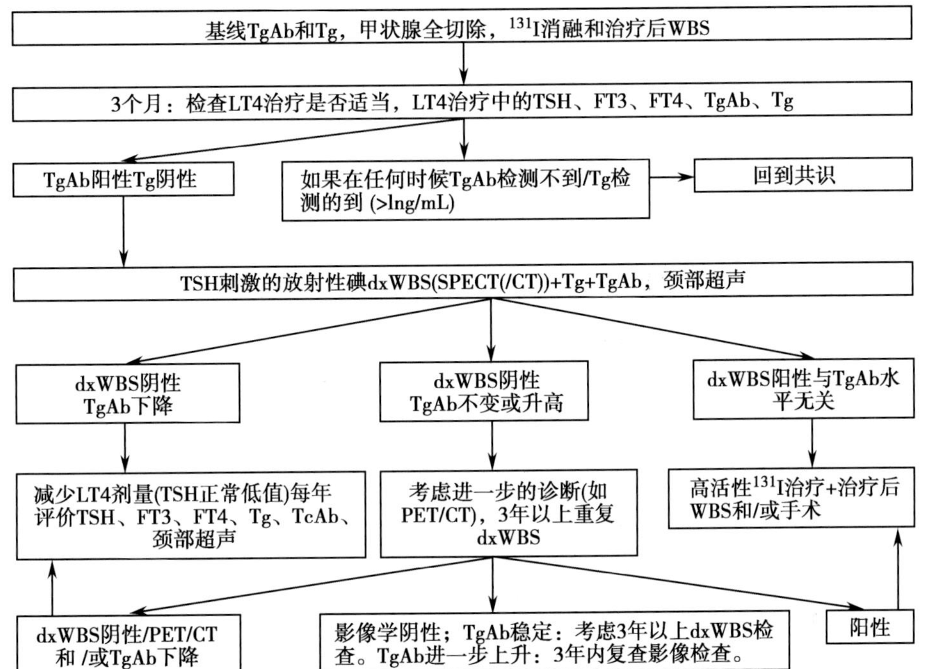

附图 1. 抗甲状腺抗体阳性的分化型甲状腺癌患者的治疗和随访流程图。 WBS：全身闪烁扫描显像；LT4：左甲状腺素；TSH：促甲状腺激素；FT3：游离三碘甲状腺原氨酸；FT4：游离甲状腺素；TgAb：抗甲状腺球蛋白抗体；Tg：甲状腺球蛋白；dxWBS：诊断放射性碘全身显像； PET/CT：正电子发射断层扫描结合计算机 X 射线断层扫描。

2. 甲状腺髓样癌（MTC）

2.1 MTC 术前血清学检测评估

推荐 9：怀疑甲状腺恶性肿瘤的患者，术前应常规检测血清 Ctn 对 MTC 进行鉴别筛查，Ctn 升高或考虑 MTC 的患者应同时检测 CEA。（推荐等级：B）

在一系列前瞻性非随机研究中，已经对 Ctn 的使用价值进行了评估，证明常规血清 Ctn 筛查可以发现早期的 C 细胞增生和 MTC，从而提高 MTC 的检出率及总体生存率[31~35]。美国 ATA 对于筛查持中立态度[28]，但仍然认可 Ctn 筛查在部分亚组患者中有重要价值。本共识建议对于怀疑恶性的甲状腺肿瘤，术前常规行 Ctn 检测。

专家组同时建议如临床考虑 MTC，血清 Ctn 和 CEA 基础值应同时检测。值得注意的是，少部分 MTC 的患者血清 Ctn 值可在正常范围内，且有部分晚期 MTC 患者可表现为血清 CEA 明显升高而 Ctn 相对降低，有学者认为部分低分化的MTC也可表现出血清Ctn和CEA水平正常或同时降低的现象[36]。因此，临床医生对于MTC的判定评估在参考血清Ctn和CEA的同时，还应充分考虑临床及病理结果分析。

推荐10：升高的血清Ctn值可反映患者体内MTC瘤负荷水平，作为指导MTC临床评估的有力依据。（推荐等级：A）

MTC恶性程度较高，淋巴结转移及远处转移更为常见，MTC原发和转移灶的瘤负荷共同决定血清Ctn的水平，常呈正相关。临床医师可通过血清Ctn水平高低对MTC进行临床评估。有研究表明，当血清Ctn值>20pg/ml时，淋巴结转移风险增加，血清Ctn值>500pg/ml时，远处转移的可能性增加[37]。术前血清Ctn值<10pg/ml的患者行完整的淋巴结清扫可达到"生化治愈"，其术后10年生存率为97.7%[38]。

推荐11：确诊MTC的患者多应行全甲状腺切除，并参考影像学及血清Ctn值对颈部淋巴结转移和清扫范围进行初步判断。（推荐等级：B）

MTC淋巴结转移率高，约为70%~90%，其淋巴结转移行为与原发肿瘤灶的大小和位置相关[39,40]。初期甲状腺切除时需要进行必要的淋巴结清除，可依据MTC原发灶的位置和大小，血清Ctn值的结果，对颈部淋巴结转移概率进行综合评估。影像技术是评估淋巴结是否存在转移的常规手段，术前血清Ctn值也能有效辅助判断淋巴结转移范围。研究显示[41,42]，当血清Ctn值分别大于50、200、500pg/ml时，一般代表可疑淋巴结转移至同侧中央区和同侧侧颈区、对侧中央区、对侧侧颈区以及上纵隔区。

推荐12：对于HMTC家系突变基因携带者，从婴幼儿即可定期进行血清Ctn监测，有利于早期发现病情变化并根据患者情况酌情考虑是否行手术治疗。（推荐等级：B）

目前，国内外指南均对遗传性甲状腺髓样癌（hereditary MTC，HMTC）家系突变基因携带者推荐行预防性全甲状腺切除术[43]。受观念所限，国内患者家属多不接受预防性手术，但临床医生应充分告知病情之严重，并采取密切影像学监视以及随访Ctn变化。原则上，对于年龄>5周岁的无症状的多发性内分泌腺瘤2A型和家族性MTC患者，以及1周岁以上的无症状的多发性内分泌腺瘤2B型患者，若血清基础Ctn值>40pg/ml，需采取彻底的手术治疗。对血清Ctn<30pg/ml携有RET突变基因的青少年HMTC患者，宜采取预防性甲状腺切除术。对血清Ctn高于界值（10pg/ml）宜密切随访，也可考虑进行预防性甲状腺切除术[44,45]。

2.2　MTC术中血清学检测

推荐13：对于MTC的患者，不建议在术中进行血清Ctn及CEA的检测来判断手术切除的彻底性。（推荐等级：F）

Ctn与甲状旁腺激素（parathyroid hormone，PTH）共同参与体内钙的调节，维持钙代谢的稳定。Ctn半衰期小于1小时，主要在肾脏降解和排出。但其前体血清降钙素原在人体内的半衰期约为20~24小时，稳定性好，可持续形成降钙素。对于术前Ctn高的患者，术中切除肿瘤后其Ctn水平不能即刻反映手术切除的彻底性。同样，血清中的CEA主要通过Kupffer细胞和肝细胞进行清除，其半衰期为1~7天，但依赖肝脏功能，在胆汁淤积及肝细胞疾病时，血清CEA半衰期延长。因此，不建议术中切除肿瘤后常规检测血清Ctn及CEA水平。

2.3　血清学辅助MTC术后管理

推荐14：Ctn及CEA可作为MTC术后管理、预后预测的重要监测指标。（推荐等级：A）

MTC患者术后可应用血清Ctn检测来评估手术疗效，术后血清Ctn的正常化通常提示转归较好。有

研究显示，甲状腺组织完全切除后，血清 Ctn 值甚至应该低于检测下限[46]。考虑到 Ctn 半衰期及代谢等因素，一般建议，术后 Ctn 最低值检测的最佳时间为术后 3 个月[47]。但考虑到不同患者的瘤负荷不同，可将术后血清 Ctn 和 CEA 检测的时间分为 1 周、1 个月、3 个月和半年，如低于检测下限或在正常参考范围内，则采取定期术后复查，初始复查周期为半年，如病情稳定则逐渐延长至 1 次/年。

一项 MTC 术后长期观察随访的研究发现[48]，术后血清 Ctn 值<10pg/ml，其 3 年和 5 年的生存率分别为 94%和 90%；而术后血清 Ctn 值>10pg/ml，则分别降至 78%和 61%。行全甲状腺切除术后，如患者术后基础血清 Ctn 值异常，即便血清 Ctn 值<150pg/ml，也存在淋巴结或病灶的残留或者复发风险。因此专家组建议 MTC 术后血清 Ctn 升高（但 Ctn 值<150pg/ml），应至少辅以颈部超声影像检查，如检查结果阴性则每半年监测 Ctn、CEA 及颈部超声影像。如术后血清 Ctn 值>150pg/ml，建议进行颈部超声影像、胸腹部 CT/MRI 及全身骨检查，必要时行 PET/CT 检查以便早期发现病灶。

展望：

1. 甲状腺癌实验室诊断新方法，新标志物的持续探寻：希望有更多的分子标志物用于甲状腺癌的诊断、预后评估以及治疗靶点确认。

2. 非全甲状腺切除患者如何用 Tg 来进行治疗反应评估：对于未行全甲状腺切除的患者，其血清 Tg 水平受影响较大，不能完全依靠血清 Tg 来进行治疗反应评估，希望有新的标志物或新的方法能用于非全切患者的随访。

3. MTC 靶向药物治疗中，血清 Ctn 在疗效判断中的价值探寻：部分药物治疗后，MTC 患者血清 Ctn 水平大幅降低，但其下降幅度与肿瘤大小变化及消退没有明显的相关性，应用血清 Ctn 作为药物疗效判断的可靠指标有待进一步研究。

4. 甲状腺癌血清标志物最佳临床截断值的探寻，以获得最优的临床特异性和敏感度：随着检测方法学不断进步，试剂的准确性随之不断提升，今后需要更多研究获得最优的检测截断值应用于临床，从而提高对肿瘤状态评估、肿瘤复发的预测价值。

参考文献

1. 李建周，金勇君，刘欣，等.血清促甲状腺素水平与甲状腺癌发病的相关性．中华肿瘤杂志，2011，33（12）.921-924

2. Sohn YM，Kim MJ，Kim EK，et al.Diagnostic performance of thyroglobulin value in indeterminate range in fine needle aspiration washout fluid from lymph nodes of thyroid cancer[J].Yonsei Med J，2012，53（1）：126-131.

3. 滕卫平，刘永锋，高明，等．甲状腺结节和分化型甲状腺癌诊治指南.中国肿瘤临床，2012，39（17）：1249-1270.

4. Bournaud C，Charrié A，Nozières C，et al.Thyroglobulin measurement in fine-needle aspirates of lymph nodes in patients with differentiated thyroid cancer：a simple definition of the threshold value，with emphasis on potential pitfalls of the method[J].Clin Chem Lab Med，2010，48（8）：1171-1177.

5. Trimboli P，Treglia G，Giovanella L.Preoperative measurement of serum thyroglobulin to predict malignancy in thyroid nodules：a systematic review.Horm Metab Res，2015，47（4）：247-252

6. Lee EK，Chung KW，Min HS，et al.Preoperative serum thyroglobulin as a useful predictive marker to differentiate follicular thyroid cancer from benign nodules in indeterminate nodules.J Korean Med Sci，2012，27（9）：1014-1018.

7. 许立龙，李世岩，徐海珊，等．高频超声引导下细针抽吸活检结合细针抽吸洗脱液甲状腺球蛋白检测对甲状腺乳头状癌术后颈部淋巴结转移的诊断价值.中华超声影像杂志，2014，23（8）：679-682.

8. 赵晓伟，关海霞，孙辉.颈部淋巴结细针穿刺针洗脱液甲状腺球蛋白测定临床应用进展与困惑.中国实用内科杂志，2016

(1):37-40

9. Salmasl olu A, Erbil Y, Cıtlak G, et al. Diagnostic value of thyroglobulin measurement in fine-needle aspiration biopsy for detecting metastatic lymph nodes in patients with papillary thyroid carcinoma[J]. Langenbecks Arch Surg, 2011, 396(1):77-81.

10. 毛敏静,叶廷军,施新明,等.甲状腺乳头状癌术后疑似转移淋巴结细针穿刺液中甲状腺球蛋白检测的意义.检验医学. 2015,3(30):230-233.

11. 李强,赵博文,吕江红,等.FNA-Tg 测定在细针穿刺诊断甲状腺癌术后侧颈区可疑肿大淋巴结中的应用价值.中华耳鼻咽喉头颈外科杂志,2016,51(5):378-382.

12. Spencer CA, Bergoglio LM, Kazarosyan M, Fatemi S, LoPresti JS Clinical impact of thyroglobulin(Tg) and Tg autoantibody method differences on the management of patients with differentiated thyroid carcinomas. J Clin Endocrinol Metab. 2005 90:5566-5575

13. Luca Giovanella. Thyroglobulin measurement using highly sensitive assays in patients with differentiated thyroid cancer: a clinical position paper. European Journal of Endocrinology (2014) 171, R33-R46

14. Tuttle RM, Tala H, Shah J, et al. Estimating risk of recurrence in differentiated thyroid cancer after total thyroidectomy and radioactive iodine remnant ablation: using response to therapy variables to modify the initial risk estimates predicted by the new American Thyroid Association staging system[J]. Thyroid, 2010, 20(12):1341-1349.

15. 关海霞,梁楠.分化型甲状腺癌的动态风险评估——从疾病特点出发的新理念.中国普通外科杂志,2016,(25).11: 1536-1543

16. Reiners C, Hanscheid H, Luster M, et al. Radioiodine for remnant ablation and therapy of metastatic disease [J]. Nature Reviews Endocrinology, 2011, 7:589-595.

17. Momesso DP, Tuttle RM. Update on differentiated thyroid cancer staging[J]. Endocrinol Metab Clin North Am, 2014, 43(2): 401-421

18. Vaisman F, Momesso D, Bulzico DA, et al. Thyroid lobectomy is associated with excellent clinical outcomes in properly selected differentiated thyroid cancer patients with primary tumors greater than 1 cm. J Thyroid Res 2013;2013:398194

19. Baloch Z, Carayon P, Conte-Devolx B, et al. Laboratory European Journal of Endocrinology Review L Giovanella and others Implications of highly sensitive Tg 171:2 R44 www.eje-online.org support for the diagnosis and monitoring of thyroid diseases [J]. Thyroid, 2003, 13:3-126.

20. Wunderlich G, Zo¨phel K, Crook L, et al. A high-sensitivity enzyme-linked immunosorbent assay for serum thyroglobulin. Thyroid 2001 11 819-824

21. Frasoldati A, Pesenti M, Gallo M, et al. Diagnosis of neck recurrences in patients with differentiated thyroid carcinoma [J]. Cancer, 2003, 97:90-96.

22. Ibrahimpasic T, Nixon IJ, Palmer FL, et al. Undetectable thyroglobulin after total thyroidectomy in patients with low- and intermediate-risk papillary thyroid cancer—is there a need for radioactive iodine therapy [J]? Surgery, 2012, 152:1096-1105.

23. Giovanella L, Ceriani L, Ghelfo A, et al. Thyroglobulin assay 4 weeks after thyroidectomy predicts outcome in low-risk papillary thyroid carcinoma [J]. Clin Chem Lab Med, 2005, 43:843-847.

24. Robenshtok E, Grewal RK, Fish S, et al. A low postoperative nonstimulated serum thyroglobulin level does not exclude the presence of radioactive iodine avid metastatic foci in intermediate-risk differentiated thyroid cancer patients [J]. Thyroid, 2013, 23:436-442.

25. Rosario PW, Guimaraes VC, Maia FF, et al. Thyroglobulin before ablation and correlation with posttreatment scanning [J]. Laryngoscope, 2005, 115:264-267.

26. Oyen WJ, Verhagen C, Saris E, et al. Follow-up regimen of differentiated thyroid carcinoma in thyroidectomized patients after thyroid hormone withdrawal [J]. J Nucl 2013 22:476-481.

27. 赵丹，梁军，林岩松.难治性分化型甲状腺癌[131]I 诊治进展.中华核医学与分子影像杂志，2013，33(6)：505-509

28. American Thyroid Association(ATA) Guidelines Taskforce on Thyroid Nodules and Differentiated Thyroid Cancer, Cooper DS, Doherty GM, Haugen BR, et al.Revised American Thyroid Association management guidelines for patients with thyroid nodules and differentiated thyroid cancer[J].Thyroid, 2009, 19(11): 1167-1214.

29. Spencer C, Petrovic I & Fatemi S.Current thyroglobulin autoantibody(TgAb) assays often fail to detect interfering TgAb that can result in the reporting of falsely low/undetectable serum Tg IMA values for patients with differentiated thyroid cancer.Journal of Clinical Endocrinology and Metabolism, 2011, 96: 1283-1291.

30. Verburg FA, Luster M, Cupini C, et al.Implications of thyroglobulin antibody positivity in patients with differentiated thyroid cancer: a clinical position paper.Thyroid, 2013, 23: 1211-1225.

31. Elisei R, Bottici V, Luchetti F, et al.Impact of routine measurement of serum calcitonin on the diagnosis and outcome of medullary thyroid cancer: experience in 10,864 patients with nodular thyroid disorders [J].J Clin Endocrinol Metab, 2004, 89: 163-168.

32. Hahm JR, Lee MS, Min YK, et al.Routine measurement of serum calcitonin is useful for early detection of medullary thyroid carcinoma in patients with nodular thyroid diseases [J].Thyroid, 2001, 11: 73-80.

33. Niccoli P, Wion-Barbot N, Caron P, et al.Interest of routine measurement of serum calcitonin: study in a large series of thyroidectomized patients.The French Medullary Study Group [J].J Clin Endocrinol Metab, 1997, 82: 338-341.

34. Costante G, Meringolo D, Durante C, et al.Predictive value of serum calcitonin levels for preoperative diagnosis of medullary thyroid carcinoma in a cohort of 5817 consecutive patients with thyroid nodules [J].J Clin Endocrinol Metab, 2007, 92: 450-455.

35. Chambon G, Alovisetti C, Idoux-Louche C, et al.The use of preoperative routine measurement of basal serum thyrocalcitonin in candidates for thyroidectomy due to nodular thyroid disorders: results from 2733 consecutive patients [J].J Clin Endocrinol Metab, 2011, 96: 75-81.

36. Malandrino P, Latina A, Marescalco S, Risk-adapted management of differentiated thyroid cancer assessed by a sensitive measurement of basal serum thyroglobulin.J Clin Endocrinol Metab, 2011, 96: 1703-1709.

37. Samuel A.Wells, Sylvia L.Asa, Henning Dralle, et al.Revised American Thyroid Association Guidelines for the Management of Medullary Thyroid Carcinoma.Thyroid, 2015, 6, 25

38. Machens A, Dralle H.Biomarker-based risk stratification for previously untreated medullary thyroid cancer [J].J Clin Endocrinol Metab, 2010, 95: 2655-2663.

39. Cheung K, Roman SA, Wang TS, et al.Calcitonin measurement in the evaluation of thyroid nodules in the United States: a cost-effectiveness and decision analysis [J].J Clin Endocrinol Metab, 2008, 93: 2173-2180.

40. Gagel RF, Hoff AO, Cote GE.Medullary thyroid carcinoma.In: Braverman L, Utiger R(eds) Werner and Ingbar's The Thyroid [J]. Lippincott Williams and Wilkins, Philadelphia, PA, 2005: 967-988.

41. Park JH, Lee YS, Kim BW, et al. Skip lateral neck node metastases in papillary thyroid carcinoma. World J Surg, 2012, 36: 743-747.

42. Machens A, Hauptmann S, Dralle H.2008 Prediction of lateral lymph node metastases in medullary thyroid cancer. Br J Surg, 2008, 95: 586-591

43. Machens A, Dralle H. Biomarker-based risk stratification for previously untreated medullary thyroid cancer. J Clin Endocrinol Metab, 2010, 95: 2655-2663.

44. Modigliani E, Cohen R, Campos JM, et al.Prognostic factors for survival and for biochemical cure in medullary thyroid carcinoma: results in 899 patients. The GETC Study Group. Groupe d'etude des tumeurs a calcitonine. Clin Endocrinol (Oxf), 1998, 48: 265-273.

45. Schilling T, Burck J, Sinn HP, et al.Prognostic value of codon 918(ATG/ACG) RET proto- oncogene mutations in sporadic me-

dullary thyroid carcinoma [J].Int J Cancer,2001,95:62-66.

46. Engelbach M,Gorges R,Forst T,et al.Improved diagnostic methods in the follow-up of medullary thyroid carcinoma by highly specific calcitonin measurements.J Clin Endocrinol Metab,2000,85:1890-1894

47. Elisei R,Pinchera A.Advances in the follow-up of differentiated or medullary thyroid cancer.Nat Rev Endocrinol,2012,8:466-475.

48. Pellegriti G, Leboulleux S, Baudin E, et al. Long-term outcome of medullary thyroid carcinoma in patients with normal postoperative medical imaging.Br J Cancer,2003,88:1537-1542

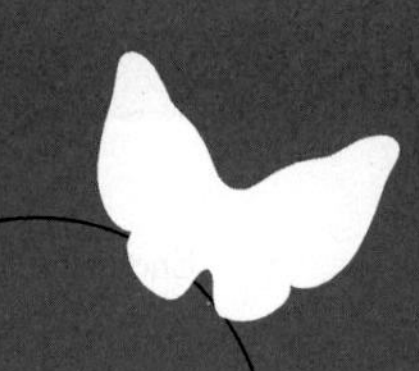

缩 略 词

英文缩写	英文全称	中文全称
^{131}I	radioactive iodine-131	放射性^{131}碘
ATA	American thyroid association	美国甲状腺协会
ATC	anaplastic thyroid carcinoma	甲状腺未分化型癌
BIR	biochemical incomplete response	疗效不满意(血清学)
CATO	Chinese association of thyroid oncology	中国抗癌协会甲状腺癌专业委员会
CEA	carcinoembryonic antigen	癌胚抗原
DFS	disease-free survival	无病生存率
DTC	differentiated thyroid carcinoma	分化型甲状腺癌
DxWBS	diagnostic whole body scan	诊断性^{131}I 全身显像
ER	excellent response	疗效满意
FNAC	fine needle aspiration cytopathology	细针吸取细胞病理学检查
FTC	follicular thyroid carcinoma	甲状腺滤泡癌
HT	Hashimoto's thyroiditis	桥本甲状腺炎
IONM	intraoperative neural monitoring	术中神经监测技术
IR	indeterminate response	疗效不确切
KIs	kinase inhibitors	激酶抑制剂
LT4	levo-thyroxin	左旋甲状腺激素
MAPK	mitogen activated protein kinase	丝裂原活化蛋白激酶
MTC	medullary thyroid carcinoma	甲状腺髓样癌
MWA	microwave ablation	微波消融
NIS	sodium-iodide symporter	钠碘同向转运体
OS	overall survival	总生存
PFS	progression free survival	无进展生存
PI3K	phosphatidylinositol 3-hydroxy kinase	磷脂酰肌醇-3-激酶
ps-Tg	postoperative stimulated thyroglobulin	术后^{131}碘治疗前刺激性甲状腺球蛋白
PTC	papillary thyroid carcinoma	甲状腺乳头状癌
PTMC	papillary thyroid microcarcinoma	甲状腺微小乳头状癌

续表

英文缩写	英文全称	中文全称
QOL	quality of life	生存质量
RA	radiofrequency ablation	射频消融
RAIR-DTC	radioactive iodine refractory-DTC	放射碘难治性分化型甲状腺癌
SIR	structural incomplete response	疗效不满意(影像学)
sTg	stimulated thyroglobulin	刺激性甲状腺球蛋白
T3	3,5,3′-triiodothyronine	三碘甲腺原氨酸
T4	3,5,3′,5′-tetraiodothyronine	四碘甲腺原氨酸
Tg	thyroglobulin	甲状腺球蛋白
TgAb	thyroglobulin antibody	抗甲状腺球蛋白抗体
TH	thyroid hormone	甲状腺激素
TI-RADS	thyroid imaging reporting and data system	甲状腺超声影像报告和数据系统
TMC	thyroid microcarcinoma	甲状腺微小癌
TPO	thyroid peroxidase	甲状腺过氧化物酶
TR	thyroid hormone receptor	甲状腺激素受体
TSH	thyroid stimulated hormone	促甲状腺激素
WBS	whole body scan	全身显像

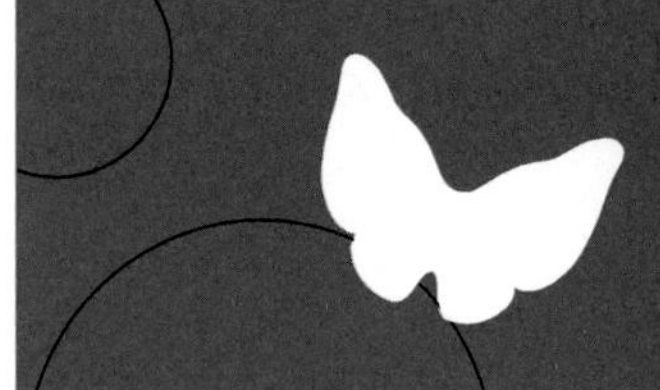

索　引

N

P

Q

R

S

T

W

X

Y

Z

52检